GARTNER & HIATT
Histologia
Texto e Atlas

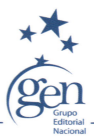

O GEN | Grupo Editorial Nacional – maior plataforma editorial brasileira no segmento científico, técnico e profissional – publica conteúdos nas áreas de ciências da saúde, exatas, humanas, jurídicas e sociais aplicadas, além de prover serviços direcionados à educação continuada e à preparação para concursos.

As editoras que integram o GEN, das mais respeitadas no mercado editorial, construíram catálogos inigualáveis, com obras decisivas para a formação acadêmica e o aperfeiçoamento de várias gerações de profissionais e estudantes, tendo se tornado sinônimo de qualidade e seriedade.

A missão do GEN e dos núcleos de conteúdo que o compõem é prover a melhor informação científica e distribuí-la de maneira flexível e conveniente, a preços justos, gerando benefícios e servindo a autores, docentes, livreiros, funcionários, colaboradores e acionistas.

Nosso comportamento ético incondicional e nossa responsabilidade social e ambiental são reforçados pela natureza educacional de nossa atividade e dão sustentabilidade ao crescimento contínuo e à rentabilidade do grupo.

GARTNER & HIATT
Histologia
Texto e Atlas

Leslie P. Gartner, PhD
Professor of Anatomy (Retired)
Department of Biomedical Sciences
Baltimore College of Dental Surgery
Dental School
University of Maryland
Baltimore, Maryland

Lisa M. J. Lee, PhD
Associate Professor
Department of Cell and Developmental Biology
University of Colorado School of Medicine
Aurora, Colorado

Revisão Técnica
Fábio Siviero

Doutorado em Ciências (Bioquímica) pela Universidade de São Paulo (USP).
Professor Doutor do Departamento de Biologia Celular
e do Desenvolvimento da USP.

Tradução
Gustavo V. O. Fernandes

8ª edição

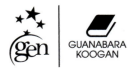

- Os autores deste livro e a editora empenharam seus melhores esforços para assegurar que as informações e os procedimentos apresentados no texto estejam em acordo com os padrões aceitos à época da publicação. Entretanto, tendo em conta a evolução das ciências, as atualizações legislativas, as mudanças regulamentares governamentais e o constante fluxo de novas informações sobre os temas que constam do livro, recomendamos enfaticamente que os leitores consultem sempre outras fontes fidedignas, de modo a se certificarem de que as informações contidas no texto estão corretas e de que não houve alterações nas recomendações ou na legislação regulamentadora.
- Data do fechamento do livro: 13/11/2023
- Os autores e a editora envidaram todos os esforços no sentido de se certificarem de que a escolha e a posologia dos medicamentos apresentados neste compêndio estivessem em conformidade com as recomendações atuais e com a prática em vigor na época da publicação. Entretanto, em vista da pesquisa constante, das modificações nas normas governamentais e do fluxo contínuo de informações em relação à terapia e às reações medicamentosas, o leitor é aconselhado a checar a bula de cada fármaco para qualquer alteração nas indicações e posologias, assim como para maiores cuidados e precauções. Isso é particularmente importante quando o agente recomendado é novo ou utilizado com pouca frequência.
- Os autores e a editora se empenharam para citar adequadamente e dar o devido crédito a todos os detentores de direitos autorais de qualquer material utilizado neste livro, dispondo-se a possíveis acertos posteriores caso, inadvertida e involuntariamente, a identificação de algum deles tenha sido omitida.
- **Atendimento ao cliente:** (11) 5080-0751 | faleconosco@grupogen.com.br
- Traduzido de:
GARTNER & HIATT'S ATLAS AND TEXT OF HISTOLOGY, EIGHTH EDITION
Copyright © 2023 Wolters Kluwer.
Copyright © 2018, 2014, 2009, 2006, 2000, 1994, 1990 Lippincott Williams & Wilkins, a Wolters Kluwer business.
All rights reserved.
2001 Market Street
Philadelphia, PA 19103 USA
LWW.com
Published by arrangement with Wolters Kluwer, U.S.A.
Wolters Kluwer did not participate in the translation of this title.
ISBN: 9781975164256
- Direitos exclusivos para a língua portuguesa
Copyright © 2024 by
EDITORA GUANABARA KOOGAN LTDA.
Uma editora integrante do GEN | Grupo Editorial Nacional
Travessa do Ouvidor, 11
Rio de Janeiro – RJ – CEP 20040-040
www.grupogen.com.br
- Reservados todos os direitos. É proibida a duplicação ou reprodução deste volume, no todo ou em parte, em quaisquer formas ou por quaisquer meios (eletrônico, mecânico, gravação, fotocópia, distribuição pela Internet ou outros), sem permissão, por escrito, da EDITORA GUANABARA KOOGAN LTDA.
- Capa: Bruno Sales
- Imagem da capa: © Sinhyu (iStock)
- Editoração eletrônica: Cambacica Projetos Editoriais
- Ficha catalográfica

CIP-BRASIL. CATALOGAÇÃO NA PUBLICAÇÃO SINDICATO NACIONAL DOS EDITORES DE LIVROS, RJ

G228t
8. ed.

    Gartner, Leslie P.
        Gartner & Hiatt histologia : texto e atlas / Leslie P. Gartner, Lisa M. J. Lee ; revisão técnica Fábio Siviero ; tradução Gustavo V. O. Fernandes. - 8. ed. - Rio de Janeiro : Guanabara Koogan, 2024.

        Tradução de: Gartner & Hiatt's atlas and text of histology
        Apêndice
        Inclui índice
        ISBN 9788527740135

    1. Histologia - Atlas. I. Lee, Lisa M. J. II. Siviero, Fábio. III. Fernandes, Gustavo V. O. IV. Título.

23-85543
        CDD: 611.01815
        CDU: 616-091.8

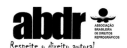

Meri Gleice Rodrigues de Souza - Bibliotecária - CRB-7/6439

Para minha esposa Roseann, minha filha Jen e, em memória amorosa, meus pais.
– LPG

Ao meu melhor amigo e marido, Suraj Pradhan.
– LMJL

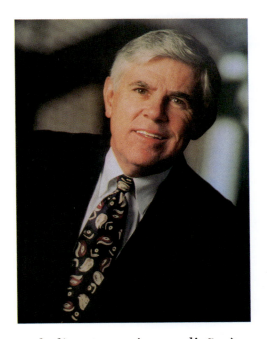

Desejamos dedicar esta oitava edição à memória
do Dr. James L. Hiatt (1934–2021).

– LPG e LMJL

Revisores

Docentes

Erin M. Brannick, DVM, MS, ACVP

Associate Professor and Veterinary Anatomic Pathologist
University of Delaware
Newark, Delaware

Rebecca Grandy Brown, MPAS, PA-C

Assistant Coordinator for Physician Assistant Studies
Le Moyne College
Syracuse, New York

Eduard I. Dedkov, MD, PhD

Associate Professor
Cooper Medical School
Rowan University
Camden, New Jersey

Abimbola Farinde, PhD, Pharm D

Professor
Columbia Southern University
Phoenix, Arizona

Kiran Matthews, MD

Director, Anatomical Donor Program
CUNY School of Medicine
City University of New York
New York, New York

Estudantes

Kathryn Hughes, MD

Rush Medical College
Chicago, Illinois

Christine M. Ly

State University of New York
Upstate Medical University
Syracuse, New York

Ramona Mittal

St. George's University
True Blue, Grenada

Prefácio

Ao contrário da maioria dos prefácios, o da oitava edição de *Gartner & Hiatt Histologia | Texto e Atlas* é dividido em duas partes porque eu, como autor sênior, desejo anunciar o quanto estou satisfeito por poder apresentar a nova coautora da obra, Dra. Lisa M. J. Lee, que teve a gentileza de aceitar meu convite para se juntar a mim na revisão da edição anterior. Dra. Lee é membro ilustre do corpo docente do Departamento de Biologia Celular e do Desenvolvimento da Faculdade de Medicina da University of Colorado, que lecionou histologia, bem como aspectos adicionais das ciências anatômicas por vários anos. Suas muitas contribuições para a edição atual são inestimáveis, e agradeço a ela por seu trabalho árduo para tornar esta oitava edição muito melhor do que suas antecessoras.

Leslie P. Gartner

Dr. Lee e eu estamos muito satisfeitos por poder apresentar a oitava edição do nosso *Gartner & Hiatt Histologia | Texto e Atlas*, um atlas que tem sido usado continuamente desde sua primeira publicação em preto e branco em 1987. O sucesso deste livro nos levou a revisá-lo consideravelmente, refazer todas as imagens em cores, mudar seu nome e publicá-lo em 1990 sob o título *Atlas Colorido de Histologia, 3ª edição*. Nos últimos 32 anos, a obra passou por muitas mudanças: além das ilustrações coloridas, foram adicionados um conjunto de *slides* em Kodachrome e mais conteúdo ao texto. O advento da fotografia digital de alta resolução nos permitiu refazer todas as fotomicrografias apresentadas na quarta edição, e criamos um recurso digital que acompanhou este texto.

Somos gratos aos muitos membros do corpo docente em todo o mundo que designaram nosso Atlas a seus alunos, seja em sua versão original, em inglês, seja em alguma de suas traduções, que agora conta com 12 idiomas. Recebemos muitos elogios e sugestões construtivas não apenas de professores, mas também de alunos, e tentamos incorporar essas ideias a cada nova edição. Uma sugestão à qual resistimos, porém, foi mudar a ordem dos capítulos. Vários docentes sugeriram diversas sequências, e todas elas fizeram sentido para nós, pois teria sido muito fácil para nós adotar qualquer uma das ordens de capítulos sugeridas. No entanto, sentimo-nos parciais e muito à vontade com a sequência clássica que adotamos há tantos anos; é uma organização tão válida e lógica quanto todas as outras que foram sugeridas, e, em última análise, acredito que os professores podem simplesmente dizer a seus alunos que usem os capítulos do Atlas em uma sequência diferente, sem prejudicar a coerência do material.

Grandes mudanças foram introduzidas nesta oitava edição. Reescrevemos o conteúdo introdutório de cada capítulo bem como adicionamos novas fotomicrografias ao texto e novas tabelas a muitos dos capítulos. Cada capítulo foi revisado para aplicar muitas das teorias cognitivas da aprendizagem multimídia. Esperamos que essas abordagens pedagógicas baseadas em evidências melhorem a experiência e os resultados do aluno. Também ampliamos o conteúdo do Apêndice da edição anterior e o transformamos em Capítulo 1, que descreve e ilustra muitos dos corantes comuns usados na preparação de espécimes histológicos. Provavelmente, a mudança mais empolgante que introduzimos nesta edição são as questões de revisão dos capítulos do tipo USMLE (*United States Medical Licensing Examination*) em todos os capítulos, exceto no Capítulo 1 (as respostas para as questões estão no Apêndice B). Outra característica desta edição é o apêndice ampliado, intitulado *Tecidos Semelhantes* (agora, Apêndice A), no qual apresentamos tecidos que são facilmente confundidos com outras estruturas – de aparência semelhante – e descrevemos como diferenciá-los uns dos outros.

Assim como nas edições anteriores, a maioria das fotomicrografias deste livro é de tecidos corados com hematoxilina e eosina. Todas as ampliações indicadas em micrografias ópticas e eletrônicas são aumentos originais. É possível observar que muitos dos cortes foram preparados a partir de espécimes embebidos em resina plástica. A maioria das delicadas micrografias eletrônicas foi gentilmente cedida por nossos colegas em todo o mundo, conforme identificado nas legendas.

Gartner & Hiatt Histologia | Texto e Atlas foi escrito tendo como foco o estudante e, por isso, o material é completo, mas não complicado. Nós desejamos ajudar o aluno a aprender e apreciar a histologia, e a não se sobrecarregar com ela. Além disso, este livro foi elaborado não apenas para uso em laboratório, mas também como preparação para exames teóricos e práticos. Embora tenhamos tentado ser precisos e completos, sabemos que erros e omissões podem ter passado despercebidos. Assim, críticas, sugestões e comentários que possam aprimorar esta obra são bem-vindos, devendo ser encaminhados para LPG21136@yahoo.com.

Leslie P. Gartner
Lisa M. J. Lee

Agradecimentos

Agradecemos a Todd Smith, pelas incríveis pranchas coloridas e imagens em miniatura; a Jerry Gadd, por seus quadros de células do sangue; e aos muitos colegas que nos cederam as micrografias eletrônicas. Somos especialmente gratos ao Dr. Stephen W. Carmichael, da Mayo Medical School, por suas sugestões sobre a medula da glândula suprarrenal, e ao Dr. Cheng Hwee Ming, da University of Malaya Medical School, por seus comentários sobre o túbulo contorcido distal renal, e ao Dr. Matthijs Valstar, do Stichting Het Nederlands Kanker Instituut – Antoni van Leeuwenhoek Ziekenhuis, por duas fotomicrografias de suas recém-descobertas glândulas salivares tubárias. Além disso, somos gratos aos nossos bons amigos da Wolters Kluwer, incluindo nossa editora de aquisições, Crystal Taylor, que foi fundamental no lançamento não apenas desta, mas de várias edições anteriores deste livro; Andrea Vosburgh, nossa editora de desenvolvimento que também trabalhou na sétima edição deste Atlas; Kelly Horvath, a melhor, mais gentil e mais eficiente editora *freelance* que se pode desejar; Sean Hanrahan, coordenador editorial que manteve o projeto em andamento, certificando-se de que cumprimos todos os prazos; Parisa Saranj, assistente editorial; e Jen Clements, *designer* de arte.

Por fim, agradecemos às nossas famílias por nos encorajarem durante a preparação desta obra. Seu apoio sempre torna o trabalho uma conquista.

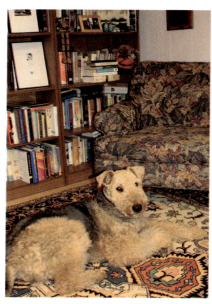

Embora se afirme que escrever é uma profissão solitária, tive a sorte de contar com a companhia da minha fiel Airedale Terrier, Skye, que, como fica evidente na fotografia, permaneceu ao meu lado enquanto eu estava sentado junto ao computador. É com tristeza que devo acrescentar que minha doce Skye morreu entre a conclusão do manuscrito e a publicação do livro.

– LPG

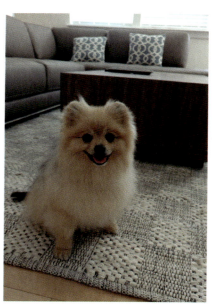

Compartilho o amor do Dr. Gartner pelos membros da família canina. Como ele, tive a sorte de ter a companhia de minha amorosa e brincalhona lulu-da-pomerânia, Phoebe, enquanto trabalhava neste projeto durante o período particularmente desafiador de pandemia e agitação global.

– LMJL

Sumário

Capítulo 1   Introdução às Técnicas Histológicas, 1

Capítulo 2   Biologia Celular, 7

Capítulo 3   Epitélios e Glândulas, 37

Capítulo 4   Tecido Conjuntivo, 64

Capítulo 5   Cartilagem e Osso, 89

Capítulo 6   Sangue e Hemocitopoese, 116

Capítulo 7   Músculos, 143

Capítulo 8   Tecido Nervoso, 177

Capítulo 9   Sistema Circulatório, 204

Capítulo 10   Sistema Linfoide (Imunológico), 230

Capítulo 11   Sistema Endócrino, 265

Capítulo 12   Tegumento, 297

Capítulo 13   Sistema Respiratório, 321

Capítulo 14   Sistema Digestório I, 345

Capítulo 15   Sistema Digestório II, 379

Capítulo 16   Sistema Digestório III, 416

Capítulo 17   Sistema Urinário, 449

Capítulo 18   Sistema Reprodutor Feminino, 477

Capítulo 19   Sistema Reprodutor Masculino, 514

Capítulo 20   Órgãos dos Sentidos Especiais, 543

Apêndice A   Tecidos Semelhantes, 569

Apêndice B   Respostas às Questões de Revisão dos Capítulos, 588

Índice Alfabético, 590

INTRODUÇÃO ÀS TÉCNICAS HISTOLÓGICAS

CAPÍTULO 1

O escopo atual da histologia é o estudo de células, tecidos e órgãos do corpo utilizando técnicas de ampliação que se baseiam no uso de vários tipos de microscopia. A única técnica disponível até meados do século XX era o uso da microscopia óptica, que usava como fonte de iluminação a luz natural, e, posteriormente, a produzida eletricamente. Contudo, na década de 1950, os cientistas inventaram a microscopia eletrônica de transmissão (MET), que utilizava elétrons como fonte luminosa. Um pouco depois, os pesquisadores inventaram a microscopia eletrônica de varredura (MEV) e outros tipos de iluminação que permitiam a visualização das estruturas celulares e até mesmo das funções de células, de órgãos e de sistemas orgânicos. Como este livro contém imagens obtidas basicamente por microscopia óptica, MET e MEV, este capítulo descreve apenas tais técnicas.

Microscopia óptica

O estudo de células, tecidos e órgãos por microscopia óptica (ou microscopia de luz) requer que o material a ser examinado seja seccionado em cortes suficientemente finos para permitir que a luz ou os elétrons penetrem e que a luz seja suficiente para ser coletada pelas lentes do microscópio e chegue à retina do examinador. Além disso, o tecido precisa ser mantido com suas características vitais naturais; caso contrário, o examinador teria uma imagem distorcida do tecido examinado. Ao longo dos anos, os pesquisadores desenvolveram e aperfeiçoaram vários procedimentos para assegurar que ocorra uma semelhança muito próxima entre a imagem examinada ao microscópio e as propriedades do tecido enquanto este se encontrava no organismo vivo. Esses procedimentos incluem fixação, desidratação, clarificação, inclusão, microtomia, montagem, coloração e afixação de uma lamínula sobre o corte histológico.

- A **fixação** consiste em usar substâncias químicas que impeçam a degradação dos tecidos e evitem alterações da sua morfologia normal. No caso da microscopia óptica, o fixador mais utilizado é o formol tamponado neutro, embora alguns outros fixadores também sejam comumente usados
- A **desidratação** e a **clarificação** (ou **diafanização**) são realizadas utilizando concentrações crescentes de etanol (de 50 a 100%) seguidas de um agente clarificador como o xilol para tornar o tecido transparente e miscível com um material de inclusão
- A **inclusão** é o processo que impregna ou embebe o tecido com um agente (chamado meio de inclusão), como a **parafina** ou um **polímero plástico**, para torná-lo firme o suficiente para ser cindido em cortes (**microtomia**) finos o suficiente para serem transparentes à luz visível. Os tecidos imersos em parafina são geralmente cortados com 5 a 10 μm de espessura, enquanto aqueles imersos em resinas plásticas são cortados muito mais finos (0,1 μm ou menos). Muitos outros meios de inclusão e técnicas de corte também estão disponíveis
- Os cortes obtidos a partir de blocos de parafina ou resina plástica são **montados** em lâminas de vidro revestidas com um material adesivo, como albumina, para garantir que os cortes adiram às lâminas de vidro
- A **coloração** dos cortes é necessária porque as densidades ópticas dos vários elementos do tecido são tão semelhantes que são indistinguíveis umas das outras sem serem tratadas com vários corantes. Como muitos dos corantes usados são miscíveis em água (*i. e.*, capazes de serem misturados com água sem se separarem), os cortes devem ser desparafinizados e reidratados antes de serem corados
- Os cortes corados são novamente desidratados e tornam-se permanentes pela colocação e afixação de uma **lamínula** sobre o corte de tecido.

Terminologia da coloração para microscopia óptica

Durante a coloração dos cortes histológicos, comumente se utiliza um **corante principal** em combinação com um **contracorante** – uma cor contrastante que cora os componentes do tecido que não foram bem corados pelo corante principal. Em geral, os corantes são **ácidos (aniônicos)** ou **básicos (catiônicos)**, e são atraídos aos componentes da célula ou do tecido que são ácidos ou básicos, respectivamente. Por essa razão, os componentes ácidos da célula, como os ácidos nucleicos, atraem os corantes básicos e são denominados **basofílicos** (ou **basófilos**). Os componentes celulares com pH acima de 7, como muitas proteínas citoplasmáticas, atraem os corantes ácidos e são descritos como **acidofílicos** (ou **acidófilos**).

Corantes usados comumente em histologia

Embora exista um grande número de corantes histológicos e histopatológicos, neste capítulo são descritos apenas os que são utilizados mais comumente (Figuras 1.1 a 1.14).

Microscopia eletrônica de transmissão

Diferentemente dos microscópios ópticos, os microscópios eletrônicos de transmissão usam feixes de elétrons como fonte de luz. Como os elétrons têm carga negativa, é possível usar eletromagnetos para focar e dispersar os feixes de elétrons de forma semelhante à utilizada com as lentes de vidro de um microscópio óptico composto. Como o poder de resolução de um microscópio depende indiretamente do comprimento de onda e da fonte de luz, o comprimento de onda muito mais curto dos elétrons possibilita à MET uma resolutividade mil vezes maior que a da microscopia óptica (0,2 nm *versus* 200 nm).

As técnicas de processamento básico da MET são as mesmas da microscopia óptica, com a diferença de que as amostras de tecido precisam ser muito menores – no máximo 1 mm³ – porque os fixadores e os corantes de metais pesados não penetram tão bem quanto os que são utilizados na microscopia óptica. Além disso, os tecidos precisam ser imersos em um material de inclusão muito mais rígido, tal como as resinas epóxi (p. ex., Epon® e Araldite®), e os cortes devem ser muito mais finos (em geral entre 25 e 100 nm), de modo que os elétrons não sejam absorvidos pelo material de imersão. Os cortes processados com navalhas de vidro ou diamante são colocados em telas circulares de cobre.

O microscópio eletrônico gera um feixe de elétrons de alta energia dentro de uma câmara a vácuo e o feixe é emitido e depois focado sobre a amostra por eletromagnetos enquanto outros eletromagnetos subsequentes focam os elétrons sobre uma placa fluorescente. À medida que os elétrons interagem com o tecido corado com um metal pesado, eles perdem parte de sua energia cinética, e, à medida que colidem na placa fluorescente, sua energia cinética é convertida em pontos de luz. Quanto mais energia cinética o elétron perde em sua interação com o tecido corado por um metal pesado, menos luz é produzida à medida que o elétron colide com a placa fluorescente; portanto, a imagem na tela fluorescente é decorrente das variadas intensidades de luz produzidas pela interação dos elétrons com a placa fluorescente. A imagem pode ser capturada substituindo-se a tela fluorescente por uma película sensível a elétrons (filme), que captura um registro fotográfico da imagem, ou por um sensor de carga acoplada (CCD, do inglês *charge-coupled device*), que capta um registro digital da imagem.

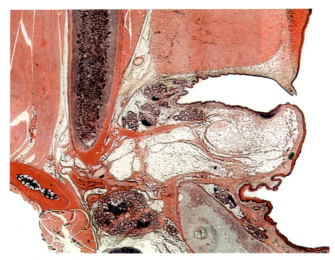

FIGURA 1.1 Hematoxilina e eosina.

A hematoxilina, em associação com o contracorante eosina, é um dos corantes mais comumente utilizados nos preparados histológicos e histopatológicos. A hematoxilina é um corante básico que cora núcleos, nucléolos e ribossomos de azul a roxo. A eosina cora os componentes básicos da célula, inclusive os miofilamentos dos músculos, de rosa a vermelho-claro. As hemácias são coradas de laranja a vermelho-vivo. Além disso, as proteínas da matriz extracelular, como o colágeno, também são coradas de rosa a vermelho-claro.

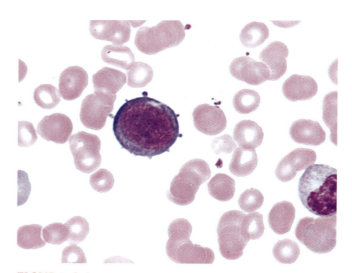

FIGURA 1.2 Corante de Wright.

O corante de Wright e uma modificação semelhante, o corante de Giemsa, destinam-se especificamente a corar células sanguíneas. Esses corantes coram os eritrócitos de rosa-salmão; os núcleos dos leucócitos e os grânulos das plaquetas são corados de azul-escuro a roxo, enquanto os grânulos específicos dos eosinófilos adquirem coloração rosa-salmão e os basófilos são corados de azul-escuro a preto. O citoplasma de linfócitos e monócitos é corado de azul-claro.

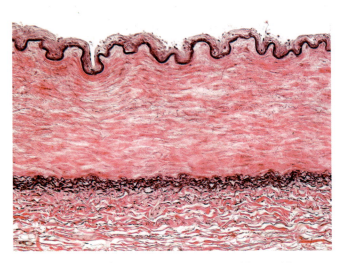

FIGURA 1.3 Método de Weigert para fibras elásticas e corante de van Gieson para fibras elásticas.

O método de Weigert e o corante de van Gieson são usados comumente para corar fibras elásticas. Ambos coram essas fibras de azul-escuro a preto. Como os núcleos também são corados de cinza-escuro a preto, é muito difícil visualizar os fibroblastos presentes entre as fibras elásticas.

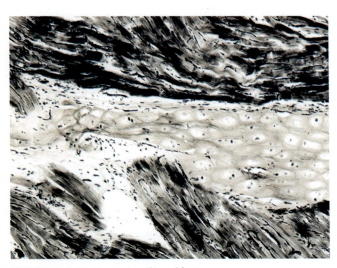

FIGURA 1.5 Hematoxilina férrica.

O sulfato de amônio férrico (alúmen férrico) é utilizado como mordente, um agente de ligação intermediário (usado para assegurar a aderência firme da hematoxilina aos tecidos), o que permite uma boa visualização das membranas celulares e dos complexos membranosos, inclusive barras terminais, estriações transversais dos músculos cardíaco e esquelético, e discos intercalares do músculo cardíaco.

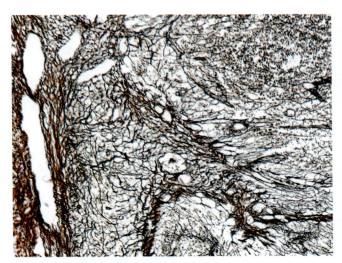

FIGURA 1.4 Impregnação por prata.

A impregnação por prata é um método de coloração que usa sais de prata em solução, os quais se precipitam na forma de prata metálica nas superfícies das fibras de colágeno tipo III (fibras reticulares), corando-as de preto. Algumas células, como as células neuroendócrinas difusas (CNED), também são coradas pelos sais de prata e foram descritas como argentafins ou argirofílicas (ou argirófilas). Seus grânulos são corados de marrom a preto com esses corantes.

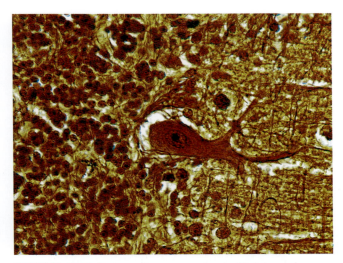

FIGURA 1.6 Coloração por prata de Bielchowsky.

O método de coloração de Bielchowsky usa sais de prata para permear os tecidos e, em seguida, a prata é reduzida de forma que core os dendritos e os axônios de preto. Os tecidos circundantes ganham uma coloração de amarelo-acastanhado a dourado com tonalidade avermelhada no citoplasma, e os nucléolos ganham uma coloração preta.

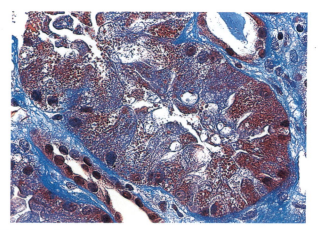

FIGURA 1.7 Coloração tricrômica de Masson.

Como seu nome sugere, esse corante produz três cores e é usado para diferenciar o colágeno presente nos tecidos conjuntivos dos músculos de outros tipos de células. Dependendo da variante utilizada, o colágeno é corado de azul ou verde; as células musculares, de vermelho; o citoplasma das células não musculares, de rosa a vermelho-claro; e os núcleos, de preto. (Reproduzida com autorização de Mills SE et al., eds. *Sternberg's Diagnostic Surgical Pathology*, 6th ed. Philadelphia: Wolters Kluwer, 2015. p. 1893, Figure 41-22.)

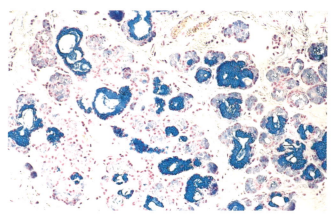

FIGURA 1.9 Azul alciano.

O azul alciano é específico para corar mucinas, glicoproteínas e a matriz cartilaginosa de azul, enquanto o citoplasma é corado de rosa-claro e os núcleos, de vermelho. (Reproduzida com autorização de Mills SE, ed. *Histology for Pathologists*, 5th ed. Philadelphia: Wolters Kluwer, 2020. p. 408, Figure 14-24.)

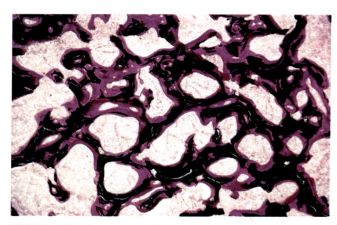

FIGURA 1.10 Corante de von Kossa.

O corante de von Kossa utiliza sais de prata que são reduzidos para demonstrar calcificação e tecidos calcificados, que se coram de preto. (Reproduzida com autorização de Strayer DS et al., eds. *Rubin's Pathology: Mechanisms of Human Disease*, 8th ed. Philadelphia: Wolters Kluwer, 2020. p. 1359, Figure 30-26.)

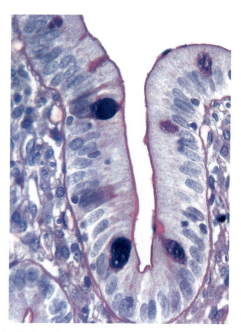

FIGURA 1.8 Técnica do ácido periódico-reativo de Schiff (PAS).

A reação do PAS cora os glicogênios, as glicoproteínas, as mucinas e os glicolipídios. Desse modo, as membranas basais são coradas de vermelho-rosado, enquanto as mucinas das células caliciformes e das glândulas salivares mucosas coram-se de vermelho-escuro a magenta. (Reproduzida com autorização de Mills SE, ed. *Histology for Pathologists*, 5th ed. Philadelphia: Wolters Kluwer, 2020. p. 619, Figure 23-8.)

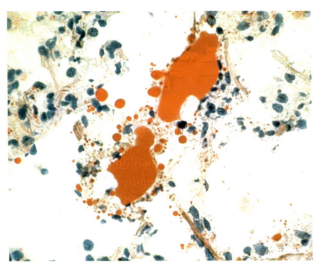

FIGURA 1.11 Vermelho Sudão.

O vermelho Sudão é usado para corar lipídios, fosfolipídios, lipoproteínas e triglicerídios, todos corados de um vermelho intenso. (Reproduzida com autorização de Strayer DS et al., eds. *Rubin's Pathology: Mechanisms of Human Disease*, 8th ed. Philadelphia: Wolters Kluwer, 2020. p. 336, Figure 7-24B.)

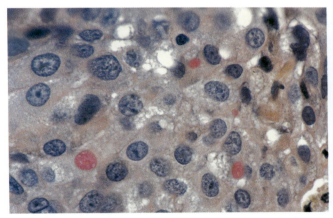

FIGURA 1.12 Corante mucicarmina.

Como seu nome sugere, a mucicarmina é usada para localizar mucina, que se cora de vermelho-escuro. O citoplasma adquire uma coloração rosa-salmão claro; os núcleos são corados de preto-azulado; e o tecido conjuntivo, de laranja-amarelado. (Reproduzida com autorização de Strayer DS et al., eds. *Rubin's Pathology: Mechanisms of Human Disease*, 8th ed. Philadelphia: Wolters Kluwer, 2020. p. 757, Figure 18-85D.)

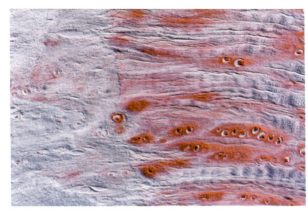

FIGURA 1.13 Safranina O.

A safranina O é usada para localizar os grânulos dos mastócitos, a matriz cartilaginosa e a mucina das células caliciformes, todos corados de laranja a vermelho. Os núcleos adquirem uma coloração azul-escura a preta. (Reproduzida com autorização de Mills SE, ed. *Histology for Pathologists*, 5th ed. Philadelphia: Wolters Kluwer, 2020. p. 120, Figure 5-18C.)

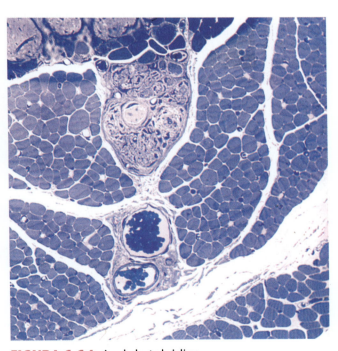

FIGURA 1.14 Azul de toluidina.

O azul de toluidina é um corante metacromático, pois ele altera de cor quando em contato com substâncias específicas como os grânulos dos mastócitos e a matriz cartilaginosa, ambos corados de roxo-avermelhado. O azul de toluidina atua como um corante normocromático nos componentes ácidos da célula, tais como os ribossomos e os núcleos, que são corados de azul. Esse corante é especialmente útil para corar cortes histológicos finos imersos em resinas plásticas. (Reproduzida com autorização de Mills SE, ed. *Histology for Pathologists*, 5th ed. Philadelphia: Wolters Kluwer, 2020. p. 176, Figure 7-12.)

Microscopia eletrônica de varredura

Em vez de capturar imagens dos cortes ultrafinos, a MEV obtém uma imagem tridimensional da superfície de um objeto sólido que foi coberto por uma camada extremamente fina de um metal (como ouro ou paládio). Um feixe de elétrons é direcionado para a amostra em uma câmara a vácuo, e os elétrons que não são absorvidos pela amostra, mas são refletidos de volta (elétrons de retrodispersão), assim como os elétrons que são deslocados da cobertura de metal pesado da amostra (elétrons secundários), são capturados por detectores de elétrons. Os detectores de elétrons são acoplados a um computador, que então reúne e interpreta a imagem assim obtida e a exibe em um monitor que também pode capturar a imagem em um filme fotográfico ou capturá-la digitalmente.

Interpretação dos cortes microscópicos

Quando se examinam imagens obtidas por um microscópio óptico ou eletrônico de transmissão, o examinador vê um corte bidimensional (2D) adquirido de um objeto tridimensional (3D). A tarefa do examinador é reconciliar a imagem 2D com a estrutura real do objeto 3D. Isso é difícil e exige tempo e perseverança do estudante. As três imagens a seguir – cortes de três objetos familiares: um ovo cozido sem casca (Figura 1.15), um limão (Figura 1.16) e uma mangueira de jardim enrolada (Figura 1.17) – permitem ao aluno entender como essas imagens 2D podem ser compiladas mentalmente para fornecer a estrutura 3D correta.

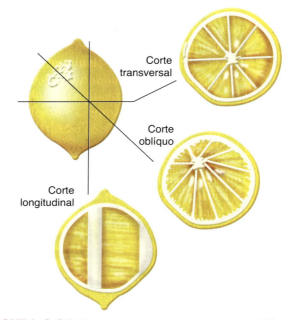

FIGURA 1.16 Limão em cortes transversal, oblíquo e longitudinal.

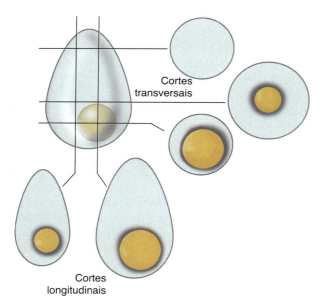

FIGURA 1.15 Ovo cozido sem casca em cortes longitudinais e transversais.

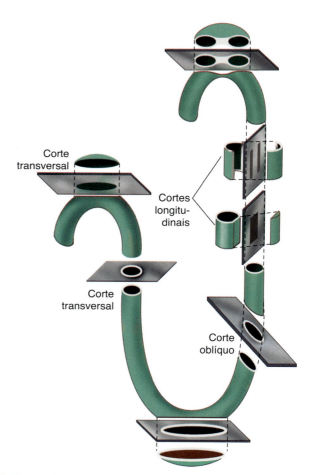

FIGURA 1.17 Mangueira de jardim enrolada em cortes transversal, longitudinal e oblíquo.

CAPÍTULO 2

BIOLOGIA CELULAR

ESQUEMA DO CAPÍTULO

TABELAS

Tabela 2.1	Funções e exemplos de proteínas G heterotriméricas
Tabela 2.2	Composição do ribossomo
Tabela 2.3	Principais filamentos intermediários
Tabela 2.4	Estágios da mitose

PRANCHAS

Prancha 2.1A	Célula típica
Figura 2.1.1	Células. Macaco. Corte em resina plástica. 1.323×
Figura 2.1.2	Células. Macaco. Corte em resina plástica. 540×
Prancha 2.1B	Célula típica
Figura 2.1.3	Células. Macaco. Corte em resina plástica. 540×
Figura 2.1.4	Células. Macaco. Corte em resina plástica. 540×
Prancha 2.2A	Organelas celulares e inclusões citoplasmáticas
Figura 2.2.1	Núcleo e corpúsculos de Nissl. Medula espinal. Humano. Corte em parafina. 540×
Figura 2.2.2	Mucosa do duodeno. Mastócitos do tecido conjuntivo. Macaco. Corte de resina plástica. 540×
Prancha 2.2B	Organelas celulares e inclusões citoplasmáticas
Figura 2.2.3	Grânulos de zimogênio. Pâncreas. Macaco. Corte em resina plástica. 540×
Figura 2.2.4	Produtos de secreção mucosa. Células caliciformes. Intestino grosso. Macaco. Corte em resina plástica. 540×
Prancha 2.3A	Modificações na superfície celular
Figura 2.3.1	Borda em escova. Intestino delgado. Macaco. Corte em resina plástica. 540×
Figura 2.3.2	Cílios. Tuba uterina. Macaco. Corte em resina plástica. 540×
Prancha 2.3B	Modificações na superfície celular
Figura 2.3.3	Estereocílios. Epidídimo. Macaco. Corte em resina plástica. 540×
Figura 2.3.4	Pontes intercelulares. Pele. Macaco. Corte em resina plástica. 540×
Prancha 2.4A	Mitose, microscopia óptica e eletrônica
Figura 2.4.1	Mitose. Blástula de peixe. Corte em parafina. 270×
Figura 2.4.2	Mitose. Blástula de peixe. Corte em parafina. 540×
Prancha 2.4B	Mitose, microscopia óptica e eletrônica
Figura 2.4.3	Mitose. Camundongo. Microscopia eletrônica. 9.423×
Prancha 2.5	Célula típica, microscopia eletrônica
Figura 2.5.1	Célula típica. Hipófise. Rato. Microscopia eletrônica. 8.936×

As células não apenas constituem as unidades básicas do corpo humano, mas também funcionam na execução de todas as atividades de que o corpo necessita para sobreviver. Embora existam mais de 200 tipos de células diferentes, a maioria apresenta características comuns, as quais lhes permitem desempenhar suas diversas funções. O componente vivo da célula é conhecido como **protoplasma**, e os componentes não vivos são conhecidos como **inclusões**. A célula é delimitada por uma **membrana celular** (ou **plasmalema, membrana plasmática**) e abriga o núcleo, que é envolvido pelo **envoltório nuclear** (ou **envelope nuclear**) (Figura 2.1). A porção do protoplasma localizada entre o plasmalema e o envoltório nuclear é o **citoplasma**, enquanto a porção do protoplasma

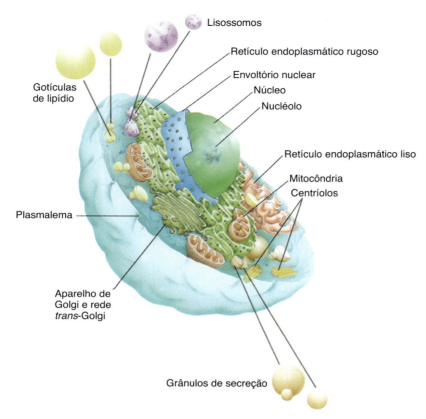

FIGURA 2.1 Ilustração esquemática da célula e suas organelas.

confinada pelo envoltório nuclear é o **nucleoplasma**. A célula apresenta distintas estruturas metabolicamente ativas, as **organelas**, muitas das quais são compostas por membranas semelhantes, mas não idênticas, ao plasmalema.

Membrana celular

A semipermeável **membrana celular** é uma bicamada fosfolipídica que fornece uma barreira estrutural seletiva entre a célula e o mundo exterior. As funções da **membrana plasmática** incluem as seguintes:

- Reconhecimento célula-célula
- Exocitose e endocitose
- Sítio para receptores, como **proteínas G** (Tabela 2.1), para moléculas sinalizadoras
- Iniciadoras e controladoras do sistema de mensageiros secundários.

A bicamada da membrana plasmática consiste em um folheto interno e um externo de fosfolipídios; o **folheto interno** está em contato com o citoplasma e o **folheto externo** está voltado para o espaço extracelular. Os **fosfolipídios** são moléculas anfipáticas com uma cabeça polar e duas caudas curtas não polares de ácidos graxos. As cabeças polares hidrofílicas estão voltadas para as superfícies da membrana; as caudas não polares e hidrofóbicas de cada folheto projetam-se para o aspecto interno da membrana, uma de frente para a outra, e formam ligações não covalentes que mantêm os dois folhetos juntos. Colesterol, proteínas periféricas e proteínas integrais são incorporadas na membrana fosfolipídica.

Os materiais podem entrar (**endocitose**) ou sair (**exocitose**) da célula através da membrana plasmática por vários meios. Eles podem entrar por:

- **Pinocitose** (captação não específica de moléculas em solução aquosa)
- **Endocitose mediada por receptor** (captação específica de substâncias, como as lipoproteínas de baixa densidade), ou
- **Fagocitose** (captação de material particulado).

Citoplasma

O principal componente do citoplasma é um fluido, o **citosol**, no qual as organelas da célula, o citoesqueleto e as inclusões estão suspensos. O citosol é composto principalmente de água, na qual várias substâncias orgânicas e inorgânicas estão dissolvidas ou suspensas.

Mitocôndrias

As **mitocôndrias** são compostas por uma membrana externa lisa e uma membrana interna pregueada separadas uma da outra pelo **espaço intermembranar**.

Tabela 2.1	Funções e exemplos de proteínas G heterotriméricas.	
Tipo	**Função**	**Exemplos**
G_s	Ativa a adenilil ciclase, resultando então na formação de AMPc e, assim, ativando proteinoquinases	A ligação da epinefrina aos receptores β-adrenérgicos aumenta os níveis de AMPc no citosol
G_i	Inibe a adenilil ciclase, impedindo então a formação de AMPc e, assim, as proteinoquinases não são ativadas	A ligação da epinefrina aos receptores α_2-adrenérgicos reduz os níveis de AMPc no citosol
G_q	Ativa a fosfolipase C, resultando então na formação do trifosfato de inositol e do diacilglicerol, o que permite a entrada de cálcio na célula, que então ativa a proteinoquinase C	A ligação do antígeno à IgE acoplada à membrana estimula a liberação de histamina (e outros compostos pré-formados) pelos mastócitos
G_o	Abre os canais de K^+ e permite que o potássio entre na célula e fecha os canais de Ca^{2+}; assim, o movimento de cálcio para dentro ou para fora da célula é inibido	Indução da contração do músculo liso
G_{olf}	Ativa a adenilil ciclase nos neurônios olfatórios e, assim, abre os canais de sódio regulados pela AMPc	A ligação de um composto odorífero aos receptores ligados à proteína G inicia a geração do impulso nervoso
G_t	Ativa a fosfodiesterase da GMPc das membranas dos bastonetes da retina, resultando então na hidrólise da GMPc e na hiperpolarização da membrana plasmática dessas células	Ativação de rodopsina por fótons fazendo com que os bastonetes sejam acionados
$G_{12/13}$	Ativa a família Rho das GTPases, que controlam a produção de actina e a regulação do citoesqueleto	Facilitação da migração celular

AMPc, adenosina monofosfato cíclica; GMPc, guanosina monofosfato cíclica; IgE, imunoglobulina E.

A membrana interna pregueada, rica em **cardiolipina** fosfolipídica, forma estruturas planas em forma de prateleira conhecidas como **cristas** (que são tubulares em células produtoras de esteroides) e englobam um espaço preenchido por um líquido viscoso denominado **matriz mitocondrial** (Figura 2.2). Quase todas as mitocôndrias são derivadas do óvulo; os espermatozoides contribuem apenas com uma quantidade muito limitada de mitocôndrias para a prole.

As mitocôndrias **produzem ATP** (adenosina trifosfato) utilizando um mecanismo de acoplamento quimiosmótico que utiliza uma sequência específica de complexos enzimáticos e sistemas translocadores de prótons (**cadeia transportadora de elétrons** e ATP-sintase contendo **partículas elementares**) imersos em suas cristas; **geram** calor no **tecido adiposo multilocular** (gordura marrom), em vez de produzir ATP, e também auxiliam na **síntese** de alguns **lipídios** e **proteínas** (Figura 2.3; ver também Figura 2.1).

As mitocôndrias abrigam enzimas do ciclo do **ácido tricarboxílico** (ATC) (**ciclo de Krebs**), **DNA mitocondrial** (**DNAmt**) e grânulos da matriz em sua matriz mitocondrial. O DNAmt tem apenas um pequeno número de genes; a maioria dos genes necessários para o funcionamento e a reprodução das mitocôndrias está localizada nos cromossomos do núcleo. As mitocôndrias aumentam em número porque sofrem uma fissão binária.

Ribossomos

Os **ribossomos** são complexos macromoleculares pequenos, bipartidos e não membranosos que se apresentam na forma de partículas independentes e que não coalescem uns com os outros até o início da síntese proteica (Figura 2.4 e Figura 2.5; ver também Figura 2.1). As duas subunidades não têm o mesmo tamanho e composição. A subunidade maior apresenta 60S[1] enquanto a subunidade menor tem 40S (Tabela 2.2). Cada subunidade é composta de proteínas e ácido ribonucleico ribossômico (RNAr), e, juntas, funcionam como uma "bancada de trabalho" interativa, não apenas fornecendo uma superfície sobre a qual a síntese proteica ocorre, como também atuando como um catalisador que favorece a síntese proteica.

Retículo endoplasmático

O **retículo endoplasmático** (**RE**) é formado por túbulos, sacos e vesículas achatadas constituídas por membranas que ocupam grande parte do espaço intracelular (ver Figura 2.5; ver também Figuras 2.1 e 2.4). Os membros das **famílias de proteínas modeladoras do RE** formam a estrutura responsável pelas configurações específicas do RE. Os dois tipos de retículo são o liso e o rugoso.

- O **retículo endoplasmático liso** (**REL**) atua na síntese de **colesterol** e de **lipídios**, bem como na **destoxificação** de algumas drogas e toxinas (p. ex., barbitúricos e álcool). Além disso, nas células musculares esqueléticas, essa organela é especializada em captar e liberar

[1]N.R.T.: Svedberg (S) é uma unidade de coeficiente de sedimentação utilizada para indicar o tamanho de partículas em relação à sua velocidade de sedimentação em experimentos de centrifugação.

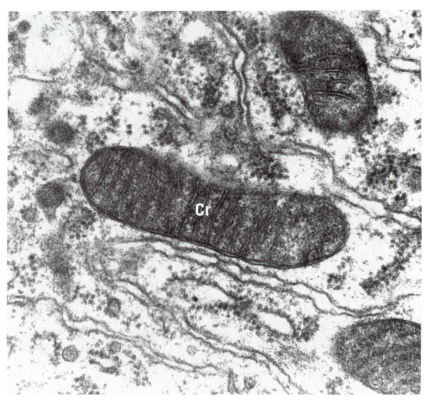

FIGURA 2.2 Micrografia eletrônica de transmissão de várias mitocôndrias. Observe que suas membranas externas são lisas, enquanto suas membranas internas são pregueadas para formar cristas (Cr). 39.700x.

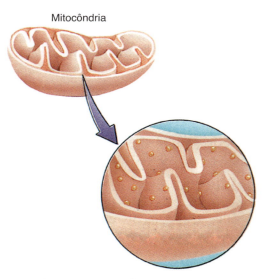

FIGURA 2.3 As mitocôndrias sintetizam adenosina trifosfato (ATP) e lipídios; as partículas elementares associam a oxidação à fosforilação.

íons cálcio e, desse modo, regular contração e relaxamento musculares (Figura 2.6).
- O **retículo endoplasmático rugoso (RER)**, cuja superfície citoplasmática contém moléculas receptoras para ribossomos e partículas de reconhecimento de sinais (PRSs; conhecidas como **riboforinas** e **proteínas de ancoragem**, respectivamente), é contínuo com a **membrana nuclear externa**. O RER atua na **síntese** e na **modificação das proteínas** que estão prestes a ser **empacotadas**, assim como na síntese de lipídios e de proteínas de membrana.

Aparelho de Golgi

O **aparelho (complexo) de Golgi** é composto por um agrupamento especificamente orientado de vesículas, túbulos e cisternas achatadas delimitados por membrana. Cada complexo de Golgi tem uma superfície de entrada convexa, conhecida como **face *cis*** e que está próxima ao núcleo, e uma superfície de saída côncava descrita como **face *trans***, orientada em direção à membrana celular; entre as faces *cis* e *trans*, existem várias cisternas intermediárias conhecidas como **face medial** (Figura 2.7; ver também Figuras 2.1 e 2.5).

Transporte vesicular

As substâncias como **produtos de secreção** podem deixar a célula por uma de duas vias:

- A **secreção constitutiva** utiliza vesículas não revestidas por clatrina, sendo esta a **via-padrão** que não requer um sinal extracelular para que sejam liberadas e, por isso, o produto de secreção (p. ex., procolágeno) é liberado continuamente da célula

CONSIDERAÇÕES CLÍNICAS 2.1

Neuropatia óptica hereditária de Leber

A neuropatia óptica hereditária de Leber (NOHL), uma das doenças mitocondriais hereditárias, é causada por mutações no DNAmt e transmitida principalmente para os descendentes do sexo masculino, mas as mulheres também podem ser afetadas. É caracterizada pela perda da visão em decorrência da deterioração dos axônios e dos corpos celulares das células ganglionares da retina. Normalmente, a visão começa a se deteriorar em um olho em uma idade precoce, o que dentro de 2 meses é seguido de um declínio da visão no outro olho. Atualmente, não existe um tratamento eficaz, embora a administração de estrogênio tenha mostrado melhora considerável em alguns pacientes. Além disso, estão em andamento ensaios clínicos para tentar a reversão da NOHL usando terapia gênica mitocondrial, bem como administrando agentes estabilizadores de cardiolipina que protegem as mitocôndrias dos efeitos tóxicos dos radicais livres contendo oxigênio, que são formados durante o metabolismo oxidativo das mitocôndrias.

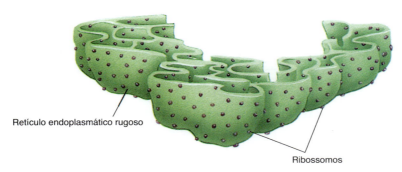

FIGURA 2.4 Ribossomos.

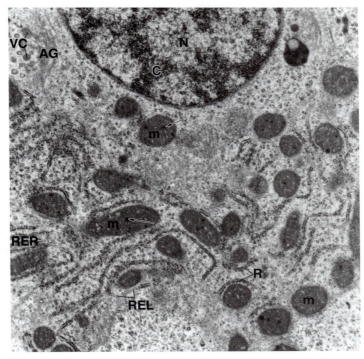

FIGURA 2.5 Esta micrografia eletrônica de transmissão de uma célula mostra o núcleo (N) com sua cromatina condensada (C), bem como muitas organelas citoplasmáticas. Observe que as mitocôndrias (m) apresentam grânulos eletrodensos de matriz (*setas*) espalhados na matriz dos espaços intercristais. A área perinuclear apresenta o aparelho de Golgi (AG), que é um material em empacotamento nas vesículas de condensação (VC). O retículo endoplasmático rugoso (RER) é óbvio devido à presença de seus ribossomos (R), enquanto o retículo endoplasmático liso (REL) é menos óbvio. 10.300x.

Tabela 2.2 Composição do ribossomo.

Subunidade	Tamanho	Número de proteínas	Tipos de RNAr
Maior	60S	49	5S
			5,8S
			28S
Menor	40S	33	18S

RNAr, ácido ribonucleico ribossômico; S, unidade Svedberg.

- A **secreção regulada** depende da formação de vesículas de armazenamento revestidas por clatrina, cujo conteúdo (p. ex., enzimas pancreáticas) é liberado apenas como resposta a um processo de sinalização extracelular.

A fluidez da membrana celular é um fator importante nos processos de membrana, incluindo o **transporte de membrana**, um sistema que conserva a membrana à medida que ela é transferida através dos vários compartimentos celulares durante a endocitose e a exocitose

CONSIDERAÇÕES CLÍNICAS 2.2

Inchaço hidrópico (edema intracelular)

Quando células lesadas, ao entrarem em contato com toxinas, são colocadas em áreas de baixa ou alta temperatura ou baixa concentração de oxigênio, ou estão sendo expostas a várias condições hostis, seu citoplasma incha e assume uma aparência pálida. Geralmente, essa característica é reversível e é chamada de inchaço hidrópico (ou edema intracelular). Normalmente, os núcleos ocupam sua posição normal e seu conteúdo de organelas permanece inalterado, mas nessa condição as organelas estão localizadas mais distantes umas das outras e as cisternas de seu RE estão dilatadas.

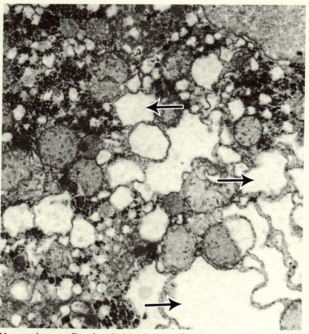

Uma micrografia eletrônica de um fígado com edema intracelular mostra cisternas aumentadas (*setas*) do retículo endoplasmático que faz com que as células do fígado fiquem inchadas. (Reimpressa com autorização de Strayer DS et al., eds. *Rubin's Pathology: Mechanisms of Human Disease*, 8th ed. Philadelphia: Wolters Kluwer, 2020. Figure 1-2B.)

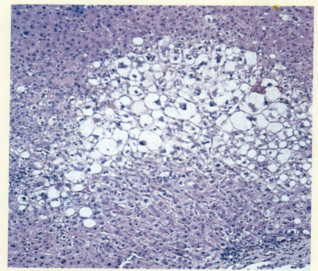

Esta fotomicrografia óptica do fígado de um paciente com lesão hepática tóxica mostra um edema intracelular. Observe que as células afetadas estão aumentadas com acúmulo de líquido, mas os núcleos da maioria delas parecem estar em sua localização normal. As células da periferia parecem saudáveis. (Reimpressa com autorização de Strayer DS et al., eds. *Rubin's Pathology: Mechanisms of Human Disease*, 8th ed. Philadelphia: Wolters Kluwer, 2020. p. 3, Figure 1-1.)

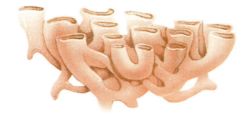

FIGURA 2.6 Retículo endoplasmático liso.

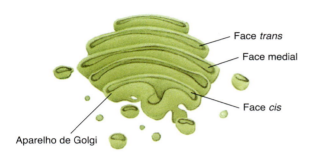

FIGURA 2.7 Aparelho de Golgi.

(ver Figura 2.1, Figura 2.8 e Figura 2.9). O grau de fluidez é influenciado:

- Diretamente pela temperatura e pelo grau de insaturação das terminações dos ácidos graxos dos fosfolipídios da membrana
- Indiretamente pela quantidade de colesterol presente na membrana.

Os íons e outras moléculas hidrofílicas não conseguem atravessar a bicamada lipídica; contudo, moléculas apolares pequenas, como o oxigênio e o dióxido de carbono, assim como moléculas polares neutras, como a água e o glicerol, difundem-se rapidamente através da bicamada lipídica, embora canais especiais de transporte de água, conhecidos como **aquaporinas**, são especializados em facilitar o movimento muito rápido de moléculas de água para dentro e para fora da célula. As proteínas integrais de multipassagem especializadas conhecidas como **proteínas transportadoras de membrana** atuam na transferência de substâncias através da membrana celular, tais como íons e moléculas hidrofílicas. Os dois tipos dessas proteínas são os canais iônicos e as proteínas transportadoras. O transporte através da membrana plasmática pode ser:

- **Passivo** seguindo um gradiente iônico ou de concentração (**difusão simples**)
- Por **difusão facilitada** por canal iônico ou proteínas transportadoras (sem consumo de energia)
- **Ativo**, ou seja, somente por proteína transportadora; este requer um gasto de energia porque o transporte é geralmente contra um gradiente de energia.

As proteínas dos **canais iônicos** têm um poro aquoso, e esses canais podem ser **não regulados** ou **regulados**. Os não regulados estão sempre abertos, enquanto os regulados requerem a presença de um estímulo (alteração de voltagem, estímulo mecânico, presença de um ligante, proteína G, neurotransmissor etc.) para abrir o canal. **Ligantes** e **substâncias neurotransmissoras** são tipos de moléculas sinalizadoras. As **moléculas sinalizadoras** são tanto hidrofóbicas (lipossolúveis) quanto hidrofílicas, e são usadas na comunicação intercelular.

- As **moléculas sinalizadoras hidrofóbicas** difundem-se pela membrana celular e ativam os **sistemas de**

CONSIDERAÇÕES CLÍNICAS 2.3

Hemocromatose hereditária

O acúmulo excessivo de ferro na hemocromatose hereditária pode ser letal caso não seja tratado. Os indivíduos afetados absorvem ferro em excesso, que se acumula nas células parenquimatosas de órgãos vitais, tais como fígado, pâncreas e coração. Pelo fato de poder afetar os órgãos em ordens diferentes, os sintomas variam e podem dificultar o diagnóstico. A análise do sangue em busca de alta concentração de ferritina e transferrina pode fornecer um diagnóstico definitivo, o qual pode ser confirmado por um teste genético. Por ser um distúrbio hereditário, os parentes próximos da pessoa com a doença também devem se submeter ao teste genético.

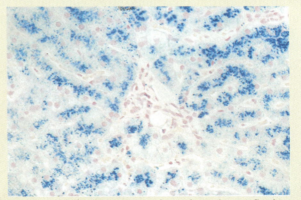

Neste caso do fígado apresentado na fotomicrografia de um preparado corado pela técnica do azul da Prússia, os lisossomos dos hepatócitos aparecem muito condensados em virtude de grande acúmulo de ferro (visto como pequenos depósitos granulares). (Reimpressa com autorização de Strayer DS et al., eds. *Rubin's Pathology: Mechanisms of Human Disease*, 8th ed. Philadelphia: Wolters Kluwer, 2020. Figure 1-4F.)

mensageiros intracelulares ligando-se às moléculas receptoras localizadas no citoplasma ou no núcleo
- As **moléculas sinalizadoras hidrofílicas** iniciam uma sequência específica de respostas ligando-se aos **receptores** (proteínas integrais) inseridos na membrana celular.

As **proteínas transportadoras**, diferentemente dos canais iônicos, podem permitir a passagem de moléculas com ou sem gasto de energia. Quando o material precisa ser transportado contra um gradiente de concentração, então as proteínas transportadoras podem usar processos acionados por consumo de ATP ou gradientes de concentração de íons sódio para alcançar o movimento desejado. Em contraste com os canais iônicos, os materiais a serem transportados ligam-se à proteína transportadora. Os materiais podem ser transportados:

- Individualmente (**uniporte**)
- Combinados com outra molécula (**transporte acoplado**), e as duas substâncias podem atravessar a membrana
- Na mesma direção (**simporte**)
- Em direções contrárias (**antiporte**).

Papel do aparelho de Golgi na modificação e no empacotamento de proteínas

O complexo de Golgi não apenas **empacota**, como também **modifica**, as macromoléculas sintetizadas na superfície do RER. As proteínas recém-sintetizadas passam da região do RER conhecida como **retículo endoplasmático de transição (RET)** para o **agrupamento tubulovesicular (ATV)** através de **vesículas transportadoras** cuja membrana externa é revestida pela **proteína coatômero II (COPII**, do inglês *protein coatomer II*), e são, portanto, também conhecidas como **vesículas revestidas por coatômero II**. A partir do ATV, as proteínas são entregues à rede cis-Golgi, provavelmente através de **vesículas revestidas por coatômero I (vesículas revestidas por COPI)**. As proteínas continuam a viajar para as faces cis, medial e trans do aparelho de Golgi (muito provavelmente) por vesículas revestidas por COPI (ou, segundo alguns autores,

via maturação cisternal). Os oligossacarídeos lisossômicos são fosforilados no ATV e/ou na face cis; os grupos manose são removidos e a galactose e o ácido siálico (**glicosilação terminal**) são adicionados na face medial; já os resíduos de aminoácidos selecionados são fosforilados e sulfatados na face *trans*.

A **seleção** e o **empacotamento** final das macromoléculas são atribuições da **rede *trans*-Golgi** (TGN; do inglês trans-*Golgi network*). Os receptores de manose 6-fosfato na TGN reconhecem e empacotam enzimas destinadas aos lisossomos. Essas **enzimas lisossômicas** deixam a TGN em vesículas revestidas por clatrina. As **proteínas de secreção regulada** são separadas e também empacotadas em vesículas revestidas por clatrina. As **proteínas de membrana** e as proteínas destinadas ao transporte constitutivo (não regulado) são empacotadas em vesículas não revestidas por clatrina (Figura 2.9).

Deve-se notar que cargas podem viajar pelo complexo de Golgi no **sentido anterógrado**, como acabamos de descrever, bem como no **sentido retrógrado**, o que ocorre em situações como quando proteínas escapadas que são residentes do RER ou de determinada face do Golgi devem ser devolvidas (recicladas) aos seus compartimentos de origem em vesículas revestidas por COPI.

Síntese proteica

A síntese proteica requer o RNA mensageiro (RNAm) portador de seu código, RNAs transportadores (RNAt) carregando seus aminoácidos específicos, e os ribossomos (Figuras 2.10 2.13). As proteínas que não serão empacotadas são sintetizadas nos **ribossomos** do citosol, enquanto as **proteínas não citosólicas** (destinadas à secreção, lisossômicas e de membrana) são sintetizadas nos ribossomos presentes na superfície do **RER**. O complexo de RNAm e ribossomos é conhecido como **polissomo**.

O código para a sequência de aminoácidos das proteínas e o local para sua síntese estão alojados nos cromossomos do núcleo, onde o código do DNA é transcrito em RNAm. À medida que o RNAm deixa o núcleo e entra no

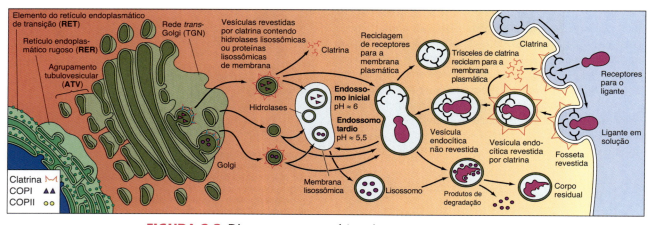

FIGURA 2.8 Diagrama esquemático do transporte vesicular.

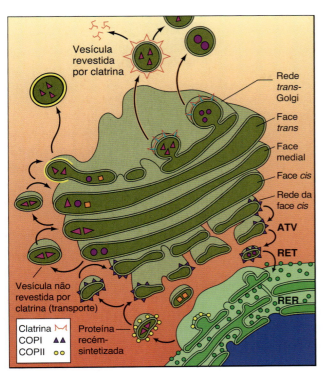

FIGURA 2.9 Diagrama esquemático da modificação e do empacotamento de proteínas recém-formadas destinadas para exocitose. ATV, agrupamento tubulovesicular; RER, retículo endoplasmático rugoso; RET, elemento do retículo endoplasmático de transição.

citoplasma, ele se associa à subunidade menor de um ribossomo. A subunidade menor tem um sítio de ligação para o RNAm, assim como três sítios de ligação (A, P e E) para os RNAs tranportadores (RNAt).

1. Quando o processo de iniciação é concluído, o **códon iniciador** (AUG do aminoácido metionina) é reconhecido e o **RNAt iniciador** (contendo metionina) é ligado ao **sítio P** (sítio de ligação peptidil-RNAt), a subunidade maior do ribossomo, que tem os sítios de ligação correspondentes para os sítios A, P e E, e se acopla à subunidade menor de forma que a síntese proteica possa começar (Figura 2.10).

2. O próximo códon é reconhecido pelo RNAt aminoacilado adequado e, em seguida, liga-se ao **sítio A** (sítio de ligação para aminoacil-RNAt). A metionina se desprende do RNAt iniciador (no sítio P) e é formada uma **ligação peptídica** entre os dois aminoácidos (formando um **dipeptídio**) de forma que o RNAt do sítio P perde seu aminoácido e o RNAt do sítio A então tem dois aminoácidos ligados a ele (Figura 2.11). A formação dessa ligação peptídica é catalisada pela enzima **peptidiltransferase**, que é um dos componentes da subunidade maior do ribossomo.

3. À medida que a ligação peptídica é formada, a subunidade maior movimenta-se em relação à subunidade menor, e os RNAt ligados apresentam então um pequeno deslocamento de modo que o RNAt iniciador (que perde seu aminoácido no sítio P) mova-se para o **sítio E** (sítio de saída) e o RNAt com dois aminoácidos ligados se desloque do sítio A para o P. Então o A fica vazio (Figura 2.12).

4. À medida que ocorre essa mudança, a subunidade menor do ribossomo move o espaço de um único códon ao longo do RNAm de maneira que as duas subunidades ribossômicas estejam novamente alinhadas entre si e o sítio A esteja localizado acima do códon seguinte da fita do RNAm (ver Figura 2.12).

5. À medida que um novo RNAt com seu aminoácido associado ocupa o sítio A (supondo-se que seu anticódon corresponda ao códon recém-exposto do RNAm), o RNAt iniciador desprende-se do sítio E e deixa o ribossomo. O dipeptídio é desprendido do RNAt no sítio P, e a ligação peptídica é formada entre o dipeptídio e o aminoácido novo, formando então um tripeptídio.

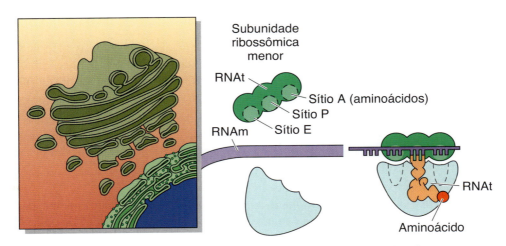

FIGURA 2.10 Etapa 1 da síntese de proteínas: montagem do ribossomo.

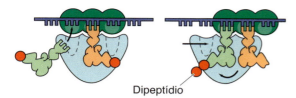

FIGURA 2.11 Etapa 2 da síntese de proteínas: formação de ligações peptídicas.

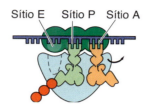

FIGURA 2.12 Etapas 3 a 5 da síntese de proteínas: movimento do RNAt e formação de um tripeptídio.

6. O RNAt vazio novamente se movimenta para o sítio E, de forma a desprender-se do ribossomo à medida que o RNAt ligado ao tripeptídio move-se do sítio A para o P. Desse modo, a cadeia peptídica é alongada para formar a proteína codificada no RNAm (ver Figura 2.12).

Se uma proteína for destinada à membrana plasmática, aos lisossomos ou ao empacotamento para exportação para fora da célula, ela segue os procedimentos descritos pela **hipótese do sinal**. A síntese da proteína começa no citosol nos ribossomos, mas os primeiros 20 a 30 aminoácidos de sua sequência formam o peptídio-sinal, que é reconhecido pelas proteínas residentes no citosol conhecidas como **partículas de reconhecimento de sinal (PRSs)**.

1. Uma PRS se liga ao peptídio-sinal, inibe a continuação da síntese proteica, e o polissomo inteiro se desloca para o RER (Figura 2.13).
2. Um **receptor para a partícula de reconhecimento de sinal,** uma proteína transmembrana localizada na membrana do RER, reconhece e posiciona adequadamente o polissomo na superfície do RER.
3. A ancoragem do polissomo resulta na movimentação do complexo PRS-ribossomo em direção a uma **proteína translocadora**, um complexo que cria um poro na membrana do RER.
4. A subunidade maior do ribossomo adere firmemente à proteína translocadora alinhando o poro do ribossomo com o poro da proteína translocadora.
5. A PRS e seu receptor deixam o polissomo, permitindo então o reinício da síntese proteica e permitindo também que a cadeia proteica em formação possa entrar na cisterna do RER pelo canal aquoso que foi criado pela proteína translocadora.

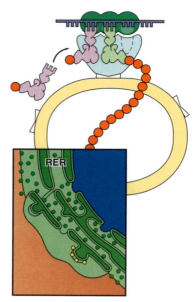

FIGURA 2.13 Ancoragem do polissomo. RER, retículo endoplasmático rugoso.

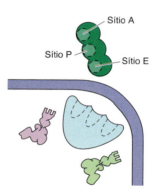

FIGURA 2.14 As subunidades ribossômicas retornam ao citosol assim que a síntese proteica está completa.

6. Durante esse processo, a enzima **peptidase-sinal**, localizada na cisterna do RER, cliva o peptídio-sinal da cadeia polipeptídica em formação, e a síntese proteica continua.
7. Uma vez concluída a síntese de proteínas, as duas subunidades ribossômicas desprendem-se do RER, o poro da membrana do RER se fecha, e as subunidades ribossômicas retornam ao citosol (Figura 2.14).
8. A proteína recém-sintetizada é modificada no RER por glicosilação, bem como pela formação de ligações de dissulfeto, o que resulta na modificação de sua forma linear em globular (Figura 2.15).

Endossomos

Endossomos são compartimentos intermediários existentes dentro da célula que são utilizados na destruição dos materiais interiorizados por endocitose, fagocitose ou autofagia, assim como na produção dos lisossomos.

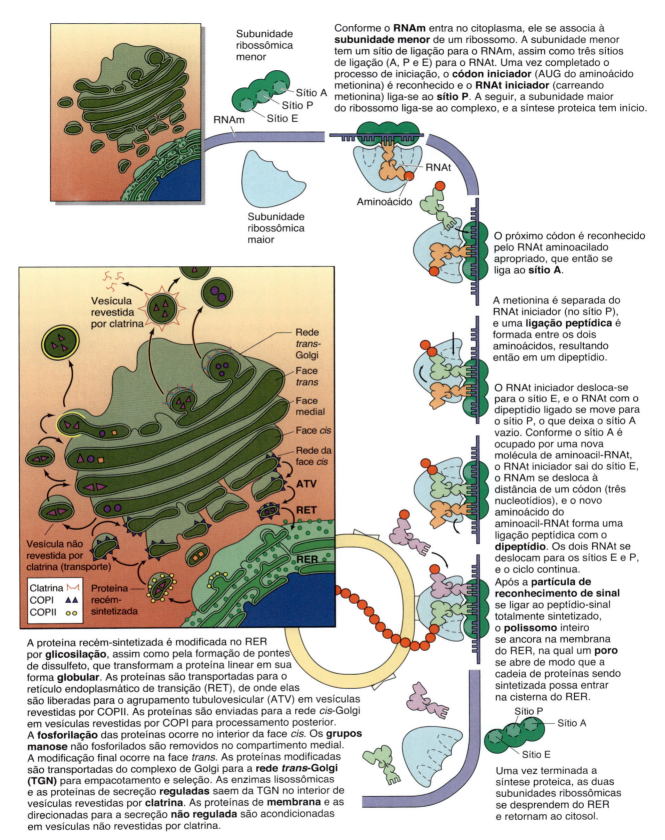

FIGURA 2.15 O aparelho de Golgi e a TGN funcionam na modificação pós-traducional e no empacotamento de proteínas.

Os endossomos têm **bombas de prótons** (ou bombas H^+-ATPase) em suas membranas que bombeiam íons H^+ para o interior do endossomo e, assim, acidificam o seu conteúdo.

O processo de endocitose de ligantes específicos pode ser acelerado quando receptores, projetados para reconhecer esses ligantes, são montados na membrana celular. Os receptores permitem a endocitose de uma concentração de ligantes muito maior do que seria possível sem sua presença. Esse processo é conhecido como **endocitose mediada por receptor** e requer a formação de uma **vesícula endocítica revestida por clatrina** que, uma vez no interior da célula, desprende sua cobertura de clatrina e funde-se com um **endossomo inicial** (Figura 2.16).

- Os **endossomos iniciais** estão localizados na periferia da célula e contêm complexos receptor-ligante. Seu conteúdo ácido (pH 6) é responsável pelo desacoplamento dos receptores dos ligantes. Geralmente, os receptores são transportados para um sistema de vesículas tubulares, os **endossomos de reciclagem**, dos quais os receptores são devolvidos à membrana plasmática enquanto os ligantes são translocados para endossomos tardios localizados mais profundamente no citoplasma
- Os **endossomos tardios** têm um conteúdo ainda mais ácido (pH 5,5). Muitos pesquisadores têm sugerido que os endossomos primários amadurecem em endossomos tardios pela fusão de vesículas entre si, bem como com endossomos tardios que foram formados anteriormente.

Lisossomos

Os **lisossomos** são formados pela utilização dos **endossomos tardios** como um compartimento intermediário. As membranas e as enzimas lisossômicas são empacotadas na TGN e são liberadas em **vesículas revestidas por clatrina** distintas e entregues aos endossomos tardios, o que forma **endolisossomos**, que então sofrem maturação e se transformam em **lisossomos** (ver Figura 2.8 e Figura 2.16).

Essas vesículas revestidas por membrana, cujas bombas de prótons são responsáveis por seu interior muito ácido (pH 5), contêm várias **enzimas hidrolíticas**, que atuam na **digestão intracelular**.

- Essas enzimas degradam determinadas macromoléculas, assim como matéria particulada fagocitada (**fagolisossomos**) e material autofagocitado (**autofagolisossomos**)
- Frequentemente, os restos indigeríveis da degradação lisossômica permanecem na célula envoltos em vesículas denominadas **corpos residuais** ou **lipofuscina**
- A membrana lisossômica mantém sua integridade possivelmente porque as faces luminais das proteínas da membrana são glicosiladas em uma extensão muito maior do que as de outras membranas, evitando assim a degradação da membrana.

Peroxissomos

Peroxissomos são organelas revestidas por membrana que contêm **enzimas oxidativas** como a **urato oxidase**, a D-**aminoácido oxidase** e a **catalase**. Essas organelas atuam na:

- Formação de radicais livres (p. ex., superóxidos), que destroem várias substâncias
- Proteção da célula pela decomposição do peróxido de hidrogênio por ação da catalase
- **Destoxificação** de algumas toxinas e no alongamento de alguns ácidos graxos durante a **síntese de lipídios**.

A maioria das proteínas destinadas a compor os peroxissomos é sintetizada no citosol, em vez de no RER. Todos os peroxissomos são formados por **fissão** de outros peroxissomos preexistentes.

Proteossomos

Proteossomos são organelas pequenas com formato de barril que participam da degradação de proteínas do citosol. O processo de proteólise citosólica é meticulosamente regulado, e a proteína candidata deve estar marcada por várias moléculas de **ubiquitina** antes que possa ser destruída pelos proteossomos. Uma vez que a proteína a ser degradada começa a entrar no proteossomo, as moléculas de ubiquitina se desprendem da proteína e retornam ao citosol. A proteína se desenovela formando uma cadeia linear de aminoácidos que pode ser acomodada pelo estreito lúmen do proteossomo. Dentro do lúmen, a degradação enzimática reduz a cadeia de aminoácidos em peptídios curtos que são liberados no citosol, onde outras enzimas os clivam em aminoácidos individuais.

Citoesqueleto

O citoesqueleto é formado por um arranjo filamentoso de proteínas que atua não apenas como arcabouço celular, como também no **transporte** intracelular de material de uma região para outra, além de conferir à célula capacidade de **movimento** e divisão celular. Os componentes do citoesqueleto incluem os **microtúbulos** (que consistem em tubulina α e β dispostas em 13 protofilamentos); os **filamentos delgados** (filamentos de actina, **microfilamentos**, compostos de monômeros de actina dispostos em dupla-hélice); e os **filamentos intermediários** com o diâmetro entre os microtúbulos e os filamentos delgados. Os filamentos intermediários constituem um arcabouço celular e fornecem resistência às tensões mecânicas colocadas sobre as células (Tabela 2.3). Eles atuam no movimento celular em seu ambiente, bem como nas alterações de sua forma. Os **filamentos espessos (miosina)**, não incluídos aqui, interagem com os filamentos delgados para facilitar o movimento celular ao longo de uma superfície, ou o movimento de regiões celulares em relação à célula. Eles são descritos no Capítulo 7.

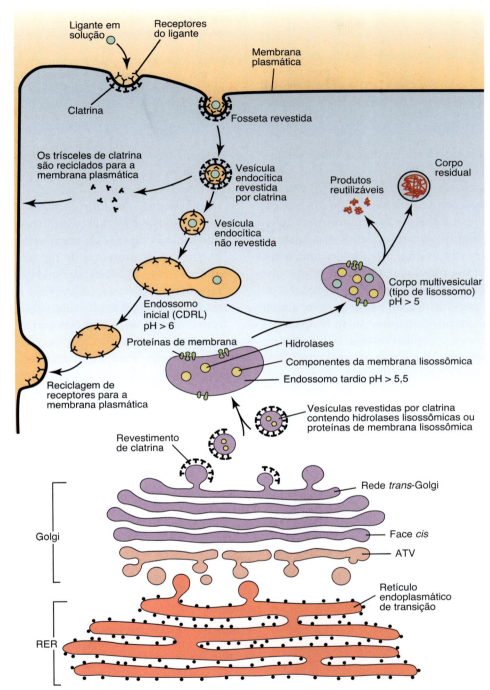

FIGURA 2.16 Endocitose mediada por receptor (p. ex., lipoproteína de baixa densidade) e a via de degradação lisossômica. Os trísceles de clatrina são rapidamente reciclados de volta para a membrana celular. Os receptores e ligantes então se desacoplam no endossomo inicial (compartimento para desacoplamento de receptores e ligantes [CDRL]), o que é seguido pela reciclagem dos receptores de volta à membrana celular. O endossomo tardio é o intermediário primário na formação de lisossomos (p. ex., corpos multivesiculares). O material que é fagocitado ou as organelas que sofrem autofagia não usam a via endossomal inicial. ATV, agrupamento tubulovesicular; RER, retículo endoplasmático rugoso. (Reimpressa com autorização de Gartner LP. *BRS Cell Biology and Histology*, 8th ed. Philadelphia: Wolters Kluwer, 2019. Figure 1-11.)

CONSIDERAÇÕES CLÍNICAS 2.4

Doenças do armazenamento lisossômico

Alguns indivíduos sofrem de doenças do armazenamento lisossômico, que resultam de uma deficiência hereditária na capacidade de seus lisossomos em degradar o conteúdo dos seus endolisossomos. Um dos exemplos mais característicos é a **doença de Tay-Sachs**, e ela ocorre principalmente em crianças cujos pais são descendentes de judeus do nordeste da Europa. Uma vez que os lisossomos dessas crianças não são capazes de catabolizar os gangliosídios GM2 por causa da deficiência de hexosaminidase, seus neurônios acumulam grandes quantidades desse gangliosídio nos endolisossomos, que aumentam continuamente de tamanho. À medida que os endolisossomos crescem, eles impedem as funções neurológicas, e a criança morre por volta dos 3 anos de idade.

- Os **microtúbulos** são estruturas longas, ocas e polares que estão associadas às proteínas conhecidas como **proteínas associadas a microtúbulos** (**MAPs**, do inglês *microtubule associated proteins*), que permitem que organelas, vesículas e outros componentes do citoesqueleto se liguem aos microtúbulos. A maioria dos microtúbulos se origina a partir do **centro organizador de microtúbulos (COMT)** da célula, que está localizado nas proximidades do complexo de Golgi. Esses componentes do citoesqueleto atuam como vias para o transporte intracelular de organelas e vesículas; durante a divisão celular, eles deslocam os cromossomos para seus locais apropriados. Duas MAPs importantes, **cinesina e dineína**, são proteínas motoras que favorecem os movimentos anterógrado e retrógrado das vesículas e organelas intracelulares, respectivamente. Os **axonemas** dos cílios e dos flagelos, assim como o arcabouço dos centríolos, são formados basicamente de microtúbulos

- Os **filamentos delgados** são estruturas polares com 7 nm de diâmetro que, semelhantemente aos microtúbulos, são capazes de variar seu comprimento por intermédio de **proteínas de ligação à actina**. Os filamentos delgados atuam no movimento de células não musculares, na fixação das células à matriz extracelular, no dobramento epitelial durante a embriogênese e na manutenção estrutural de algumas microvilosidades. Nas células musculares, eles interagem com a miosina para promover a contração das células musculares

- Os **filamentos intermediários** têm 8 a 10 nm de diâmetro e exercem funções estruturais de suporte no citoplasma, bem como no núcleo. Os blocos de

CONSIDERAÇÕES CLÍNICAS 2.5

Síndrome de Zellweger

A síndrome de Zellweger é um distúrbio autossômico recessivo hereditário que interfere na biogênese normal dos peroxissomos. É caracterizada por cistos renais, hepatomegalia, icterícia, hipotonia do sistema muscular e desmielinização cerebral, resultando então em deficiência psicomotora.

Tabela 2.3	Principais filamentos intermediários.	
Tipo	**Localização**	**Função**
Queratina	Células epiteliais Células do cabelo e das unhas	Sustentação; resistência à tensão e ao estiramento; associada aos desmossomos, hemidesmossomos e tonofilamentos; marcador imunológico dos tumores epiteliais
Vimentina	Células mesenquimais, condroblastos, fibroblastos, células endoteliais	Sustentação estrutural, forma uma estrutura semelhante a uma gaiola ao redor do núcleo; marcador imunológico dos tumores de células mesenquimais
Desmina e vimentina	Músculos: esquelético, liso e cardíaco	Ligação das miofibrilas aos miofilamentos; a desmina é um marcador imunológico dos tumores de origem muscular
PAFG e vimentina	Astrócitos, oligodendrócitos, células de Schwann e neurônios	Sustentação; a PAFG é um marcador imunológico dos tumores gliais
Neurofilamentos	Neurônios	Sustentação dos axônios e dos dendritos; marcador imunológico dos tumores neurais
Laminas A, B e C	Revestem internamente os envoltórios nucleares de todas as células	Organização e formação do envoltório nuclear; mantêm a organização da cromatina nuclear

PAFG, proteína ácida fibrilar glial.

Capítulo 2 Biologia Celular **21**

CONSIDERAÇÕES CLÍNICAS 2.6

Neuropatia axonal gigante

A neuropatia axonal gigante (NAG) é uma condição hereditária recessiva que resulta na presença de axônios muito grandes e com funcionamento deficiente. Essa condição é reconhecível mesmo em crianças muito pequenas por causa de seus problemas de deambulação. À medida que a criança cresce, outros sintomas se tornam evidentes, como falta de força muscular e de coordenação neuromuscular, seguida de reflexos fracos e ataxia. Mais tarde na vida, a função intelectual declina, assim como a visão e a audição. Poucos pacientes com NAG vivem até os 30 anos. Curiosamente, a maioria dos pacientes com NAG tem cabelos muito encaracolados.

construção moleculares dos filamentos intermediários são diversos e específicos para cada tecido; assim, podem ser marcadores úteis de origem tecidual em tumores metastáticos.

Inclusões

As **inclusões** citoplasmáticas, tais como **lipídios, glicogênio, grânulos de secreção** e **pigmentos**, também são componentes constantes do citoplasma. Algumas dessas inclusões são transitórias, enquanto alguns pigmentos (p. ex., **lipofuscina**) são componentes permanentes de certas células.

Núcleo

O **núcleo** é envolvido pelo **envoltório nuclear**, que é formado pelas **membranas nucleares interna** e **externa** com uma **cisterna perinuclear** intermediária (Figura 2.17; ver também Figura 2.5). A membrana nuclear interna é sustentada por um complexo de quatro tipos de filamentos intermediários nucleares (laminas A, B_1, B_2 e C), coletivamente conhecidos como **laminas nucleares**. A membrana nuclear externa é repleta de **ribossomos** ancorados e, em alguns lugares, é contínua com o **retículo endoplasmático rugoso**. Em alguns pontos, as membranas nucleares interna e externa se fundem, formando então perfurações circulares no envoltório nuclear, conhecidas como **poros nucleares**. Essas perfurações do envoltório nuclear são mantidas pela montagem de um grande número de proteínas, as **nucleoporinas**, que, juntamente com as perfurações, compõe os **complexos de poros nucleares**. Eles fornecem passagens passivas e reguladas para o movimento de componentes para dentro e para fora do núcleo. As substâncias com menos de 9 a 11 nm de diâmetro geralmente podem entrar e sair do núcleo passivamente. As moléculas maiores que 9 a 11 nm de diâmetro requerem proteínas transportadoras conhecidas como **exportinas** e **importinas,** que podem identificar sinais polipeptídicos específicos indicando "permissão" para atravessar o poro nuclear.

A maior parte do núcleo é composta por um fluido viscoso que abriga **cromossomos** e partículas nucleares como os grânulos de intercromatina e de pericromatina. O núcleo é o local da síntese de **DNA, RNAm** e **RNAt**.

Nucléolo

O **nucléolo**, presente nas células apenas durante a interfase (células que não estão em processo de divisão celular), está localizado dentro do núcleo, mas não é circundado por uma membrana. Algumas células têm apenas um único nucléolo, enquanto outras células têm vários nucléolos. Os nucléolos são montados em torno das regiões dos cromossomos que abrigam os genes para o RNAr, conhecidas como **regiões organizadoras nucleolares (RONs)** dos cromossomos. Outros genes da RON incluem aqueles que codificam PRSs e a enzima RNA polimerase I, necessária para a síntese de RNAr.

O nucléolo é o local onde as proteínas ribossômicas e o RNAr são reunidos nas subunidades menor e maior dos **ribossomos** (Figura 2.18). Essas subunidades ribossômicas entram separadamente no citosol.

Cromatina e cromossomos

A dupla-hélice do DNA e suas proteínas histonas e não histonas associadas que estão suspensas no núcleo são chamadas de **cromatina**. A maior parte da cromatina se encontra parcialmente enrolada, o que a torna indisponível para transcrição; essa cromatina inativa, denominada **heterocromatina**, apresenta-se ao microscópio óptico como aglomerados de material basofílico na periferia do núcleo. Cerca de 10% da cromatina está completamente desenrolada, disponível para transcrição e é conhecida como **eucromatina**. É invisível ao microscópio óptico, e aparece como áreas de coloração pálida dentro do núcleo; mas, na microscopia eletrônica de transmissão de alta resolução (MET), assemelha-se a um colar de pérolas com 10 nm de largura. O DNA, o cordão, em vez de perfurar cada complexo de histonas, a pérola, envolve duas vezes a pérola e continua a fazer o mesmo para cada pérola consecutiva. Cada "pérola" é composta por quatro pares de proteínas histonas, o **nucleossomo** (H_2A, H_2B, H_3 e H_4). A cadeia de DNA entre os nucleossomos adjacentes é conhecida como **DNA de ligação** (2,5 nm de largura). Uma histona adicional, H_1, é responsável por enovelar a sequência de nucleossomos de 10 nm de largura em filamentos de 30 nm que constituem a heterocromatina. Como as eucromatinas são as regiões de DNA

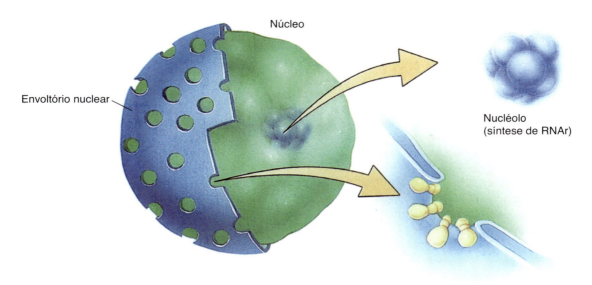

FIGURA 2.17 Núcleo e complexo de poro nuclear.

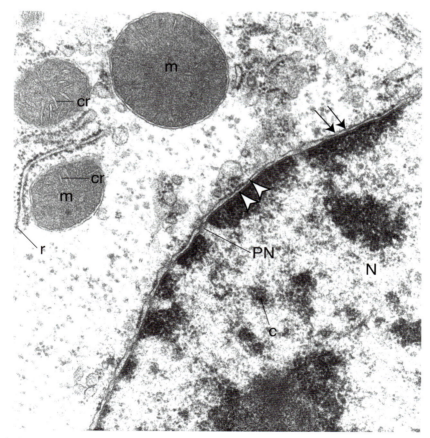

FIGURA 2.18 O **núcleo** (N) desta célula hepática de camundongo exibe seu nucleoplasma e **cromatina** (c) com clareza nesta micrografia eletrônica. Observe que a membrana interna (*pontas de seta*) e a externa (*seta dupla*) do envoltório nuclear fundem-se em áreas para formar **poros nucleares** (PN). O retículo endoplasmático rugoso é ricamente dotado de **ribossomos** (r). Observe a presença de **mitocôndrias** (m) cujas dupla membrana e cristas (cr) são bastante evidentes. 22.100×.

disponíveis para transcrição, a quantidade de eucromatina *versus* heterocromatina no núcleo pode ser um indicador da atividade celular: um núcleo predominantemente eucromático pode indicar que a célula tem alta atividade de transcrição, bem como a presença de nucléolos pontuados ou duplicados também pode indicar alta atividade de tradução. Um núcleo predominantemente heterocromático pode indicar que a célula tem baixa atividade de transcrição.

Os **cromossomos** condensados são formados a partir de sequências de nucleossomos de 30 nm bem empacotadas e dispostas de forma compacta com precisão, pois são formadas em preparação para a **mitose** ou a **meiose**. Cada espécie tem um **genoma** preciso que consiste em um número explícito de cromossomos. O genoma humano é composto por 23 pares de cromossomos, incluindo um único par de cromossomos sexuais e 22 pares de autossomos. O sexo genético de um indivíduo é determinado pelos cromossomos sexuais, com XX representando uma mulher e XY um homem.

Ciclo celular

O **ciclo celular** é a sequência de processos que ocorre em uma célula desde o fim de uma divisão celular até a próxima. O ciclo celular é governado pelo sistema de controle do ciclo celular, que não apenas garante a ocorrência da sequência correta de eventos em tempo hábil, mas também os monitora e controla.

Mitose

O ciclo celular é dividido em quatro fases: G_1, S, G_2 e M.

- Durante a fase de pré-síntese G_1, a célula aumenta seu tamanho e sua quantidade de organelas

---

CONSIDERAÇÕES CLÍNICAS 2.7

Câncer

Estudos recentes sugerem que a maioria dos **cânceres** não surge de mutações em genes individuais, mas da formação de aneuploidia (número anormal de cromossomos). Na verdade, as configurações cromossômicas das células individuais variam muito dentro do mesmo tumor, e o conteúdo de DNA dessas células pode ser 50 a 200% da célula somática normal. É interessante observar que parece existir certa ordem na reorganização e na recombinação aparentemente caótica dos cromossomos nas células tumorais, como é o caso do linfoma de Burkitt, no qual normalmente os cromossomos 3, 13 e 17 apresentam translocações e segmentos ausentes nos cromossomos 7 e 20.

CONSIDERAÇÕES CLÍNICAS 2.8

Infecção pelo herpes genital

Uma das doenças sexualmente transmissíveis mais comuns é a infecção do colo uterino pelo **herpes** que é causado pelo **herpes-vírus simples tipo 2** (**HSV-2** [do inglês *herpes simplex virus*], **herpes genital**) (embora o **HSV-1**, geralmente associado ao herpes simples dos lábios e ocasionalmente ao dos olhos, também possa ser o fator causador). Em geral, a infecção pelo HSV apresenta vesículas dolorosas que liberam um fluido claro, formam uma crosta dentro de 1 semana ou menos e desaparecem a seguir. Nas mulheres, durante esse episódio a área genital fica dolorosa, e a micção pode ser acompanhada de uma sensação de ardor; contudo, se a região afetada for a cérvice uterina ou a vagina, a dor pode ser bem menos intensa. Quando as vesículas se rompem, liberam um fluido contendo partículas de HSV; nesse período, há maior risco de transmissão da doença a outras pessoas. Após o rompimento das vesículas, o vírus se instala ao longo de fibras nervosas até chegar a um gânglio nervoso, e permanece nele até o próximo episódio. As infecções pelo HSV não podem ser curadas, mas a intensidade da dor e a duração do episódio podem ser suavizadas por agentes antivirais.

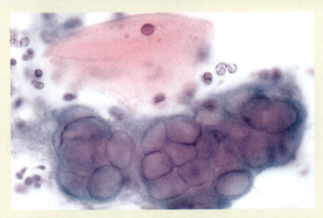

Observe na porção superior a célula epitelial saudável com seu citoplasma rosado e núcleo de aparência saudável. As células epiteliais infectadas, na parte inferior da imagem, têm núcleos múltiplos com aparência de "vidro moído" e com a cromatina localizada na periferia. (Reimpressa de Rubin R et al., eds. *Rubin's Pathology: Clinicopathologic Foundations of Medicine*, 5th ed. Philadelphia: Wolters Kluwer Health/Lippincott Williams & Wilkins, 2008. Figure 30-2.)

- Durante a **fase S**, ocorrem a síntese de DNA (com histona e outras proteínas associadas aos cromossomos) e a replicação dos centríolos
- Durante a fase G_2, ocorre acúmulo de ATP, a replicação dos centríolos termina e a tubulina se acumula para formar os fusos. As fases G_1, S e G_2 também são conhecidas como **interfase**
- A fase M representa a **mitose**, que se divide em prófase, prometáfase, metáfase, anáfase e telófase (Tabela 2.4 e Figura 2.19). O resultado é a divisão da célula e do seu material genético entre duas células-filhas idênticas.

A sequência de eventos no ciclo celular é controlada por uma série de proteínas reguladoras conhecidas como **quinases dependentes de ciclina** e **ciclinas**.

Tabela 2.4	Estágios da mitose.	
Estágio	**Quantidade de DNA**	**Características de identificação**
Prófase	A quantidade de DNA duplica na fase S da interfase (4n); os centríolos também replicam	O envoltório nuclear começa a desaparecer e o nucléolo desaparece
		Os cromossomos estão replicados e cada cromossomo é composto de duas cromátides-irmãs ligadas entre si no centrômero
		Os centríolos migram para polos opostos, atuando então como centros organizadores dos microtúbulos e originando as fibras do fuso e os raios do áster
Prometáfase	A totalidade do DNA é 4n	O envoltório nuclear desaparece
		Os cinetócoros (que também são centros organizadores dos microtúbulos) desenvolvem-se nos centrômeros e formam-se microtúbulos dos cinetócoros
Metáfase	A totalidade do DNA é 4n	Os cromossomos alinham-se no plano equatorial do fuso mitótico
Anáfase	A totalidade do DNA é 4n	As cromátides-irmãs separam-se no centrômero e cada uma migra para um polo oposto da célula ao longo do microtúbulo – um processo conhecido como cariocinese
		No fim da anáfase, começa a se formar um sulco de clivagem
Telófase	Cada nova célula-filha contém um único conjunto de DNA (2n)	O aprofundamento do sulco de clivagem restringe a continuidade entre as duas células-filhas em desenvolvimento, formando então o corpo central. As duas células-filhas separam-se uma da outra por um processo conhecido como citocinese
		O envoltório nuclear recompõe-se, os nucléolos reaparecem, os cromossomos dispersam-se e formam um núcleo novo em interfase em cada célula-filha

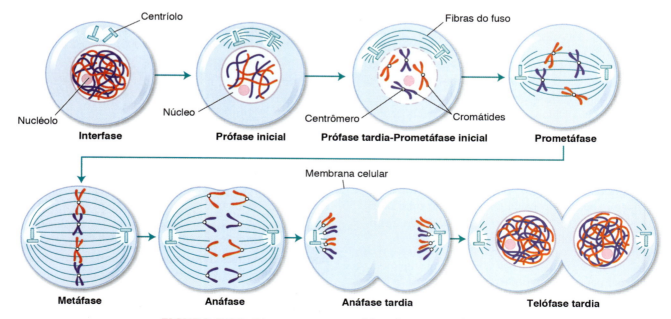

FIGURA 2.19 Diagrama esquemático das etapas da mitose.

Com base em seu ciclo celular, existem três tipos de populações celulares no corpo adulto: estática, estável e em renovação. A população estática de células, como os neurônios e as células do músculo cardíaco, em geral não se divide, e qualquer perda nessa população de células é mais ou menos permanente. As populações de células estáveis, como os hepatócitos no fígado, normalmente não se dividem, mas podem fazê-lo quando estimuladas. A população de células em renovação inclui a maioria das células epiteliais que formam membranas de revestimento ou glândulas no corpo, o que requer divisões celulares regulares para substituir as células que são continuamente eliminadas da superfície.

Meiose

Embora as células somáticas do corpo se dividam por mitose, as células germinativas (espermatócitos e ovócitos) dividem-se por meiose, que ocorre em dois processos: meiose I e meiose II.

Na meiose I, os cromossomos homólogos se alinham lado a lado ao longo do equador durante a metáfase I e são então separados em duas células-filhas. Como os cromossomos nessas células-filhas não estão mais pareados, os produtos da meiose I são células haploides contendo apenas uma cópia do genoma. Durante a meiose II, as cromátides dos cromossomos haploides são separadas. Assim, os produtos finais da meiose são quatro células-filhas haploides (Figura 2.20).

No início da meiose, a célula germinativa é diploide (dois conjuntos de cromossomos), mas cada cromossomo contém duas cópias do DNA (e suas histonas), denominadas cromátides; portanto, a célula germinativa tem quatro cópias totais de DNA, que são denotadas como 4CDNA (Figura 2.20). Após a meiose I, os cromossomos pareados se separam, resultando então em células-filhas haploides (um conjunto de cromossomos), mas como os cromossomos ainda são compostos por duas cromátides, eles são denominados 2CDNA. Na meiose II, as cromátides se separam em novas células-filhas; portanto, o esperma e o óvulo são haploides e têm apenas uma cópia do DNA (1CDNA). A fertilização reconstitui o número diploide de cromossomos no zigoto resultante.

Necrose e apoptose

Tanto a necrose quanto a apoptose referem-se à morte celular, mas diferem na maneira pela qual as células morrem.

- A **necrose** é um *processo desregulado* e independente de caspases no qual as células morrem como resultado de um traumatismo. A membrana plasmática de uma célula necrótica é rompida, e o citoplasma e o núcleo são expelidos para o espaço extracelular, provocando então uma reação inflamatória que eliminará a célula morta e seus componentes. A necrose é prejudicial ao organismo; na verdade, a necrose generalizada não controlada é muito grave e pode ser fatal

- A **apoptose** é a morte celular geneticamente programada, um *processo regulado* que garante uma eliminação específica, organizada e metódica de células para equilibrar uma população celular, como na hemocitopoese ou na preservação do revestimento das superfícies mucosas, ou durante o desenvolvimento embrionário. Portanto, a apoptose é vantajosa para o organismo. A apoptose pode ser iniciada pelas **caspases** ou reprimida pela presença de certos fatores, conhecidos como **inibidores da apoptose**, que, ao se ligarem às caspases, impedem que elas induzam a apoptose. As duas vias de apoptose são a extrínseca e a intrínseca. A **via extrínseca** depende das citocinas liberadas por uma célula sinalizadora, que ativa a célula-alvo para sofrer apoptose. A **via intrínseca**, em vez de depender de fontes externas, necessita dos sinais intracelulares que fazem com que a célula entre em apoptose.

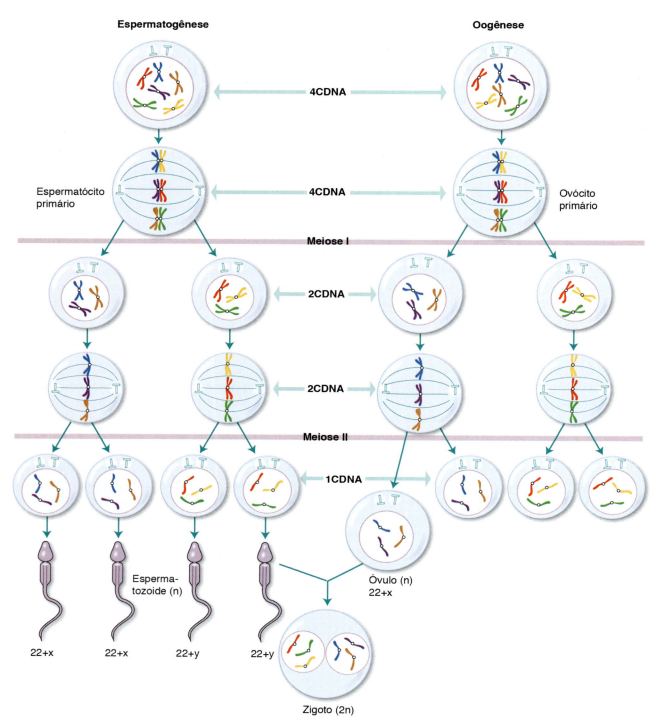

FIGURA 2.20 O diagrama esquemático da meiose mostra que, nos homens (esquerda), a espermatogênese dá origem a quatro espermatozoides haploides, enquanto nas mulheres (direita), a oogênese dá origem a um único óvulo haploide e três corpos polares. A penetração do óvulo por um espermatozoide reconstitui o número de cromossomos, formando então um zigoto diploide.

Capítulo 2 Biologia Celular **27**

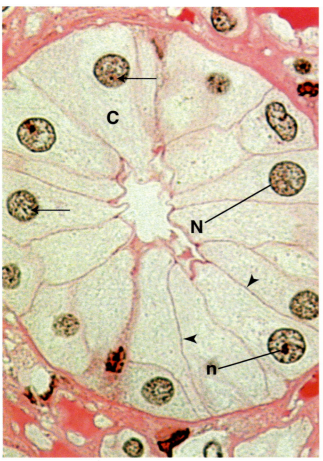

FIGURA 2.1.1 Células. Macaco. Corte em resina plástica. 1.323×.

A célula típica é uma estrutura revestida por membrana formada por **núcleo** (N) e **citoplasma** (C). Embora a membrana celular seja fina demais para ser visualizada com microscópio óptico, o limite da célula corresponde ao local da membrana celular (*pontas de seta*). Observe que o contorno das células mostradas tem o formato aproximado de um retângulo; se visualizadas em três dimensões, essas células seriam consideradas de formato colunar com um núcleo centralizado. O **nucléolo** (n) é evidente, assim como os grânulos de heterocromatina (*setas*) que estão dispersos junto à periferia do núcleo e pelo nucleoplasma. As áreas pálidas ou sem coloração no núcleo provavelmente contêm eucromatina.

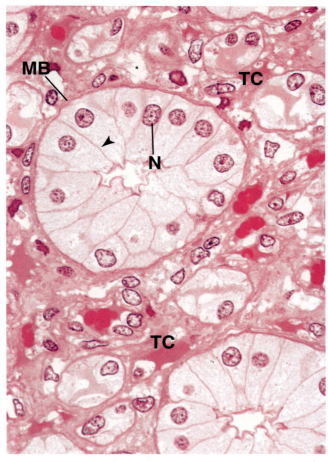

FIGURA 2.1.2 Células. Macaco. Corte em resina plástica. 540×.

As células podem apresentar morfologias altas e delgadas, como as dos ductos coletores dos rins. Seus **núcleos** (N) estão localizados na porção basal, e suas membranas celulares laterais (*ponta de seta*) estão bem definidas. Como essas células têm origem epitelial, elas estão separadas dos **elementos do tecido conjuntivo** (TC) por uma **membrana basal** (MB).

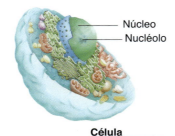

— Núcleo
— Nucléolo

Célula

LEGENDA					
C	citoplasma	N	núcleo	TC	tecido conjuntivo
MB	membrana basal	n	nucléolo		

Prancha 2.1A Célula típica

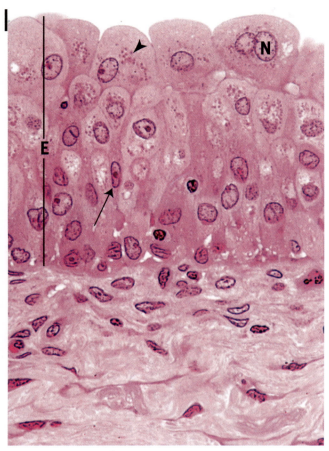

FIGURA 2.1.3 Células. Macaco. Corte em resina plástica. 540×.

As células apresentam tamanhos e formatos variados. Observe que o **epitélio** (E) que reveste o **lúmen** da bexiga é composto por várias camadas; a camada mais superficial é constituída por células grandes com formato de cúpula e que ocasionalmente apresentam dois **núcleos** (N). Os grânulos evidentes no citoplasma (*ponta de seta*) indicam depósitos de glicogênio; as células mais profundas do epitélio são alongadas e estreitas, e seus núcleos (*seta*) estão localizados na sua região mais alargada.

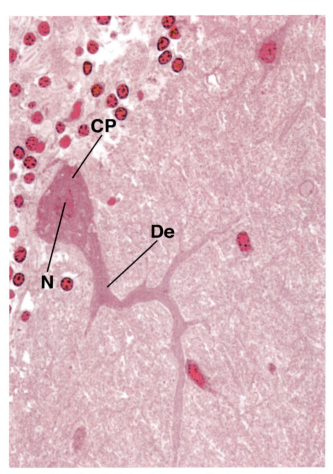

FIGURA 2.1.4 Células. Macaco. Corte em resina plástica. 540×.

Algumas células apresentam morfologia bastante incomum, como exemplificado pela **célula de Purkinje** (CP) do cerebelo. Observe que o **núcleo** (N) da célula está localizado na porção mais volumosa da célula, conhecida como soma (pericário). A célula tem vários prolongamentos citoplasmáticos, **dendritos** (De) e axônios. Este neurônio integra as numerosas informações que recebe a partir de outras células nervosas que com ele fazem sinapse.

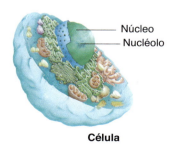

Célula — Núcleo, Nucléolo

LEGENDA					
CP	célula de Purkinje	E	epitélio	N	núcleo
De	dendrito				

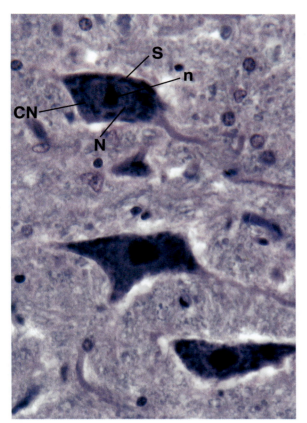

FIGURA 2.2.1 Núcleo e corpúsculos de Nissl. Medula espinal. Humano. Corte em parafina. 540×.

Os neurônios motores da medula espinal são multipolares, pois apresentam numerosos prolongamentos que surgem de um corpo celular (**soma**) (S) alargado, o qual contém o **núcleo** (N) e várias organelas. Observe que o núcleo apresenta um **nucléolo** (n) grande e intensamente corado. O citoplasma também dispõe de várias estruturas fortemente coradas, conhecidas como **corpúsculos de Nissl** (CN); a partir da microscopia eletrônica, verificou-se que esses corpúsculos são áreas do retículo endoplasmático rugoso. Sua coloração muito intensa se deve à existência do ácido ribonucleico dos ribossomos existentes na superfície do retículo endoplasmático rugoso. As altas atividades transcricionais e traducionais do neurônio motor podem ser inferidas a partir dos grandes núcleos eucromáticos, nucléolos distintos e RER abundante.

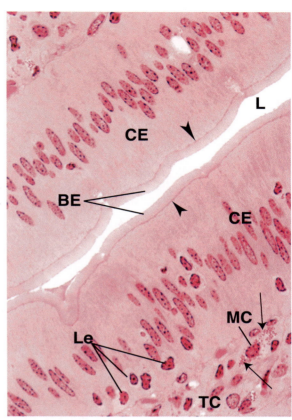

FIGURA 2.2.2 Mucosa do duodeno. Mastócitos do tecido conjuntivo. Macaco. Corte de resina plástica. 540×.

O **tecido conjuntivo** (TC) subjacente ao epitélio de revestimento do intestino delgado apresenta grande quantidade de **mastócitos** (MC). Os grânulos (*setas*) dos mastócitos estão distribuídos por todo o seu citoplasma e são liberados ao longo de toda a periferia da célula. Esses pequenos grânulos contêm histamina e heparina, assim como outras substâncias. Observe que as **células epiteliais** (CE) são altas e colunares; os **leucócitos** (Le) estão migrando pelos espaços intercelulares para o **lúmen** (L) do intestino. As *pontas de seta* indicam barras terminais, junções entre as células epiteliais. Por meio de microscopia eletrônica, foi demonstrado que a **borda em escova** (BE) são microvilosidades.

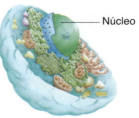

Célula

LEGENDA

BE	borda em escova	**Le**	leucócito	**S**	soma
CE	célula epitelial	**MC**	mastócito	**TC**	tecido conjuntivo
CN	corpúsculo de Nissl	**N**	núcleo		
L	lúmen	**n**	nucléolo		

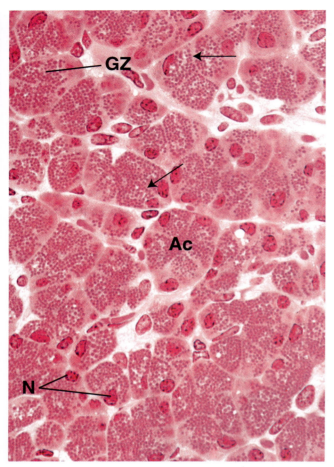

FIGURA 2.2.3 Grânulos de zimogênio. Pâncreas. Macaco. Corte em resina plástica. 540×.

A porção exócrina do pâncreas produz as enzimas necessárias para a digestão de alimento ingerido. Tais enzimas são armazenadas pelas células pancreáticas na forma de **grânulos de zimogênio** (GZ) até serem liberadas pela ação hormonal. Observe que as células parenquimatosas estão organizadas em agrupamentos chamados **ácinos** (Ac) com um lúmen central onde o produto de secreção é liberado. Note que os grânulos de zimogênio são armazenados na região apical da célula, distantes do **núcleo** (N) na região basal. As *setas* indicam as membranas laterais das células adjacentes a um ácino.

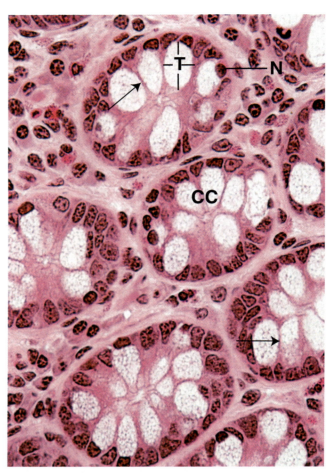

FIGURA 2.2.4 Produtos de secreção mucosa. Células caliciformes. Intestino grosso. Macaco. Corte em resina plástica. 540×.

As glândulas do intestino grosso contêm **células caliciformes** (CC), as quais produzem grande quantidade de secreção mucosa que atua como lubrificante para o movimento dos resíduos compactados da digestão. Cada célula caliciforme tem uma porção apical mais volumosa, a **teca** (T), que contém o produto de secreção da célula. A base da célula é estreita e abriga o **núcleo** (N), assim como as organelas necessárias para a síntese do muco – principalmente o retículo endoplasmático rugoso e o complexo de Golgi. As *setas* indicam as membranas celulares laterais de células caliciformes adjacentes.

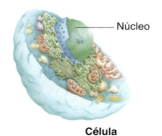

Célula

LEGENDA					
Ac	ácino	GZ	grânulo de zimogênio	T	teca
CC	célula caliciforme	N	núcleo		

Capítulo 2 Biologia Celular   31

Prancha 2.3A   Modificações na superfície celular

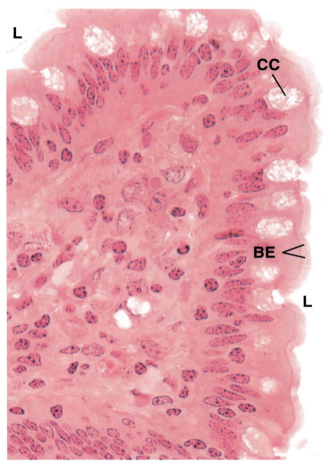

FIGURA 2.3.1 Borda em escova. Intestino delgado. Macaco. Corte em resina plástica. 540×.

As células que revestem o **lúmen** (L) do intestino delgado são colunares, entre as quais existem numerosas **células caliciformes** (CC) produtoras de muco. A função das células colunares é a absorção do alimento digerido pela sua superfície apical livre. Para aumentar a área de sua superfície livre, essas células têm uma **borda em escova** (BE), a qual a microscopia eletrônica demonstrou ser composta de microvilosidades – prolongamentos curtos e delgados do citoplasma em forma de dedos e cobertos por membrana plasmática. Cada microvilosidade é revestida externamente por uma camada de glicocálice, que também contém enzimas digestivas. O centro da microvilosidade contém filamentos de actina dispostos longitudinalmente, além de outras proteínas associadas.

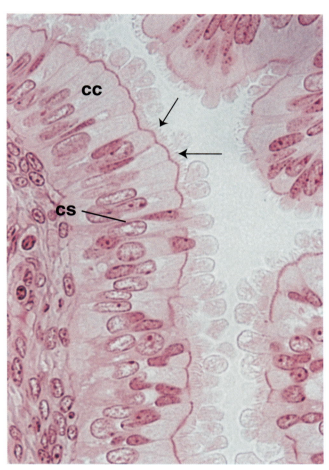

FIGURA 2.3.2 Cílios. Tuba uterina. Macaco. Corte em resina plástica. 540×.

O revestimento da tuba uterina é formado por dois tipos de células epiteliais: **células secretoras** (cs), que provavelmente produzem os nutrientes necessários para a sobrevivência dos gametas; e **células ciliadas** (cc) pouco coradas. Os cílios (*setas*) são prolongamentos longos, móveis, em forma de dedos e constituídos pela membrana apical da célula e pelo citoplasma que transportam material ao longo da superfície celular. Como pode ser observado pela microscopia eletrônica, o centro do cílio contém o axonema, que é composto por microtúbulos dispostos em uma configuração característica de nove microtúbulos duplos que circundam um par central de microtúbulos individuais.

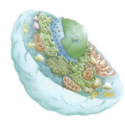
Célula

LEGENDA					
BE	borda em escova	**CC**	célula caliciforme	**L**	lúmen
cc	célula ciliada	**cs**	célula secretora		

Prancha 2.3B Modificações na superfície celular

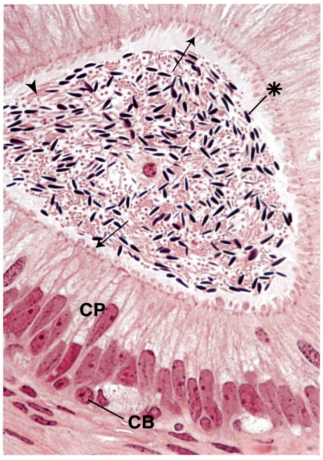

FIGURA 2.3.3 Estereocílios. Epidídimo. Macaco. Corte em resina plástica. 540×.

O revestimento do epidídimo é constituído de **células principais** (CP) altas e colunares mais **células basais** (CB) baixas. As células principais contêm estereocílios longos (*setas*) que se projetam para o lúmen. Acreditava-se que os estereocílios fossem estruturas longas, imóveis e semelhantes a cílios; no entanto, estudos com microscopia eletrônica demonstraram que, na verdade, são longas microvilosidades que se ramificam e também se agrupam umas com as outras. A função dos estereocílios no epidídimo é desconhecida. O lúmen é ocupado por numerosos espermatozoides, cujas cabeças muito coradas (*asterisco*) e flagelos pouco corados (*ponta de seta*) são de fácil percepção. Os flagelos são estruturas muito longas, semelhantes a cílios, usados pela célula para propulsão.

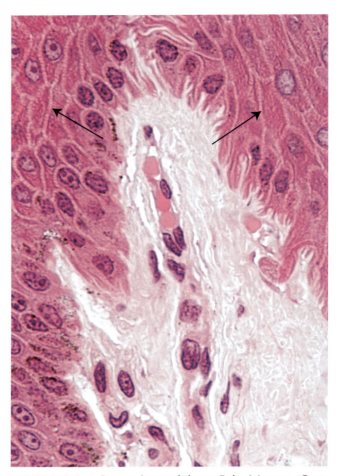

FIGURA 2.3.4 Pontes intercelulares. Pele. Macaco. Corte em resina plástica. 540×.

A epiderme da pele espessa é constituída de várias camadas de células, uma das quais é o estrato espinhoso evidente nesta fotomicrografia. As células dessa camada têm pequenos prolongamentos curtos, grossos e digitiformes que se interdigitam com os prolongamentos das células adjacentes. Antes do advento da microscopia eletrônica, acreditava-se que essas pontes intercelulares (*setas*) representassem continuidades citoplasmáticas entre as células vizinhas; no entanto, atualmente, sabe-se que tais processos servem apenas como regiões de formação de desmossomos, de modo que as células possam aderir umas às outras.

Célula

LEGENDA			
CB	célula basal	CP	célula principal

Capítulo 2 Biologia Celular **33**

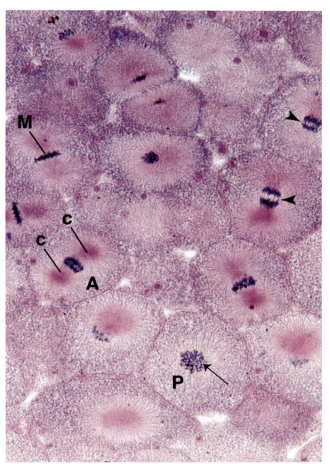

FIGURA 2.4.1 Mitose. Blástula de peixe. Corte em parafina. 270×.

Esta fotomicrografia de uma blástula de peixe mostra os diferentes estágios da mitose. O primeiro estágio da mitose, a **prófase** (P), apresenta os cromossomos curtos e filamentosos (*seta*) no centro da célula; o envoltório nuclear está parcialmente presente. Durante a **metáfase** (M), os cromossomos alinham-se no plano equatorial da célula. Os cromossomos começam a migrar para os polos opostos da célula no início da **anáfase** (A) e, à medida que a anáfase progride (*pontas de seta*), continuam a se afastar. Observe as regiões mais densamente coradas, os **centríolos** (c), para onde os cromossomos migram.

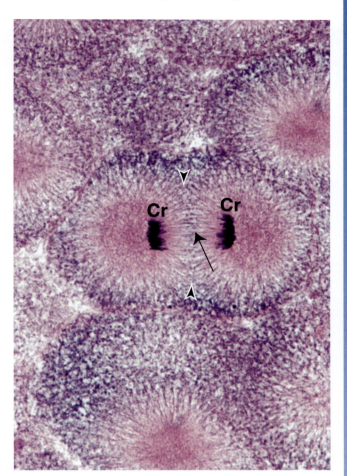

FIGURA 2.4.2 Mitose. Blástula de peixe. Corte em parafina. 540×.

Durante o início da telófase, os **cromossomos** (Cr) atingem os polos opostos da célula. A membrana celular sofre constrição para separar a célula em duas novas células-filhas, formando então o sulco de clivagem (*pontas de seta*). O aparelho do fuso é visualizado como linhas paralelas horizontais (*seta*), que eventualmente formam a porção medial. À medida que a telófase progride, os cromossomos das duas novas células-filhas se descondensam, e o envoltório nuclear e os nucléolos se restabelecem.

Prancha 2.4A Mitose, microscopia óptica e eletrônica

LEGENDA					
A	anáfase	Cr	cromossomo	P	prófase
c	centríolo	M	metáfase		

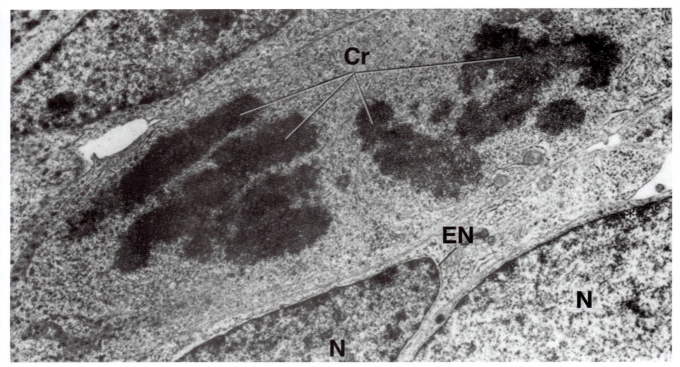

FIGURA 2.4.3 Mitose. Camundongo. Microscopia eletrônica. 9.423×.

O tecido neonatal é caracterizado por atividade mitótica, em que numerosas células estão proliferando. Observe que o **núcleo** (N) interfásico tem um típico **envoltório nuclear** (EN), uma cromatina perinuclear, um nucléolo e poros nucleares. Uma célula que está na fase mitótica do seu ciclo celular perde seu envoltório nuclear e seu nucléolo, enquanto seus **cromossomos** (Cr) estão bem visíveis. Esses cromossomos não estão mais alinhados na placa equatorial, e sim migrando para polos opostos, o que indica que essa célula está do início para a metade da anáfase da mitose. Observe a presença de organelas citoplasmáticas, tais como mitocôndrias, retículo endoplasmático rugoso e aparelho de Golgi.

LEGENDA					
Cr	cromossomo	EN	Envoltório nuclear	N	Núcleo

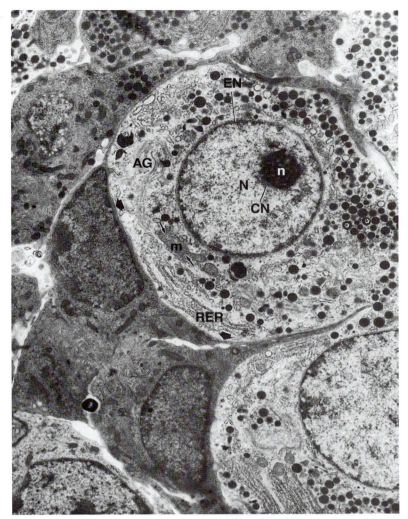

FIGURA 2.5.1 Célula típica. Hipófise. Rato. Microscopia eletrônica. 8.936×.

O citoplasma dessa célula gonadotrópica é limitado por uma membrana celular (*pontas de seta*). As **mitocôndrias** (m) não são numerosas, mas podem ser facilmente identificadas, sobretudo em cortes longitudinais, uma vez que suas cristas (*setas*) estão dispostas de maneira característica. Essa célula tem um **aparelho de Golgi** (AG) bem desenvolvido, que está posicionado próximo do **núcleo** (N). Observe o **retículo endoplasmático rugoso** também bem desenvolvido, assim como os produtos de secreção (*asteriscos*), que são inclusões transitórias.

O núcleo é limitado pelo típico **envoltório nuclear** (EN). A cromatina periférica e os acúmulos de cromatina estão claramente evidentes, assim como a **cromatina associada ao nucléolo** (CN). O **nucléolo** (n) apresenta um aspecto esponjoso, composto de material eletrolúcido e eletrodenso livremente suspenso no nucleoplasma. (Reimpressa com autorização de Springer: Stokreef JC et al. A possible phagocytic role for folliculo-stellate cells of anterior pituitary following estrogen withdrawal from primed male rats. *Cell Tissue Res* 1986;243(2):255–261. Copyright © 1986 Springer Nature.)

Questões de revisão do capítulo

2.1 A biogênese peroxissomal anormal é uma característica de qual das seguintes condições?

    A. Sarcomas

    B. Doença de Tay-Sachs

    C. Adenomas

    D. Síndrome de Zellweger

    E. Síndrome de Marfan

2.2 Proteínas que devem ser degradadas por proteossomos requerem a ligação de qual das seguintes moléculas?

    A. Ubiquitina

    B. Acetil coenzima A

    C. Adenosina trifosfato

    D. Guanosina trifosfato

    E. Partícula reguladora

2.3 Uma das características da neuropatia óptica hereditária de Leber é que:

    A. é transmitida do pai para a prole

    B. é um distúrbio mitocondrial

    C. é um distúrbio peroxissomal

    D. geralmente apenas um olho é afetado

    E. é transmitida apenas para descendentes do sexo feminino

2.4 A neuropatia axonal gigante é uma condição caracterizada pela presença de excesso de:

    A. microtúbulos

    B. filamentos delgados

    C. filamentos intermediários

    D. endossomos iniciais

    E. endossomos tardios

2.5 Qual dos seguintes nucleotídios é característico apenas do DNA?

    A. Adenina

    B. Uracila

    C. Citosina

    D. Timina

    E. Guanina

CAPÍTULO 3

EPITÉLIOS E GLÂNDULAS

ESQUEMA DO CAPÍTULO

TABELAS

Tabela 3.1	Tipos de tecido epitelial
Tabela 3.2	Critérios de classificação das glândulas exócrinas

PRANCHAS

Prancha 3.1A	Epitélio simples e epitélio pseudoestratificado
Figura 3.1.1	Epitélio simples pavimentoso. Rim. Macaco. Corte em resina plástica. 540×
Figura 3.1.2	Epitélios simples pavimentoso e simples cúbico. Corte transversal. Rim. Corte em parafina. 270×
Prancha 3.1B	Epitélio simples e epitélio pseudoestratificado
Figura 3.1.3	Epitélio simples colunar. Macaco. Corte em resina plástica. 540×
Figura 3.1.4	Epitélio pseudoestratificado colunar ciliado. Corte em parafina. 270×
Prancha 3.2	Epitélio estratificado e epitélio de transição
Figura 3.2.1	Epitélio estratificado cúbico. Macaco. Corte em resina plástica. 540×
Figura 3.2.2	Epitélio de transição. Bexiga. Macaco. Corte em resina plástica. 132×
Prancha 3.3A	Junção entre células epiteliais, microscopia eletrônica
Figura 3.3.1	Junção entre células epiteliais. Humano. Microscopia eletrônica de transmissão. 27.815×
Prancha 3.3B	Junção entre células epiteliais, microscopia eletrônica
Figura 3.3.2	Junção entre células epiteliais. Zônula de oclusão. Humano. Microscopia eletrônica. 83.700×

Prancha 3.4A	Glândulas
Figura 3.4.1	Células caliciformes. Íleo. Macaco. Corte em resina plástica. 270×
Figura 3.4.2	Células caliciformes. Íleo. Macaco. Corte em resina plástica. 540×
Prancha 3.4B	Glândulas
Figura 3.4.3	Glândula sebácea. Couro cabeludo. Corte em parafina. 132×
Figura 3.4.4	Glândulas sudoríparas écrinas. Pele. Corte em parafina. 270×
Prancha 3.4C	Glândulas
Figura 3.4.5	Glândula serosa acinosa (alveolar) composta. Pâncreas. Macaco. Corte em resina plástica. 540×
Figura 3.4.6	Glândulas mucosas tubulares compostas. Palato mole. Corte em parafina. 132×
Prancha 3.4D	Glândulas
Figura 3.4.7	Glândula mista tubuloacinosa (alveolar) composta. Glândula sublingual. Macaco. Corte em resina plástica. 540×
Figura 3.4.8	Glândula mista tubuloacinosa (alveolar) composta. Glândula submandibular. Macaco. Corte em resina plástica. 540×

PRANCHAS DE REVISÃO 3.1A A 3.1C

Figura de revisão 3.1.1	Epitélio estratificado pavimentoso queratinizado. Pele grossa humana. Corte em parafina. 270×
Figura de revisão 3.1.2	Traqueia. Corte longitudinal. Macaco. Corte em parafina. 270×

ESQUEMA DO CAPÍTULO

Figura de revisão 3.1.3 Glândula sebácea. Pele grossa humana. Corte em parafina. 540×

Figura de revisão 3.1.4 Pâncreas incluindo uma ilhota de Langerhans. Humano. Corte em parafina. 132×

Figura de revisão 3.1.5 Tuba uterina. Corte transversal. Macaco. Corte em resina plástica. 540×

Figura de revisão 3.1.6 Epitélio simples colunar. Macaco. Corte em resina plástica. 540×

Tecido epitelial

As células e a matriz extracelular (MEC), que circunda as células e é composta por fibras e substância fundamental, constituem um tecido. A combinação de células particulares, cercadas por vários tipos e proporções de componentes da MEC, determina a morfologia única do tecido, que, por sua vez, dita a função desse tecido. Quatro tipos gerais de tecidos compreendem o corpo humano: tecidos epiteliais, conjuntivos, nervosos e musculares. Neste capítulo, serão abordadas as características histológicas e funcionais dos tecidos epiteliais e seus derivados, as glândulas.

Características do tecido epitelial

Os tecidos epiteliais (epitélios) derivam de todos os três folhetos germinativos (p. ex., o epitélio da pele deriva do ectoderma, os do epitélio digestório e respiratório derivam do endoderma, enquanto os epitélios vasculares e grande parte do revestimento urogenital derivam do mesoderma). O tecido epitelial é composto de abundantes células em arranjo compacto com pouca ou uma desprezível quantidade de MEC (Figura 3.1).

Os epitélios formam membranas ou folhas que cobrem ou revestem as superfícies externas e internas do corpo (como a pele, o trato respiratório e as cavidades corporais), ou formam elementos secretores conhecidos como glândulas (como glândulas sudoríparas, pâncreas e glândulas tireoides). Quase sempre, os epitélios são separados dos tecidos conjuntivos subjacentes ou circundantes por uma fina camada não celular, a **membrana basal** (ver Figura 3.1). As imagens de microscopia eletrônica de transmissão da membrana basal demonstram que ela geralmente é composta por duas regiões, a **lâmina basal**, derivada de células epiteliais, e a **lâmina reticular**, derivada do tecido conjuntivo (Figura 3.2).

Os tecidos epiteliais são avasculares e suas células recebem nutrientes por difusão dos vasos sanguíneos nos tecidos conjuntivos adjacentes. A falta de um suprimento vascular próprio limita a espessura dos tecidos epiteliais. Eles formam uma interface entre dois ambientes diferentes, seja entre o ar e o tecido conjuntivo, seja entre um

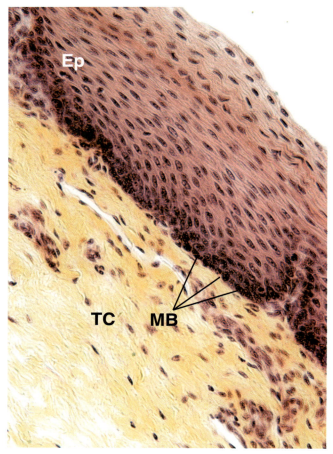

FIGURA 3.1 Tecido epitelial (Ep) separado do tecido conjuntivo subjacente (TC) pela membrana basal (MB).

líquido e o tecido conjuntivo. O tecido epitelial pode regular a transferência de materiais entre os dois ambientes.

As células dos tecidos epiteliais têm polaridade, o que significa que diferentes lados de suas superfícies celulares usualmente são especializados. Sua superfície apical livre pode conter abundantes **receptores** ou **transportadores**, ou formar **microvilosidades (borda em escova, borda estriada)**, **cílios** ou **estereocílios**. As membranas celulares laterais são especializadas para manter vários tipos de junções intercelulares com as células vizinhas, o que inclui **zônulas de oclusão**, **zônulas de adesão**, **máculas de**

adesão e **junções comunicantes**. A membrana celular da porção basal forma **hemidesmossomos**, mantendo então a ligação da célula à membrana basal (Figura 3.3).

- Proteção contra abrasão mecânica, penetração química e invasão bacteriana
- Redução de atrito
- Absorção de nutrientes como resultado de suas células polarizadas, que são capazes de desempenhar funções vetoriais
- Secreção
- Excreção de resíduos metabólicos
- Síntese de várias proteínas, enzimas, mucinas, hormônios e uma infinidade de outras substâncias
- Recepção de sinais sensoriais do meio externo (ou interno)
- **formação de glândulas** cuja função é **secretar** enzimas, hormônios, lubrificantes ou outros produtos
- Deslocamento de materiais ao longo da lâmina epitelial (como muco ao longo do trato respiratório) com a ajuda de cílios.

Classificação do tecido epitelial

Os tecidos epiteliais são classificados de acordo com dois critérios observacionais. O primeiro é a forma da camada

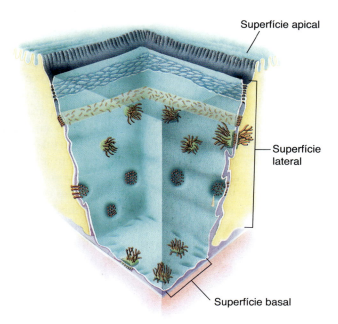

FIGURA 3.3 As células epiteliais têm polaridade com superfícies apicais, laterais e basais distintas, cada uma especializada em interagir com o ambiente externo, fixando-se firmemente às células vizinhas e à membrana basal, respectivamente.

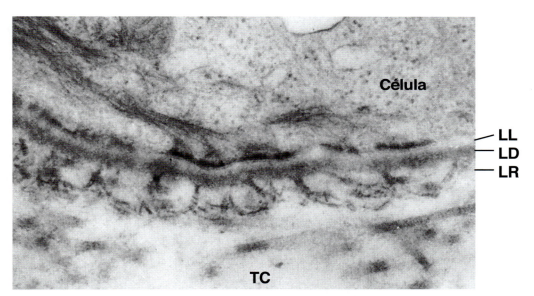

FIGURA 3.2 Observada ao microscópio óptico, a delgada estrutura acelular interposta entre o epitélio e o tecido conjuntivo subjacente é conhecida como membrana basal. A mesma estrutura, quando observada ao microscópio eletrônico, apresenta três componentes: **lâmina lúcida** (LL), **lâmina densa** (LD; ambas produzidas por células epiteliais) e **lâmina reticular** (LR; produzida por células do tecido conjuntivo). Os dois componentes derivados do epitélio são coletivamente conhecidos como lâmina basal. Recentemente, alguns pesquisadores questionaram a presença da lâmina lúcida, e alguns sugerem que seja um artefato de fixação. Além disso, alguns autores deixaram de usar a expressão membrana basal e substituíram pela expressão lâmina basal para descrições microscópicas óptica e eletrônica. Neste texto, continuamos a usar membrana basal para microscopia óptica e lâmina basal para descrições de microscopia eletrônica. Além disso, certas células, como as células musculares e as células de Schwann, revestem-se de um material acelular que se assemelha a uma lâmina basal, que será chamada de lâmina externa. (Reimpressa com autorização de Strayer DS et al., eds. *Rubin's Pathology: Mechanisms of Human Disease*, 8th ed. Philadelphia: Wolters Kluwer, 2020. Figure 28-7B.)

celular mais superficial observada quando cortada perpendicularmente ao epitélio da superfície exposta. Portanto, o epitélio pode ser **pavimentoso** (células achatadas), **cúbico** ou **colunar** (Figura 3.4). O segundo critério é o número de camadas celulares que compõem o epitélio; assim, o epitélio é considerado **simples** (uma única camada de células) ou **estratificado** (duas ou mais camadas de células) (Tabela 3.1). Em um epitélio simples, por ser composto por uma única camada de células epiteliais, todas as células entram em contato com a membrana basal e, na maioria das vezes, atingem a superfície livre. Existe um tipo especial de epitélio simples cujas células todas entram em contato com a membrana basal, mas algumas das células são mais altas que suas vizinhas, fazendo com que esse epitélio *pareça* estratificado e, consequentemente, é chamado de **epitélio pseudoestratificado** (cujas células mais altas podem ou não ter cílios ou estereocílios) (ver Figura 3.4).

Existe um tipo de epitélio estratificado que não obedece a esta fórmula de classificação, especificamente o epitélio que reveste vários componentes do trato urinário. Conhecido como **epitélio de transição**, é composto por múltiplas camadas de células principalmente cúbicas; no entanto, as células da camada mais superficial são em forma de cúpula. Dependendo do nível de distensão do órgão, o número de camadas de células e a forma das células da superfície podem mudar, o que motivou o termo "de transição".

Os tipos de tecido epitelial estão listados na Tabela 3.1. Alguns epitélios no corpo têm nomes exclusivos com base em sua função e localização:

- O epitélio simples pavimentoso que forma a membrana serosa das cavidades do corpo é denominado **mesotélio**
- O epitélio simples pavimentoso que reveste os vasos sanguíneos, os vasos linfáticos e as câmaras cardíacas é denominado **endotélio**
- O epitélio de transição que reveste grande parte do trato urinário é chamado de **urotélio**
- O epitélio pseudoestratificado colunar ciliado que reveste grande parte do sistema respiratório superior é denominado **epitélio respiratório**.

Especializações de membrana das células epiteliais

As células epiteliais podem apresentar especializações ao longo de suas várias superfícies. Essas superfícies são **apicais** (microvilosidades, estereocílios, cílios e flagelos), **laterais** ou **basolaterais** (complexos juncionais, zônula de oclusão, zônula de adesão, mácula de adesão e junções comunicantes) e **basais** (hemidesmossomos e lâmina basal).

Modificações da superfície apical

A membrana apical ou de superfície das células epiteliais pode ter projeções especializadas (Figura 3.6).

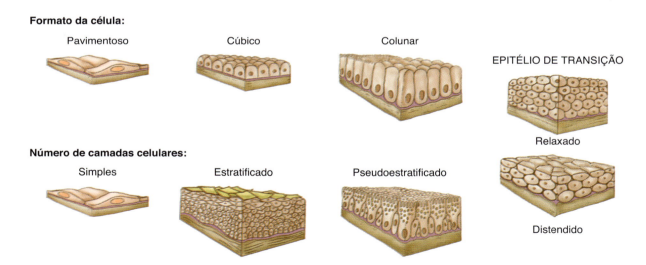

FIGURA 3.4 Critérios de classificação do tecido epitelial com base na morfologia das células epiteliais e no número de camadas de células. O epitélio de transição é um tecido único que, dependendo do nível de distensão, muda a forma das células apicais e o número de camadas celulares. Dependendo da intensidade de forças de atrito presentes em sua superfície livre, existem três tipos de epitélio estratificado pavimentoso. Se as forças forem mínimas, diz-se que o epitélio é **estratificado pavimentoso não queratinizado** (como no esôfago); maiores forças de atrito exigem melhor proteção das células subjacentes, e esses epitélios são ditos **estratificados pavimentosos paraqueratinizados** (como nas regiões da cavidade oral); e os epitélios onde as forças de atrito são consideráveis têm uma camada mais espessa de células queratinizadas na superfície e são conhecidos como **estratificados pavimentosos queratinizados** (como na pele, principalmente nas solas dos pés e nas palmas das mãos) (Figura 3.5). A queratinização se refere à quantidade de queratina presente nas células mortas na superfície livre do epitélio.

Tabela 3.1	Tipos de tecido epitelial.		
Número de camadas celulares	**Forma da célula apical**	**Especialização de superfície**	**Exemplos**
Simples	Pavimentosa	–	Revestimento vascular, membranas serosas, alvéolos pulmonares
	Cúbica	–	Túbulos renais, pequenos ductos exócrinos
	Colunar	Ciliada	Revestimento da tuba uterina
		Não ciliada	Revestimento dos intestinos delgado e grosso
Estratificado	Pavimentosa	Queratinizada	Pele
		Paraqueratinizada	Regiões da cavidade oral
		Não queratinizada	Esôfago, vagina
	Cúbica	–	Grandes ductos
	Colunar	Ciliada	Algumas porções do sistema respiratório
		Não ciliada	Ductos maiores, conjuntiva
Pseudoestratificado	Colunar	Ciliada	Vias respiratórias superiores
		Não ciliada	Epidídimo, ducto deferente
Epitélio de transição			Ureteres, bexiga urinária

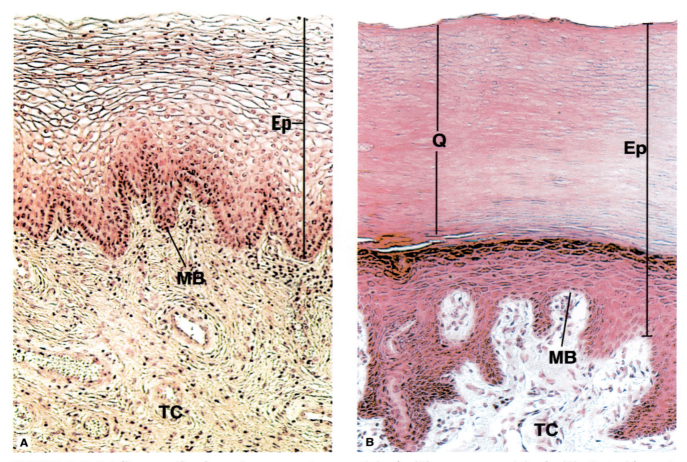

FIGURA 3.5 Epitélio estratificado pavimentoso não queratinizado (**A**) *versus* queratinizado (**B**). Os tecidos epiteliais estratificados pavimentosos (Ep), em ambas as micrografias, são separados do tecido conjuntivo (TC) por uma discreta membrana basal (MB). No epitélio pavimentoso estratificado queratinizado (**B**), a camada de queratina (Q) no topo da camada de células epiteliais vivas fornece uma proteção adicional contra as forças de atrito.

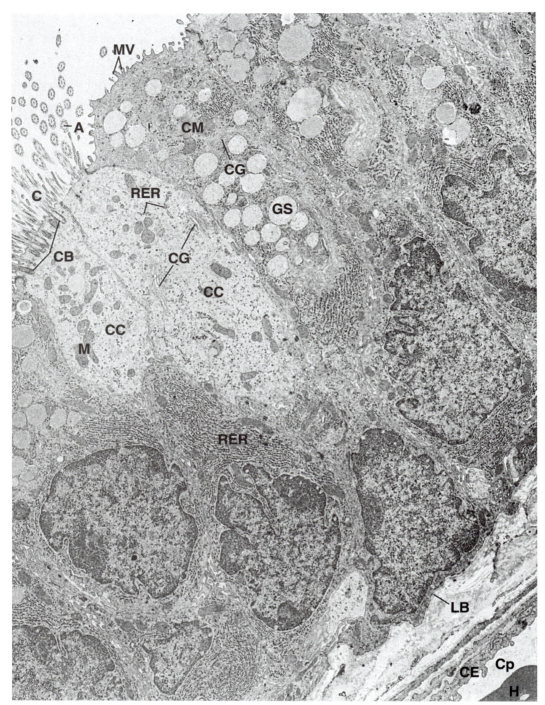

FIGURA 3.6 Epitélio pseudoestratificado colunar ciliado. Traqueia de *hamster*. Microscopia eletrônica. 6.480×. O epitélio pseudoestratificado colunar ciliado da traqueia é constituído de vários tipos celulares, alguns dos quais podem ser vistos nesta imagem. Como este corte é oblíquo ao epitélio, não está muito evidente que todas essas células se encontram apoiadas na lâmina basal (LB). Observe que as células ciliadas (cc), de aparência mais pálida, apresentam retículo endoplasmático rugoso (RER), mitocôndrias (M), complexo de Golgi (CG) e vários cílios (C) intercalados com microvilosidades (MV). Cada cílio, alguns dos quais são observados em cortes transversais, é revestido por membrana plasmática e contém um axonema (A). Os cílios estão ancorados na trama terminal de cada célula pelos seus corpúsculos basais (CB). O segundo tipo celular a ser observado é o das células mucosas (CM), também denominadas células caliciformes (CC). As células mucosas não são ciliadas, mas, na sua superfície apical, apresentam microvilosidades (MV) curtas e grossas. O canto direito inferior desta micrografia eletrônica apresenta parte de um capilar (Cp) contendo uma hemácia (H). Observe que a célula endotelial (CE) é muito delgada e situa-se externamente à lâmina basal (LB) do epitélio da traqueia, mas muito próxima a ela. (Cortesia do Dr. E. McDowell.) GS, grânulos de secreção.

As **microvilosidades** são expansões digitiformes da membrana celular arranjadas de forma bastante compacta e que aumentam a área de superfície das células que atuam na absorção e na secreção. Densos agrupamentos de microvilosidades são evidentes nas fotomicrografias como uma **borda em escova** (ou **borda estriada**). O centro de cada microvilosidade tem um conjunto de aproximadamente 25 microfilamentos (filamentos de actina).

Os **cílios** são projeções celulares móveis e alongadas (7 a 10 μm de extensão e 0,2 μm de diâmetro) revestidas por membrana plasmática e que movimentam material ao longo da superfície celular apical. Cada cílio se origina de uma estrutura conhecida como **corpúsculo basal**, que se assemelha a um centríolo e é formado por nove trios de microtúbulos. O centro do cílio contém o **axonema**, estrutura composta de nove pares de microtúbulos duplos periféricos (**dupletos** ou **duplas**) e dois microtúbulos simples localizados no centro (**singletos**). Cada dupleto é formado por um microtúbulo completo (**microtúbulo A**), constituído por 13 protofilamentos, além de um **microtúbulo B**, formado por apenas 10 protofilamentos. O microtúbulo A compartilha três dos seus protofilamentos com o microtúbulo B. Os dois singletos são circundados por uma **bainha central** composta por material elástico, enquanto cada dupleto está ligado à bainha central por um **filamento radial**, também composto por material elástico. Além disso, as **pontes de nexina** (também compostas por material elástico) ligam as duplas adjacentes umas às outras. Os microtúbulos dos dupletos têm **braços de dineína** com *atividade de ATPase* com função de fornecer energia aos movimentos ciliares. Esses braços de dineína formam duas fileiras e estão localizados ao longo de toda a extensão da subunidade A (assemelhando-se a uma centopeia) e projetam-se na direção da subunidade B da dupla adjacente. Os braços de dineína hidrolisam ATP e utilizam a energia liberada para "escalar" a subunidade B adjacente e, assim, fazer com que o cílio se curve, alongando então o complexo grupo de material elástico do axonema. Quando os braços de dineína liberam sua ligação da subunidade B adjacente, o material elástico alongado retorna ao seu comprimento de repouso (sem necessidade de consumir energia), e bruscamente o cílio volta à sua posição vertical anterior. Desse modo, o movimento do cílio é semelhante ao de um chicote que desloca substâncias presentes em sua superfície. De modo a proteger o cílio de uma curvatura exagerada, um bastonete proteico relativamente rígido e composto de **tectina** está encaixado sobre cada dupleto, reforçando-os e reduzindo sua flexibilidade.

Os **estereocílios** estão localizados no epidídimo (e também em outras poucas regiões do corpo). Essas estruturas foram denominadas cílios em razão de seu comprimento; contudo, a microscopia eletrônica mostrou que são microvilosidades alongadas, cujas funções ainda não estão definidas. O centro desses estereocílios é composto de filamentos de actina.

Modificações da superfície basolateral

Na verdade, a superfície basolateral é composta de dois **domínios**: **lateral** e **basal**. Cada região tem suas adaptações especializadas próprias, que estão descritas adiante. O domínio lateral tem complexos juncionais específicos, enquanto o domínio basal apresenta hemidesmossomos e lâmina basal.

Domínio lateral

Os **complexos juncionais**, que ocupam apenas uma região minúscula das superfícies laterais da célula, são visíveis à microscopia óptica como **barras terminais**, estruturas que circundam toda a célula. As barras terminais são compostas de três elementos: **zônula de oclusão** (junção estreita ou oclusiva), **zônula de adesão** (junção aderente) e **mácula de adesão** (**desmossomo**, também junção aderente) (Figura 3.7). As duas primeiras são semelhantes a cintos, de forma que circundam toda a célula na porção apical da membrana lateral, enquanto os desmossomos não, embora, em algumas células epiteliais (p. ex., endotélio), as zônulas de oclusão e de adesão apresentem-se formadas com configurações semelhantes a fitas, em vez de cintos; por esta razão, elas são conhecidas como fáscia de oclusão e fáscia de adesão, respectivamente. Além disso, outro tipo de junção – a **junção comunicante (junção *gap*)** – permite que duas células se comuniquem uma com a outra.

As *zônulas de oclusão* são constituídas de tal forma que as membranas plasmáticas de duas células adjacentes ficam muito próximas uma da outra e as proteínas transmembranares das duas células entram em contato no espaço intercelular. Existem algumas proteínas transmembranares que participam da formação da zônula de oclusão, tais como **claudinas**, **ocludinas**, **moléculas de adesão juncional** e **proteínas ZO-1, ZO-2 e ZO-3**, entre outras. Embora todas essas proteínas sejam necessárias à exclusão dos materiais que atravessam a via paracelular (o espaço extracelular entre duas células), são as claudinas que formam uma barreira física impenetrável; além disso, é importante salientar que as claudinas não dependem da presença dos íons cálcio para que se mantenham fixadas às suas contrapartes situadas na membrana celular adjacente. Ademais, deve-se salientar que existem algumas claudinas que contêm canais aquosos destinados a permitir a passagem de íons, de água e de algumas pequenas moléculas através da via paracelular. Essas proteínas aderem preferencialmente à face P (face protoplasmática) da membrana e formam elevações características, que se evidenciam nas amostras processadas por criofratura, enquanto a face E (face extracelular) apresenta sulcos correspondentes. As zônulas de oclusão também são responsáveis por impedir que proteínas integrais da célula migrem da superfície apical para a superfície basolateral, e vice-versa.

As membranas plasmáticas das células epiteliais adjacentes estão mais separadas na região da *zônula de adesão*.

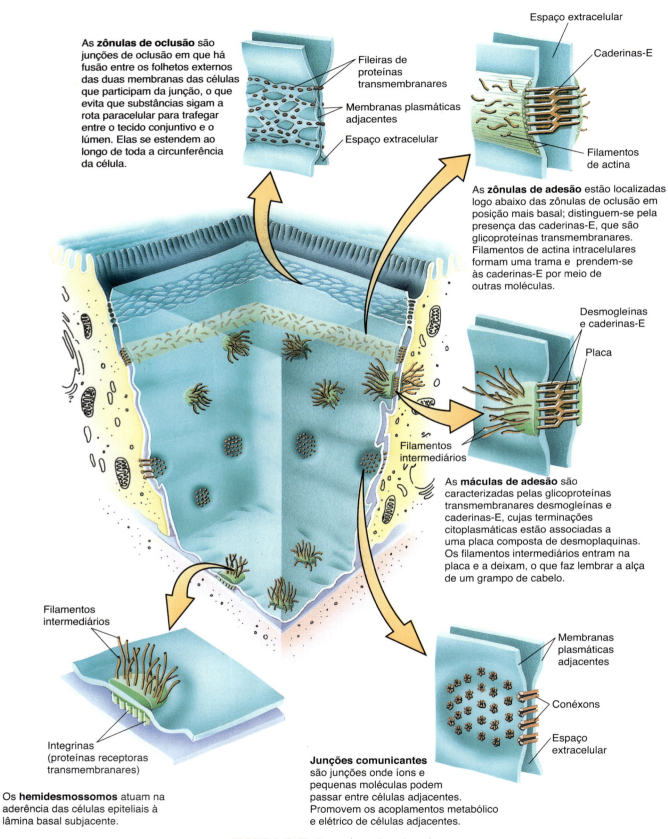

FIGURA 3.7 Complexo juncional.

As **moléculas de adesão celular** (MACs) são os componentes mais importantes das junções de adesão das células epiteliais e, nas zônulas de adesão, elas são proteínas dependentes de cálcio conhecidas como **caderinas-E**. As porções citoplasmáticas das caderinas-E têm sítios de ligação para as **cateninas**, que, por sua vez, ligam-se à **vinculina** e à **α-actina**, que são capazes de formar ligações com os **filamentos delgados** do citoesqueleto. Desse modo, na presença de cálcio no meio extracelular, as duas células epiteliais aderem uma à outra, e essa adesão é reforçada pelo citoesqueleto de ambas. Além disso, as zônulas de adesão reforçam e estabilizam as zônulas de oclusão, bem como distribuem as forças de estresse ao longo da lâmina epitelial.

As **máculas de adesão** (**desmossomos**) assemelham-se a pontos de solda que mantêm duas células unidas. Como seu nome indica, elas não são estruturas contínuas como as duas zônulas descritas antes, sendo, portanto, estruturas individuais. Os desmossomos requerem a presença de duas células e são constituídos de uma **placa de ancoragem** intracelular externa e outra interna (**placas densas**) em cada célula. As placas de ancoragem externas são formadas por **placoglobinas** e **placofilinas**, que se ligam umas às outras com o auxílio de uma família de proteínas conhecidas como **desmoplaquinas**. As placas de ancoragem externa aderem à superfície citoplasmática das membranas celulares das duas células adjacentes como imagens espelhadas uma da outra. Os filamentos intermediários entram e saem da superfície citoplasmática da placa densa externa como se fossem as extremidades curvas de grampos de cabelo e essas pontas curvilíneas formam a menos densa placa de ancoragem interna. No interior das placas, estão as caderinas transmembranares dependentes de cálcio conhecidas como **desmogleínas** e **desmocolinas**. As porções extracelulares das desmogleínas e das desmocolinas das células adjacentes ficam em contato umas com as outras no meio extracelular, e a presença de íons cálcio mantém as duas células juntas.

Nas regiões das **junções comunicantes** (junções *gap* ou **nexos**), as membranas de duas células adjacentes ficam muito próximas uma da outra (cerca de 2 nm de distância). Interpostos dentro da membrana celular de cada célula e conectados um ao outro estão os **conéxons**, que são formados por seis subunidades conhecidas como **conexinas**; estas proteínas de multipassagem formam uma estrutura cilíndrica com um poro ao centro. O conéxon de uma célula conecta-se ao conéxon da outra e, assim, eles formam um canal aquoso com cerca de 2 nm de diâmetro entre as duas células, o que permite que água, íons e moléculas menores que 1 kDa atravessem o canal e passem de uma célula para outra. Cada célula pode abrir ou fechar o canal, e essa regulação é dependente do cálcio e do pH. Desse modo, uma célula normal pode interromper a comunicação com uma célula potencialmente danificada. Cada junção comunicante pode ser composta de vários milhares de conéxons reunidos.

Domínio basal

A membrana basal da célula é fixada à lâmina basal por junções de adesão conhecidas como **hemidesmossomos dos tipos I e II**. Morfologicamente, eles são semelhantes à metade de um desmossomo, mas sua composição bioquímica e seu significado clínico têm diferenças tão marcantes que os hemidesmossomos não são mais considerados simplesmente a metade de um desmossomo. Os hemidesmossomos do tipo I são mais complexos e estão localizados nos epitélios estratificados pavimentosos e pseudoestratificados colunares, enquanto os hemidesmossomos do tipo II são mais simples e estão presentes nos epitélios simples cúbicos e colunares. Apenas o hemidesmossomo do tipo I será descrito aqui; ele tem uma **placa intracelular** composta basicamente por **plectina**, **BP230** (**proteínas plaquinas**) e **erbina**. Os **tonofilamentos** (filamentos intermediários) terminam na placa por interações com a BP230 e a plectina. Os hemidesmossomos também têm densos grupos de componentes proteicos transmembranares conhecidos como **moléculas de integrina α6β4**, cujas porções citoplasmáticas estão imersas na placa e fixadas a ela por meio da interação com a BP230 e a erbina; desse modo, elas asseguram que o hemidesmossomo esteja ancorado ao citoesqueleto. As regiões extracelulares das moléculas das integrinas e da BP180 ficam em contato com a laminina e o colágeno do tipo IV da lâmina basal, e ligam-se a eles quando o cálcio está presente no meio extracelular. Desse modo, os hemidesmossomos ajudam a ancorar as camadas epiteliais à lâmina basal adjacente.

A **membrana basal** interposta entre o epitélio e o tecido conjuntivo é formada por um componente derivado do epitélio, a **lâmina basal**, e uma região originada do tecido conjuntivo, a **lâmina reticular**. A lâmina basal também pode ser dividida em duas regiões: **lâmina lúcida** e **lâmina densa**. Embora alguns pesquisadores que utilizaram técnicas de fixação por congelamento sob temperatura baixa e pressão alta estejam começando a questionar a existência da lâmina lúcida, este *Atlas* ainda mantém o conceito de uma lâmina lúcida como parte da lâmina basal. A lâmina lúcida é a região da lâmina basal que abriga as porções extracelulares dos **receptores de laminina** transmembranares, ou seja, as moléculas de **integrina** e de **distroglicanos**. A lâmina lúcida também contém as glicoproteínas **laminina**, **entactina** e **perlecam**. A lâmina densa é formada por **colágeno do tipo IV** recoberto por laminina, entactina e perlecam em sua superfície epitelial e também por **fibronectina** e perlecam na superfície da lâmina reticular. Além disso, dois outros **tipos de colágeno, XV e XVIII**, também fazem parte da lâmina densa. A lâmina densa adere à **lâmina reticular**, que é a região mais espessa da membrana basal. A lâmina reticular é formada basicamente por **colágeno do tipo III**, proteoglicanos e glicoproteínas, assim como **fibras de ancoragem** (**colágeno do tipo VII**) e **microfibrilas** (**fibrilina**). As fibras de colágeno dos tipos I e III entram na lâmina reticular a partir de sua interface com o tecido conjuntivo para fixar as duas estruturas uma à outra. Desse modo, o epitélio e o tecido conjuntivo formam ligações firmes entre si. A membrana basal (também presente em algumas áreas nas quais não existe lâmina reticular e há apenas lâmina basal) funciona como um sustentáculo estrutural do epitélio, como filtros moleculares (p. ex., no glomérulo renal), na regulação da migração de alguns tipos celulares através das camadas epiteliais (p. ex., impedindo a entrada dos fibroblastos, mas permitindo o acesso às células linfoides), na regeneração epitelial (p. ex., cicatrização de feridas, quando forma uma superfície ao longo da qual as células epiteliais regenerativas migram) e nas interações intercelulares (p. ex., formação das junções neuromusculares).

Renovação das células epiteliais

Em geral, as células epiteliais passam por uma renovação periódica em razão de sua função e localização. Por exemplo, as células da epiderme que se desprendem da superfície originaram-se cerca de 28 dias antes por mitose das células da camada basal. Outras células, como as que revestem o intestino delgado, são substituídas em intervalos de alguns dias. Outras continuam a proliferar até alcançar a idade adulta, quando então o mecanismo de proliferação é suprimido. Contudo, quando ocorre perda de grandes quantidades de células (p. ex., em consequência de uma lesão), certos mecanismos desencadeiam a proliferação de células novas para repor a população celular.

Glândulas

A maioria das glândulas é formada durante o desenvolvimento embrionário por invaginação do epitélio em direção ao tecido conjuntivo subjacente. Existem duas principais classificações de glândulas: exócrinas e endócrinas.

- As glândulas que liberam suas secreções na superfície livre do epitélio por meio de ductos são conhecidas como **glândulas exócrinas**
- As glândulas que não têm comunicação com a superfície do epitélio (sem ductos) e cujas secreções são lançadas no sistema vascular para distribuição são conhecidas como **glândulas endócrinas** (ver Capítulo 11).

As células secretoras de uma glândula fazem parte do seu **parênquima** e estão separadas do tecido conjuntivo circundante e dos elementos vasculares (denominados coletivamente de **estroma**) por uma membrana basal.

CONSIDERAÇÕES CLÍNICAS 3.1

Penfigoide bolhoso e pênfigo vulgar

O **penfigoide bolhoso**, uma doença autoimune rara, é causado por autoanticorpos que se ligam a alguns componentes proteicos dos hemidesmossomos. Os indivíduos afetados apresentam bolhas próximas às áreas de flexão da pele da virilha e axila e, frequentemente, na cavidade oral. Felizmente, é possível controlar essa doença com esteroides e fármacos imunossupressores.

O **pênfigo vulgar** é uma doença autoimune causada pelos autoanticorpos que se ligam a alguns componentes dos desmossomos. Essa doença provoca a formação de bolhas e, em geral, é encontrada em pessoas de meia-idade. Histologicamente, as bolhas resultam da separação das células epiteliais dentro da epiderme enquanto as conexões epidérmica e dérmica são preservadas. A condição é relativamente perigosa, pois as bolhas podem infeccionar. com frequência, essa doença responde à terapia com esteroides.

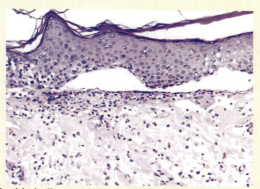

Penfigoide bolhoso. Observe que a epiderme está destacada da derme, uma característica do penfigoide bolhoso, pois os hemidesmossomos são atacados pelo sistema imunológico, o que faz separar a epiderme da derme subjacente, a qual contém um infiltrado inflamatório de neutrófilos, linfócitos e eosinófilos. (Reimpressa com autorização de Mills SE et al., eds. *Sternberg's Diagnostic Surgical Pathology*, 6th ed. Philadelphia: Wolters Kluwer, 2015. p. 18, Figure 1-28.)

- As glândulas exócrinas são classificadas de acordo com vários critérios, tais como morfologia de suas unidades secretoras, ramificação dos seus ductos, tipos de produtos de secreção e modo pelo qual seus componentes celulares liberam seus produtos de secreção (Tabela 3.2)
- Geralmente, as glândulas **acinosas** são compostas por células cúbicas a piramidais que secretam líquidos proteicos aquosos, enquanto as **glândulas tubulares** são compostas por células colunares secretoras de muco. Nas **glândulas tubuloacinosas**, ambos os tipos de células compreendem as unidades secretoras, e muitas vezes as células serosas podem ser observadas como estruturas hemisféricas discretas referidas como **semiluas serosas** na extremidade dos tubos mucosos (Figura 3.8). Investigações recentes sugeriram que as semiluas serosas são artefatos de fixação. Acredita-se que essas células serosas estejam localizadas lado a lado de suas contrapartes, mucosas intercaladas, mas, durante a fixação, à medida que as células produtoras de muco incham, elas forçam as células serosas para a periferia do ácino
- A classificação das glândulas endócrinas é muito mais complexa, mas, morfologicamente, suas unidades de secreção são compostas de **folículos** ou estão dispostas em **cordões** e grupos de células.

CONSIDERAÇÕES CLÍNICAS 3.2

Cólera

As toxinas da **cólera** provocam a liberação de grandes volumes de líquido do indivíduo afetado pela doença. A toxina ataca as zônulas de oclusão ao desarranjar as proteínas ZO-1 e ZO-2, rompendo, assim, essas zônulas e possibilitando o movimento paracelular de água e eletrólitos. O paciente tem diarreia incontrolável e subsequente perda de líquido e eletrólitos; a não reposição a tempo de líquidos e sais leva à morte.

CONSIDERAÇÕES CLÍNICAS 3.3

Psoríase vulgar

A **psoríase** afeta aproximadamente 2% da população e pode ter um caráter hereditário. Em geral, começa entre 10 e 40 anos de idade e surge inicialmente como áreas mais elevadas e avermelhadas de pele seca; afeta joelhos, couro cabeludo, cotovelos, dorso e nádegas. Acredita-se que seja um distúrbio imunológico que provoque uma atividade mitótica maior que a normal das células do epitélio estratificado pavimentoso queratinizado da epiderme (pele). Na maioria dos indivíduos, essa doença não apresenta sintomas além de uma aparência desagradável da pele; em outros, no entanto, essa condição é acompanhada de dor e/ou coceira.

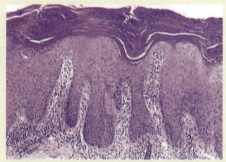

O epitélio estratificado pavimentoso queratinizado normal da pele desse paciente está muito alterado. Observe que o estrato espinhoso está muito espesso e que as células do estrato córneo parecem ter núcleos. No entanto, um aumento maior daquela área (imagem não apresentada) indica que os núcleos pertencem a neutrófilos que invadiram o epitélio. Observe também a ausência dos estratos granuloso e lúcido, o que confirma que essa amostra não foi retirada de regiões de pele grossa, ou seja, palma da mão ou sola do pé. O grande número de núcleos na camada papilar da derme pertence à infiltração linfocitária. (Reimpressa com autorização de Mills SE et al., eds. *Sternberg's Diagnostic Surgical Pathology*, 6th ed. Philadelphia: Wolters Kluwer, 2015. p. 7, Figure 1-5.)

CONSIDERAÇÕES CLÍNICAS 3.4

Formação de tumores

Dos quatro tipos de tecidos do corpo, as células dos tecidos epiteliais, em média, renovam-se com mais frequência, o que também coloca as células epiteliais em maior risco de sofrer mutações que afetem a regulação do ciclo celular. Isso também explica o fato de a maioria dos tumores ter origem epitelial. Sob certas condições patológicas, os mecanismos que regulam a proliferação celular deixam de funcionar de maneira adequada; assim, a proliferação epitelial dá origem a tumores que podem ser benignos, se localizados, ou malignos, se deixarem seu local original, metastatizarem ("semearem") para outra área do corpo e continuarem a proliferar. Os tumores malignos originados de um epitélio de revestimento são chamados de carcinomas, enquanto os que surgem do epitélio glandular são chamados de adenocarcinomas.

Metaplasia

As células epiteliais são derivadas de certas camadas germinativas do embrião, apresentam morfologia e localização definidas e executam funções específicas; contudo, em algumas condições patológicas, elas podem sofrer **metaplasia**, transformando-se então em outro tipo de célula epitelial. Um exemplo de metaplasia ocorre no epitélio de revestimento da cavidade oral de indivíduos que fumam ou mascam tabaco, assim como na doença denominada esôfago de Barrett, na qual um refluxo gástrico crônico faz com que o epitélio da porção inferior do esôfago se modifique e passe a assemelhar-se ao epitélio da região da cárdia do estômago, mas com maior presença de células caliciformes, em vez de células de revestimento superficiais.

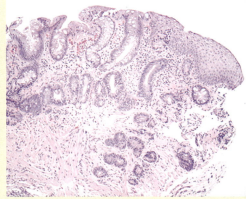

Metaplasia em um caso de esôfago de Barrett. Observe que o epitélio esofágico normal, que é do tipo estratificado pavimentoso não queratinizado, foi substituído por um epitélio simples colunar com glândulas lembrando o da região da cárdia do estômago, mas rico em células caliciformes. (Reimpressa com autorização de Montgomery EA et al. *Biopsy Interpretation of the Gastrointestinal Tract Mucosa: Volume 2: Neoplastic*, 3rd ed. Philadelphia: Wolters Kluwer, 2018. Figure 1-179.)

Tabela 3.2 Critérios de classificação das glândulas exócrinas.

Composição celular	Características	Exemplo
Unicelular	Célula única isolada, seja em epitélio de revestimento, seja glandular, secretando produtos especializados	Célula caliciforme
Multicelular (mais de uma célula)	Coleção de células que compõem uma unidade secretora em uma glândula	Ácinos secretores da glândula salivar
Tipo de secreção	**Características**	**Exemplo**
Serosa	Líquido aquoso, muitas vezes proteico	Glândula salivar parótida
Mucosa	Líquido viscoso contendo glicoproteínas altamente glicosiladas	Glândulas salivares palatinas
Mista	Ambos	Glândulas salivares sublingual e submandibular
Mecanismo de secreção	**Características**	**Exemplo**
Merócrino	Os produtos de secreção são liberados por exocitose	Glândula salivar parótida
Apócrino	Os produtos de secreção são coletados dentro de uma célula, e essa porção da célula se destaca como uma secreção	A secreção de lipídios pela glândula mamária lactante pode ocorrer pelo método apócrino de secreção
Holócrino	Os produtos de secreção se acumulam dentro da célula e, eventualmente, a célula morre e se desprende como uma secreção.	Glândula sebácea

(Continua)

Tabela 3.2	Critérios de classificação das glândulas exócrinas. (*Continuação*)	
Classificação morfológica		
Número de ductos	**Forma das unidades secretoras**	**Exemplos**
Simples (ducto único)	Acinosa (oval a esférica)	Glândulas de Littré ao longo da uretra peniana
	Acinosa ramificada (mais de um ácino drena em um único ducto)	Glândulas sebáceas
	Tubular (semelhante a tubo de ensaio)	
	Tubular ramificado (mais de um túbulo drena para um ducto curto)	Glândulas no cólon
	Tubular enovelada (tubo de ensaio longo enrolado sobre si mesmo)	Glândulas no estômago e no intestino delgado
Composto (mais de um ducto)	Acinosa	Glândulas parótidas
	Tubular	Glândulas duodenais (glândulas de Brunner)
	Tubuloacinosa (mistura de ácino e túbulo)	Glândulas salivares submandibular e sublingual

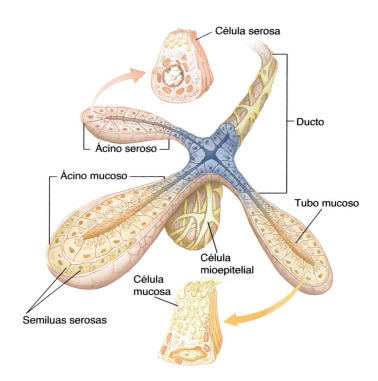

FIGURA 3.8 Ilustração esquemática de várias formas de glândulas exócrinas. As glândulas exócrinas têm porções ductais, que liberam secreções para a superfície ou para o lúmen, e porções secretoras, que são compostas por células secretoras serosas, células caliciformes secretoras de muco, ou ambos os tipos de células.

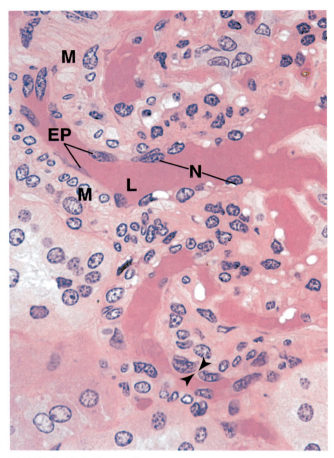

FIGURA 3.1.1 Epitélio simples pavimentoso. Rim. Macaco. Corte em resina plástica. 540×.

O revestimento do **lúmen** (L) dessa pequena arteríola é formado por um **epitélio simples pavimentoso** (EP) conhecido como endotélio. O citoplasma dessas células é muito delgado e pode ser avaliado na fotomicrografia como uma linha fina (entre as *pontas de seta*). Os limites de células epiteliais vizinhas não podem ser determinados pela microscopia óptica. Os **núcleos** (N) das células epiteliais pavimentosas projetam-se em direção ao lúmen, o que caracteriza esse tipo de epitélio. Observe que alguns dos núcleos parecem ser mais achatados que outros; isso ocorre em virtude do grau de contração das células do **músculo liso** (M) da parede do vaso.

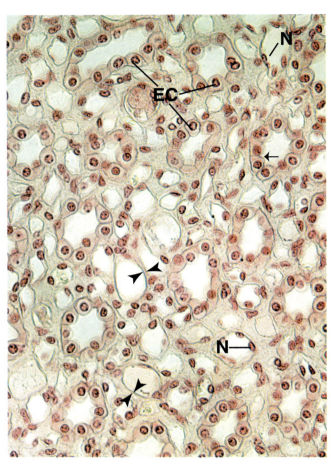

FIGURA 3.1.2 Epitélios simples pavimentoso e simples cúbico. Corte transversal. Rim. Corte em parafina. 270×.

A medula do rim fornece ótimas imagens dos epitélios simples pavimentoso e simples cúbico. O epitélio simples pavimentoso, como na figura anterior, é facilmente reconhecível por causa dos **núcleos** (N) achatados, mas um pouco protuberantes. Observe que o citoplasma dessas células aparece como linhas finas, escuras (entre as *pontas de seta*); contudo, deve-se enfatizar que essas linhas escuras são constituídas não apenas de células delgadas, mas também de membranas basais subjacentes. O **epitélio simples cúbico** (EC) está muito evidente. As membranas celulares laterais (*seta*) estão claramente em destaque em algumas áreas; mesmo quando elas não podem ser visualizadas, as posições dos núcleos redondos possibilitam uma avaliação aproximada da extensão de cada célula. Observe que, quando cortadas, as células cúbicas aparecem como pequenos quadrados com os núcleos posicionados centralmente.

SIMPLES

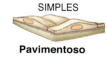
Pavimentoso

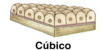
Cúbico

LEGENDA					
EC	epitélio simples cúbico	EP	epitélio simples pavimentoso	M	músculo liso
				N	núcleo

Capítulo 3 Epitélios e Glândulas 51

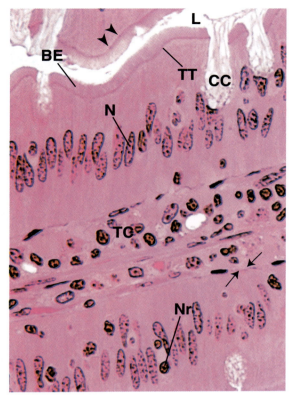

FIGURA 3.1.3 Epitélio simples colunar. Macaco. Corte em resina plástica. 540×.

O epitélio simples colunar do duodeno apresenta na microscopia óptica uma **borda em escova** (BE), muito evidente na região apical das células. A **trama terminal** (TT), na qual as microvilosidades estão ancoradas, aparece como uma linha densa entre a borda em escova e o citoplasma apical. Podem ser distinguidos pontos (*pontas da seta*); na verdade, embora eles pareçam ser parte da trama terminal, são barras terminais, evidenciadas pelo microscópio eletrônico como sendo complexos juncionais entre células adjacentes. Observe que as células são altas e delgadas, e seus **núcleos** (N), com formato mais ou menos ovalado, estão dispostos de maneira uniforme aproximadamente no mesmo nível em todas as células. A região basal dessas células repousa sobre a membrana basal (*setas*), a qual separa o epitélio do **tecido conjuntivo** (TC). O **núcleo redondo** (Nr), observado dentro do epitélio, na realidade pertence a leucócitos que estão migrando para o **lúmen** (L) do duodeno. Algumas **células caliciformes** (CC) também podem ser observadas.

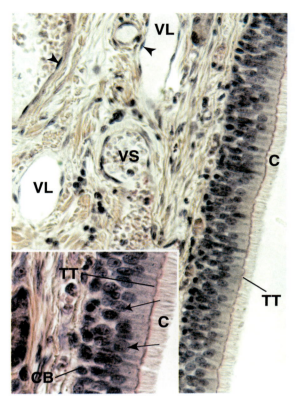

FIGURA 3.1.4 Epitélio pseudoestratificado colunar ciliado. Corte em parafina. 270×.

À primeira impressão, supõe-se que esse epitélio da cavidade nasal seja estratificado e formado por pelo menos quatro camadas de células; no entanto, a observação cuidadosa do detalhe (540×) revela que essas células estão dispostas de maneira muito adensada, têm alturas e larguras diferentes, estando todas em contato com a membrana basal. Neste caso, diferente da fotomicrografia anterior, os **núcleos** (N) não estão dispostos em alturas uniformes e ocupam cerca de 3/4 da camada epitelial. A localização e a morfologia dos núcleos fornecem uma indicação dos tipos celulares. As **células basais** (CB) curtas apresentam núcleos pequenos, de esféricos a ovais, próximos da membrana basal. As células altas e ciliadas (*setas*) contêm núcleos grandes e ovais. Os cílios (C) altos e delgados movimentam o muco ao longo da superfície epitelial e estão apoiados na **trama terminal** (TT). O tecido conjuntivo é intensamente vascularizado e revela bons exemplos de epitélio simples pavimentoso (*pontas de seta*) que compõe o revestimento endotelial dos **vasos sanguíneos** (VS) e **linfáticos** (VL).

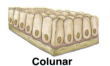

LEGENDA					
BE	borda em escova	L	lúmen	TT	trama terminal
C	cílios	N	núcleo	VL	vaso linfático
CB	célula basal	Nr	núcleo redondo	VS	vaso sanguíneo
CC	célula caliciforme	TC	tecido conjuntivo		

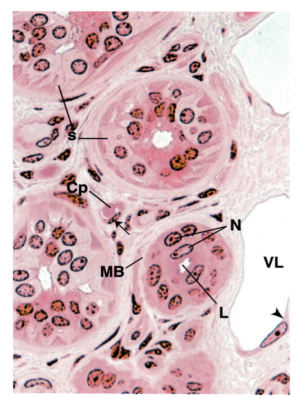

FIGURA 3.2.1 Epitélio estratificado cúbico. Macaco. Corte em resina plástica. 540×.

O epitélio estratificado cúbico é caracterizado por duas ou mais camadas de células cúbicas, como ilustrado na fotomicrografia de um ducto excretor da glândula sudorípara. O **lúmen** (L) do ducto está circundado por células cujos limites não estão muito evidentes, mas as camadas de **núcleos** (N) evidenciam que esse epitélio é estratificado. O epitélio do ducto está circundado por uma **membrana basal** (MB). Os outros perfis tubulares na figura são cortes tangenciais de porções **secretoras** (s) de uma glândula sudorípara constituídas de epitélio simples cúbico. Observe um **capilar** (Cp) contendo uma única hemácia, e o núcleo saliente (*seta*) da célula epitelial constituindo o seu revestimento endotelial. O grande espaço vazio no canto direito inferior dessa fotomicrografia é o lúmen de um **vaso linfático** (VL), cujo revestimento endotelial apresenta um núcleo achatado projetando-se para o lúmen. Observe que há mais citoplasma próximo ao núcleo (*ponta de seta*) do que em outros locais da célula.

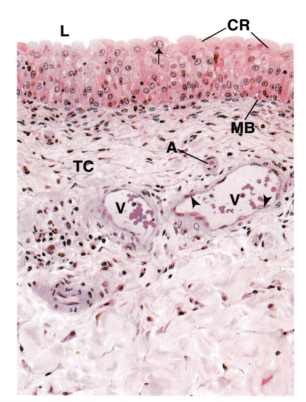

FIGURA 3.2.2 Epitélio de transição. Bexiga. Macaco. Corte em resina plástica. 132×.

A bexiga urinária, assim como a maior parte das vias urinárias, é revestida por um tipo especializado de epitélio estratificado – o epitélio de transição. Esse corte histológico em particular foi retirado de uma bexiga vazia, relaxada, conforme indicado pelas células grandes, **redondas** e em forma de **cúpula** (CR), algumas das quais são ocasionalmente binucleadas (*seta*), adjacentes ao **lúmen** (L). As células epiteliais que estão apoiadas na **membrana basal** (MB) são pequenas, mas seu tamanho aumenta à medida que elas migram para a superfície e começam a adquirir o formato de uma pera. Quando a bexiga está distendida, a espessura do epitélio diminui, e as células se tornam achatadas como ladrilhos. A interface entre o tecido conjuntivo e o epitélio é relativamente plana, com poucas interdigitações entre eles. O **tecido conjuntivo** (TC) é muito vascularizado na porção logo abaixo do epitélio, como evidenciado pela presença de **arteríolas** (A) e **vênulas** (V) nesse campo. Observe o revestimento endotelial simples pavimentoso desses vasos, caracterizado pelos seus núcleos protuberantes (*pontas de seta*).

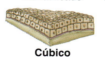

Estratificado
Cúbico

Epitélio de transição
Relaxado

LEGENDA

A	arteríola	L	lúmen	TC	tecido conjuntivo
Cp	capilar	MB	membrana basal	V	vênula
CR	célula em forma de cúpula (redonda)	N	núcleo	VL	vaso linfático
		s	porção secretora		

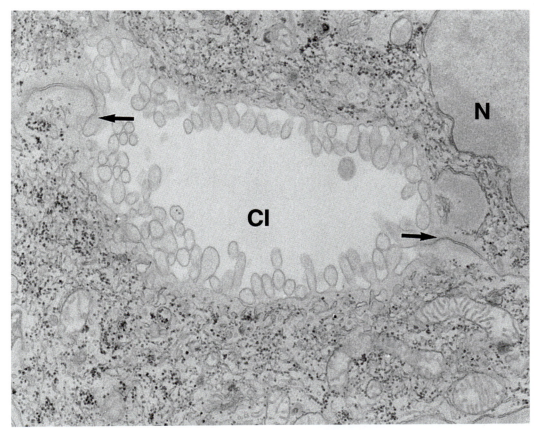

FIGURA 3.3.1 Junção entre células epiteliais. Humano. Microscopia eletrônica de transmissão. 27.815×.

Esta micrografia eletrônica mostra um corte ultrafino de um canalículo intercelular situado entre células claras de uma glândula sudorípara écrina humana contrastada com tetróxido de ósmio reduzido por ferrocianeto. Uma junção de oclusão (*setas*) separa o lúmen do canalículo intercelular (CI) do espaço intercelular basolateral. Observe o núcleo (N). (De Briggman JV et al. Structure of the tight junctions of the human eccrine sweat gland. *Am J Anat* 1981;162(4):357–368. Copyright © 1981 Wiley-Liss, Inc. Reimpressa com autorização de John Wiley & Sons, Inc.)

LEGENDA

CI	canalículo intercelular	N	núcleo

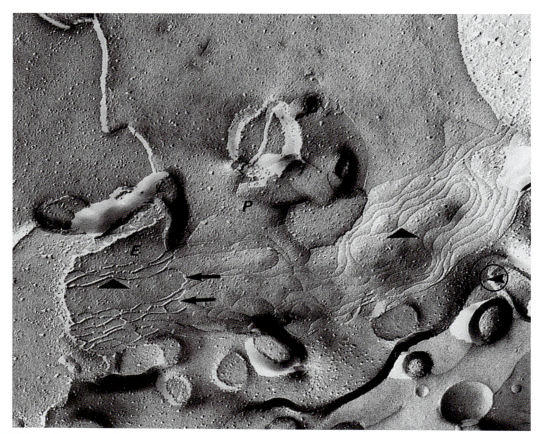

FIGURA 3.3.2 Junção entre células epiteliais. Zônula de oclusão. Humano. Microscopia eletrônica. 83.700×.

A imagem é uma réplica feita por criofratura de uma junção oclusiva complexa situada ao longo de um canalículo intercelular entre duas células claras. Observe a transição suave de uma região de componentes juncionais dispostos de maneira concentrada, sem interseções e em ondulação, para uma área de anastomoses complexas. Em pontos da fratura (*setas*), é possível observar um padrão de cristas na face E (E) correspondentes aos sulcos na face P (P) da membrana plasmática da célula clara adjacente. Em algumas áreas (*pontas de seta*), muitos dos elementos juncionais dispostos lateral e densamente arranjados estão separados da faixa luminal. A direção do sombreamento com platina está indicada pela *seta* colocada no *interior do círculo*. (De Briggman JV et al. Structure of the tight junctions of the human eccrine sweat gland. *Am J Anat* 1981;162(4):357–368. Copyright © 1981 Wiley-Liss, Inc. Reimpressa com autorização de John Wiley & Sons, Inc.)

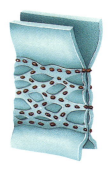

Zônula de oclusão

Capítulo 3 Epitélios e Glândulas 55

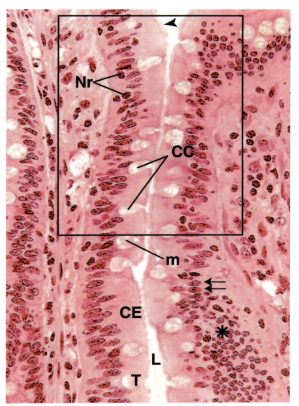

FIGURA 3.4.1 Células caliciformes. Íleo. Macaco. Corte em resina plástica. 270×.

As células caliciformes são glândulas exócrinas unicelulares que são encontradas entremeadas com as células de revestimento nos epitélios simples colunar e pseudoestratificado colunar. Esta fotomicrografia de uma vilosidade do íleo mostra numerosas **células caliciformes** (CC) entre as **células do epitélio simples colunar** (CE). A borda em escova (*ponta de seta*) das células colunares é muito reduzida nas células caliciformes. A região apical dilatada da célula caliciforme é conhecida como **teca** (T) e é preenchida com **mucina** (m), que envolve e protege o revestimento intestinal quando liberada no lúmen. O canto inferior direito do epitélio simples colunar foi cortado obliquamente através dos núcleos das células epiteliais, produzindo a aparência de um epitélio estratificado (*asterisco*). Observe, contudo, que é bastante óbvio que o epitélio acima da região de *setas duplas* é colunar simples. Os **núcleos redondos** (Nr) localizados ocasionalmente nesse epitélio são de linfócitos migrando pelo epitélio em direção ao **lúmen** (L). A Figura 3.4.2 é uma ampliação da área em destaque.

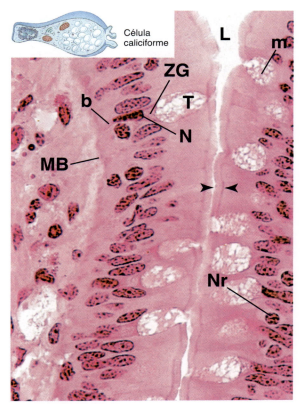

FIGURA 3.4.2 Células caliciformes. Íleo. Macaco. Corte em resina plástica. 540×.

Esta fotomicrografia é uma ampliação da área em destaque da figura anterior demonstrando a morfologia da célula caliciforme pela microscopia óptica. O **mucinogênio** (m) presente na **teca** (T) dilatada das células caliciformes foi parcialmente precipitado e dissolvido durante a etapa de desidratação do processamento histológico. A coloração do **núcleo** (N) da célula caliciforme é intensa em virtude de sua cromatina condensada. Entre o núcleo e a teca, está a **zona do complexo de Golgi** (ZG), onde a proteína produzida pela célula é modificada e empacotada em grânulos de secreção para posterior liberação. A **base** (b) da célula caliciforme é delgada, como se estivesse "espremida" entre as células epiteliais colunares vizinhas, mas ela se apoia na **membrana basal** (MB). A trama terminal e a borda em escova da célula caliciforme estão muito reduzidas, mas não completamente ausentes (*pontas de seta*). Os **núcleos redondos** (Nr) pertencem a leucócitos que estão migrando através do epitélio para o **lúmen** (L) do íleo.

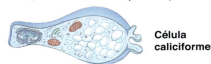

	LEGENDA				
b	base	L	lúmen	Nr	núcleo redondo
CC	célula caliciforme	m	mucina	T	teca
CE	célula do epitélio simples colunar	MB	membrana basal	ZG	zona do complexo de Golgi
		N	núcleo		

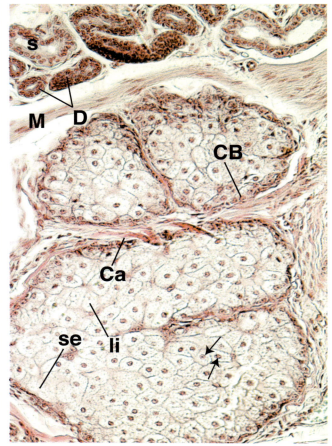

FIGURA 3.4.3 Glândula sebácea. Couro cabeludo. Corte em parafina. 132×.

As glândulas sebáceas costumam estar associadas aos folículos pilosos; elas liberam sua secreção no folículo, embora estejam em algumas áreas do corpo, independentemente desses folículos. Essas glândulas consistem em sáculos com formato de pera e com ductos curtos, e são circundadas por delgadas **cápsulas** (Ca) de tecido conjuntivo. Cada sáculo é preenchido por células grandes e amorfas, cujos núcleos estão em diferentes estágios de decomposição (*setas*). A periferia do sáculo é constituída por pequenas **células basais** (CB) cúbicas que atuam na regeneração da porção secretora. À medida que essas células se afastam da periferia do sáculo em direção ao ducto, elas crescem, e, dessa maneira, o conteúdo de **lipídio** (li) citoplasmático aumenta. Próximo ao ducto, a célula inteira degenera e transforma-se em uma **secreção** (se). Por esse motivo, as glândulas sebáceas são classificadas como glândulas acinosas simples, ramificadas, cujo modo de secreção é holócrino. Os **músculos lisos** (M), eretores dos pelos, estão associados às glândulas sebáceas. Observe a porção **secretora** (s) e o **ducto** (D) de uma glândula sudorípara acima da glândula sebácea.

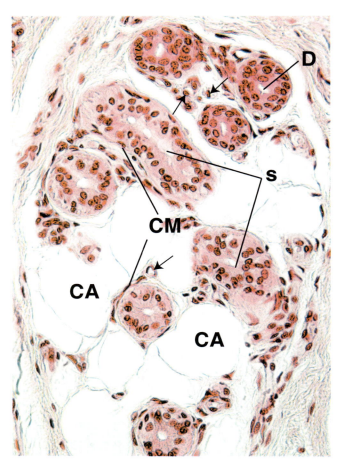

FIGURA 3.4.4 Glândulas sudoríparas écrinas. Pele. Corte em parafina. 270×.

As glândulas sudoríparas écrinas são as mais numerosas no corpo e estão amplamente distribuídas; são tubulares enoveladas simples, não ramificadas, e produzem uma secreção aquosa. A **porção secretora** (s) da glândula é formada por um tipo de epitélio simples cúbico, com dois tipos de células: uma pouco corada (que representa a maior parte da porção secretora) e uma de coloração mais escura (que geralmente não pode ser distinguida com a microscopia óptica). Ao redor da porção secretora, há **células mioepiteliais** (CM) com numerosos prolongamentos, os quais circundam o túbulo secretor e auxiliam na liberação da secreção do líquido para o interior dos ductos. Os **ductos** (D) das glândulas sudoríparas são compostos por um epitélio estratificado cúbico, cujas células são menores que as das unidades secretoras; por esse motivo, nos preparados histológicos, os ductos sempre têm aparência mais escura que as unidades secretoras. Os grandes espaços aparentemente vazios são **células adiposas** (lipídios) (CA). Observe os numerosos e pequenos vasos sanguíneos (*setas*) nas adjacências da glândula sudorípara.

LEGENDA

Ca	cápsulas	CM	células mioepiteliais	M	músculos lisos
CA	células adiposas	D	ductos	s	porção secretora
CB	células basais	li	lipídio	se	secreção

Capítulo 3   Epitélios e Glândulas   57

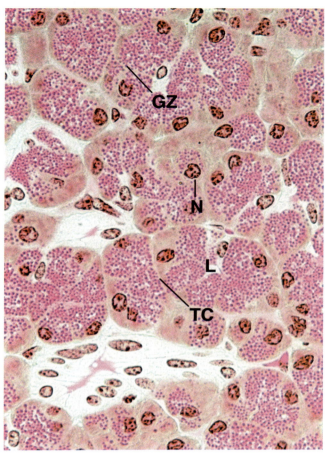

FIGURA 3.4.5 Glândula serosa acinosa (alveolar) composta. Pâncreas. Macaco. Corte em resina plástica. 540×.

Trata-se de uma fotomicrografia da porção exócrina do pâncreas, uma glândula serosa acinosa (alveolar) composta. O sistema de ductos dessa glândula será estudado no Capítulo 15, apenas suas células secretoras são apresentadas aqui. Quando bem cortado, cada ácino tem um aspecto esférico, com um pequeno **lúmen** (L) central e com as células secretoras dispostas como fatias de uma torta. A camada de **tecido conjuntivo** (TC) que envolve cada ácino do pâncreas é muito delicada. As células secretoras têm um formato aproximado de trapézio com um **núcleo** (N) redondo, localizado na porção basal da célula. O citoplasma contém vários **grânulos de zimogênio** (GZ), formados por enzimas digestivas envolvidas por membrana e empacotadas pelo complexo de Golgi.

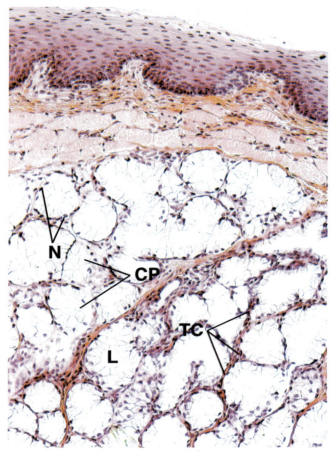

FIGURA 3.4.6 Glândulas mucosas tubulares compostas. Palato mole. Corte em parafina. 132×.

As glândulas tubulares compostas do palato são puramente mucosas e secretam um líquido viscoso e espesso. Nessa glândula, os túbulos secretores se apresentam circulares nos cortes transversais e circundados por uma camada muito delgada de componentes de **tecido conjuntivo** (TC). Os **lumens** (L) dos túbulos mucosos estão bem visíveis, assim como as **células parenquimatosas** (CP) ou secretoras de formato trapezoidal a colunar, que produzem o líquido viscoso. Os **núcleos** (N) das células trapezoides são estruturas de coloração escura que parecem estar achatadas contra a membrana celular na porção basal da célula. O citoplasma tem uma aparência vazia, espumosa, que se apresenta com um tom azul-claro acinzentado com hematoxilina e eosina.

Prancha 3.4C Glândulas

LEGENDA

CP	célula parenquimatosa	TC	tecido conjuntivo	L	lúmen
D	ducto	GZ	grânulos de zimogênio	N	núcleo

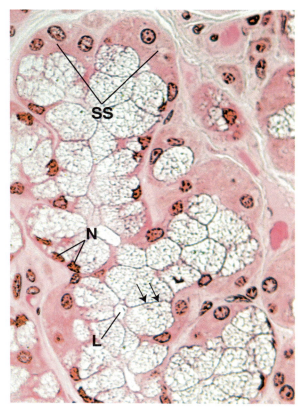

FIGURA 3.4.7 Glândula mista tubuloacinosa (alveolar) composta. Glândula sublingual. Macaco. Corte em resina plástica. 540×.

A glândula sublingual é predominantemente mucosa e tubuloacinosa, contendo muitos túbulos mucosos e ácinos menores. Os túbulos mucosos estão muito bem representados na fotomicrografia. Observe o **lúmen** (L) aberto e circundado por várias células trapezoides, cujas membranas plasmáticas laterais estão bem evidentes (*setas duplas*). Os **núcleos** (N) dessas células mucosas parecem estar achatados contra a membrana plasmática basal das células e são facilmente diferenciados dos núcleos redondos das células dos ácinos serosos. O citoplasma parece conter numerosas estruturas semelhantes a vacúolos, que dão uma aparência espumosa à célula. As secreções serosas desta glândula são derivadas das poucas células serosas que parecem cobrir as unidades mucosas, conhecidas como **semiluas serosas** (SS).

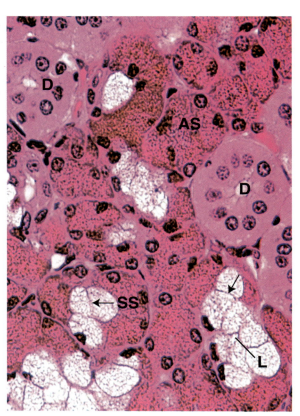

FIGURA 3.4.8 Glândula mista tubuloacinosa (alveolar) composta. Glândula submandibular. Macaco. Corte em resina plástica. 540×.

A glândula submandibular é tubuloacinosa composta e produz uma secreção mista, assim como a glândula sublingual apresentada na figura anterior. No entanto, essa glândula contém mais **ácinos serosos** (AS) e túbulos mucosos menores com terminais envoltos por **semiluas serosas** (SS). Além disso, essa glândula também tem um extenso sistema de **ductos** (D). Observe que o citoplasma das células serosas apresenta um tom azulado quando corado com hematoxilina e eosina. Também observe que os **lumens** dos ácinos são tão pequenos que dificilmente são vistos, enquanto os lumens (L) das unidades mucosas são facilmente observados. Note a diferença entre os citoplasmas das células secretoras serosas e mucosas, assim como a coloração de densidade maior ou menor nos núcleos de ambos os tipos celulares. Finalmente, perceba que as membranas celulares laterais (*setas*) das células mucosas estão claramente delineadas, enquanto é muito difícil observá-las nas células serosas.

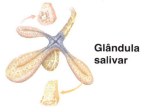

Glândula salivar

LEGENDA					
AS	ácinos serosos	L	lúmen	SS	semiluas serosas
D	ducto	N	núcleo		

Revisão de imagens histológicas selecionadas

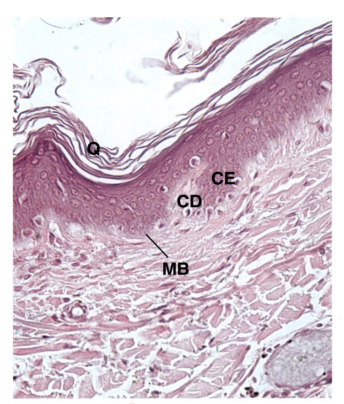

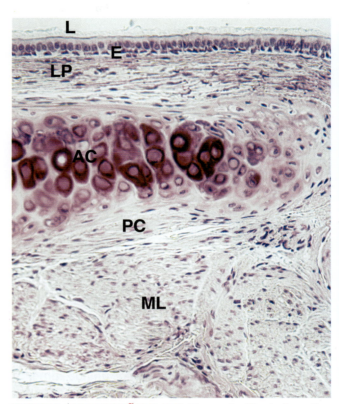

FIGURA DE REVISÃO 3.1.1 Epitélio estratificado pavimentoso queratinizado. Pele grossa humana. Corte em parafina. 270×.

Esta fotomicrografia da pele grossa demonstra a **queratina** (Q) desprendendo-se da superfície do epitélio estratificado pavimentoso queratinizado. Observe que uma **membrana basal** (MB) separa a epiderme da derme. Veja também o aparelho em rede (*rete apparatus*, ou rede de cristas), como evidenciado pela presença de **cristas epiteliais** (CE) que se interdigitam com **cristas dérmicas** (CD) da derme.

FIGURA DE REVISÃO 3.1.2 Traqueia. Corte longitudinal. Macaco. Corte em parafina. 270×.

O **lúmen** (L) da traqueia é revestido por um **epitélio pseudoestratificado colunar ciliado** (E), que se sobrepõe à **lâmina própria** (LP). O **anel C** (AC) da cartilagem hialina é o esqueleto da traqueia que a mantém expandida (desobstruída). O **pericôndrio** (PC) de tecido conjuntivo denso não modelado do anel C envolve toda a cartilagem hialina. Este corte foi obtido de uma área situada perto das extremidades abertas do anel C, na qual o músculo da traqueia, um **músculo liso** (ML), preenche o espaço.

LEGENDA					
AC	anel C	E	epitélio pseudoestratificado colunar ciliado	MB	membrana basal
CD	cristas dérmicas			ML	músculo liso
CE	cristas epiteliais	L	lúmen	PC	pericôndrio
		LP	lâmina própria	Q	queratina

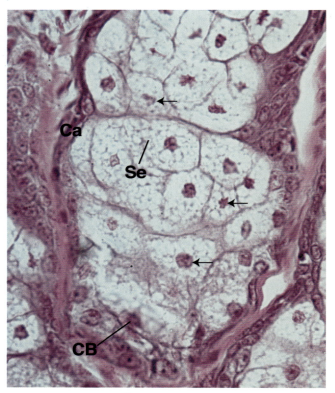 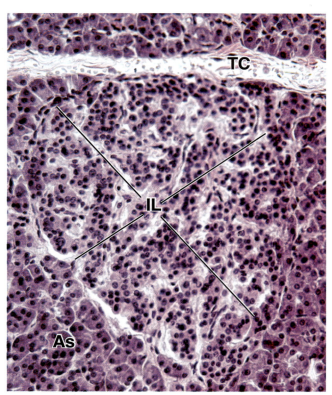

FIGURA DE REVISÃO 3.1.3 Glândula sebácea. Pele grossa humana. Corte em parafina. 540×.

FIGURA DE REVISÃO 3.1.4 Pâncreas incluindo uma ilhota de Langerhans. Humano. Corte em parafina. 132×.

Esta fotomicrografia é uma imagem de grande aumento de uma glândula sebácea evidenciando sua **cápsula** (Ca) e as **células basais** (CB) germinativas, que são responsáveis pela manutenção da glândula fornecendo novas células que substituem as células formadoras de sebo da glândula. O **sebo** (Se) acumula-se em vesículas, que se fundem à medida que a célula sofre degeneração; a célula morta inteira passa a fazer parte do produto de secreção dessa glândula holócrina. Observe que, à medida que a célula se degenera, seu núcleo se torna cada vez mais picnótico (*setas*).

Esta fotomicrografia mostra porções exócrina e endócrina do pâncreas humano no qual as **ilhotas de Langerhans** (IL) constituem a porção endócrina. O **tecido conjuntivo** (TC) do pâncreas não apenas subdivide o órgão em lobos e lóbulos, como também abriga sua vascularização e seu sistema de ductos, que transportam as secreções exócrinas das células acinosas dos **ácinos serosos** (As) e das células centroacinosas e presentes nos ductos intercalares até o duodeno. Esse ducto específico é formado por epitélio estratificado cúbico.

LEGENDA

As	ácinos serosos	CB	células basais	Se	sebo
Ca	cápsula	IL	ilhotas de Langerhans	TC	tecido conjuntivo

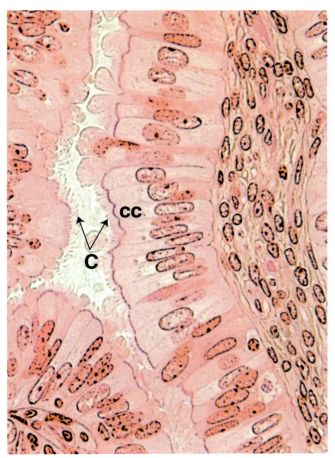

FIGURA DE REVISÃO 3.1.5 Tuba uterina. Corte transversal. Macaco. Corte em resina plástica. 540×.

Este é o epitélio simples colunar ciliado que reveste a tuba uterina. Observe os **cílios** (C) formando a especialização apical das **células ciliadas** (cc). A micrografia eletrônica de transmissão dos cílios iria mostrar os axonemas formando o núcleo de cada cílio, que, juntamente com a ação da dineína, permite que os cílios sejam móveis. Embora os cílios tendam a ser mais longos e maiores em diâmetro do que as microvilosidades que formam a borda em escova, as duas especializações apicais podem parecer semelhantes na microscopia óptica. No entanto, após uma inspeção mais detalhada, a uniformidade no comprimento e no padrão de coloração das microvilosidades, assim como o comprimento e a forma irregulares dos cílios, é aparente.

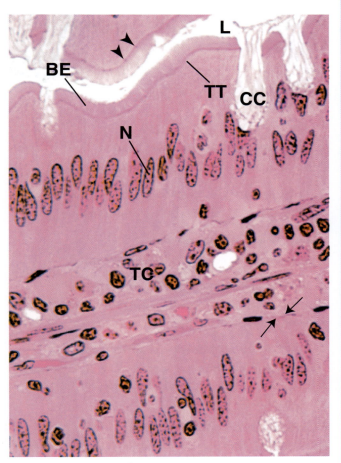

FIGURA DE REVISÃO 3.1.6 Epitélio simples colunar. Macaco. Corte em resina plástica. 540×.

O epitélio colunar simples do duodeno nesta fotomicrografia exibe uma **borda em escova** (BE) muito extensa na superfície apical das células. A **trama terminal** (TT), onde as microvilosidades estão ancoradas, aparece como uma linha densa entre a borda em escova e o citoplasma apical. São evidentes pontos distintos (*pontas de seta*), os quais, embora pareçam fazer parte da trama terminal, são na verdade barras terminais reveladas pela microscopia eletrônica como complexos juncionais entre células contíguas. Observe que as células são altas e delgadas, e seus **núcleos** (N), de forma mais ou menos oval, estão dispostos de maneira bastante uniforme no mesmo nível em cada célula. Os aspectos basais dessas células repousam sobre uma membrana basal (*setas*) separando o epitélio do **tecido conjuntivo** (TC). Os núcleos redondos observados dentro do epitélio na verdade pertencem a leucócitos migrando para o **lúmen** (L) do duodeno. Algumas **células caliciformes** (CC) também são evidentes.

LEGENDA					
BE	borda em escova	**CC**	células caliciformes	**TC**	tecido conjuntivo
C	cílios	**L**	lúmen	**TT**	trama terminal
cc	células ciliadas	**N**	núcleo		

Resumo da organização histológica

I. EPITÉLIOS

A. Tipos

1. Epitélio simples pavimentoso

Camada única de células planas uniformes.

2. Epitélio simples cúbico

Camada única de células cúbicas uniformes.

3. Epitélio simples colunar

Camada única de células colunares uniformes.

4. Epitélio pseudoestratificado colunar

Camada única de células de formas e alturas variadas. Pode ou não ser ciliado.

5. Epitélio estratificado pavimentoso

Várias camadas de células cujas camadas superficiais são achatadas. Tais epitélios podem ser não queratinizados, paraqueratinizados ou queratinizados.

6. Epitélio estratificado cúbico

Duas ou mais camadas de células cujas camadas superficiais são de forma cúbica.

7. Epitélio estratificado colunar

Duas ou mais camadas de células cujas camadas superficiais são colunares.

8. Epitélio de transição

Várias camadas celulares, caracterizadas por grandes células em forma de cúpula na superfície livre, que ajudam a manter a integridade do epitélio durante a distensão dos vários componentes do trato urinário.

B. Características gerais

1. Modificações da superfície livre

As células podem apresentar **microvilosidades** (formando uma borda em escova, ou borda estriada), que são projeções digitiformes curtas que aumentam a área de superfície da célula; **estereocílios** (microvilosidades longas e anastomosadas), que se encontram quase exclusivamente no epidídimo; e **cílios**, que são projeções longas e móveis da célula com uma subestrutura microtubular de 9 + 2 (**axonema**).

2. Modificações da superfície lateral

Para efeitos de adesão, as membranas celulares formam complexos juncionais envolvendo a membrana plasmática lateral de células contíguas. Essas junções são conhecidas como **desmossomos** (máculas aderentes), **zônulas de oclusão e zônulas de adesão**. Para fins de comunicação intercelular, as membranas celulares laterais formam **junções comunicantes (nexo, junções septadas)**.

3. Modificações da superfície basal

A membrana celular da face basal, que se encontra em contato com a membrana basal, forma **hemidesmossomos** para auxiliar a célula a aderir ao tecido conjuntivo subjacente.

4. Membrana basal

A **membrana basal**, quando observada por microscopia óptica, é composta por uma **lâmina basal**, de origem epitelial (que tem duas partes: **lâmina densa** e **lâmina lúcida**), e uma **lâmina reticular**, derivada de tecido conjuntivo e que pode estar ausente.

II. GLÂNDULAS

A. Glândulas exócrinas

As **glândulas exócrinas**, que liberam secreções em um sistema de ductos para serem transportadas para uma superfície epitelial, podem ser **unicelulares** (células caliciformes) ou **multicelulares**.

As **glândulas multicelulares** podem ser classificadas de acordo com o número de seus **ductos**. Se houver um único ducto, a glândula é **simples**; se houver mais de um ducto, a glândula é **composta**. Além disso, a forma tridimensional das unidades secretoras pode ser **tubular**, **acinosa (alveolar)** ou uma combinação das duas, ou seja, **tubuloacinosa (tubuloalveolar)**. Os critérios adicionais incluem (1) o tipo de produto de secreção originado (**seroso** [parótida, pâncreas], **mucoso** [glândulas palatinas] e **misto** [sublingual, submandibular], tendo ácinos serosos e mucosos, e **semiluas serosas**) e (2) o **modo de secreção** (**merócrina** [apenas o produto de secreção é liberado, como na glândula parótida], **apócrina** [o produto de secreção é acompanhado por parte do citoplasma apical, como talvez nas glândulas mamárias] e **holócrina** [toda a célula se torna o produto de secreção, como na glândula sebácea]). As grandes glândulas compostas são divididas por septos de tecido conjuntivo em lobos e lóbulos, e os ductos que as servem são interlobares, intralobares, interlobulares e intralobulares (estriados, intercalados).

As **células mioepiteliais** são células mioides derivadas do ectoderma que compartilham a lâmina basal do parênquima glandular. Essas células têm longos processos que circundam os ácinos secretores e, por contração ocasional, auxiliam na liberação do produto de secreção no sistema de ductos.

B. Glândulas endócrinas

As **glândulas endócrinas** são glândulas sem ductos que liberam sua secreção na corrente sanguínea. Essas glândulas são descritas no Capítulo 10.

Questões de revisão do capítulo

3.1 A biopsia esofágica de um paciente revela um epitélio de revestimento simples colunar bem organizado. Qual é esta condição?

A. Adenocarcinoma

B. Pênfigo bolhoso

C. Carcinoma

D. Metaplasia

3.2 Que tipo de epitélio deve ser esperado do revestimento esofágico normal?

A. Epitélio pseudoestratificado colunar ciliado

B. Epitélio estratificado pavimentoso não queratinizado

C. Epitélio estratificado cúbico

D. Epitélio de transição

3.3 Qual glândula usa secreção holócrina?

A. Glândula sebácea

B. Glândula sudorípara

C. Glândula mamária

D. Glândula parótida

3.4 Um paciente do sexo masculino, de 38 anos, sofre de infecção frequente do sistema respiratório superior. Qual especialização de células epiteliais deve ser inspecionada quanto ao funcionamento adequado?

A. Cílios

B. Estereocílios

C. Microvilosidades

D. Desmossomo

3.5 Se um corante de alto contraste no intestino penetrar facilmente no tecido conjuntivo subjacente, qual proteína deve ser suspeita de estar defeituosa?

A. Claudina

B. Caderina-E

C. Integrina

D. Desmoplaquina

E. Conexina

CAPÍTULO 4

TECIDO CONJUNTIVO

ESQUEMA DO CAPÍTULO

TABELAS

Tabela 4.1	Função e localização dos tipos de colágeno mais comuns
Tabela 4.2	Tipos de glicosaminoglicanos (GAGs)
Tabela 4.3	Fatores e funções dos mastócitos
Tabela 4.4	Adipocinas produzidas pelo tecido adiposo unilocular

PRANCHAS

Prancha 4.1	Fibroblastos e colágeno, microscopia eletrônica de transmissão
Figura 4.1.1	Fibroblasto. Babuíno. Microscopia eletrônica de transmissão. 11.070×
Prancha 4.2	Adipócito em desenvolvimento, microscopia eletrônica de transmissão
Figura 4.2.1	Adipócito em desenvolvimento. Rato. Microscopia eletrônica de transmissão. 3.060×
Prancha 4.3A	Tecidos conjuntivos
Figura 4.3.1	Tecido conjuntivo frouxo (areolar). Corte em parafina. 540×
Figura 4.3.2	Tecido conjuntivo mucoso. Cordão umbilical. Humano. Corte em parafina. 540×
Prancha 4.3B	Tecidos conjuntivos

Figura 4.3.3	Tecido conjuntivo reticular. Impregnação por prata. Humano. Corte em parafina. 132×
Figura 4.3.4	Tecido conjuntivo denso modelado, rico em colágeno. Tendão. Humano. Corte em parafina. 540×
Prancha 4.4	Tecidos conjuntivos e células
Figura 4.4.1	Tecido adiposo. Hipoderme. Macaco. Corte em resina plástica. 132×
Figura 4.4.2	Mastócitos, plasmócitos, macrófagos

PRANCHAS DE REVISÃO 4.1A E 4.1B

Figura de revisão 4.1.1	Tecido conjuntivo denso modelado rico em colágeno. Tendão em corte transversal. Corte em parafina. 270×
Figura de revisão 4.1.2	Tecido conjuntivo elástico. Corte longitudinal. Corte em parafina. 132×
Figura de revisão 4.1.3	Tecido conjuntivo denso modelado, corte transversal
Figura de revisão 4.1.4	Tecido conjuntivo elástico. Corte transversal. Corte em parafina. 132×

Os componentes estruturais principais do corpo são formados de tecido conjuntivo. Embora aparentemente diversificado estrutural e funcionalmente, esses tecidos têm algumas propriedades em comum; por isso, eles são considerados um único grupo. A maioria dos tecidos conjuntivos se origina do mesoderma, que forma o mesênquima multipotente do qual se desenvolvem ossos, cartilagens, tendões, ligamentos, cápsulas, células sanguíneas e hemocitopoéticas, e células linfoides. Funcionalmente, os tecidos conjuntivos têm as funções de sustentação, defesa, transporte, armazenamento e reparação, dentre outras. Morfologicamente, os tecidos conjuntivos são compostos basicamente de **matriz extracelular** (MEC) e de um número relativamente menor de **células**. Lembre-se de que, nos tecidos epiteliais, as células são os principais constituintes com pouca ou nenhuma quantidade de MEC.

Os tecidos conjuntivos são classificados principalmente com base em seus componentes inanimados da MEC, em vez de em seus elementos celulares. Embora a classificação exata dos diversos subtipos varie de autor para autor, as categorias descritas a seguir geralmente são as aceitas:

- Tecidos conjuntivos embrionários
  - Tecido conjuntivo mesenquimal
  - Tecido conjuntivo mucoso
- Tecidos conjuntivos adultos
  - Tecido conjuntivo propriamente dito
    - Tecido conjuntivo frouxo (areolar)
    - Tecido conjuntivo denso modelado
    - Tecido conjuntivo denso não modelado
- Tecidos conjuntivos especializados
  - Tecido conjuntivo reticular
  - Tecido conjuntivo elástico
  - Tecido conjuntivo adiposo
    - Unilocular
    - Multilocular
  - Tecido cartilaginoso
  - Tecido ósseo
  - Sangue.

Matriz extracelular

A MEC do tecido conjuntivo propriamente dito é composta por **fibras, substância fundamental amorfa e líquido extracelular (LEC; fluido intersticial ou tecidual)**.

Fibras

Três tipos de fibras são reconhecidos histologicamente: colágenas, reticulares e elásticas.

Fibras colágenas

As **fibras colágenas** são as mais abundantes e formam cerca de 20 a 25% do conteúdo proteico humano. Elas não são elásticas e geralmente se apresentam na forma de feixes com espessuras variadas. As subunidades básicas dessas fibras são as **moléculas de tropocolágeno**, cada qual composta de três cadeias α enroladas uma ao redor da outra (Figura 4.1). Curiosamente, cada terceiro aminoácido da cadeia α é **glicina**, e uma quantidade significativa de **prolina**, **hidroxiprolina**, **lisina** e **hidroxilisina** constitui grande parte da subunidade tropocolágeno. Como a glicina é um aminoácido muito pequeno, as três cadeias α podem formar uma hélice compacta à medida que se enrolam. As ligações de hidrogênio de resíduos de hidroxiprolina de cadeias α individuais mantêm as três cadeias juntas para manter a estabilidade da molécula de tropocolágeno; os resíduos de hidroxilisina mantêm as moléculas de tropocolágeno associadas entre si para formar fibrilas de colágeno.

Atualmente, são conhecidos pelo menos 35 tipos diferentes de proteínas de colágeno, cada uma designada por um algarismo romano, dependendo da composição de aminoácidos de suas cadeias α. As proteínas de colágeno mais comuns são do tipo I (derme, osso, cápsulas de órgãos, fibrocartilagem, dentina e cemento), do tipo II (cartilagens hialinas e elásticas), do tipo III (fibras reticulares), do tipo IV (lâmina densa da lâmina basal), do tipo V (placenta) e do tipo VII (fibrilas de ancoragem da lâmina basal). Esses cerca de 35 tipos de proteínas de colágeno são agrupados em quatro classes diferentes: **colágenos formadores de fibrilas**, **formadores de rede**, **associados às fibrilas** e **transmembranares** (proteínas semelhantes ao colágeno) (Tabela 4.1). Todas as fibras de colágeno compostas por colágenos formadores de fibrilas exibem uma **periodicidade de 67 nm** como resultado do arranjo específico das moléculas de tropocolágeno (Figura 4.1). Os tipos de colágeno não formadores de fibrilas, como o colágeno tipo IV presente nas lâminas basais, não apresentam essas bandas características.

Síntese dos colágenos formadores de fibrilas

A **síntese dos colágenos formadores de fibrilas** ocorre no retículo endoplasmático rugoso (RER), onde os polissomos contêm RNAm diferentes que codificam as três **cadeias α** (**pré-procolágenos**). Dentro das cisternas do RER, resíduos específicos de prolina e lisina são **hidroxilados** e resíduos de hidroxilisina são **glicosilados**. Cada cadeia α contém **propeptídios (telopeptídios ou peptídios de registro)** localizados nas duas extremidades amino e carboxila. Esses propeptídios são responsáveis pelo **alinhamento** preciso das cadeias α, o que resulta na formação da **tripla hélice de procolágeno**.

Vesículas transportadoras revestidas por coatômero transportam as moléculas de procolágeno ao **complexo de Golgi** para modificação, principalmente a adição de cadeias laterais de carboidratos. Após a transferência à **rede *trans*-Golgi**, a molécula do **procolágeno** é exocitada (em vesículas não recobertas por clatrina) e os propeptídios são clivados pela enzima **procolágeno peptidase**, resultando então na formação do tropocolágeno.

As moléculas de **tropocolágeno** se automontam na MEC e formam fibrilas com suas bandas típicas de 67 nm (ver Figura 4.1). O colágeno tipo IV é composto por subunidades de procolágeno, e não de tropocolágeno, daí a ausência de periodicidade e a formação de fibrilas nesse tipo de colágeno.

Fibras reticulares

As **fibras reticulares** são fibras finas, curtas, ramificadas e compostas de colágeno tipo III que apresentam maior teor de glicosilação do que os demais tipos de colágeno. Como resultado, quando corada com prata, a prata se deposita preferencialmente sobre essas fibras, dando-lhes então uma coloração de marrom a preta ao microscópio óptico. As fibras reticulares formam redes delicadas ao

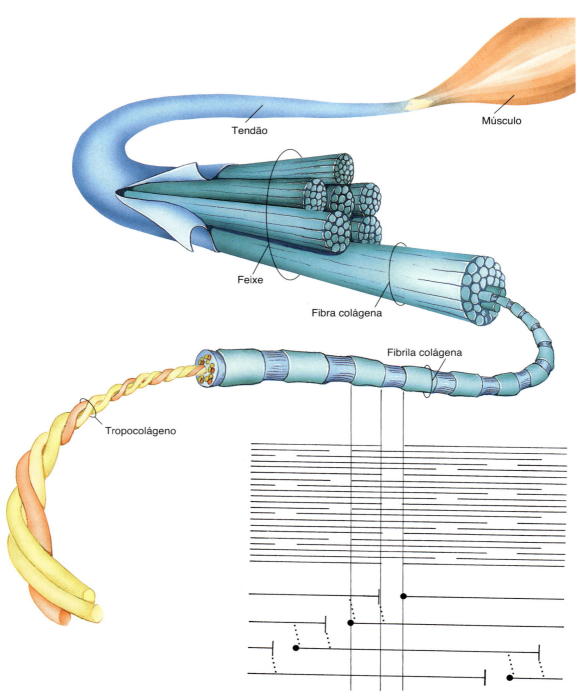

FIGURA 4.1 Organização estrutural das fibras colágenas típicas. Cada feixe de fibras colágenas é composto de fibrilas menores, que, por sua vez, são conjuntos de **moléculas de tropocolágeno**. As moléculas de tropocolágeno se agregam de maneira autônoma no meio extracelular de tal forma que há uma lacuna entre a cauda de uma e a cabeça da molécula seguinte de uma mesma fileira. Para formar as fibrilas, as porções distais de tropocolágeno de uma fileira se sobrepõem às porções proximais de tropocolágeno das fileiras adjacentes. Além disso, as **lacunas** e as **sobreposições** se dispõem de modo que estejam alinhadas em relação às lacunas e sobreposições das fileiras vizinhas (mas não imediatamente adjacentes) de moléculas de tropocolágeno. Ao se fazer o contraste com um metal pesado como o ósmio, o corante se precipita preferencialmente nos espaços, o que resulta em uma repetição de bandas **claras** e **escuras** das fibrilas colágenas.

redor das células musculares lisas, de certas células epiteliais, de adipócitos, de fibras nervosas e de vasos sanguíneos. Elas também constituem o arcabouço estrutural de certos órgãos, como o fígado e o baço.

Fibras elásticas

As **fibras elásticas**, como seu nome sugere, são altamente elásticas e podem ser esticadas sem rompimento até cerca de 150% de seu comprimento em repouso. Elas são constituídas por uma proteína amorfa, a **elastina**, envolvida por um componente **microfibrilar** constituído de **fibrilina-5**, **fibrilina-1** e **colágeno tipo VIII** inelástico. As moléculas de fibrilina-1 formam um arranjo cilíndrico e oco, e as moléculas precursoras solúveis de elastina, conhecidas como tropoelastinas, preenchem o cerne oco dos cilindros de fibrilina-1. À medida que as tropoelastinas entram em contato com a fibrilina-1, elas são convertidas em elastina. De alguma forma desconhecida, a fibulina-5 facilita a formação de fibras elásticas. A elasticidade da elastina se deve ao seu conteúdo de lisina, em que quatro moléculas de lisina, cada uma pertencente a uma cadeia de elastina diferente, formam **ligações cruzadas de desmosina** covalentes entre si. Esses elos são altamente deformáveis e podem se esticar quando forças de tração são aplicadas a eles, mas a capacidade de esticar é limitada pelas fibras de colágeno inelásticas do tipo VIII, que agem para proteger as fibras elásticas de serem excessivamente estiradas e quebradas. Uma vez que a força de tração cessa, as fibras elásticas retornam ao seu comprimento de repouso. As fibras elásticas não apresentam periodicidade e são encontradas em regiões do corpo que requerem considerável flexibilidade e elasticidade, como as artérias de grande calibre.

Substância fundamental

A **substância fundamental amorfa** constitui a matriz gelatinosa na qual as fibras e as células estão inseridas e onde ocorre a difusão do LEC. A substância fundamental é composta por **glicosaminoglicanos** (GAGs), **proteoglicanos e glicoproteínas**.

Glicosaminoglicanos

Os **GAGs** são polímeros lineares de dissacarídeos repetidos, um dos quais é sempre uma **hexosamina**, enquanto o outro é um **ácido hexurônico** (Tabela 4.2). Os principais constituintes dos GAGs são o **ácido hialurônico**, a **condroitina-4-sulfato**, a **condroitina-6-sulfato**, o **dermatan sulfato**, o **queratan sulfato I e II**, a **heparina** e o **heparan sulfato**. Todos os GAGs, exceto o **ácido hialurônico**, são sulfatados e, portanto, apresentam uma **carga** predominantemente **negativa**.

Tabela 4.1	Função e localização dos tipos de colágeno mais comuns.	
Tipo	**Função**	**Localização**
Formadores de fibrilas		
I	Resistência à tensão	Tendões e ligamentos; derme; cápsulas dos órgãos; osso; cemento dentário; dentina
II	Resistência à tensão	Cartilagens hialina e elástica
III	Construção de arcabouços estruturais	Fígado; baço; linfonodos; músculos lisos; tecido adiposo
V	Associação com o colágeno do tipo I	Ver tipo I; também na placenta
VIII	Possível formação de uma camada para migração das células endoteliais e das células musculares lisas; limita a capacidade de estiramento da elastina	Membrana basal do endotélio; endotélio da córnea
XI	Papel na formação dos colágenos dos tipos I e II ao seu redor	Ver colágenos dos tipos I e II
Formadores de rede		
IV	Oferecimento de suporte e atuação como filtro	Lâmina densa da lâmina basal
VII	Facilitação da fixação da lâmina densa à lâmina reticular da membrana basal	Fibras de ancoragem das membranas basais
Associados às fibrilas		
IX	Associação com o colágeno do tipo II	Ver colágeno do tipo II
XII	Associação com o colágeno do tipo I	Ver colágeno do tipo I
Colágenos transmembranares		
XVII	Desconhecida	Hemidesmossomo (nome antigo: antígeno do penfigoide bolhoso)
XVIII	A clivagem enzimática transforma este colágeno em inibidor da angiogênese e em endostatina	Lâmina reticular da membrana basal

CONSIDERAÇÕES CLÍNICAS 4.1

Formação de queloide

O corpo responde a ferimentos, inclusive a incisões cirúrgicas, formando cicatrizes que reparam a lesão inicialmente com o mais delicado colágeno do tipo III, o qual é posteriormente substituído pelo muito mais resistente colágeno do tipo I. Alguns indivíduos, especialmente os afrodescendentes, produzem uma quantidade excessiva de colágeno durante o processo cicatricial desenvolvendo cicatrizes protuberantes denominadas queloides. As fibras colágenas nos queloides são muito maiores, mais eosinofílicas que o colágeno fibrilar normal – chamado de aspecto "vítreo". Além disso, os queloides são hipocelulares, embora muitas vezes eles apresentem grupos de fibroblastos distribuídos entre grandes feixes de fibras colágenas "vítreas".

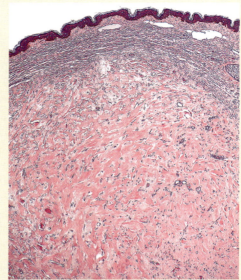

Formação de um queloide em local de lesão evidenciada pela camada excessivamente espessa da derme, cujas grandes fibras eosinofílicas de colágeno tipo I são muito evidentes. (Reimpressa com autorização de Mills SE et al., eds. *Sternberg's Diagnostic Surgical Pathology*, 6th ed. Philadelphia: Wolters Kluwer, 2015. p. 30, Figure 1-54.)

CONSIDERAÇÕES CLÍNICAS 4.2

Escorbuto

O escorbuto é uma doença com características, como, por exemplo, sangramento nas gengivas e dentes soltos, entre outras, sendo o resultado da deficiência da vitamina C. Essa vitamina é necessária para a hidroxilação da prolina para a formação adequada do tropocolágeno, originando fibrilas necessárias para manter os dentes em seus alvéolos ósseos.

Proteoglicanos

Os **proteoglicanos** são compostos por um eixo proteico ao qual os GAGs estão ligados covalentemente. A maioria dos GAGs está ligada a eixos de proteínas por meio de **pontes de tetrassacarídeos** que são adicionadas às cadeias laterais de serina dos eixos proteicos à medida que são modificados no complexo de Golgi. Os proteoglicanos podem ser relativamente pequenos, como a **decorina** (50 kDa), ou bastante grandes, como a **agrecana** (30.000 kDa). Muitas dessas moléculas de proteoglicanos também podem se ligar ao ácido hialurônico por meio de **proteínas de ligação**, formando então moléculas massivas, como o **agregado de agrecanas**, o que faz surgir enormes **domínios** eletroquímicos que atraem cátions osmoticamente ativos (p. ex., Na^+). Esses enormes proteoglicanos cobertos de cátions atraem moléculas de H_2O para formar moléculas hidratadas que fornecem uma consistência gelatinosa ao tecido conjuntivo propriamente dito, resistindo, assim, à compressão e retardando o fluxo de LEC. Essa vazão reduzida permite mais tempo para a troca de substâncias pelas células e impede a disseminação de microrganismos invasores. Os GAGs sulfatados incluem o sulfato de condroitina, o dermatan sulfato, o heparan sulfato, a heparina e o queratan sulfato.

Glicoproteínas

As **glicoproteínas** são grandes moléculas polipeptídicas com cadeias laterais de carboidratos. As mais bem caracterizadas são a **laminina**, a **fibronectina**, a condronectina, a osteonectina, a entactina e a tenascina. A laminina e a entactina são derivadas das células epiteliais, e a tenascina é produzida pelas células gliais embrionárias, enquanto o restante é produzido pelas células do tecido conjuntivo. Muitas células têm **integrinas**, proteínas transmembranares, com sítios receptores para uma ou mais dessas glicoproteínas. Além disso, as glicoproteínas também se ligam ao colágeno, facilitando então a adesão celular ou a migração ao longo da MEC.

A membrana basal, que está interposta aos tecidos epitelial e conjuntivo, é descrita no Capítulo 3.

CONSIDERAÇÕES CLÍNICAS 4.3

Síndrome de Marfan

Os pacientes com a síndrome de Marfan, uma anomalia genética no cromossomo 15, o qual codifica a fibrilina, apresentam fibras elásticas pouco desenvolvidas e têm predisposição a rompimento da aorta. Histologicamente, a aorta de grande parte dos indivíduos com essa síndrome apresenta degeneração cística da camada média, uma condição na qual as lâminas elásticas fenestradas, assim como a musculatura lisa da túnica média, estão reduzidas ou parcialmente ausentes (Figura A). Nos indivíduos com um quadro menos grave de degeneração cística da camada média, as lâminas elásticas fenestradas estão bem menos organizadas, há menor quantidade de células musculares lisas e o tecido conjuntivo é mais rico em substância fundamental do que em aortas normais (Figura B).

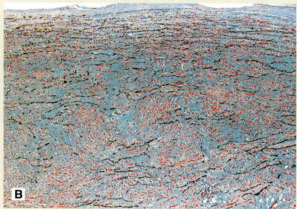
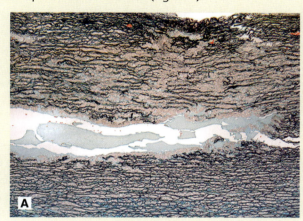

A. A degeneração cística da camada média, evidente na túnica média da aorta de um paciente com síndrome de Marfan, mostra que as lâminas elásticas fenestradas e as células musculares lisas foram substituídas por substância fundamental amorfa. B. Um caso menos grave de degeneração cística da camada média é observado nesse paciente. A túnica média apresenta lâminas elásticas fenestradas e fibras de músculo liso desorganizadas, bem como uma quantidade aumentada de substância fundamental amorfa. (Reimpressa com autorização de Mills SE et al., eds. *Sternberg's Diagnostic Surgical Pathology*, 6th ed. Philadelphia: Wolters Kluwer, 2015. p. 1353, Figure 30-1A,B.)

Tabela 4.2 Tipos de glicosaminoglicanos (GAGs).

GAG	Sulfatado	Dissacarídeos repetidos	Ligados ao eixo proteico	Localização
Ácido hialurônico	Não	Ácido D-glicurônico-β-1,3-N-acetil-D-glicosamina	Não	A maioria dos tecidos conjuntivos, líquido sinovial, cartilagem, derme, humor vítreo, cordão umbilical
Queratan sulfatos I e II	Sim	Galactose-β-1,4-N-acetil-D-glicosamina-6-SO$_4$	Sim	Córnea (queratan sulfato I), cartilagem (queratan sulfato II)
Heparan sulfato	Sim	Ácido D-glicurônico-β-1,3-N-acetilgalactosamina ou Ácido L-idurônico-2-SO$_4$-β-1,3-N-acetil-D-galactosamina	Sim	Vasos sanguíneos, pulmão, lâmina basal
Heparina (90%)	Sim	Ácido L-idurônico-β-1,4-sulfo-D-glicosamina-6-SO$_4$	Não	Grânulos de mastócitos, fígado, pulmão, pele
Heparina (10%)		Ácido D-glicurônico-β-1,4-N-acetilglicosamina-6-SO$_4$		
Condroitina-4-sulfato	Sim	Ácido D-glicurônico-1,3-N-acetilgalactosamina-4-SO$_4$	Sim	Cartilagem, osso, córnea, vasos sanguíneos
Condroitina-6-sulfato	Sim	Ácido D-glicurônico-β-1,3-N-acetilgalactosamina-6-SO$_4$	Sim	Cartilagem, geleia de Wharton, vasos sanguíneos
Dermatan sulfato	Sim	Ácido L-idurônico-β-1,3-N-acetilgalactosamina-4-SO$_4$	Sim	Valvas cardíacas, pele, vasos sanguíneos

CONSIDERAÇÕES CLÍNICAS 4.4

Edema

O acúmulo de excesso de líquido na MEC do tecido conjuntivo é chamado de edema. Duas forças principais atuam para manter o volume e o conteúdo do líquido da MEC em um estado constante, a homeostase. Essas forças são pressões hidrostáticas e osmóticas. A pressão hidrostática, a força gerada pela contração do coração, move o líquido da extremidade arterial do capilar para a MEC do tecido conjuntivo. Quando isso acontece, a pressão hidrostática no capilar diminui, mas a pressão osmótica aumenta à medida que o capilar se aproxima da extremidade venosa devido aos solutos no sangue se tornarem mais concentrados. Os solutos concentrados no capilar usam pressão osmótica para atrair o líquido da MEC do tecido conjuntivo de volta ao capilar. Qualquer excesso de líquido na MEC é drenado através dos canais linfáticos. Um desequilíbrio nessa delicada homeostase do líquido da MEC, como pressão hidrostática e pressão osmótica enfraquecidas (como na insuficiência cardíaca congestiva), bloqueio venoso (como na trombose venosa profunda) ou bloqueio linfático (dissecção linfática durante a cirurgia), pode resultar em edema generalizado ou localizado.

Líquido extracelular

O **LEC** (fluido intersticial ou tecidual) é o componente líquido do sangue, semelhante ao plasma, que percola toda a substância fundamental, transportando nutrientes, oxigênio e outros compostos transportados pelo sangue para as células, como também dióxido de carbono e produtos residuais eliminados pelas células. O LEC deixa os capilares na extremidade arterial e retorna aos capilares na extremidade venosa; o excesso de líquido deixado na MEC do tecido conjuntivo é drenado pelos capilares linfáticos.

Células

Uma variedade de células está presente no tecido conjuntivo propriamente dito, e sua morfologia e quantidade podem fornecer informações valiosas sobre a função do tecido e até mesmo sobre o tipo de lesão, reparo ou processo de doença que possa estar ocorrendo (Figura 4.2). A maioria dessas células é derivada de células mesenquimais embrionárias.

- Os **fibroblastos**, o tipo celular predominante, são responsáveis pela **síntese** das fibras colágenas, elásticas e reticulares, bem como por grande parte da substância fundamental (senão toda ela)
  - A morfologia dessas células resulta em função das suas atividades de síntese; portanto, as células em repouso (ou fibroblastos inativos) são com frequência chamadas de fibrócitos, um termo que está desaparecendo rapidamente da literatura
- Os **mastócitos** são de dois tipos: os que se localizam no tecido conjuntivo propriamente dito das proximidades dos vasos sanguíneos (conhecidos como **mastócitos do tecido conjuntivo**) e os que residem na mucosa do sistema digestório (conhecidos como **mastócitos da mucosa**)
  - Esses dois tipos armazenam muitos grânulos metacromáticos que contêm mediadores químicos (**mediadores primários, mediadores pré-formados**), os quais induzem respostas inflamatórias

- Os mastócitos produzem outros mediadores químicos que, em vez de ficarem armazenados nos grânulos de secreção, são liberados tão logo sejam formados (**mediadores secundários, mediadores recém-sintetizados**). Ambos os tipos de agentes químicos e suas funções estão listados na Tabela 4.3
- A principal diferença entre os mastócitos da mucosa e os do tecido conjuntivo é que os primeiros têm **sulfato de condroitina** e os últimos **heparina** como um dos mediadores químicos em seus grânulos
- Todos os mastócitos têm receptores em suas membranas celulares para a **imunoglobulina E (IgE)**. Quando os antígenos entram no corpo, os plasmócitos fabricam anticorpos contra o antígeno, entre eles a IgE, que se ligam aos **receptores de IgE** localizados na superfície do mastócito. Em uma posterior exposição ao mesmo antígeno, ele se liga à IgE da superfície do mastócito e, quando esses anticorpos formam ligações cruzadas entre si, eles desencadeiam não apenas a liberação dos mediadores primários, como também a dos mediadores secundários, desse modo deflagrando uma **resposta inflamatória**. Infelizmente, nos indivíduos sensibilizados, essas células podem liberar seus grânulos em todo o corpo, em vez de apenas ser uma resposta local, o que resulta em **reações anafiláticas** ou mesmo **choque anafilático** potencialmente fatal.
- Os **pericitos** também estão associados aos vasos sanguíneos de pequeno calibre, mas tal ligação é muito mais próxima que a dos mastócitos, uma vez que compartilham a lâmina basal das células endoteliais
  - Acredita-se que os pericitos sejam **células contráteis** que ajudam na regulação do fluxo sanguíneo nos capilares
  - Além disso, os pericitos também podem ser **células pluripotentes** que assumem o papel das células mesenquimais no tecido conjuntivo do adulto. Hoje em dia, acredita-se que as células mesenquimais provavelmente não existam em adultos (exceto em algumas regiões especializadas, como nas polpas dos dentes)

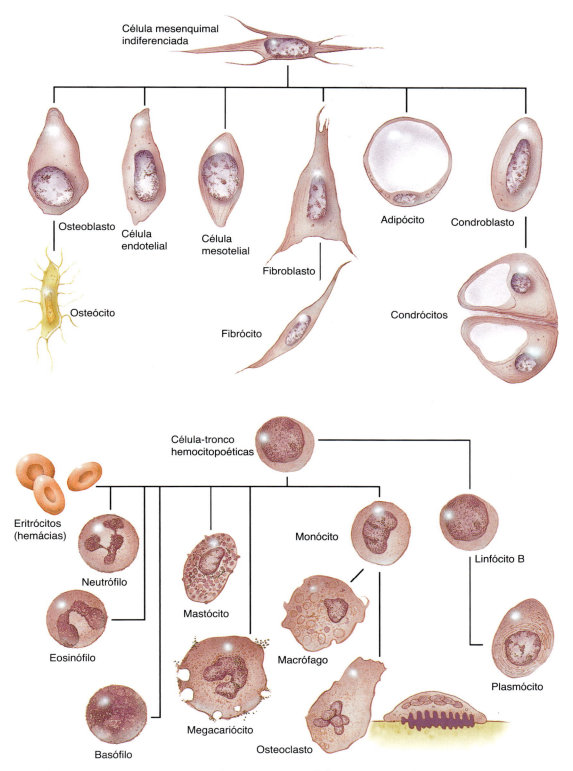

FIGURA 4.2 Células do tecido conjuntivo. Observe que as células representadas não estão em proporção relativa aos seus diâmetros reais.

- As **células adiposas (adipócitos)** podem formar pequenos grupos ou agregados no tecido conjuntivo frouxo. Elas **armazenam lipídios** e formam o tecido adiposo, que protege, isola e amortece os impactos sobre os órgãos do corpo

- Os **leucócitos** (glóbulos brancos) deixam a corrente sanguínea e penetram nos espaços do tecido conjuntivo. Alguns se diferenciam e executam funções especializadas, enquanto outros permanecem indiferenciados para desempenhar a função pretendida dentro de

Tabela 4.3 Fatores e funções dos mastócitos.

Substância	Origem intracelular	Ações
Mediadores primários		
Histamina	Grânulos	Vasodilatadora; aumenta a permeabilidade vascular; provoca contração da musculatura lisa bronquial; aumenta a produção de muco
Heparina	Grânulos	Anticoagulante; inativa a histamina
Fator quimiotático de eosinófilos	Grânulos	Atração de eosinófilos ao local da inflamação
Fator quimiotático de neutrófilos	Grânulos	Atração de neutrófilos ao local da inflamação
Arilsulfatase	Grânulos	Inativa o leucotrieno C4, limitando a resposta inflamatória
Sulfato de condroitina	Grânulos	Liga-se à histamina e promove sua inativação
Proteases neutras	Grânulos	Clivagem proteica para ativar o sistema complemento; aumenta a resposta inflamatória
Mediadores secundários		
Prostaglandina D2	Lipídios de membrana	Promove a contração da musculatura lisa bronquial; aumenta a secreção de muco; vasoconstrição
Leucotrienos C4, D4 e E4	Lipídios de membrana	Vasodilatadores; aumenta a permeabilidade vascular; contração da musculatura lisa bronquial
Bradicininas	Lipídios de membrana	Promovem a permeabilidade vascular; responsáveis pela sensação da dor
Tromboxano A2	Lipídios de membrana	Promove agregação plaquetária; vasoconstrição
Fator de ativação de plaquetas	Ativado pela fosfolipase A2	Atração de neutrófilos e eosinófilos; promove a permeabilidade vascular; contração da musculatura lisa bronquial

CONSIDERAÇÕES CLÍNICAS 4.5

Anafilaxia

A liberação de histamina e de leucotrienos dos mastócitos durante uma resposta inflamatória induz o aumento da permeabilidade capilar, resultando então em um acúmulo excessivo de líquido extracelular e, portanto, inchaço tecidual (edema). Quando essa reação é aguda, grave e generalizada em grande parte do corpo, pode resultar em anafilaxia, uma emergência médica que advém da reação de vários órgãos, incluindo um edema do sistema respiratório que pode fechar as vias respiratórias.

seu curto período de vida. A histologia e as funções dos leucócitos são discutidas mais detalhadamente nos Capítulos 6 e 10

- Os **macrófagos** são derivados de um tipo de leucócito circulante chamado monócito. Uma vez que o monócito deixa os vasos sanguíneos e migra para o tecido conjuntivo, diferencia-se em macrófago, célula que age ingerindo (**fagocitando**) partículas estranhas ou quaisquer restos celulares de apoptose ou necrose. Essas células também intensificam as atividades imunológicas dos linfócitos funcionando como células apresentadoras de antígenos (APCs, do inglês *antigen presenting cells*). Em certos órgãos, alguns macrófagos se diferenciam em células especializadas:
  - **Células de Langerhans:** APCs que residem na epiderme da pele
  - **Células de Kupffer:** macrófagos hepáticos residentes

  - **Osteoclastos:** especializados em desmontar e liberar componentes minerais e degradar a matriz orgânica no tecido ósseo
  - **Células de poeira:** macrófagos residentes nos pulmões
  - **Micróglias:** macrófagos residentes no cérebro e na medula espinal
- Os **plasmócitos** são o principal tipo celular presente durante a **inflamação crônica**. Essas células são derivadas de uma subpopulação de linfócitos (linfócitos B) que extravasam para o tecido conjuntivo e então se diferenciam em plasmócitos. Os plasmócitos são responsáveis pela síntese e liberação de anticorpos humorais
- Os **neutrófilos** são o principal tipo celular presente durante a **inflamação aguda**. Essas células respondem rapidamente a antígenos estranhos ou a lesões e compreendem o principal constituinte do pus

- Os **eosinófilos** são mais especializados em responder a entidades parasitárias e, às vezes, estão envolvidos em eventos autoimunes. Eles também fagocitam complexos antígeno-anticorpo
- Os **basófilos**, o tipo menos abundante de leucócitos, raramente são observados nos tecidos conjuntivos, mas parecem ter uma função semelhante aos mastócitos.

Tipos de tecido conjuntivo

Os tipos de tecido conjuntivo incluem **mesenquimal, mucoso, frouxo (areolar), denso não modelado, denso modelado, reticular, elástico e adiposo.**

Tecidos conjuntivos mesenquimal e mucoso

Os tecidos conjuntivos mesenquimal e mucoso estão limitados ao embrião. O **tecido conjuntivo mesenquimal** é formado por células mesenquimais e fibras reticulares finas entremeadas em matriz semifluida de substância fundamental (Figura 4.3A). O **tecido conjuntivo mucoso** tem consistência mais viscosa, contém feixes de colágeno e numerosos fibroblastos, sendo encontrado abaixo da pele fetal e no cordão umbilical (onde é conhecido como geleia de Wharton) envolvendo os vasos umbilicais (Figura 4.3B).

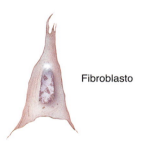
Fibroblasto

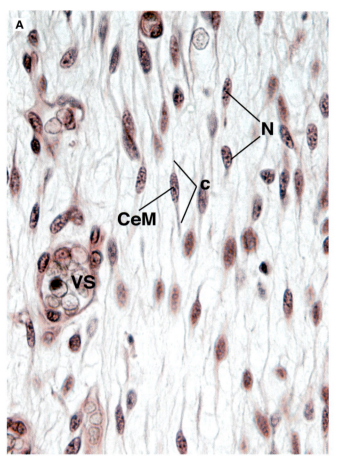

FIGURA 4.3A Tecido conjuntivo mesenquimal. Feto de porco. Corte em parafina. 540×.

O tecido conjuntivo mesenquimal do feto é muito imaturo e contém células em grande quantidade. As **células mesenquimais** (CeM) têm um formato que vai desde estrelado até fusiforme, cujos **citoplasmas** (c) podem ser distinguidos da matriz extracelular circundante. Os **núcleos** (N) são pálidos e localizados no centro das células. A substância fundamental da matriz tem consistência semifluida e apresenta delgadas fibras reticulares. A vascularização deste tecido é evidenciada pela presença de **vasos sanguíneos** (VS).

Tecido conjuntivo frouxo (areolar)

O **tecido conjuntivo frouxo (areolar)** é amplamente distribuído porque constitui grande parte da tela subcutânea (fáscia superficial) e reveste os feixes neurovasculares. Além disso, a maioria dos epitélios do corpo repousa sobre o tecido conjuntivo frouxo separado pela membrana basal. Todos os três tipos de fibra, substância fundamental abundante e uma variedade de células descritas anteriormente compõem esse tecido mole (Figura 4.4).

Tecido conjuntivo denso não modelado

O **tecido conjuntivo denso não modelado** consiste em feixes grosseiros, dispostos quase ao acaso, de fibras colágenas do tipo I entrelaçadas com poucas fibras elásticas e reticulares. Os principais constituintes celulares são fibroblastos, macrófagos e, ocasionalmente, mastócitos. A derme da pele e as cápsulas de alguns órgãos são compostas por tecido conjuntivo denso não modelado rico em colágeno (Figura 4.5).

Tecido conjuntivo denso modelado

O **tecido conjuntivo denso modelado** pode ser composto de arranjos espessos e paralelos de fibras de colágeno tipo I, como nos tendões e ligamentos, ou de feixes paralelos de fibras elásticas, como no ligamento da nuca, ligamento amarelo e ligamento suspensor do pênis. Os constituintes celulares tanto do tecido conjuntivo denso modelado rico em colágeno quanto do tecido conjuntivo denso elástico modelado são quase estritamente limitados aos fibroblastos (Figura 4.6).

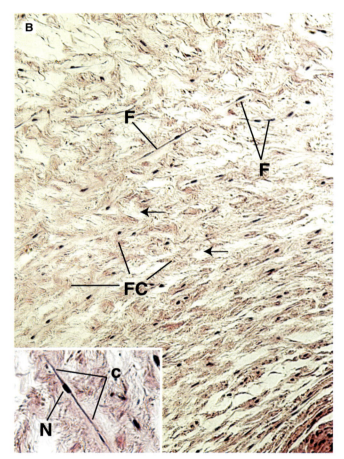

FIGURA 4.3B Tecido conjuntivo mucoso. Cordão umbilical. Humano. Corte em parafina. 132×.

Este exemplo de tecido conjuntivo mucoso (geleia de Wharton) foi obtido do cordão umbilical de um feto. Observe as diferenças óbvias entre os dois tecidos embrionários. A matriz do tecido conjuntivo mesenquimal (ver Figura 4.3A) não possui fibras colágenas; por outro lado, este tecido conjuntivo apresenta uma rede frouxa de **fibras colágenas** (FC) dispostas aleatoriamente. As células não são mais mesenquimais, mas são **fibroblastos** (F); embora, do ponto de vista morfológico, ambos os tipos celulares possam ser semelhantes. Os espaços aparentemente vazios (*setas*) são áreas em que a substância fundamental foi extraída durante o processamento da amostra.

Detalhe. Fibroblasto. Cordão umbilical. Humano. Corte em parafina. 270×. Observe o **núcleo** (N) central e o formato fusiforme do **citoplasma** (c) do fibroblasto.

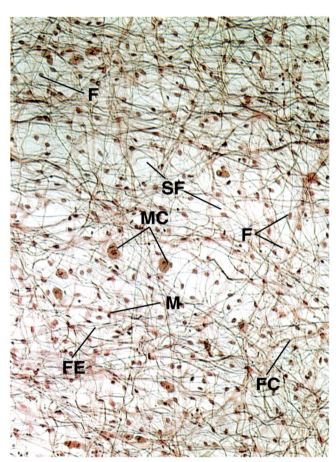

FIGURA 4.4 Tecido conjuntivo frouxo (areolar). Corte em parafina. 132×.

Esta fotomicrografia apresenta um preparado total de mesentério observado em toda a sua espessura. Dois grandes **mastócitos** (MC) são facilmente identificados, visto que eles são as maiores células no campo e seu citoplasma é dotado de grânulos. Ainda é possível reconhecer outros dois tipos celulares graças à morfologia dos seus núcleos, apesar de seus citoplasmas não estarem visíveis. Os **fibroblastos** (F) têm núcleos ovais que são mais claros e maiores que os núcleos dos **macrófagos** (M). A **substância fundamental** (SF) viscosa através da qual o fluido tecidual transita não é visível, visto que foi extraída durante o processamento da amostra. No entanto, dois tipos de fibras podem ser reconhecidos: as **fibras colágenas** (FC) mais espessas, sinuosas, semelhantes a fitas e entrelaçadas; e as **fibras elásticas** (FE) delgadas, retilíneas e ramificadas.

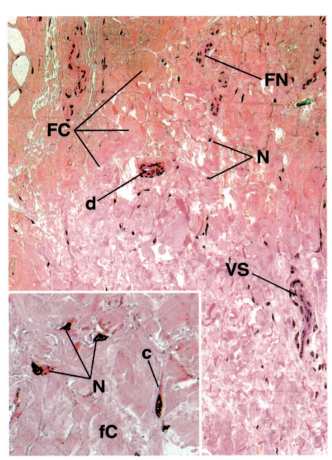

FIGURA 4.5 Tecido conjuntivo denso não modelado. Pele da região palmar. Macaco. Corte em resina plástica. 132×.

A derme oferece um bom exemplo do tecido conjuntivo denso não modelado rico em fibras colágenas. Os feixes grossos e entrelaçados de **fibras colágenas** (FC) estão distribuídos aleatoriamente. Embora disponha de numerosos **vasos sanguíneos** (VS) e **fibras nervosas** (FN), não se trata de um tecido muito vascularizado. O tecido conjuntivo denso não modelado tem poucas células, sendo a maioria fibroblastos e macrófagos cujos **núcleos** (N) aparecem como pontos escuros dispersos por todo o campo. Nesta ampliação, não é possível identificar de maneira precisa os tipos celulares. A estrutura epitelial na parte central superior da imagem é o **ducto** (d) de uma glândula sudorípara.

Em uma magnificação maior (*Detalhe*, 540×), é possível observar os feixes espessos compostos por aglomerados de **fibrilas colágenas** (fC) que estão entrelaçadas. As três células, cujos **núcleos** (N) estão bem evidentes não podem ser identificadas com precisão mesmo que seja possível visualizar o citoplasma (c) das duas células existentes no lado esquerdo. É provável que sejam macrófagos, mas sem o emprego de técnicas de coloração específicas, a possibilidade de que sejam fibroblastos não pode ser descartada.

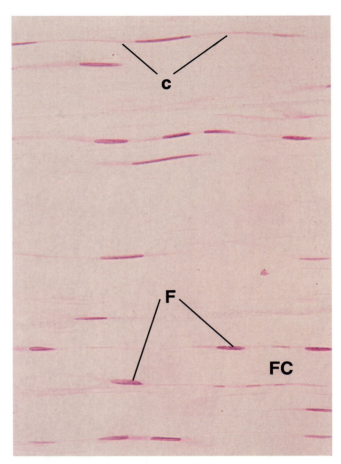

FIGURA 4.6 Tecido conjuntivo denso modelado. Tendão em corte longitudinal. Macaco. Corte em resina plástica. 270×.

Os tendões e os ligamentos são os exemplos mais característicos do tecido conjuntivo denso modelado rico em fibras colágenas, que é composto por feixes paralelos de **fibras colágenas** (FC) regularmente orientados e nos quais as fibras individuais estão demarcadas por fileiras paralelas de **fibroblastos** (F). Os núcleos dessas células estão evidenciados por meio de linhas finas e escuras, cujo **citoplasma** (c) é pouco perceptível. Quando corados com hematoxilina e eosina, os feixes de fibras colágenas adquirem um tom rosado claro com fileiras paralelas de núcleos azul-escuros de fibroblastos entremeados entre os feixes.

Tecido conjuntivo reticular

O **tecido conjuntivo reticular** é composto principalmente por fibras reticulares (colágeno tipo III) que formam uma rede que constitui o arcabouço estrutural da medula óssea e de muitas estruturas linfoides, bem como um arcabouço que envolve certas células (Figura 4.7).

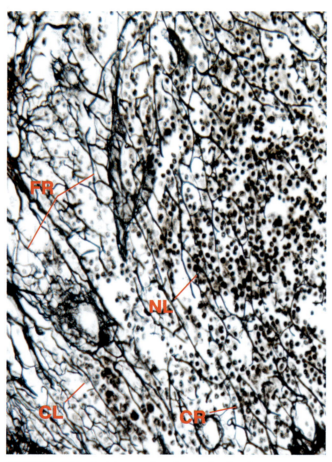

FIGURA 4.7 Tecido conjuntivo reticular. Impregnação por prata. Corte em parafina. 270×.

Utilizada no processamento deste corte histológico, a prata se depositou no carboidrato que reveste as **fibras reticulares** (FR). Observe que as fibras são estruturas delgadas, longas e ramificadas. Nesta fotomicrografia de um linfonodo, várias fibras reticulares no canto inferior direito estão orientadas de maneira circular. Elas formam o arcabouço estrutural de um **nódulo linfático** (NL) cortical. É provável que as pequenas células esféricas sejam **células linfoides** (CL), enquanto as células maiores, intimamente associadas às fibras reticulares, são provavelmente **células reticulares** (CR), embora, neste tipo de preparado, não seja possível firmar um diagnóstico preciso em relação a essas células. Deve-se ressaltar que uma das características do tecido conjuntivo reticular é a sua associação ao tecido linfoide.

Tecido conjuntivo elástico

O **tecido conjuntivo elástico** é composto por abundantes fibras elásticas misturadas com algumas fibras colágenas. Esse tecido é encontrado em órgãos como a aorta e outras grandes artérias que requerem estiramento e retração para acomodar grande volume e mudança de pressão (Figura 4.8).

Tecido adiposo

O **tecido adiposo** é composto de células adiposas, fibras reticulares e um rico suprimento vascular. Existem dois tipos de tecido adiposo: branco (unilocular) e marrom (multilocular).

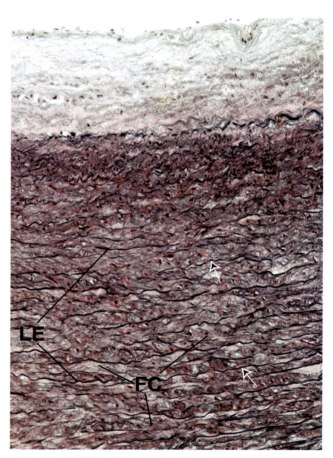

FIGURA 4.8 Tecido conjuntivo elástico. Aorta. Corte em parafina. 132×.

A parede da aorta é composta de **lâminas elásticas** (LE) espessas concentricamente arranjadas e formadas por fibras elásticas. Uma vez que estas camadas laminares se envolvem em torno da parede da aorta, em cortes transversais, elas são vistas como círculos concêntricos descontínuos que, nesta fotomicrografia, aparecem como linhas escuras e onduladas mais ou menos paralelas (*setas*). O tecido conjuntivo localizado entre as membranas é composto de substância fundamental, **fibras colágenas** (FC) e fibras reticulares. Também estão presentes fibroblastos e as células musculares lisas evidenciadas por seus núcleos.

Tecido adiposo unilocular

O **tecido adiposo unilocular** atua como um depósito de gordura (lipídios), um isolante térmico e um amortecedor (Figura 4.9). As células do **tecido adiposo unilocular** armazenam triglicerídeos em uma única e grande gota de gordura que ocupa a maior parte da célula. As células adiposas do tecido adiposo produzem a enzima **lipase lipoproteica**, que é transportada para a superfície luminal da membrana da célula endotelial capilar, onde hidrolisa quilomícrons e lipoproteínas de muito baixa densidade em ácidos graxos e monoglicerídeos, que são transportados para os adipócitos, difundem-se em seu citoplasma e são reesterificados em triglicerídeos. A **lipase sensível a hormônio**, ativada pela **adenosina monofosfato cíclica (AMPc)**, hidrolisa os lipídios armazenados em ácidos graxos e glicerol, que são liberados da célula conforme a necessidade para entrar nos capilares para distribuição para o restante do corpo. Recentemente, foi demonstrado que o tecido adiposo unilocular tem certas funções endócrinas porque suas células adiposas produzem **adipocinas** que atuam como hormônios, tais como **leptina**, **adiponectina** e **proteína de ligação ao retinol 4**, bem como **apelina**, que tem propriedades anti-hipertensivas, e **vaspina**, cuja função em humanos não é conhecida (Tabela 4.4). Além disso, os macrófagos do tecido adiposo unilocular fabricam **fator de necrose tumoral**-α, **resistina** e **interleucina-6**.

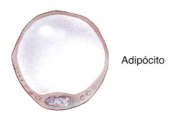

Adipócito

Tecido adiposo multilocular

As **células do tecido adiposo multilocular** (gordura marrom) liberam calor e são especialmente bem representados em animais que hibernam e em neonatos. Os adipócitos multiloculares são raros nos seres humanos adultos, embora estudos recentes tenham demonstrado que o tecido adiposo marrom pode se formar nos indivíduos idosos que desenvolvem várias formas de doença degenerativa. Suas células contêm numerosas gotículas lipídicas em seu citoplasma e grande número de mitocôndrias. Essas mitocôndrias são capazes de desacoplar a oxidação da fosforilação e, em vez de produzir adenosina trifosfato (ATP), elas liberam calor e assim despertam o animal da hibernação.

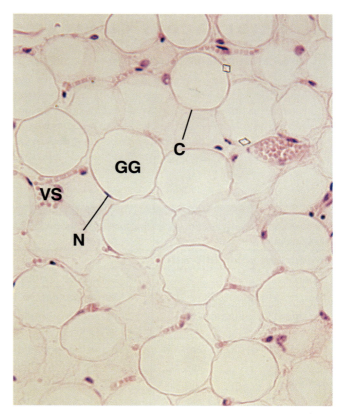

FIGURA 4.9 Tecido adiposo. Humano. Corte em parafina. 270×.

Esta fotomicrografia do tecido adiposo foi obtida do depósito adiposo que circunda as glândulas suprarrenais humanas. Os adipócitos parecem vazios porque o processamento histológico dissolve o material gorduroso. O **citoplasma** (C) dessas células está deslocado para a periferia e o **núcleo** (N) também está pressionado na periferia pela **gotícula de gordura** (GG) volumosa e única que ocupa a maior parte do espaço dentro do citoplasma. Os tecidos adiposos são subdivididos em lobos e lóbulos por septos de tecido conjuntivo que levam **vasos sanguíneos** (VS) aos adipócitos.

CONSIDERAÇÕES CLÍNICAS 4.6

Obesidade

Existem dois tipos de obesidade: obesidade hipertrófica, que ocorre quando as células adiposas aumentam de tamanho devido ao armazenamento lipídico (início na fase adulta); e obesidade hiperplásica, caracterizada pelo aumento do número de células adiposas resultante da alimentação em excesso de um recém-nascido durante algumas semanas após o nascimento. Este tipo de obesidade geralmente se prolonga por toda a vida.

CONSIDERAÇÕES CLÍNICAS 4.7

Lúpus eritematoso sistêmico

O lúpus eritematoso sistêmico (LES) é uma doença autoimune do tecido conjuntivo que resulta na inflamação de elementos do tecido conjuntivo de alguns órgãos, assim como em tendões e articulações. Os sintomas dependem do tipo e da quantidade de anticorpos presentes e podem variar de apresentações leves a graves. Em virtude da variedade dos sintomas, o lúpus pode remeter a outras condições, tais como dores de crescimento, artrite, epilepsia e até doenças psicossomáticas. Os sinais e os sintomas característicos incluem erupções cutâneas na face e em outros locais do corpo, feridas na cavidade oral, inflamação e dores nas articulações, mau funcionamento dos rins, condições neurológicas, anemia, trombocitopenia e edema pulmonar.

Tabela 4.4	Adipocinas produzidas pelo tecido adiposo unilocular.
Adipocina	**Função**
Produzidas pelos adipócitos	
Leptina	Suprimir o apetite
Trímero de adiponectina	Suprimir o apetite
Octâmero de adiponectina	Aumentar a sensibilidade das células musculares à insulina; aumentar a gliconeogênese hepática; suprimir a liberação de glicose pelo fígado
Proteína de ligação ao retinol 4	Reduzir a sensibilidade das células musculares à insulina; estimular a liberação de glicose pelos hepatócitos
Apelina	Hormônio anti-hipertensivo
Vaspina	Funções desconhecidas em humanos
Produzidas por macrófagos no tecido adiposo	
Fator de necrose tumoral-α	Causa principal da resistência à insulina; suprimir a oxidação dos ácidos graxos pelos hepatócitos
Resistina	Nos indivíduos obesos, estimular a resistência à insulina; aumentar a liberação de glicose pelos hepatócitos
Interleucina-6	Induzir resistência à insulina e captação de glicose pelas células musculares

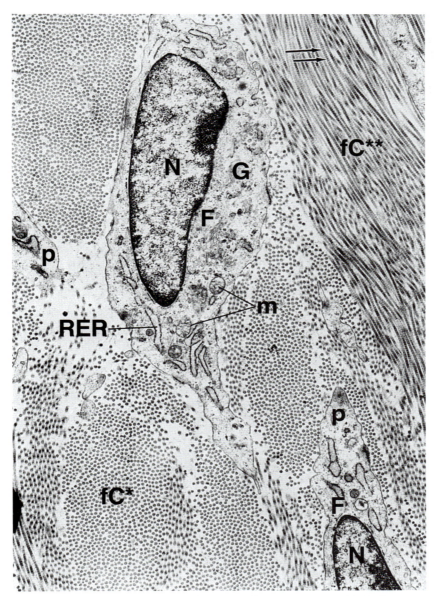

FIGURA 4.1.1 Fibroblasto. Babuíno. Microscopia eletrônica de transmissão. 11.070×.

Esta micrografia eletrônica de **fibroblastos** (F) mostra que eles são células alongadas e fusiformes cujos **prolongamentos** (p) estendem-se pela área ao seu redor entre os feixes de fibrilas colágenas. Essas células produzem fibras colágenas, reticulares e elásticas, bem como a substância fundamental do tecido conjuntivo. Portanto, são ricas em organelas, como o **complexo de Golgi** (G), o **retículo endoplasmático rugoso** (RER) e as **mitocôndrias** (m); no entanto, quando estão em estágio quiescente, como ocorre nos tendões, em que não estão ativas na produção de elementos intercelulares do tecido conjuntivo, a quantidade de organelas dos fibroblastos diminui e o **núcleo** (N) volumoso e eucromático passa a ser achatado e heterocromático. Observe que os feixes de **fibrilas colágenas** (fC) estão cortados tanto transversalmente (*asterisco único*) como longitudinalmente (*asterisco duplo*). As fibrilas individuais apresentam bandas transversais alternadas claras e escuras (*setas*) ao longo da sua extensão. O bandeamento característico é resultado do arranjo altamente ordenado das moléculas de tropocolágeno que constituem as fibrilas colágenas. (De Simpson DM et al. Histopathologic and ultrastructural features of inflamed gingiva in the baboon. *J Periodontol* 1974;45(7):500-510. Copyright© 1974 American Academy of Periodontology. Reimpressa com autorização de John Wiley & Sons, Inc.)

LEGENDA

F	fibroblastos	m	mitocôndrias	RER	retículo endoplasmático rugoso
fC	fibrilas colágenas	N	núcleo		
G	complexo de Golgi	p	prolongamentos		

Prancha 4.2 Adipócito em desenvolvimento, microscopia eletrônica de transmissão

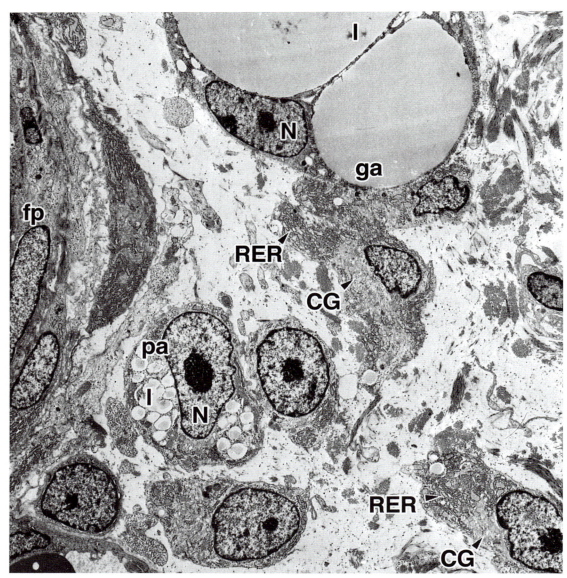

FIGURA 4.2.1 Adipócito em desenvolvimento. Rato. Microscopia eletrônica de transmissão. 3.060×.

Esta micrografia eletrônica da hipoderme de rato em desenvolvimento apresenta uma região de **folículo piloso** (fp) em desenvolvimento. Na periferia do folículo piloso, há um **pequeno adipócito** (pa) cujo **núcleo** (N) e cujo nucléolo são visualizados perfeitamente. Embora as células adiposas brancas sejam unioculares, de modo que o citoplasma da célula tenha uma única grande gotícula lipídica, durante o desenvolvimento, os lipídios começam a se acumular na forma de pequenas **gotículas lipídicas** (l) no citoplasma do pequeno adipócito. À medida que a célula adiposa se desenvolve em um **grande adipócito** (ga), seu **núcleo** (N) é deslocado para a periferia, e as **gotículas lipídicas** (l) se fundem para formar várias grandes gotículas, que acabam coalescendo para formar um único e central depósito de gordura. O núcleo apresenta algumas alterações durante a transformação de adipócitos de pequenos para grandes, como o nucléolo, ficando menor e menos proeminente. É possível reconhecer os adipócitos imaturos, visto que eles apresentam um **complexo de Golgi** (CG) bem desenvolvido que atua ativamente na biossíntese de lipídios. Além disso, o **retículo endoplasmático rugoso** (RER) contém cisternas dilatadas, um indicativo de síntese proteica ativa. Observe o capilar no canto esquerdo inferior desta micrografia eletrônica, cujo lúmen apresenta uma hemácia. (De Hausman GJ et al. Adipocyte development in the rat hypodermis. *Am J Anat* 1981; 161:85-100. Copyright © 1981 Wiley-Liss, Inc. Reimpressa com autorização de John Wiley & Sons, Inc.)

LEGENDA

CG	complexo de Golgi	**l**	gotículas lipídicas	**RER**	retículo endoplasmático rugoso
fp	folículo piloso	**N**	núcleo		
ga	grande adipócito	**pa**	pequeno adipócito		

Capítulo 4 Tecido Conjuntivo 81

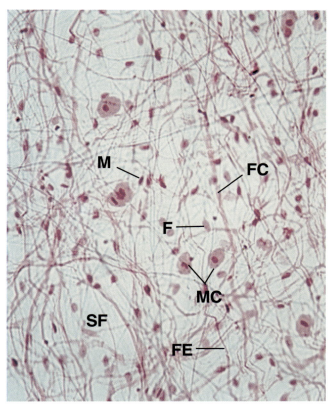

FIGURA 4.3.1 Tecido conjuntivo frouxo (areolar). Corte em parafina. 540×.

Observe que, no tecido conjuntivo frouxo (areolar), geralmente há três tipos de células. É fácil diferenciar entre os núcleos ovais mais claros e maiores dos **fibroblastos** (F) e os núcleos mais densos e menores dos **macrófagos** (M). Os grandes **mastócitos** (MC) são bem evidentes e seu citoplasma granular é relativamente fácil de identificar. As **fibras colágenas** (FC) do tecido conjuntivo frouxo são mais espessas que as **fibras elásticas** (FE). No tecido vivo, o fundo aparentemente vazio é preenchido por **substância fundamental** (SF).

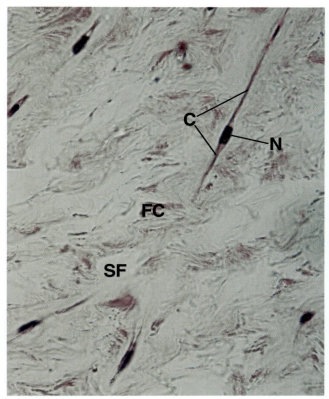

FIGURA 4.3.2 Tecido conjuntivo mucoso. Cordão umbilical. Humano. Corte em parafina. 540×.

Esta é uma fotomicrografia em grande aumento do tecido conjuntivo mucoso derivado do cordão umbilical. Neste corte, observe que o fibroblasto parece uma célula fusiforme alongada com um **núcleo** (N) mais ou menos retangular e pouquíssimo **citoplasma** (C) preenchendo a célula delgada. Observe também os grumos de feixes de **fibras colágenas** (FC) e os espaços aparentemente vazios que estavam preenchidos por **substância fundamental** (SF) no tecido vivo.

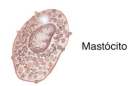

Mastócito

	LEGENDA				
C	citoplasma	FE	fibras elásticas	N	núcleo
F	fibroblasto	M	macrófagos	SF	substância fundamental
FC	feixes de fibras colágenas	MC	mastócitos		

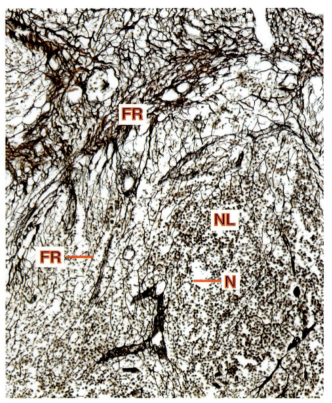

FIGURA 4.3.3 Tecido conjuntivo reticular. Impregnação por prata. Humano. Corte em parafina. 132×.

Esta preparação foi corada com prata para evidenciar as **fibras reticulares** (FR) finas compostas por fibras colágenas do tipo III, que formam a arquitetura básica do baço e dos linfonodos. O contorno circular do **nódulo linfático** (NL) é evidente, assim como os **núcleos** (N) dos linfócitos que ocupam grande parte desse órgão.

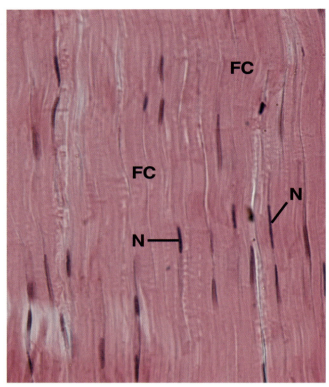

FIGURA 4.3.4 Tecido conjuntivo denso modelado, rico em colágeno. Tendão. Humano. Corte em parafina. 540×.

Os tendões e os ligamentos são os exemplos mais vívidos de tecido conjuntivo denso, modelado, rico em colágeno. Esse tipo de tecido conjuntivo é composto de feixes de **fibras colágenas** (FC) orientadas regularmente em paralelo, nas quais cada feixe é demarcado por fileiras paralelas de **fibroblastos** (F). Os **núcleos** (N) dessas células são bem evidentes na forma de linhas finas e escuras, enquanto seu citoplasma é discernível até certo ponto. Com a coloração por hematoxilina e eosina, os feixes de colágeno são corados com tonalidades mais ou menos claras de rosa com fileiras paralelas de núcleos azul-escuros dos fibroblastos intercalados entre elas.

LEGENDA

F	fibroblastos	N	núcleo
FC	feixes de fibras colágenas		

Capítulo 4 Tecido Conjuntivo **83**

Prancha 4.4 Tecidos conjuntivos e células

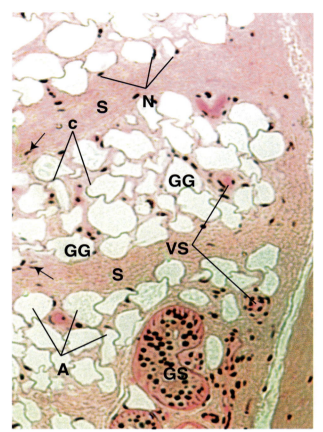

FIGURA 4.4.1 Tecido adiposo. Hipoderme. Macaco. Corte em resina plástica. 132×.

Esta fotomicrografia de tecido adiposo é da hipoderme de um macaco. Os **adipócitos** (A), ou células adiposas, aparecem vazios, pois o processamento histológico dissolve o material lipídico. O **citoplasma** (c) dessas células é visto como uma faixa na periferia da célula, e o **núcleo** (N) também está deslocado para a periferia pela única grande **gotícula de gordura** (GG) no citoplasma. O tecido adiposo é subdividido em lóbulos por **septos** (S) de tecido conjuntivo, os quais contêm os **elementos vasculares** (VS) deste tecido. Os núcleos dos fibroblastos (*setas*) estão bem evidentes nos septos do tecido conjuntivo. Observe as porções secretoras de uma **glândula sudorípara** (GS) na parte inferior desta fotomicrografia.

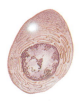
Plasmócito

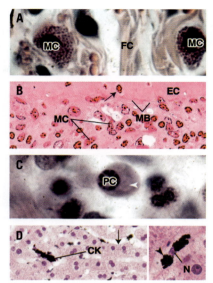

FIGURA 4.4.2 Mastócitos, plasmócitos, macrófagos.

Os **mastócitos** (MC) são componentes muito evidentes do tecido conjuntivo propriamente dito, **A** (Tendão. Macaco. Corte em resina plástica. 540×), embora não sejam encontrados com grande frequência. Observe o núcleo, que varia de esférico a oval, e os numerosos grânulos pequenos no citoplasma. Observe também, entre os feixes de **fibras colágenas** (FC), os núcleos de vários fibroblastos. Os mastócitos são componentes muito comuns do tecido conjuntivo subepitelial (lâmina própria) do sistema digestivo, **B** (Jejuno. Macaco. Corte em resina plástica. 540×). Observe a **membrana basal** (MB) que separa o tecido conjuntivo do **epitélio simples colunar** (EC), cujos núcleos têm formato oval. Os núcleos mais densos e mais amorfos pertencem a linfócitos (*seta*) que estão migrando do tecido conjuntivo para o lúmen intestinal. A lâmina própria também abriga vários **plasmócitos** (PC), como evidenciado em **C** (Jejuno. Macaco. Corte em resina plástica. 540×). Os plasmócitos são caracterizados pelos núcleos semelhantes a "roda de carroça" ou "ponteiros de relógio", como também por uma zona de Golgi perinuclear de coloração menos intensa (*ponta de seta*). **D** (Macrófago. Fígado, injetado. Corte em parafina. 270×) é uma fotomicrografia de um fígado que recebeu injeção intravenosa de tinta nanquim. Este material é fagocitado preferencialmente por macrófagos do fígado, conhecidos como **células de Kupffer** (CK), que são vistas como estruturas densas e escuras nos sinusoides hepáticos; os canais vasculares estão representados por áreas claras (*seta*). Uma célula de Kupffer isolada (*Detalhe*. Corte em parafina. 540×) exibe o **núcleo** (N), assim como grânulos de tinta nanquim (*ponta de seta*) no seu citoplasma.

LEGENDA					
A	adipócitos	GG	gotícula de gordura	PC	plasmócito
c	citoplasma	GS	glândula sudorípara	S	septos
CK	célula de Kupffer	MB	membrana basal	VS	vaso sanguíneo
EC	epitélio simples colunar	MC	mastócito		(elementos vasculares)
FC	fibra colágena	N	núcleo		

Revisão de imagens histológicas selecionadas

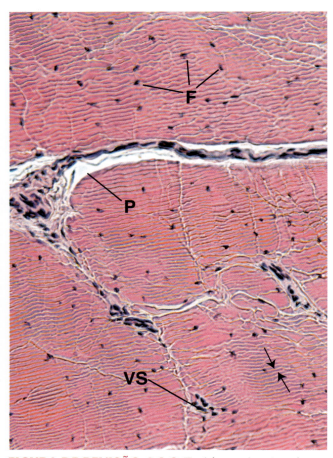

FIGURA DE REVISÃO 4.1.1 Tecido conjuntivo denso modelado rico em colágeno. Tendão em corte transversal. Corte em parafina. 270×.

Os cortes transversais de tendões têm um aspecto característico. O tendão está organizado em fascículos que estão separados uns dos outros pelo **peritendíneo** (P), que circunda cada fascículo e no qual podem ser observados **vasos sanguíneos** (VS). Os feixes de fibras colágenas no interior dos fascículos estão dispostos de modo regular; no entanto, a retração do tecido ocorrida durante o processamento histológico provocou um artefato no corte parecendo camadas (*setas*), embora seja homogênea a aparência dos preparados nos quais não há retração. Os núcleos dos **fibroblastos** (F) parecem estar espalhados aleatoriamente.

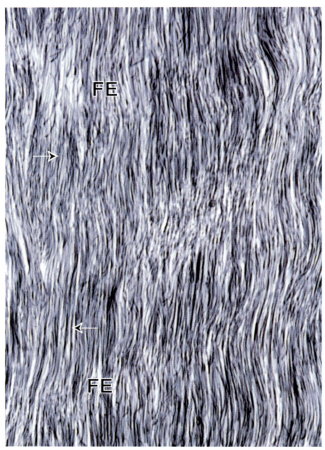

FIGURA DE REVISÃO 4.1.2 Tecido conjuntivo elástico. Corte longitudinal. Corte em parafina. 132×.

Este corte longitudinal de tecido elástico evidencia **fibras elásticas** (FE) dispostas paralelamente. No entanto, as fibras são curtas e curvadas em suas extremidades (*setas*). Os espaços claros entre elas correspondem a componentes do tecido conjuntivo frouxo que não foram corados. Os elementos celulares são constituído por fileiras paralelas de fibroblastos achatados. Tais células também não foram coradas e não podem ser distinguidas neste processamento.

LEGENDA					
F	fibroblastos	P	peritendíneo	VS	vasos sanguíneos
FE	fibras elásticas				

Capítulo 4 Tecido Conjuntivo **85**

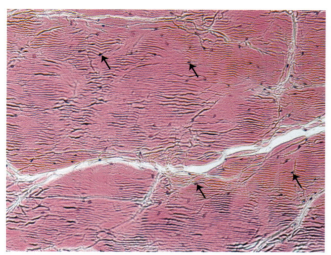

FIGURA DE REVISÃO 4.1.3 Tecido conjuntivo denso modelado, corte transversal.

Um corte transversal do tecido conjuntivo denso modelado revela fibras de colágeno tipo I abundantes e eosinofílicas cortadas em plano transversal ao oblíquo. Os pontos escuros (*setas*) são os núcleos dos fibroblastos presentes entre as fibras.

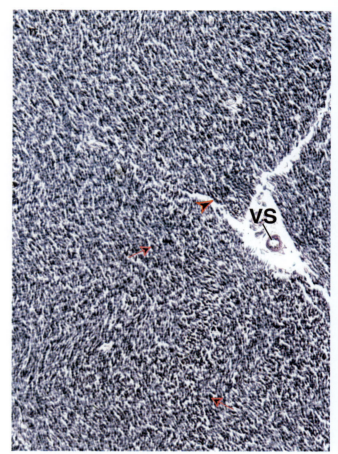

FIGURA DE REVISÃO 4.1.4 Tecido conjuntivo elástico. Corte transversal. Corte em parafina. 132×.

Um corte transversal de tecido conjuntivo elástico apresenta uma aparência bem característica. Em algumas áreas, as fibras elásticas exibem perfis transversais definidos, como pontos escuros de vários diâmetros (*setas*). Outras áreas mostram cortes oblíquos dessas fibras, representados por perfis lineares curtos (*ponta de seta*). Assim como na figura anterior, os espaços claros representam os elementos não corados do tecido conjuntivo frouxo. A área clara maior (**centro direita**) é formada por tecido conjuntivo frouxo disposto ao redor de **vasos sanguíneos** (VS).

LEGENDA

VS vasos sanguíneos

Resumo da organização histológica

I. Tecido conjuntivo embrionário

A. Tecido conjuntivo mesenquimal (mesênquima)

1. Células

As **células mesenquimais** estreladas a fusiformes têm processos que se tocam. Citoplasma escasso pálido com grandes núcleos claros. Membrana celular indistinta.

2. Matriz extracelular

Matriz predominantemente vazia devido à abundante substância fundamental, com finas **fibras reticulares** formando uma rede delicada. São evidentes pequenos vasos sanguíneos.

B. Tecido conjuntivo mucoso

1. Células

Os **fibroblastos**, com seus numerosos prolongamentos achatados e núcleos ovais, são o principal componente celular. Em cortes histológicos, essas células frequentemente se apresentam fusiformes e se assemelham ou são idênticas às células mesenquimais, quando analisadas por microscopia óptica.

2. Matriz extracelular

Em comparação com o tecido conjuntivo mesenquimal, o espaço intercelular está preenchido com **feixes colágenos** espessos, arranjados irregularmente no interior de uma matriz de substância fundamental precipitada de aspecto gelatinoso.

II. Tipos de tecido conjuntivo

A. Tecido conjuntivo frouxo areolar

1. Células

Os tipos celulares mais comuns são os **fibroblastos**, cujo aspecto fusiforme se assemelha às células que ocupam o segundo lugar em frequência, os **macrófagos**. Os núcleos ovais dos macrófagos são menores, mais escuros e mais densos que os dos fibroblastos. Os **mastócitos**, localizados próximo de vasos sanguíneos, podem ser identificados pelo seu tamanho, pelos pequenos grânulos existentes em grande quantidade no seu citoplasma e pelos seus grandes núcleos redondos e centrais. Também podem estar ocasionalmente presentes **células adiposas** que se assemelham a espaços vazios e redondos, margeados por uma fina borda de citoplasma em forma de anel. Quando cortado, seu núcleo achatado e comprimido perifericamente pode dar a uma célula adiposa uma aparência de anel de sinete.

Adicionalmente, em algumas regiões do corpo, tais como no tecido conjuntivo subepitelial (lâmina própria) dos intestinos, é comum encontrar plasmócitos e leucócitos. Os **plasmócitos** são pequenas células esféricas com núcleos ovais excêntricos, cuja rede de cromatina apresenta um aspecto de relógio (ou de roda de carroça). Essas células apresentam uma zona de Golgi menos corada e situada próximo do núcleo. Os **linfócitos**, **neutrófilos** e **eosinófilos** ocasionais também contribuem para a celularidade do tecido conjuntivo frouxo.

2. Matriz extracelular

Feixes delgados de longas faixas de **fibras colágenas**, em forma de fita, estão entrelaçados com **fibras elásticas** delgadas, retilíneas, longas e ramificadas, embebidas em uma matriz aquosa de **substância fundamental**, a maior parte da qual é extraída por procedimentos de desidratação durante a preparação do corte histológico. As **fibras reticulares**, também existentes, não ficam visíveis nos cortes corados com hematoxilina e eosina.

B. Tecido conjuntivo reticular

1. Células

As **células reticulares** são fibroblastos especializados do tecido conjuntivo reticular. Seu formato é estrelado, e elas produzem e envolvem as fibras reticulares. Seus núcleos são grandes, ovais e pouco corados, e não é fácil visualizar seu citoplasma pelo microscópio óptico. As demais células nos espaços intersticiais deste tecido são os **linfócitos**, os **macrófagos** e outras **células linfoides**.

2. Matriz extracelular

As **fibras reticulares** constituem o principal componente fibroso da MEC suspensa na substância fundamental. Com o uso de técnicas de impregnação de prata, elas ficam evidentes como fibras escuras, finas e ramificadas.

C. Tecido adiposo

1. Células

Diferentemente do que ocorre nos outros tipos de tecidos conjuntivos, o tecido adiposo é composto de células adiposas dispostas muito próximas entre si e, devido à pressão exercida por cada célula sobre as vizinhas, sua morfologia esférica normal é distorcida. Os grupos de células adiposas são subdivididos em lóbulos por finos septos de tecido conjuntivo frouxo, os quais abrigam **mastócitos**, vasos sanguíneos revestidos por **células endoteliais** e outros componentes de **feixes neurovasculares** (conjuntos de vasos e nervos).

2. Matriz extracelular

Cada célula adiposa é envolvida por **fibras reticulares** que, por sua vez, são ancoradas às **fibras colágenas** dos septos do tecido conjuntivo.

D. Tecido conjuntivo denso não modelado

1. Células

Fibroblastos, **macrófagos** e células associadas a **feixes neurovasculares** são os principais elementos celulares.

2. Componentes extracelulares

É formado por feixes de **fibras colágenas** onduladas, espessas e aleatoriamente organizadas, assim como por **fibras elásticas** e **reticulares**, que são ocasionalmente encontradas no tecido conjuntivo denso não modelado.

E. Tecido conjuntivo denso modelado

1. Células

Fileiras paralelas de **fibroblastos** achatados são essencialmente as únicas células encontradas neste tecido. Ainda assim, estão em número reduzido.

2. Componentes extracelulares

Fibras colágenas paralelas densamente organizadas com escasso conteúdo de substância fundamental compõem a MEC do tecido conjuntivo denso modelado.

F. Tecido conjuntivo elástico

1. Células

As filas paralelas de fibroblastos achatados, especializados na produção de fibras elásticas, geralmente são difíceis de distinguir em preparações que utilizam corantes específicos para fibras elásticas. As células musculares lisas podem estar intercaladas entre feixes de fibras elásticas.

2. Componentes extracelulares

Feixes paralelos de **fibras elásticas**, circundados por delgadas porções de tecido conjuntivo frouxo, compõem a matriz do tecido conjuntivo elástico.

Questões de revisão do capítulo

4.1 Quais células do tecido conjuntivo são responsáveis pela anafilaxia?

   A. Fibroblastos

   B. Macrófagos

   C. Mastócitos

   D. Plasmócitos

4.2 Uma mutação resultando em fibrilina defeituosa pode tornar a pessoa afetada suscetível a qual condição médica?

   A. Dissecção da aorta

   B. Edema generalizado

   C. Queloides

   D. Obesidade

   E. Lúpus eritematoso sistêmico

4.3 Quais tipos de colágeno são o componente predominante da MEC do linfonodo?

   A. I

   B. II

   C. III

   D. IV

4.4 Qual tecido é mais adequado para resistir a forças frequentes e intensas aplicadas em várias direções?

   A. Tecido conjuntivo frouxo

   B. Tecido conjuntivo denso não modelado

   C. Tecido conjuntivo denso modelado

   D. Tecido mesenquimal

   E. Tecido conjuntivo reticular

4.5 Qual componente da MEC é o grande responsável por atrair moléculas de água, mantendo, assim, a MEC hidratada?

   A. Fibrilinas

   B. Glicoproteínas

   C. Glicosaminoglicanos

   D. Tropocolágenos

CAPÍTULO 5

CARTILAGEM E OSSO

ESQUEMA DO CAPÍTULO

TABELAS

Tabela 5.1	Tipos, características e localização das cartilagens

PRANCHAS

Prancha 5.1A	Cartilagem
Figura 5.1.1	Cartilagem hialina embrionária. Porco. Corte em parafina. 132×
Figura 5.1.2	Cartilagem elástica. Epiglote. Humano. Corte em parafina. 540×
Prancha 5.1B	Cartilagem
Figura 5.1.3	Cartilagem hialina. Traqueia. Macaco. Corte em parafina. 132×
Prancha 5.2A	Osso
Figura 5.2.1	Osso compacto descalcificado. Humano. Corte em parafina. 540×
Figura 5.2.2	Osso compacto desgastado não descalcificado. Corte transversal. Humano. Corte em parafina. 132×
Prancha 5.2B	Osso
Figura 5.2.3	Osso desgastado não descalcificado. Corte transversal. Humano. 270×
Figura 5.2.4	Ossificação endocondral. Corte longitudinal. Macaco. Corte em parafina. 14×
Prancha 5.2C	Osso
Figura 5.2.5	Ossificação endocondral. Macaco. Corte em parafina. 132×
Figura 5.2.6	Ossificação endocondral. Macaco. Corte em parafina. 270×
Prancha 5.3	Células do osso
Figura 5.3.1	Osteoclastos. Humano. Corte em parafina. 600×

PRANCHAS DE REVISÃO 5.1 E 5.2

Figura de revisão 5.1.1	Osso compacto descalcificado. Humano. Corte longitudinal. Corte em parafina. 270×
Figura de revisão 5.1.2	Osso compacto desgastado não descalcificado. Corte transversal. Humano. 270×
Figura de revisão 5.1.3	Ossificação intramembranosa. Crânio de porco. Corte em parafina. 270×
Figura de revisão 5.2.1	Osso compacto descalcificado. Costela. Fibras de Sharpey. Corte transversal. Humano. 270×
Figura de revisão 5.2.2	Osso compacto descalcificado. Costela. Fibras de Sharpey. Corte transversal. Humano. 540×

Cartilagens e ossos formam os tecidos de sustentação do corpo. Nesses tecidos conjuntivos especializados, assim como em outros tecidos conjuntivos, o aspecto microscópico predominante são seus elementos extracelulares, enquanto os elementos celulares são proporcionalmente menores em número e variedade.

Cartilagem

A cartilagem forma a estrutura de suporte de certos órgãos, as superfícies articulares dos ossos e a maior parte do esqueleto fetal, embora a maior parte seja substituída por osso. Ao contrário de um tecido conjuntivo típico, a cartilagem é avascular; portanto, é incapaz de crescer além do alcance do suprimento nutricional próximo, mais comumente a vasculatura dentro do tecido conjuntivo denso circundante chamado **pericôndrio**. A matriz extracelular (MEC) da cartilagem contém uma abundância de **proteoglicanos** cujos componentes **glicosaminoglicanos (GAG)** atraem água, o que confere rigidez a esse tecido. A matriz da cartilagem também serve como um meio de difusão para nutrientes e produtos residuais que viajam entre os vasos sanguíneos do pericôndrio e as células da cartilagem conhecidas como **condrócitos**. O componente fibroso proeminente da MEC é o colágeno tipo II, que forma fibrilas finas, em vez de feixes espessos de fibras, e confere uma aparência homogênea "vítrea" à cartilagem (Figura 5.1).

Matriz extracelular de cartilagem

A substância fundamental da MEC é composta pelo GAG, **ácido hialurônico**, ao qual os proteoglicanos estão ligados e formam moléculas muito grandes chamadas **agregados de agrecana**. Os componentes GAG dos proteoglicanos são principalmente o **heparan sulfato**, a **condroitina-4-sulfato** e a **condroitina-6-sulfato**. A natureza ácida, combinada com o enorme tamanho dos agregados de agrecana, faz com que essas moléculas tenham grandes **domínios** e uma enorme capacidade de ligação a cátions, principalmente íons Na^+, que, por sua vez, atraem água. A substância fundamental bem hidratada é a principal responsável pela rigidez da cartilagem. Além disso, a matriz contém **glicoproteínas**, especificamente **condronectina**, que ajudam as células a manter contato com a matriz. Os condrócitos estão espalhados por toda a matriz, ocupando pequenos espaços conhecidos como **lacunas**. Cada lacuna é circundada por uma matriz pobre em colágeno de 50 μm de largura, conhecida como **matriz territorial**; a matriz restante fora da matriz territorial é conhecida como **matriz interterritorial**. Uma região estreita (3 a 5 μm de largura) da matriz territorial imediatamente adjacente à lacuna é conhecida como **cápsula pericelular**, que se acredita ser rica em colágenos tipos IX, X e XI.

O componente fibroso primário da matriz da cartilagem é o **colágeno tipo II**; pequenas quantidades de colágenos tipos IX, X e XI também estão presentes. Na cartilagem elástica e na fibrocartilagem, além do colágeno tipo II, as fibras elásticas e os feixes de colágeno tipo I, respectivamente, agregam características funcionais a cada um destes tecidos.

Componentes celulares da cartilagem

Ao contrário do tecido conjuntivo propriamente dito, que contém diversos tipos de células, a cartilagem é limitada a alguns tipos celulares especializados (ver Figura 5.1). Os **condroblastos** e as **células condrogênicas** são relativamente menos numerosos, e ambos estão localizados no

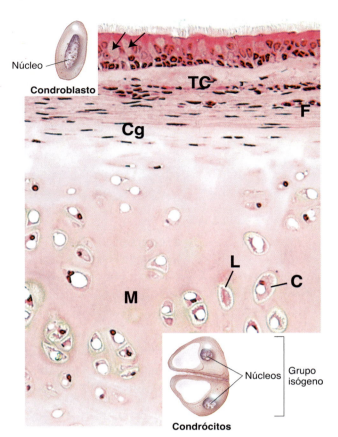

FIGURA 5.1 Cartilagem hialina. Traqueia. Macaco. Corte em resina plástica. 270×.

O suporte estrutural da traqueia é a cartilagem hialina abaixo do epitélio pseudoestratificado colunar ciliado, contendo várias células caliciformes (*setas*). Os cílios que aparecem na superfície livre do epitélio estão muito evidentes. Observe como o **tecido conjuntivo** (TC) situado abaixo do epitélio funde-se com o **pericôndrio fibroso** (F). A **camada condrogênica** (Cg) do pericôndrio contém células condrogênicas e condroblastos. Conforme os condroblastos são envolvidos pela matriz, eles ficam aprisionados nas **lacunas** (L), sendo então chamados de **condrócitos** (C), os quais são achatados na periferia da cartilagem, porém são de esféricos a ovais em seu interior. Devido às várias etapas do processamento histológico, alguns dos condrócitos são removidos das suas lacunas, as quais então aparecem como espaços vazios. Embora a **matriz** (M) tenha muitas fibrilas colágenas tipo II, sua aparência é homogênea e lisa, pois os glicosaminoglicanos as mascaram. Há uma concentração maior de proteoglicanos em torno das **lacunas** (L), motivo pelo qual a coloração da matriz territorial é mais intensa.

pericôndrio circundante como reserva para novos condrócitos. As células condrogênicas têm uma dupla capacidade de diferenciação. Durante a baixa tensão de oxigênio (como em tecidos pouco vascularizados), as células condrogênicas podem dar origem a condroblastos; entretanto, se a tensão de oxigênio do tecido for alta (como em um tecido bem vascularizado), elas podem se diferenciar em células osteoprogenitoras que dão origem a osteoblastos.

Os **condrócitos** são o tipo predominante de células e estão alojados em pequenos espaços conhecidos como **lacunas**, que estão espalhados dentro da matriz. Os **condrócitos** das cartilagens hialina e elástica se assemelham, pois podem estar dispostos individualmente em suas lacunas ou em grupos de células (na cartilagem jovem). Os condrócitos localizados na periferia são de forma lenticular, enquanto os localizados centralmente são redondos. As células preenchem por completo suas lacunas. Elas apresentam uma abundância de glicogênio, grandes gotículas lipídicas frequentes e uma maquinaria de síntese proteica bem desenvolvida (retículo endoplasmático rugoso, complexo de Golgi, rede *trans*-Golgi), bem como mitocôndrias, porque essas células renovam continuamente a matriz cartilaginosa. Para que essas células produzam colágeno tipo II e os demais componentes da matriz cartilaginosa, elas precisam do **Sox9**, um fator de transcrição.

Pericôndrio

O pericôndrio é a membrana de tecido conjuntivo denso não modelado que envolve as cartilagens hialina (exceto em articulações) e elástica. Apresenta uma camada fibrosa externa e uma camada condrogênica interna (ver Figura 5.1). A **camada fibrosa**, embora pobre em células, é composta principalmente por fibroblastos e fibras colágenas. A camada celular interna ou **condrogênica** é composta de condroblastos e células condrogênicas. Estas últimas dão origem aos condroblastos, células responsáveis pela secreção da **matriz cartilaginosa**.

Crescimento da cartilagem

A cartilagem pode crescer em comprimento ou espessura de duas maneiras: aposicionalmente ou intersticialmente (Figura 5.2). O **crescimento aposicional** (de fora para dentro) ocorre quando as células condrogênicas se diferenciam em condroblastos e começam a elaborar uma matriz cartilaginosa em torno de si, adicionando assim nova cartilagem ao tecido cartilaginoso já existente. À medida que os condroblastos secretam matriz e fibras ao seu redor, ficam encarcerados por suas próprias secreções e são então denominados **condrócitos**.

O **crescimento intersticial** ocorre na cartilagem jovem, na qual os condrócitos dentro da matriz cartilaginosa têm a capacidade de sofrer mitose. Quando isso ocorre, uma única lacuna pode abrigar vários condrócitos-filhos, e cada célula começará a secretar matriz cartilaginosa em torno de si, e, eventualmente, as células-filhas se separam umas das outras. Uma única lacuna contendo vários condrócitos ou um pequeno aglomerado de lacunas com condrócitos próximos é denominado **grupo isógeno** (ninho de células), que é indicativo de crescimento intersticial.

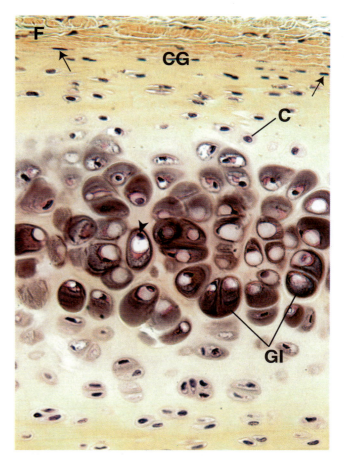

FIGURA 5.2 Cartilagem hialina. Coelho. Corte em parafina. 270×.

Os dois modos de crescimento da cartilagem estão bem demonstrados. O pericôndrio é composto de uma camada **fibrosa** (F) e uma camada **condrogênica** (CG). A primeira é formada principalmente por fibras colágenas com alguns fibroblastos, enquanto a última é mais celular e contém **condroblastos** e **células condrogênicas** (*setas*). No crescimento aposicional, os condroblastos na **camada condrogênica** (CG) secretam matriz, são circundados pela substância intercelular e tornam-se **condrócitos** (C). No crescimento intersticial, os condrócitos no centro da cartilagem sofrem mitose, e as células-filhas, inicialmente em aglomerados compactos chamados **grupos isógenos** (GI), eventualmente se separam umas das outras à medida que cada célula secreta sua própria matriz ao seu redor na sua própria lacuna. Observe que os condrócitos na periferia da cartilagem são pequenos e alongados, enquanto os localizados no centro são grandes e com formato de ovoide a esférico (*ponta de seta*).

Tipos de cartilagem

Cartilagem hialina

A **cartilagem hialina** está presente nas superfícies articulares da maioria dos ossos, nos anéis C da traqueia e nas cartilagens laríngeas, costais, nasais, entre outras. É o tipo mais comum de cartilagem e é circundado por um **pericôndrio** bem definido, exceto nas regiões que formam as superfícies articulares sustentadas pelo líquido sinovial. A fibra predominante na matriz da cartilagem hialina é o colágeno tipo II. Essas fibras não formam feixes grossos; estes são, em sua maioria, muito finos e, portanto, intimamente associados à grande quantidade de **glicosaminoglicanos** circundantes, dando à matriz uma aparência lisa e vítrea (ver Figuras 5.1 e 5.2).

Cartilagem elástica

A **cartilagem elástica**, como o próprio nome indica, apresenta grande elasticidade, que se deve às fibras elásticas embutidas em sua matriz. Essa cartilagem forma os centros estruturais da epiglote, da tuba auditiva, da orelha externa e do meato acústico externo, e de algumas das cartilagens laríngeas menores.

A cartilagem elástica também tem um pericôndrio. A matriz, além das fibras de colágeno tipo II, contém abundantes fibras elásticas irregulares que lhe conferem uma aparência característica (Figura 5.3A, B). As fibras elásticas também são responsáveis pelas características funcionais únicas da cartilagem elástica em sua capacidade de não apenas dobrar ou esticar, mas também retornar à sua forma original para fornecer suporte estrutural a órgãos como a epiglote, as tubas auditivas e a orelha externa.

Fibrocartilagem

A **fibrocartilagem** é encontrada apenas em alguns locais, tais como algumas sínfises, discos intervertebrais (e alguns discos articulares) e certas áreas de inserção tendínea nos ossos. A **fibrocartilagem** difere das cartilagens hialina e elástica por não ter pericôndrio. Além disso, os condrócitos são menores e, em geral, estão orientados em fileiras

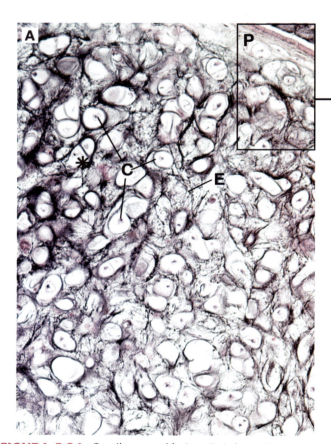

FIGURA 5.3A Cartilagem elástica. Epiglote. Humano. Corte em parafina. 132×.

A cartilagem elástica, assim como a cartilagem hialina, é envolvida por um **pericôndrio** (P). Os **condrócitos** (C) alojados em lacunas sofreram retração durante o processamento histológico, afastando-se das paredes da lacuna, o que causa o aspecto de espaços vazios. Algumas lacunas apresentam dois condrócitos (*asterisco*), um indicativo de crescimento intersticial. A matriz é rica em **fibras elásticas** (E), o que dá à cartilagem elástica sua aparência característica, assim como contribui para sua elasticidade.

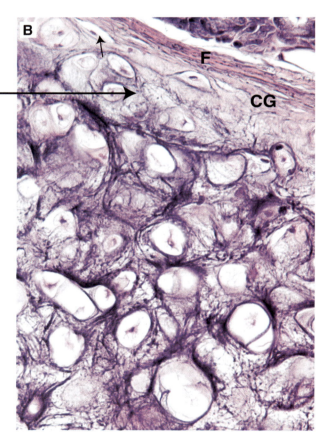

FIGURA 5.3B Cartilagem elástica. Epiglote. Humano. Corte em parafina. 270×.

Este maior aumento da região do pericôndrio da Figura 5.3A apresenta a camada **fibrosa** (F) externa e a camada **condrogênica** (CG) interna do pericôndrio. Observe que os condrócitos (*seta*) imediatamente abaixo da camada condrogênica são menores e um pouco achatados em comparação com os situados mais profundamente na cartilagem. Além disso, a quantidade e a espessura das fibras elásticas aumentam na proximidade das células maiores.

longitudinais paralelas (Figura 5.4). A matriz dessa cartilagem contém, além das fibrilas colágenas tipo II, grande quantidade de feixes espessos de fibrilas colágenas tipo I entre as fileiras de condrócitos.

A Tabela 5.1 descreve as características e a localização dos três tipos de cartilagem.

Osso

O osso tem muitas funções, incluindo suporte, proteção, armazenamento de minerais e hemocitopoese. Nas extremidades especializadas cobertas de cartilagem, ele permite a articulação ou o movimento. O osso, um tecido conjuntivo vascular constituído por células e materiais extracelulares calcificados, pode ser estruturalmente denso (compacto) ou esponjoso (trabecular; Figura 5.5).

O **osso esponjoso (trabecular, medular)**, como aquele presente dentro das epífises (cabeças) dos ossos longos, é sempre circundado por osso compacto. O osso esponjoso tem grandes espaços abertos rodeados por finas placas anastomosadas de osso. Os grandes espaços são **espaços medulares**, e as lâminas dos ossos são conhecidas como **espículas** (se menores) ou **trabéculas** (se maiores).

O **osso compacto (cortical)** é muito mais denso que o osso esponjoso.

Histologicamente, os ossos compactos e esponjosos podem compreender tecidos ósseos primários (imaturos, recém-formados) ou lamelares (secundários, maduros).

- O **osso primário (imaturo, recém-formado)** é caracterizado por fibras de colágeno irregularmente organizadas dentro de uma matriz calcificada, onde o arranjo das fibras se assemelha ao do tecido conjuntivo denso não modelado. Os ossos primários formam ossos compactos e esponjosos de bebês e crianças pequenas. Em adultos, os ossos primários estão limitados às regiões onde ocorre remodelação frequente, como os ossos alveolares ao redor dos dentes, os locais de fixação de tendões ou os reparos de fraturas ósseas.

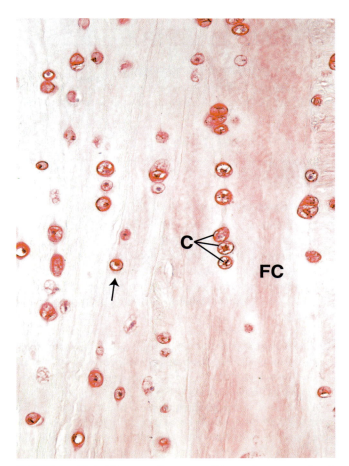

FIGURA 5.4 Fibrocartilagem. Disco intervertebral. Humano. Corte em parafina. 132×.

Os **condrócitos** (C) da fibrocartilagem estão alinhados em fileiras paralelas situados em lacunas individuais. Os núcleos desses condrócitos são facilmente observados, porém seu citoplasma não é tão evidente (*seta*). A matriz contém feixes espessos de **fibras colágenas** (FC), que estão dispostos de modo mais ou menos regular entre as fileiras das células cartilaginosas. Diferentemente das cartilagens elástica e hialina, a fibrocartilagem não é envolvida por um pericôndrio.

Tabela 5.1	Tipos, características e localização das cartilagens.		
Tipo	**Características**	**Pericôndrio**	**Localização (principais exemplos)**
Hialina	Os condrócitos nas lacunas estão agrupados (na cartilagem jovem) ou uniformemente espaçados (na cartilagem madura) dentro de matriz basófila contendo colágeno tipo II	Geralmente presente, exceto nas superfícies articulares	Extremidades articulares dos ossos longos, cartilagens costais, moldes para ossificação endocondral
Elástica	Condrócitos em lacunas compactados na matriz contendo fibras elásticas e colágenas tipo II	Presente	Pavilhão auricular, meato acústico externo, epiglote
Fibrocartilagem	Condrócitos em lacunas dispostas em fileiras em matriz acidófila contendo, além do colágeno tipo II, feixes de colágeno tipo I dispostos em fileiras	Ausente	Discos intervertebrais, sínfise pubiana

CONSIDERAÇÕES CLÍNICAS 5.1

Degeneração da cartilagem

A cartilagem hialina começa a degenerar quando os condrócitos hipertrofiam e morrem, um processo natural, mas acelerado pelo envelhecimento. Isto resulta na redução da motilidade e em dores articulares.

CONSIDERAÇÕES CLÍNICAS 5.2

Condrossarcoma

O **condrossarcoma**, um tumor maligno que se desenvolve em cartilagem ou em osso, ocorre com maior frequência em homens, sendo uma das neoplasias ósseas mais comuns. Existem três tipos de condrossarcoma, que variam conforme sua localização. O tipo mais comum é conhecido como **condrossarcoma central**, pois se desenvolve na cavidade medular óssea, e, quando o tumor é percebido, os pacientes costumam estar na faixa etária de 40 a 50 anos. O próximo tipo mais comum é o **condrossarcoma periférico**, pois aparece inicialmente na porção externa e depois invade o osso, e em geral os pacientes estão no início da faixa dos 20 anos. O tipo menos comum é conhecido como **condrossarcoma justacortical**, que começa a se desenvolver na região da metáfise e invade o osso, e os pacientes afetados estão na faixa etária dos 40 anos. O sintoma clínico é uma dor no local da lesão, e os exames histológicos indicam a existência de condrócitos com características de malignidade em matriz que lembra a da cartilagem hialina.

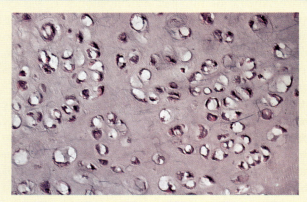

Observe a densa população de condrócitos atípicos dispersos na matriz semelhante à da cartilagem hialina neste corte proveniente de um paciente com condrossarcoma. (Reimpressa com autorização de Strayer DS et al., eds. *Rubin's Pathology: Mechanisms of Human Disease*, 8th ed. Philadelphia: Wolters Kluwer, 2020. Figure 30-47C.)

- O **osso lamelar (secundário, maduro)** é caracterizado por camadas bem organizadas de fibras de colágeno dentro de uma matriz calcificada onde a orientação da fibra é uma função da direção das forças aplicadas ao osso. A maioria dos ossos do corpo adulto são ossos lamelares.

Matriz extracelular de tecido ósseo

A matriz calcificada é composta por 50% de componentes minerais (principalmente **hidroxiapatita de cálcio**) e por 50% de componentes orgânicos e água de solvatação. A matriz orgânica do osso é composta principalmente de **colágeno tipo I** (representando até 90% dos componentes orgânicos), **GAGs** sulfatados, **proteoglicanos** e algumas **glicoproteínas**. A matriz de colágeno é calcificada com cristais de **hidroxiapatita de cálcio**, tornando então o osso uma das substâncias mais duras do corpo. A presença desses cristais torna o tecido ósseo o principal depósito de cálcio, fosfato e outros íons inorgânicos do corpo. Logo, o tecido ósseo está em um estado de fluxo dinâmico ganhando e perdendo continuamente íons inorgânicos para manter a homeostase de cálcio e fosfato do corpo.

A matriz óssea é produzida pelos **osteoblastos** e, à medida que eles produzem matriz óssea, ficam aprisionados e, conforme a matriz se calcifica, os osteoblastos aprisionados em cavidades lenticulares pequenas, conhecidas como **lacunas,** passam a ser denominados **osteócitos**. Como nutrientes ou resíduos não podem ser transferidos através da matriz óssea calcificada, estão presentes pequenos canais conhecidos como **canalículos**, nos quais delgados prolongamentos de osteócitos entram em contato uns com os outros e são banhados em fluido intersticial para transportar nutrientes, hormônios e outras substâncias necessárias.

Em um corpo adulto, as lamelas ósseas do osso compacto são organizadas em quatro sistemas lamelares (ver Figura 5.5):

- **Lamelas circunferenciais externas** e **internas**
- **Lamelas intersticiais**
- **Lamelas concêntricas** formando os **ósteons**.

Os **ósteons** (ou sistema de Havers) são estruturas cilíndricas que constituem a maior parte do osso compacto. Eles são formados por várias camadas de lamelas concêntricas cujo **canal central** (canal de Havers) transporta elementos neurovasculares que servem ao osso (Figura 5.6). Os canais de Volkmann (perfurantes) correm perpendicularmente ao eixo longo dos ósteons conectando os canais centrais vizinhos e viabilizando a comunicação entre eles (Figura 5.7). Os canalículos na matriz óssea estão direta ou indiretamente conectados aos canais centrais e de Volkmann.

Periósteo e endósteo

O osso é coberto em suas superfícies externa e interna por tecidos conjuntivos não calcificados. O **periósteo** cobre a superfície externa do osso e é composto por uma **camada fibrosa externa** constituída principalmente por fibras colágenas e povoada por fibroblastos (ver Figura 5.6). A **camada osteogênica interna** consiste em algumas fibras de colágeno e principalmente células osteoprogenitoras e sua progênie, os osteoblastos. O periósteo está fortemente afixado ao osso por meio das **fibras de Sharpey**, feixes de colágeno presos na matriz óssea calcificada durante a ossificação. A superfície interna do osso compacto voltada para a cavidade medular e as espículas e trabéculas do osso esponjoso são revestidas por um **endósteo**, o qual é composto por uma delicada camada de tecido conjuntivo não calcificado povoada por **células osteoprogenitoras**, **osteoblastos** e **osteoclastos** ocasionais (Figura 5.8; ver também Figura 5.6).

Células ósseas

Células osteoprogenitoras

As **células osteoprogenitoras** são células achatadas e indiferenciadas que se localizam na camada celular do periósteo (camada osteogênica), no endósteo e no revestimento dos canais de Havers. Essas células originam os osteoblastos sob influência do **fator de crescimento transformador-β** (**TGF-β**, do inglês *transforming growth factor-β*) e da **proteína morfogenética óssea 6** (**BMP-6**, do inglês *bone morphogenic protein-6*). Contudo, em condições de hipoxia, as células osteoprogenitoras transformam-se em **células condrogênicas**; portanto, essas duas células na verdade são as mesmas células que expressam fatores diferentes sob pressões variadas de oxigênio.

Osteoblastos

Os **osteoblastos**, quando ativos, são células de cúbicas a colunares baixas, com núcleos eucromáticos e citoplasma basofílico, sendo responsáveis pela síntese da matriz óssea (ver Figura 5.8). À medida que produzem a matriz óssea, elas ficam circundadas pela matriz e então se transformam em osteócitos aprisionados em suas lacunas. A matriz óssea é calcificada em consequência da implantação de elementos da matriz por meio das **vesículas de matriz** derivadas dos osteoblastos. Quando os osteoblastos estão quiescentes, eles perdem grande parte de sua maquinaria de síntese

proteica e se assemelham às células osteoprogenitoras fusiformes. Os osteoblastos atuam no controle da mineralização da matriz óssea e também são responsáveis pela formação, pelo recrutamento e pela manutenção dos osteoclastos, assim como pela iniciação da reabsorção óssea. Os osteoblastos têm **receptores de hormônio paratireóideo** em sua membrana celular e, na presença do **hormônio paratireóideo**, eles secretam o **fator estimulador de colônias de macrófagos**, que induz a formação dos precursores dos osteoclastos. O **fator estimulador de osteoclastos**, que também é secretado pelos osteoblastos, ativa os osteoclastos a iniciar a reabsorção óssea.

Osteócitos

Os **osteócitos** são derivados de osteoblastos que se cercaram com a matriz óssea que eles produziram. Os osteócitos são células discoides achatadas com numerosos prolongamentos celulares finos, responsáveis pela manutenção do osso (ver Figura 5.8). A maior parte da célula, que contém a maioria das organelas, está localizada nas **lacunas**, enquanto finos prolongamentos celulares ocupam os **canalículos** (Figura 5.9). É aqui que um prolongamento celular de osteócito entra em contato com o prolongamento de um osteócito vizinho, e eles formam **junções comunicantes** entre si; desse modo, essas células mantêm uma rede de comunicação de forma que uma população numerosa de osteócitos seja capaz de reagir aos níveis sanguíneos de cálcio e também aos **hormônios calcitonina** e **paratireóideo** secretados pelas glândulas tireoide e paratireoides, respectivamente. Portanto, essas células são responsáveis pela homeostasia do cálcio e do fosfato do corpo a curto prazo.

Osteoclastos

Osteoclastos são células multinucleadas grandes que têm os monócitos como células precursoras, sendo responsáveis pela reabsorção óssea (ver Figura 5.8). À medida que degradam o osso, eles parecem ocupar uma reentrância conhecida como **lacuna de Howship**. Os osteoclastos têm quatro regiões: zona basal, borda pregueada, zona vesicular e zona clara. A **zona basal** abriga os núcleos e as organelas da célula; a **borda pregueada** é formada por processos digitiformes suspensos no compartimento subosteoclástico, no qual ocorre ativamente o *processo de reabsorção óssea*. A borda pregueada tem muitas **bombas de prótons**, que liberam íons hidrogênio do osteoclasto para o interior do compartimento subosteoclástico. Além disso, **aquaporinas** e **canais de cloreto** permitem a liberação de água e íons cloreto, respectivamente, produzindo então uma solução concentrada de HCl no compartimento subosteoclástico e, desse modo, descalcificando o osso. Enzimas são liberadas por vesículas no interior do compartimento subosteoclástico para degradar os componentes orgânicos do osso. Os subprodutos da decomposição são internalizados por endocitose em vesículas endocíticas e são utilizados pelos osteoclastos ou sofrem exocitose para o espaço

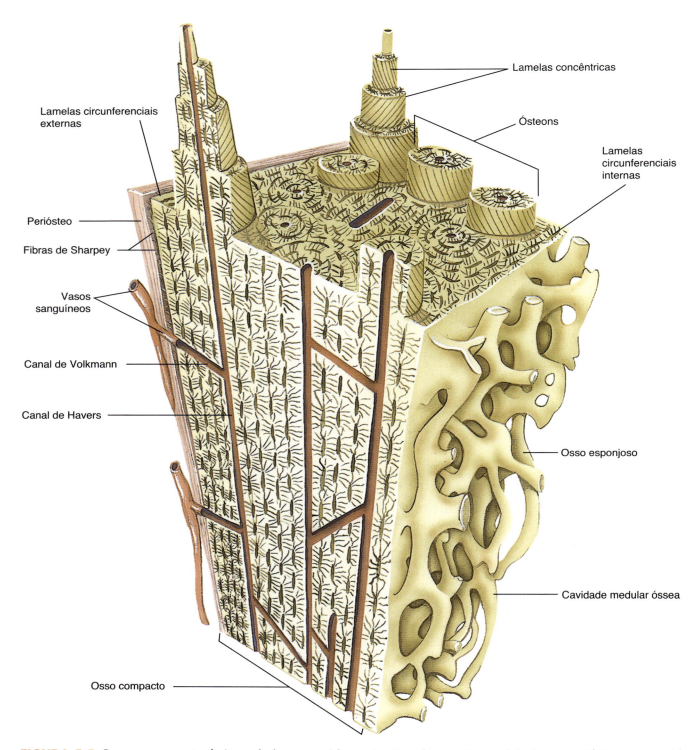

FIGURA 5.5 O osso compacto é circundado por tecido conjuntivo denso não modelado, o **periósteo**, que está aderido às **lamelas circunferenciais externas** pelas **fibras de Sharpey**. Os vasos sanguíneos do periósteo entram no osso por canais calibrosos nutrícios ou por pequenos **canais de Volkmann**, que, além de conduzirem vasos sanguíneos para os **canais de Havers** dos **ósteons**, também interconectam canais de Havers adjacentes. Cada ósteon é composto de várias lamelas concêntricas de ossos. As fibras colágenas de cada lamela estão dispostas de modo que estejam perpendiculares às das lamelas adjacentes. As **lamelas circunferenciais internas** são revestidas por um endósteo e estão conectadas ao osso esponjoso, também revestido por endósteo, que se projeta para o interior da cavidade medular.

Capítulo 5 Cartilagem e Osso   97

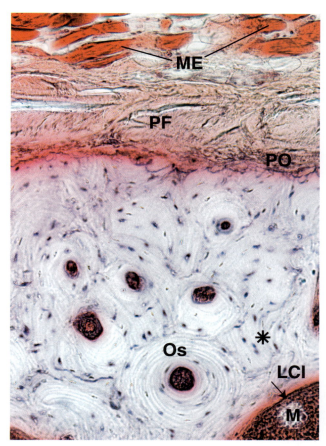

FIGURA 5.6 Osso compacto descalcificado. Humano. Corte em parafina. 132×.

Corte transversal de osso descalcificado mostrando fibras do **músculo esquelético** (ME) que serão inseridas a uma curta distância deste local. O **periósteo fibroso** (PF) externo e o **periósteo osteogênico** (PO) interno são diferenciados pelo componente fibroso do primeiro e pela celularidade deste último. Observe a presença das **lamelas circunferenciais internas** (LCI), dos **ósteons** (Os) e das lamelas intersticiais (*asterisco*). Observe também a **medula óssea** (M) ocupando a cavidade medular, bem como o endósteo revestindo a superfície interna do tecido ósseo (*seta*).

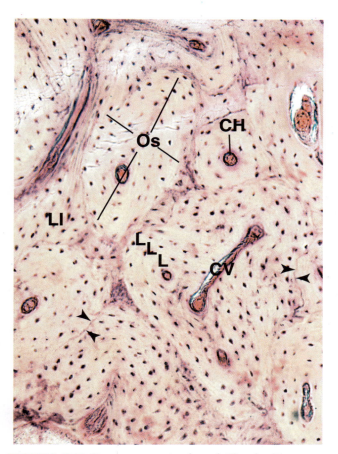

FIGURA 5.7 Osso compacto descalcificado. Humano. Corte em parafina. 132×.

Esta imagem é um corte transversal de osso compacto descalcificado mostrando **ósteons** (Os), ou **sistemas de canais de Havers**, assim como **lamelas intersticiais** (LI). Cada ósteon tem um **canal de Havers** (CH) central circundado por várias **lamelas** (L) ósseas. O limite de cada ósteon é visível e é chamado de linha cementante (*pontas de seta*). Canais de Havers vizinhos estão conectados uns aos outros por meio dos **canais de Volkmann** (CV), pelos quais os vasos sanguíneos dos ósteons estão interconectados.

extracelular (do lado oposto à lacuna de Howship), onde entram no sistema vascular para distribuição ao restante do corpo. A **zona vesicular** abriga numerosas vesículas, que transportam material para dentro e para fora da célula com origem e destino para o compartimento subosteoclástico. A quarta região da célula, a **zona clara**, é onde o osteoclasto forma uma vedação com o osso e isola o compartimento subosteoclástico do meio externo.

A **membrana celular** do osteoclasto também tem **receptores de calcitonina**. Quando a calcitonina se liga a esses receptores, essas células são inibidas, interrompem a reabsorção óssea, deixam a superfície do osso e dissociam-se em células individuais ou se desintegram e são eliminadas pelos macrófagos.

A cooperação entre osteoclastos e osteoblastos é responsável não apenas pela formação, remodelação e reparação ósseas, mas também pela manutenção da homeostase do cálcio e do fosfato a longo prazo.

Osteogênesse

A histogênese óssea ocorre por **ossificação intramembranosa** ou **endocondral**.

Ossificação intramembranosa

O osso intramembranoso se origina em uma membrana mesenquimal ricamente vascularizada onde **células mesenquimais** se diferenciam em osteoblastos (possivelmente a partir de células osteoprogenitoras), que

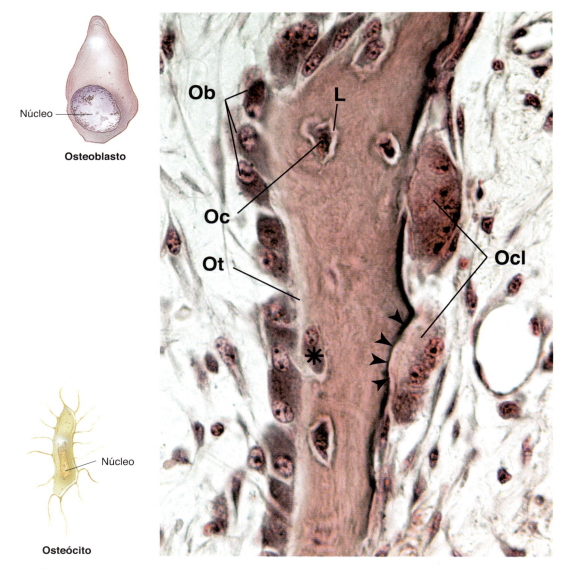

FIGURA 5.8 Células do tecido ósseo. Crânio de porco. Corte em parafina. 540×.

Esta fotomicrografia foi tirada de uma área de formação e remodelação óssea ativas. Os **osteoblastos** (Ob) cobrem toda a superfície de um lado da trabécula secretando ativamente matriz óssea orgânica, **osteoide** (Ot), por sobre a matriz calcificada. Além disso, observe que o osteoblasto marcado com *asterisco* parece estar se aprisionando na matriz que ele próprio produziu. Uma vez que este aprisionamento esteja completo, os osteoblastos se tornam os **osteócitos** (Oc) dentro das **lacunas** (L). Finalmente, observe as grandes células multinucleadas, **osteoclastos** (Ocl), que estão em processo de reabsorção óssea. A atividade dessas grandes células resulta na formação das lacunas de Howship (*pontas de seta*), que são depressões rasas na superfície óssea. As interações de osteoclastos e osteoblastos obedecem a uma regulação muito precisa durante a formação e a remodelação ósseas.

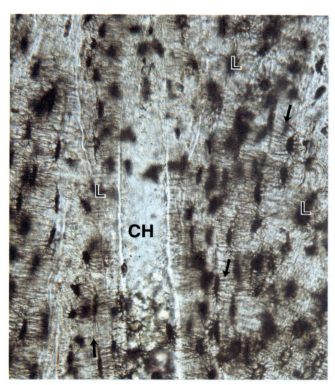

FIGURA 5.9 Osso compacto desgastado não descalcificado. Humano. 270×.

Este corte longitudinal de osso compacto desgastado não descalcificado exibe um **canal de Havers** (CH) com arranjos paralelos de **lamelas** (L) cujas lacunas demonstram canalículos (*setas*), espaços semelhantes a túneis através dos quais nutrientes e oxigênio podem ser trocados por subprodutos e resíduos de osteócitos.

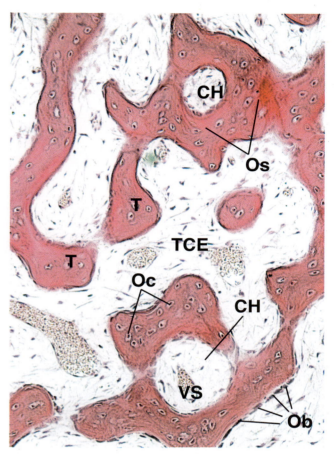

FIGURA 5.10 Ossificação intramembranosa. Crânio de porco. Corte em parafina. 132×.

As **trabéculas** (T) anastomosadas do osso em formação são vistas bem coradas contra um fundo do **tecido conjuntivo embrionário** (TCE), o mesênquima pouco corado. Observe que este tecido conjuntivo é altamente vascularizado e que algumas das trabéculas ósseas estão se organizando em **ósteons** (Os) primitivos circundando grandes canais de Havers (CH) primitivos, cujo centro está ocupado por **vasos sanguíneos** (VS). Observe que os **osteócitos** (Oc) não estão dispostos de maneira organizada. As trabéculas estão revestidas por **osteoblastos** (Ob).

começam a produzir matriz óssea e, desse modo, formam as espículas e as trabéculas ósseas (Figura 5.10).

À medida que se formam mais e mais trabéculas na mesma região, elas se tornam interconectadas. Conforme se fundem umas às outras, elas formam o **osso esponjoso**, cujas regiões periféricas são remodeladas para produzir **osso compacto**. As superfícies dessas trabéculas contêm osteoblastos; frequentemente, **osteoclastos** também podem estar presentes. Essas grandes células multinucleadas, derivadas de **monócitos precursores**, estão presentes em depressões rasas da superfície trabecular (**lacunas de Howship**) e atuam na reabsorção óssea. O osso é remodelado por meio de interações integradas de osteoclastos com osteoblastos.

A região da membrana mesenquimal que não participa do processo de ossificação constituirá os componentes moles do tecido ósseo (*i. e.*, periósteo, endósteo; Figura 5.11).

Ossificação endocondral

A ossificação endocondral, responsável pela formação de ossos longos e curtos, depende da existência de um molde de cartilagem hialina, que é usado como um gabarito no qual o osso é formado (Figura 5.12). Contudo, a cartilagem não se transforma em osso. Em vez disso, forma-se um **colar ósseo subperiósteo** (por meio da ossificação intramembranosa) ao redor da porção mediana do molde de cartilagem. Em seguida, esse colar cresce em largura e comprimento.

Os **condrócitos** situados no centro do molde hipertrofiam e reabsorvem parte de sua matriz, ampliando assim as lacunas de tal forma que algumas se tornam confluentes. Os **condrócitos hipertróficos**, após participar da calcificação da cartilagem, degeneram e morrem. Os espaços recém-formados são invadidos pelo **broto periósteo** (composto

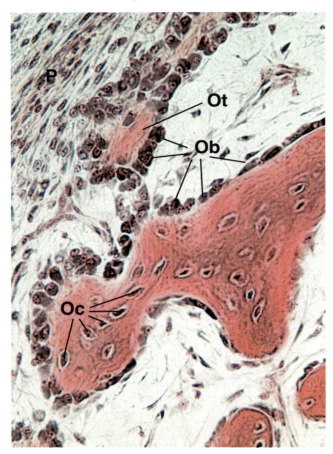

FIGURA 5.11 Ossificação intramembranosa. Crânio de porco. Corte em parafina. 270×.

Esta fotomicrografia de ossificação intramembranosa foi obtida da periferia de um osso em formação. No canto esquerdo superior, observe o **periósteo** (P) em desenvolvimento. Logo abaixo a este periósteo primitivo, há **osteoblastos** (Ob) em processo de diferenciação e produzindo **osteoide** (Ot), que é a matriz óssea ainda não calcificada. À medida que os osteoblastos são envolvidos pela matriz óssea, eles ficam presos nas suas lacunas e são chamados de **osteócitos** (Oc). Estes osteócitos são mais numerosos, maiores e mais ovoides que os do osso maduro, e a organização das fibras colágenas da matriz óssea é mais irregular que no osso maduro. Dessa maneira, esse osso é chamado de imaturo (primário) e será substituído posteriormente por osso maduro.

de vasos sanguíneos, células mesenquimais e células osteoprogenitoras) em um processo chamado brotamento osteogênico. As células osteoprogenitoras se diferenciam em osteoblastos, e essas células produzem matriz óssea na superfície da cartilagem calcificada. À medida que o colar ósseo subperiósteo aumenta em espessura e comprimento, os osteoclastos reabsorvem o complexo cartilagem-osso calcificado e deixam um espaço amplo, que constituirá a futura cavidade medular (posteriormente ocupada por células medulares). O processo completo de ossificação se espalha a partir desse centro de ossificação primária e, por fim, a maior parte do molde de cartilagem é substituída por osso, formando então a **diáfise** de um osso longo. A formação das **epífises ósseas** (centro de ossificação secundária) ocorre com um padrão diferente, de forma que uma cobertura de cartilagem possa ser mantida na superfície articular.

O aumento do comprimento de um osso longo é atribuído à existência de **discos epifisários (placas epifisárias, ou de crescimento)** de cartilagem localizados entre a epífise e a diáfise. O disco epifisário exibe cinco zonas histologicamente distintas (Figura 5.13A, B):

- **Zona de repouso** (ou zona de cartilagem de reserva), mais próxima da epífise, aparece como a cartilagem hialina típica
- **Zona de proliferação** é onde os condrócitos sofrem mitose no crescimento intersticial; no entanto, os grupos isógenos de condrócitos formam pilhas lineares, em vez de aglomerados circulares
- **Zona de hipertrofia** (ou zona de maturação) é caracterizada pelo aumento dos condrócitos e suas lacunas
- **Zona de calcificação** com matriz de cartilagem em processo de calcificação e remanescentes de lacunas vazias
- **Zona de ossificação**, mais próxima da diáfise, tem osteoblastos ativos elaborando matriz óssea enquanto osteoclastos reabsorvem matriz cartilaginosa parcialmente calcificada.

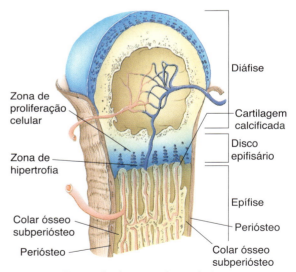

Formação óssea endocondral

Influência hormonal nos ossos

A **calcitonina** inibe a reabsorção da matriz óssea ao alterar a função dos osteoclastos, evitando assim a liberação de cálcio do tecido ósseo. O **hormônio paratireóideo** estimula os osteoblastos a secretar o **fator estimulador de osteoclastos**, levando então essas células a aumentarem a reabsorção óssea, o que resulta em níveis sanguíneos elevados de cálcio. Em excesso, o osso se torna frágil e suscetível a fraturas.

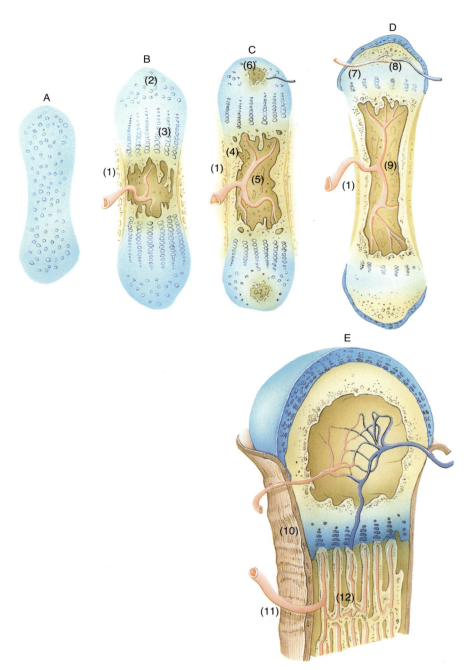

FIGURA 5.12 Formação óssea endocondral. **A.** A ossificação endocondral requer a presença de um molde de cartilagem hialina. **B.** A irrigação sanguínea da diáfise a partir do pericôndrio (1) resulta na transformação das células condrogênicas em células osteogênicas, formando então um **colar ósseo subperiósteo** (1) (por meio da ossificação intramembranosa), o qual rapidamente se torna perfurado pela atividade osteoclástica. Embora a cartilagem hialina na epífise (2) permaneça inalterada, os condrócitos no centro da cartilagem hipertrofiam (3), e suas lacunas tornam-se confluentes. **C.** O colar ósseo subperiósteo (1) aumenta em comprimento e largura, as lacunas confluentes são invadidas pelo **broto periósteo** (4), e a atividade osteoclástica forma uma cavidade medular primitiva (5) cujas paredes são formadas por um complexo cartilagem calcificada-osso calcificado. As epífises passam a exibir o desenvolvimento dos **centros de ossificação secundária** (6). **D** e **E.** O colar ósseo subperiósteo se torna suficientemente grande para suportar o osso longo em desenvolvimento, sendo que uma porção significativa da cartilagem é reabsorvida, com exceção do **disco epifisário** (7) e do revestimento das epífises. A ossificação nas epífises ocorre a partir do centro (8); portanto, o periósteo vascularizado não recobre a superfície cartilaginosa. Vasos sanguíneos penetram nas **epífises** sem irrigar a cartilagem. Na diáfise, abaixo do osso cortical revestido de periósteo (10), os vasos sanguíneos (11) se ramificam para formar a rede vascular (12) em torno da qual o osso esponjoso será formado.

CONSIDERAÇÕES CLÍNICAS 5.3

Deficiências vitamínicas

A **deficiência de vitamina A** inibe a formação e o crescimento ósseos adequados, enquanto o excesso acelera a ossificação dos discos epifisários, levando então a uma estatura baixa. A **deficiência de vitamina D**, que é essencial para absorção do cálcio no intestino, resulta em um osso pouco calcificado (mole) – raquitismo nas crianças e osteomalacia nos adultos. Quando em excesso, o osso é reabsorvido. A **deficiência de vitamina C**, que é também necessária para a formação de colágeno, produz escorbuto, e resulta em crescimento e reparo ósseos deficientes.

CONSIDERAÇÕES CLÍNICAS 5.4

Doença óssea de Paget

A **doença óssea de Paget (osteíte deformante)** é uma afecção generalizada do esqueleto que costuma afetar pessoas mais idosas. Frequentemente, a doença tem um componente familiar e resulta em ossos do crânio e das extremidades mais espessos, porém mais moles. Em geral, é assintomática e, na maioria dos casos, descoberta após radiografia realizada por outros motivos ou como resultado de exame de sangue que mostra níveis elevados de fosfatase alcalina.

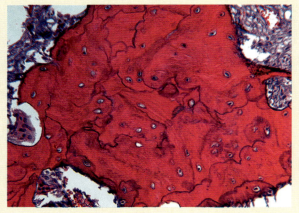

Observe que as linhas cementantes que circundam os sistemas de Havers estão bem definidas, mas sua morfologia é irregular. Os osteócitos estão bem evidentes nas suas lacunas, assim como os osteoblastos periféricos, juntamente com os grandes osteoclastos nas lacunas de Howship. (Reimpressa com autorização de Strayer DS et al., eds. *Rubin's Pathology: Mechanisms of Human Disease*, 8th ed. Philadelphia: Wolters Kluwer, 2020. Figure 30-33A.)

Capítulo 5 Cartilagem e Osso **103**

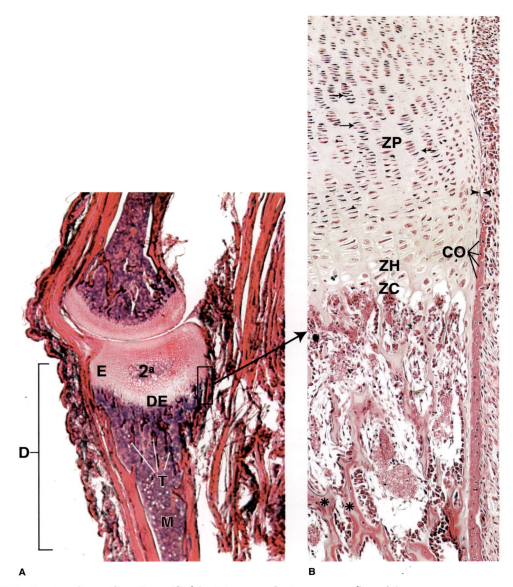

A

B

FIGURA 5.13A Centro de ossificação epifisária. Macaco. Corte em parafina. 14×.

A maioria dos ossos longos é formada por ossificação endocondral, que envolve a substituição de um modelo de cartilagem por osso. Nesta fotomicrografia de pequeno aumento, o modelo cartilaginoso que havia na **diáfise** (D) da falange proximal foi substituído por osso, e a cavidade medular está preenchida com **medula óssea** (M). A **epífise** (E) dessa falange está em processo de ossificação, sendo o **centro de ossificação secundária** (2ª) e, em consequência, estabelecendo o **disco epifisário** (DE). As **trabéculas** (T) estão claramente evidentes na face do disco epifisário voltada para a diáfise.

FIGURA 5.13B Ossificação endocondral. Macaco. Corte em parafina. 132×.

Esta montagem é uma ampliação da *área em destaque* na Figura 5.13A. A região onde está o limite entre o periósteo e o pericôndrio é evidente (*pontas de seta*). Abaixo do periósteo, é possível observar o **colar ósseo** (CO) **subperiósteo**, que foi formado por ossificação intramembranosa. A ossificação endocondral está evidente no interior do molde de cartilagem. Iniciando pela porção superior da imagem, observe como os condrócitos estão alinhados formando longas colunas (*setas*), um indicativo de intensa atividade mitótica na futura região do disco epifisário. Esta será a **zona de proliferação** (ZP) **celular** do disco epifisário. Os condrócitos aumentam em tamanho na **zona de maturação e hipertrofia celular** (ZH) e reabsorvem parte das paredes lacunares, alargando-as então de tal modo que muitas delas se tornam confluentes. Os condrócitos morrem na **zona de cartilagem calcificada** (ZC). A futura cavidade medular está sendo povoada por células da medula hemocitogênica, por células osteogênicas, por osteoclastos e por vasos sanguíneos. As células osteogênicas estão ativamente se diferenciando em osteoblastos, que estão produzindo o osso sobre as paredes calcificadas das lacunas confluentes. Na parte inferior da fotomicrografia, observe as trabéculas de matriz cartilaginosa calcificada cobertas por tecido ósseo (*asteriscos*).

CONSIDERAÇÕES CLÍNICAS 5.5

Osteoporose, osteopetrose e osteomalacia

Osteoporose é uma redução da massa óssea que surge pela falta de formação de osso ou pelo aumento da reabsorção óssea. Ocorre frequentemente na velhice, devido à redução dos níveis do hormônio de crescimento, e em mulheres após a menopausa, por redução da secreção de estrogênio. Nesse último grupo, a ligação do estrogênio a receptores nos osteoblastos estimula a secreção da matriz óssea. Na falta de estrogênio suficiente, a atividade dos osteoclastos reduz a massa óssea sem a formação concomitante de novo osso, o que torna os ossos mais suscetíveis a fraturas.

Osteopetrose é um conjunto de doenças hereditárias que resultam em ossos mais densos com possíveis malformações do esqueleto. Essa doença pode ter início precoce ou tardio. Quando é do tipo precoce, pode começar na infância e resultar em morte precoce por anemia, hemorragia incontrolável e infecção grave. O tipo de início tardio pode ser moderado, sem sintomas clínicos, mas podem ser evidentes o espessamento dos ossos e as ligeiras deformidades faciais. À medida que o osso se torna mais espesso, o diâmetro dos forames diminui e os nervos que passam por esses pequenos orifícios podem ser comprimidos e causar uma dor considerável.

Osteomalacia é uma doença de adultos semelhante ao raquitismo que acomete crianças com níveis reduzidos de vitamina D, as quais, consequentemente, não são capazes de absorver quantidade suficiente de cálcio pelo sistema gastrintestinal. A osteomalacia tem diagnóstico difícil porque inicialmente o paciente apresenta sintomas inespecíficos que variam de dores a fraqueza muscular. Uma vez alcançados os estágios avançados da osteomalacia, os sinais e os sintomas incluem dor intensa dos ossos, dificuldade para andar e fraturas ósseas. As imagens histológicas do osso esponjoso mostram trabéculas ósseas extremamente delgadas com lacunas de Howship amplas ocupadas por osteoclastos e a presença de osteoide excepcionalmente espesso sobre as trabéculas e espículas ósseas finas e calcificadas.

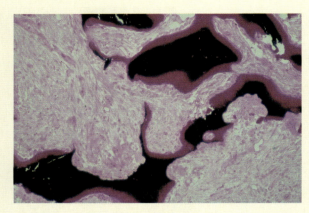

Observe os grandes espaços da medula óssea e o delgado osso calcificado (em preto) na imagem histológica da osteomalacia. Observe também o osteoide muito espesso (material homogêneo corado em magenta) revestindo as trabéculas ósseas calcificadas. A atividade osteoclástica está aparente na porção de osso recortada e recuada na área central direita da imagem. (Reimpressa com autorização de Strayer DS et al., eds. *Rubin's Pathology: Mechanisms of Human Disease*, 8th ed. Philadelphia: Wolters Kluwer, 2020. Figure 30-30B.)

Capítulo 5 Cartilagem e Osso   **105**

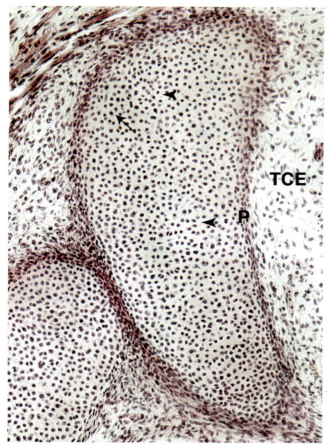

FIGURA 5.1.1 Cartilagem hialina embrionária. Porco. Corte em parafina. 132×.

A cartilagem hialina em desenvolvimento é circundada por **tecido conjuntivo embrionário** (TCE), o mesênquima. As células mesenquimais participaram na formação desta cartilagem. Observe o **pericôndrio** (P) em desenvolvimento revestindo a cartilagem e mesclando-se tanto com o tecido conjuntivo embrionário como com a cartilagem. Os condrócitos nas suas lacunas são células pequenas, esféricas, bastante próximas umas das outras (*seta*), com pouca matriz de coloração homogênea interposta às células (*pontas de seta*).

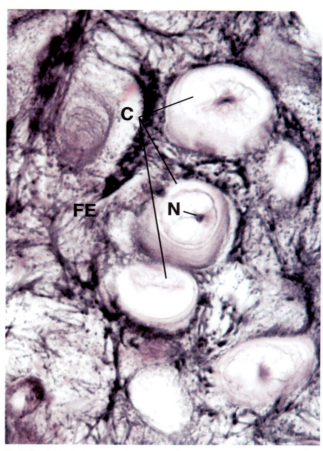

FIGURA 5.1.2 Cartilagem elástica. Epiglote. Humano. Corte em parafina. 540×.

Uma visão de grande ampliação da cartilagem elástica. Os **condrócitos** (C) são células grandes ovais a esféricas com **núcleos** (N) excêntricos. As células acumulam lipídios no seu citoplasma, geralmente como gotículas lipídicas, o que dá à célula um aspecto "vacuolado". Observe que as **fibras elásticas** (FE) mascaram a matriz e que elas apresentam diferentes espessuras, que ficam especialmente evidentes em cortes transversais.

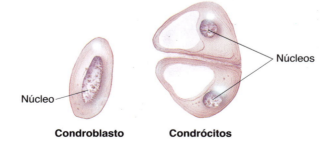

LEGENDA

C	condrócito	N	núcleo	TCE	tecido conjuntivo embrionário
FE	fibras elásticas	P	pericôndrio		

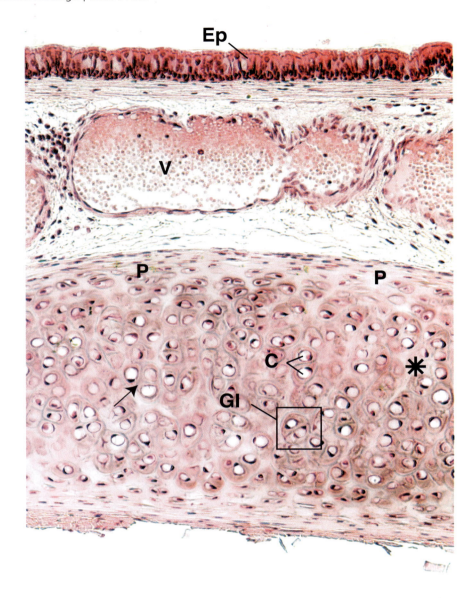

FIGURA 5.1.3 Cartilagem hialina. Traqueia. Macaco. Corte em parafina. 132×.

A traqueia é revestida por um **epitélio pseudoestratificado colunar ciliado** (Ep). Observe uma **veia** (V) bem ampla e preenchida com sangue situada abaixo do epitélio. A metade inferior da fotomicrografia mostra a cartilagem hialina, cujos **condrócitos** (C) estão dispostos em **grupos isógenos** (GI), um indicativo de crescimento intersticial. Os condrócitos ocupam espaços denominados lacunas. Observe que a matriz territorial (*seta*) situada em torno das lacunas se cora mais intensamente que a matriz interterritorial (*asterisco*). A cartilagem está circundada por um **pericôndrio** (P).

LEGENDA					
C	condrócitos	GI	grupos isógenos	V	veia
Ep	epitélio pseudoestratificado colunar ciliado	P	pericôndrio		

Capítulo 5   Cartilagem e Osso   **107**

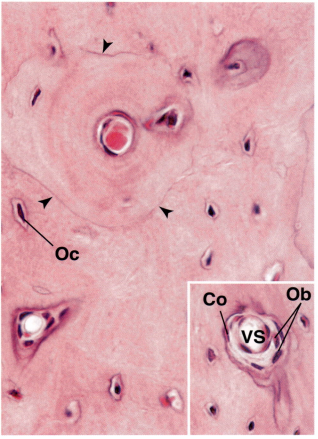

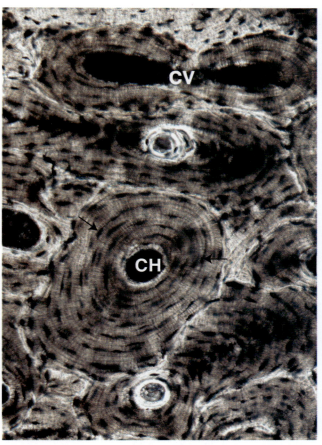

FIGURA 5.2.1 Osso compacto descalcificado. Humano. Corte em parafina. 540×.

Um pequeno ósteon está delineado por uma linha cementante que o circunda (*pontas de seta*). Os **osteócitos** (Oc) de forma lenticular ocupam espaços achatados conhecidos como lacunas, as quais são revestidas por osteoide, uma matriz não calcificada. *Detalhe*. **Osso compacto descalcificado. Humano. Corte em parafina. 540×.** O canal de Havers de um ósteon tem um pequeno **vaso sanguíneo** (VS) imerso em uma delgada camada de elementos de tecido conjuntivo. O canal é revestido por **osteoblastos** (Ob) achatados e talvez por uma **célula osteogênica** (Co).

FIGURA 5.2.2 Osso compacto desgastado não descalcificado. Corte transversal. Humano. Corte em parafina. 132×.

Esta amostra foi processada com tinta nanquim para acentuar algumas das características mais importantes do osso compacto. Os **canais de Havers** (CH), assim como as lacunas (*setas*), aparecem em preto na figura. Na parte central superior, observe a conexão entre dois ósteons por um **canal de Volkmann** (CV). Os canalículos aparecem como linhas finas e estreitas que conduzem ao CH à medida que se anastomosam entre si e com lacunas de outros osteócitos do mesmo ósteon.

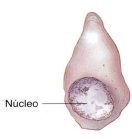
Osteoblasto — Núcleo

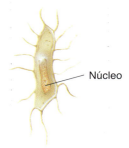
Osteócito — Núcleo

LEGENDA					
CH	canais de Havers	CV	canal de Volkmann	Oc	osteócitos
Co	célula osteogênica	Ob	osteoblastos	VS	vaso sanguíneo

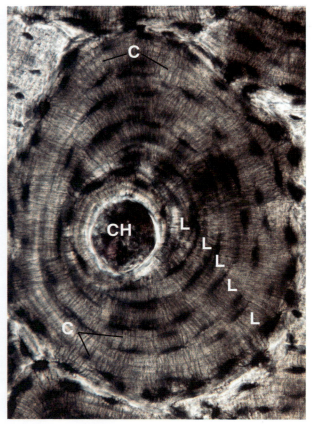

FIGURA 5.2.3 Osso desgastado não descalcificado. Corte transversal. Humano. 270×.

Este corte transversal de um ósteon apresenta claramente as **lamelas** (L) ósseas circundando um **canal de Havers** (CH). A linha cementante delimita a periferia do ósteon. Observe que os **canalículos** (C) que surgem das lacunas mais periféricas geralmente não se estendem na direção de outros ósteons. Em vez disso, os canalículos de um ósteon estão quase sempre direcionados para o canal de Havers do respectivo ósteon. No osso vivo, os canalículos (que parecem se anastomosar uns aos outros e com as lacunas) alojam longos prolongamentos de osteócitos.

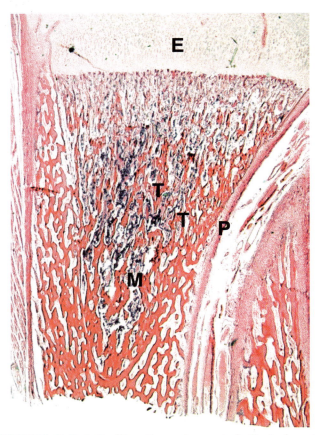

FIGURA 5.2.4 Ossificação endocondral. Corte longitudinal. Macaco. Corte em parafina. 14×.

Grande parte da cartilagem foi substituída na diáfise deste osso em formação. Observe as numerosas **trabéculas** (T) e a **medula óssea** (M) em desenvolvimento na cavidade medular. A ossificação está avançando em direção à **epífise** (E), na qual ainda não apareceu o centro de ossificação secundária. Observe também o **periósteo** (P), que aparece como uma faixa definida entre o colar ósseo subperiósteo e o tecido conjuntivo circunjacentes.

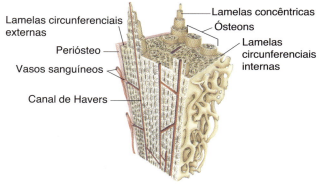

Osso compacto

LEGENDA

C	canalículo	L	lamelas	P	periósteo
CH	canal de Havers	M	medula óssea	T	trabéculas
E	epífise				

Capítulo 5 Cartilagem e Osso **109**

Prancha 5.2C Osso

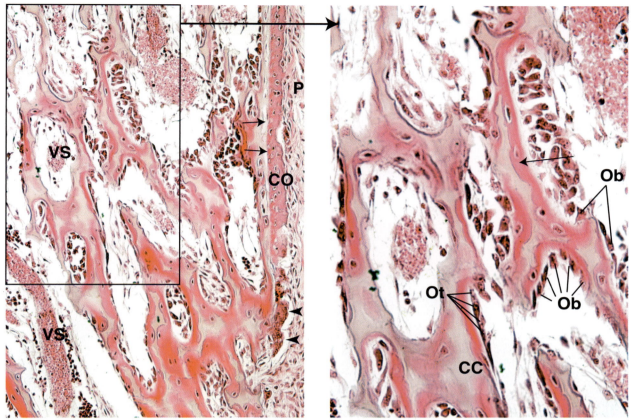

FIGURA 5.2.5 Ossificação endocondral. Macaco. Corte em parafina. 132×.

Observe o osteoclasto multinucleado (*pontas de seta*) reabsorvendo as trabéculas de cartilagem calcificada revestidas de osso. O **colar ósseo subperiósteo** (CO) e o **periósteo** (P) estão bastante evidentes, assim como o limite entre o colar ósseo e a cartilagem (*setas*). A cavidade medular está sendo formada e povoada por **vasos sanguíneos** (VS), células osteogênicas, osteoblastos e células hemocitopoéticas.

FIGURA 5.2.6 Ossificação endocondral. Macaco. Corte em parafina. 270×.

Esta fotomicrografia é uma ampliação da *área em destaque* na Figura 5.2.5. Observe que as trabéculas de cartilagem calcificada estão cobertas por uma fina camada de osso. O osso de coloração mais escura (*seta*) contém osteócitos, enquanto a **cartilagem calcificada** (CC), com coloração mais clara, é acelular, uma vez que os condrócitos dessa região morreram e deixaram lacunas vazias que são confluentes entre si. Observe que os **osteoblastos** (Ob) estão apoiados sobre as trabéculas ósseas e que eles estão separados do osso calcificado por uma delgada camada de **osteoide** (Ot) interposto. À medida que o colar ósseo subperiósteo fica mais espesso, as trabéculas de cartilagem calcificada revestidas por tecido ósseo serão reabsorvidas, de maneira que quase todo o molde de cartilagem seja substituído por osso. A única cartilagem que permanecerá intacta será o disco epifisário e a superfície articular da epífise.

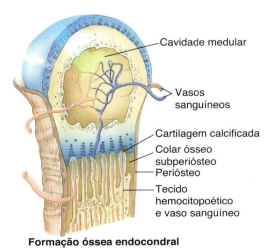

Formação óssea endocondral

LEGENDA					
CC	cartilagem calcificada	Ob	osteoblastos	P	periósteo
CO	colar ósseo	Ot	osteoide	VS	vasos sanguíneos

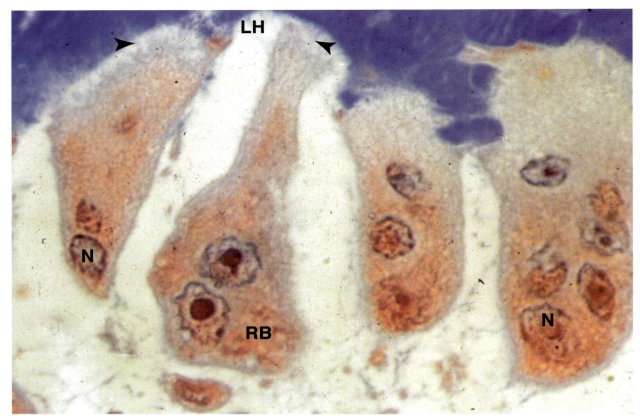

FIGURA 5.3.1 Osteoclastos. Humano. Corte em parafina. 600×.

Os **núcleos** (N) destas células multinucleadas estão localizados na sua **região basal** (RB), afastados das **lacunas de Howship** (LH). Observe que a **borda preguead**a (BP) (*pontas de seta*) está em contato íntimo com as lacunas de Howship. (Cortesia do Dr. J. Hollinger.)

LEGENDA					
BP	borda preguead	N	núcleo	RB	região basal
LH	lacunas de Howship				

Revisão de imagens histológicas selecionadas

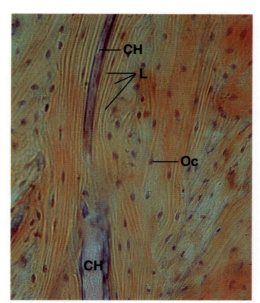

FIGURA DE REVISÃO 5.1.1 Osso compacto descalcificado. Humano. Corte longitudinal. Corte em parafina. 270×.

O corte longitudinal de um osso descalcificado mostra arranjos paralelos de **lamelas** (L) e o longo **canal de Havers** (CH) no centro do ósteon. Os núcleos dos **osteócitos** (Oc) estão bem nítidos.

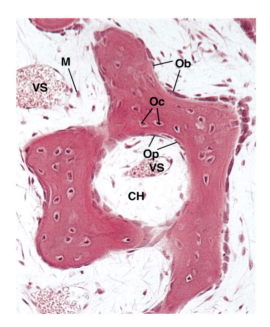

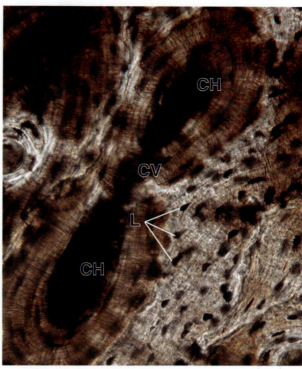

FIGURA DE REVISÃO 5.1.2 Osso compacto desgastado não descalcificado. Corte transversal. Humano. 270×.

Este corte transversal de um osso compacto desgastado não descalcificado mostra um corte transversal de dois **canais de Havers** (CH) conectados entre si por um **canal de Volkmann** (CV). Os vasos sanguíneos que nutrem o osso compacto passam no interior dos canais de Havers e é por meio dos canais de Volkmann que eles são capazes de penetrar no osso e emitir ramos para os canais de Havers adjacentes. Observe as **lamelas** (L), cujas lacunas são ocupadas pelos osteócitos do osso preservado.

FIGURA DE REVISÃO 5.1.3 Ossificação intramembranosa. Crânio de porco. Corte em parafina. 270×.

Esta imagem ilustra um ósteon em desenvolvimento cujo **canal de Havers** (CH) aloja um **vaso sanguíneo** (VS) localizado ao centro e circundado por tecido conjuntivo mesenquimal. Observe que o canal de Havers está revestido por **células osteoprogenitoras** (Op) achatadas e que o ósteon em desenvolvimento contém **osteócitos** (Oc) imaturos redondos situados em lacunas grandes. Os **osteoblastos** (Ob) revestem o ósteon em desenvolvimento, que está sendo formado no tecido conjuntivo mesenquimal rico em vasos sanguíneos e **células mesenquimais** (M).

LEGENDA					
CH	canal de Havers	**M**	células mesenquimais	**Op**	células osteoprogenitoras
CV	canal de Volkmann	**Ob**	osteoblastos	**VS**	vaso sanguíneo
L	lamela	**Oc**	osteócitos		

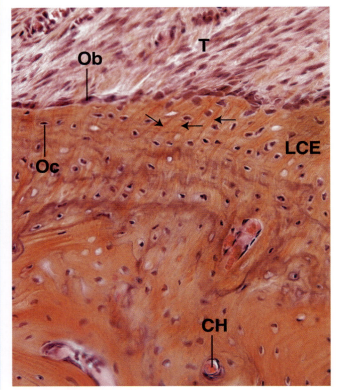 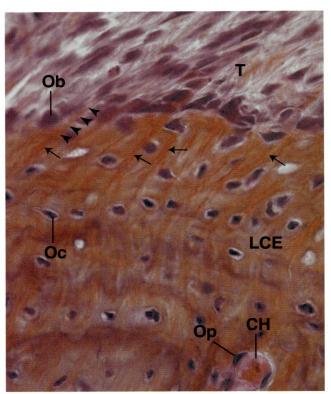

FIGURA DE REVISÃO 5.2.1 Osso compacto descalcificado. Costela. Fibras de Sharpey. Corte transversal. Humano. 270×.

Esta fotomicrografia de médio aumento mostra o ponto de inserção do **tendão** (T) à costela por meio das **fibras de Sharpey** (*setas*) em continuidade com as fibras colágenas tipo I que se originam do tendão e inserem-se na **lamela circunferencial externa** (LCE) do osso compacto. Observe a presença de **osteoblastos** (Ob) revestindo a superfície das lamelas circunferenciais externas e os **osteócitos** (Oc) em suas lacunas. A imagem mostra claramente um **canal de Havers** (CH) de um ósteon contendo um vaso sanguíneo.

FIGURA DE REVISÃO 5.2.2 Osso compacto descalcificado. Costela. Fibras de Sharpey. Corte transversal. Humano. 540×.

Este é um grande aumento do canto superior direito da Figura 5.2.1. Observe que as fibras colágenas tipo I do **tendão** (T) podem ser acompanhadas (*pontas de setas*) à medida que se inserem nas **lamelas circunferenciais externas** (LCE), onde passam a ser conhecidas como **fibras de Sharpey** (*setas*). A figura também assinala **osteoblastos** (Ob) e **osteócitos** (Oc), além de um **canal de Havers** (CH) com seu vaso sanguíneo e **células osteoprogenitoras** (Op).

LEGENDA

CH	canal de Havers	Ob	osteoblasto	Op	células osteoprogenitoras
LCE	lamelas circunferenciais externas	Oc	osteócitos	T	tendão

Resumo da organização histológica

I. Cartilagem

A. Cartilagem embrionária

1. Pericôndrio

O **pericôndrio** é muito delgado e celular.

2. Matriz extracelular

A **matriz** é escassa e de aspecto homogêneo.

3. Células

Condrócitos numerosos, pequenos e esféricos estão alojados em pequenos espaços na matriz.

Estes espaços são denominados **lacunas**.

B. Cartilagem hialina

1. Pericôndrio

O pericôndrio tem duas camadas: uma **camada fibrosa** externa, que contém colágeno e fibroblastos; e uma **camada condrogênica** interna, que contém **células condrogênicas** e **condroblastos**.

2. Matriz

A **matriz** tem aparência homogênea e basofílica. Ela tem duas regiões: a **matriz territorial (capsular)**, que é mais corada e circunda as **lacunas**; e a **matriz interterritorial (intercapsular)**, que é menos corada. As fibrilas colágenas são envoltas por grande quantidade de substância fundamental.

3. Células

Os **condrócitos** são encontrados individualmente em **lacunas** ou pode haver dois ou mais condrócitos (**grupo isógeno**) em uma lacuna. Este último caso significa o **crescimento intersticial**. O **crescimento aposicional** ocorre logo abaixo do pericôndrio e é atribuído aos **condroblastos**.

C. Cartilagem elástica

1. Pericôndrio

O pericôndrio é o mesmo na cartilagem elástica e na cartilagem hialina.

2. Matriz

A **matriz** tem numerosas **fibras elásticas** muito coradas, além das **fibrilas colágenas**.

3. Células

As células são os **condrócitos**, os **condroblastos** e as **células condrogênicas**, como na cartilagem hialina.

D. Fibrocartilagem

1. Pericôndrio

Geralmente, o pericôndrio está ausente.

2. Matriz

A **substância fundamental** da matriz é escassa. Além do colágeno tipo II, muitos feixes espessos de colágeno tipo I estão localizados entre fileiras paralelas de condrócitos.

3. Células

Os **condrócitos** na fibrocartilagem são menores que os condrócitos da cartilagem hialina ou elástica, e estão dispostos em filas paralelas longitudinais entre os espessos feixes de fibras colágenas.

II. Ossos

A. Osso compacto

1. Periósteo

O **periósteo** tem duas camadas: uma **camada fibrosa** externa contendo **fibras colágenas** e **fibroblastos**, e uma **camada osteogênica** interna contendo **células osteoprogenitoras** e osteoblastos. Ele está ancorado ao osso por meio das **fibras de Sharpey**.

2. Sistemas lamelares

Em ossos recém-formados, a matriz óssea compreende **tecidos ósseos** não organizados **primários (imaturos)**. Por meio da remodelação, o tecido ósseo primário é substituído por **osso lamelar (maduro, secundário)**.

A organização lamelar consiste em **lamelas circunferenciais externas** e **internas**, **lamelas concêntricas**, compostas por **ósteons (sistemas de Havers)**, e **lamelas intersticiais**. **Lacunas** contendo osteócitos são encontradas entre as camadas de lamelas. Os **canalículos** irradiam-se das **lacunas**, que permitem que os prolongamentos dos osteócitos se comuniquem por meio de junções comunicantes, eventualmente se abrindo para o **canal de Harvers** central. As **linhas cementantes** demarcam a extensão periférica de cada ósteon. Os **canais de Volkmann** interconectam os canais de Havers vizinhos.

3. Endósteo

O **endósteo** é uma fina membrana celular que compreende osteoblastos inativos, células osteoprogenitoras e osteoclastos ocasionais. O endósteo reveste as **lamelas circunferenciais internas** e as superfícies externas das **espículas** e **trabéculas** do osso esponjoso, revestindo assim a **cavidade medular**, que contém **medula óssea amarela** ou **branca**.

4. Células

Os **osteócitos** estão alojados em pequenos espaços chamados **lacunas**. Os **osteoblastos** e as **células** osteoprogenitoras são encontrados na camada osteogênica do periósteo, no endósteo e revestindo os canais de Havers. Os **osteoclastos** estão localizados nas **lacunas de Howship** sobre as superfícies de reabsorção óssea. O **osteoide**, a matriz óssea não calcificada, está interposto às células do osso e ao tecido calcificado.

5. Suprimento vascular

Os vasos sanguíneos são encontrados no periósteo, na cavidade medular óssea e nos canais de Havers dos ósteons. Os canais de Havers estão conectados uns aos outros pelos canais de Volkmann.

B. Osso esponjoso (medular)

1. Endósteo

Toda a superfície externa das espículas e trabéculas do osso esponjoso é recoberta pelo delicado endósteo.

2. Sistemas lamelares

Semelhante ao osso compacto, as **espículas** do osso esponjoso em formação e a matriz óssea das **trabéculas** são compostas por **tecidos ósseos primários (imaturos)** não organizados. Por meio da remodelação, o tecido ósseo primário é substituído pelo **osso lamelar** bem-organizado (**maduro, secundário**). No entanto, não há ósteons nas pequenas espículas e trabéculas.

3. Células

Os **osteócitos** estão alojados em lacunas com prolongamentos osteocíticos contidos nos canalículos. Como uma parte do endósteo, os **osteoblastos** revestem todas as trabéculas e espículas. Ocasionalmente, grandes **osteoclastos** multinucleares ocupam as **lacunas de Howship**. A matriz óssea **osteoide** não calcificada está interposta às células do osso e ao tecido calcificado.

A **medula óssea**, composta por tecido hemocitopoético ou tecido adiposo, ocupa a **cavidade medular**, os espaços entre as **trabéculas**.

C. Osteogênese

1. Ossificação intramembranosa

Os **centros de ossificação** se formam dentro das áreas vascularizadas do **tecido conjuntivo mesenquimal**, onde provavelmente as **células mesenquimais** se diferenciam em **células osteoprogenitoras**, que, por sua vez, diferenciam-se em **osteoblastos**. Redes de **espículas** e **trabéculas** coalescem para formar ósteons primitivos ao redor dos vasos sanguíneos nas regiões **ósseas corticais (compactas)**.

2. Ossificação endocondral

a. Centro de ossificação primária

O **pericôndrio** da **diáfise** do molde cartilaginoso torna-se vascularizado e, em seguida, ocorre **hipertrofia** dos condrócitos localizados no interior do molde, confluência das lacunas adjacentes, calcificação da cartilagem remanescente e subsequente **morte dos condrócitos**. Simultaneamente, as **células condrogênicas** do pericôndrio se diferenciam em **células osteoprogenitoras**, as quais, por sua vez, diferenciam-se em **osteoblastos**. Os osteoblastos formam o **colar ósseo subperiósteo**, convertendo assim o **pericôndrio** sobrejacente em um **periósteo**. Um **broto periósteo** invade a diáfise e penetra nas **lacunas** confluentes que estão vazias após a morte dos condrócitos. As células osteogênicas dão origem aos osteoblastos, que depositam matriz óssea sobre as **trabéculas da cartilagem calcificada**. A hemocitopoese se inicia na cavidade medular primitiva; os **osteoclastos** (e, de acordo com alguns autores, condroclastos) se desenvolvem e reabsorvem as trabéculas da cartilagem calcificada revestidas por osso conforme o colar ósseo subperiósteo se torna mais espesso e longo.

b. Centro de ossificação secundária

O **centro epifisário de ossificação** (**secundária**) se forma pouco depois do nascimento; tem início no centro da epífise e desenvolve-se radialmente a partir desse ponto, deixando então cartilagem apenas na **superfície articular** e na interface entre a epífise e a diáfise, o futuro **disco epifisário**.

c. Disco epifisário

O **disco epifisário** é responsável pelo futuro crescimento longitudinal dos ossos longos. Ele é dividido em cinco zonas: (1) **zona de repouso** ou de cartilagem de reserva, uma região de reserva de cartilagem hialina; (2) **zona de proliferação**, em que os grupos isógenos de condrócitos estão dispostos em fileiras cujos eixos longitudinais são paralelos à diáfise em crescimento; (3) **zona de hipertrofia**, em que as células aumentam de tamanho e a matriz entre as células vizinhas se torna muito fina; (4) **zona de calcificação**, onde as lacunas se tornam confluentes e a matriz entre as filas adjacentes de condrócitos sofre calcificação, provocando então a morte dos condrócitos; e (5) **zona de ossificação**, em que os osteoblastos depositam osso sobre os restos de cartilagem calcificada entre fileiras adjacentes. Os osteoclastos (e, de acordo com alguns autores, também os condroclastos) reabsorvem o complexo calcificado.

Questões de revisão do capítulo

5.1 Qual componente da matriz cartilaginosa é diretamente responsável por sua rigidez?

A. Condrócitos

B. Ácido hialurônico

C. Colágeno tipo II

D. Água

5.2 A zona de proliferação no disco epifisário demonstra qual modo de crescimento tecidual?

A. Aposicional

B. Hipertrofia

C. Intersticial

D. Intramembranoso

5.3 Qual órgão seria mais afetado pela deficiência de vitamina C em adultos?

A. Ossos alveolares

B. Superfícies articulares

C. Epiglote

D. Traqueia

5.4 Quais células apresentam receptores para o hormônio paratireóideo?

A. Condroblastos

B. Condrócitos

C. Osteoblastos

D. Osteoclastos

5.5 Quais estruturas permitem a comunicação direta célula-célula no tecido ósseo?

A. Canalículos

B. Canais de Havers

C. Matriz territorial

D. Canais de Volkmann

CAPÍTULO 6

SANGUE E HEMOCITOPOESE

ESQUEMA DO CAPÍTULO

TABELAS

Tabela 6.1	Elementos figurados do sangue
Tabela 6.2	Grupos sanguíneos ABO
Tabela 6.3	Fatores de crescimento hemocitopoéticos

PRANCHAS

Prancha 6.1A	Sangue circulante
Figura 6.1.1	Hemácias. Humano. 1.325×
Figura 6.1.2	Neutrófilos. Humano. 1.325×
Figura 6.1.3	Eosinófilos. Humano. 1.325×
Prancha 6.1B	Sangue circulante
Figura 6.1.4	Basófilos. Humano. 1.325×
Figura 6.1.5	Monócitos. Humano. 1.325×
Figura 6.1.6	Linfócitos. Humano. 1.325×
Prancha 6.2	Sangue circulante (desenho)
Figura 6.2.1	Um desenho dos elementos figurados do sangue circulante (não desenhado em escala)
Prancha 6.3	Sangue e hemocitopoese
Figura 6.3.1	Desenho das células precursoras das séries granulocítica e eritrocítica da hemocitopoese
Prancha 6.4A	Medula óssea
Figura 6.4.1	Medula óssea. Humano. Corte em parafina. 132×
Figura 6.4.2	Medula óssea. Humano. Corte em parafina. 270×
Prancha 6.4B	Esfregaço de sangue e esfregaço de medula óssea
Figura 6.4.3	Esfregaço de sangue. Humano. Coloração de Wright. 270×
Figura 6.4.4	Esfregaço de medula óssea. Humano. Coloração de Wright. 270×
Prancha 6.5	Eritropoese
Figura 6.5.1	Esfregaço de medula óssea humana. 1.325×
Figura 6.5.2	Esfregaço de medula óssea humana. 1.325×
Figura 6.5.3	Esfregaço de medula óssea humana. 1.325×
Figura 6.5.4	Esfregaço de medula óssea humana. 1.325×
Figura 6.5.5	Esfregaço de medula óssea humana. Corante azul de metileno. 1.325×
Figura 6.5.6	Esfregaço de medula óssea humana. 1.325×
Prancha 6.6	Granulocitopoese
Figura 6.6.1	Mieloblasto. Esfregaço de medula óssea humana. 1.325×
Figura 6.6.2	Pró-mielócito. Esfregaço de medula óssea humana. 1.325×
Figura 6.6.3A	Mielócito eosinófilo. Esfregaço de medula óssea humana. 1.325×
Figura 6.6.3B	Mielócito neutrófilo. Esfregaço de medula óssea humana. 1.325×
Figura 6.6.4A	Metamielócito eosinófilo. Esfregaço de medula óssea humana. 1.325×
Figura 6.6.4B	Metamielócito neutrófilo. Esfregaço de medula óssea humana. 1.325×
Figura 6.6.5A	Bastonete eosinófilo. Esfregaço de medula óssea humana. 1.325×
Figura 6.6.5B	Bastonete neutrófilo. Esfregaço de medula óssea humana. 1.325×
Figura 6.6.6	Neutrófilo. Esfregaço de medula óssea humana. 1.325×

PRANCHAS DE REVISÃO 6.1 E 6.2

Figura de revisão 6.1.1	Esfregaço de sangue. Humano. Coloração de Wright. 540×

ESQUEMA DO CAPÍTULO

Figura de revisão 6.1.2 Esfregaço de sangue. Humano. Coloração de Wright. 540×

Figura de revisão 6.1.3 Esfregaço de sangue. Humano. Coloração de Wright. 540×

Figura de revisão 6.1.4 Esfregaço de medula óssea. Humano. Coloração de Wright. 540×

Figura de revisão 6.2.1 Eritrócitos e plaquetas. Microscopia eletrônica. 5.600×

Figura de revisão 6.2.2 Linfócito e eritrócitos. Microscopia eletrônica. 5.600×

Figura de revisão 6.2.3 Monócito e eritrócitos. Microscopia eletrônica. 4.600×

Figura de revisão 6.2.4 Eosinófilo e eritrócitos. Microscopia eletrônica. 5.600×

O volume total de sangue de um indivíduo mediano é de cerca de 5 ℓ. O sangue é um **tipo de tecido conjuntivo especializado**, constituído de células e fragmentos de células (conhecidos como **elementos figurados**) suspensos em um líquido conhecido como **plasma**. O sangue circula pelo corpo e está bem adaptado a desempenhar suas diversas funções no transporte de nutrientes, oxigênio, resíduos metabólicos, dióxido de carbono, eletrólitos, hormônios, células e outras substâncias. Além disso, o sangue também desempenha a função de manutenção da temperatura corpórea e regula os equilíbrios ácido-básico e osmótico. Os elementos figurados do sangue devem ser substituídos constantemente à medida que atingem o fim de sua vida útil; este processo de renovação celular é referido como **hemocitopoese**.

Sangue

Os elementos figurados do sangue são os **eritrócitos (glóbulos vermelhos, ou hemácias)**, os **leucócitos (glóbulos brancos)** e as **plaquetas (trombócitos)**; ver Tabela 6.1.

Elementos figurados do sangue

A nomenclatura desenvolvida para esses elementos figurados baseia-se em suas colorações com a modificação de Wright ou de Giemsa das colorações tipo Romanowsky aplicadas a esfregaços de sangue e medula utilizados em hematologia.

Eritrócitos

Os **eritrócitos**, as células mais numerosas do sangue, são discos bicôncavos, anucleados e sem organelas que funcionam inteiramente dentro do sistema circulatório. A forma bicôncava é causada pelas interações das proteínas integrais e periféricas da membrana celular do eritrócito com as proteínas de seu citoesqueleto, como a **actina**, a **espectrina**, a **anquirina**, entre outras.

Os eritrócitos são preenchidos com **hemoglobina**, a proteína que transporta oxigênio e dióxido de carbono de e para os tecidos do corpo (a troca de gases é descrita no Capítulo 13). Além disso, várias enzimas solúveis, como a **anidrase carbônica** e as necessárias para a glicólise e a adenosina trifosfato (ATP), também estão presentes.

As hemácias variam em número de acordo com o sexo biológico, com os homens vivendo ao nível do mar com cerca de 5 milhões e as mulheres vivendo ao nível do mar com cerca de 4,5 milhões de eritrócitos/mm³ de sangue. Elas têm entre 7 e 8 μm de diâmetro em esfregaços de sangue e 6 e 7 μm em cortes histológicos. Também se coram de rosa-salmão (Figuras 6.1 e 6.2) e têm uma vida útil de aproximadamente 120 dias. Ao fim de seu ciclo útil, os eritrócitos são destruídos pelos **macrófagos** do baço, do fígado e da medula óssea.

A membrana plasmática dos eritrócitos apresenta em sua superfície externa grupos de carboidratos **antigênicos hereditários** que representam os **grupos sanguíneos ABO (tipos sanguíneos)**. Embora sejam muito semelhantes, eles devem ser considerados antes da transfusão de sangue, para evitar a morte do indivíduo que recebe o sangue (Tabela 6.2). Existem quatro tipos sanguíneos principais com base nos três alelos do gene ABO (I^A, I^B e i), ou seja, A, B, AB e O. Todos os três antígenos que determinam esses tipos sanguíneos são idênticos, exceto que:

- Os tipos A e B têm uma molécula de açúcar adicional em sua cadeia de carboidratos (localizada em seu terminal livre) do que o tipo O e
- A molécula de açúcar terminal extra do antígeno do tipo A difere daquela do antígeno do tipo B.

Deve-se notar que todos os antígenos do tipo O são idênticos; todos os antígenos do tipo A são idênticos porque têm a mesma molécula de açúcar terminal; e todos

Tabela 6.1 — Elementos figurados do sangue.

Elemento	Diâmetro (µm)		Quantidade/ mm³	% de leucócitos	Grânulos	Função	Núcleo
	Esfregaço	Corte histológico					
Eritrócito	7 a 8	6 a 7	5×10^6 (homens) $4,5 \times 10^6$ (mulheres)		Nenhum	Transporte de O_2 e CO_2	Nenhum
Linfócito	8 a 10	7 a 8	1.500 a 2.500	20 a 25	Grânulos azurófilos somente	Resposta imunológica	Grande, discoidal, excêntrico
Monócito	12 a 15	10 a 12	200 a 800	3 a 8	Grânulos azurófilos somente	Fagocitose	Grande, em forma de rim (reniforme)
Neutrófilo	9 a 12	8 a 9	3.500 a 7.000	60 a 70	Grânulos azurófilos e específicos pequenos (neutrófilo)	Fagocitose	Polimorfo
Eosinófilo	10 a 14	9 a 11	150 a 400	2 a 4	Grânulos azurófilos e específicos grandes (eosinófilo)	Fagocitose de complexos antígeno-anticorpo e controle de doenças parasitárias	Bilobulado (em forma de salsicha)
Basófilo	8 a 10	7 a 8	50 a 100	0,5 a 1	Grânulos azurófilos e específicos grandes (basófilos) (heparina e histamina)	Talvez ajude a iniciar a resposta inflamatória	Grande, em forma de S
Plaquetas	2 a 4	1 a 3	250.000 a 400.000		Granulômero	Aglutinação e coagulação	Nenhum

os antígenos do tipo B são idênticos porque têm a mesma molécula de açúcar terminal. Tanto I^A quanto I^B são dominantes sobre i, mas não um sobre o outro.

Leucócitos

Os **leucócitos (glóbulos brancos)** desempenham suas funções fora do sistema circulatório e utilizam a corrente sanguínea como meio de transporte para chegar aos seus destinos. As duas principais categorias de leucócitos são os agranulócitos e os granulócitos. Linfócitos e monócitos compõem o primeiro grupo, enquanto neutrófilos, eosinófilos e basófilos compõem o último e são reconhecíveis por seus característicos **grânulos específicos** (ver Tabela 6.1).

Linfócitos

Os **linfócitos**, que são um pouco maiores que os eritrócitos, têm aproximadamente 8 a 10 µm de diâmetro em esfregaços sanguíneos. São células esféricas com um núcleo heterocromático relativamente grande que ocupa a maior parte do volume da célula (ver Figura 6.1 e Tabela 6.1). Existem três tipos de linfócitos: linfócitos T (células T), linfócitos B (células B) e linfócitos nulos (células nulas), que são morfologicamente indistinguíveis entre si. Costuma-se falar de **linfócitos T** como responsáveis pela **resposta imune mediada por células** e de **linfócitos B** como atuantes na **resposta imune mediada por fatores humorais.** Os linfócitos T também são responsáveis pela produção de citocinas que facilitam o início da maioria das respostas imunes por fatores humorais. Os **linfócitos nulos** são pouco numerosos, não têm determinantes em sua membrana celular e são de dois tipos: **células-tronco hemocitopoéticas pluripotenciais** (CTHP; responsáveis pela formação de todos os elementos figurados do sangue) e **células** *natural killer* **(células NK).**

CONSIDERAÇÕES CLÍNICAS 6.1

Anemia falciforme

A **anemia falciforme**, uma doença hereditária, é o resultado de uma mutação pontual no gene que codifica a hemoglobina. Uma única substituição de aminoácido, na qual uma valina substitui uma glutamina, ocorre em alguns indivíduos que são descendentes da população nativa das regiões tropicais e subtropicais da África, especialmente da área subsaariana. Aproximadamente 2/1.000 afro-americanos são afetados por esta doença, e 10% dessa população carrega uma cópia do gene e, portanto, são portadores do **traço falciforme**, mas não são afetados pela doença. As hemácias dos pacientes com duas cópias do gene mutado são suscetíveis ao estresse hipóxico e tornam-se facilmente deformadas, assumindo a forma de foice. Devido à sua forma, os eritrócitos são frágeis, podem transportar apenas uma quantidade reduzida de oxigênio e não passam com facilidade pelos pequenos capilares. Isso causa obstrução de vasos e, com frequência, dano tecidual a jusante. As hemácias anormais têm efeitos deletérios nos rins, no cérebro, nos ossos e no baço, entre outros órgãos. Dependendo da gravidade do quadro, os sintomas do paciente podem variar de leves a graves, e, neste último caso, podem resultar em morte precoce. Como a anemia falciforme é incurável, é tratada evitando-se esforços físicos extenuantes e grandes altitudes, como também orientando os pacientes a procurarem tratamento mesmo para as infecções menores.

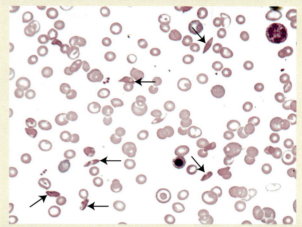

Este esfregaço de sangue de um paciente que sofre de anemia falciforme apresenta diversas hemácias deformadas de modo que elas se apresentam fusiformes (*setas*).

[1] N.R.T.: Heterozigose para o gene da hemoglobina S (HbS).

CONSIDERAÇÕES CLÍNICAS 6.2

Policitemia vera

A **policitemia vera** (**policitemia primária**, ou **doença de Osler-Vasquez**) é uma doença rara do sangue que se manifesta por um excesso de produção de hemácias e, com frequência, de plaquetas, o que resulta em maior volume sanguíneo e aumento da viscosidade do sangue. Envolve principalmente indivíduos com idade em torno dos 60 anos, embora ocasionalmente ocorra em pacientes na faixa dos 20 anos. Os sintomas podem estar ausentes por vários anos após o início da doença, mas os pacientes que sofrem desse distúrbio podem apresentar dores de cabeça, vertigem, fadiga, apneia, aumento do fígado e do baço, sensação de queimação nas extremidades e distúrbios visuais, bem como sangramento gengival e um prurido generalizado. Se não for tratado, o paciente pode morrer em 2 anos; com o tratamento adequado, a sobrevida pode ser estendida por 10 a 20 anos.

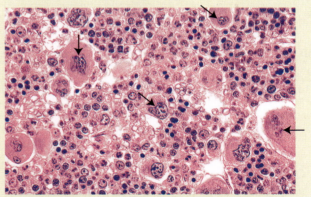

Esta é uma biopsia da medula óssea de uma mulher de meia-idade que sofre de policitemia vera. Observe que a medula é hipercelular e exibe quantidades anormalmente elevadas de precursores de eritrócitos e megacariócitos (*setas*). (Reimpressa com autorização de Mills SE et al., eds. *Sternberg's Diagnostic Surgical Pathology*, 6th ed. Philadelphia: Wolters Kluwer, 2015. P. 698, Figure 16-21.)

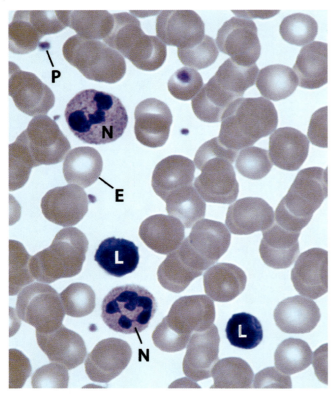

FIGURA 6.1 Eritrócitos (E), linfócitos (L), neutrófilos (N) e plaquetas (P). 1.325×.

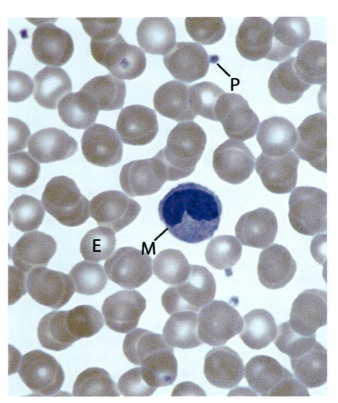

FIGURA 6.2 Monócitos (M), eritrócitos (E) e plaquetas (P). 1.325×.

Tabela 6.2	Grupos sanguíneos ABO.		
Grupo sanguíneo	**Genótipo***	**Antígenos de superfície**	**Pode aceitar sangue de**
A	I^A e I^A ou I^A e i	Antígeno A	Tanto A quanto O
B	I^B e I^B ou I^B e i	Tanto A quanto O	Ambos B e O
AB	I^A e I^B	Ambos os antígenos A e B	A, B, AB e O (receptor universal)
O	i e i	Antígeno O	Apenas O (doador universal)

*Observe que esta é uma explicação simplificada dos possíveis genótipos. Além dos antígenos ABO, é importante mencionar o **antígeno D (fator Rh)**, pois está presente na membrana plasmática dos eritrócitos de quase 85% da população mundial. Portanto, diz-se que 85% da população mundial é **Rh+** (**Rh positivo**) e 15% é **Rh–** (**Rh negativo**). Isso não é um problema nas transfusões, mas é a causa de uma condição possivelmente fatal do recém-nascido conhecida como eritroblastose fetal.

- Os precursores de linfócitos T se desenvolvem na medula óssea e migram para o **córtex do timo**, onde se transformam em células imunocompetentes. Esses linfócitos reconhecem **epítopos** (determinantes antigênicos), que são expostos por células que contêm **moléculas do complexo principal de histocompatibilidade** (**MHC**, do inglês *major histocompatibility complex*), também conhecido como **antígeno leucocitário humano** (**HLA**, do inglês *human leukocyte antigen*). Existem vários subtipos de linfócitos T, e cada um tem um determinante de superfície, o **receptor de linfócito T** (TCR, do inglês *T-cell receptor*), e um **grupo de determinantes de diferenciação** (**moléculas CD, ou antígenos CD** [do inglês *cluster of differentiation*]). O primeiro reconhece o epítopo, enquanto o último reconhece o tipo de molécula do MHC exposto na superfície celular. Os diversos subtipos de linfócitos T estão descritos no Capítulo 10

- Os **linfócitos B** têm como marcadores de superfície as moléculas do MHC tipo II (também conhecidas como HLA II) e expressam **imunoglobulinas de superfície** (**sIgs**, do inglês *surface immunoglobulins*) em sua membrana celular. Essas células se desenvolvem e tornam-se imunocompetentes na medula óssea. Os linfócitos B

CONSIDERAÇÕES CLÍNICAS 6.3

Eritroblastose fetal

A **eritroblastose fetal** é uma condição muito grave causada pela **incompatibilidade** do **fator Rh (antígeno D)** entre uma gestante Rh– e o feto Rh+ que ela carrega. Após o segundo trimestre, há uma forte possibilidade de algum sangue fetal cruzar a barreira placentária, fazendo com que a mãe produza anticorpos (ver Capítulo 10, para conhecer uma discussão sobre os tipos de anticorpos) contra as hemácias fetais. Felizmente, na primeira gravidez são produzidas inicialmente moléculas de imunoglobulina M (IgM), que são incapazes de atravessar a barreira placentária, e, portanto, as hemácias do feto não são atacadas. No entanto, após a formação da IgM, o sistema imunológico da mãe muda de isotipo, produzindo imunoglobulina G (IgG), e esses anticorpos podem atravessar a barreira placentária. Geralmente, a essa altura, o bebê nasce. Porém, no caso de uma gravidez subsequente em que o feto é novamente Rh+, a mãe já possui moléculas de IgG contra o antígeno D, e esses anticorpos atravessam a barreira placentária. As moléculas de IgG atacam o fator Rh na superfície do eritrócito fetal, causando então uma hemólise generalizada (eritroblastose fetal) e, possivelmente, matando o feto. Em 1968, foi desenvolvida a **globulina anti-D (RhoGAM®)** que, quando administrada à gestante, liga-se ao antígeno D e o mascara, para que o sistema imunológico da mãe o desconsidere e não monte uma resposta imune. A RhoGAM® (ou substâncias semelhantes) é administrada em vários intervalos durante as gestações subsequentes para evitar a ocorrência de eritroblastose fetal.

---

são responsáveis pela resposta humoral e, sob o controle dos linfócitos T_H2 e em resposta a um estímulo antigênico, eles se diferenciam em **plasmócitos** produtores de anticorpos e **linfócitos B de memória** como descrito no Capítulo 10

- As **células NK** fazem parte da população de linfócitos nulos (*null cells*). Essas células têm receptores F_c, mas não expressam determinantes de superfície celular e são responsáveis pela **citotoxicidade inespecífica** contra as células infectadas por vírus e células tumorais. Além disso, os linfócitos NK atuam na **citotoxicidade celular dependente de anticorpo** (ADCC, do inglês *antibody-dependent cell-mediated cytotoxicity*) como descrito no Capítulo 10.

Monócitos

Os monócitos são células grandes, com aproximadamente 12 a 15 μm de diâmetro em esfregaços de sangue, que têm um único núcleo grande, excêntrico e em forma de rim (ver Figura 6.2 e Tabela 6.2). Quando os **monócitos** deixam a corrente sanguínea e penetram nos espaços intersticiais do tecido conjuntivo, eles se diferenciam em **macrófagos**, as células responsáveis pela fagocitose de matéria particulada pela ativação da resposta imune e pela apresentação de epítopos aos linfócitos T, e que ainda auxiliam os linfócitos em suas atividades imunológicas, conforme discutido no Capítulo 10. Lembre-se de que os macrófagos podem ter nomes específicos em diferentes órgãos: células de Kupffer, no fígado; micróglia, no sistema nervoso central; células de Langerhans, na pele; células de poeira, nos pulmões; e osteoclastos, no osso (ver Capítulo 4).

Neutrófilos

Os **neutrófilos**, o tipo mais abundante de leucócitos, têm entre 9 e 12 μm de diâmetro nos esfregaços, apresentam núcleos multilobulados, geram ATP por via anaeróbica e têm três tipos de grânulos – específicos, azurófilos e terciários. Esses grânulos apresentam afinidade muito limitada para corantes. Os neutrófilos são geralmente os primeiros a responder à infecção bacteriana ou a um dano tecidual e atuam na **fagocitose** das bactérias. Eles são frequentemente chamados de micrófagos.

- Os **grânulos específicos** (0,1 μm de diâmetro) contêm agentes químicos e enzimas que permitem que os neutrófilos desempenhem suas funções antimicrobianas
- Os **grânulos azurófilos** (0,5 μm de diâmetro) são lisossomos que contêm as várias hidrolases lisossômicas, bem como mieloperoxidase, proteínas que aumentam a permeabilidade bacteriana, a lisozima e a colagenase.
- Os **grânulos terciários** abrigam glicoproteínas dedicadas à inserção na membrana celular, bem como a gelatinase e as catepsinas.

Os neutrófilos usam o conteúdo dos três tipos de grânulos para realizar sua função antimicrobiana. Quando os neutrófilos chegam ao seu local de ação, eles exocitam o conteúdo de seus grânulos.

- A **gelatinase** aumenta a capacidade do neutrófilo de migrar através da lâmina basal endotelial, e as glicoproteínas dos grânulos terciários auxiliam no reconhecimento e na fagocitose das bactérias para os fagossomos do neutrófilo
- Os grânulos azurófilos e os grânulos específicos se fundem e liberam suas enzimas hidrolíticas nos fagossomos, iniciando, assim, a degradação enzimática dos microrganismos.

Além da decomposição enzimática, os microrganismos também são destruídos pela propriedade que os neutrófilos têm de aumentar repentinamente a utilização de O_2, processo conhecido como **explosão respiratória**, na qual o O_2 é convertido pela enzima NADPH oxidase em **superóxido** (O_2^-).

CONSIDERAÇÕES CLÍNICAS 6.4

Mieloma múltiplo

O **mieloma múltiplo** é uma neoplasia maligna relativamente rara e com incidência maior em homens. Ele se origina na medula óssea e é caracterizado pela existência de um grande número de plasmócitos malignos, que também podem ter uma morfologia anormal. Essas células se acumulam na medula óssea de várias regiões do esqueleto.

Frequentemente, a proliferação celular na medula é tão grande que a enorme quantidade de células pressiona as paredes da cavidade medular, provocando dor nos ossos e até fraturas ósseas (p. ex., nas costelas). Essas células também produzem proteínas anormais, como as proteínas de Bence-Jones, que são eliminadas na urina, na qual podem ser detectadas para firmar um diagnóstico de mieloma múltiplo.

- O superóxido é convertido em peróxido de hidrogênio pela enzima superóxido dismutase, enquanto a enzima mieloperoxidase se combina com íons cloreto e peróxido de hidrogênio para formar o ácido hipocloroso
- Todos esses três compostos químicos altamente reativos destroem bactérias no interior dos fagossomos
- Frequentemente, a reação intensa dos neutrófilos resulta na liberação desses compostos altamente agressivos no tecido conjuntivo circundante, o que então provoca danos teciduais
- Os neutrófilos também produzem leucotrienos a partir dos ácidos araquidônicos da membrana plasmática, que têm como função ajudar na iniciação de uma resposta inflamatória
- Depois de desempenhar essas funções, os neutrófilos morrem e tornam-se um dos componentes principais do pus.

Eosinófilos

Os **eosinófilos**, que são células grandes com aproximadamente 10 a 14 µm de diâmetro em esfregaços, têm um núcleo grande e bilobulado (Figura 6.3). Seus grânulos específicos, que ocupam uma grande porcentagem de seu citoplasma, apresentam coloração laranja-avermelhada. Os eosinófilos participam de atividades antiparasitárias e fagocitam complexos antígeno-anticorpo.

Basófilos

Os **basófilos**, que compreendem 1% ou menos dos leucócitos, são aproximadamente do mesmo tamanho que os linfócitos: 8 a 10 µm de diâmetro em esfregaços. Apresentam grânulos específicos abundantes e coram em azul-escuro (Figura 6.4). Embora a função exata dos basófilos seja desconhecida, o conteúdo de seus grânulos é semelhante ao dos mastócitos, e eles também liberam os mesmos mediadores químicos por degranulação. Além disso, os basófilos, assim como os mastócitos, produzem e liberam em suas membranas outros agentes químicos derivados do ácido araquidônico.

Plaquetas

O sangue circulante também contém fragmentos conhecidos como **plaquetas (trombócitos)**. Essas pequenas estruturas ovais a discoidais com 2 a 4 µm de diâmetro são

CONSIDERAÇÕES CLÍNICAS 6.5

Mononucleose infecciosa

A infecção pelo vírus Epstein-Barr provoca a **mononucleose infecciosa**, também chamada de "doença do beijo", pelo fato de ser comum entre adolescentes e se disseminar com facilidade pela saliva. Os pacientes que sofrem de mononucleose infecciosa exibem dor de garganta, linfonodos inchados e dolorosos, fraqueza e contagem elevada de linfócitos no sangue (linfocitose). A doença pode ameaçar a vida em indivíduos imunossuprimidos.

CONSIDERAÇÕES CLÍNICAS 6.6

Deficiência de NADPH oxidase

Algumas pessoas sofrem de infecções bacterianas persistentes causadas por **deficiência de NADPH oxidase** hereditária. Os neutrófilos desses indivíduos são incapazes de desencadear uma explosão respiratória e, portanto, não formam os componentes altamente reativos, tais como o ácido hipocloroso, o peróxido de hidrogênio e o superóxido, que auxiliam o extermínio das bactérias no interior dos seus fagossomos.

---

derivadas de **megacariócitos** da medula óssea e funcionam na hemostasia, o mecanismo de coagulação do sangue. Cada membrana plaquetária é revestida por um **glicocálice** contendo glicoproteínas, glicosaminoglicanos e vários fatores de coagulação, que, quando expostos à ATP e aos íons Ca^{+2}, aumentam a aderência das plaquetas umas às outras. Conforme determinado pela microscopia óptica, as plaquetas apresentam duas regiões: uma região externa clara, o **hialômero**, contendo componentes do citoesqueleto; e uma região central mais escura, o **granulômero**, contendo lisossomos e vesículas com fatores de coagulação e enzimas envolvidas na coagulação.

Capítulo 6 Sangue e Hemocitopoese **123**

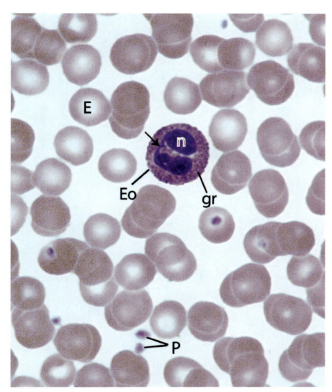

FIGURA 6.3 Eosinófilo (Eo) com seu núcleo bilobulado (n) exibindo a conexão (*seta*) entre os lobos e seus numerosos e grandes grânulos (gr), eritrócitos (E) e plaquetas (P). 1.325×.

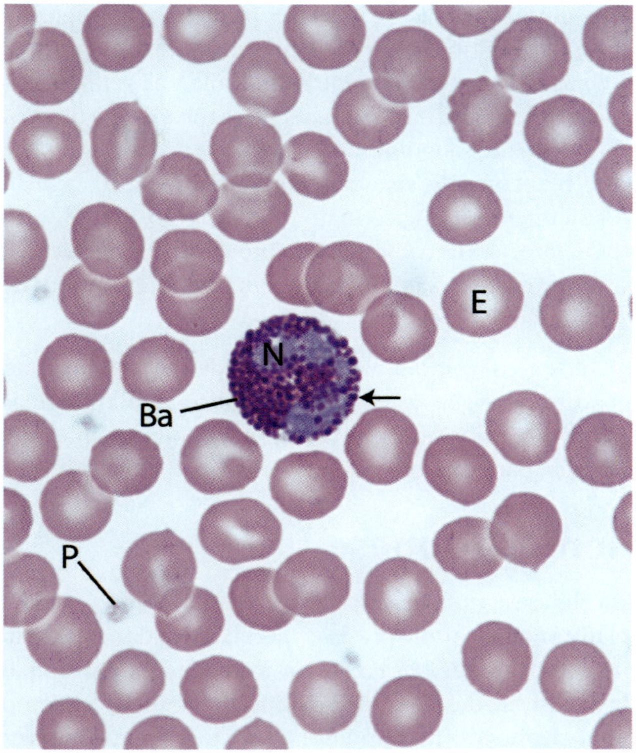

FIGURA 6.4 Basófilo (Ba) com seu núcleo grande (N) e numerosos grânulos grandes e escuros (*seta*). Observe também as plaquetas (P) e os numerosos eritrócitos (E). 540×.

Coagulação

Coagulação é o resultado da interação rigorosamente controlada de diversas proteínas plasmáticas e fatores de coagulação. Os mecanismos reguladores atuam de forma que a coagulação tipicamente ocorre apenas quando o revestimento endotelial dos vasos sanguíneos é danificado.

- No vaso sanguíneo intacto, o endotélio produz inibidores da agregação plaquetária (óxido nitroso e prostaciclinas), bem como agentes expostos, trombomodulina, e molécula semelhante à heparina na face luminal da membrana plasmática, bloqueando, assim, a coagulação
- Contudo, quando a parede do vaso sanguíneo e o endotélio ou apenas o endotélio é lesado, as células endoteliais deixam de produzir e expor fatores antiagregantes e anticoagulantes, e liberam o **fator tecidual** (a tromboplastina tecidual também é liberada pelas células do tecido conjuntivo exposto ao sangue), o **fator de von Willebrand** e **endotelinas,** que iniciam uma cascata de vias de coagulação que, por fim, leva à conversão de fibrinogênio em fibrina, a malha fibrosa insolúvel.

Plasma e soro

Plasma é o componente líquido do sangue e representa cerca de 55% do volume sanguíneo total. O plasma

> **CONSIDERAÇÕES CLÍNICAS 6.7**
>
> **Eosinofilia**
>
> A **eosinofilia** é um distúrbio no qual o número de eosinófilos em um esfregaço de sangue é > 7% dos leucócitos. Desde que seja < 30% dos leucócitos circulantes, a condição não é tratada como uma malignidade, uma condição muito rara. Geralmente, a eosinofilia é causada por infecções parasitárias (ou fúngicas) ou por uma reação alérgica.

contém eletrólitos e íons como cálcio, sódio, potássio e bicarbonato; moléculas maiores, especificamente albuminas, globulinas, proteínas do sistema complemento e fatores de coagulação; e ainda outros compostos orgânicos tão variados quanto aminoácidos, lipídios e lipoproteínas, vitaminas, hormônios e cofatores.

- As **albuminas** são proteínas pequenas com massa molecular de cerca de 60.000 Da e cuja principal função é manter a **pressão coloidosmótica** adequada dentro do sistema circulatório, conservando, assim, o volume normal de sangue e impedindo o movimento do plasma para o espaço extracelular

- As **globulinas** são de três tipos principais: gamaglobulinas, alfaglobulinas e betaglobulinas. As gamaglobulinas são anticorpos, enquanto as alfa e as betaglobulinas funcionam transportando íons metálicos e lipídios na corrente sanguínea
- As **proteínas do sistema complemento** pertencem ao sistema imunológico inato (ver Capítulo 10)
- Os **fatores de coagulação**, como o fibrinogênio e a protrombina, são ativados durante o processo de coagulação.

Após a coagulação, um **soro** cor de palha é liberado a partir do sangue. Este fluido é idêntico ao plasma, mas não contém fibrinogênio nem outros componentes necessários para a reação de coagulação.

Hemocitopoese

As células sanguíneas circulantes têm um tempo de vida relativamente curto e precisam ser substituídas continuamente por outras células recém-formadas. Esse processo de reposição das células sanguíneas é conhecido como **hemocitopoese** (hemopoese). A hemocitopoese começa no saco vitelino do embrião e depois progride para o fígado e o baço; por volta do 6º mês de gestação, este processo ocorre majoritariamente na medula óssea. No momento do nascimento, a medula óssea é o local exclusivo onde ocorre a hemocitopoese, uma vez que ela cessa no fígado e no baço. No pós-natal, a medula óssea continua sendo o único local de hemocitopoese, embora, em caso de emergência, tanto o fígado quanto o baço possam retomar a formação de células sanguíneas. Existem dois tipos de medula óssea: **medula óssea vermelha** (Figura 6.5), que produz ativamente células sanguíneas; e **medula óssea branca** (ou **amarela**), que abriga uma abundância de lipídios e que não é mais ativa na hemocitopoese (embora, se for necessário, possa converter-se em medula vermelha). A maioria das células-tronco hemocitopoéticas adultas está localizada na **medula óssea vermelha** de ossos curtos e chatos. A medula dos ossos longos é vermelha nos indivíduos jovens; mas, quando se torna infiltrada por gordura na idade adulta, adquire aspecto amarelado e é conhecida como medula branca (ou amarela).

Embora antes se acreditasse que as células adiposas acumulassem gordura, hoje já se sabe que as células responsáveis por armazenar gordura na medula óssea são, na verdade, **células reticulares adventícias**. Essas células também formam longos processos que entram em contato com os processos de outras células reticulares adventícias, dividindo, assim, o volume da medula óssea em espaços menores e posteriormente isolando a população de células da medula óssea em pequenas **ilhas de células hemocitopoéticas**.

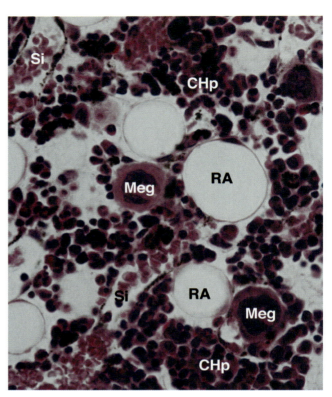

FIGURA 6.5 Medula vermelha exibindo megacariócitos (Meg), células reticulares adventícias (RA) e várias células hemocitopoéticas (CHp), bem como vasos sanguíneos e sinusoides (Si). 540×.

- Todas as células sanguíneas se desenvolvem a partir de uma única célula precursora pluripotente, conhecida como **célula-tronco hemocitopoética pluripotente (CTHP)**. Essas células são capazes de se replicar e dar origem a todas as **linhagens de células sanguíneas**
- As CTHPs entram em atividade mitótica por meio da qual formam dois tipos de **células-tronco hemocitopoéticas multipotentes**: unidades formadoras de colônias de granulócitos, eritrócitos, monócitos e megacariócitos (**UFC-GEMM**), antes descritas como UFC-S; e **unidades formadoras de colônias de linfócitos (UFC-L)**. Essas células não podem ser diferenciadas pelas colorações de Wright ou de Giemsa como originando um tipo particular de célula sanguínea.
- A UFC-GEMM e a UFC-L dão origem a **células progenitoras** dedicadas a originar uma única linhagem celular. Essas células não podem ser reconhecidas pelas colorações de Wright ou de Giemsa como dando origem a um tipo específico de célula sanguínea
- As células progenitoras dão origem a **células precursoras**, que podem ser reconhecidas por microscopia óptica por dar origem a um tipo particular de célula sanguínea (p. ex., eritrócitos, eosinófilos ou linfócitos). As células precursoras estão comprometidas, pois são incapazes de se diferenciar em uma linha diferente de células precursoras

- Em resposta a vários fatores de crescimento hemocitopoéticos, as células-tronco sofrem divisão celular e mantêm a população de eritrócitos, leucócitos e plaquetas circulantes.

Série eritrocítica

O desenvolvimento dos eritrócitos começa a partir da UFC-GEMM, que, em resposta aos níveis altos de eritropoetina, dá origem à célula progenitora conhecida como unidade formadora de explosão eritroide (BFU-E, do inglês *burst-forming unit-erythroid*), que, por sua vez, em resposta aos níveis mais baixos de eritropoetina, forma uma outra célula progenitora referida como unidade formadora de colônias eritroides (UFC-E). As várias últimas gerações derivadas da UFC-E são reconhecíveis histologicamente como pró-eritroblastos.

Essas células originam os **eritroblastos basófilos** (cuja coloração basófila é atribuída ao RER abundante), que, por sua vez, sofrem divisão celular para formar:

- **Eritroblastos policromatófilos**, cuja mistura de coloração basófila e eosinófila é atribuída ao retículo endoplasmático rugoso (RER) abundante e hemoglobinas acumuladas. Essas células se dividirão mitoticamente para formar:
- **Eritroblastos ortocromatófilos (normoblastos)**, que se caracterizam por um tamanho menor, citoplasma eosinófilo e núcleo condensado. As células deste estágio não se dividem mais
- Os eritroblastos ortocromatófilos extrudam seus núcleos e a maioria das organelas, e diferenciam-se em **reticulócitos** (eritrócitos imaturos que não devem ser confundidos com células reticulares do tecido conjuntivo), que, por sua vez, tornam-se hemácias maduras
- Os reticulócitos são corados com azul de metileno, para uma contagem manual, ou com laranja de tiazol, para uma contagem automática. Em média, os reticulócitos compreendem cerca de 1 a 2% das hemácias circulantes, o que equivale à quantidade de hemácias velhas ou deformadas que estão em processo de destruição. Uma porcentagem aumentada de reticulócitos (reticulocitose) pode indicar uma variedade de condições, tais como anemia, aumento da demanda de oxigênio em grandes altitudes ou outras situações que exigem que o corpo produza mais hemácias.

Série granulocítica

O desenvolvimento da série granulocítica é iniciado a partir da **UFC-GEMM** multipotente.

O primeiro elemento distinguível histologicamente dessa série é a célula precursora **mieloblasto**, que se divide por mitose e origina:

- **Pró-mielócitos**, que, por sua vez, entram em divisão celular e originam os mielócitos
- **Mielócitos**, que são as primeiras células dessa série a apresentar grânulos específicos; por isso, é possível identificar mielócitos neutrófilos, eosinófilos e basófilos
- **Metamielócitos**, que são as próximas células dessa série que não se dividem mais, mas se diferenciam em bastonetes
- **Células bastonetes**, que são células jovens que se tornam os granulócitos maduros encontrados na corrente sanguínea.

Série linfoide

O desenvolvimento da série linfoide é iniciado a partir da **UFC-L** multipotente, a célula-tronco linfoide, que é uma célula progenitora. A UFC-L dá origem a três células precursoras: UFC-LB (linfócitos B), UFC-LT (linfócitos T) e UFC-NK (células NK).

Fatores de crescimento hemocitopoéticos

Vários **fatores de crescimento hemocitopoéticos** ativam e estimulam a hemocitopoese. Esses fatores atuam ligando-se aos receptores da membrana plasmática de suas células-alvo, controlando então seu índice mitótico e também o número de eventos mitóticos. Além disso, esses fatores estimulam a diferenciação celular e prolongam a sobrevida da população de células progenitoras (Tabela 6.3). Se o fator de células-tronco e mesmo alguns outros fatores não conseguirem entrar em contato com as CTHPs, as células-tronco sofrem apoptose. Os fatores mais conhecidos são:

- **Fator de célula-tronco**: estimula a proliferação das células-tronco pluripotentes e multipotentes
- **Eritropoetina**: atua em BFU-E e UFC-E
- **Interleucina-1** (juntamente com IL-3 e IL-6): atua na CTHP, na UFC-GEMM e na UFC-L, e suprime os precursores eritroides
- **Interleucina-7**: atua na UFC-LB e na UFC-LT, e promove a diferenciação de células NK
- **Fator estimulador de colônias de granulócitos**: atua nas células progenitoras dos granulócitos
- **Fator estimulador de colônias de macrófagos**: atua nas células progenitoras dos monócitos
- **Fator estimulador de colônias de granulócitos-macrófagos**: ativa a proliferação de UFC-GM.

CONSIDERAÇÕES CLÍNICAS 6.8

Leucemia prolinfocítica de célula B

A **leucemia prolinfocítica de célula B** é um tipo relativamente raro de leucemia de aparecimento tardio, na faixa dos 60 anos de idade, e que afeta de maneira mais frequente homens do que mulheres. A imagem histopatológica de esfregaços de medula óssea e de sangue mostra pró-linfócitos médios a grandes. Em geral, a doença é acompanhada pelo aumento do baço. O prognóstico não é bom porque este tipo de leucemia é bastante agressivo e os tratamentos não são muito eficientes; na verdade, a maioria é paliativa, e o paciente falece em 2 ou 3 anos.

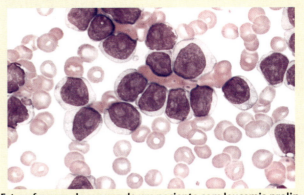

Este esfregaço de sangue de um paciente com leucemia prolinfocítica de célula B apresenta grandes e numerosos pró-linfócitos, cujo núcleo dispõe de uma rede grosseira de cromatina e grandes vesículas. (Reimpressa com autorização de Mills SE et al., eds. *Sternberg's Diagnostic Surgical Pathology*, 5th ed. Philadelphia: Wolters Kluwer Health//Lippincott Williams & Wilkins, 2010. p. 644.)

Tabela 6.3 Fatores de crescimento hemocitopoéticos.

Fatores	Principais ações	Local de origem
Fator de célula-tronco (fator *steel*, ligante de kit-c)	Estimula a proliferação das células-tronco pluripotentes e multipotentes e a formação de mastócitos	Células estromais da medula óssea
GM-CSF	Estimula a mitose e a diferenciação da UFC-GM; facilita a atividade dos granulócitos	Linfócitos T; células endoteliais
G-CSF	Estimula a mitose e a diferenciação da UFC-G; facilita a atividade dos neutrófilos	Macrófagos; células endoteliais
M-CSF	Estimula a mitose e a diferenciação da UFC-M	Macrófagos; células endoteliais
IL-1	Em conjunto com a IL-3 e a IL-6, estimula a proliferação de CTHP, UFC-GEMM e UFC-L; suprime os precursores eritroides	Monócitos; macrófagos e células endoteliais
IL-2	Estimula a mitose dos linfócitos T e B ativados; induz a diferenciação das células NK	Linfócitos T ativados
IL-3	Em conjunto com a IL-1 e a IL-6, estimula a proliferação de CTHP, UFC-GEMM e UFC-L, bem como de todos os precursores unipotentes (exceto LB e LT); também promove a formação da BFU-E	Linfócitos T e B ativados
IL-4	Estimula a ativação dos linfócitos B e T e o desenvolvimento dos mastócitos e basófilos; também promove a formação da BFU-E	Linfócitos T ativados
IL-5	Estimula a mitose da UFC-Eo e ativa os eosinófilos	Linfócitos T
IL-6	Em conjunto com a IL-1 e a IL-3, estimula a proliferação de CTHP, UFC-GEMM e UFC-L; também facilita a diferenciação do LTC e do linfócito B	Monócitos e fibroblastos
IL-7	Estimula a diferenciação de UFC-LB e UFC-LT; promove a diferenciação das células NK	Células estromais
IL-8	Induz a migração e a desgranulação dos neutrófilos	Leucócitos, células endoteliais e células musculares lisas
IL-9	Induz a ativação e a proliferação dos mastócitos; modula a produção de IgE; estimula a proliferação dos linfócitos T auxiliares	Linfócitos T auxiliares

(Continua)

Capítulo 6 Sangue e Hemocitopoese **127**

Tabela 6.3	Fatores de crescimento hemocitopoéticos. (*continuação*)	
Fatores	**Principais ações**	**Local de origem**
IL-10	Inibe a produção de citocinas pelos macrófagos, linfócitos T e células NK; facilita a diferenciação do LTC e a proliferação dos linfócitos B e mastócitos	Macrófagos e linfócitos T
IL-12	Estimula as células NK; incrementa as funções do LTC e das células NK	Macrófagos
IL-15	Estimula a maturação das células NK	Macrófagos
Interferona-γ	Ativa linfócitos B e monócitos; incrementa a diferenciação de LTC; aumenta a expressão de HLA classe II	Linfócitos T e células NK
Eritropoetina	Induz a diferenciação da UFC-E e a mitose da BFU-E	Células endoteliais da rede capilar peritubular do rim; hepatócitos
Trombopoetina	Proliferação e diferenciação da UFC-meg e dos megacarioblastos	Hepatócitos e células de revestimento dos sinusoides hepáticos; células dos túbulos proximais do rim e células estromais da medula óssea
Fator de transcrição GATA3	Diferenciação dos linfócitos B e T	Expresso nas células correspondentes
Família de fatores de transmissão Ikaros	Diferenciação dos linfócitos B e T	Expresso nas células correspondentes
Fator de transcrição Pax5	Maturação dos linfócitos B	Expresso nas células correspondentes
Fator de transcrição PU.1	Desenvolvimento dos granulócitos, macrófagos e linfócitos B	Expresso nas células correspondentes

BFU-E, unidade formadora de explosão eritroide; CSF, fator estimulador de colônias (G, granulócito; GM, granulócito-monócito; M, monócito); CTHP, célula-tronco hemocitopoética pluripotente; G, granulócito; HLA, antígeno leucocitário humano; IL, interleucina; LTC, linfócito T citotóxico; NK, *natural killer*; UFC, unidade formadora de colônias (Eo, eosinófilo; GEMM, granulócito, eritrócito, monócito e megacariócito; GM, granulócito-monócito; L, linfócito); UFC-E, unidade formadora de colônias de eritrócitos. (Reimpressa com base em Gartner LP. *Textbook of Histology*, 4th ed. Philadelphia, PA: Elsevier, 2016. Copyright © 2016 Elsevier. Com autorização.)

128 Gartner & Hiatt Histologia | Texto e Atlas

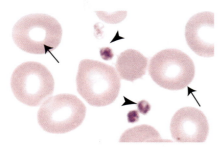

FIGURA 6.1.1 Hemácias. Humano. 1.325×.

As hemácias (*setas*) apresentam uma região central clara que representa a área mais fina do disco bicôncavo. Observe que as plaquetas (*pontas de seta*) apresentam uma densa região central, o granulômero, e uma região periférica clara, o hialômero.

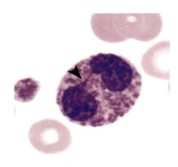

FIGURA 6.1.3 Eosinófilos. Humano. 1.325×.

Os eosinófilos são reconhecidos por seus grânulos grandes e rosados e por seu núcleo em forma de salsicha. Observe o elo delgado (*ponta de seta*) entre os dois lobos do núcleo.

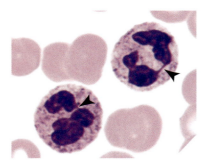

FIGURA 6.1.2 Neutrófilos. Humano. 1.325×.

Os neutrófilos apresentam um citoplasma granuloso e núcleos lobulados (*pontas de seta*).

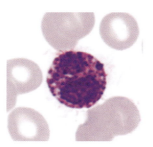

FIGURA 6.1.4 Basófilos. Humano. 1.325×.

Os basófilos são caracterizados pelos seus grânulos densos, escuros e grandes.

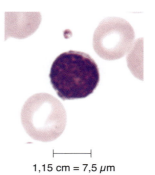

1,15 cm = 7,5 μm

FIGURA 6.1.6 Linfócitos. Humano. 1.325×.

Os linfócitos são células pequenas com um único núcleo grande e uma estreita faixa de citoplasma corado de azul-claro.

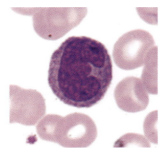

FIGURA 6.1.5 Monócitos. Humano. 1.325×.

Os monócitos são caracterizados por serem células grandes com um núcleo excêntrico de formato semelhante a um rim e ausência de grânulos específicos.

130 Gartner & Hiatt Histologia | Texto e Atlas

Prancha 6.2 Sangue circulante (desenho)

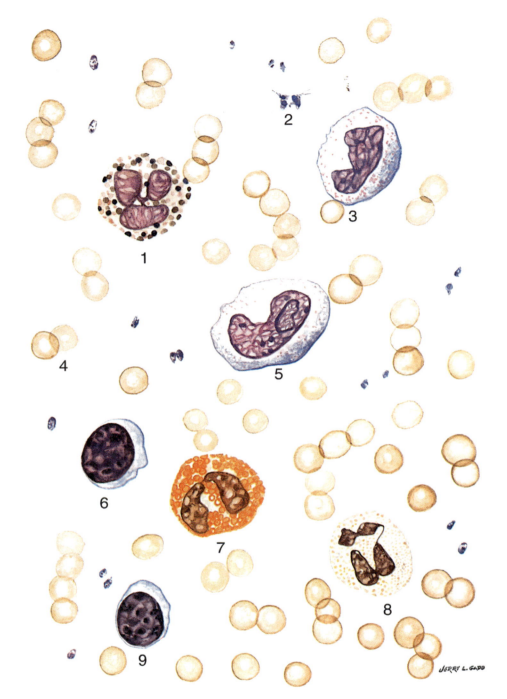

FIGURA 6.2.1 Um desenho dos elementos figurados do sangue circulante (não desenhado em escala).

LEGENDA					
1.	Basófilo	4.	Eritrócitos	7.	Eosinófilo
2.	Plaquetas	5.	Monócito	8.	Neutrófilo
3.	Monócito	6.	Linfócito	9.	Linfócito

Capítulo 6 Sangue e Hemocitopoese **131**

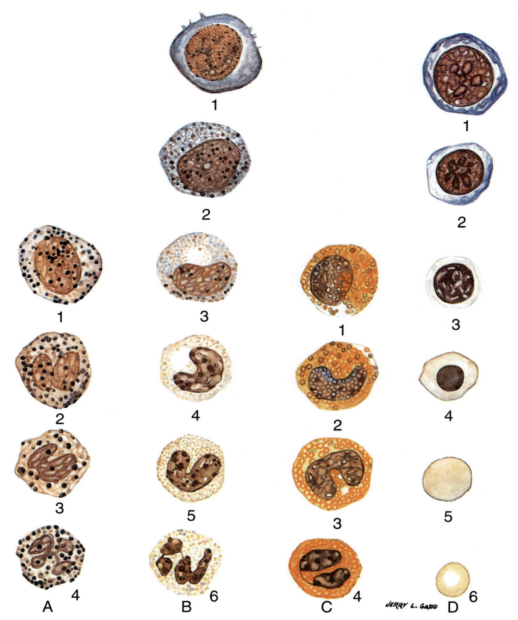

FIGURA 6.3.1 Desenho das células precursoras das séries granulocítica e eritrocítica da hemocitopoese.

Note que, usando-se a modificação de Wright ou de Giemsa das colorações do tipo Romanowsky, não é possível distinguir se o mieloblasto ou o pró-mielócito pertencem à linha basófila, neutrófila ou eosinófila. Portanto, neste desenho esses dois tipos de células são adicionados apenas à linhagem de células neutrófilas com o entendimento de que são idênticos aos das linhagens de células basófilas e eosinófilas.

LEGENDA

A
1. Mielócito basófilo
2. Metamielócito basófilo
3. Bastonete basófilo
4. Basófilo

B
1. Mieloblasto
2. Pró-mielócito
3. Mielócito neutrófilo
4. Metamielócito neutrófilo
5. Bastonete neutrófilo
6. Neutrófilo

C
1. Mielócito eosinófilo
2. Metamielócito eosinófilo
3. Bastonete eosinófilo
4. Eosinófilo

D
1. Pró-eritroblasto
2. Eritroblasto basófilo
3. Eritroblasto policromatófilo
4. Eritroblasto ortocromatófilo
5. Reticulócito
6. Eritrócito

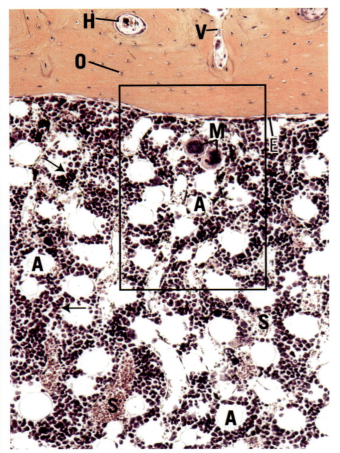

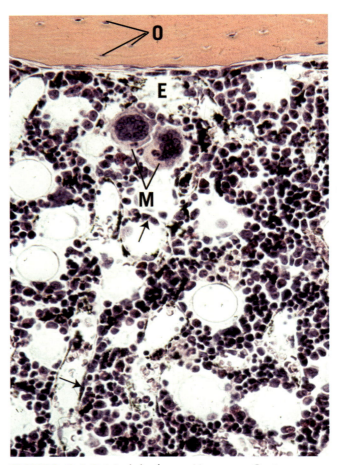

FIGURA 6.4.1 Medula óssea. Humano. Corte em parafina. 132×.

Este corte transversal de uma costela humana descalcificada mostra nas suas lacunas **canais de Havers** (H), **canais de Volkmann** (V), **osteócitos** (O), e também o **endósteo** (E). A medula contém várias **células reticulares adventícias** (A), vasos sanguíneos e **sinusoides** (S). Além disso, os elementos figurados do sangue que estão sendo formados estão evidentes sob a forma de pequenos núcleos (*setas*). Observe os grandes **megacariócitos** (M), as células precursoras das plaquetas. A *área em destaque* está representada na Figura 6.4.2.

FIGURA 6.4.2 Medula óssea. Humano. Corte em parafina. 270×.

Esta fotomicrografia é uma ampliação da área em destaque na Figura 6.4.1. Observe os **osteócitos** (O) presentes em suas lacunas, assim como as células achatadas que compõem o **endósteo** (E). O revestimento endotelial dos sinusoides (*setas*) está muito evidente, assim como as várias células que estão em diferentes etapas do processo de hemocitopoese. Além disso, é possível identificar dois grandes **megacariócitos** (M).

LEGENDA

A	célula reticular adventícia	H	canal de Havers	S	sinusoide
E	endósteo	M	megacariócito	V	canal de Volkmann
		O	osteócito		

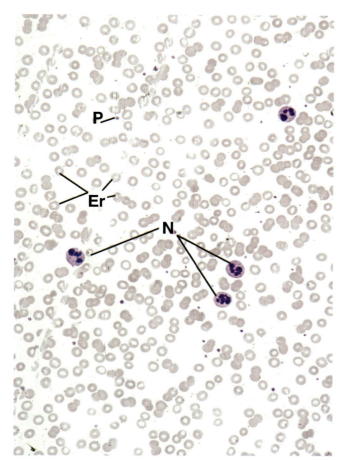

FIGURA 6.4.3 Esfregaço de sangue. Humano. Coloração de Wright. 270×.

Este esfregaço de sangue normal apresenta **eritrócitos** (Er), **neutrófilos** (N) e **plaquetas** (P). As áreas claras centrais dos eritrócitos representam as áreas mais delgadas dos discos bicôncavos. Observe que os eritrócitos estão em número bem maior que as plaquetas, as quais, por sua vez, são muito mais numerosas que os leucócitos. Como os neutrófilos constituem as células existentes em maior número dentre os leucócitos, eles são encontrados com maior frequência na população dessas células.

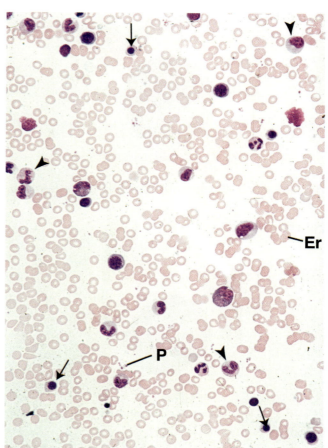

FIGURA 6.4.4 Esfregaço de medula óssea. Humano. Coloração de Wright. 270×.

Este esfregaço de medula óssea normal mostra as células do sangue que estão sendo formadas, assim como **eritrócitos** (Er) e as **plaquetas** (P). Em comparação com um esfregaço de sangue periférico normal (Figura 6.4.3), a medula tem muito mais células nucleadas. Algumas são da série eritrocítica (*setas*), enquanto outras são da série granulocítica (*pontas de seta*).

LEGENDA					
Er	eritrócito	N	neutrófilo	P	plaquetas

Prancha 6.5 Eritropoese

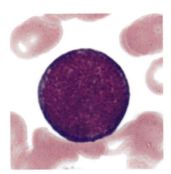

FIGURA 6.5.1 Esfregaço de medula óssea humana. 1.325×.

Pró-eritroblasto.

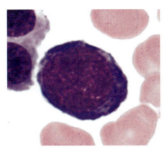

FIGURA 6.5.2 Esfregaço de medula óssea humana. 1.325×.

Eritroblasto basófilo.

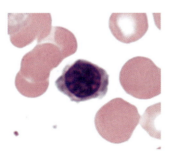

FIGURA 6.5.3 Esfregaço de medula óssea humana. 1.325×.

Eritroblasto policromatófilo.

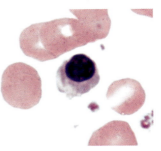

FIGURA 6.5.4 Esfregaço de medula óssea humana. 1.325×.

Eritroblasto ortocromatófilo.

FIGURA 6.5.5 Esfregaço de medula óssea humana. Corante azul de metileno. 1.325×.

Reticulócito.

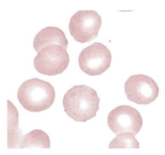

FIGURA 6.5.6 Esfregaço de medula óssea humana. 1.325×.

Eritrócito.

1,15 cm = 7,5 μm

Capítulo 6   Sangue e Hemocitopoese   **135**

Prancha 6.6   Granulocitopoese

FIGURA 6.6.1 Mieloblasto. Esfregaço de medula óssea humana. 1.325×.

FIGURA 6.6.2 Pró-mielócito. Esfregaço de medula óssea humana. 1.325×.

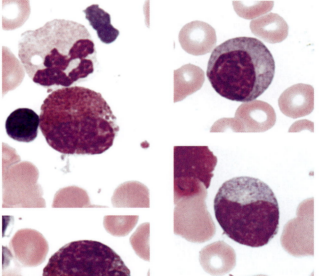

FIGURA 6.6.3B Mielócito neutrófilo. Esfregaço de medula óssea humana. 1.325×.

FIGURA 6.6.3A Mielócito eosinófilo. Esfregaço de medula óssea humana. 1.325×.

FIGURA 6.6.4B Metamielócito neutrófilo. Esfregaço de medula óssea humana. 1.325×.

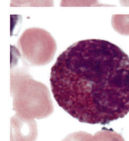

FIGURA 6.6.4A Metamielócito eosinófilo. Esfregaço de medula óssea humana. 1.325×.

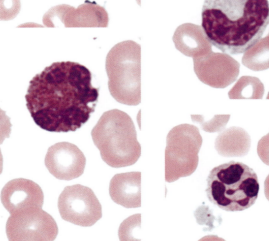

FIGURA 6.6.5B Bastonete neutrófilo. Esfregaço de medula óssea humana. 1.325×.

FIGURA 6.6.5A Bastonete eosinófilo. Esfregaço de medula óssea humana. 1.325×.

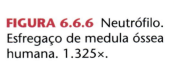

FIGURA 6.6.6 Neutrófilo. Esfregaço de medula óssea humana. 1.325×.

1,15 cm = 7,5 μm

Revisão de imagens histológicas selecionadas

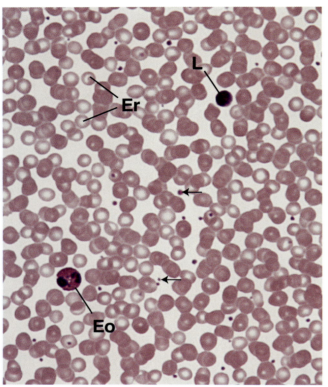

FIGURA DE REVISÃO 6.1.1 Esfregaço de sangue. Humano. Coloração de Wright. 540×.

Este esfregaço sanguíneo de um indivíduo saudável demonstra a presença de numerosos **eritrócitos** (Er) e **plaquetas** (*setas*), além de quantidades menores de **linfócitos** (L) e ainda menos **eosinófilos** (Eo) presentes no sangue circulante.

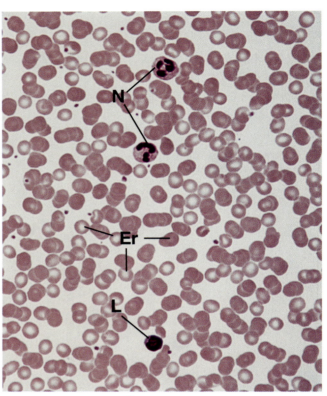

FIGURA DE REVISÃO 6.1.2 Esfregaço de sangue. Humano. Coloração de Wright. 540×.

Este esfregaço sanguíneo de um indivíduo saudável demonstra grandes quantidades de **eritrócitos** (Er), diversas plaquetas (não assinaladas), **neutrófilos** (N) e **linfócitos** (L).

LEGENDA					
Eo	eosinófilo	**L**	linfócito	**N**	neutrófilo
Er	eritrócito (hemácia)				

Capítulo 6 Sangue e Hemocitopoese   137

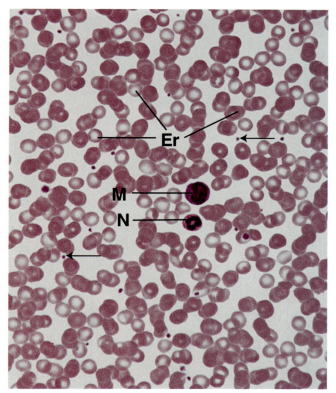

FIGURA DE REVISÃO 6.1.3 Esfregaço de sangue. Humano. Coloração de Wright. 540×.

Este esfregaço sanguíneo de um indivíduo saudável demonstra a presença de **eritrócitos** (Er), **plaquetas** (*setas*), um **neutrófilo** (N), e um **monócito** (M) muito maior. Observe que o monócito se assemelha a um linfócito, mas é muito maior e tem núcleo indentado.

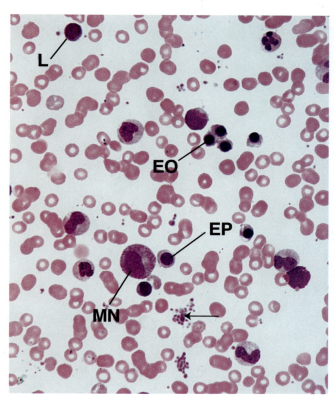

FIGURA DE REVISÃO 6.1.4 Esfregaço de medula óssea. Humano. Coloração de Wright. 540×.

Este esfregaço de medula óssea de um indivíduo saudável demonstra a presença de muitos eritrócitos (não assinalados) e também agregados de **plaquetas** (*seta*). Observe que a diferença evidente entre um esfregaço de medula óssea e outro de sangue circulante é que o primeiro contém muito mais leucócitos nucleados em diversos estágios de desenvolvimento. São mostrados um **linfócito** (L), um **mielócito neutrófilo** (MN), um **eritroblasto policromatófilo** (EP) e um **eritroblasto ortocromatófilo** (EO).

LEGENDA					
EO	eritroblasto ortocromatófilo	Er	eritrócito (hemácia)	MN	mielócito neutrófilo
EP	eritroblasto policromatófilo	L	linfócito	N	neutrófilo
		M	monócito		

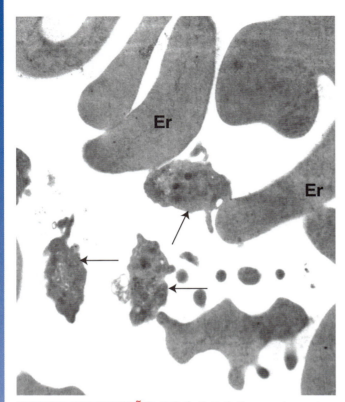

FIGURA DE REVISÃO 6.2.1 Eritrócitos e plaquetas. Microscopia eletrônica. 5.600×.

Esta fotomicrografia eletrônica do sangue circulante demonstra **eritrócitos** (Er) e **plaquetas** (*setas*). Observe que os eritrócitos têm um aspecto praticamente homogêneo, enquanto as plaquetas apresentam várias vesículas. (Cortesia da Dra. Zulmarie Franco.)

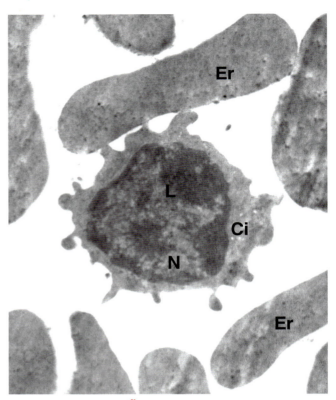

FIGURA DE REVISÃO 6.2.2 Linfócito e eritrócitos. Microscopia eletrônica. 5.600×.

Esta fotomicrografia eletrônica do sangue circulante demonstra **eritrócitos** (Er) e um **linfócito** (L). Observe que o linfócito tem praticamente o mesmo diâmetro dos eritrócitos e que o **núcleo** (N) ocupa a maior parte da célula formando um anel de **citoplasma** (Ci). (Cortesia da Dra. Zulmarie Franco.)

LEGENDA

Ci	citoplasma	L	linfócito	N	núcleo
Er	eritrócito (hemácia)				

Capítulo 6 Sangue e Hemocitopoese 139

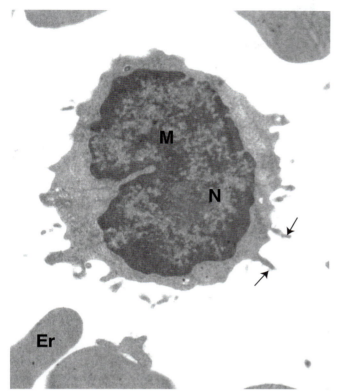

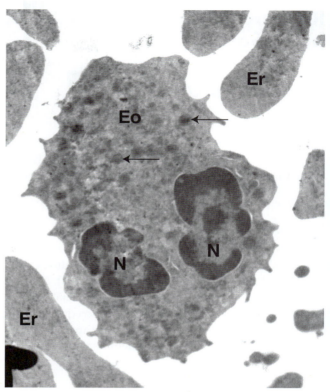

FIGURA DE REVISÃO 6.2.3 Monócito e eritrócitos. Microscopia eletrônica. 4.600×.

Esta fotomicrografia eletrônica do sangue circulante demonstra **eritrócitos** (Er) e um **monócito** (M). Observe que o diâmetro do monócito é muito maior que o dos eritrócitos. Veja também que o **núcleo** (N) tem uma indentação e que o citoplasma apresenta **filopódios** (setas) ao longo de sua borda. (Cortesia da Dra. Zulmarie Franco.)

FIGURA DE REVISÃO 6.2.4 Eosinófilo e eritrócitos. Microscopia eletrônica. ×5.600.

Esta fotomicrografia eletrônica do sangue circulante demonstra **eritrócitos** (Er) e um **eosinófilo** (Eo). Observe que o diâmetro do eosinófilo é muito maior que o dos eritrócitos. Veja também que o **núcleo** (N) bilobado aparenta ser dois núcleos separados e que o citoplasma tem **grânulos específicos** (setas) grandes, cujos centros são mais escuros que as periferias. (Cortesia da Dra. Zulmarie Franco.)

LEGENDA

Eo	eosinófilo	M	monócito	N	núcleo
Er	eritrócito (hemácia)				

Resumo da organização histológica

I. Sangue circulante*

A. Eritrócitos (hemácias)

Os eritrócitos são discos rosados bicôncavos com diâmetro entre 7 e 8 μm. São preenchidos com hemoglobina e não têm núcleo.

B. Agranulócitos

1. Linfócitos

Do ponto de vista histológico, os **linfócitos** podem ser classificados como **pequenos**, **médios** ou **grandes** (isso não tem relação com os linfócitos T, B ou nulos). A maioria dos linfócitos é pequena (8 a 10 μm de diâmetro) e tem um núcleo denso, azulado e excêntrico que ocupa a maior parte da célula, deixando então um anel fino de citoplasma periférico azul-claro. Podem estar evidentes no citoplasma grânulos azurófilos (lisossomos).

2. Monócitos

Os **monócitos** são as maiores dentre as células circulantes no sangue (12 a 15 μm de diâmetro). Há uma quantidade considerável de **citoplasma azul-acinzentado** com vários grânulos azurófilos. O **núcleo** é excêntrico, com formato de rim, e tem uma rede grosseira de cromatina que deixa espaços claros. Os lóbulos do núcleo são sobrepostos a si mesmos, e seus contornos parecem ser claramente demarcados.

C. Granulócitos

1. Neutrófilos

Os **neutrófilos** são os leucócitos mais frequentes, têm entre 9 e 12 μm de diâmetro e apresentam citoplasma rosa-claro que abriga muitos grânulos azurófilos e grânulos específicos pequenos. Os grânulos específicos não se coram bem, o que justifica o nome dessas células. O núcleo é azul-escuro, de cromatina condensada e multilobulada, a maioria com dois a três lóbulos ligados entre si por pontes delgadas.

2. Eosinófilos

Os **eosinófilos** têm diâmetro entre 10 e 14 μm e numerosos grânulos específicos refrativos, esféricos, grandes e com tom laranja-avermelhado. Há também grânulos azurófilos presentes em seu citoplasma. O núcleo, que é preto-acastanhado, é bilobulado, lembrando salsichas unidas por uma ponte delgada.

3. Basófilos

Os **basófilos**, as células menos frequentes dentre os leucócitos, têm entre 8 e 10 μm de diâmetro. Em muitos casos, seu citoplasma está preenchido por tantos grânulos escuros, grandes e basófilos, que parece que estão prensados contra a membrana celular, o que dá à célula uma aparência angulosa. Os grânulos específicos geralmente encobrem os grânulos azurófilos e também o núcleo azul-claro com formato em S.

D. Plaquetas

As **plaquetas**, algumas vezes chamadas de **trombócitos**, são pequenos fragmentos celulares esféricos (2 a 4 μm de diâmetro). Desta forma, elas não têm núcleo, costumam ser vistas agregadas e apresentam uma região central granulosa azul-escura, o **granulômero**, e uma região periférica azul-clara, o **hialômero**.

1. Hemocitopoese*

Durante o processo de maturação, as células hemocitopoéticas sofrem alterações morfológicas bastante evidentes. À medida que amadurecem, seu tamanho diminui. Seus núcleos também se tornam menores, a rede de cromatina passa a ficar mais grosseira e seus nucléolos (de tom cinza-pálido) desaparecem. Inicialmente, os granulócitos adquirem os grânulos azurófilos; depois, os grânulos específicos; e, em seguida, seus núcleos se tornam segmentados. As células da série eritrocítica nunca apresentam grânulos e, no fim do processo, perdem seus núcleos.

E. Série eritrocítica

1. Pró-eritroblasto

a. Citoplasma

Agregados de tom azul-claro a azul-escuro sobre um fundo azul-acinzentado pálido.

b. Núcleo

Esférico com uma delicada rede de cromatina de cor bordô com três a cinco nucléolos de tom cinza-pálido.

2. Eritroblasto basófilo

a. Citoplasma

Agregados azulados em um citoplasma azul-claro com um toque de rosa-acinzentado.

b. Núcleo

Esférico, de cromatina um pouco mais grosseira que no estágio anterior, vermelho-vinho; pode haver um nucléolo.

3. Eritroblasto policromatófilo

a. Citoplasma

Rosa-amarelado com um matiz de tom azulado.

b. Núcleo

Pequeno e discoidal com uma cromatina condensada grosseira, de coloração escura, preto-avermelhada. Não tem nucléolo.

---

*Todas as cores indicadas neste resumo se baseiam em esfregaços corados pela modificação de Wright ou de Giemsa das colorações tipo Romanowsky.

4. Eritroblasto ortocromatófilo

a. Citoplasma

Cor-de-rosa com um leve tom de azul.

b. Núcleo

Estrutura escura, condensada e redonda que pode estar em processo de extrusão da célula.

5. Reticulócito

a. Citoplasma

Aparece como um eritrócito circulante normal; quando corado com corantes vitais (p. ex., azul de metileno), no entanto, fica evidente um retículo azulado, correspondente principalmente ao retículo endoplasmático rugoso.

b. Núcleo

Ausente.

F. Série granulocítica

Os dois primeiros estágios da série granulocítica, o mieloblasto e o pró-mielócito, não têm grânulos específicos. Estes aparecem no estágio de mielócito, no qual os três tipos de mielócitos (neutrófilo, eosinófilo e basófilo) podem ser diferenciados uns dos outros. Como eles diferem uns dos outros apenas nos seus grânulos específicos, somente a série de formação de neutrófilos é descrita neste resumo, deixando claro que os mielócitos, os metamielócitos e os bastonetes ocorrem nessas três linhagens.

1. Mieloblasto

a. Citoplasma

Apresentam pequenos agregados azulados sobre um fundo azul-claro. Sem grânulos. Pequenas vesículas citoplasmáticas se estendem ao longo da periferia da célula.

b. Núcleo

Núcleo azul-avermelhado, esférico e com delicada rede de cromatina; são evidentes dois ou três nucléolos de tom cinza-pálido.

2. Pró-mielócito

a. Citoplasma

O citoplasma é azulado e apresenta numerosos grânulos azurófilos pequenos e densos.

b. Núcleo

Núcleo azul-avermelhado, esférico, cuja rede de cromatina é mais grosseira que no estágio anterior; em geral, há um nucléolo.

3. Mielócito neutrófilo

a. Citoplasma

Citoplasma azul-pálido contendo grânulos azurófilos escuros e grânulos específicos neutrófilos menores. É evidente uma região de Golgi clara junto ao núcleo.

b. Núcleo

Esférico, pode apresentar-se um pouco achatado, excêntrico e com uma rede de cromatina grosseira. Os nucléolos não estão aparentes.

4. Metamielócito neutrófilo

a. Citoplasma

Semelhante ao estágio anterior, exceto que o citoplasma é mais pálido e a área de Golgi está aninhada na reentrância (indetação) do núcleo.

b. Núcleo

Núcleo com formato de rim, excêntrico e com uma rede de cromatina densa e escura. Nucléolos ausentes.

5. Bastonete neutrófilo

a. Citoplasma

Um pouco mais azul que o citoplasma de um neutrófilo maduro; há tanto grânulos azurófilos quanto neutrófilos específicos.

b. Núcleo

Núcleo azul-escuro em formato de ferradura e com uma rede de cromatina muito grosseira. Nucléolos ausentes.

Questões de revisão do capítulo

6.1 A anemia falciforme, caracterizada pela forma alterada dos eritrócitos, é causada por mutações em qual das seguintes moléculas?

A. Espectrina

B. Hemoglobina

C. Actina

D. Antígeno D

E. Anquirina

6.2 As células-tronco hemocitopoéticas multipotentes surgem de qual das seguintes células?

A. BFU-E

B. UFC-L

C. CTHP

D. UFC-GEMM

E. UFC-E

6.3 A interleucina-7, um fator de crescimento hemocitopoético, estimula a formação de qual das seguintes células?

A. Neutrófilos

B. Eosinófilos

C. Basófilos

D. Monócitos

E. Linfócitos

6.4 A pressão oncótica (coloidosmótica) no sistema circulatório é mantida por qual das seguintes moléculas?

A. Alfaglobulinas

B. Betaglobulinas

C. Gamaglobulinas

D. Albuminas

E. Fator de von Willebrand

6.5 Um paciente com invasão parasitária provavelmente terá uma contagem elevada de qual dos seguintes leucócitos?

A. Linfócitos

B. Neutrófilos

C. Monócitos

D. Eosinófilos

E. Basófilos

CAPÍTULO

7

MÚSCULOS

ESQUEMA DO CAPÍTULO

TABELAS

Tabela 7.1	Comparação dos músculos esquelético, liso e cardíaco
Tabela 7.2	Características das fibras musculares esqueléticas
Tabela 7.3	Proteínas associadas ao miofilamento delgado
Tabela 7.4	Proteínas associadas ao miofilamento espesso

PRANCHAS

Prancha 7.1A	Músculo esquelético
Figura 7.1.1	Músculo esquelético. Corte longitudinal. Macaco. Corte em resina plástica. 800×
Prancha 7.1B	Músculo esquelético
Figura 7.1.2	Músculo esquelético. Corte transversal. Macaco. Corte em parafina. 132×
Figura 7.1.3	Músculo esquelético. Corte transversal. Macaco. Corte em parafina. 540×
Prancha 7.2	Músculo esquelético, microscopia eletrônica
Figura 7.2.1	Músculo esquelético. Corte longitudinal. Rato. Microscopia eletrônica. 28.800×
Prancha 7.3A	Junção neuromuscular, microscopia óptica
Figura 7.3.1	Junção neuromuscular. Visão lateral. Corte em parafina. 540×
Figura 7.3.2	Junção neuromuscular. Visão superficial. Corte em parafina. 540×
Prancha 7.3B	Junção neuromuscular, microscopia eletrônica
Figura 7.3.3	Junção neuromuscular. Rato. Microscopia eletrônica. 15.353×
Prancha 7.4A	Músculo liso

Figura 7.4.1	Músculo liso. Corte longitudinal. Macaco. Corte em resina plástica. 270×
Figura 7.4.2	Músculo liso. Corte longitudinal. Macaco. Corte em resina plástica. 540×
Prancha 7.4B	Músculo liso
Figura 7.4.3	Músculo liso. Miométrio. Corte transversal. Macaco. Corte em resina plástica. 270×
Figura 7.4.4A	Músculo liso. Corte transversal. Macaco. Corte em resina plástica. 540×
Figura 7.4.4B	Músculo liso. Duodeno. Macaco. Corte em resina plástica. 132×
Prancha 7.5	Músculo liso, microscopia eletrônica
Figura 7.5.1	Músculo liso. Corte longitudinal. Camundongo. Microscopia eletrônica. 15.120×
Prancha 7.6A	Músculo cardíaco
Figura 7.6.1	Músculo cardíaco. Corte longitudinal. Humano. Corte em resina plástica. 270×
Figura 7.6.2	Músculo cardíaco. Corte longitudinal. Humano. Corte em resina plástica. 540×
Prancha 7.6B	Músculo cardíaco
Figura 7.6.3	Músculo cardíaco. Corte transversal. Humano. Corte em resina plástica. 270×
Figura 7.6.4	Músculo cardíaco. Corte transversal. Humano. Corte em resina plástica. 540×
Prancha 7.7	Músculo cardíaco, microscopia eletrônica
Figura 7.7.1	Músculo cardíaco. Corte longitudinal. Camundongo. Microscopia eletrônica. 11.700×

ESQUEMA DO CAPÍTULO

PRANCHAS DE REVISÃO 7.1 A 7.3

Figura de revisão 7.1.1 Músculo esquelético. Corte longitudinal. Humano. Corte em parafina. 270×

Figura de revisão 7.1.2 Músculo esquelético. Corte longitudinal. Humano. Corte em parafina. 540×

Figura de revisão 7.1.3 Músculo esquelético. Corte transversal. Humano. Corte em parafina. 270×

Figura de revisão 7.1.4 Músculo esquelético. Corte transversal. Humano. Corte em parafina. 540×

Figura de revisão 7.2.1 Músculo liso. Corte longitudinal. Humano. Corte em parafina. 270×

Figura de revisão 7.2.2 Músculo liso. Corte longitudinal. Humano. Corte em parafina. 540×

Figura de revisão 7.2.3 Músculo liso. Corte transversal. Humano. Corte em parafina. 70×

Figura de revisão 7.2.4 Músculo liso. Corte transversal. Humano. Corte em parafina. 540×

Figura de revisão 7.3.1 Músculo cardíaco. Corte longitudinal. Humano. Corte em parafina. 270×

Figura de revisão 7.3.2 Músculo cardíaco. Corte longitudinal. Humano. Corte em parafina. 540×

Figura de revisão 7.3.3 Músculo cardíaco. Corte transversal. Humano. Corte em parafina. 270×

Figura de revisão 7.3.4 Músculo cardíaco. Corte transversal. Humano. Corte em parafina. 540×

A capacidade de movimentação dos animais é atribuída à existência de células específicas que se tornaram muito diferenciadas de modo a desempenhar quase exclusivamente uma função contrátil. O processo contrátil foi aproveitado pelo organismo para permitir vários tipos de movimento e outras atividades necessárias à sua sobrevivência. Algumas dessas atividades dependem de contrações rápidas de curta duração. Outras dependem de contrações prolongadas sem necessidade de ações rápidas. Por fim, outras dependem de contrações rítmicas potentes que precisam ser repetidas em sequências rápidas.

Essas necessidades variadas são atendidas por três tipos de músculo – denominados esquelético, liso e cardíaco. Existem algumas semelhanças básicas entre esses três tipos de tecido muscular (Tabela 7.1). Quase todos os músculos são **derivados da mesoderme** e são alongados e paralelos ao eixo da contração; eles apresentam numerosas mitocôndrias para atender às suas altas demandas de energia, e todos contêm **elementos contráteis**, conhecidos como **miofilamentos**, na forma de **actina** e **miosina**, além de proteínas adicionais associadas ao processo contrátil. Os miofilamentos dos músculos esquelético e cardíaco estão dispostos em uma configuração ordenada específica que origina uma sequência repetida de bandas uniformes ao longo de seu comprimento – daí seu nome coletivo **músculos estriados**.

Como as células musculares são muito mais longas que largas, elas são comumente referidas como **fibras musculares**. Entretanto, é importante ressaltar que essas fibras são unidades vivas, ao contrário das fibras inanimadas do tecido conjuntivo. Elas também não são semelhantes às fibras nervosas, que são extensões vivas das células neurais. Frequentemente, o prefixo "sarco", referindo-se ao corpo, é usado para especificar estruturas presentes em células musculares; assim, a membrana da célula muscular é o **sarcolema** (embora o uso mais antigo desse termo incluísse a lâmina externa e as fibras reticulares associadas), o citoplasma é o **sarcoplasma,** as mitocôndrias são os **sarcossomos,** e o retículo endoplasmático é o **retículo sarcoplasmático**.

Músculo esquelético

Todo músculo esquelético (Figura 7.1), como o bíceps, é revestido pelo tecido conjuntivo denso não modelado rico em colágeno conhecido como **epimísio**, que penetra na substância da massa muscular e a separa em grupos de células musculares conhecidos como **fascículos**. Cada fascículo está circundado pelo **perimísio**, que é menos denso do que o epimísio, mas ainda classificado como um tecido conjuntivo denso não modelado, rico em fibras colágenas. Por fim, cada fibra muscular isolada dentro de um fascículo está envolta por fibras reticulares finas, o **endomísio**. A vascularização e a inervação do músculo acompanham estes compartimentos de tecido conjuntivo inter-relacionados.

Tabela 7.1	Comparação dos músculos esquelético, liso e cardíaco.		
Características	**Músculo esquelético**	**Músculo liso**	**Músculo cardíaco**
Localização	Geralmente fixado ao esqueleto	Geralmente em vísceras ocas, íris e vasos sanguíneos	Miocárdio, porções de vasos sanguíneos calibrosos que entram ou saem do coração
Forma	Fibras paralelas longas e cilíndricas	Fibras fusiformes curtas	Fibras ramificadas com extremidades rombas
Estriações	Sim	Não	Sim
Quantidade e localização do núcleo	Numerosos, distribuídos na periferia	Único, central	Um ou dois, centrais
Túbulos T	Presentes na região das junções A–I	Não, mas têm cavéolas	Presentes na região dos discos Z
Retículo sarcoplasmático	Complexo, circunda os miofilamentos e forma uma trama; constitui tríades com os túbulos T	Algum retículo sarcoplasmático liso, mas pouco desenvolvido	Menos desenvolvido que o do músculo esquelético; forma díades com os túbulos T
Junções comunicantes	Não	Sim	Sim, nos discos intercalares
Controle da contração	Voluntário	Involuntário	Involuntário
Sarcômero	Sim	Não	Sim
Regeneração	Limitada	Extensiva	Talvez alguma, mas limitada
Diferenciação histológica	Estriações múltiplas e vários núcleos localizados na periferia	Nenhuma estriação, núcleo central	Discos intercalares

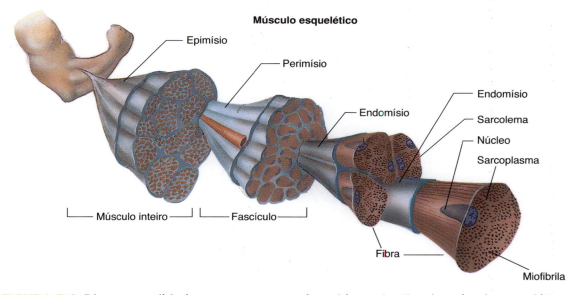

FIGURA 7.1 Diagrama exibindo os componentes de tecido conjuntivo do músculo esquelético.

Existem três tipos de fibras musculares esqueléticas: **vermelhas (tipo I/ contração lenta), brancas (tipo IIb/ contração rápida) e intermediárias (tipo IIa)**, dependendo de suas velocidades de contração, conteúdo mitocondrial e de mioglobina e tipos de enzimas que a célula contém (Tabela 7.2).

Em geral, cada grupo muscular, como o bíceps, apresenta todos os três tipos de células musculares, mas as proporções entre os três tipos podem variar de pessoa para pessoa. Em termos gerais, no entanto, os músculos dos braços e das pernas tendem a ter uma proporção maior de fibras musculares brancas, enquanto os músculos posturais, que mantêm contração prolongada, tendem a ter uma proporção maior de fibras musculares vermelhas. A inervação de determinada célula muscular especifica se ela é vermelha, branca ou intermediária. Independentemente do tipo, cada fibra do músculo esquelético tem um formato praticamente cilíndrico e contém núcleos alongados localizados na periférica da célula, logo abaixo do sarcolema (Figuras 7.2 e 7.3).

Em corte longitudinal, as fibras musculares apresentam elementos contráteis cilíndricos intracelulares que são arranjos paralelos de **miofibrilas** dispostas de modo longitudinal. Cada miofibrila é essencialmente uma cadeia de unidades contráteis denominadas **sarcômeros**. Cada sarcômero, por sua vez, é composto por dois tipos de miofilamentos: os espessos, com fibras de miosina no meio; e os delgados, com fibras de actina na periferia. Esse arranjo de miofibrilas produz um efeito geral de **bandas transversais**, alternando bandas claras e escuras

Tabela 7.2	Características das fibras musculares esqueléticas.					
Tipo de músculo	Conteúdo de mioglobina	População mitocondrial	Conteúdo de enzimas	Produção de ATP	Características da contração	Diâmetro relativo das fibras musculares
Vermelho (tipo I/contração lenta)	Alto	Abundante	Alto em enzimas oxidativas, baixo na ATPase	Fosforilação oxidativa	Lentas e repetitivas; não são fatigadas facilmente	Menor
Intermediário (tipo IIa)	Intermediário	Intermediária	Intermediário em enzimas oxidativas e na ATPase	Fosforilação oxidativa e glicólise anaeróbica	Rápidas, não são facilmente fatigadas	Intermediário
Branco (tipo IIb/contração rápida)	Baixo	Esparsa	Baixo em enzimas oxidativas; alto na ATPase e nas fosforilases	Glicólise anaeróbica	Rápidas e facilmente fatigadas	Maior

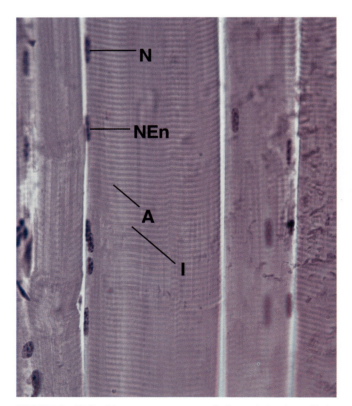

FIGURA 7.2 Observe que o **núcleo** (N) da célula muscular esquelética está nitidamente abaixo do sarcolema, enquanto o **núcleo das células do endomísio** (NEn) está nitidamente fora do sarcolema. As **bandas A** (A) e as **bandas I** (I) são claramente distinguíveis umas das outras.

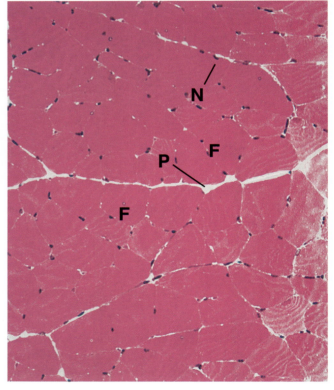

FIGURA 7.3 Este corte transversal das **fibras do músculo esquelético** (F) demonstra que as células têm formato cilíndrico e que seus **núcleos** (N) estão localizados perifericamente, logo abaixo do sarcolema. Além do endomísio que envolve cada fibra muscular, os feixes de fibras musculares esqueléticas estão circundados por um elemento de tecido conjuntivo mais espesso conhecido como **perimísio** (P).

CONSIDERAÇÕES CLÍNICAS 7.1

Distrofia muscular de Duchenne

A **distrofia muscular de Duchenne** é uma doença muscular degenerativa provocada por um defeito genético ligado ao cromossomo X e que afeta 1 em 30 mil homens. O defeito resulta na ausência de moléculas de distrofina na membrana da célula muscular. A distrofina é uma proteína que atua na interconexão do citoesqueleto com as proteínas transmembrana que interagem com a matriz extracelular, como também no apoio estrutural para a membrana plasmática da célula muscular. As pessoas afetadas por essa distrofia sofrem de fraqueza muscular a partir de cerca de 7 anos e, em geral, passam a depender de cadeira de rodas aos 12 anos. Não é comum que esses pacientes sobrevivam além de 20 anos.

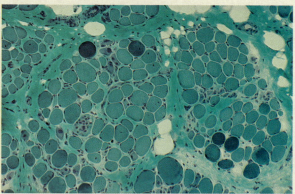

Esta fotomicrografia de uma biopsia do músculo vasto lateral de um paciente com distrofia muscular de Duchenne foi corada por tricrômico de Gomori modificado. Observe as numerosas células musculares necrosadas e a existência de fibrose evidenciada pelo espessamento do endomísio e do perimísio. (Reimpressa com autorização de Strayer DS et al., eds. *Rubin's Pathology: Mechanisms of Human Disease*, 8th ed. Philadelphia: Wolters Kluwer, 2020. Figure 31-9.)

---

que percorrem cada célula muscular esquelética (ver Figura 7.2). As bandas escuras são as **bandas A**, e as bandas claras são as **bandas I**. Cada banda I é cortada por um **disco Z** fino e escuro (banda Z), e a região da miofibrila que se estende de um disco Z ao próximo disco Z, o **sarcômero**, é a unidade contrátil da célula muscular esquelética. A banda A é dividida por uma **zona H** mais pálida, cujo centro é marcado pelo **disco M** escuro.

Miofilamentos

A formação das bandas é resultante da interdigitação dos miofilamentos espessos e delgados. A banda I consiste unicamente em filamentos delgados, enquanto a banda A, com exceção dos seus componentes H e M, consiste em filamentos delgados e espessos. Durante a contração, os filamentos delgados e espessos deslizam uns sobre os outros (ver a seguir), enquanto os discos Z são trazidos para perto das extremidades dos filamentos espessos (Figuras 7.4 e 7.5).

Filamentos delgados

Os **filamentos delgados** (7 nm de diâmetro e 1 μm de comprimento) são compostos de **actina F**, que são polímeros em dupla-hélice de moléculas de **actina G**, semelhantes a um colar de pérolas torcido sobre si próprio. Cada sulco da hélice abriga moléculas lineares de **tropomiosina** (cada uma com 40 nm de comprimento) posicionadas de ponta a ponta. Associada a cada molécula de tropomiosina, está uma molécula de **troponina** composta de três polipeptídios: **troponina T (TnT)**, **troponina I (TnI)** e **troponina C (TnC)**. A TnI se liga à actina, encobrindo então seu sítio ativo (onde é capaz de interagir com a miosina II); a TnT se liga à tropomiosina; e a TnC (uma molécula semelhante à **calmodulina**) tem grande afinidade por íons cálcio (Tabela 7.3).

Filamentos espessos

Os **filamentos espessos** (15 nm de diâmetro e 1,5 μm de comprimento) são compostos de 200 a 300 **moléculas de miosina II** dispostas em conformação antiparalela (Tabela 7.4). Cada molécula de miosina é composta de dois pares de cadeias leves e duas cadeias pesadas idênticas. Cada **cadeia pesada da miosina** assemelha-se a um taco de golfe, com uma cauda linear e uma cabeça globular, na qual as caudas estão enroladas ao redor uma da outra em conformação helicoidal. A enzima **tripsina** cliva cada uma das cadeias pesadas em um segmento linear (a maior parte da cauda) (**meromiosina leve**) e um segmento globular com o restante da cauda (**meromiosina pesada**). Outra enzima, a papaína, cliva a meromiosina pesada em uma região curta da cauda (**fragmento S2**) e um par de regiões globulares (fragmentos S1). Um par de **cadeias leves da miosina** está associado a cada fragmento S1. Os fragmentos S1 têm **atividade de ATPase**, mas dependem da associação com a actina para que sua ação se manifeste.

Modelo dos filamentos deslizantes da contração do músculo esquelético

Os impulsos nervosos transmitidos na junção neuromuscular através da fenda sináptica por ação da acetilcolina desencadeiam uma onda de despolarização do sarcolema que resulta na contração muscular. Essa onda de despolarização é distribuída por toda a fibra muscular pelos túbulos transversais (túbulos T), que são invaginações

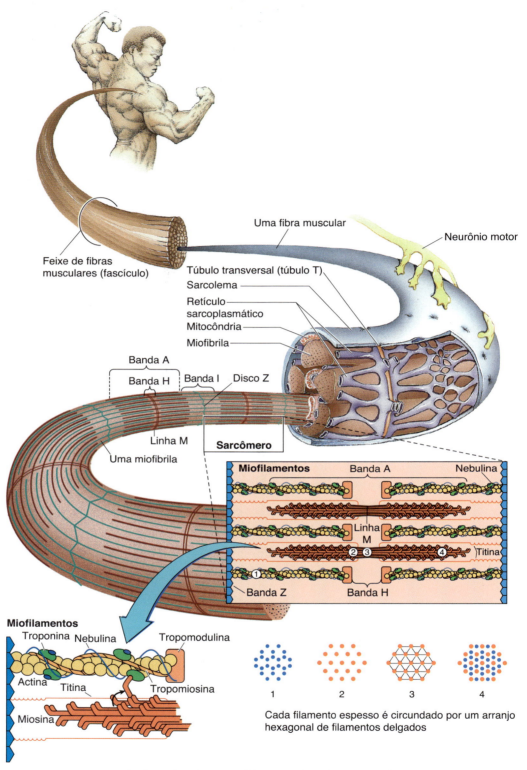

FIGURA 7.4 Componentes estruturais do músculo esquelético, incluindo a morfologia do sarcômero. Nas estriações da fibra muscular esquelética, é possível observar as **bandas A** e as **bandas I**. As bandas I são divididas em duas metades iguais por um **disco Z**, e cada banda A tem uma zona clara central, a **banda H**. O centro de cada banda H tem uma **linha M** (ou disco M) escura. Miofibrilas adjacentes estão presas umas às outras por filamentos intermediários de desmina e vimentina. A unidade contrátil fundamental da célula muscular esquelética é o sarcômero, um conjunto altamente organizado de **miofilamentos** (**filamentos espessos** e **delgados**). Invaginações tubulares da membrana plasmática da célula muscular, os **túbulos T** (**túbulos transversais**), penetram profundamente no sarcoplasma e envolvem as miofibrilas de tal modo que, na junção de cada banda A e I, esses túbulos se associam às **cisternas terminais** dilatadas do RS (RE liso) para formar as tríades.

Capítulo 7 Músculos **149**

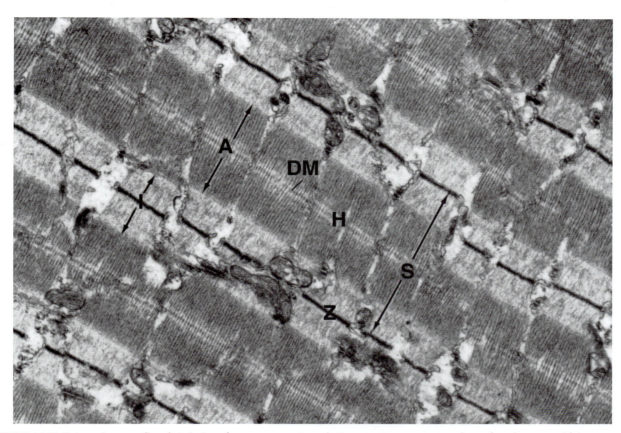

FIGURA 7.5 Esta micrografia eletrônica é um aumento relativamente pequeno de músculo esquelético cortado longitudinalmente. Observe o bandeamento transversal claro e escuro perpendicular ao eixo longitudinal da célula. A **banda A** (A) nesta imagem se estende a partir do canto superior esquerdo para o canto inferior direito, e cada lado da banda está delimitado por uma **banda I** (I). Cada banda I é atravessada por um **disco Z** (Z). Observe que o disco Z tem a aparência de um traço interrompido, visto que as miofibrilas individuais são separadas umas das outras por uma pequena porção de sarcoplasma. Note que o comprimento de um **sarcômero** (S) vai de um disco Z até outro disco Z adjacente e que um alinhamento quase preciso das miofibrilas individuais garante a orientação específica das várias bandas dentro do sarcômero. A **zona H** (H) e o **disco M** (DM) estão claramente definidos nesta micrografia eletrônica. Nos músculos esqueléticos dos mamíferos, as mitocôndrias estão preferencialmente localizadas ocupando a região no nível da banda I enquanto envolvem a periferia da miofibrila. Vários sarcômeros são apresentados em uma ampliação maior na Figura de revisão 7.2.1. (Cortesia de Dr. J. Strum.)

Tabela 7.3	Proteínas associadas ao miofilamento delgado.
Proteína	**Função**
Actina G	Os monômeros reúnem-se para formar o componente de actina F dos miofilamentos delgados; interage com a miosina II durante a contração do músculo esquelético
Tropomiosina	Moléculas lineares que se montam cabeça com cauda e ocupam os sulcos na actina F
Troponina	Complexo de três moléculas (TnC, TnT e TnI) que está associado a cada molécula de tropomiosina
TnC	Liga-se aos íons cálcio
TnT	Liga o complexo de troponina à tropomiosina
TnI	Liga-se à actina cobrindo seu sítio ativo, desse modo inibindo a interação de miosina II e actina
Cap Z	Essa parte do disco Z forma uma capa sobre a extremidade positiva da actina F e impede a adição ou a remoção de moléculas de actina G dos miofilamentos delgados
α-Actinina	Fixa a extremidade positiva dos miofilamentos delgados ao disco Z
Nebulina	Proteína inelástica que, junto com sua contraparte, ancora cada miofilamento delgado ao disco Z, estabilizando então seu comprimento e sua posição no sarcômero
Tropomodulina	Forma uma capa sobre a extremidade negativa da actina F, o que impede a adição ou a remoção de moléculas de actina G dos miofilamentos delgados

tubulares do sarcolema. Os túbulos T estão intimamente associados com as cisternas terminais do RS, de forma que cada túbulo T esteja flanqueado por dois desses elementos do RS, formando então uma **tríade**. Proteínas integrais **sensíveis à voltagem**, **receptores sensíveis à di-hidropiridina (RSDs)**, localizados na membrana do túbulo T ficam em contato com os **canais de cálcio (receptores de rianodina)** das cisternas terminais do **retículo sarcoplasmático (RS)**. Esse complexo é visível à microscopia eletrônica e é conhecido como **pés juncionais**.

Durante a despolarização do sarcolema do músculo esquelético, os RSDs do túbulo T passam por uma alteração de conformação induzida por voltagem, o que leva os canais de cálcio das cisternas terminais a abrir e permitir a passagem dos íons Ca^{2+} para o sarcoplasma. A **troponina C** do filamento delgado se liga aos íons cálcio e, com a alteração de sua conformação, pressiona a **tropomiosina** para um plano mais profundo dos sulcos do filamento de actina F, desse modo expondo o **sítio ativo** (sítio de ligação da miosina) da molécula de actina. A **adenosina trifosfato (ATP)** ligada à cabeça globular (**fragmento S1**) da molécula de miosina II é hidrolisada, mas ambos **adenosina difosfato (ADP)** e o **fosfato inorgânico (Pi)** continuam ligados ao S1. A molécula de miosina II gira de forma que a cabeça de miosina se aproxime do sítio ativo da molécula de actina. O grupo Pi é liberado e, na presença do cálcio, forma-se uma ligação entre actina e miosina. A ADP ligada é liberada, e a cabeça de miosina altera sua conformação movendo o filamento delgado na direção do centro do sarcômero. Uma nova molécula de ATP se liga à cabeça globular, e a miosina se dissocia do sítio ativo da actina. Esse ciclo é repetido de 200 a 300 vezes para que haja uma contração completa do sarcômero.

O relaxamento ocorre quando a bomba de cálcio do RS transporta cálcio do sarcoplasma para as cisternas do RS, onde se liga à **calsequestrina**. A diminuição de Ca^{2+} citosólico induz a TnC a perder seus íons cálcio acoplados, a molécula de TnC volta à sua conformação original, a molécula de tropomiosina retorna à sua localização inicial, e o sítio ativo da molécula de miosina é recoberto novamente.

Tabela 7.4	Proteínas associadas ao miofilamento espesso.
Proteína	**Função**
Miosina II	Proteína principal do miofilamento espesso; é composta de duas cadeias pesadas e quatro cadeias leves; interage com a actina do miofilamento delgado para encurtar o sarcômero
Titina	Proteína elástica que fixa o filamento espesso ao disco Z e, desse modo, mantém sua posição no sarcômero
Miomesina	Proteína que estabelece ligações cruzadas entre as moléculas de miosina II adjacentes na linha M
Proteína C	Colabora com a miomesina na formação de ligações cruzadas entre as moléculas de miosina II adjacentes na linha M

CONSIDERAÇÕES CLÍNICAS 7.2

Doença de Pompe

A **doença de Pompe** (doença de depósito de glicogênio tipo II) é uma das doenças metabólicas hereditárias de armazenamento de glicogênio nas quais as células do paciente são incapazes de degradar o glicogênio em virtude de uma **deficiência da maltase ácida**. A incapacidade de degradar o glicogênio resulta no acúmulo desse composto nos lisossomos. Há duas variações dessa doença: uma de início precoce, diagnosticada alguns meses após o nascimento; e outra de início tardio, que ocorre na infância, na adolescência ou na idade adulta. A de início precoce é fatal, e as crianças geralmente não sobrevivem além dos 2 anos; os sintomas são o aumento do coração e do fígado, fraqueza generalizada e falta de tônus muscular. As insuficiências cardíaca e respiratória levam à morte. O tipo de início tardio difere da condição juvenil porque as complicações cardíacas não são tão frequentes, mas a fraqueza muscular, especialmente em membros inferiores, é mais evidente. Os avanços recentes no tratamento da doença de Pompe parecem reduzir a taxa de mortalidade, assim como a gravidade da doença.

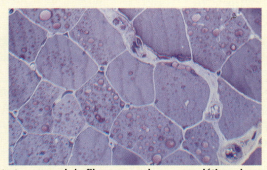

Corte transversal de fibras musculares esqueléticas de um paciente com doença de Pompe de início tardio corado com azul de toluidina apresentando lisossomos de tamanho aumentado e preenchidos com glicogênio corado de rosa. (Reimpressa com autorização de Rubin R, Strayer D et al., eds. *Rubin's Pathology. Clinicopathologic Foundations of Medicine*, 5th ed., Philadelphia: Wolters Kluwer Health/Lippincott Williams & Wilkins, 2008. Figure 27-27.)

Inervação motora do músculo esquelético

A inervação do músculo esquelético é composta de um elemento motor; de uma junção neuromuscular (junção mioneural); e dois elementos sensoriais, os órgãos tendinosos de Golgi e os fusos musculares.

Junção neuromuscular

Uma **junção neuromuscular** é uma sinapse formada entre um **terminal axônico (botão sináptico)** do nervo motor e uma região especializada de uma célula muscular esquelética (Figura 7.6). O terminal axônico, coberto em sua superfície não sináptica por uma célula de Schwann, mas sem mielina, abriga vesículas contendo acetilcolina, conhecidas como **vesículas sinápticas**, além de retículo endoplasmático liso (REL) e mitocôndrias. A face citoplasmática de sua superfície sináptica abriga receptores para as vesículas sinápticas, bem como canais de cálcio dependentes de voltagem; essa região da membrana do terminal axônico é chamada de **membrana pré-sináptica**. O sarcolema da célula muscular esquelética que participa da formação da sinapse, referido como **placa motora (membrana pós-sináptica)**, forma numerosas dobras, conhecidas como **dobras juncionais**, para aumentar a área de superfície para acomodar uma alta concentração de **receptores de acetilcolina**. O espaço entre as membranas pré-sináptica e pós-sináptica é conhecido como **fenda sináptica**. O mecanismo de como um impulso nervoso é conduzido através da fenda sináptica para induzir a contração muscular é discutido no Capítulo 8.

Um único neurônio motor pode inervar um número variável de fibras musculares esqueléticas, que se contraem juntas como uma unidade em resposta ao impulso neural de um único neurônio. O número de fibras musculares esqueléticas inervadas por um único neurônio motor, portanto, determina a força da contração. Uma grande unidade motora (centenas de fibras musculares esqueléticas inervadas por um único neurônio) gera uma forte contração, enquanto uma pequena unidade motora (apenas um punhado de fibras musculares inervadas por um único neurônio) gera uma contração fraca, porém rápida e precisa. Tipicamente, os músculos dos membros são compostos de grandes unidades motoras, enquanto os dos dedos e dos músculos extrínsecos dos olhos estão em pequenas unidades motoras.

Órgão tendinoso de Golgi e fuso muscular

Como um mecanismo de proteção contra rupturas de fibras musculares por estiramento excessivo e para fornecer informações sobre a posição do corpo no espaço tridimensional, os tendões e os músculos são equipados com receptores especializados, os **órgãos tendinosos de Golgi** e os **fusos musculares**, respectivamente.

Órgão tendinoso de Golgi

Os órgãos tendinosos de Golgi, situados no interior dos tendões, são fibras de colágeno encapsuladas e circundadas por um tipo especial de fibra nervosa sensorial, conhecida como nervo sensorial **tipo Ib**. Se o músculo esquelético do tendão se contrair com muita força, causando um possível dano ao tendão, o neurônio tipo Ib inibe o neurônio motor do músculo, impedindo, assim, a contração continuada.

Fuso muscular

Os fusos musculares são células musculares esqueléticas modificadas (**fibras intrafusais**), encapsuladas em uma cápsula de tecido conjuntivo no interior dos músculos esqueléticos. As células musculares esqueléticas que circundam imediatamente as fibras intrafusais são conhecidas como **fibras extrafusais**. O fuso muscular está ligado ao endomísio e ao perimísio das fibras extrafusais. Essa fixação fornece informações às fibras intrafusais sobre a taxa e a duração do estiramento muscular. Se o músculo estiver sendo estirado por muito tempo ou com muita frequência, o fuso muscular induzirá a contração muscular, protegendo-o de um estiramento excessivo.

Músculo cardíaco

As células do **músculo cardíaco** (Figuras 7.7 a 7.9) também são estriadas, mas cada célula geralmente contém apenas um núcleo situado ao centro. Essas células formam junções especializadas, conhecidas como **discos intercalares**, nos pontos de interdigitação de uma célula com a outra. Esses discos intercalares atuam como os discos Z, assim como regiões de adesão e de comunicação intercelulares, porque os discos Z têm **porções transversais** que se especializam na fixação intercelular, formando vários desmossomos e fáscias aderentes, além de **porções**

CONSIDERAÇÕES CLÍNICAS 7.3

Miastenia *gravis*

A **miastenia** *gravis* é uma doença autoimune caracterizada pela fraqueza crescente dos músculos esqueléticos. Os anticorpos formados contra os receptores de acetilcolina das fibras musculares esqueléticas se ligam a estes receptores e

os bloqueiam. O número de sítios disponíveis para o início da despolarização do sarcolema muscular fica reduzido. A fraqueza gradual afeta inicialmente os músculos mais ativos (músculos do rosto, olhos e língua), mas acaba por comprometer os músculos da respiração, o que provoca a morte do paciente por insuficiência respiratória.

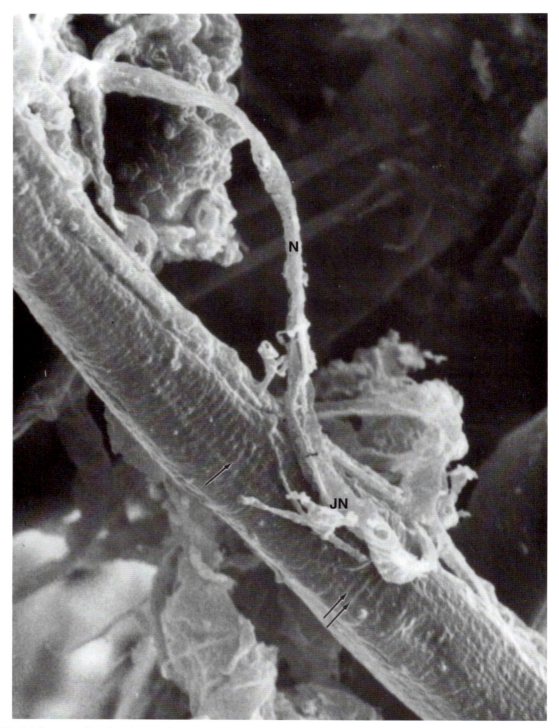

FIGURA 7.6 Micrografia eletrônica de varredura de uma junção neuromuscular da língua de um gato, 2.610×. As estriações (*setas*) de uma fibra de músculo esquelético isolada estão bem evidentes nesta micrografia eletrônica de varredura. Observe o "ramo" do **nervo** (N) que envolve e entra em contato com o músculo na **junção neuromuscular** (JN). (Cortesia do Dr. L. Litke.)

Capítulo 7 Músculos **153**

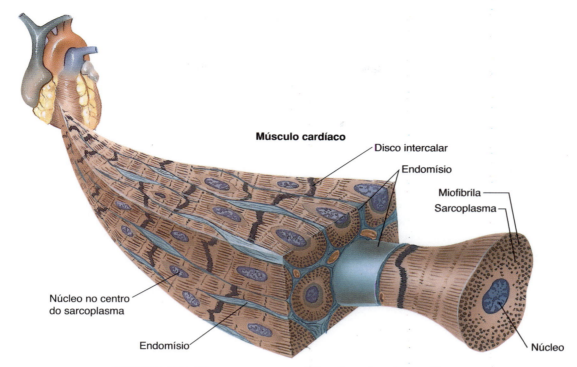

FIGURA 7.7 Diagrama esquemático do músculo cardíaco.

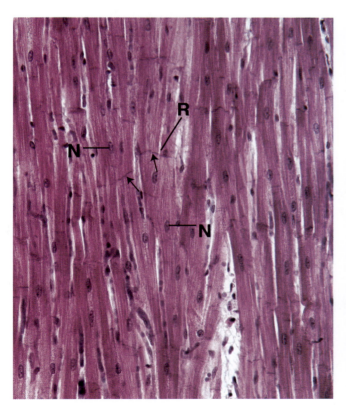

FIGURA 7.8 Este corte longitudinal do músculo cardíaco de um coração humano mostra que as **células musculares ramificam-se** (R) e as células individuais são separadas umas das outras por junções intercelulares especializadas conhecidas como discos intercalares (*setas*). Cada célula muscular cardíaca tem um **núcleo** (N) centralmente posicionado. 270×.

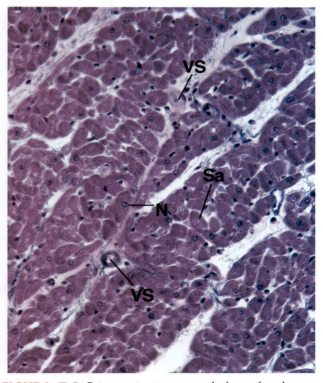

FIGURA 7.9 Este corte transversal do músculo cardíaco humano mostra que essas células apresentam um rico **suprimento sanguíneo** (VS). Observe que os **núcleos** (N) das células do músculo cardíaco estão localizados no centro da célula e, em cada extremidade do núcleo, uma área clara do **sarcoplasma** (Sa) representa um depósito de glicogênio que foi removido durante o processamento. 270×.

CONSIDERAÇÕES CLÍNICAS 7.4

Miocardite viral

Supõe-se que a **miocardite viral** seja uma inflamação do miocárdio causada por vírus, embora a natureza viral da patologia nem sempre seja evidente. No início da doença, há muito pouca necrose das células do músculo cardíaco com uma quantidade mínima de infiltração de linfócitos e macrófagos. À medida que a doença progride, a infiltração se torna mais proeminente, o paciente apresenta insuficiência cardíaca, e a histopatologia mostra focos de cardiomiócitos necróticos. Se a extensão da necrose for limitada, os neutrófilos raramente estão presentes; porém, na necrose disseminada, a infiltração neutrofílica se torna evidente. A condição raramente é letal, e a maioria dos pacientes se recupera com uma pequena intervenção médica.

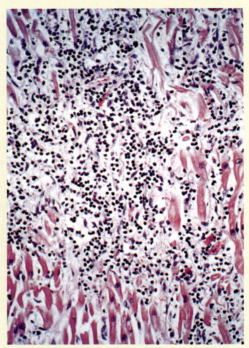

O acúmulo de neutrófilos e linfócitos perturba o arranjo normal das células do músculo cardíaco na miocardite viral. (Reimpressa com autorização de Strayer DS et al., eds. *Rubin's Pathology: Mechanisms of Human Disease*, 8th ed. Philadelphia: Wolters Kluwer, 2020. Figure 17-40.)

laterais ricas em junções comunicantes, permitindo, assim, a comunicação intercelular entre as células musculares cardíacas e formando um sincício funcional.

A contração do músculo cardíaco é involuntária, e as células têm um ritmo próprio. O coração tem um grupo de células musculares cardíacas especializadas conhecidas como **nodo sinoatrial (SA)**, que inicia a contração dos músculos atriais, estabelecendo, assim, o ritmo das contrações cardíacas. O nodo SA recebe informações dos componentes simpático e parassimpático do sistema nervoso autônomo; o primeiro aumenta e o segundo diminui o ritmo de contração do coração. O impulso é transmitido do nodo SA para outro grupo de células musculares cardíacas especializadas, o **nodo atrioventricular (AV)**, que o retém por alguns milissegundos, e, em seguida, o impulso é transmitido pelo **feixe de His** (fascículo atrioventricular) para as **fibras de Purkinje** (ambos compostos por células musculares cardíacas especializadas), para promover a contração dos ventrículos.

Componentes morfológicos das células musculares cardíacas

Os componentes morfológicos das células do músculo cardíaco se assemelham aos das células do músculo esquelético, pois ambos apresentam arranjos muito semelhantes de **filamentos delgados e espessos e discos Z** que formam os sarcômeros, e os filamentos delgados e espessos deslizam uns sobre os outros durante a contração muscular. A interação actina-miosina é regulada por íons cálcio e, assim como no músculo esquelético, quando o cálcio se liga à porção TnC da troponina, a mudança em sua conformação força a tropomiosina para uma posição mais profunda no sulco dos filamentos de actina, expondo então os **sítios de ligação da miosina** na actina.

Ambas as células musculares esqueléticas e cardíacas têm uma população mitocondrial abundante, embora as células musculares cardíacas tenham um suprimento mais rico de mitocôndrias do que as células musculares esqueléticas. O sistema de **túbulos T** difere porque os das células do músculo cardíaco têm um diâmetro maior e, ao contrário dos das células do músculo esquelético, são revestidos por uma **lâmina externa**.

O **retículo sarcoplasmático** das células musculares cardíacas é escasso e, em vez de formar tríades com os túbulos T, forma **díades**, nas quais um único túbulo T está associado a um único perfil de RS. O túbulo T do músculo cardíaco também apresenta canais de cálcio controlados por voltagem, através dos quais o cálcio entra na célula do músculo cardíaco vindo do meio extracelular e suplementando o cálcio liberado do RS. A fosforilação e a desfosforilação do **fosfolambano**, uma proteína integral da membrana do RS, regula a atividade da bomba sarcoplasmática de cálcio, controlando, assim, o movimento dos íons cálcio para dentro ou para fora do RS. Quando fosforilada, essa proteína faz com que os canais sarcoplasmáticos de cálcio se abram, permitindo que os íons cálcio entrem no RS, o que causa relaxamento das células musculares cardíacas. O fosfolambano desfosforilado é um inibidor dos canais sarcoplasmáticos de cálcio, causando então a contração das células musculares cardíacas.

Músculo liso

O **músculo liso** (Figuras 7.10 a 7.12) também é involuntário. Cada célula muscular lisa fusiforme contém um único núcleo situado no centro, que adquire formato espiralado durante a contração da célula. As células musculares lisas contêm um arranjo aparentemente aleatório de filamentos delgados e espessos, os quais estão ancorados ao filamento intermediário. Esses filamentos intermediários de desmina e vimentina formam corpos densos onde se cruzam um com o outro no sarcoplasma e nos pontos de fixação na face citoplasmática do sarcolema. Embora os **miofilamentos espessos** e **delgados** do músculo liso não estejam arranjados em sarcômeros e miofibrilas, eles estão organizados de modo que estejam alinhados obliquamente ao eixo longitudinal da célula. As **moléculas de miosina II** do músculo liso são incomuns porque a **porção leve de meromiosina** é dobrada de tal forma que seu terminal livre se liga a uma "região pegajosa" da porção globular S1. Os filamentos delgados, compostos de actina, têm tropomiosina, além de duas proteínas adicionais: **caldesmon** (ou proteína de ligação à calmodulina), que oculta o sítio ativo dos monômeros de actina; e **calponina**, cuja função se assemelha à da troponina do músculo esquelético, pois obstrui a atividade de ATPase da miosina II.

É interessante salientar que, embora os filamentos delgados do músculo liso tenham actina F e tropomiosina, não há troponina, cuja função é assumida pela calmodulina, que forma um complexo com o cálcio. O citosol é rico em calmodulina e em enzima quinase de cadeia leve de miosina, enquanto a troponina está ausente.

O músculo liso pode ser do tipo multiunitário, no qual cada célula tem sua própria inervação; ou unitário (visceral), no qual os estímulos nervosos são transmitidos por meio do *nexus* (junções comunicantes) de uma célula muscular para outra adjacente.

Contração do músculo liso

Para que ocorra a contração do músculo liso, os íons cálcio liberados das **cavéolas** permitem a fosforilação da calponina, e essa proteína fosforilada não consegue inibir a contração. Os íons cálcio também se ligam à calmodulina, e o **complexo Ca^{2+}-calmodulina** se liga à caldesmon, o que expõe o sítio ativo da actina e ativa a **quinase de cadeia leve de miosina**, que fosforila uma das **cadeias leves da miosina II** e altera sua conformação. A fosforilação permite que a extremidade livre da meromiosina leve seja liberada da porção S1. A ATP se liga ao S1, e a interação resultante entre actina e miosina é semelhante à que ocorre no músculo esquelético (e cardíaco). Enquanto houver íons cálcio e ATP disponíveis, a célula muscular lisa se mantém contraída. A contração da musculatura lisa se estende por mais tempo, mas desenvolve-se mais lentamente que a contração do músculo esquelético ou cardíaco. É importante salientar que, diferentemente do músculo esquelético, no qual as moléculas de miosina II são dispostas de modo antiparalelo e o centro do filamento espesso tem apenas meromiosina leve em seu meio, no músculo liso existem cabeças de meromiosina pesada, mesmo na parte intermediária do filamento espesso. Em razão dessa disposição das moléculas de miosina II no filamento espesso, a contração dura mais tempo que a do músculo esquelético.

CONSIDERAÇÕES CLÍNICAS 7.5

Leiomiomas e leiomiossarcomas

Leiomiomas (miomas) são tumores benignos de células musculares lisas, geralmente envolvendo o útero, os músculos eretores dos pelos, o escroto, os lábios vaginais e os mamilos. Em geral, são solitários (mas podem ser múltiplos nos pelos eretores), de 1 a 2 cm de diâmetro, e costumam apresentar-se como nódulos amarelos, dolorosos, bem definidos e firmes ao toque. Sua histopatologia apresenta células musculares fusiformes de aparência normal que se entrecruzam. Felizmente, os leiomiomas solitários são facilmente tratados por remoção cirúrgica.

Os **leiomiossarcomas** são mais comuns em mulheres do que em homens. São tumores malignos indolores de músculo liso, localizados principalmente na derme da pele e nos tecidos conjuntivos retroperitoneais na região abdominal. A histopatologia desses tumores apresenta células semelhantes às dos músculos lisos. Em geral, são detectados precocemente em seu desenvolvimento quando na derme e são tratados por excisão cirúrgica simples; no entanto, por serem indolores, raramente são detectados nas áreas retroperitoneais até que se tornem não apenas aumentados, mas também metastáticos, o que leva a um mau prognóstico.

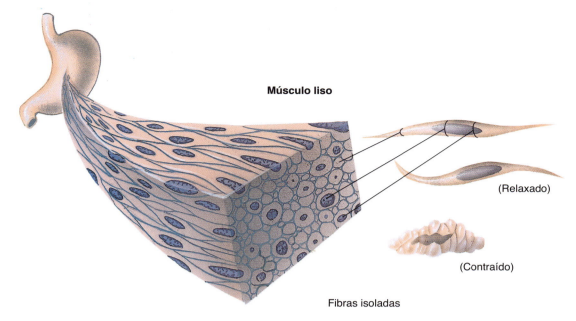

FIGURA 7.10 Diagrama esquemático do músculo liso.

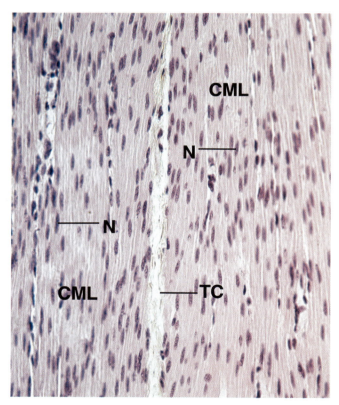

FIGURA 7.11 Este corte longitudinal do músculo liso do duodeno humano demonstra que as **células musculares lisas** (CML) fusiformes estão dispostas de tal forma que praticamente fecham os espaços entre as células. Os **núcleos** (N) das células musculares lisas também são fusiformes e estão localizados no centro do segmento longitudinal da fibra muscular, mas ficam pressionados na periferia da célula. Os elementos de **tecido conjuntivo** (TC) subdividem o músculo inteiro em feixes de células musculares. 270×.

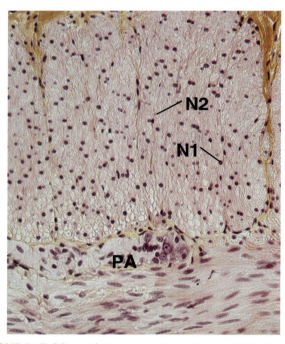

FIGURA 7.12 A túnica muscular externa do intestino delgado é composta de uma camada circular interna e de uma camada longitudinal externa de músculo liso com **plexos autônomos** (PA) situados entre elas. Um corte transversal do intestino delgado demonstra a camada longitudinal externa de músculo liso. É preciso lembrar que as células musculares lisas são fusiformes e que seus núcleos, também fusiformes, são muito mais curtos que a célula muscular, o que fica evidente quando, em um corte aleatório, algumas células aparecem sem núcleos, outras têm **núcleos** (N1) cortados em suas pontas estreitadas, enquanto outras têm **núcleos** (N2) cortados perto do seu centro e na região mais larga, e formam grandes estruturas circulares. 270×.

Capítulo 7   Músculos   157

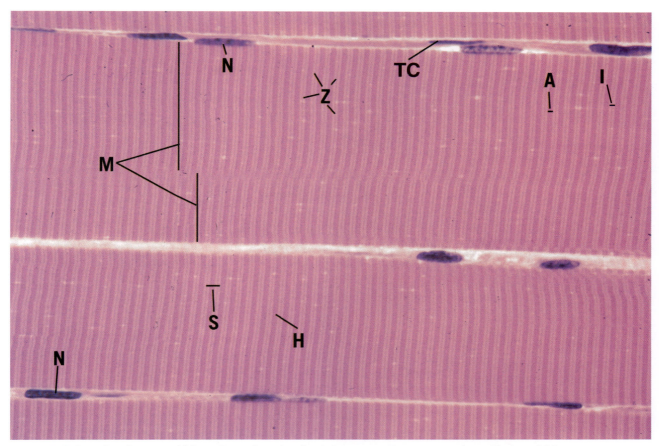

FIGURA 7.1.1 Músculo esquelético. Corte longitudinal. Macaco. Corte em resina plástica. 800×.

Esta fotomicrografia apresenta muitas das características do músculo esquelético em um corte longitudinal. As fibras musculares são longas e seus numerosos **núcleos** (N) se localizam na periferia. O espaço intercelular é ocupado por endomísio, que ocasionalmente mostra **células do tecido conjuntivo** (TC) achatadas e fibras reticulares. Dois tipos de estriações estão evidentes: longitudinal e transversal. As estriações longitudinais representam as **miofibrilas** (M), que estão dispostas em um alinhamento quase perfeito umas com as outras. Essa disposição ordenada é responsável pelas faixas transversais escuras e claras que dão origem ao nome desse tipo de músculo. Observe que a **banda clara** (I) é dividida ao meio por uma estreita linha escura, o **disco Z** (Z). A **banda escura** (A) também é dividida ao meio pela **zona H** (H) clara. O centro da zona H está ocupado pelo disco M, o qual aparece apenas em alguns locais da imagem como uma linha escura que não pode ser observada facilmente. A unidade contrátil fundamental do músculo esquelético é o **sarcômero** (S), que se estende de um disco Z a seu disco Z vizinho. Durante a contração muscular, os miofilamentos de cada sarcômero deslizam uns ao longo dos outros e aproximam os discos Z entre si, o que encurta o comprimento de cada sarcômero. Durante esse movimento, a largura da banda A permanece constante, enquanto as bandas I e H desaparecem.

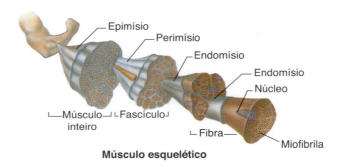

Músculo esquelético

LEGENDA					
A	banda A (escura)	M	miofibrila	TC	células do tecido conjuntivo
H	zona H	N	núcleo		
I	banda I (clara)	S	sarcômero	Z	disco Z

Prancha 7.1A   Músculo esquelético

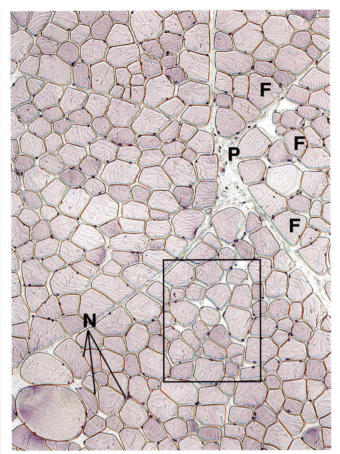

FIGURA 7.1.2 Músculo esquelético. Corte transversal. Macaco. Corte em parafina. 132×.

Nesta fotomicrografia, estão apresentadas porções de alguns fascículos, os quais são compostos de numerosas **fibras musculares** (F) que estão envolvidas pelo tecido conjuntivo conhecido como **perimísio** (P), que abriga os nervos e vasos sanguíneos que suprem os fascículos. Os núcleos das células endoteliais, de Schwann e do tecido conjuntivo aparecem como pontos escuros no perimísio. Os **núcleos** (N) das fibras do músculo esquelético aparecem como pontos escuros localizados na periferia das fibras musculares; no entanto, eles estão todos no interior das células musculares. Os núcleos das células satélites também estão presentes, localizados externamente às fibras musculares, mas sua identificação em ampliação menor é duvidosa. A *área em destaque* é apresentada em uma ampliação na Figura 7.1.3.

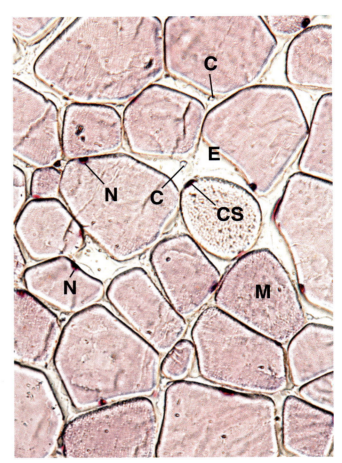

FIGURA 7.1.3 Músculo esquelético. Corte transversal. Macaco. Corte em parafina. 540×.

Esta é uma ampliação da *área em destaque* da Figura 7.1.2. Os cortes transversais das fibras musculares demonstram que essas células parecem ser poliédricas, que elas têm **núcleos** (N) posicionados perifericamente e seus **endomísios** (E) abrigam numerosos **capilares** (C). Muitos dos capilares são de visualização difícil porque estão colabados no músculo em repouso. O sarcoplasma é pálido e às vezes aparece granuloso em virtude das **miofibrilas** (M) que estão cortadas transversalmente. É possível observar os núcleos que parecem pertencer a **células satélites** (CS), mas não é possível fazer uma identificação definitiva. Além disso, acreditava-se que o perfil bem-definido de cada fibra fosse devido ao sarcolema, mas agora se sabe que é por consequência da lâmina basal aderida à fibra e do endomísio.

LEGENDA

C	capilares	E	endomísios	N	núcleo
CS	células satélites	F	fibras musculares	P	perimísio

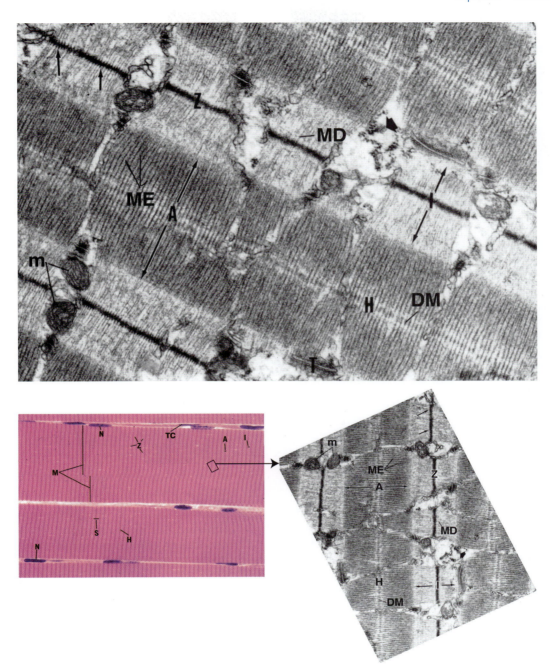

FIGURA 7.2.1 Músculo esquelético. Corte longitudinal. Rato. Microscopia eletrônica. 28.800×.

Esta imagem é uma micrografia eletrônica de grande aumento apresentando vários sarcômeros. O detalhe indicado na micrografia óptica corada com H&E mostra a localização e a orientação aproximadas da micrografia eletrônica. Observe que os **discos Z** (Z) têm pequenas projeções (*setas*) em que se prendem os **miofilamentos delgados** (MD). A **banda I** (I) é composta apenas de filamentos delgados. Os **miofilamentos espessos** (ME) se interdigitam com os filamentos delgados que chegam de cada extremidade do sarcômero, constituindo então a **banda A** (A). No entanto, em um músculo relaxado, os filamentos delgados não ocupam toda a largura da banda A até seu centro; na porção central da banda A, existem apenas filamentos espessos, o que resulta na formação da **zona H** (H). O centro de cada filamento grosso parece estar ligado ao filamento espesso vizinho, o que resulta em espessamentos localizados formando coletivamente o **disco M** (DM). Durante a contração muscular, os filamentos espessos e delgados deslizam uns sobre os outros, puxando, assim, os discos Z no sentido do centro do sarcômero. Devido à sobreposição resultante dos filamentos espessos e delgados, as bandas I e as zonas H desaparecem, mas as bandas A mantêm sua largura. O sarcoplasma abriga as **mitocôndrias** (m) localizadas perifericamente, grânulos de glicogênio (*ponta de seta*), assim como um sistema especializado de retículos sarcoplasmáticos e túbulos T, e forma **tríades** (T). No músculo esquelético dos mamíferos, as tríades estão posicionadas na região próxima da junção das bandas I e A. (Cortesia de Dr. J. Strum.)

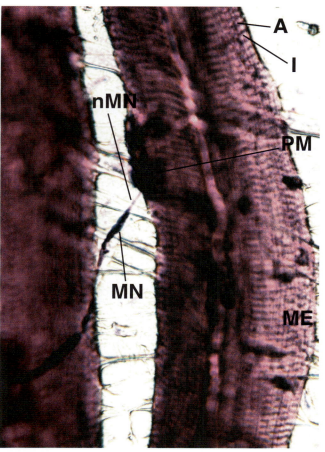

FIGURA 7.3.1 Junção neuromuscular. Visão lateral. Corte em parafina. 540×.

Esta vista da junção neuromuscular apresenta de modo evidente a **fibra nervosa mielinizada** (MN) aproximando-se da **fibra muscular esquelética** (ME). As **bandas A** (A) e as **bandas I** (I) estão bem delineadas, mas não é possível visualizar os discos Z nesta preparação. À medida que o axônio se aproxima da célula muscular, ele perde sua bainha de mielina e continua como um **axônio não mielinizado** (nMN), mas retém seu revestimento pela célula de Schwann. À medida que o axônio alcança a célula muscular, ele termina como um botão sináptico recobrindo a **placa motora** (PM) da fibra muscular. Embora o sarcolema não seja visível por microscopia óptica, como a desta imagem, sua localização pode ser claramente percebida graças à lâmina basal associada às fibras reticulares.

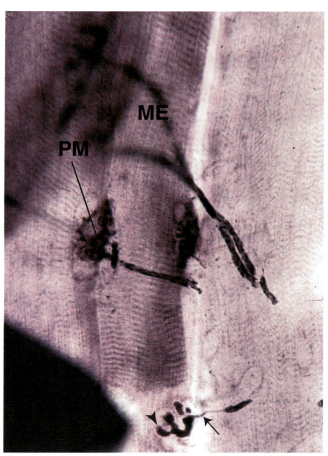

FIGURA 7.3.2 Junção neuromuscular. Visão superficial. Corte em parafina. 540×.

Assim como na Figura 7.3.1, esta visão da junção neuromuscular demonstra que, à medida que o axônio chega às proximidades da **fibra muscular esquelética** (ME), ele perde sua bainha de mielina. O axônio termina como o botão sináptico que recobre a **placa motora** (PM) da fibra muscular esquelética. Embora não seja aparente nesta micrografia óptica, a placa motora é uma ligeira depressão da fibra muscular esquelética. As membranas plasmáticas do terminal axônico e da fibra muscular não entram em contato. A Figura 7.3.3 demonstra claramente a morfologia dessa sinapse.

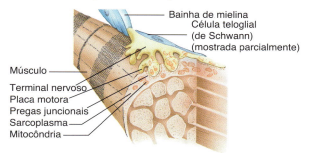

Junção neuromuscular

LEGENDA					
A	banda A	ME	fibra muscular esquelética	nMN	fibra nervosa não mielinizada
I	banda I	MN	fibra nervosa mielinizada	PM	placa motora

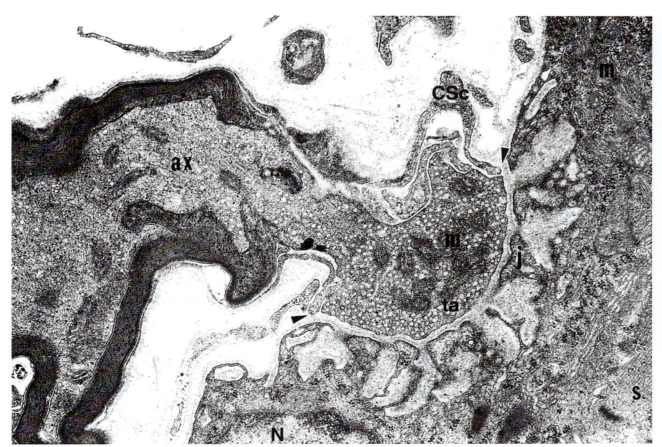

FIGURA 7.3.3 Junção neuromuscular. Rato. Microscopia eletrônica. 15.353×.

Esta micrografia eletrônica mosta uma junção neuromuscular do músculo diafragma de um rato. Observe que o **axônio** (ax) perde sua bainha de mielina, mas a **célula de Schwann** (CSc) continua recobrindo a superfície não sináptica do **terminal axônico** (ta). A bainha mielinizada termina em típicas alças paranodais no heminódulo terminal. A terminação nervosa tem **mitocôndrias** (m) e numerosas vesículas sinápticas claras. As bordas da fenda sináptica primária de 50 nm estão indicadas pelas *pontas de seta*. **Pregas juncionais** (j), muitas **mitocôndrias** (m), porções de um **núcleo** (N) e **sarcômero** (S) estão aparentes na região pós-sináptica na fibra muscular esquelética. (Cortesia de Dr. C. S. Hudson.)

LEGENDA

ax	axônio	m	mitocôndria	S	sarcômero
CSc	célula de Schwann	N	núcleo	ta	terminal axônico
j	pregas juncionais				

162 Gartner & Hiatt Histologia | Texto e Atlas

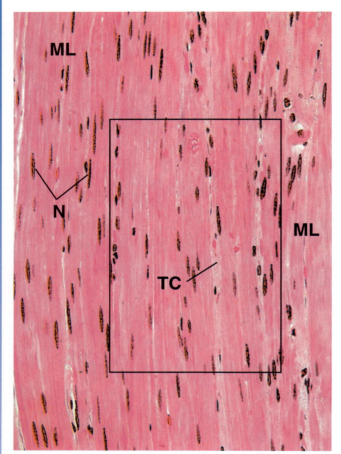

FIGURA 7.4.1 Músculo liso. Corte longitudinal. Macaco. Corte em resina plástica. 270×.

O corte longitudinal do músculo liso nesta fotomicrografia apresenta longas **células musculares lisas** (ML) fusiformes com **núcleos** (N) centrais e alongados. Como as fibras musculares estão dispostas em arranjos escalonados, elas podem ser arranjadas de forma muito compacta com uma quantidade pequena de **tecido conjuntivo** (TC) interposta. Usando-se hematoxilina e eosina, o núcleo aparece azulado, enquanto o citoplasma se cora de rosa-claro. Cada fibra muscular lisa é circundada por uma lâmina basal e por fibras reticulares, nenhuma delas visível nesta imagem. Os capilares estão alojados no tecido conjuntivo que separa os feixes de fibras musculares lisas. A *área em destaque* aparece em uma ampliação na Figura 7.5.2.

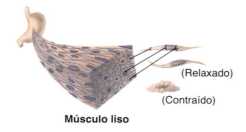

Músculo liso

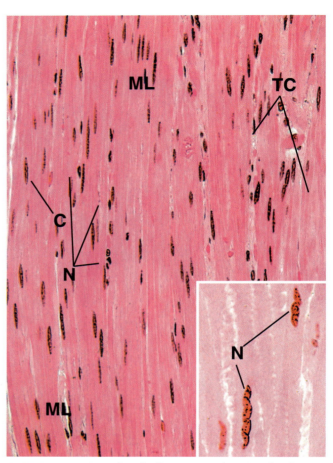

FIGURA 7.4.2 Músculo liso. Corte longitudinal. Macaco. Corte em resina plástica. 540×.

Esta fotomicrografia é uma ampliação da *área em destaque* da Figura 7.4.1. Observe que os **núcleos** (N) das fibras musculares lisas são estruturas longas e elípticas localizadas no centro da célula. A maior circunferência do núcleo tem quase a mesma largura da fibra muscular. Contudo, o comprimento da fibra é muito maior que o do núcleo. Observe que, se uma linha fosse traçada perpendicularmente às fibras, cruzaria apenas alguns núcleos. Observe também a diferença entre o **tecido conjuntivo** (TC) e o **músculo liso** (ML). O citoplasma do músculo liso exibe coloração mais intensa e aparece homogêneo com relação à palidez e à textura irregular do tecido conjuntivo. Note os **capilares** (C) localizados no tecido conjuntivo entre os feixes de fibras musculares. *Inserto.* **Músculo liso. Contraído. Corte longitudinal. Macaco. Corte em resina plástica.** 540×. Este corte longitudinal de músculo liso contraído mostra os **núcleos** (N) com o característico aspecto em espiral (forma de saca-rolhas) encontrado nessas células.

LEGENDA					
C	capilares	N	núcleo	TC	tecido conjuntivo
ML	células musculares lisas				

Capítulo 7   Músculos   163

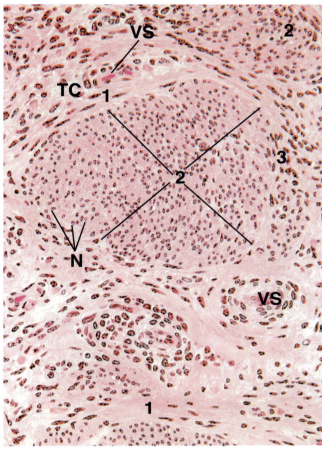

FIGURA 7.4.3 Músculo liso. Miométrio. Corte transversal. Macaco. Corte em resina plástica. 270×.

O miométrio apresenta feixes entrelaçados de fibras musculares lisas circundados por componentes do **tecido conjuntivo** (TC). Observe que alguns desses feixes estão cortados em plano longitudinal (1), outros estão cortados em plano transversal (2) e ainda outros estão cortados em sentido oblíquo (3). Em ampliações menores, como nesta fotomicrografia, os cortes transversais apresentam um arranjo aleatório dos **núcleos** (N) escuros sobre uma região de coloração mais clara. Com a prática, passa a ser aparente o fato de que esses núcleos são intracelulares e que as regiões circulares pálidas representam as fibras musculares lisas em corte transversal. Observe os numerosos **vasos sanguíneos** (VS) situados no tecido conjuntivo entre os feixes de músculo liso.

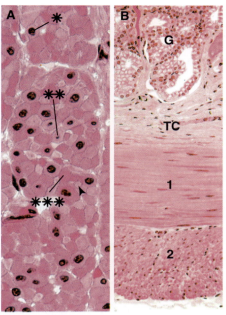

FIGURA 7.4.4A Músculo liso. Corte transversal. Macaco. Corte em resina plástica. 540×.

Para compreender a morfologia tridimensional do músculo liso quando visto em duas dimensões, consulte a Figura 7.4.2. Mais uma vez, observe que as fibras musculares são muito mais longas que seus núcleos e que ambas as estruturas são fusiformes, sendo afiladas em ambas as extremidades. Lembre-se de que, em sua maior circunferência, o núcleo é quase tão largo quanto a própria célula. Em corte transversal, isso seria visto como um núcleo circular circundado por um anel de **citoplasma** (asterisco). Se o núcleo for cortado na altura das suas extremidades, seria visto apenas como um pequeno ponto escuro no centro da grande **fibra muscular** (asteriscos duplos). Em um corte feito em qualquer local entre esses dois pontos, o núcleo mostraria diâmetros variados no centro de uma grande fibra muscular. Além disso, a célula poderia ser cortada em uma região distante do seu núcleo, na qual seria visto apenas o **sarcoplasma** da grande célula muscular (asteriscos triplos). Caso a célula seja cortada na sua extremidade afilada, é possível distinguir apenas um pequeno contorno celular do sarcoplasma (ponta de seta). Portanto, em cortes transversais do músculo liso, espera-se encontrar apenas algumas células contendo núcleos de vários diâmetros. A maior parte do campo será de perfis do sarcoplasma muito próximos entre si e sem núcleos.

FIGURA 7.4.4B Músculo liso. Duodeno. Macaco. Corte em resina plástica. 132×.

Esta fotomicrografia do duodeno mostra **a porção glandular** (G) com seu **tecido conjuntivo** (TC) subjacente. Abaixo do tecido conjuntivo, observe duas camadas de músculo liso, uma das quais está cortada longitudinalmente (1) e outra transversalmente (2).

LEGENDA			
G	porção glandular	TC	tecido conjuntivo
N	núcleos	VS	vasos sanguíneos

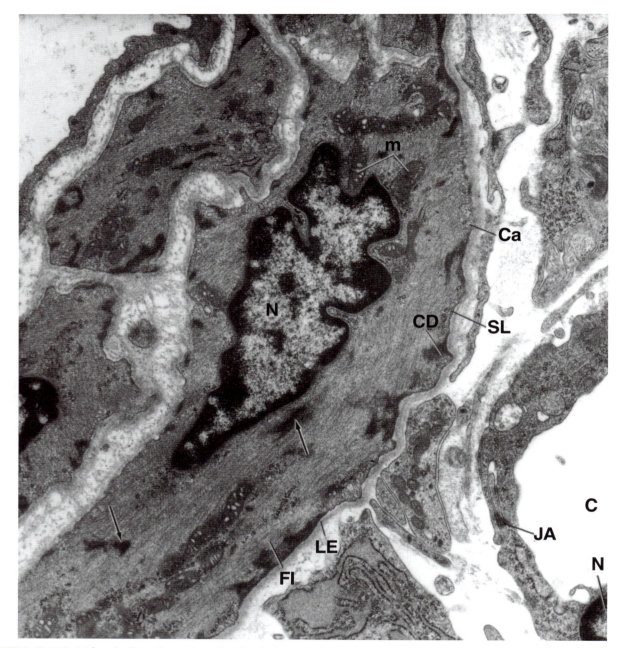

FIGURA 7.5.1 Músculo liso. Corte longitudinal. Camundongo. Microscopia eletrônica. 15.120×.

O músculo liso não apresenta bandeamento transversal, sistemas tubulares transversais ou a disposição regular de miofilamentos característica do músculo estriado. No entanto, o músculo liso apresenta miofilamentos, os quais, junto com um sistema de filamentos intermediários, são responsáveis por sua atividade contrátil. Além disso, sua membrana plasmática parece apresentar os aspectos funcionais, embora não os estruturais, do túbulo T. Observe que cada fibra muscular lisa é circundada por uma **lâmina externa** (LE) de aparência semelhante à lâmina basal das células epiteliais. O **sarcolema** (SL) contém numerosas invaginações semelhantes às observadas na pinocitose, denominadas **cavéolas** (Ca), que se acredita atuarem na condução dos impulsos nervosos para o interior da fibra da mesma forma como os túbulos T do músculo estriado. Alguns autores sugerem que elas também possam atuar associadas ao retículo sarcoplasmático na modulação da disponibilidade dos íons cálcio. A face citoplasmática do sarcolema apresenta **corpos densos** (CD), que indicam os locais de fixação dos **filamentos intermediários** (Fl). Corpos densos compostos de α-actinina (proteína do disco Z encontrada no músculo estriado) também estão localizados no sarcoplasma (*setas*). O **núcleo** (N) é central e as **mitocôndrias** (m) estão evidentes no seu polo. A actina e a miosina também estão presentes no músculo liso, mas não podem ser identificadas com precisão nos cortes longitudinais. Partes de uma segunda fibra muscular lisa podem ser observadas à esquerda da célula descrita. Um pequeno **capilar** (C) está evidente no canto direito inferior. Observe as **junções de adesão** (JA) entre duas células epiteliais, uma das quais apresenta uma parte do seu **núcleo** (N).

Capítulo 7   Músculos   **165**

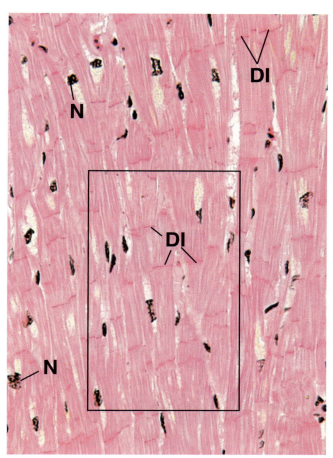

FIGURA 7.6.1 Músculo cardíaco. Corte longitudinal. Humano. Corte em resina plástica. 270×.

Esta imagem em médio aumento de um corte longitudinal de músculo cardíaco apresenta muitas das características deste tipo de músculo. A ramificação das fibras está bem aparente, assim como as bandas escuras e claras que se distribuem transversalmente ao longo do comprimento das fibras. Cada célula muscular tem um grande **núcleo** (N) oval e central, embora algumas células musculares cardíacas possam ter dois núcleos. Os **discos intercalares** (DI), que indicam as junções intercelulares entre duas células musculares cardíacas, estão claramente delineados nesta fotomicrografia, mas não são demonstrados com facilidade nos cortes corados com hematoxilina e eosina. Os espaços intercelulares do músculo cardíaco são ricos em vasos sanguíneos, especialmente capilares. Deve-se lembrar que, ao contrário do músculo cardíaco, as longas fibras do músculo esquelético não se ramificam, seus miofilamentos são paralelos entre si, seus muitos núcleos são periféricos e elas não têm discos intercalares. A *área em destaque* aparece em maior aumento na Figura 7.6.2.

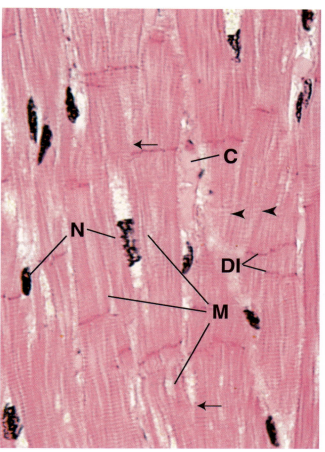

FIGURA 7.6.2 Músculo cardíaco. Corte longitudinal. Humano. Corte em resina plástica. 540×.

Esta imagem é uma ampliação da *área em destaque* da Figura 7.6.1. A ramificação das fibras (*setas*) está evidente e as estriações transversais, bandas I e A (*pontas de seta*), estão bem visíveis. A existência de **miofibrilas** (M) dentro de cada célula está bem evidente nesta fotomicrografia, assim como o aspecto em "degraus de escada" dos **discos intercalares** (DI). O **núcleo** (N) oval central é circundado por uma área clara, geralmente ocupada por organelas e outras substâncias. Os espaços intercelulares contêm muitos **capilares** (C) apoiados por elementos delgados de tecido conjuntivo.

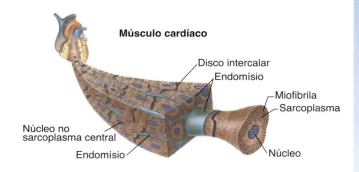

LEGENDA					
C	capilar	M	miofibrilas	N	núcleo
DI	disco intercalar				

Prancha 7.6A Músculo cardíaco

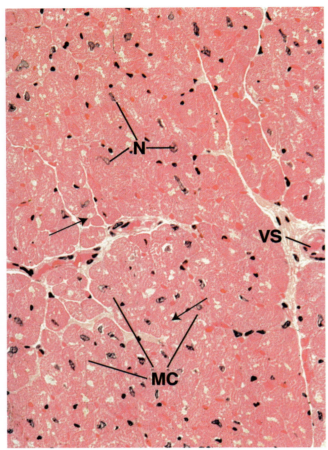

FIGURA 7.6.3 Músculo cardíaco. Corte transversal. Humano. Corte em resina plástica. 270×.

Os cortes transversais do músculo cardíaco mostram **fibras musculares cardíacas** (MC) com formato poliigonal e espaços intercelulares relativamente grandes cujos **vasos sanguíneos** (VS) estão bem evidentes. Observe que o **núcleo** (N) de cada célula muscular está localizado no centro, mas nem todas as células apresentam um núcleo. As áreas claras no centro de algumas células (*setas*) representam as regiões perinucleares dos polos do núcleo. Essas regiões são ricas em retículo sarcoplasmático, glicogênio, gotículas de lipídio e, ocasionalmente, complexo de Golgi. Os vários núcleos menores nas áreas extracelulares pertencem às células endoteliais e às células do tecido conjuntivo. Diferentemente do músculo cardíaco, os cortes transversais das fibras do músculo esquelético apresentam uma aparência homogênea com núcleos periféricos. Os espaços de tecido conjuntivo entre as fibras do músculo esquelético mostram numerosos capilares (frequentemente colabados).

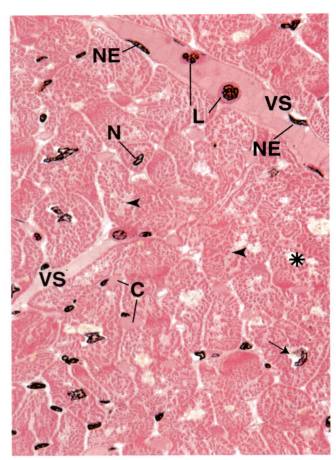

FIGURA 7.6.4 Músculo cardíaco. Corte transversal. Humano. Corte em resina plástica. 540×.

Vários aspectos do músculo cardíaco se tornam aparentes em grandes aumentos de cortes transversais. Nos espaços de tecido conjuntivo, há numerosos **capilares** (C) e **vasos sanguíneos** (VS) maiores. Observe os **núcleos das células endoteliais** (NE) desses vasos, assim como os **leucócitos** (L) no interior da vênula no canto direito superior. Os **núcleos** (N) das células musculares são centrais e as áreas perinucleares claras estão evidentes (*seta*). As zonas claras centrais nos polos nucleares estão marcadas com *asteriscos*. É possível identificar os cortes transversais de miofibrilas (*pontas de seta*) sob a apresentação de vários pontos pequenos de diferentes diâmetros no interior do sarcoplasma.

LEGENDA

C	capilares	MC	fibras musculares cardíacas	NE	núcleo da célula endotelial
L	leucócito	N	núcleo	VS	vaso sanguíneo

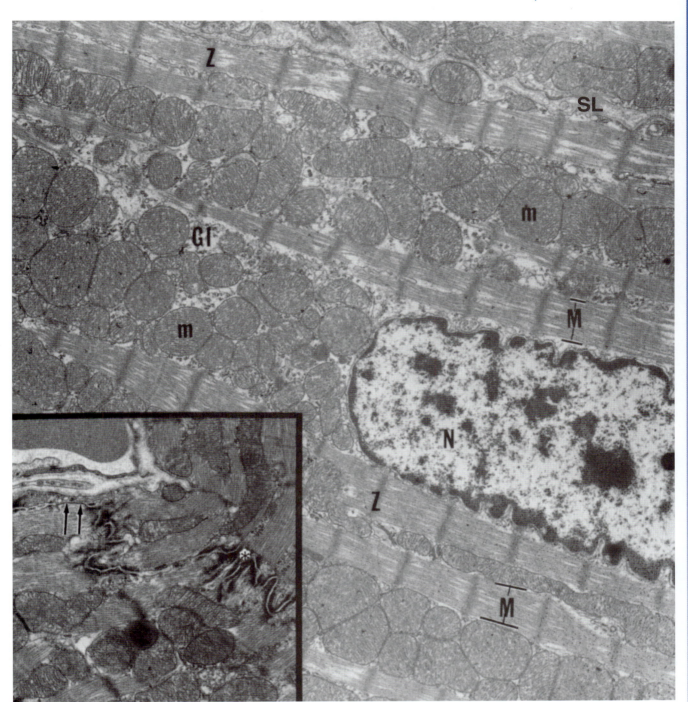

FIGURA 7.7.1 Músculo cardíaco. Corte longitudinal. Camundongo. Microscopia eletrônica. 11.700×.

O **núcleo** (N) das células musculares cardíacas está localizado no centro da célula, bem como está evidente o **sarcolema** (SL) na parte superior da fotomicrografia. O sarcoplasma contém muitas **mitocôndrias** (m) e depósitos de **glicogênio** (Gl). Como a célula muscular está contraída, as bandas I não estão visíveis. No entanto, os **discos Z** (Z) estão claramente evidentes, assim como as **miofibrilas** (M) individuais. *Inserto.* **Músculo cardíaco. Corte longitudinal. Camundongo. Microscopia eletrônica.** 20.700×. Um disco intercalar é apresentado nesta micrografia eletrônica. Observe que a junção intercelular é composta de duas regiões: a porção transversal (*asterisco*), formada principalmente de junções semelhantes a desmossomos; e uma porção longitudinal, que apresenta longas junções comunicantes (*setas*).

Revisão de imagens histológicas selecionadas

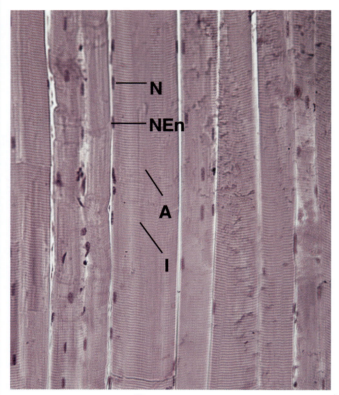

FIGURA DE REVISÃO 7.1.1 Músculo esquelético. Corte longitudinal. Humano. Corte em parafina. 270×.

Este corte longitudinal das fibras do músculo esquelético demonstra que as fibras têm formato cilíndrico e seus **núcleos** (N) estão localizados perifericamente subjacentes à membrana celular. Cada célula muscular esquelética é circundada por endomísio e os **núcleos das células presentes no endomísio** (NEn) estão no exterior das fibras do músculo esquelético. As **bandas escuras** (A) e as **bandas claras** (I) do sarcômero são minimamente visíveis.

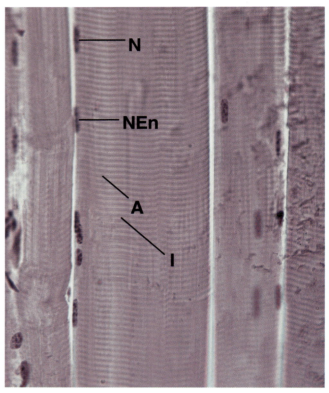

FIGURA DE REVISÃO 7.1.2 Músculo esquelético. Corte longitudinal. Humano. Corte em parafina. 540×.

Esta imagem é um maior aumento da *área identificada* da Figura de revisão 7.1.1. Observe que o **núcleo** (N) da célula muscular esquelética está nitidamente abaixo do sarcolema, enquanto o **núcleo das células presentes no endomísio** (NEn) está claramente em posição externa ao sarcolema. As **bandas A** (A) e as **bandas I** (I) também podem ser claramente diferenciadas umas das outras.

LEGENDA					
A	bandas A, bandas escuras	I	bandas I, bandas claras	NEn	núcleo das células presentes no endomísio
		N	núcleo		

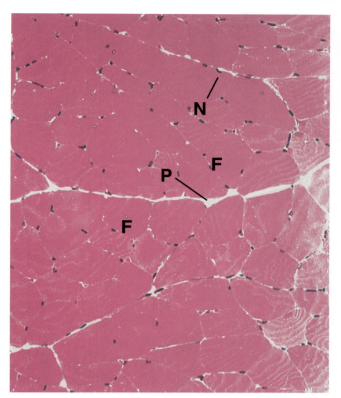
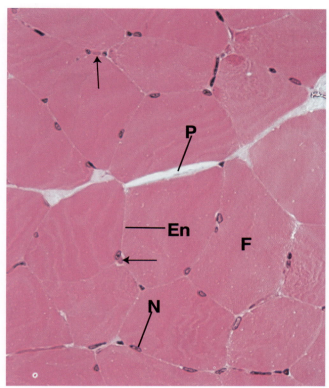

FIGURA DE REVISÃO 7.1.3 Músculo esquelético. Corte transversal. Humano. Corte em parafina. 270×.

Este corte transversal das **fibras do músculo esquelético** (F) demonstra que as células têm formato cilíndrico e que seus **núcleos** (N) estão localizados perifericamente logo abaixo do sarcolema. Além do endomísio que envolve cada fibra muscular, os feixes de fibras do músculo esquelético estão circundados por um elemento de tecido conjuntivo mais espesso conhecido como **perimísio** (P).

FIGURA DE REVISÃO 7.1.4 Músculo esquelético. Corte transversal. Humano. Corte em parafina. 540×.

Este corte transversal das **fibras do músculo esquelético** (F) é um maior aumento da Figura de revisão 7.1.3. Observe que o **endomísio** (En) é muito adelgaçado, enquanto o **perimísio** (P) é mais volumoso. Veja também que os **núcleos do músculo esquelético** (N) estão bem evidentes e que os **capilares** (*setas*) são muito abundantes no músculo esquelético.

LEGENDA					
En	endomísio	F	fibras do músculo esquelético	N	núcleo
				P	perimísio

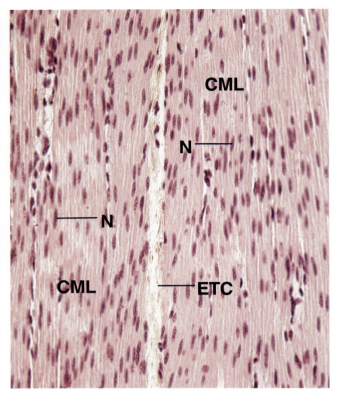

FIGURA DE REVISÃO 7.2.1 Músculo liso. Corte longitudinal. Humano. Corte em parafina. 270×.

Este corte longitudinal do músculo liso do duodeno humano demonstra que as **células musculares lisas** (CML) fusiformes estão dispostas de tal forma que praticamente eliminam os espaços entre as células. Os **núcleos** (N) das células musculares lisas também são fusiformes e estão localizados no centro do segmento longitudinal da fibra muscular, mas ficam pressionados na periferia da célula. **Elementos de tecido conjuntivo** (ETC) subdividem o músculo inteiro em feixes de células musculares.

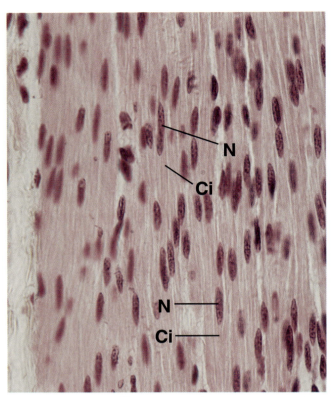

FIGURA DE REVISÃO 7.2.2 Músculo liso. Corte longitudinal. Humano. Corte em parafina. 540×.

Esta imagem é uma ampliação da metade direita da Figura de revisão 7.2.1 demonstrando com mais detalhes o formato fusiforme das células musculares lisas. Observe o **citoplasma** (Ci) alongado e o **núcleo** (N) localizado no centro.

LEGENDA					
Ci	citoplasma	ETC	elementos de tecido conjuntivo	N	núcleo
CML	célula muscular lisa				

Capítulo 7 Músculos **171**

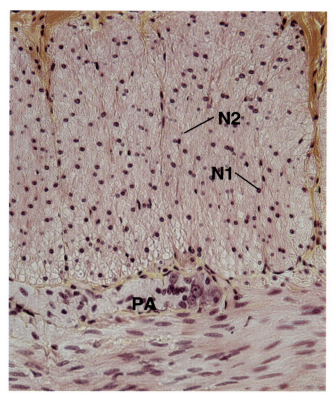

FIGURA DE REVISÃO 7.2.3 Músculo liso. Corte transversal. Humano. Corte em parafina. 70×.

A túnica muscular do intestino delgado é composta de uma camada circular interna e uma camada longitudinal externa de músculo liso com **plexos autônomos** (PA) situados entre elas. Um corte transversal do intestino delgado demonstra a camada longitudinal externa de músculo liso. Lembre-se de que as células musculares lisas são fusiformes e que seus núcleos, também fusiformes, são muito mais curtos do que a célula muscular, o que fica evidente quando, em um corte aleatório, algumas células aparecem sem núcleos, outras têm **núcleos** (N1) cortados perto de seu centro e na região mais larga, aparecendo então como grandes estruturas circulares, enquanto outros **núcleos** (N2) são cortados em suas extremidades mais estreitas e aparecem menores.

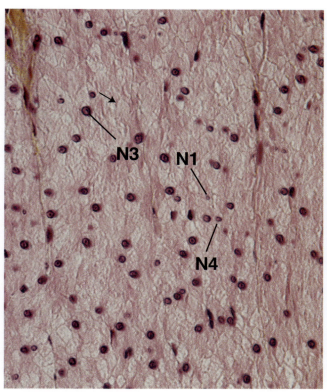

FIGURA DE REVISÃO 7.2.4 Músculo liso. Corte transversal. Humano. Corte em parafina. 540×.

Esta imagem é uma ampliação da Figura de revisão 7.2.3 demonstrando que alguns dos **núcleos** estão cortados em sua região mais larga (N3), outros núcleos estão cortados em suas pontas afiladas (N1), enquanto outros **núcleos** estão cortados entre estas duas regiões (N4). Nesta imagem, está bem claro que a maioria das células musculares lisas é cortada nas regiões para as quais os núcleos não se estendem (*seta*).

LEGENDA					
N1	núcleo cortado em sua região mais larga	N2	núcleo cortado na região próxima da extremidade delgada	N3	núcleo cortado entre a porção delgada e a mais larga
				PA	plexos autônomos

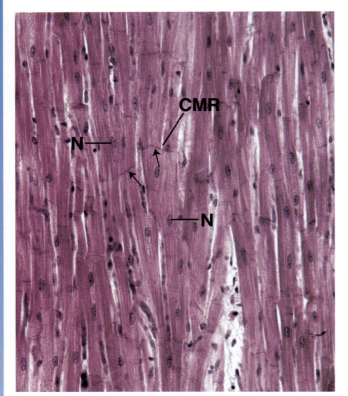

FIGURA DE REVISÃO 7.3.1 Músculo cardíaco. Corte longitudinal. Humano. Corte em parafina. 270×.

Este corte longitudinal do músculo cardíaco humano demonstra que as **células musculares ramificam-se** (CMR) e que cada célula está separada da outra por junções intercelulares especializadas conhecidas como **discos intercalares** (*setas*). Cada célula muscular cardíaca tem um **núcleo** (N) centralmente posicionado.

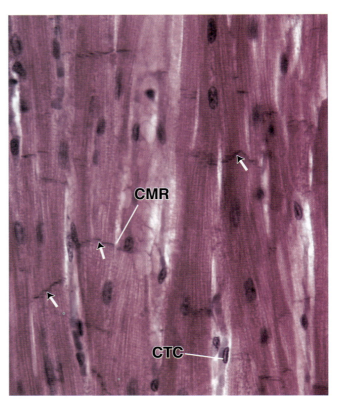

FIGURA DE REVISÃO 7.3.2 Músculo cardíaco. Corte longitudinal. Humano. Corte em parafina. 540×.

Esta imagem é uma ampliação da Figura de revisão 7.3.1 na região na qual está assinalada a **ramificação da célula muscular** (CMR). Observe que os discos intercalares (*setas*) e as **células do tecido conjuntivo** (CTC) localizadas entre as células musculares cardíacas adjacentes estão bem evidentes.

LEGENDA

CMR	células musculares ramificadas	CTC	células do tecido conjuntivo	N	núcleo

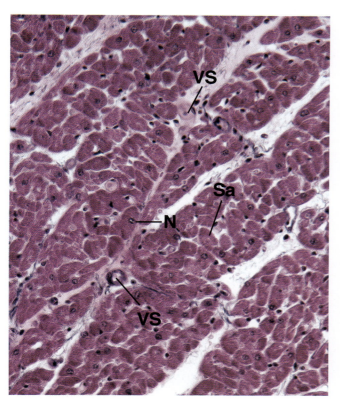

FIGURA DE REVISÃO 7.3.3 Músculo cardíaco. Corte transversal. Humano. Corte em parafina. 270×.

Este corte transversal do músculo cardíaco humano demonstra que estas células têm uma abundante **vascularização** (VS). Observe que os **núcleos** (N) das células musculares cardíacas estão localizadas no centro da célula e, em qualquer das extremidades do núcleo, a área clara do **sarcoplasma** (Sa) representa organelas bem como um depósito de glicogênio, que foi removido durante o processamento.

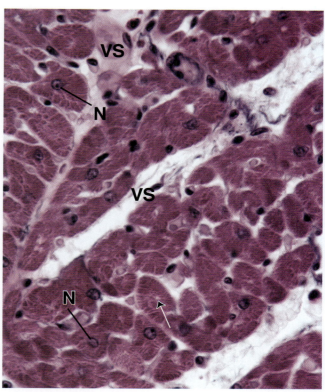

FIGURA DE REVISÃO 7.3.4 Músculo cardíaco. Corte transversal. Humano. Corte em parafina. 540×.

Este corte transversal do músculo cardíaco é uma ampliação da Figura de revisão 7.3.3. Observe a localização do **núcleo** (N) no centro de cada célula e também a profusa **vascularização** (VS) do músculo cardíaco. A *seta* indica uma região da célula perto da extremidade do núcleo que, na célula viva, era ocupada por organelas e também por um depósito de glicogênio.

LEGENDA					
N	núcleo	Sa	sarcoplasma	VS	vasos sanguíneos

Resumo da organização histológica

I. Músculo esquelético

A. Cortes longitudinais

1. Elementos de tecido conjuntivo

Os elementos de tecido conjuntivo do perimísio contêm nervos, vasos sanguíneos, colágeno, fibroblastos e, ocasionalmente, outros tipos celulares. O endomísio é composto de fibras reticulares delgadas e lâmina basal, e nenhuma dessas duas estruturas em geral é evidente na microscopia óptica.

2. Células musculares esqueléticas

As células musculares esqueléticas aparecem como fibras longas, paralelas, cilíndricas e de diâmetro quase uniforme. Os núcleos são numerosos e periféricos. Os núcleos das células satélites podem estar evidentes. As estriações transversais, A, I e Z, podem ser observadas com clareza com objetivas de grande aumento e, se possível, com objetivas em óleo de imersão (ou até mesmo secas); a zona H e o disco M podem ser diferenciados em boas preparações.

B. Cortes transversais

1. Elementos de tecido conjuntivo

Os elementos de tecido conjuntivo podem ser observados, em especial os núcleos dos fibroblastos, os cortes transversais dos capilares, outros pequenos vasos sanguíneos e os nervos.

2. Células musculares esqueléticas

As células musculares aparecem como cortes de fibras de tamanho mais ou menos uniforme e com formas irregulares e poligonais. As miofibrilas apresentam aspecto pontilhado dentro da fibra, muitas vezes reunidas em grupos conhecidos como campos de Cohnheim, que são artefatuais. É possível observar perifericamente um ou dois núcleos em muitas fibras. Os fascículos estão muito próximos entre si, mas o delicado endomísio delineia cada célula individualmente.

II. Músculo cardíaco

A. Cortes longitudinais

1. Elementos de tecido conjuntivo

Os elementos de tecido conjuntivo são identificados com facilidade graças à existência dos núcleos, que são consideravelmente menores que os das fibras musculares cardíacas. O tecido conjuntivo é rico em componentes vasculares, em especial os capilares. O endomísio está presente, mas não é possível distingui-lo.

2. Células musculares cardíacas

As células musculares cardíacas formam fibras musculares curtas, ramificadas e anastomosadas. Os núcleos ovais são grandes e localizados no centro da célula, e, às vezes, têm aspecto vesicular. As bandas A e I estão presentes, mas não são tão claramente definidas como no músculo esquelético. Os discos intercalares, que demarcam células musculares cardíacas contíguas, podem ser difíceis de observar, a não ser que sejam usadas técnicas especiais de coloração. Ocasionalmente, as fibras de Purkinje estão evidentes.

B. Cortes transversais

1. Elementos de tecido conjuntivo

Os elementos de tecido conjuntivo que separam as fibras musculares umas das outras estão evidentes, visto que os núcleos dessas células são muito menores que os núcleos das células musculares cardíacas.

2. Células musculares cardíacas

Em corte transversal, os perfis das fibras musculares têm formato irregular e tamanhos variados. Os núcleos são infrequentes, mas são grandes e localizados no centro da célula. As miofibrilas estão agrupadas em campos de Cohnheim (um artefato de fixação) em uma disposição radial. Ocasionalmente, observam-se fibras de Purkinje, mas elas estão presentes apenas no subendocárdio dos ventrículos.

III. Músculo liso

A. Cortes longitudinais

1. Elementos de tecido conjuntivo

Os elementos de tecido conjuntivo entre as fibras musculares individuais são escassos e consistem em fibras reticulares delgadas. Maiores feixes ou lâminas de fibras musculares lisas são separados por tecido conjuntivo frouxo, que aloja os vasos sanguíneos e os nervos.

2. Células musculares lisas

As células musculares lisas são dispostas muito próximas entre si e de forma escalonada; são estruturas fusiformes cujos núcleos localizados centralmente são de forma oblonga. Quando as fibras musculares se contraem, seus núcleos assumem um característico formato espiralado.

B. Cortes transversais

1. Elementos de tecido conjuntivo

Nos espaços intercelulares, é possível observar uma quantidade muito limitada de tecido conjuntivo, formado principalmente por fibras reticulares. As lâminas e os feixes de músculo liso são separados uns dos outros por tecido conjuntivo frouxo, no qual os elementos neurovasculares estão evidentes.

2. Células musculares lisas

Como as células musculares lisas ficam muito próximas entre si, estão dispostas de forma escalonada e são fusiformes, os cortes transversais produzem perfis circulares de vários diâmetros e com aparência homogênea. Apenas os perfis maiores contêm núcleos; portanto, em corte transversal, apenas está presente um número limitado de núcleos.

Questões de revisão do capítulo

7.1 Qual ultraestrutura é exclusiva das células musculares esqueléticas e as distingue das células musculares cardíacas?

A. Díades

B. Tríades

C. Calmodulina

D. Cavéolas

E. Desmina

7.2 Uma paciente apresentava vários nódulos firmes, dolorosos e amarelados, cada um com aproximadamente 1 cm de diâmetro, na derme do braço. A histopatologia revelou células fusiformes que pareciam se entrecruzar. Qual é o diagnóstico possível dentre estas opções?

A. Lipoma

B. Rabdomiossarcoma

C. Leiomioma

D. Fibrossarcoma

E. Leiomiossarcoma

7.3 Uma criança de 2 anos sucumbiu a uma doença de armazenamento de glicogênio. Qual das seguintes é a possível doença que causou a morte da criança?

A. Distrofia muscular de Duchenne

B. Miastenia *gravis*

C. Rabdomiossarcoma

D. Leiomioma

E. Doença de Pompe

7.4 Qual das alternativas a seguir é considerada uma característica da miastenia *gravis*?

A. Enfraquece os músculos lisos viscerais.

B. São formados anticorpos contra a acetilcolina.

C. São formados anticorpos contra os receptores de acetilcolina.

D. Ela interfere na função da calmodulina.

E. Ela evita a formação de discos intercalares.

7.5 Durante a contração do músculo esquelético, qual dos seguintes itens permanece com a mesma largura do músculo relaxado?

A. Banda I

B. Banda A

C. Banda H

D. Sarcômero

E. Disco intercalar

CAPÍTULO 8

TECIDO NERVOSO

ESQUEMA DO CAPÍTULO

TABELAS

Tabela 8.1	Classificação das fibras nervosas e velocidades de condução
Tabela 8.2	Lista em ordem alfabética dos neurotransmissores mais comuns e suas funções

PRANCHAS

Prancha 8.1	Sistema nervoso central
Figura 8.1.1	Cerebelo. Humano. Corte em parafina. 132×
Figura 8.1.2	Célula de Purkinje. Cerebelo humano. Corte em parafina. 540×
Prancha 8.2	Cérebro e células neurogliais
Figura 8.2.1	Cérebro. Humano. Corte em parafina. 132×
Figura 8.2.2	Cérebro. Humano. Corte em parafina. 132×
Figura 8.2.3	Astrócitos. Impregnação por prata. Corte em parafina. 132×
Prancha 8.3	Gânglios simpáticos e gânglios sensoriais
Figura 8.3.1	Gânglio da raiz dorsal. Corte longitudinal. Humano. Corte em parafina. 132×
Figura 8.3.2	Gânglio simpático. Corte longitudinal. Corte em parafina. 540×
Prancha 8.4	Nervo periférico
Figura 8.4.1	Nervo periférico. Corte longitudinal. Corte em parafina. 270×

Figura 8.4.2	Nervo periférico. Corte transversal. Corte em parafina. 132×
Prancha 8.5	Nervo periférico, microscopia eletrônica
Figura 8.5.1	Nervo periférico. Corte transversal. Camundongo. Microscopia eletrônica. 33.300×
Prancha 8.6	Corpo celular do neurônio, microscopia eletrônica
Figura 8.6.1	Neurônio. Núcleo descendente lateral. Microscopia eletrônica. 3.589×

PRANCHAS DE REVISÃO 8.1 E 8.2

Figura de revisão 8.1.1	Medula espinal. Corte transversal. Substâncias branca e cinzenta. Humano. Corte em parafina. 132×
Figura de revisão 8.1.2	Gânglio simpático. Corte longitudinal. Humano. Corte em parafina. 270×
Figura de revisão 8.2.1	Gânglio sensorial (gânglio da raiz dorsal). Corte longitudinal. Humano. Corte em parafina. 270×
Figura de revisão 8.2.2	Nervo periférico. Corte transversal e longitudinal. Humano. Corte em parafina. 270×
Figura de revisão 8.2.3	Cerebelo. Humano. Corte em parafina. 270×
Figura de revisão 8.2.4	Cerebelo. Humano. Corte em parafina. 540×

Sistema nervoso

Mais de um trilhão de **neurônios** e, possivelmente, 10 vezes mais **células da neuróglia** (células da glia), com funções de suporte, compõem o tecido nervoso, que é um dos quatro tecidos básicos do corpo. No tecido nervoso, a abundante neuróglia e numerosos prolongamentos neuronais, chamados coletivamente de **neurópilo**, formam a maior parte do arcabouço estrutural, em vez de fibras de tecido conjuntivo, como em outros lugares. O tecido nervoso é especializado em receber informações dos meios externo e interno. A informação recebida é processada, integrada e comparada com as experiências armazenadas e/ou respostas predeterminadas (reflexos) para selecionar e efetuar uma reação apropriada.

Anatomicamente, o sistema nervoso é dividido em sistema nervoso central (SNC) e sistema nervoso periférico (SNP).

- O **SNC**, que compreende o encéfalo e a medula espinal, integra e analisa as informações que recebe e responde a elas adequadamente
- O **SNP**, que compreende as raízes nervosas, os ramos, os nervos e os gânglios, transmite informações sensoriais ao SNC e retransmite a resposta ao órgão efetor.

Como os neurônios sensoriais e motores se estendem tanto para o SNC como a partir deste, o SNP é apenas uma extensão física do SNC, e a separação dos dois não deve implicar uma dicotomia estrita.

O sistema nervoso também pode ser dividido funcionalmente em sistemas nervosos somático e autônomo (SNA).

- O **sistema nervoso somático (voluntário)** exerce um controle consciente das funções voluntárias
- O **SNA** controla as funções involuntárias. Regula as funções motoras dos músculos lisos, dos músculos cardíacos e de algumas glândulas. Seus três componentes, simpático, parassimpático e entérico, geralmente atuam em conjunto de modo a manter a homeostasia
  - O **sistema nervoso simpático** prepara o corpo para a ação, como na reação de "luta ou fuga ou paralisia"
  - O **sistema nervoso parassimpático** tem a função de acalmar o corpo e também é responsável pela inervação secretomotora da maioria das glândulas exócrinas
  - O **sistema nervoso entérico** é mais ou menos independente e responsável pelo processo da digestão. É interessante ressaltar que o sistema nervoso entérico é muito grande; ele tem praticamente o mesmo número de neurônios que a medula espinal. As ações do sistema nervoso entérico são moduladas pelos componentes simpático e parassimpático do SNA.

O SNC está protegido por um envoltório ósseo, que consiste em crânio e coluna vertebral, assim como **meninges**, uma bainha com três camadas de tecido conjuntivo (Figura 8.1).

- A meninge mais externa é a **dura-máter** fibrosa e espessa
- Abaixo da dura-máter, está a **aracnoide**, que é uma membrana delgada de tecido conjuntivo avascular
- A **pia-máter,** a mais interna e vascularizada, é o revestimento em contato mais direto e delicado com o SNC
- O espaço entre a aracnoide e a pia-máter, o espaço subaracnoide, é preenchido com o **líquido cefalorraquidiano (LCR)**.

Neurônios

A unidade estrutural e funcional do sistema nervoso é o **neurônio.** Estas células morfologicamente complexas e altamente especializadas desempenham duas funções principais: excitabilidade e condutividade. Cada neurônio é formado por um **corpo celular** (**soma** ou **pericário**) e prolongamentos com comprimentos variados conhecidos como **axônios** e **dendritos**, que em geral estão localizados em lados opostos do corpo celular (Figura 8.2A).

- Um neurônio típico tem apenas um **axônio**, que transmite informações a partir do corpo celular, mas em geral apresenta numerosos **dendritos**, que recebem estímulos excitatórios e inibitórios de outros neurônios
- O corpo celular do neurônio é grande e com núcleos eucromáticos contendo um ou dois nucléolos "pontilhados" evidentes, um complexo de Golgi bem definido e uma abundância de retículos endoplasmáticos rugosos (RERs) no citoplasma, que aparecem como agregados basófilos chamados **corpúsculos de Nissl** quando corados por hematoxilina e eosina (H&E). A rica presença dessas organelas indica vigorosas atividades de tradução envolvidas na produção de neurotransmissores e/ou neuromoduladores (Figura 8.2B)
- Os estímulos recebidos dos dendritos viajam através da membrana celular do corpo celular do soma e são adicionados no **cone de implantação do axônio** (ou **segmento inicial do axônio**), a região do corpo celular da qual o axônio se origina
- Quando os estímulos adicionados são excitatórios, o potencial de ação percorre o comprimento da membrana axônica até o **terminal axônico**, que forma ramificações e faz sinapses com outros neurônios ou órgãos efetores. O cerne do axônio abriga numerosos microtúbulos que, com a dineína e a cinesina, são essenciais no transporte intracelular de vesículas entre o corpo celular e os terminais axônicos. Os axônios podem ser bastante longos e, no caso de alguns neurônios motores, a porção do axônio que reside no SNC é mielinizada por oligodendrócitos, enquanto o restante pode estender-se para o SNP, onde é mielinizado pelas células de Schwann.

Morfologicamente, os neurônios podem ser categorizados em três tipos, dependendo do número total de processos que emanam do corpo celular:

- Os neurônios **unipolares (pseudounipolares)** têm um único prolongamento curto emergindo do corpo celular que se divide em ramos distais e proximais. Os ramos proximais se projetam para o SNC, enquanto os ramos distais viajam com os nervos para alcançar os órgãos sensoriais do corpo. A maioria dos corpos celulares dos neurônios unipolares reside em gânglios por todo o corpo (Figura 8.3A)
- Os neurônios **bipolares** têm dois prolongamentos celulares partindo do corpo celular: um axônio e um dendrito. Esse tipo de neurônio é limitado às redes neurais que transmitem informações sensoriais especiais, tais como visão, paladar, olfato e audição (Figura 8.3B)

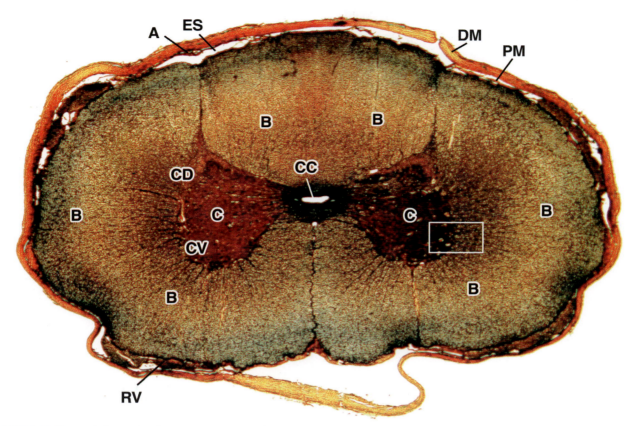

FIGURA 8.1 Medula espinal. Corte transversal. Gato. Impregnação por prata. Corte em parafina. 21×.

A medula espinal tem um revestimento de proteção formado por três camadas de meninges. A camada fibrosa mais externa, a **dura-máter** (DM), é circundada pela gordura epidural, ausente nesta fotomicrografia. Abaixo da dura-máter está a **aracnoide** (A) com seu **espaço subaracnoide** (ES), que está intimamente apoiado na camada mais interna das meninges, a **pia-máter** (PM) vascularizada. A medula espinal está organizada em **substância branca** (B) e **substância cinzenta** (C). A primeira fica na periferia, não contém corpos celulares de neurônios e é composta de axônios, em sua maioria mielinizados, que ascendem e descendem pela medula. A substância cinzenta, situada centralmente, contém corpos celulares de neurônios, dendritos, assim como as porções iniciais e terminais de seus axônios, muitos dos quais em geral não são mielinizados. Os dendritos e os axônios, com prolongamentos das numerosas células gliais, formam uma rede entrelaçada de arcabouço estrutural chamada neurópilo. A substância cinzenta é subdividida em regiões: o **corno dorsal** (CD), o **corno ventral** (CV) e a comissura cinzenta. O **canal central** (CC) da medula espinal passa pela comissura cinzenta e divide-a nos componentes dorsal e ventral. Os prolongamentos dos neurônios saem e entram da medula, respectivamente, pelas **raízes ventrais** (RV) e raízes dorsais.

- Os neurônios **multipolares** são o tipo mais comum e possuem um axônio e numerosos dendritos (ver Figura 8.2A).

Os neurônios também podem ser classificados de acordo com sua função:

- Os **neurônios sensoriais** recebem estímulos dos meios interno ou externo e, em seguida, transmitem esses impulsos ao SNC para processamento. Os neurônios unipolares e bipolares geralmente fornecem funções sensoriais
- Os **interneurônios** atuam como conectores entre os neurônios de uma cadeia ou, nos casos típicos, entre os neurônios sensoriais e motores do SNC. Os interneurônios tendem a ser neurônios multipolares e geralmente possuem axônios mais curtos do que os dos neurônios motores
- Os **neurônios motores** conduzem os estímulos do SNC às células-alvo (músculos, glândulas e outros neurônios). Os neurônios motores são quase sempre morfologicamente multipolares e têm longos axônios e numerosos terminais axônicos.

Sinapses

A informação é transferida de um neurônio ao outro através de uma fenda ou espaço intercelular, a **sinapse** (Figura 8.4). Dependendo das regiões dos neurônios que participam da formação de sinapse, as sinapses

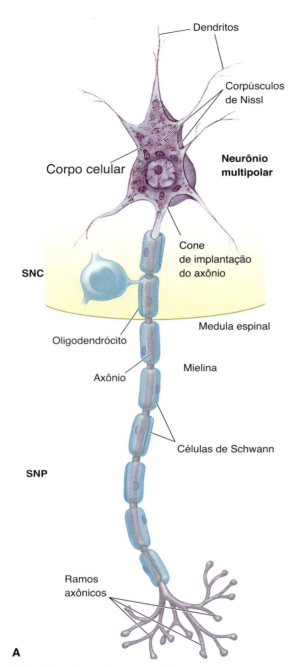
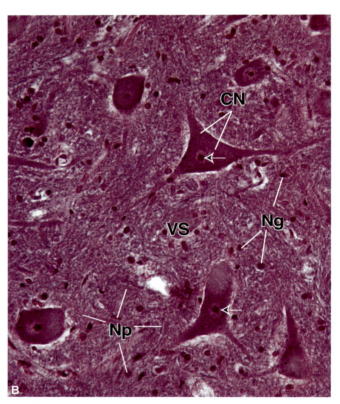

FIGURA 8.2 A. Um neurônio multipolar, com numerosos dendritos e um longo axônio, demonstra o grande corpo celular com seus corpúsculos de Nissl e um núcleo eucromático com um nucléolo distinto. Embora o corpo celular, os dendritos e uma porção do axônio possam residir no SNC, o restante do axônio pode sair do SNC e tornar-se parte de uma fibra nervosa no SNP. O axônio é mielinizado por oligodendrócitos no SNC e por células de Schwann no SNP. **B.** Medula espinal. Corte transversal. Substância cinzenta. Humano. Corte em parafina. 270×. Grandes corpos celulares de neurônios multipolares, cada um com seu **nucléolo** grande (*seta*) e os **corpúsculos de Nissl** (CN) bem-definidos, assim como os processos celulares que emanam deles. Também são observados os **vasos sanguíneos** (VS) e as **células neurogliais** (Ng). A trama fibrosa que forma o **neurópilo** (Np) está bem demonstrada.

podem ser axodendríticas, axossomáticas, axoaxônicas ou dendrodentríticas.

A maioria das sinapses é axodendrítica e envolve uma das diversas **substâncias neurotransmissoras** (p. ex., **acetilcolina** [ACh, do inglês *acetylcholine*]) que são liberadas pelo axônio do primeiro neurônio (pré-sináptico) dentro da fenda sináptica. Quando o neurotransmissor se liga aos receptores nos dendritos do segundo neurônio (póssináptico), momentaneamente ele desestabiliza a membrana plasmática, e uma onda de despolarização passa ao longo da membrana plasmática do segundo neurônio, o que pode desencadear a liberação de uma substância

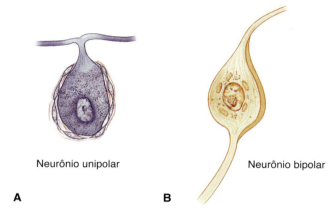

FIGURA 8.3 A. O neurônio unipolar tem um prolongamento curto que se estende do corpo celular, que então se ramifica em ramos proximais e distais. Esses tipos de neurônios geralmente transmitem informações somatossensoriais ao SNC, e os corpos celulares residem nos gânglios da raiz dorsal, bem como nos gânglios sensoriais dos nervos cranianos. **B.** Os neurônios bipolares têm duas projeções celulares que se estendem do corpo celular, uma servindo como dendrito e a outra como axônio. Os neurônios bipolares transmitem informações sensoriais especializadas ao SNC, e os corpos celulares são encontrados nos gânglios próximos aos órgãos sensoriais especiais, tais como os olhos e as orelhas internas.

neurotransmissora no terminal de seu axônio. Neste ponto, o segundo neurônio é agora o neurônio pré-sináptico, e a célula com a qual ele faz sinapse é agora o neurônio pós-sináptico. Esse tipo de sinapse química é uma **sinapse excitatória**, a qual resulta na transmissão de um impulso.

Outro tipo de sinapse pode interromper a transmissão de um impulso estabilizando a membrana plasmática do segundo neurônio e é conhecido como **sinapse inibitória**.

Neuróglia

As células da neuróglia (ou glia) atuam no metabolismo e no suporte de neurônios. De modo a evitar uma despolarização espontânea ou acidental da membrana celular do neurônio, células neurogliais especializadas fornecem uma cobertura física sobre toda a sua superfície. Existem quatro tipos de células neurogliais no SNC:

- Os **astrócitos** são os mais numerosos e contribuem para o neurópilo com muitas extensões celulares. Eles fornecem suportes físico e microambiental aos neurônios e sustentam a barreira hematoencefálica. Quando corados com H&E, os astrócitos podem ser reconhecidos pelo padrão de coloração nuclear, que exibe uma mistura de heterocromatina e eucromatina que alguns descrevem como o padrão "sal e pimenta". Os limites citoplasmáticos não podem ser observados por causa das elaboradas e numerosas projeções celulares (Figura 8.5A)

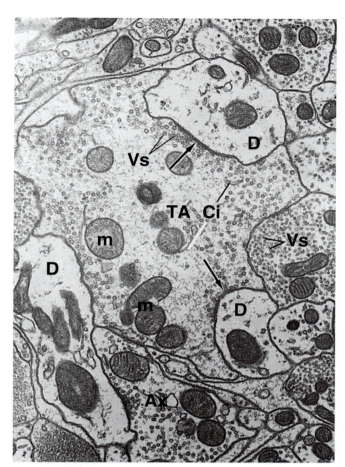

FIGURA 8.4 Sinapse. Terminações aferentes. Microscopia eletrônica. 16.200×.

O **terminal axônico** (TA) está formando múltiplas sinapses com **dendritos** (D) e **axônios** (Ax). Observe a existência de **vesículas sinápticas** (Vs) nos terminais axônicos pré e pós-sinápticos, assim como o espessamento da membrana do terminal axônico pré-sináptico (*setas*). O terminal também contém **mitocôndrias** (m) e **cisternas** (Ci) para as vesículas sinápticas. (De Meszler RM. Fine structure and organization of the infrared receptor relays: lateral descending nucleus of V in Boidae and nucleus reticularis caloris in the rattlesnake. *J Comp Neurol* 1983;220(3):299-309. Copyright © 1983 Wiley-Liss, Inc. Reimpressa com autorização de John Wiley & Sons, Inc.)

- Os **oligodendrócitos** têm muitas extensões citoplasmáticas, cada uma envolvendo um segmento de um axônio diferente. Esses segmentos do axônio são conhecidos como internodos. Um único oligodendrócito pode fornecer mielinização para internodos de até 50 axônios. Os oligodendrócitos podem ser identificados na coloração H&E por seus núcleos menores e predominantemente heterocromáticos (ver Figura 8.5A).
- As **micróglias**, que são macrófagos derivados de monócitos, podem ser reconhecidas por seus núcleos fusiformes (Figura 8.5B)

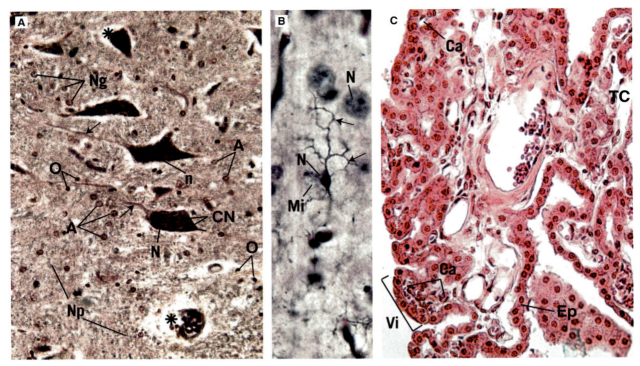

FIGURA 8.5 Células gliais no SNC. **A.** Medula espinal. Corte transversal. Corno ventral. Humano. Corte em parafina. 270×. Além dos grandes corpos celulares de neurônios multipolares e seus vários prolongamentos (*setas*), dois tipos de células gliais podem ser identificados por suas características nucleares. Os pequenos núcleos redondos com uma mistura de eucromatina e heterocromatina pertencem aos **astrócitos** (A), e os núcleos menores e heterocromáticos pertencem aos **oligodendrócitos** (O). Nos corpos celulares dos neurônios, observe o grande **núcleo** (N) e o **nucléolo** (n) denso, e os aglomerados citoplasmáticos de material basófilo chamados de **corpúsculos de Nissl** (CN). Os dendritos, os axônios e os prolongamentos da neuróglia (Ng) compõem o **neurópilo** (Np), o arcabouço estrutural dos tecidos neurais. Os espaços brancos (*asteriscos*) ao redor do soma e dos vasos sanguíneos são causados por artefatos de encolhimento. **B.** Micróglia. Impregnação por prata. Corte em parafina. 540×. Esta fotomicrografia é uma seção do córtex cerebral demonstrando o **núcleo** (N) das células nervosas, bem como a **micróglia** (Mi). As micróglias são macrófagos residentes no SNC derivados de monócitos. São pequenas e têm um **núcleo** (N) denso que, às vezes, é fusiforme, bem como numerosos prolongamentos celulares (*setas*). **C.** Plexo coroide. Corte em parafina. 270×. O plexo coroide, localizado nos ventrículos do cérebro, é composto por **vilosidades** (Vi) de **tecido conjuntivo** (TC) ricas em **capilares** (Ca) e revestidas pelas **células ependimárias** cúbicas (Ep). Os espaços claros que cercam o plexo coroide pertencem ao ventrículo do cérebro.

CONSIDERAÇÕES CLÍNICAS 8.1

Tumores neurogliais

Quase 50% dos tumores intracranianos surgem em virtude da proliferação das células da neuróglia. Alguns dos **tumores da neuróglia**, como o oligodendroglioma, são de gravidade moderada, enquanto outros, como o glioblastoma, formados por células neoplásicas derivadas dos astrócitos, são altamente invasivos e geralmente fatais.

CONSIDERAÇÕES CLÍNICAS 8.2

Doença de Huntington

A **doença de Huntington** é uma condição hereditária que se torna evidente na faixa de 30 a 40 anos. Inicialmente, esse quadro afeta apenas as articulações; no entanto, posteriormente, é responsável por disfunção motora e demência. Acredita-se que ela seja causada pela perda dos neurônios do SNC que produzem o neurotransmissor **GABA** (ácido gama-aminobutírico). É possível que o surgimento da demência esteja relacionado com a perda das células secretoras de ACh.

CONSIDERAÇÕES CLÍNICAS 8.3

Doença de Parkinson

A **doença de Parkinson** está relacionada com a perda do neurotransmissor **dopamina** no cérebro. Trata-se de uma condição incapacitante que provoca rigidez muscular, tremores, movimentos lentos, e uma progressiva dificuldade de realizar movimentos voluntários.

CONSIDERAÇÕES CLÍNICAS 8.4

Lesão axônica

Quando um axônio é lesionado e cortado, várias mudanças ocorrem. A região do axônio distal à lesão degenera e suas células de Schwann associadas se desmontam para permitir que os macrófagos limpem os detritos axonais. Após a remoção dos detritos axonais, as células de Schwann se reagrupam e formam uma coluna celular sólida que se estende desde o local da lesão até o órgão efetor. À medida que isso ocorre, o corpo celular do neurônio lesionado torna-se edematoso, os corpúsculos de Nissl se desmancham (processo conhecido como **cromatólise**) e o núcleo é deslocado para a periferia. A extremidade cortada do axônio proximal ao local da lesão forma ramificações e, se uma dessas ramificações penetrar na coluna de células de Schwann, ela crescerá ao longo da coluna até o órgão efetor. Se nenhum dos ramos axônicos estabelecer contato com a coluna de células de Schwann, ou se a coluna de células de Schwann não se formar, a conexão nervosa com o órgão efetor é permanentemente perdida. Nesse caso, os órgãos efetores, como os músculos esqueléticos, atrofiam na ausência de impulso nervoso, mas permanecem vivos enquanto tiverem um suprimento vascular intacto.

- As **células ependimárias** são as células cúbicas que revestem os ventrículos do cérebro e o canal central da medula espinal. Nos ventrículos, as células ependimárias formam uma parte do **plexo coroide** que produz LCR (Figura 8.5C).

Existem dois tipos de células neurogliais no SNP:

- As **células satélites** estão limitadas às áreas do SNP denominadas **gânglios**, onde os corpos celulares dos neurônios estão presentes como uma coleção. As células satélites envolvem o corpo celular do neurônio e desempenham papéis semelhantes aos dos astrócitos no SNC (Figura 8.6A)
- As **células de Schwann** mielinizam axônios no SNP. Embora os oligodendrócitos no SNC possam mielinizar internodos de múltiplos axônios enviando várias extensões celulares, uma célula de Schwann pode mielinizar um internodo de apenas um axônio, pois a célula inteira envolve um segmento axônico (Figura 8.6B).

A região onde a bainha de mielina de uma célula de Schwann ou oligodendrócito termina e a próxima começa é chamada de **nó de Ranvier**.

Base histológica para a neuroanatomia

Macroscopicamente, o SNC é organizado em **substância cinzenta** e **substância branca** com base na cor relativa do cérebro e da medula espinal quando cortados transversalmente (Figura 8.7; ver também Figura 8.1). Histologicamente, a substância cinzenta é onde os corpos celulares dos neurônios estão concentrados, enquanto a substância branca é onde os axônios mielinizados são abundantes. As bainhas de mielina, compostas por repetidas membranas plasmáticas de oligodendrócitos envoltas em torno do axônio, são ricas em fosfolipídios, e aparecem brancas e brilhantes quando em grande quantidade. No cérebro, a substância cinzenta está presente na camada externa e envolve a substância branca (camada interna) (ver Figura 8.7A); entretanto, na medula espinal, a substância cinzenta é a camada interna e é circundada pela substância branca (camada externa), conforme mostrado na Figura 8.7B (ver também Figura 8.1).

Além da substância cinzenta, vários grupos de corpos celulares de neurônios estão dispersos por toda a substância branca do cérebro, e cada um desses grupos é chamado de **núcleo** com um nome específico adicional (p. ex., núcleo ambíguo, núcleo olivar superior). Uma coleção de axônios atravessando a substância branca na mesma direção no SNC é chamada de **trato** (ou **fascículo** ou **coluna**).

No SNP, uma coleção de corpos celulares de neurônios é chamada de **gânglio**, e um feixe de axônios viajando juntos é chamado de **nervo (nervo periférico)**. Dependendo da sua localização no corpo, os gânglios são circundados por cápsulas de tecido conjuntivo denso não modelado de várias espessuras (Figura 8.8).

Os nervos são compostos de uma mistura de axônios mielinizados e não mielinizados (Tabela 8.1) organizados em fascículos (feixes), e vários fascículos formam um nervo (Figura 8.9).

Um nervo é sustentado por tecidos conjuntivos organizados em padrões semelhantes aos dos músculos esqueléticos:

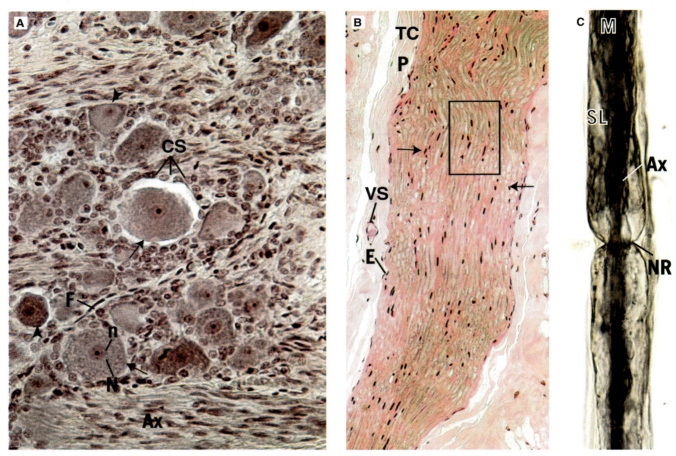

FIGURA 8.6 **A.** Gânglio sensorial. Corte longitudinal. Humano. Corte em parafina. 270×. Os grandes corpos celulares esféricos com **núcleos** (N) centrais e **nucléolos** (n) pertencem aos neurônios unipolares. Observe que estão presentes no campo corpos celulares pequenos (*pontas de seta*) e grandes (*setas*) e seus núcleos nem sempre estão no plano de corte. Ao redor do corpo celular do neurônio unipolar, estão as pequenas **células satélites** (CS) com seus núcleos e citoplasmas claramente evidentes. Além disso, os núcleos pequenos, alongados e intensamente corados dos **fibroblastos** (F) também são observados ao redor dos corpos celulares imediatamente periféricos às células satélites. Os **axônios** (Ax) mielinizados nas proximidades pertencem aos neurônios unipolares. **B.** Nervo periférico. Corte longitudinal. Macaco. Corte em resina plástica. 132×. O corte longitudinal do fascículo do nervo periférico é envolto por uma **camada de tecido conjuntivo** (TC), o **perineuro** (P), que conduz pequenos **vasos sanguíneos** (VS). O nervo periférico é composto de numerosos axônios não mielinizados e mielinizados. Os axônios mielinizados são circundados por regiões de coloração pálida representando as células de Schwann e seus respectivos segmentos mielinizados. Os núcleos densos (*setas*) dentro do fascículo nervoso pertencem às células de Schwann circundadas por **endoneuro** (E). **C.** Fibra nervosa mielinizada divulsionada. Corte longitudinal. Corte em parafina. 540×. Este segmento longitudinal de apenas uma fibra nervosa mielinizada individualizada mostra seu **axônio** (Ax) e o remanescente da **mielina** (M) dissolvida. Observe o **nó de Ranvier** (NR), uma região não mielinizada entre duas células de Schwann. Aqui, a membrana do axônio tem uma alta concentração de bombas de Na^+-K^+ facilitando a condução saltatória do potencial de ação. Observe que as **incisuras de Schmidt-Lanterman** (SL) estão claramente evidentes. Essas são as regiões onde o citoplasma das células de Schwann está aprisionado em camadas da bainha de mielina.

CONSIDERAÇÕES CLÍNICAS 8.5

Síndrome de Guillain-Barré

A **síndrome de Guillain-Barré** é uma forma de condição imunomediada que resulta em uma rápida fraqueza progressiva com possível paralisia das extremidades e, em alguns casos, até dos músculos respiratórios e faciais. Muitas vezes, essa doença desmielinizante está associada a uma infecção respiratória ou gastrintestinal recente; a fraqueza muscular alcança seu ponto máximo dentro de 3 semanas após o início dos sintomas, e 5% das pessoas afetadas morrem. A identificação precoce da doença é fundamental para a recuperação completa (ou quase completa).

Capítulo 8 Tecido Nervoso   **185**

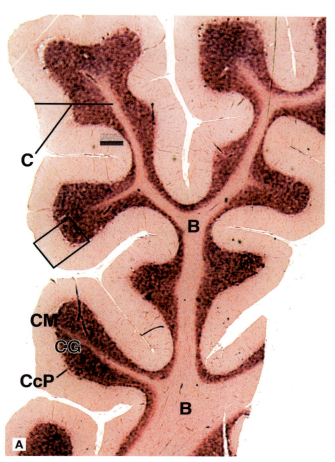

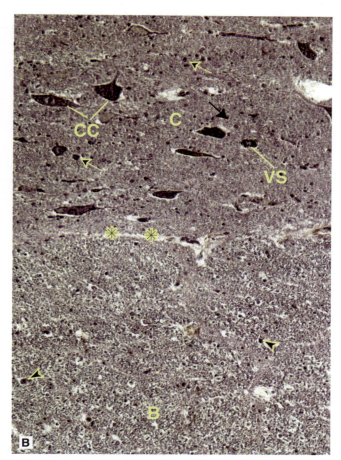

FIGURA 8.7A Cerebelo. Humano. Corte em parafina. 14×.

O cerebelo tem uma região central de **substância branca** (B) e uma região de **substância cinzenta** (C) localizada superficialmente. Embora seja difícil visualizar com detalhes nesta fotomicrografia de baixa resolução, a substância cinzenta pode ser subdividida em três camadas: **camada molecular** (CM) externa, **camada de células de Purkinje** (CcP) intermediária e **camada granulosa** (CG) interna, cada camada consistindo em corpos celulares em alta concentração pertencentes a neurônios de morfologias e funções especializadas. O aspecto menos denso da camada molecular se deve à distribuição esparsa dos corpos celulares de seus neurônios, ao passo que a aparência mais escura da camada granulosa é decorrente do grande número de núcleos de coloração escura muito próximos.

FIGURA 8.7B Medula espinal. Corte transversal. Substâncias branca e cinzenta. Humano. Corte em parafina. 132×.

Observe que está bem evidente a interface entre a **substância branca** (B), posicionada externamente, e a **substância cinzenta** (C), central (*asteriscos*). Os numerosos núcleos (*pontas de seta*) existentes na substância branca pertencem a diversos tipos de células da neuróglia, que dão suporte aos axônios que sobem e descem pela medula espinal. Os grandes **corpos celulares** (CC) dos neurônios da substância cinzenta têm núcleos eucromáticos e nucléolos densos e escuros. Os **vasos sanguíneos** (VS), que penetram profundamente na substância cinzenta, são circundados por prolongamentos das células neurogliais que formam a barreira hematoencefálica, não visível nesta fotomicrografia. Os pequenos núcleos (*setas*) na substância cinzenta pertencem às células neurogliais, cujos citoplasmas e prolongamentos celulares não estão evidentes.

- O **epineuro** é o tecido conjuntivo denso não modelado que envolve um conjunto de fascículos e que fornece resistência estrutural ao delicado tecido nervoso, bem como abriga vasos sanguíneos que o irrigam (ver Figura 8.9)
- Cada fascículo dentro do epineuro é circundado por um **perineuro,** que consiste em uma camada externa de tecido conjuntivo e uma camada interna de células epitelioides achatadas
- Cada fibra nervosa e célula de Schwann associada tem sua própria bainha delgada de tecido conjuntivo, o **endoneuro**, cujos componentes incluem fibroblastos, macrófagos ocasionais e fibras de colágeno do tipo I e do tipo III (fibras reticulares).

CONSIDERAÇÕES CLÍNICAS 8.6

Lesão isquêmica

A **isquemia**, a redução do suprimento de sangue para um órgão, como o cérebro, resulta em hipoxia e subsequente morte celular. A causa da isquemia pode ser um bloqueio de um vaso sanguíneo que nutre determinada área, ou de outro vaso mais distante, cuja responsabilidade seja suprir o fluxo sanguíneo aos vasos em questão. Outras causas da diminuição do suprimento de sangue podem ser pressão sanguínea baixa, insuficiência cardíaca, lesão acidental de um vaso, assim como muitos outros fatores. A isquemia do cérebro é evidenciada pela existência de neurônios necróticos (diferentes de neurônios apoptóticos), cujo citoplasma é altamente eosinófilo. Os neurônios necróticos são conhecidos como neurônios vermelhos.

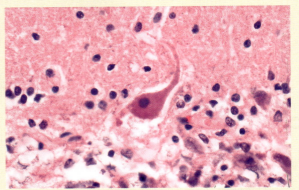

Esta célula de Purkinje do cerebelo de um paciente apresenta alto grau de eosinofilia e é considerada um neurônio vermelho. A presença dessas células indica que o paciente teve uma lesão isquêmica em uma região do cerebelo. Observe que a célula é reduzida em tamanho, seu núcleo é picnótico e o nucléolo não é evidente. Se essa célula tivesse morrido por causa de um evento apoptótico, seu citoplasma seria basófilo. (Reimpressa com autorização de Mills SE, ed. *Histology for Pathologists*, 5th ed. Philadelphia: Wolters Kluwer, 2020. Figure 9-34.)

CONSIDERAÇÕES CLÍNICAS 8.7

Doença de Alzheimer

A **doença de Alzheimer (DA)** é um dos tipos mais comuns de demência e afeta cerca de 5 milhões de pessoas nos EUA e mais de 30 milhões no mundo. Essa doença devastadora começa, em média, aos 65 anos de idade, mas pode afetar pessoas mais jovens. Muitas vezes, seu início precoce é confundido com sintomas de estresse ou "episódios de velhice"; no entanto, ela progride ao incluir a incapacidade para se lembrar de informações recém-adquiridas. Os sintomas adicionais se desenvolvem à medida que a doença continua a progredir, tais como mudanças de personalidade para um comportamento mais hostil e irritável, acompanhado de confusão e dificuldade para falar. Além disso, o paciente não é capaz de se lembrar de pessoas conhecidas e de informações gerais recentes, e torna-se incapaz de cuidar das necessidades corporais, o que resulta em perda muscular e imobilidade. As pessoas diagnosticadas com DA geralmente morrem em 7 a 10 anos. Embora a causa da doença seja desconhecida, foi sugerido que a existência de emaranhados neurofibrilares no interior dos neurônios (formados pela coalescência de proteínas τ modificadas) e de depósitos extracelulares de proteína β-amiloide interfira na função neuronal.

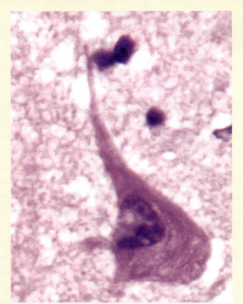

O neurônio representado nesta fotomicrografia é de um paciente que morreu de DA. Observe os emaranhados neurofibrilares no seu citoplasma. (Reimpressa com autorização de Mills SE et al., eds. *Sternberger's Diagnostic Surgical Pathology*, 6th ed. Philadelphia: Wolters Kluwer, 2015. p. 479, Figure 10-138A)

Potencial de repouso da membrana celular

A concentração normal de K^+ é cerca de 20 vezes maior dentro da célula do que no seu exterior, enquanto a concentração de Na^+ é 10 vezes maior fora da célula do que no seu interior. Juntamente com contribuições menores de outros íons carregados, há uma diferença de carga elétrica (**diferença de potencial**) através da membrana plasmática do neurônio. Essa diferença é mantida pela existência de **canais de potássio com domínios poros em sequência** na membrana plasmática.

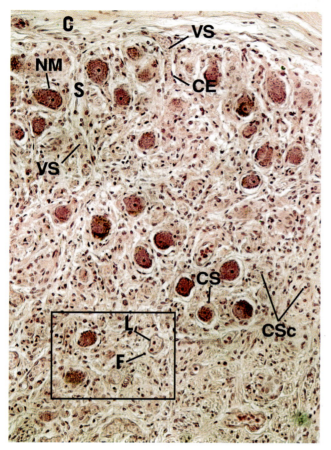

FIGURA 8.8 Gânglio simpático. Corte longitudinal. Corte em parafina. 132×.

Os gânglios simpáticos são estruturas que recebem axônios das células pré-sinápticas, cujo corpo celular está no interior do SNC. Localizados dentro do gânglio, estão os corpos celulares dos neurônios pós-sinápticos nos quais os axônios das células pré-sinápticas fazem sinapse. Esses gânglios estão envolvidos por tecido conjuntivo denso não modelado, a **cápsula** (C), que envia **septos** (S) contendo **vasos sanguíneos** (VS) para o interior do gânglio. A disposição dos corpos celulares dos **neurônios multipolares** (NM) no interior do gânglio parece ser aleatória. Essa estrutura muito vascularizada apresenta vários núcleos que pertencem às **células endoteliais** (CE), aos **leucócitos** (L) intravasculares, aos **fibroblastos** (F), às **células de Schwann** (CSc) e às **células de sustentação** (CS) que circundam os corpos celulares das células nervosas.

- Esses canais de potássio com domínios poros em sequência estão sempre abertos e é por esses canais que os íons K⁺ se difundem do interior da célula para o meio externo (seguindo o gradiente de concentração); deste modo, estabelecem uma **carga positiva na superfície externa** e uma **carga negativa (menos positiva) na superfície interna** da membrana celular, o que resulta em uma estável diferença de potencial, conhecida como **potencial de repouso**, de aproximadamente −70 mV
- Os canais de sódio também permitem que os íons Na⁺ se movam para dentro da célula, mas a uma taxa 100 vezes mais lenta do que o movimento dos íons K⁺ para fora, o que é causado pelo número muito menor desses canais
- Embora a maior parte do potencial de repouso da membrana celular seja estabelecida pelos canais de potássio com domínios poros em sequência, a ação das **bombas Na⁺–K⁺** da membrana plasmática que bombeiam esses íons contra o gradiente de concentração também dá uma pequena contribuição.

Potencial de ação

O **potencial de ação** é uma atividade elétrica na qual as cargas se movem ao longo da superfície da membrana. Essa atividade é uma **resposta de tudo ou nada**, cuja duração e amplitude são constantes. Alguns axônios conseguem transmitir até 1.000 impulsos/s.

- A **geração do potencial de ação** começa quando uma região da membrana plasmática é **despolarizada**
- À medida que o potencial de repouso diminui, atinge-se um **nível limiar**, os canais de Na⁺ regulados por voltagem abrem-se e os íons Na⁺ afluem ao interior da célula. Nesse ponto, o **potencial em repouso é invertido**, de modo que o interior da membrana se torna positivo em comparação com o seu exterior
- Em resposta a essa inversão do potencial em repouso, o canal de Na⁺ regulado por voltagem fecha-se e não pode ser aberto pelos próximos 1 a 2 milissegundos (**período refratário**)
- A razão pela qual esses canais de Na⁺ regulados por voltagem não conseguem abrir imediatamente é que eles têm dois portais (ou comportas): um na abertura extracelular, conhecido como **portal de ativação**; e

Tabela 8.1	Classificação das fibras nervosas e velocidades de condução.		
Grupo de fibras	**Diâmetro (µm)**	**Velocidade de condução (µ/s)**	**Função**
Fibras A Bainha de mielina espessa	1 a 20	15 a 120	Motora: músculos esqueléticos Sensorial: dor, toque, temperatura e propriocepção
Fibras B Bainha de mielina delgada	1 a 3	3 a 15	Principalmente aferentes viscerais; fibras autônomas pré-ganglionares; fibras de dor; sensibilidade à pressão
Fibras C Não mielinizadas	0,5 a 1,5	0,5 a 2	Fibras de dor crônica e fibras autônomas pós-ganglionares

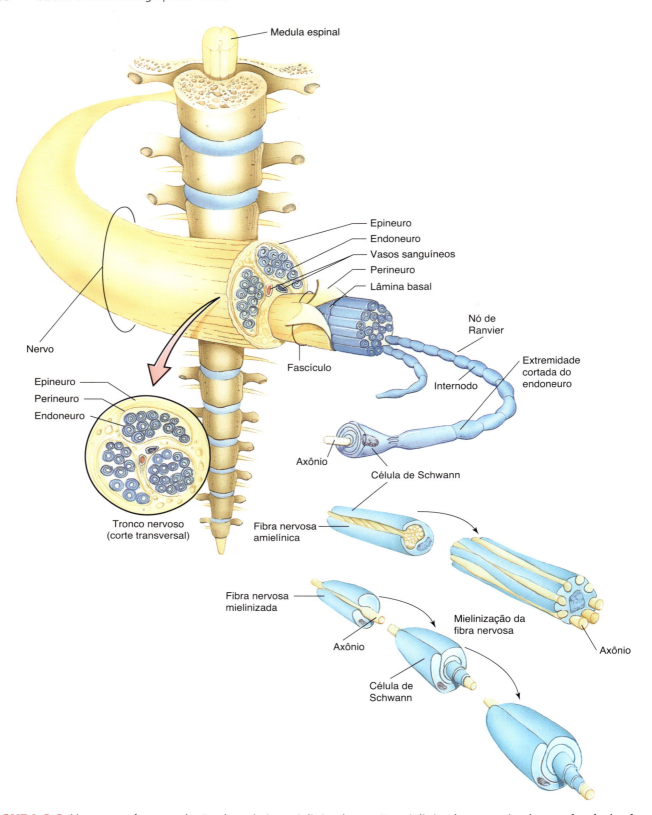

FIGURA 8.9 Um nervo é uma coleção de axônios mielinizados e não mielinizados organizados em fascículos fora do SNC. O nervo é sustentado estrutural e metabolicamente pela rede de tecido conjuntivo, pelo endoneuro ao redor de cada axônio e unidade de células de Schwann, pelo perineuro ao redor de cada fascículo e pelo epineuro ao redor de todo o nervo. O inserto demonstra a diferença entre os axônios mielinizados e não mielinizados. Embora os axônios amielínicos não tenham envoltórios concêntricos de oligodendrócitos (dentro do SNC) ou de células de Schwann (fora do SNC), eles são cercados e sustentados por invaginações de membrana dessas células neurogliais.

outro na abertura intracelular, conhecido como **portal de inativação**. Ambos precisam abrir para que os íons Na^+ possam atravessá-los. O portal de ativação se abre quando o potencial de repouso é alterado, e não se fecha enquanto a membrana celular estiver despolarizada. O portal de inativação também se abre com a despolarização da membrana; contudo, ele se fecha dentro de algumas dezenas de milésimos de segundo depois de abrir e continua fechado por cerca de 2 milissegundos, impedindo então a passagem de outros íons Na^+ pelo canal de sódio

- A despolarização também provoca a **abertura** dos canais de K^+ regulados por voltagem (lembre-se de que eles são diferentes dos canais de potássio com domínios poros em sequência), por meio dos quais os íons potássio deixam a célula e, deste modo, repolarizam a membrana e interrompem não apenas o período refratário do canal de Na^+, como também causam o fechamento do canal de potássio regulado por voltagem.

A transferência dos íons Na^+ que entram na célula provoca uma despolarização da membrana celular em direção ao terminal axônico (**propagação ortodrômica**). Embora os íons Na^+ também se afastem do terminal axônico (**propagação antidrômica**), eles não conseguem afetar os canais de sódio em direção antidrômica porque estes canais se encontram em seu período refratário.

Junção neuromuscular (mioneural)

Os neurônios também se comunicam com outras células efetoras nas sinapses. Um tipo especial de sinapse existente entre as células musculares esqueléticas e os neurônios é conhecido como **junção neuromuscular (mioneural)**. O axônio forma uma dilatação terminal descrita como **terminal axônico**, que fica próximo, mas não se funde ao sarcolema da célula muscular (Figura 8.10).

- Estão presentes no terminal axônico mitocôndrias, vesículas sinápticas contendo o neurotransmissor de ACh e elementos do retículo endoplasmático liso
- O axolema envolvido na formação da sinapse é conhecido como **membrana pré-sináptica**, enquanto o sarcolema no lado oposto é descrito como **membrana pós-sináptica**
- A membrana pré-sináptica tem **canais de Na^+, canais de cálcio regulados por voltagem** e **proteínas transportadoras** para realizar o cotransporte de Na^+ e colina
- A membrana pós-sináptica tem **receptores de ACh**, assim como invaginações discretas conhecidas como **pregas juncionais**
- A membrana pós-sináptica está associada a uma lâmina basal que contém a enzima **acetilcolinesterase**
- À medida que o impulso nervoso chega ao terminal axônico, os canais de Na^+ abrem-se, e a membrana pré-sináptica despolariza, resultando na abertura dos

canais de Ca^+ regulados por voltagem e na entrada de íons Ca^{2+} no terminal axônico
- A alta concentração intracelular de cálcio faz com que as vesículas sinápticas contendo **ACh**, proteoglicanos e adenosina trifosfato (ATP) se fundam com a membrana pré-sináptica e liberem seu conteúdo para dentro da fenda sináptica
- Depois da liberação do conteúdo das vesículas sinápticas, a membrana pré-sináptica fica maior do que antes da fusão, e este excesso de membrana é reciclado por meio da formação de vesículas recobertas por clatrina que, deste modo, mantêm a morfologia e a superfície necessárias à membrana pré-sináptica
- A ACh liberada se liga aos **receptores de ACh** do sarcolema e, deste modo, abre os **canais de Na^+**, o que resulta na entrada deste íon na célula muscular, na despolarização da membrana pós-sináptica e na subsequente geração de um potencial de ação seguido de contração da célula muscular
- A **acetilcolinesterase** da lâmina basal decompõe a ACh em **colina** e acetato, e assegura que uma única liberação da substância neurotransmissora não continue a gerar potenciais de ação em excesso
- A colina é devolvida ao terminal axônico por meio de proteínas transportadoras, que são acionadas por um gradiente de Na^+, onde se combinam com o acetato ativado (derivado das mitocôndrias), uma reação que é catalisada pela **colina O-acetiltransferase**, para formar ACh
- A ACh recém-formada é transportada para dentro de vesículas sinápticas em formação por uma proteína transportadora antiporte acionada por uma bomba de prótons.

Neurotransmissores e neuromoduladores

As moléculas sinalizadoras liberadas pelos neurônios podem ser classificadas em dois grupos: **neurotransmissoras**, que atuam diretamente nos canais iônicos (e são **primeiros mensageiros**); e **neuromoduladoras** (neuro-hormônios), que atuam indiretamente nos canais iônicos utilizando **sistemas de segundos mensageiros** (via proteínas G ou quinases receptoras como intermediários). Embora ambas evoquem a resposta necessária, as neurotransmissoras atuam mais rapidamente, mas produzem uma resposta de curta duração (em geral, de milissegundos); enquanto as neuromoduladoras atuam mais lentamente, mas produzem uma resposta longa (podendo durar alguns minutos). São conhecidas cerca de 100 neurotransmissoras e neuromoduladoras, que são classificadas em quatro categorias:

- Moléculas transmissoras pequenas (a maioria neurotransmissora)
- Neuropeptídios (a maioria neuromoduladora)
- Gases (a maioria neuromoduladora)
- Compostos diversos (a maioria neurotransmissora)

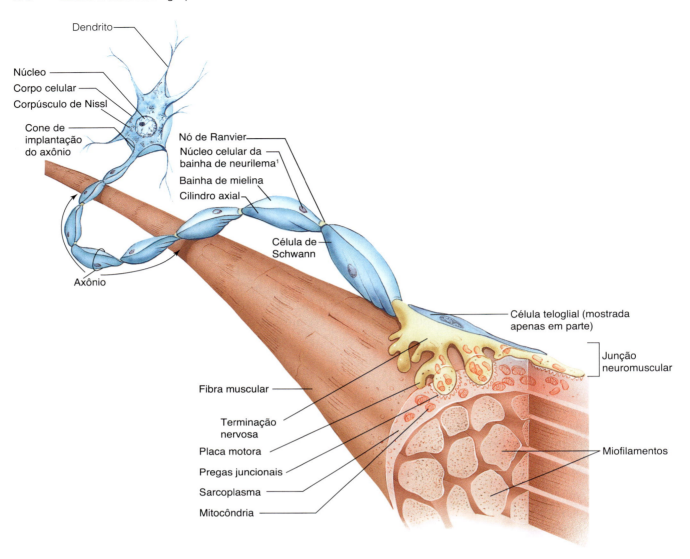

FIGURA 8.10 Um neurônio motor tem seu corpo celular no corno ventral da substância cinzenta na medula espinal. Uma porção do axônio, mielinizada por oligodendrócitos, percorre o córtex (camada externa) da medula espinal, contribuindo para a substância branca. Uma vez que o axônio emerge da medula espinal, ele é mielinizado pelas células de Schwann e torna-se parte do nervo espinal. Os terminais axônicos formam sinapses com fibras musculares esqueléticas na junção neuromuscular. Quando um potencial de ação atinge o terminal axônico, os neurotransmissores acetilcolina (ACh) localizados nas vesículas sinápticas são liberados na fenda sináptica e ligam-se aos receptores de ACh no sarcolema, iniciando então a despolarização da membrana da célula muscular, e o impulso viaja ao longo dos túbulos T para desencadear uma contração da célula muscular.

A lista dos neurotransmissores mais comuns é apresentada na Tabela 8.2.

Barreira hematoencefálica

A barreira seletiva que existe entre o tecido nervoso do SNC e as diversas substâncias transportadas pelo sangue é conhecida como **barreira hematoencefálica**. Essa barreira é formada pelas **zônulas de oclusão** das células endoteliais contíguas que revestem os capilares contínuos que irrigam os tecidos nervosos. Algumas substâncias (i. e., O_2, H_2O, CO_2, alguns compostos lipossolúveis pequenos e alguns fármacos) podem atravessar essa barreira, geralmente em razão da existência de **aquaporinas** nas membranas plasmáticas das células endoteliais. Contudo, outros compostos, tais como glicose, certas vitaminas, aminoácidos e fármacos, conseguem transpor apenas por **transporte mediado por receptor** e/ou por transporte ativo utilizando **proteínas transportadoras**. Alguns íons também são transferidos por **transporte ativo**. Também se acredita que a lâmina basal que

---
[1] N.R.T.: Neurilema corresponde à camada citoplasmática mais externa da célula de Schwann, a qual contém seu núcleo.

reveste o endotélio capilar, os pericitos e os terminais axônicos da neuróglia perivascular (**glia perivascular limitante**) possa desempenhar um papel na manutenção da barreira, que regula o transporte de substâncias entre o cérebro e sua irrigação sanguínea. A combinação de barreira hematoencefálica, glia perivascular limitante e pericitos também é descrita na literatura recente como **unidade neurovascular**, e é este complexo que regula o movimento das moléculas entre o SNC e os vasos sanguíneos que promovem a sua irrigação.

Tabela 8.2	Lista em ordem alfabética dos neurotransmissores mais comuns e suas funções.		
Neurotransmissor	**Principal função**	**Localização no sistema nervoso**	**Informações adicionais**
Acetilcolina	Excitatório/ inibitório	Junção neuromuscular; sistema nervoso autônomo; corpo estriado	Removida pela enzima acetilcolinesterase; os neurônios colinérgicos degeneram na doença de Alzheimer
Ácido γ-aminobutírico (GABA)	Inibitório	Principalmente nos interneurônios dos circuitos locais	A síntese de GABA diminui com a deficiência de vitamina B_6
Adenosina trifosfato (ATP)	Excitatório	Neurônios motores da medula espinal; gânglios autônomos	É coliberada junto com vários neurotransmissores
β-Endorfina	Inibitório	Hipotálamo; núcleo solitário	A menos numerosa dentre as células que contêm neurotransmissores opioides; atua na supressão da dor
Dopamina	Excitatório	Neurônios da substância negra, núcleo arqueado e tegmento	Associada à doença de Parkinson; inibe a secreção de prolactina; esquizofrenia
Dinorfina	Inibitório	Hipotálamo; amígdala; sistema límbico	Mais numerosa que as células que contêm β-endorfina; atua na supressão da dor
Encefalinas	Inibitório	Núcleos da rafe; corpo estriado; sistema límbico; córtex cerebral	Mais numerosas que as células que contêm β-endorfina; atuam na supressão da dor
Epinefrina	Excitatório	Medula rostral	Não é encontrada comumente no SNC
Glicina	Inibitório	Neurônios da medula espinal	Atividade bloqueada pela estricnina
Glutamato	Excitatório	Maioria dos neurônios excitatórios do SNC	Ciclo do glutamato-glutamina; excitotoxicidade
Norepinefrina (noradrenalina)	Excitatório	Neurônios simpáticos pós-ganglionares; *locus* cerúleo	Associada ao humor e seus transtornos (mania, depressão, ansiedade e pânico)
Óxido nítrico (ON)	Inibitório	Cerebelo; hipocampo; bulbo olfatório	Relaxante de músculos lisos e, deste modo, tem potente ação vasodilatadora
Serotonina (5-hidroxitriptamina)	Excitatório	Corpo pineal; núcleos da rafe do mesencéfalo; ponte e bulbo	Associada à modulação do sono; excitação; comportamentos cognitivos
Somatostatina	Inibitório	Amígdala, células de pequenos gânglios da raiz dorsal e hipotálamo	Também conhecida como fator de inibição da secreção de somatotropina
Substância P	Excitatório	Gânglios da raiz dorsal e gânglio trigeminal (fibras C e Aδ)	Composta de 11 aminoácidos; associada à transmissão da dor

SNC, sistema nervoso central.

CONSIDERAÇÕES CLÍNICAS 8.8

Circunvenção terapêutica da barreira hematoencefálica

A natureza seletiva da barreira hematoencefálica evita que alguns fármacos e neurotransmissores carreados pela corrente sanguínea entrem no SNC. Por exemplo, a perfusão de manitol na corrente sanguínea muda a permeabilidade capilar ao alterar as junções de oclusão, possibilitando, dessa maneira, a administração de fármacos. Outros fármacos podem ser ligados a anticorpos desenvolvidos contra os receptores de transferrina localizados na face luminal das membranas plasmáticas dessas células endoteliais, que então tornam possível o transporte dos fármacos para o interior do SNC.

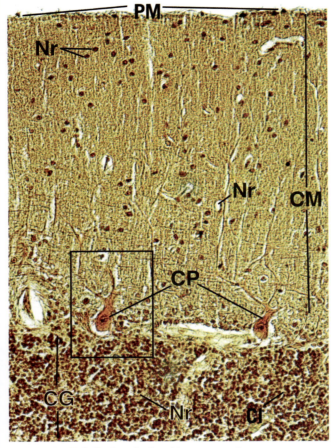

FIGURA 8.1.1 Cerebelo. Humano. Corte em parafina. 132×.

Este é o córtex (substância cinzenta) do cerebelo com três camadas distintas. A **camada granulosa** (CG) é composta por **neurônios** (Nr) em arranjo compacto, que, à primeira vista, assemelham-se a linfócitos devido a seus núcleos escuros e redondos. Intercalados entre essas células, estão espaços claros onde ocorrem sinapses entre axônios que entram no cerebelo de fora e dendritos de células da camada granulosa. As **células de Purkinje** (CP) enviam seus axônios para a camada granulosa, e seus dendritos se ramificam na **camada molecular** (CM). A CM contém fibras não mielinizadas, originadas na camada granulosa, assim como dois tipos de **neurônios**. A superfície do cerebelo é revestida pela **pia-máter** (PM), muito pouco evidente nesta fotomicrografia. A *área em destaque* aparece em maior ampliação na Figura 8.1.2.

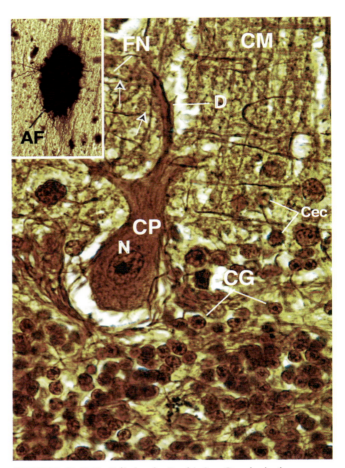

FIGURA 8.1.2 Célula de Purkinje. Cerebelo humano. Corte em parafina. 540×.

Esta imagem é uma ampliação da *área em destaque* da Figura 8.1.1. A **camada granulosa** (CG) do cerebelo é composta de neurônios pequenos (cCG). A **célula de Purkinje** (CP) em formato de frasco arredondado (frasco de perfume) contém um grande **núcleo** (N) e uma **árvore dendrítica** (D). Os núcleos de várias **células em cesto** (Cec) da **camada molecular** (CM), assim como as **fibras não mielinizadas** (FN) das células da camada granulosa, estão bem definidos nesta fotomicrografia. Essas fibras estabelecem contato sináptico (*setas*) com os prolongamentos dendríticos das células de Purkinje. Inserto. **Astrócito. Cerebelo humano. Coloração de Golgi. Corte em parafina**. 132×. Observe os numerosos prolongamentos deste **astrócito fibroso** (AF) na substância branca do cerebelo.

LEGENDA					
AF	astrócito fibroso	CM	camada molecular	FN	fibra não mielinizada
cCG	células da camada granulosa	CP	célula de Purkinje	N	núcleo
		D	dendrito	PM	pia-máter
CG	camada granulosa				

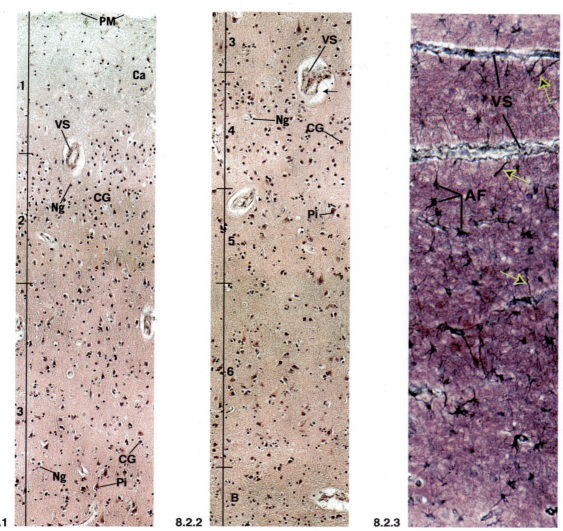

FIGURA 8.2.1 E FIGURA 8.2.2 Cérebro. Humano. Corte em parafina. 132×.

FIGURA 8.2.3 Astrócitos. Impregnação por prata. Corte em parafina. 132×.

Essas figuras representam uma montagem do córtex cerebral humano inteiro, a substância cinzenta (1 a 6), e parte da **substância branca** (B) subjacente. Observe que os numerosos **vasos sanguíneos** (VS) que penetram no córtex estão circundados por uma área clara (*seta*), causada por retração tecidual durante o processamento histológico (artefato). O córtex cerebral é composto por seis camadas mal definidas que estão indicadas de forma aproximada por traços na lateral esquerda. Essas seis camadas são marcadas por diferentes tipos de corpos celulares de neurônios, incluindo os das células piramidais (Pi) presentes. O neurópilo é composto por processos celulares de neurônios, bem como das **células neurogliais** (Ng). A **pia-máter** (PM) que cobre a superfície do córtex é bastante vascularizada e fornece vasos sanguíneos de grande calibre, assim como **capilares** (Ca) que penetram o tecido cerebral. A **substância branca** (B) aparece muito celular graças aos núcleos das numerosas células neurogliais que sustentam os prolongamentos celulares que entram e saem do córtex. Esta fotomicrografia mostra o aspecto emaranhado da substância branca do cérebro resultante do entrelaçamento dos inúmeros prolongamentos de células nervosas e das células da glia. Observe também os dois **vasos sanguíneos** (VS) passando horizontalmente pelo campo. Os longos prolongamentos dos **astrócitos fibrosos** (AF) alcançam os vasos sanguíneos (*setas*).

LEGENDA					
AF	astrócito fibroso	**CG**	célula da granulosa	**PM**	pia-máter
B	substância branca	**Ng**	células neurogliais	**VS**	vasos sanguíneos
Ca	capilares	**Pi**	células piramidais		

Prancha 8.3 Gânglios simpáticos e gânglios sensoriais

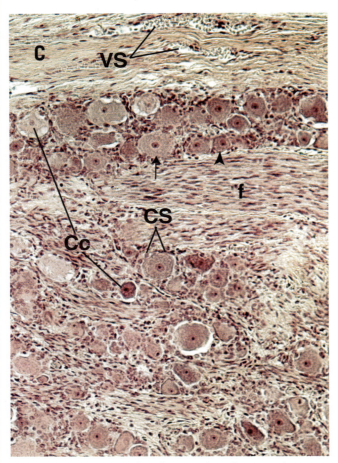

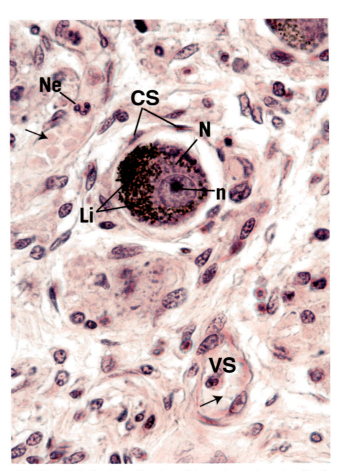

FIGURA 8.3.1 Gânglio da raiz dorsal. Corte longitudinal. Humano. Corte em parafina. 132×.

O gânglio da raiz dorsal é envolvido por uma **cápsula** (C) de tecido conjuntivo **vascular** (VS). Os neurônios do gânglio da raiz dorsal são do tipo unipolar, e seus **corpos celulares** (Cc) são esféricos. As **fibras nervosas** (f), muitas das quais são mielinizadas, alternam-se com filas de corpos celulares. Observe que alguns corpos celulares são grandes (*seta*), enquanto outros são pequenos (*ponta de seta*). Cada corpo celular é circundado por **células satélites** (CS) derivadas do neuroectoderma.

FIGURA 8.3.2 Gânglio simpático. Corte longitudinal. Corte em parafina. 540×.

Embora os neurônios do gânglio simpático sejam multipolares, seus prolongamentos não estão evidentes neste preparado corado com hematoxilina e eosina. O **núcleo** (N), com seu **nucléolo** (n) proeminente, está bastante visível. O citoplasma contém grânulos de **lipofuscina** (Li), um pigmento amarelado muito comum nos neurônios de idosos. O espaço claro entre o corpo celular e as **células satélites** (CS) é decorrente da retração do tecido por artefato da técnica. Observe os vários **vasos sanguíneos** (VS) contendo hemácias (*setas*) e um **neutrófilo** (Ne).

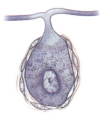

Neurônio unipolar (neurônio pseudounipolar do gânglio da raiz dorsal)

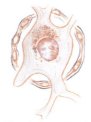

Neurônio multipolar (gânglios autônomos)

LEGENDA

C	cápsula	f	fibra nervosa	N	núcleo
Cc	corpo celular	Li	lipofuscina	Ne	neutrófilo
CS	célula satélite	n	nucléolo	VS	vaso sanguíneo

Capítulo 8 Tecido Nervoso **195**

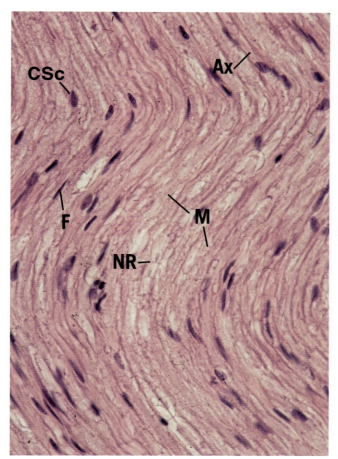

FIGURA 8.4.1 Nervo periférico. Corte longitudinal. Corte em parafina. 270×.

Uma característica que distingue os cortes longitudinais dos nervos periféricos é a impressão de que eles seguem um curso em zigue-zague, o que está particularmente evidente nesta fotomicrografia. O curso sinuoso dessas fibras é acentuado pela presença dos núcleos das **células de Schwann** (CSc), dos **fibroblastos** (F) e das células endoteliais dos capilares, os dois últimos pertencentes ao endoneuro. Muitas dessas fibras nervosas estão **mielinizadas** (M), o que é corroborado pela existência dos **nós de Ranvier** (NR) e dos vestígios proteicos de mielina ao redor dos **axônios** (Ax).

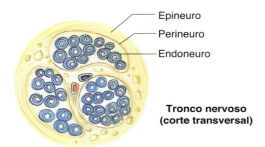

Tronco nervoso (corte transversal)

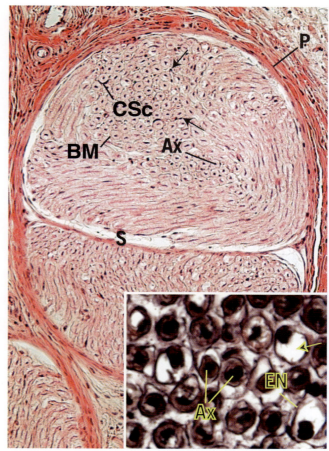

FIGURA 8.4.2 Nervo periférico. Corte transversal. Corte em parafina. 132×.

Este corte transversal apresenta porções de dois fascículos, cada um deles circundado pelo **perineuro** (P). O tecido conjuntivo do epineuro com seus vasos sanguíneos está evidente. O perineuro forma um **septo** (S) que subdivide os fascículos em dois compartimentos. Observe que os **axônios** (Ax) estão no centro da **bainha de mielina** (BM) e, em alguns casos, um núcleo em formato de meia-lua de uma **célula de Schwann** (CSc) está evidente. Os núcleos mais densos e menores (*setas*) pertencem às células do endoneuro. *Inserto.* **Nervo periférico. Corte transversal. Impregnação por prata. Corte em parafina**. 540×. Os cortes das fibras nervosas mielinizadas impregnadas por prata contêm grandes espaços claros (*seta*) que indicam a localização da mielina, dissolvida durante o preparo histológico. Os **axônios** (Ax) coram bem como estruturas escuras e densas, e o delicado **endoneuro** (EN) está evidente também.

LEGENDA					
Ax	axônio	**EN**	endoneuro	**NR**	nó de Ranvier
BM	bainha de mielina	**F**	fibroblasto	**P**	perineuro
CSc	célula de Schwann	**M**	mielina	**S**	septo

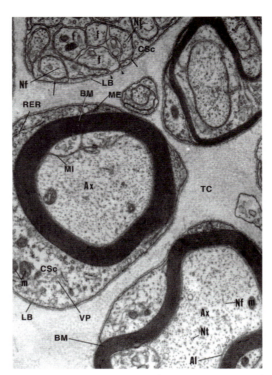

FIGURA 8.5.1 Nervo periférico. Corte transversal. Camundongo. Microscopia eletrônica. 33.300×.

Esta micrografia eletrônica apresenta um corte transversal de três fibras nervosas mielinizadas e várias fibras não mielinizadas. Observe que os **axônios** (Ax) (embora possam ser fibras aferentes de neurônios pseudounipolares) estão envolvidos por uma espessa **bainha de mielina** (BM), estando a maior parte do **citoplasma da célula de Schwann** (CSc) em posição periférica a esta bainha, abrigando **mitocôndrias** (m), o **retículo endoplasmático rugoso** (RER) e as **vesículas de pinocitose** (VP). A célula de Schwann está circundada por uma **lâmina basal** (LB) isolando essa célula do **tecido conjuntivo do endoneuro** (TC). A bainha de mielina é derivada da membrana plasmática da célula de Schwann, que se supõe revestir o axônio como se fosse uma espiral. O **axolema** (Al) é separado da membrana da célula de Schwann por uma fenda estreita, o espaço periaxônico. O axoplasma abriga as **mitocôndrias** (m), assim como os **neurofilamentos** (Nf) e os **neurotúbulos** (Nt). Em alguns casos, a cobertura da mielina é circundada pelo citoplasma da célula de Schwann nos seus lados externo e interno, como na fibra nervosa no canto superior à direita. As **fibras** (f) nervosas não mielinizadas no topo desta micrografia eletrônica também estão envolvidas por uma **célula de Schwann** (CSc). As fibras estão posicionadas de maneira que cada uma esteja abrigada em um complicado sulco revestido por membrana no interior da célula de Schwann. Algumas fibras estão mais próximas da superfície da célula, enquanto outras estão dentro de sulcos mais profundos. Contudo, sempre há um espaço periaxônico (ou peridendrítico) (*setas*). Há também **mitocôndrias** (m), **neurofilamentos** (Nf) e **neurotúbulos** (Nt) nesses axoplasmas. Observe que a estrutura inteira está circundada por uma **lâmina basal** (LB), que reveste a célula externamente, mas não se estende para o interior dos sulcos (*pontas de seta*) que alojam as fibras nervosas. (Cortesia de Dr. J. Strum.)

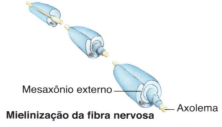

Mielinização da fibra nervosa

LEGENDA					
Al	axolema	LB	lâmina basal	RER	retículo endoplasmático rugoso
Ax	axônio	m	mitocôndria		
BM	bainha de mielina	ME	mesaxônio externo	TC	tecido conjuntivo do endoneuro
CSc	citoplasma da célula de Schwann	MI	mesaxônio interno		
		Nf	neurofilamento	VP	vesícula de pinocitose
f	fibra nervosa	Nt	neurotúbulo		

Prancha 8.6 Corpo celular do neurônio, microscopia eletrônica

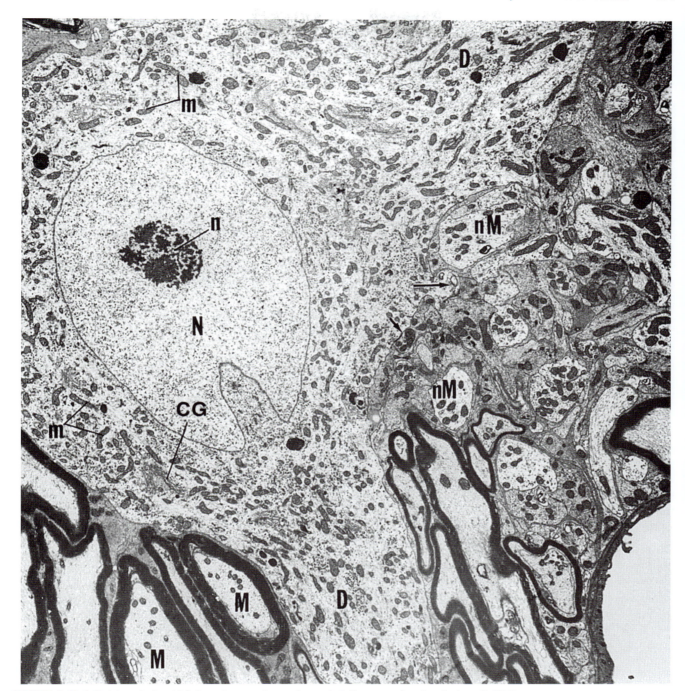

FIGURA 8.6.1 Neurônio. Núcleo descendente lateral. Microscopia eletrônica. 3.589×.

O corpo celular deste neurônio tem um aspecto típico. Observe o grande **núcleo** (N) e o **nucléolo** (n) circundados por uma quantidade considerável de citoplasma rico em organelas. Observe também o extenso **complexo de Golgi** (CG), as numerosas **mitocôndrias** (m) e os elementos do retículo endoplasmático rugoso que se estendem para os **dendritos** (D). Há também fibras **mielinizadas** (M) e **não mielinizadas** (nM), assim como sinapses (*setas*), ao longo da superfície da célula. (De Meszler RM et al. Fine structure and organization of the infrared receptor relay, the lateral descending nucleus of the trigeminal nerve in pit vipers. *J Comp Neurol* 1981; 196(4):571-584. Copyright © 1981 Alan R. Liss, Inc. Reimpressa com autorização de John Wiley & Sons, Inc.)

LEGENDA

CG	complexo de Golgi	M	fibras mielinizadas	N	núcleo
D	dendritos	n	nucléolo	nM	fibras não mielinizadas
m	mitocôndrias				

Revisão de imagens histológicas selecionadas

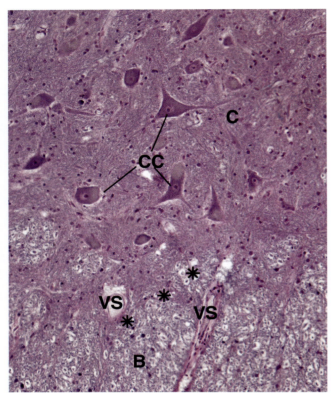

FIGURA DE REVISÃO 8.1.1 Medula espinal. Corte transversal. Substâncias branca e cinzenta. Humano. Corte em parafina. 132×.

Observe os numerosos **corpos celulares** (CC) dos neurônios multipolares que ocupam a **substância cinzenta** (C) da medula espinal. O limite entre a substância cinzenta e a **substância branca** (B) é demarcado pelos três *asteriscos*. O **suprimento vascular** (VS) é claramente evidente.

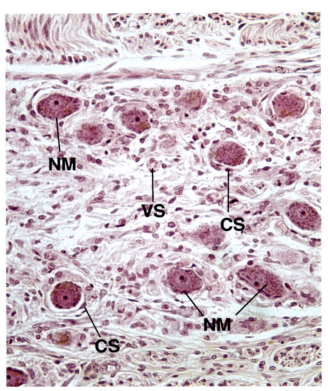

FIGURA DE REVISÃO 8.1.2 Gânglio simpático. Corte longitudinal. Humano. Corte em parafina. 270×.

Os axônios pré-sinápticos originados dos cornos laterais da medula espinal penetram nos gânglios simpáticos e formam *sinapses* com os corpos celulares dos neurônios simpáticos pós-ganglionares. Os gânglios são encapsulados por um tecido conjuntivo que forma septos, conduzindo **vasos sanguíneos** (VS) para o interior dos gânglios. Os corpos celulares desses **neurônios multipolares** (NM) estão circundados e protegidos por **células satélites** (CS) originadas da neuroectoderme.

LEGENDA					
B	substância branca	CS	célula-satélite	VS	vaso sanguíneo
C	substância cinzenta	NM	neurônio multipolar		(suprimento vascular)
CC	corpo celular				

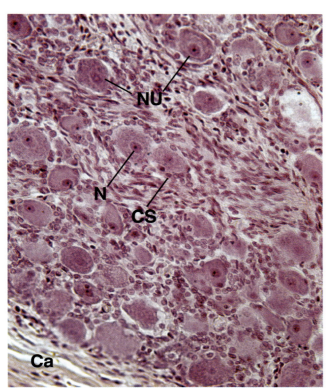
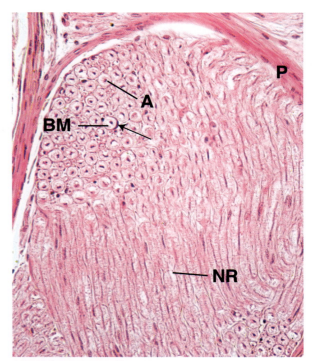

FIGURA DE REVISÃO 8.2.1 Gânglio sensorial (gânglio da raiz dorsal). Corte longitudinal. Humano. Corte em parafina. 270×.

Os gânglios sensoriais são **estruturas encapsuladas** (Ca) que abrigam os corpos celulares dos **neurônios unipolares (pseudounipolares)** (NU). Cada corpo celular, cujo **núcleo** (N) e nucléolo estão bem evidentes, está circundado pelas **células satélites** (CS) originadas da neuroectoderme.

FIGURA DE REVISÃO 8.2.2 Nervo periférico. Corte transversal e longitudinal. Humano. Corte em parafina. 270×.

Este corte transversal de uma fibra nervosa é composto por vários fascículos, cada um circundado por seu **perineuro** (P). Devido à forma como esse fascículo específico foi cortado, algumas de suas fibras nervosas estão cortadas em plano transversal (ao alto e à esquerda, embaixo e à direita, e embaixo e à esquerda), enquanto as regiões central e superior direita mostram fibras cortadas longitudinalmente. Cada fibra é circundada por **células de Schwann** (a *seta* aponta para o núcleo da célula). O centro da fibra contém o **axônio** (A), que está circundado por sua **bainha de mielina** (BM). A região do fascículo em corte longitudinal mostra a presença dos **nós de Ranvier** (NR).

LEGENDA					
A	axônio	CS	células satélites	NU	neurônios unipolares
BM	bainha de mielina	N	núcleo		(pseudounipolares)
Ca	estruturas encapsuladas	NR	nós de Ranvier	P	perineuro

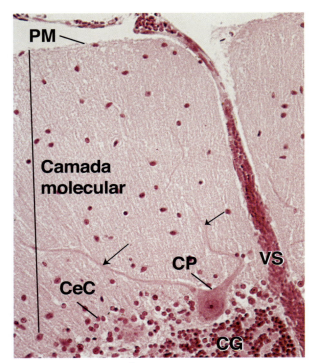

FIGURA DE REVISÃO 8.2.3 Cerebelo. Humano. Corte em parafina. 270×.

Ao contrário da medula espinal, na qual a substância cinzenta está circundada pela substância branca, no cerebelo a substância cinzenta circunda a branca. Nesta fotomicrografia, apenas a substância cinzenta com suas três regiões, a camada molecular mais externa, a **camada de células de Purkinje** (CP) intermediária e a **camada granulosa** (CG), mais interna, estão evidentes. Observe que a parte mais externa da camada molecular está coberta pela **pia-máter** (PM) vascularizada e que seus **vasos sanguíneos** (VS) penetram na substância cinzenta do cerebelo. A camada intermediária da substância cinzenta do cerebelo é composta unicamente por **células de Purkinje** (CP), cuja **árvore dendrítica** (setas) penetra profundamente na camada molecular. O axônio da célula de Purkinje penetra na **camada granulosa** (CG) do cerebelo.

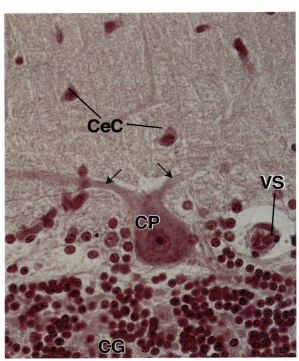

FIGURA DE REVISÃO 8.2.4 Cerebelo. Humano. Corte em parafina. 540×.

Este maior aumento da **célula de Purkinje**, identificada na fotomicrografia na Figura de revisão 8.2.3, mostra seu corpo celular em forma de frasco de perfume com seu núcleo grande, semelhante a um "olho de coruja". As **células em cesto** (CeC) são neurônios multipolares, e os **dendritos** das células de Purkinje estão assinalados por *setas*. Assim como na fotomicrografia anterior, a **irrigação sanguínea** (VS) abundante é muito evidente. As células da **camada granulosa** (CG) assemelham-se a grupos de linfócitos em razão dos seus núcleos escuros e redondos. As áreas claras entre esses grupos de células granulosas são conhecidas como **ilhas cerebelares**, nas quais os dendritos das células granulosas formam sinapses com os axônios que entram na região.

LEGENDA

CeC	célula em cesto	CP	célula de Purkinje (camada)	VS	vaso sanguíneo (suprimento vascular)
CG	camada granulosa	PM	pia-máter		

Resumo da organização histológica

I. Neurônios

A. Corpo celular/soma/pericário

É a maior parte da célula, que apresenta um núcleo eucromático e nucléolo "pontilhado", citoplasma volumoso com **corpúsculos de Nissl** (agregados de RER) e uma região afunilada chamada de **cone de implantação do axônio** de onde o axônio se origina. O corpo celular é o local de produção de **neurotransmissores**. Os conjuntos de corpos celulares são chamados de **substância cinzenta** e **núcleo** no SNC, e **gânglios** no SNP.

B. Dendrito

São extensões delgadas e numerosas do corpo celular especializadas em receber informações de outros neurônios ou células receptoras e conduzir os sinais até o corpo celular.

C. Axônio

Projeção única do corpo celular especializada em conduzir impulsos disparados do corpo celular para o próximo neurônio ou órgão efetor. Apresenta numerosos **microtúbulos** para transporte intracelular de vesículas de neurotransmissores do corpo celular ao terminal axônico, via **cinesina** (transporte anterógrado), e de vesículas com produtos reciclados ou endocitados do terminal axônico ao corpo celular, via **dineína** (transporte retrógrado). O axônio pode ser mielinizado ou não mielinizado. O **terminal axônico** serve como um dilatado local de armazenamento para vesículas de neurotransmissores para liberação rápida e formação do componente pré-sináptico da sinapse. Os conjuntos de axônios são chamados de **substância branca** e **trato**, no SNC, e **nervo (nervo periférico)**, no SNP. No SNP, o nervo é sustentado por uma rede de tecidos conjuntivos: **endoneuro**, **perineuro** e **epineuro**.

II. Neuróglia

A. SNC

1. Os **astrócitos** são as células gliais mais numerosas do SNC e fornecem suportes estrutural e metabólico aos neurônios.
2. Os **oligodendrócitos** mielinizam os axônios no SNC. Diferentemente de suas contrapartes no SNP, um único oligodendrócito pode mielinizar internodos de mais de um axônio.
3. **Micróglia** são os macrófagos especializados no SNC derivados de monócitos.

4. As **células ependimárias** revestem todos os ventrículos do cérebro e o canal central da medula espinal. Nos ventrículos, elas fazem parte do plexo coroide e produzem o LCR.

B. SNP

1. As **células de Schwann** mielinizam axônios no SNP. Diferentemente de suas contrapartes no SNC, uma única célula de Schwann pode mielinizar apenas um único internodo de apenas um axônio.
2. As **células satélites** envolvem os corpos celulares dos neurônios no SNP e desempenham funções semelhantes às dos astrócitos no SNC.

III. Medula espinal

A. Substância branca (camada externa)

A **substância branca**, composta de **tratos ascendentes** e **descendentes**, forma a camada externa da medula espinal. Os axônios nos tratos são em sua maioria **mielinizados** (por **oligodendrócitos**) e respondem pela coloração esbranquiçada no tecido vivo.

B. Substância cinzenta (camada interna – central)

A **substância cinzenta**, em forma de H, forma o centro da medula espinal, que se subdivide em dois **cornos dorsais** e dois **cornos ventrais**. Os cornos ventrais abrigam numerosos **corpos celulares de neurônios multipolares** que desempenham uma função motora, enquanto os cornos dorsais abrigam numerosos corpos celulares de neurônios multipolares que funcionam como **interneurônios** para os axônios sensoriais que fazem sinapse aqui. As metades direita e esquerda da substância cinzenta são conectadas pela **comissura cinzenta**, que abriga o **canal central** revestido por **células ependimárias**.

IV. Encéfalo

A. Substância cinzenta (camada externa)

A **substância cinzenta** forma a camada externa do cérebro que ondula com os contornos das numerosas dobras, chamadas **giros**. A posição da substância cinzenta na superfície com dobras aumenta a área de superfície e o volume para abrigar os corpos celulares dos neurônios. O **córtex cerebral** é subdividido em seis camadas mal definidas, cada uma contendo neurônios com morfologias características. O **córtex cerebelar** tem três camadas bem definidas com a **camada molecular** mais externa, a **camada de células de Purkinje**, intermediária, e a **camada granulosa**, mais interna.

B. Substância branca (camada interna – central)

A **substância branca** composta por tratos predomina na porção interna do cérebro; no entanto, existem vários **núcleos** em toda a substância branca do cérebro e do tronco encefálico.

C. Ventrículos

Os ventrículos são as cavidades cheias de líquido dentro do cérebro e revestidas por células **ependimárias**. Cada ventrículo também abriga o **plexo coroide**, delicadas dobras de pia-máter e aracnoide ricas em capilares e revestidas por células ependimárias. O plexo coroide produz continuamente o **líquido cefalorraquidiano** (LCR), que circula pelos ventrículos, pelo espaço subaracnoide e pelo canal central da medula espinal, e suspende o cérebro e a medula espinal dentro do invólucro meníngeo.

D. Meninges

As **meninges** são as coberturas de tecido conjuntivo do cérebro e da medula espinal. A camada mais interna que reveste o encéfalo e a medula espinal é a **pia-máter**, que é circundada pela **aracnoide**, que, por sua vez, é revestida pela **dura-máter** espessa e resistente composta por tecido conjuntivo denso não modelado rico em colágeno.

V. Gânglios da raiz dorsal

Os **gânglios da raiz dorsal** (GRDs) estão posicionados fora da medula espinal e abrigam os **corpos celulares de neurônios unipolares** que conduzem informações sensoriais da periferia para a medula espinal. Os corpos celulares contêm grandes núcleos com nucléolos pontilhados e **corpúsculos de Nissl**. A **lipofuscina** pode se acumular no corpo celular ao longo do tempo e é evidente nos GRDs de indivíduos mais velhos. Ao redor de cada corpo celular, estão as **células satélites**, reconhecidas por seus núcleos pequenos e redondos. Os processos de células neuronais distais e proximais (fibras) são, em sua maioria, mielinizados e viajam em feixes através do GRD. As sinapses não ocorrem no GRD. O GRD é envolto por **tecido conjuntivo denso não modelado rico em colágeno**, cujos septos penetram no interior do gânglio.

VI. Nervo periférico

Um **nervo**, uma coleção de axônios mielinizados e não mielinizados fora do SNC, é sustentado por uma rede de tecidos conjuntivos organizados em **endoneuro**, que envolve o exterior dos axônios ou as células de Schwann; em **perineuro**, que envolve fascículos nervosos; e em **epineuro**, que envolve todo o nervo.

A. Corte longitudinal

As fibras nervosas paralelas se coram palidamente de rosa pela coloração de hematoxilina e eosina, embora as **células de Schwann** e alguns **núcleos de fibroblastos** estejam bem evidentes. A característica mais evidente é o aparente curso ondulado em zigue-zague das fibras nervosas. Em pequenos aumentos, é fácil distinguir o **perineuro**, enquanto, em grande aumento, é possível identificar os **nós de Ranvier**.

B. Corte transversal

A característica mais evidente dos cortes transversais das fibras nervosas é a existência de inúmeros círculos pequenos e irregulares com um ponto central. Delgadas pontes parecem atravessar o espaço vazio entre o ponto e a circunferência do círculo. Essas pontes representam o **neurolema** e a **mielina** extraída (**proteínas da mielina** restantes), e o ponto central é o **axônio**. Ocasionalmente, observam-se núcleos em formato de meia-lua abraçando a mielina; tais núcleos pertencem às **células de Schwann**. Além disso, o **endoneuro** pode mostrar **núcleos de fibroblastos**. Em menor aumento, os **perineuros** dos vários fascículos de fibras nervosas são claramente distinguíveis. Quando corada com OsO_4, a **bainha de mielina** é vista como estruturas circulares de coloração escura com regiões centrais levemente coradas.

Questões de revisão do capítulo

8.1 Qual é o local de síntese do neurotransmissor?

A. Axônio

B. Cone de implantação do axônio

C. Terminal axônico

D. Dendrito

E. Corpo celular

8.2 A cromatólise dos corpos celulares dos neurônios observada no corno ventral da medula espinal pode indicar qual déficit funcional?

A. Passagem de impulso

B. Motor

C. Sensorial

D. Sensorial especial

8.3 Qual estrutura celular é responsável pelo efeito adverso duradouro de certas neurotoxinas que são introduzidas no terminal axônico?

A. Dineína

B. Cinesina

C. Microtúbulo

D. Neurópilo

8.4 Qual população de células desempenha um papel na produção de líquido cefalorraquidiano?

A. Astrócitos

B. Células ependimárias

C. Micróglia

D. Oligodendrócitos

E. Células satélites

8.5 Que tipo de célula neuroglial mieliniza as fibras axônicas que atravessam os gânglios da raiz dorsal?

A. Astrócitos

B. Micróglia

C. Oligodendrócitos

D. Células satélites

E. Células de Schwann

CAPÍTULO 9

SISTEMA CIRCULATÓRIO

ESQUEMA DO CAPÍTULO

TABELAS

Tabela 9.1	Características dos tipos de artérias
Tabela 9.2	Características dos tipos de capilares
Tabela 9.3	Características dos tipos de veias

PRANCHAS

Prancha 9.1A	Artéria elástica
Figura 9.1.1	Artéria elástica. Corte longitudinal. Aorta. Macaco. Corte em resina plástica. 132×
Figura 9.1.2	Artéria elástica. Corte transversal. Macaco. Corte em resina plástica. 540×
Prancha 9.1B	Artéria elástica
Figura 9.1.3	Artéria elástica. Corte transversal. Macaco. Corte em resina plástica. 540×
Figura 9.1.4	Artéria elástica. Corte transversal. Humano. Corante para fibras elásticas. Corte em parafina. 132×
Prancha 9.2A	Artéria muscular, veia
Figura 9.2.1	Artéria e veia. Corte transversal. Macaco. Corte em resina plástica. 132×
Figura 9.2.2	Artéria e veia. Corte transversal. Corante para fibras elásticas. Corte em parafina. 132×
Prancha 9.2B	Artéria muscular e veia grande
Figura 9.2.3	Artéria. Corte transversal. Corante para fibras elásticas. Corte em parafina. 132×
Figura 9.2.4	Veia grande. Veia cava. Corte transversal. Humano. Corte em parafina. 270×
Prancha 9.3A	Arteríolas e vênulas
Figura 9.3.1	Arteríola e vênula. Corte longitudinal. Macaco. Corte em resina plástica. 270×
Figura 9.3.2	Arteríola e vênula. Corte transversal. Macaco. Corte em resina plástica. 540×
Prancha 9.3B	Capilares e vasos linfáticos
Figura 9.3.3	Capilar. Corte longitudinal. Macaco. Corte em resina plástica. 540×
Figura 9.3.4	Vaso linfático. Corte longitudinal. Macaco. Corte em resina plástica. 270×
Prancha 9.4A	Coração: endocárdio e miocárdio
Figura 9.4.1	Endocárdio. Humano. Corte em parafina. 132×
Figura 9.4.2	Fibras de Purkinje. Hematoxilina férrica. Corte em parafina. 132×
Prancha 9.4B	Valva cardíaca
Figura 9.4.3	Valva cardíaca. Corte longitudinal. Corte em parafina. 132×
Prancha 9.5	Capilar, microscopia eletrônica de transmissão
Figura 9.5.1	Capilar contínuo. Corte transversal. Músculo cardíaco. Camundongo. Microscopia eletrônica. 29.330×

PRANCHAS DE REVISÃO 9.1 E 9.2

Figura de revisão 9.1.1	Artéria elástica. Corte transversal. Aorta. Humano. Corante para fibras elásticas. Corte em parafina. 132×
Figura de revisão 9.1.2	Artéria elástica. Corte transversal. Aorta. Humano. Corante para fibras elásticas. Corte em parafina. 270×
Figura de revisão 9.1.3	Artéria muscular. Corte transversal. Humano. Corante para fibras elásticas. Corte em parafina. 132×

ESQUEMA DO CAPÍTULO

Figura de revisão 9.1.4 Veia de médio calibre. Corte transversal. Humano. Corte em parafina. 270×

Figura de revisão 9.2.1 Arteríola e vênula. Corte transversal. Humano. Corante para fibras elásticas. Corte em parafina. 270×

Figura de revisão 9.2.2 Capilar. Cerebelo. Humano. Corte em parafina. 540×

O sistema circulatório é constituído de dois componentes separados, porém conectados: o **sistema cardiovascular**, que transporta sangue; e o **sistema vascular linfático**, que coleta e devolve o excesso de líquido extracelular (linfa) para o sistema cardiovascular após a filtragem através dos tecidos linfoides. O tecido linfoide é apresentado no Capítulo 10.

Sistema cardiovascular

O **sistema cardiovascular** consiste no coração e nos vasos sanguíneos, e tem a função de impulsionar e transportar sangue e seus diversos constituintes por todo o corpo.

O **coração** funciona como uma bomba e força o sangue, sob alta pressão, a entrar nas artérias elásticas calibrosas que o levam para longe do coração. As **artérias** dão lugar a artérias musculares cada vez menores. Eventualmente, as artérias menores, chamadas **arteríolas**, levam sangue aos capilares de paredes finas e às pequenas vênulas (vênulas pós-capilares), onde ocorre a troca de substâncias com os tecidos. É nesse segmento que algumas células, oxigênio, nutrientes, hormônios, certas proteínas e outras substâncias deixam a corrente sanguínea, enquanto dióxido de carbono, resíduos metabólicos, determinadas células e vários produtos de secreção entram no sangue circulante.

Quase todos os leitos capilares são drenados pelos **componentes venosos** do sistema circulatório, que devolvem o sangue ao coração, aumentando de tamanho e passando de **vênulas** para **veias médias** e **veias grandes**, à medida que se aproximam do coração.

Anatomicamente, o sistema cardiovascular é subdividido em circuitos pulmonar e sistêmico, que se originam dos lados direito e esquerdo do coração, respectivamente. O **circuito pulmonar** leva sangue pobre em oxigênio aos pulmões, de forma que seja oxigenado e devolvido ao lado esquerdo do coração. O sangue rico em oxigênio é impulsionado pelo **circuito sistêmico** ao restante do corpo e devolvido ao lado direito do coração, o que completa o ciclo.

Camadas histológicas dos vasos sanguíneos

Os vasos sanguíneos são compostos de três camadas concêntricas: túnica íntima, túnica média e túnica adventícia (Figura 9.1):

- A **túnica íntima** (a camada mais interna) é composta por uma lâmina contínua de células endoteliais pavimentosas dispostas em uma camada única (**endotélio**) que reveste o lúmen e por várias quantidades de **tecido conjuntivo subendotelial (TC)**. A **lâmina elástica interna**, uma fina camada de fibras elásticas, forma o limite mais externo da túnica íntima
- A **túnica média**, geralmente a mais espessa das três camadas da porção arterial do sistema circulatório, é composta por células musculares lisas dispostas circularmente e por TC fibroelástico, cujo conteúdo elástico aumenta muito com o tamanho do vaso. A **lâmina elástica externa**, uma camada elástica rica em fibras, forma o limite mais externo da túnica média
- A **túnica adventícia** é a camada mais externa da parede do vaso e é composta por tecido conjuntivo denso não modelado. Nos vasos maiores, a túnica adventícia abriga os *vasa vasorum* (vasos do vaso), pequenos vasos sanguíneos que suprem as túnicas adventícia e média desse vaso. Na porção venosa do sistema circulatório, a túnica adventícia é a mais espessa das três camadas.

Coração

O coração é um órgão com quatro câmaras compostas por dois átrios e dois ventrículos. Depois de receberem sangue das veias pulmonares, das veias cavas e do seio coronário, os átrios o levam aos ventrículos. Em seguida, as contrações dos ventrículos impulsionam o sangue do ventrículo direito para o tronco pulmonar, para que seja distribuído aos pulmões (circuito pulmonar), e do ventrículo esquerdo para a aorta, de forma que seja levado ao restante do corpo (circuito sistêmico). Embora as paredes dos ventrículos sejam mais espessas que as dos átrios,

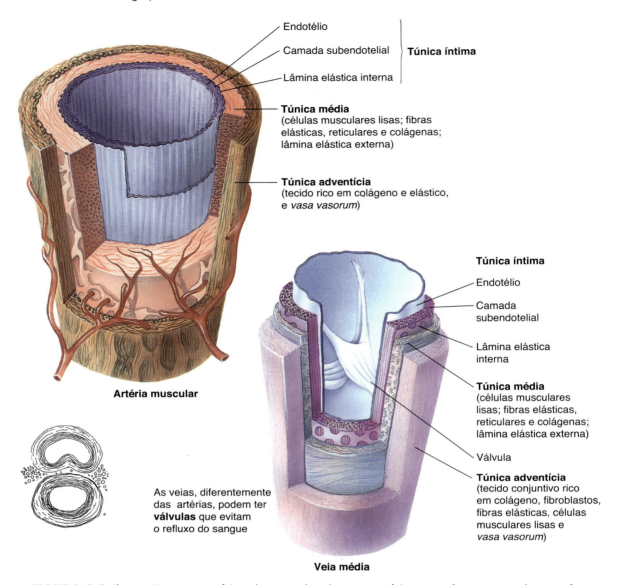

FIGURA 9.1 Ilustração esquemática das paredes de uma artéria muscular e uma veia grande.

essas câmaras têm algumas características em comum porque são compostas de três camadas: epicárdio, miocárdio e endocárdio.

- O **epicárdio**, a camada mais externa, é formada por epitélio simples pavimentoso (mesotélio), sob o qual há o TC fibroelástico. O plano mais profundo do epicárdio é constituído de tecido adiposo, que abriga nervos e vasos coronários
- A maior parte da parede do coração é formada pelo **miocárdio**, que consiste em feixes de fibras musculares cardíacas (Figura 9.2) ligadas ao "esqueleto" de TC espesso, rico em fibras colágenas do coração
- O **endocárdio** forma o revestimento dos átrios e ventrículos e é composto de epitélio simples pavimentoso (endotélio), assim como de TC fibroelástico subendotelial. O endocárdio participa na formação das valvas cardíacas, que controlam a direção do fluxo sanguíneo no coração

- As **valvas atrioventriculares (AV)** entre os átrios e os ventrículos evitam o refluxo de sangue dos ventrículos para os átrios
- Da mesma forma, as **valvas semilunares**, localizadas no tronco pulmonar e na aorta, impedem o refluxo do sangue desses vasos de volta para seus respectivos ventrículos. O fechamento dessas valvas é responsável pelos sons associados aos batimentos cardíacos.

Algumas fibras musculares cardíacas são modificadas e especializadas para regular a sequência das contrações atriais e ventriculares. Essas fibras constituem os nodos sinoatrial (AS) e atrioventricular (AV), o feixe de His e as fibras de Purkinje, conhecidos coletivamente como sistema de condução do coração.

O **nodo sinoatrial (SA)**, o marca-passo do coração, está localizado na junção da veia cava superior e do átrio direito. O nodo SA gera impulsos que resultam na

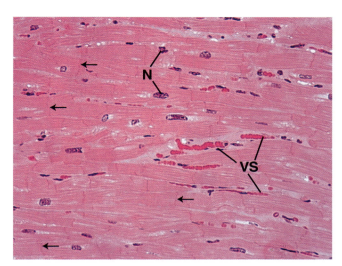

FIGURA 9.2 Esta fotomicrografia de grande ampliação de um corte longitudinal do miocárdio mostra o **núcleo** (N) centralmente posicionado das células do músculo cardíaco, bem como os discos intercalares (*setas*) que conectam as fibras musculares individuais umas às outras. Observe a presença de um rico **suprimento vascular** (VS). 540×.

contração dos músculos atriais; em seguida, o sangue dos átrios entra nos ventrículos. Os impulsos gerados no nodo SA são então conduzidos para o **nodo atrioventricular (AV)**, que está localizado na parede medial do ventrículo direito próximo à valva tricúspide, bem como para o miocárdio atrial. Originando-se a partir do nodo AV, está o **feixe de His**, que se estende e bifurca-se no septo interventricular membranoso, para servir a ambos os ventrículos. À medida que essas fibras atingem o subendocárdio do septo interventricular muscular, elas se ramificam e são conhecidas como **fibras de Purkinje** (Figura 9.3). As fibras de Purkinje são maiores e mais pálidas do que os cardiomiócitos típicos devido ao glicogênio abundante armazenado no sarcoplasma; porém, à medida que se aprofundam, elas eventualmente se misturam com outras células musculares cardíacas e tornam-se indistinguíveis destas.

O ritmo inerente do nodo SA pode ser regulado pelo sistema nervoso autônomo, por meio do qual as fibras dos nervos parassimpáticos derivadas do nervo vago estabelecem sinapses com os neurônios parassimpáticos pós-ganglionares (localizados em pequenos gânglios), cujas fibras parassimpáticas pós-ganglionares reduzem a frequência dos batimentos cardíacos. Já as fibras dos nervos pós-ganglionares simpáticos derivadas dos gânglios simpáticos aumentam a frequência cardíaca. Os músculos cardíacos nos átrios e nos ventrículos são isolados condutivamente uns dos outros pelos densos anéis de TC, conhecidos como fibroesqueleto do coração, onde as valvas e os músculos cardíacos se fixam. Após o nodo SA iniciar um impulso, os cardiomiócitos dos átrios se contraem como um sincício, então o impulso é atrasado no nodo AV por um período de 0,09 s antes de ser transmitido ao feixe de His, que penetra através do fibroesqueleto e

CONSIDERAÇÕES CLÍNICAS 9.1

Defeitos valvares e febre reumática

Crianças que tiveram febre reumática podem desenvolver **defeitos de valvas cardíacas**, os quais podem estar relacionados com um fechamento inadequado (**incompetência**) ou uma abertura inadequada (**estenose**). Felizmente, a maioria desses defeitos pode ser corrigida cirurgicamente. A **febre reumática**, sequela frequente da faringite estreptocócica beta-hemolítica do grupo A, é uma resposta inflamatória à agressão bacteriana. Embora muitos órgãos do corpo possam ser afetados, a maioria dos pacientes se recupera; no entanto, em alguns casos, o coração apresenta uma lesão permanente. Nos países desenvolvidos, onde a infecção estreptocócica é tratada agressivamente com antibióticos, a ocorrência de febre reumática é muito menor do que nos países em desenvolvimento. Nas crianças afetadas, em geral entre 5 e 15 anos, sintomas como dor, inchaço nas articulações, erupção cutânea, dor no peito, febre e pequenos nódulos sob a pele aparecem algumas semanas após a resolução de uma infecção na garganta por estreptococos não tratada. Os sintomas desaparecem em menos de 1 mês; no entanto, alguns anos depois, uma pequena porcentagem dessas crianças desenvolve **valvas mitrais** (valva AV esquerda) danificadas.

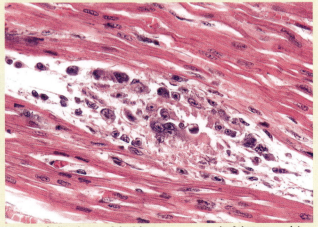

O miocárdio de um falecido que morreu de febre reumática aguda apresenta a presença de corpos de Aschoff, que são compostos por plasmócitos, linfócitos, macrófagos e células gigantes multinucleadas de Aschoff. (Reimpressa com autorização de Mills SE et al., eds. *Sternberg's Diagnostic Surgical Pathology*, 6th ed. Philadelphia: Wolters Kluwer, 2015. p. 1319, Figure 29-23.)

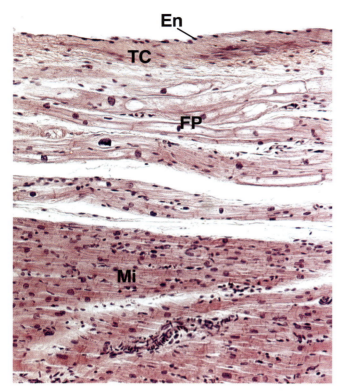

FIGURA 9.3 Esta fotomicrografia de baixa ampliação do coração mostra o **revestimento endotelial** simples pavimentoso (En) do ventrículo, o **tecido conjuntivo** subendotelial (TC) e as **fibras de Purkinje** (FP) bem definidas, ramos do sistema de condução do coração. Observe o espesso **miocárdio** (Mi). 135×.

transporta o impulso para as fibras de Purkinje nos ventrículos. Esse intervalo de tempo permite a contração completa dos átrios e a entrega de todo o volume de sangue atrial nos ventrículos antes que eles comecem sua contração. Dessa forma, o sangue dos átrios pode entrar nos ventrículos e, uma vez que os ventrículos estejam cheios, eles se contraem e impulsionam o sangue para os circuitos sistêmico e pulmonar.

As células musculares cardíacas, especialmente as dos átrios e as do septo interventricular, produzem e armazenam um hormônio conhecido como **peptídio natriurético atrial (fator natriurético atrial)**. As células do músculo cardíaco dos ventrículos também produzem e armazenam um hormônio, conhecido como **peptídio natriurético do tipo B**. Esses dois hormônios desempenham funções semelhantes porque ambos reduzem o volume sanguíneo e, assim, diminuem a pressão arterial.

Artérias

Por definição, as **artérias** conduzem o sangue para longe do coração. Elas são classificadas em três categorias: elásticas (também conhecidas como condutoras ou de grande calibre), musculares (também conhecidas como distribuidoras ou de médio calibre) e arteríolas (Tabela 9.1; ver também Figura 9.1).

Artérias elásticas

As **artérias elásticas**, como a aorta, recebem sangue direto do coração e, por conseguinte, são as maiores artérias do corpo. Como se originam diretamente do coração, essas artérias estão sujeitas às alterações cíclicas da pressão arterial, que é alta, à medida que os ventrículos bombeiam sangue para o seu interior, e baixa, entre o esvaziamento dessas câmaras. De forma a compensar essas oscilações intermitentes de pressão, a túnica média dessas artérias contém grande quantidade de fibras elásticas. Essas fibras elásticas não apenas conferem estabilidade estrutural e permitem a distensão das artérias elásticas, como também ajudam a manter a pressão arterial entre os batimentos cardíacos ao fazer com que a artéria

Tabela 9.1	Características dos tipos de artérias.		
Artéria	**Túnica íntima**	**Túnica média**	**Túnica adventícia**
Artérias elásticas (condutoras) (p. ex., aorta, tronco pulmonar)	Endotélio (contendo corpos de Weibel-Palade), lâmina basal, camada subendotelial, lâmina elástica interna incompleta	Camadas de células musculares lisas intercaladas com 40 a 70 membranas elásticas fenestradas, delgada lâmina elástica externa incompleta, vasa vasorum	Camada fina de TC fibroelástico, poucos vasa vasorum, vasos linfáticos, fibras nervosas
Artérias musculares (distribuidoras) (p. ex., artérias carótida e femoral)	Endotélio (contendo corpos de Weibel-Palade), lâmina basal, camada subendotelial, lâmina elástica interna espessa	Cerca de 40 camadas de células musculares lisas, lâmina elástica externa espessa, relativamente pouco tecido elástico adicional	Camada fina de TC fibroelástico, poucos vasa vasorum, vasos linfáticos, fibras nervosas
Arteríolas	Endotélio (contendo corpos de Weibel-Palade), lâmina basal, camada subendotelial, lâmina elástica interna praticamente substituída por fibras elásticas	1 a 2 camadas de células musculares lisas	Bainha mal definida de tecido conjuntivo frouxo, fibras nervosas
Metarteríolas	Endotélio e lâmina basal	Esfíncter pré-capilar formado por células musculares lisas	Tecido conjuntivo frouxo esparso

volte ao seu tamanho original e impulsione o excesso de sangue em seu interior. A túnica adventícia desses vasos é muito mais fina do que seria esperado; contudo, ela é abundantemente irrigada pelos *vasa vasorum*. Como as lâminas elásticas das membranas fenestradas têm numerosos orifícios, os nutrientes fornecidos pelos *vasa vasorum* conseguem acesso fácil à túnica média.

Artérias musculares

As **artérias musculares** são a maioria das artérias constituintes do corpo e fornecem sangue a vários órgãos. Sua túnica média é composta principalmente de muitas camadas de células musculares lisas. Tanto as artérias elásticas quanto as musculares são supridas por *vasa vasorum* (Figura 9.4; ver também Figura 9.1) e fibras nervosas.

Arteríolas

As **arteríolas** são as menores artérias do corpo e são responsáveis pela regulação da pressão sanguínea. A túnica íntima desses vasos é composta de endotélio, com quantidades discretas de tecido conjuntivo subendotelial. A túnica média é formada por poucas camadas de células musculares lisas, mas, nas arteríolas de pequeno calibre, ela está reduzida a uma única camada destas células. A túnica adventícia também é discreta e contém alguns fibroblastos ocasionais. Em geral, as arteríolas emitem ramos menores, conhecidos como metarteríolas.

As **metarteríolas** se caracterizam pela existência de anéis incompletos de células musculares lisas (**esfíncteres pré-capilares**) que circundam o início dos capilares

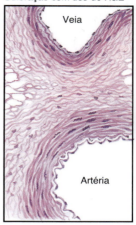
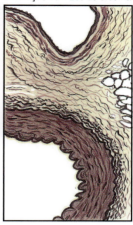

FIGURA 9.4 Este diagrama esquemático compara as paredes de uma artéria e a veia correspondente empregando como corantes H&E e orceína. As artérias têm uma parede mais muscular e, portanto, uma túnica média mais espessa que as veias e maior quantidade de tecido elástico. Por outro lado, a túnica adventícia das veias é muito mais espessa que a das artérias. A camada mais externa é a **túnica adventícia**, composta de tecido conjuntivo com fibras colágenas e elásticas, cujos vasos, os ***vasa vasorum***, penetram nas regiões externas da túnica média e nutrem suas células.

(Figuras 9.5 e 9.6). As metarteríolas formam a extremidade arterial (proximal) de um **canal central** e são responsáveis por liberar sangue no interior do leito capilar. A extremidade venosa (distal) do canal central, também

CONSIDERAÇÕES CLÍNICAS 9.2

Aneurisma

Com o passar do tempo, a parede danificada de um vaso pode enfraquecer, aumentar e resultar em uma saliência conhecida como **aneurisma**. Esta condição ocorre mais frequentemente em artérias elásticas, como a aorta e a artéria renal. Caso não seja detectado ou tratado, o aneurisma pode romper inesperadamente e provocar grave sangramento interno, com consequências fatais. Dependendo do estado de saúde da pessoa, é possível fazer um reparo cirúrgico.

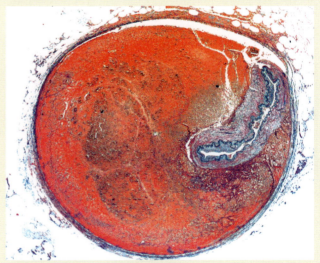

Esta é uma fotomicrografia de um aneurisma de artéria renal. O sangue que escapou do lúmen dissecou a parede do vaso e se acumulou entre a túnica média e a túnica adventícia. (Reimpressa com autorização de Mills SE et al., eds. *Sternberg's Diagnostic Surgical Pathology*, 6th ed. Philadelphia: Wolters Kluwer, 2015. p. 1356, Figure 30-6.)

CONSIDERAÇÕES CLÍNICAS 9.3

Aterosclerose

A **aterosclerose**, a deposição de uma placa no interior das paredes das artérias de médio e grande calibres, resulta em estenose e na redução do fluxo sanguíneo no interior deste vaso. Se esta condição envolver as artérias coronárias, o fluxo sanguíneo reduzido para o miocárdio provoca cardiopatia coronariana. As consequências dessa doença podem ser: angina (*angina pectoris*), infarto do miocárdio, cardiopatia isquêmica crônica ou morte súbita cardíaca.

CONSIDERAÇÕES CLÍNICAS 9.4

Doença de Raynaud

A **doença de Raynaud** é uma condição idiopática na qual as arteríolas dos dedos das mãos e dos pés sofrem espasmos súbitos que duram de minutos a horas, o que ocasiona um corte no suprimento de sangue para os dedos, com resultante cianose e perda de sensibilidade. Acredita-se que esta doença, que afeta principalmente mulheres jovens, ocorra por causa da exposição ao frio e também pelo estado emocional do paciente. Outras possíveis causas incluem aterosclerose, esclerodermia, lesões e reação a alguns medicamentos.

CONSIDERAÇÕES CLÍNICAS 9.5

Acidente vascular encefálico

O **acidente vascular encefálico** (AVE) é um quadro no qual o fluxo sanguíneo para uma parte do encéfalo é interrompido devido a um bloqueio de vasos sanguíneos ou por hemorragia. A falta de sangue provoca anoxia da região afetada, com consequente morte dos neurônios naquela região, resultando em fraqueza, paralisia, perda sensorial ou incapacidade para falar. Dependendo da extensão da lesão e se as vítimas de AVE foram encaminhadas para uma instituição hospitalar capaz de cuidar do problema, elas podem ser reabilitadas para recuperar parte ou toda a função perdida.

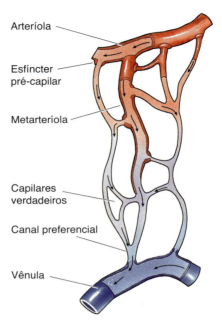

FIGURA 9.5 Ilustração esquemática do controle do fluxo sanguíneo através de um leito capilar. Alguns leitos capilares, como os da pele, são formados de modo que, em algumas circunstâncias, eles possam ser contornados por um caminho alternativo. Um método de controlar o fluxo sanguíneo é pelos **canais centrais** que conduzem o sangue da arteríola para uma vênula. A metade proximal do canal central é uma **metarteríola**, um vaso com um revestimento incompleto de músculo liso. O fluxo de sangue em cada capilar que surge da metarteríola é controlado por uma célula muscular lisa, o **esfíncter pré-capilar**. A metade distal do canal central é o **canal preferencial**, o qual não tem células musculares lisas e aceita o sangue que vem do leito capilar. Se o leito capilar precisar ser contornado, os esfíncteres pré-capilares se contraem, evitando então que o sangue entre no leito capilar e siga diretamente para a vênula.

conhecida como **canal de passagem**, é responsável por drenar o sangue do leito capilar e conduzi-lo para o interior das vênulas. A contração dos esfíncteres pré-capilares das metarteríolas desvia o sangue para o interior do **canal de passagem** e daí para o interior da vênula; assim, o sangue é desviado do leito capilar (ver Figura 9.5).

As **anastomoses arteriovenosas** (*shunts*) são comunicações diretas entre as artérias e as vênulas, e também têm a função de desviar o sangue do leito capilar. Essas derivações circulatórias (*shunts*) participam da **termorregulação** e do controle da pressão arterial ao abrirem-se (quando os esfíncteres pré-capilares se fecham) para contornar os leitos capilares da pele, conservando, então, o calor; em seguida, elas se fecham (quando os esfíncteres pré-capilares se abrem) para canalizar o sangue para os leitos capilares, dissipando, assim, o calor através da pele.

Capilares

Os **capilares** são vasos sanguíneos muito pequenos, constituídos de uma camada única de células endoteliais circundadas por uma lâmina basal e por **pericitos** ocasionais, mas esses vasos não têm células musculares lisas; portanto, não apresentam atividade vasomotora. Os capilares apresentam uma **permeabilidade seletiva** e, juntamente com as vênulas, são responsáveis pela troca de gases, metabólitos e

Capítulo 9 Sistema Circulatório **211**

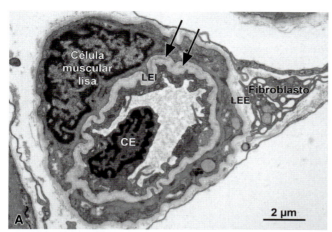

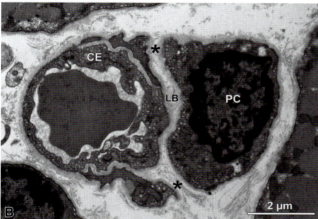

FIGURA 9.6 A. Micrografia eletrônica de transmissão de uma metarteríola de músculo esquelético. Observe a única célula muscular lisa com sua **lâmina elástica externa** (LEE) separando-a dos elementos do tecido conjuntivo, incluindo um fibroblasto. A lâmina externa da célula muscular lisa se funde com a lâmina basal da **célula endotelial** (CE) da metarteríola e é conhecida como **lâmina elástica interna** (LEI). Observe as fibras elásticas delgadas na lâmina elástica interna (*setas*). **B.** Observe que a célula **endotelial** (CE) do capilar é circundada por uma **lâmina basal** (LB), que se funde (*asteriscos*) com a lâmina basal do **pericito** (PC). (Cortesia do Dr. Oliver Baum.)

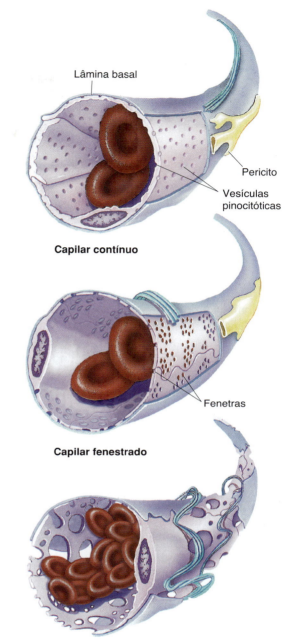

FIGURA 9.7 Ilustração esquemática dos três tipos de capilares: contínuo, fenestrado e sinusoidal (descontínuo). Os capilares são compostos por um epitélio simples pavimentoso constituindo um cilindro estreito de 8 a 10 μm de diâmetro. Os **capilares contínuos (somáticos)** não contêm fenestras; as substâncias atravessam a célula endotelial em ambas as direções pelas vesículas pinocitóticas. Os **capilares fenestrados (viscerais)** são caracterizados pela existência de perfurações, as **fenestras**, de 60 a 80 μm de diâmetro, que podem ou não ser preenchidas por um diafragma. Os **capilares sinusoidais** têm um lúmen amplo (30 a 40 μm de diâmetro), numerosas fenestras, lâmina basal descontínua e não contêm vesículas pinocitóticas. Frequentemente, as células endoteliais adjacentes dos capilares sinusoidais sobrepõem-se umas às outras de modo incompleto.

outras substâncias entre a corrente sanguínea e os tecidos do corpo. Os capilares são compostos de **células endoteliais** altamente achatadas que formam canais vasculares estreitos, de 8 a 10 μm de diâmetro, e em geral com menos de 1 mm de comprimento. Existem três tipos de capilares: contínuos, fenestrados e sinusoidais (Figura 9.7 e Tabela 9.2):

- Os **capilares contínuos** não têm fenestras; contêm apenas algumas vesículas pinocitóticas e apresentam uma lâmina basal contínua. Esses capilares estão localizados em estruturas como fibras nervosas periféricas, músculo esquelético, pulmões e timo. A natureza contínua do citoplasma endotelial garante uma troca de substâncias altamente regulada entre os ambientes capilar e extracapilar

Tabela 9.2 Características dos tipos de capilares.

Características	Capilares contínuos	Capilares fenestrados	Capilares sinusoidais
Localização	TC, músculos, tecido nervoso; são modificados nos tecidos do SNC	Glândulas endócrinas, pâncreas, intestinos	Medula óssea, baço, fígado, linfonodos, algumas glândulas endócrinas
Diâmetro	Menor diâmetro	Diâmetro intermediário	Maior diâmetro
Endotélio	Forma junções de oclusão na dobra marginal com a própria célula ou outras adjacentes	Forma junções de oclusão na dobra marginal com a própria célula ou outras adjacentes	Em geral, o endotélio e a lâmina basal são descontínuos
Fenestras (poros através das células endoteliais)	Ausentes	Presentes	Presentes, além dos espaços intercalares

- Os **capilares fenestrados** apresentam em suas paredes poros relativamente grandes e cobertos de diafragma, chamados fenestras. O diafragma pode ser visto na micrografia eletrônica de transmissão como um glicocálice denso em elétrons preenchendo as fenestras. Essas células também têm vesículas pinocitóticas e são envoltas por uma lâmina basal contínua. As fenestras permitem uma troca rápida de moléculas maiores, tais como proenzimas, hormônios e grandes porções de carboidratos, entre os ambientes capilar e extracapilar. Os capilares fenestrados estão localizados nas glândulas endócrinas, no pâncreas e na lâmina própria dos intestinos; eles também constituem os glomérulos renais, embora nesse local suas fenestras não sejam cobertas por diafragma

- Os **capilares sinusoidais** (também conhecidos como **capilares sinusoides** ou **descontínuos**) são muito maiores que seus correspondentes fenestrados ou contínuos. Esses capilares são circundados por uma lâmina basal descontínua e suas células endoteliais não contêm vesículas pinocitóticas. As junções intercelulares de suas células endoteliais apresentam espaços intercalados (lacunas), permitindo, assim, a entrada e a saída de substâncias e de células desses vasos sanguíneos livremente. Com frequência, os macrófagos estão associados a capilares sinusoidais. Os capilares sinusoidais estão presentes no fígado, no baço, nos linfonodos, na medula óssea e no córtex suprarrenal.

Permeabilidade capilar

A permeabilidade capilar depende não apenas das células endoteliais que constituem o capilar, mas também de características físico-químicas como tamanho, carga e forma da substância que o atravessa. Algumas moléculas, como H_2O, difundem-se através do capilar, enquanto outras são ativamente transportadas por proteínas transportadoras através da membrana plasmática da célula endotelial. Outras moléculas se movem através de fenestras ou através de lacunas nas junções intercelulares. Certos agentes farmacológicos, tais como a **bradicinina** e a **histamina**, têm a capacidade de alterar a permeabilidade capilar. Os leucócitos deixam a corrente sanguínea, passando pelas junções intercelulares das células endoteliais (**diapedese**) para entrar nos espaços extracelulares de tecidos e órgãos.

Funções das células endoteliais

As **células endoteliais** participam da formação de uma barreira seletivamente permeável, da vasoconstrição, da vasodilatação, da ativação da coagulação, da facilitação da migração transepitelial das células inflamatórias, da angiogênese e síntese de fatores de crescimento, e da conversão da angiotensina I, para formar angiotensina II por meio da enzima conversora da angiotensina 1(a qual está presente na superfície luminal da membrana celular das células endoteliais); também se ligam à lipase lipoproteica e participam da oxidação de lipoproteínas.

A **vasoconstrição** ocorre não apenas pela ação das fibras nervosas simpáticas que atuam nos músculos lisos da túnica média, mas também pelo composto peptídico **endotelina 1**, produzido e liberado pelas células endoteliais dos vasos sanguíneos. Além disso, o **hormônio antidiurético** (**ADH, vasopressina**) secretado pela neuro-hipófise também atua na vasoconstrição.

A **vasodilatação** é realizada por fibras nervosas parassimpáticas de forma indireta. Em vez de atuar nas células musculares lisas, a acetilcolina liberada pelos botões terminais do nervo liga-se aos receptores existentes nas células endoteliais e leva-os a liberar **óxido nítrico** (NO), anteriormente conhecido como fator de liberação derivado do endotélio (EDRF; do inglês *endothelial-derived releasing factor*). O óxido nítrico atua no sistema guanosina monofosfato cíclico (GMPc) das células musculares lisas e causa seu relaxamento. Além disso, as células endoteliais produzem **prostaciclinas**, que são compostos químicos que induzem a via do mensageiro secundário AMPc das células musculares lisas, produzindo então seu relaxamento.

Quando a coagulação sanguínea se torna necessária, as células endoteliais deixam de produzir inibidores da

CONSIDERAÇÕES CLÍNICAS 9.6

Doença de von Willebrand

A **doença de von Willebrand** é uma condição genética na qual a pessoa é incapaz de produzir uma quantidade normal do fator de von Willebrand ou, então, o fator produzido é aberrante. A maioria dos pacientes tem a forma leve da doença, que não apresenta risco de morte. Essas pessoas têm problemas com o processo de coagulação do sangue e apresentam hematomas frequentes, tempo de sangramento mais prolongado, sangramento excessivo na extração de dentes, excessiva perda de sangue menstrual e mucosas que sangram com facilidade.

coagulação e, em vez disto, liberam o **fator tecidual** (também conhecido como **tromboplastina**), um composto que facilita a ativação da via comum da **coagulação sanguínea**, e o **fator de von Willebrand**, que ativa e facilita a adesão das plaquetas à laminina e aos colágenos expostos e as induz a liberar ADP e trombospondina, que facilita a adesão entre as plaquetas.

Quando as células inflamatórias precisam deixar a corrente sanguínea para entrar nos espaços do tecido conjuntivo, as células endoteliais expressam **selectinas E** em suas membranas plasmáticas luminais. Essas moléculas de sinalização são reconhecidas pelos ligantes de carboidrato na superfície das células inflamatórias e estimulam sua **transmigração epitelial**.

A **angiogênese** ocorre nos tecidos do adulto em resposta à reparação dos vasos sanguíneos danificados, formando vasos sanguíneos novos durante a reparação das lesões, criando novos vasos endometriais depois da menstruação, formando o corpo-lúteo, e também em resposta ao desenvolvimento de tumores. Os vasos sanguíneos novos se originam dos preexistentes em razão das interações de várias moléculas de sinalização, como as angiopoietinas 1 e 2, com receptores específicos das células endoteliais que induzem a atividade mitótica das células endoteliais preexistentes e recrutam células musculares lisas, para formar a túnica média dos vasos em desenvolvimento.

As células endoteliais também **sintetizam fatores de crescimento** como diversos fatores de estimulação de colônias, que induzem as células da linhagem sanguínea a realizar mitose e produzir várias células sanguíneas, assim como inibidores do crescimento como o fator de crescimento transformador β (TGF-β do inglês *transforming growth factor-β*).

Como foi mencionado anteriormente, as células endoteliais convertem a angiotensina I em angiotensina II, que é um potente agente constritor da musculatura lisa e indutor da secreção de aldosterona pelo córtex suprarrenal.

As células endoteliais também oxidam o excesso de colesterol ligado às lipoproteínas de baixa densidade (LDL) e às lipoproteínas de densidade muito baixa (VLDL), de forma que os subprodutos oxidados possam ser fagocitados pelos macrófagos.

Essas células também secretam vários tipos de colágeno e laminina.

A lipase lipoproteica, a enzima nas células endoteliais, cliva os triglicerídeos no sangue em glicerol e ácidos graxos para que estes possam deixar o sangue e entrar nas células do tecido adiposo.

Veias

As veias são vasos de baixa pressão que conduzem o sangue para longe dos tecidos do corpo e de volta ao coração (ver Figuras 9.1 e 9.3). Em geral, os diâmetros das veias são maiores que os das artérias correspondentes; no entanto, as veias têm paredes mais finas porque não suportam alta pressão. As veias também apresentam três camadas concêntricas mais ou menos definidas: **túnica íntima, túnica média** e **túnica adventícia**. Além disso, as veias têm menos camadas de células musculares lisas em sua túnica média do que as artérias. Finalmente, muitas veias têm válvulas que agem para evitar o refluxo de sangue. Como os lumens das veias são muito maiores do que os das artérias correspondentes, as veias contêm pelo menos o dobro da quantidade de sangue que as artérias. As três categorias de veias são **vênulas**, **veias médias** e **grandes** (Tabela 9.3):

- As **vênulas**, as menores **veias**, e principalmente as **vênulas pós-capilares**, também são responsáveis pela troca de substâncias
    - As vênulas pós-capilares têm **pericitos**, em vez de uma túnica média, e suas paredes são mais permeáveis que as das vênulas e até que as dos capilares
    - **Substâncias vasodilatadoras**, como a **serotonina** e a **histamina**, parecem atuar em pequenas vênulas, o que faz com que elas se tornem mais permeáveis ao aumentar as distâncias intercelulares entre as membranas das células endoteliais contíguas
    - A maioria dessas lacunas intercelulares ocorre nas vênulas pós-capilares em vez de nas capilares
    - Os leucócitos deixam preferencialmente o sistema vascular nas vênulas pós-capilares para entrar nos espaços do tecido conjuntivo via **diapedese**
- As **veias médias** recebem sangue da maior parte do corpo, incluindo as extremidades superiores e inferiores. Elas também possuem três camadas
    - A túnica íntima com frequência forma válvulas, principalmente nas extremidades inferiores, para contrapor as forças gravitacionais e evitar o refluxo do sangue

Tabela 9.3	Características dos tipos de veias.		
Tipo de veia	**Túnica íntima**	**Túnica média**	**Túnica adventícia**
Veias grandes	Endotélio, lâmina basal, TC subendotelial, algumas veias têm válvulas	Tecido conjuntivo e poucas camadas de células musculares lisas	Camada mais espessa com feixes de células musculares lisas, orientados longitudinalmente, imersos em TC denso não modelado. *Vasa vasorum* estão presentes
Médias	Endotélio, lâmina basal, TC subendotelial, algumas veias têm válvulas	Fibras reticulares e elásticas, e algumas células musculares lisas	Camadas de TC denso não modelado com *vasa vasorum*
Vênulas	Endotélio, lâmina basal (pericitos associados a algumas vênulas pós-capilares)	Algum tecido conjuntivo, juntamente com algumas células musculares lisas	Alguns feixes de fibras colágenas e poucos fibroblastos

- A túnica média é delgada e abriga apenas uma rede frouxamente organizada de células musculares lisas intercaladas com fibroblastos e fibras de colágeno do tipo I
- A túnica adventícia é a mais espessa das três camadas, composta principalmente por fibras elásticas e feixes de colágeno do tipo I, dispostos paralelamente ao eixo longitudinal da veia. Células musculares lisas ocasionais também estão presentes na adventícia
- As **veias grandes**, como as veias cavas, as veias pulmonares e as renais, têm mais de 1 cm de diâmetro
  - À medida que as veias cavas e as veias pulmonares se aproximam do coração, elas exibem a presença de células musculares cardíacas em sua adventícia
  - A maioria das veias grandes (exceto aquelas nas extremidades inferiores) tem poucas células musculares lisas em sua túnica média; por outro lado, mais células musculares lisas estão localizadas em sua túnica adventícia
- A túnica íntima das veias grandes é rica em fibras elásticas e fibroblastos
- As paredes dessas veias grandes são supridas por vasos delgados derivados dos *vasa vasorum* localizados em sua adventícia.

Sistema vascular linfático

O excesso de líquido extracelular, que não entra no sistema de retorno venoso no nível do leito capilar ou vênula, entra nos **capilares linfáticos**, que são vasos finos com extremidades em fundo cego e constituem os componentes iniciais do sistema vascular linfático. Depois de passar por cadeias de linfonodos e vasos linfáticos maiores, o líquido conhecido como linfa entra no sistema vascular sanguíneo na raiz do pescoço.

Capítulo 9 Sistema Circulatório **215**

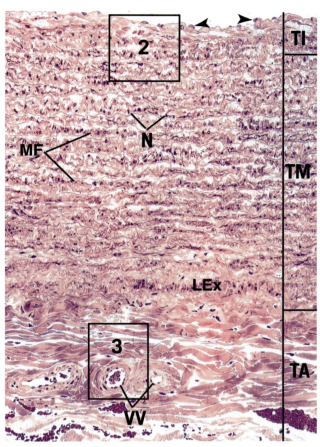

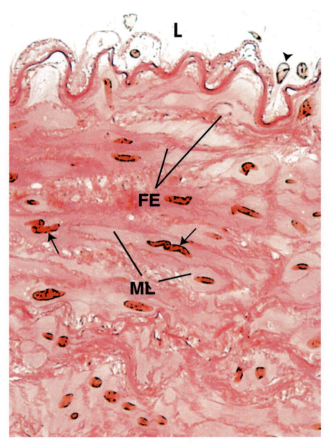

FIGURA 9.1.1 Artéria elástica. Corte longitudinal. Aorta. Macaco. Corte em resina plástica. 132×.

Esta fotomicrografia de pequeno aumento apresenta quase toda a espessura da parede da aorta, a maior artéria do corpo. A **túnica íntima** (TI) é revestida por um epitélio simples pavimentoso, cujos núcleos (*pontas de seta*) projetam-se em direção ao lúmen do vaso. As linhas, que aparecem pálidas neste aumento, são fibras e lâminas elásticas, enquanto os núcleos pertencem às células musculares lisas e células do tecido conjuntivo. A lâmina elástica interna não é facilmente identificável, pois a túnica íntima e a média são ricas em fibras elásticas. A **túnica média** (TM) é composta de células musculares lisas cujos **núcleos** (N) estão bastante evidentes. Essas células musculares lisas situam-se nos espaços entre as **membranas fenestradas** (MF) organizadas em camadas concêntricas e compostas por tecido conjuntivo elástico. A **lâmina elástica externa** (LEx) é a porção da túnica média em transição para a adventícia. A camada mais externa da aorta, a **túnica adventícia** (TA), é composta de fibras colágenas e elásticas dispersas entre as células do tecido conjuntivo e vasos sanguíneos, os **vasa vasorum** (VV). Regiões semelhantes às áreas em destaque são apresentadas nas Figuras 9.1.2 e 9.1.3.

FIGURA 9.1.2 Artéria elástica. Corte transversal. Macaco. Corte em resina plástica. 540×.

Esta imagem é a ampliação de uma área da túnica íntima semelhante à *área em destaque* da Figura 9.1.1. O revestimento endotelial do vaso sanguíneo tem **núcleos** (*ponta de seta*) que fazem saliência no **lúmen** (L). As numerosas **fibras elásticas** (FE) formam uma lâmina elástica incompleta. Observe que os interstícios da túnica íntima abrigam muitas **células musculares lisas** (ML) cujos núcleos têm formato de saca-rolha (*setas*), um indicativo de contração muscular. Embora a maioria dos elementos celulares sejam as células musculares lisas, foi sugerido que fibroblastos e macrófagos possam estar presentes; no entanto, acredita-se que as fibras elásticas e a substância extracelular amorfa sejam sintetizadas pelas células musculares lisas.

LEGENDA					
FE	fibras elásticas	ML	células musculares lisas	TI	túnica íntima
L	lúmen	N	núcleo	TM	túnica média
LEx	lâmina elástica externa	TA	túnica adventícia	VV	*vasa vasorum*
MF	membranas fenestradas				

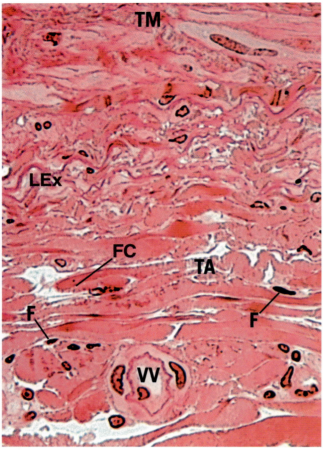

FIGURA 9.1.3 Artéria elástica. Corte transversal. Macaco. Corte em resina plástica. 540×.

Esta imagem é ampliação de uma área da túnica adventícia semelhante à *área em destaque* da Figura 9.1.1. A região mais externa da **túnica média** (TM) está demarcada pela **lâmina elástica externa** (LEx). A **túnica adventícia** (TA) é composta de feixes espessos de **fibras colágenas** (FC) entremeadas com fibras elásticas. Observe os núcleos dos **fibroblastos** (F) localizados nos espaços entre os feixes das fibras colágenas. Como a parede do vaso é muito espessa, os nutrientes que se difundem do lúmen não podem suprir a parede inteira do vaso; portanto, a túnica adventícia é suprida por pequenos vasos conhecidos como *vasa vasorum* (VV). Os *vasa vasorum* fornecem circulação para a túnica adventícia e para a porção externa da túnica média. Além disso, também são encontrados vasos linfáticos (não observados aqui) na túnica adventícia.

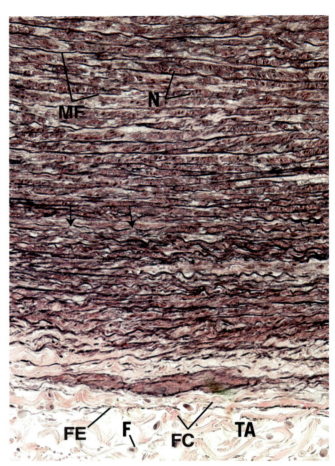

FIGURA 9.1.4 Artéria elástica. Corte transversal. Humano. Corante para fibras elásticas. Corte em parafina. 132×.

O uso de um corante especial para demonstrar a existência das lâminas elásticas concêntricas, conhecidas como **membranas fenestradas** (MF) mostra a grande capacidade elástica da aorta. O número de membranas fenestradas, assim como a espessura de cada membrana, aumenta com a idade, de modo que o adulto terá quase o dobro dessas estruturas que um bebê. Essas membranas são chamadas de fenestradas porque têm espaços (*setas*) através dos quais nutrientes e resíduos metabólicos difundem-se. Os espaços entre as membranas fenestradas são ocupados por células musculares lisas cujos **núcleos** (N) estão evidentes, assim como por substância intercelular amorfa, colágeno e fibras elásticas delgadas. A **túnica adventícia** (TA) é composta principalmente de **feixes de fibras colágenas** (FC) e por algumas **fibras elásticas** (FE). Numerosos **fibroblastos** (F) e outras células do tecido conjuntivo estão na túnica adventícia.

LEGENDA

F	fibroblasto	LEx	lâmina elástica externa	TA	túnica adventícia
FC	fibra colágena	MF	membranas fenestradas	TM	túnica média
FE	fibra elástica	N	núcleo	VV	*vasa vasorum*

Capítulo 9 Sistema Circulatório **217**

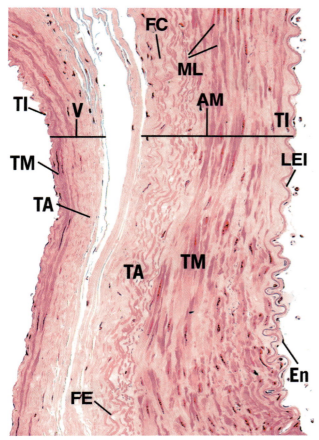

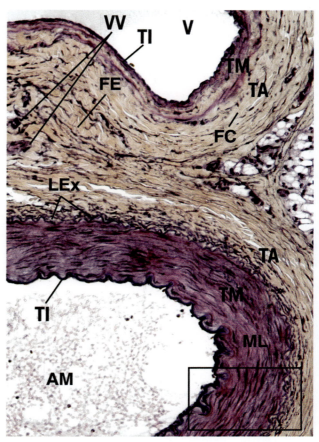

FIGURA 9.2.1 Artéria e veia. Corte transversal. Macaco. Corte em resina plástica. 132×.

Esta fotomicrografia de pequeno aumento apresenta uma **artéria muscular** (AM) e a sua **veia** (V) correspondente. Observe que a parede da artéria é muito mais espessa que a da veia e tem muito mais fibras musculares. As três túnicas concêntricas da artéria estão evidentes. A **túnica íntima** (TI), com sua **camada endotelial** (En) e **lâmina elástica interna** (LEI), está bem aparente. A espessa **túnica média** (TM) é identificada pelas **células musculares lisas** (ML), organizadas de maneira circular ou espiral, imersas em matriz extracelular rica em material elástico. Essas fibras elásticas, assim como a lâmina elástica externa – a camada mais externa da túnica média –, não são muito visíveis com os corantes hematoxilina e eosina. A **túnica adventícia** (TA), quase tão espessa quanto a túnica média, não tem fibras musculares lisas. Ela é composta principalmente de fibras **colágenas** (FC) e **elásticas** (FE), assim como por fibroblastos e outras células do tecido conjuntivo. A parede da veia que acompanha a artéria já descrita apresenta as mesmas três túnicas: **íntima** (TI), **média** (TM) e **adventícia** (TA); no entanto, todas as três (mas especialmente a média) são menos espessas.

FIGURA 9.2.2 Artéria e veia. Corte transversal. Corante para fibras elásticas. Corte em parafina. 132×.

O corante utilizado neste corte transversal de uma **artéria muscular** (AM) e sua **veia** (V) correspondente demonstra com clareza as diferenças entre artérias e veias. A **túnica íntima** (TI) da artéria fica escura em decorrência da espessa lâmina elástica interna, enquanto a da veia não se cora tão intensamente. A espessa **túnica média** (TM) da artéria é composta de várias camadas de **células musculares lisas** (ML) organizadas de maneira circular ou espiral com várias fibras elásticas distribuídas por essa túnica. A **túnica média** (TM) da veia apresenta poucas camadas de fibras musculares lisas, separadas por algumas fibras elásticas. A **lâmina elástica externa** (LEx) da artéria é muito mais desenvolvida que a da veia. Finalmente, a **túnica adventícia** (TA) é a camada mais espessa da veia e é composta de fibras **colágenas** (FC) e fibras **elásticas** (FE). A **túnica adventícia** (TA) da artéria também é espessa, mas representa apenas metade da espessura de sua parede. Essa também é composta de fibras colágenas e elásticas. Ambos os vasos têm seus próprios *vasa vasorum* (VV) nas suas túnicas adventícias. Uma região semelhante à *área em destaque* é apresentada em uma ampliação na Figura 9.2.3.

LEGENDA					
AM	artéria muscular	LEI	lâmina elástica interna	TI	túnica íntima
En	camada endotelial	LEx	lâmina elástica externa	TM	túnica média
FC	fibra colágena	ML	células musculares lisas	V	veia
FE	fibra elástica	TA	túnica adventícia	VV	*vasa vasorum*

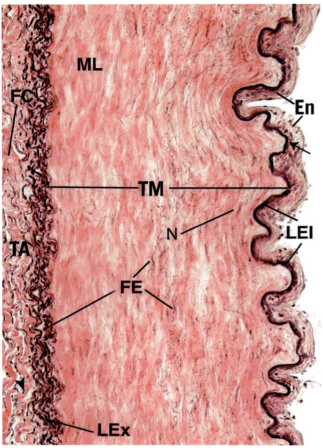

FIGURA 9.2.3 Artéria. Corte transversal. Corante para fibras elásticas. Corte em parafina. 132×.

Esta fotomicrografia é uma ampliação de uma região semelhante à que está na *área em destaque* da Figura 9.2.2. O **endotélio** (En), o tecido conjuntivo subendotelial (*seta*) e a **lâmina elástica interna** (LEI), altamente contraída, estão evidentes. Essas três estruturas constituem a túnica íntima da artéria muscular. A **túnica média** (TM) é muito espessa e tem muitas camadas de **células musculares lisas** (ML) que estão dispostas de maneira circular ou espiral, e seus **núcleos** (N) são facilmente identificados com esse corante. Numerosas **fibras elásticas** (FE) se ramificam entre as células musculares lisas pelos espaços intercelulares. A **lâmina elástica externa** (LEx), que representa o limite externo da túnica média, é observada com facilidade nesta preparação. Por fim, observe as fibras **colágenas** (FC) e **elásticas** (FE) da **túnica adventícia** (TA), assim como os núcleos (*ponta de seta*) das várias células do tecido conjuntivo.

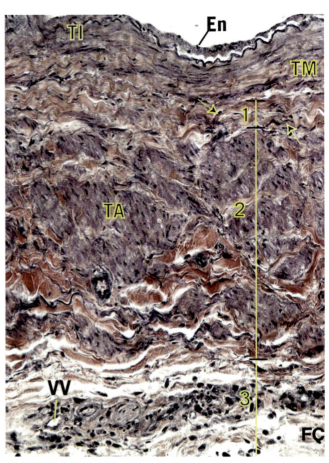

FIGURA 9.2.4 Veia grande. Veia cava. Corte transversal. Humano. Corte em parafina. 270×.

As veias grandes, assim como a veia cava inferior nesta fotomicrografia, são muito diferentes das veias de calibre médio das Figuras 9.2.1 e 9.2.2. A **túnica íntima** (TI) é composta de **endotélio** (En) e algum tecido conjuntivo subendotelial, enquanto a **túnica média** (TM) é pouco espessa e contém apenas algumas células musculares lisas. O componente principal da parede da veia cava é a muito espessa **túnica adventícia** (TA), que consiste em três regiões concêntricas. A camada mais interna (1) apresenta feixes de colágeno espessos (*setas*) organizados em espiral, o que possibilita que a parede se torne mais longa ou mais curta com a excursão respiratória do diafragma. A camada intermediária (2) tem células musculares lisas (ou musculares cardíacas) dispostas no sentido longitudinal do vaso. A camada externa (3) é composta de feixes espessos de **fibras colágenas** (FC) entremeados por fibras elásticas. Esta região tem *vasa vasorum* (VV), que fornecem nutrientes para a parede da veia cava.

LEGENDA

En	endotélio	ML	células musculares lisas	TI	túnica íntima
FE	fibra elástica	N	núcleo	TM	túnica média
LEI	lâmina elástica interna	TA	túnica adventícia	VV	*vasa vasorum*
LEx	lâmina elástica externa				

Capítulo 9   Sistema Circulatório   219

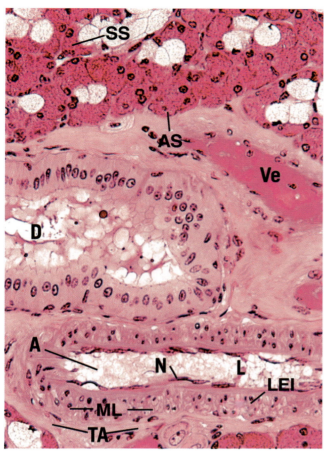

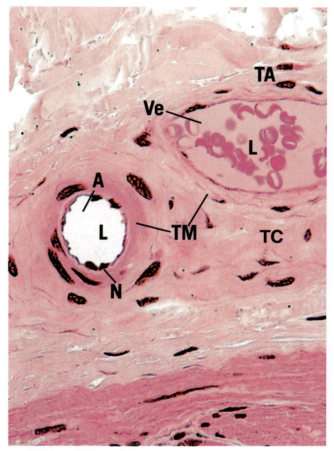

FIGURA 9.3.1 Arteríola e vênula. Corte longitudinal. Macaco. Corte em resina plástica. 270×.

Este corte longitudinal de uma grande **arteríola** (A) e a **vênula** (Ve) que a acompanha, situadas em um septo de tecido conjuntivo de uma glândula submandibular de macaco, apresenta um **ducto** (D) da glândula entre os dois vasos. Observe que a espessura da parede da arteríola é semelhante ao diâmetro do seu **lúmen** (L). Os **núcleos** (N) das células endoteliais estão bastante evidentes em ambos os vasos, assim como as **células musculares lisas** (ML) da túnica média. A arteríola também apresenta uma **lâmina elástica interna** (LEI) entre a túnica média e as células endoteliais. A **túnica adventícia** (TA) da arteríola contém núcleos de fibroblastos, enquanto a da vênula não apresenta limites muito definidos com o tecido conjuntivo circundante. Os ácinos glandulares estão evidentes neste campo, assim como os **ácinos serosos** (AS) e as **semiluas serosas** (SS).

FIGURA 9.3.2 Arteríola e vênula. Corte transversal. Macaco. Corte em resina plástica. 540×.

Esta pequena **arteríola** (A) e esta **vênula** (Ve) são da submucosa da região fúndica do estômago de um macaco. Observe a clara diferença entre os diâmetros do **lúmen** (L) dos dois vasos, assim como a espessura das suas paredes. Em decorrência da maior quantidade de músculo na **túnica média** (TM) da arteríola, os **núcleos** (N) das suas células endoteliais se tornam salientes no seu lúmen circular. A **túnica média** (TM) da vênula é muito reduzida, enquanto a **túnica adventícia** (TA) está bastante desenvolvida e é composta de **tecido conjuntivo rico em colágeno** (TC) entremeado com fibras elásticas (não evidente neste corte corado com hematoxilina e eosina).

LEGENDA

A	arteríola	LEI	lâmina elástica interna	TA	túnica adventícia
AS	ácinos serosos	ML	células musculares lisas	TC	tecido conjuntivo
D	ducto	N	núcleo	TM	túnica média
L	lúmen	SS	semilua serosa	Ve	vênula

220 Gartner & Hiatt Histologia | Texto e Atlas

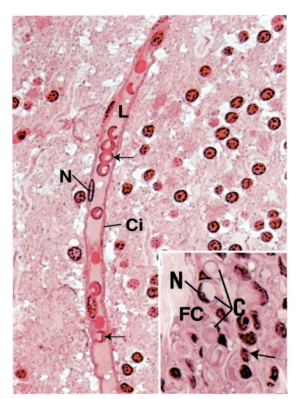

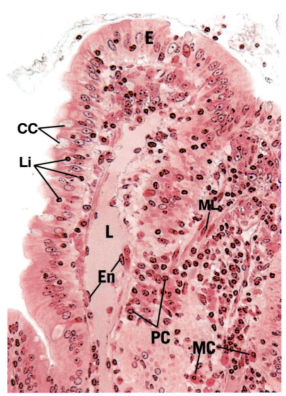

FIGURA 9.3.3 Capilar. Corte longitudinal. Macaco. Corte em resina plástica. 540×.

FIGURA 9.3.4 Vaso linfático. Corte longitudinal. Macaco. Corte em resina plástica. 270×.

Nesta fotomicrografia, a camada molecular do cerebelo de um macaco contém um corte longitudinal de um capilar. Observe que nem todos os **núcleos** (N) das células endoteliais estão contidos no corte. É possível visualizar o **citoplasma** (Ci) muito delgado das células endoteliais, que é visto como linhas finas e escuras margeando o **lúmen** (L) do capilar. As hemácias (*setas*) sofrem distorções à medida que passam pelo lúmen estreito do vaso. *Inserto*. **Capilar. Corte transversal. Macaco. Corte em resina plástica.** 540×. O tecido conjuntivo apresentado nesta fotomicrografia apresenta feixes de **fibras colágenas** (FC), núcleos das células do tecido conjuntivo (*seta*) e um corte transversal de um **capilar** (C), em um dos quais está bastante evidente o **núcleo** (N) da sua célula endotelial.

Essa fotomicrografia apresenta uma vilosidade duodenal de macaco. Observe o **epitélio** (E) simples colunar entremeado ocasionalmente por **células caliciformes** (CC). A lâmina própria de tecido conjuntivo apresenta vários **plasmócitos** (PC), **mastócitos** (MC), **linfócitos** (Li) e **fibras musculares lisas** (ML). O corte longitudinal do **lúmen** (L) revestido com **endotélio** (En) é um canal linfático com terminação cega chamado quilífero. Como o vaso linfático não transporta hemácias, ele parece estar vazio, mas, na verdade, está preenchido por linfa. Após uma refeição gordurosa, esses vasos contêm quilomícrons. Observe que a parede do vaso é muito fina em comparação com o seu diâmetro.

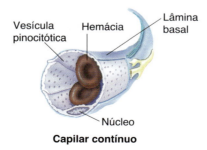

Capilar contínuo

LEGENDA					
C	capilar	En	endotélio	MC	mastócitos
CC	células caliciformes	FC	fibras colágenas	ML	células musculares lisas
Ci	citoplasma	L	lúmen	N	núcleo
E	epitélio	Li	linfócitos	PC	plasmócitos

Capítulo 9 Sistema Circulatório 221

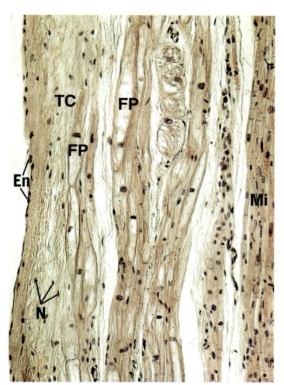

FIGURA 9.4.1 Endocárdio. Humano. Corte em parafina. 132×.

O endocárdio, a camada mais interna do coração, é revestido por um epitélio simples pavimentoso que é contínuo com o endotélio dos vários vasos sanguíneos que entram e saem do coração. O endocárdio é composto de três camadas. A mais interna consiste em **endotélio** (En) e **tecido conjuntivo** (TC) subendotelial, no qual as fibras colágenas e os **núcleos** (N) das células do tecido conjuntivo estão evidentes. A camada média do endocárdio, embora composta por densas fibras colágenas e elásticas e por algumas células musculares lisas, é ocupada nesta fotomicrografia pelos ramos do sistema de condução do coração, as **fibras de Purkinje** (FP). A terceira camada do endocárdio faz limite com o espesso **miocárdio** (Mi) e é composta por um tecido conjuntivo mais frouxo, o qual abriga vasos sanguíneos, adipócitos ocasionais e células do tecido conjuntivo.

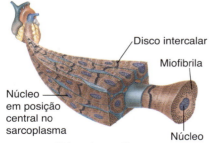

Músculo cardíaco

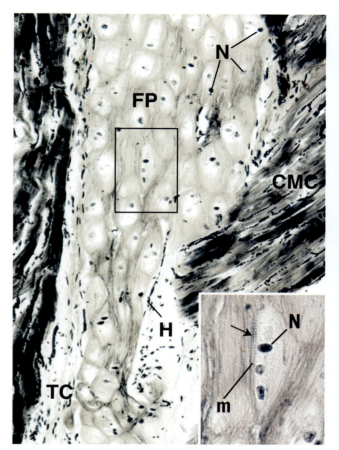

FIGURA 9.4.2 Fibras de Purkinje. Hematoxilina férrica. Corte em parafina. 132×.

O corante usado no preparo deste corte do miocárdio ventricular cora intensamente as **hemácias** (H) e as **células musculares cardíacas** (CMC). Assim, é fácil visualizar o espesso feixe de **fibras de Purkinje** (FP) devido à sua coloração mais fraca. O **tecido conjuntivo** (TC) que circunda essas fibras é muito vascularizado, como evidenciado pelos capilares preenchidos com hemácias. As fibras de Purkinje são formadas por células individualizadas, cada uma com um único **núcleo** (N) central. Essas fibras formam numerosas junções comunicantes umas com as outras e com as células musculares cardíacas. A *área em destaque* é apresentada em uma ampliação no inserto. *Inserto.* **Fibras de Purkinje. Hematoxilina férrica. Corte em parafina.** 270×. As células que formam as fibras de Purkinje são muito maiores que as células musculares cardíacas. No entanto, a existência de **miofibrilas** (m) com bandas A e I (*seta*), deslocadas para a periferia da fibra, mostra claramente que são células musculares cardíacas modificadas. O **núcleo** (N) está circundado por uma área clara rica em glicogênio e mitocôndrias.

LEGENDA

CMC	célula muscular cardíaca	H	hemácia	N	núcleos
En	endotélio	m	miofibrila	TC	tecido conjuntivo
FP	fibra de Purkinje	Mi	miocárdio		

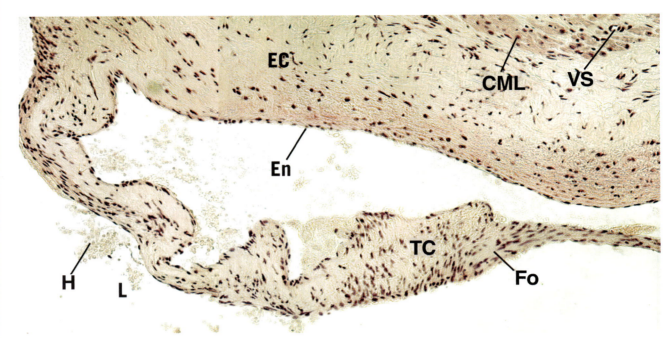

FIGURA 9.4.3 Valva cardíaca. Corte longitudinal. Corte em parafina. 132×.

Esta figura é uma montagem apresentando o **folheto de uma valva** (Fo), assim como o **endocárdio** (EC). O folheto está no **lúmen** (L) do ventrículo, como evidenciado pelas várias **hemácias** (H). O revestimento **endotelial** (En) do endocárdio é contínuo com o revestimento endotelial da valva. As três camadas do endocárdio estão evidentes, assim como ocasionais **células musculares lisas** (CML) e **vasos sanguíneos** (VS). O cerne do folheto é composto de **tecido conjuntivo** (TC) denso com fibras colágenas e elásticas, e abriga várias células cujos núcleos podem ser observados com facilidade. Como o interior dos folhetos não contém vasos sanguíneos, as células do tecido conjuntivo recebem seus nutrientes por difusão diretamente do sangue no lúmen do coração. O cerne de tecido conjuntivo do folheto é contínuo com o esqueleto cardíaco, que forma um anel fibroso ao redor da abertura das valvas.

LEGENDA

CML	célula muscular lisa	**Fo**	folheto da valva	**TC**	tecido conjuntivo
EC	endocárdio	**H**	hemácia	**VS**	vaso sanguíneo
En	endotélio	**L**	lúmen		

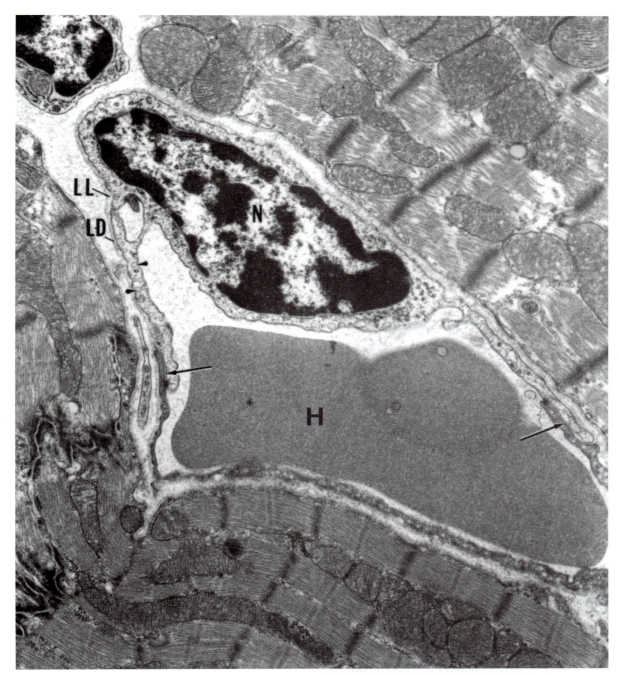

FIGURA 9.5.1 Capilar contínuo. Corte transversal. Músculo cardíaco. Camundongo. Microscopia eletrônica. 29.330×.

Esta micrografia eletrônica de um capilar contínuo em corte transversal foi obtida do tecido cardíaco de um camundongo. Observe que o corte passa pelo **núcleo** (N) de uma das células endoteliais que constituem a parede do vaso e que o lúmen do capilar contém **hemácias** (H). Note que as células endoteliais são extremamente adelgaçadas e que formam junções de oclusão (*setas*) entre si. As *pontas de setas* indicam as vesículas pinocitóticas que estão migrando pelo citoplasma da célula endotelial. A **lâmina densa** (LD) e a **lâmina lúcida** (LL) da lâmina basal estão bastante evidentes.

Revisão de imagens histológicas selecionadas

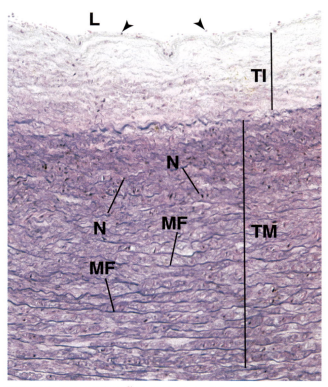

FIGURA DE REVISÃO 9.1.1 Artéria elástica. Corte transversal. Aorta. Humano. Corante para fibras elásticas. Corte em parafina. 132×.

Esta imagem de pequeno aumento de um corte transversal da aorta demonstra a túnica íntima e parte da túnica média. Observe que a **túnica íntima** (TI) é relativamente espessa e que o **lúmen** (L) do vaso é revestido pelo **epitélio simples pavimentoso** (*pontas de setas*), conhecido como endotélio. A **túnica média** (TM) é muito espessa e está separada da túnica íntima pela lâmina elástica interna (não assinalada nesta fotomicrografia). As **membranas fenestradas** (MF) e os **núcleos** (N) das células musculares lisas estão bem evidentes.

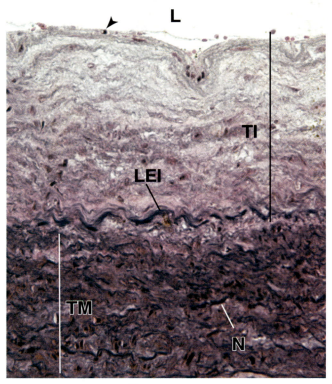

FIGURA DE REVISÃO 9.1.2 Artéria elástica. Corte transversal. Aorta. Humano. Corante para fibras elásticas. Corte em parafina. 270×.

Esta imagem é uma ampliação maior da túnica íntima e de parte da túnica média da Figura de revisão 9.1.1. Observe que o **lúmen** (L) da aorta é revestido por endotélio, um **epitélio simples pavimentoso** (*ponta de seta*). A parte mais profunda da **túnica íntima** (TI) é a **lâmina elástica interna** (LEI), que faz divisa com a **túnica média** (TM). Observe os **núcleos** (N) das células musculares lisas da túnica média.

LEGENDA

L	lúmen	**MF**	membranas fenestradas	**TI**	túnica íntima
LEI	lâmina elástica interna	**N**	núcleo	**TM**	túnica média

Capítulo 9 Sistema Circulatório **225**

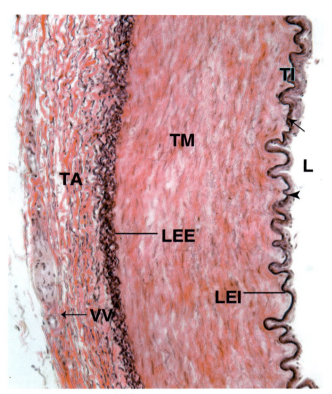

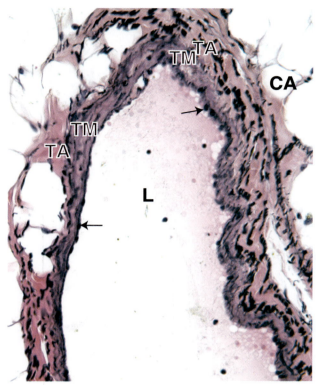

FIGURA DE REVISÃO 9.1.3 Artéria muscular. Corte transversal. Humano. Corante para fibras elásticas. Corte em parafina. 132×.

O **endotélio** (*ponta de seta*), o **tecido conjuntivo subendotelial** (*seta*) e a **lâmina elástica interna** (LEI) compõem a **túnica íntima** (TI). Observe a camada espessa de músculos lisos e a **lâmina elástica externa** (LEE) bem definida dessa artéria muscular, as quais formam a **túnica média** (TM). A **túnica adventícia** (TA) de tecido conjuntivo rico em colágeno abriga os *vasa vasorum* (VV).

FIGURA DE REVISÃO 9.1.4 Veia de médio calibre. Corte transversal. Humano. Corte em parafina. 270×.

O corte transversal dessa veia de médio calibre demonstra o **lúmen** (L) parcialmente preenchido por sangue. Os **núcleos** (*setas*) das células endoteliais que revestem a veia projetam-se em direção ao lúmen e tornam-se salientes. As células musculares lisas da **túnica média** (TM) coram-se mais intensamente que as fibras colágenas da **túnica adventícia** (TA). Como em geral acontece, a veia está circundada por **células adiposas** (CA) do tecido adiposo.

LEGENDA

CA	células adiposas	**LEI**	lâmina elástica interna	**TM**	túnica média
L	lúmen	**TA**	túnica adventícia	**VV**	*vasa vasorum*
LEE	lâmina elástica externa	**TI**	túnica íntima		

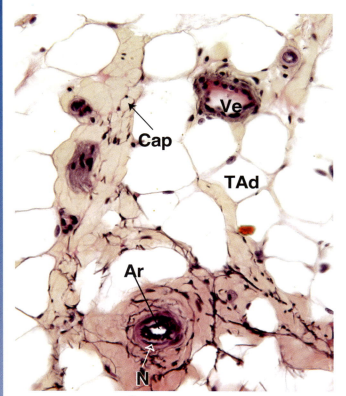

FIGURA DE REVISÃO 9.2.1 Arteríola e vênula. Corte transversal. Humano. Corante para fibras elásticas. Corte em parafina. 270×.

Arteríolas (Ar) e **vênulas** (Ve) são vasos pequenos que geralmente estão circundados por **tecido adiposo** (TAd). Observe que a túnica íntima da arteríola tem células musculares lisas, cujos **núcleos** (N) estão bem evidentes. O tecido conjuntivo da túnica adventícia tem coloração mais clara que a camada de músculo liso da túnica média. A vênula tem um lúmen muito mais amplo que a arteríola e sua parede é muito mais fina que a da arteríola. Observe o **capilar** (Cap) na metade superior do campo.

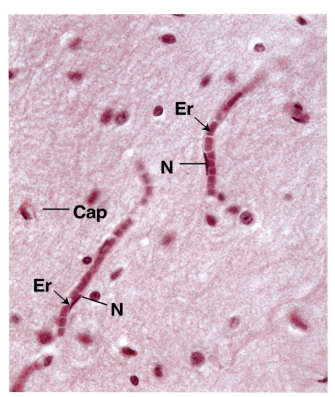

FIGURA DE REVISÃO 9.2.2 Capilar. Cerebelo. Humano. Corte em parafina. 540×.

Esta imagem é um corte da camada molecular do cerebelo que demonstra a presença de numerosos **capilares** (Cap) em cortes transversal e longitudinal. Observe a presença de muitos **eritrócitos** (Er) (hemácias) e dos **núcleos** (N) das células endoteliais desses vasos estreitos. Veja também que os eritrócitos têm a mesma largura que o lúmen do capilar.

LEGENDA

Ar	arteríolas	Er	eritrócito	TAd	tecido adiposo
Cap	capilar	N	núcleo	Ve	vênulas

Resumo da organização histológica

I. Artéria elástica (artéria condutora)

A esta categoria pertencem a **aorta**, as artérias **carótidas comuns** e as **artérias subclávias**.

A. Túnica íntima

É revestida por **células endoteliais** pequenas e poligonais. O **tecido conjuntivo subendotelial** é fibroelástico e abriga algumas células musculares lisas, dispostas no sentido longitudinal. A **lâmina elástica interna** não é claramente definida.

B. Túnica média

É caracterizada por numerosas **membranas fenestradas** (lâminas elásticas fenestradas, dispostas em espirais ou concêntricas). Entremeadas pelas lâminas elásticas, estão as **células musculares lisas**, dispostas circularmente em torno do vaso, e as **fibras colágenas**, **reticulares** e **elásticas** associadas.

C. Túnica adventícia

Delgado **tecido conjuntivo rico em colágeno** contendo algumas **fibras elásticas** e algumas **células musculares lisas** orientadas longitudinalmente. Os *vasa vasorum* (vasos de vasos) também estão presentes.

II. Artéria muscular (artéria distribuidora)

Constituem a maioria das artérias, com a exceção das artérias elásticas.

A. Túnica íntima

É revestida por **células endoteliais** poligonais e achatadas que fazem saliência no lúmen durante a vasoconstrição. O **tecido conjuntivo subendotelial** abriga **fibras colágenas** delgadas e algumas **células musculares lisas** dispostas no sentido longitudinal do vaso. A **lâmina elástica interna**, bastante evidente, frequentemente é dividida em duas membranas.

B. Túnica média

É caracterizada por muitas camadas de **células musculares lisas**, dispostas circularmente em torno do vaso, com fibras **elásticas**, **reticulares** e **colágenas** entre as células musculares. A **lâmina elástica externa** é bastante definida.

C. Túnica adventícia

Em geral, trata-se de uma espessa camada de **tecido rico em colágeno** e **elástico** com algumas **fibras musculares lisas** orientadas no sentido longitudinal. *Vasa vasorum* também estão presentes.

III. Arteríolas

São os vasos arteriais com diâmetro menor que 100 μm.

A. Túnica íntima

Endotélio e uma quantidade variável de **tecido conjuntivo subendotelial** estão sempre presentes. A **lâmina elástica interna** está presente nas arteríolas maiores, mas não nas arteríolas menores.

B. Túnica média

As **fibras musculares lisas** dispostas em espirais em torno do vaso podem formar até três camadas. A **lâmina elástica externa** está presente nas arteríolas maiores, mas não nas arteríolas menores.

C. Túnica adventícia

É composta por **tecido conjuntivo rico em colágeno** e **tecido conjuntivo elástico** cuja espessura é semelhante à da túnica média.

IV. Capilares

Em cortes transversais, a maioria dos **capilares** aparece como perfis circulares de 8 a 10 μm de diâmetro. Ocasionalmente, os cortes podem mostrar o **núcleo da célula endotelial**, uma hemácia ou, mais raramente, um leucócito. Com frequência, os capilares podem estar colapsados e deixam de ser evidentes com a microscopia óptica. Os **pericitos** estão frequentemente associados aos capilares.

V. Vênulas

As **vênulas** têm lumens muito maiores e paredes mais finas do que as arteríolas correspondentes.

A. Túnica íntima

O **endotélio** repousa em uma camada muito delgada de **tecido conjuntivo subendotelial** cuja espessura aumenta com o calibre do vaso. Os **pericitos** estão frequentemente associados às vênulas de menor calibre.

B. Túnica média

Ausente nas vênulas menores, mas nas vênulas maiores podem ser observadas uma ou duas camadas de **células musculares lisas**.

C. Túnica adventícia

Formada por **tecido conjuntivo rico em colágeno** com fibroblastos e algumas fibras elásticas.

VI. Veias de médio calibre

A. Túnica íntima

O **endotélio** e uma quantidade muito limitada de **tecido conjuntivo subendotelial** estão sempre presentes. Eventualmente, uma delgada **lâmina elástica interna** é observada. Podem estar evidentes **válvulas**.

B. Túnica média

Muito mais fina que a túnica média da artéria correspondente e formada por algumas camadas de **células musculares lisas**. Algumas das fibras musculares, em vez de estarem organizadas circularmente, podem estar dispostas no sentido longitudinal. Esta túnica apresenta também feixes de **fibras colágenas** entremeados com algumas **fibras elásticas**.

C. Túnica adventícia

Composta de **fibras colágenas** e algumas **fibras elásticas**, que constituem a camada mais espessa da parede do vaso. Ocasionalmente, podem existir **células musculares lisas** orientadas longitudinalmente. Os *vasa vasorum* são observados penetrando até mesmo a **túnica média**.

VII. Veias grandes

A. Túnica íntima

Semelhante à túnica íntima das veias de médio calibre, mas seu **tecido conjuntivo subendotelial** é mais espesso. Algumas veias grandes apresentam **válvulas** bastante definidas.

B. Túnica média

Não muito definida, embora possa apresentar algumas **células musculares lisas** entremeadas com **fibras colágenas** e **elásticas**.

C. Túnica adventícia

A mais espessa das três camadas e é responsável pela maior parte da parede do vaso. Pode ter **feixes de fibras musculares lisas** orientadas no sentido longitudinal do vaso entre espessas camadas de **fibras colágenas** e **elásticas**. São comumente encontrados *vasa vasorum*.

VIII. Coração

Órgão muscular extremamente espesso composto de três camadas: **epicárdio**, **miocárdio** e **endocárdio**. A presença do **músculo cardíaco** é a característica deste órgão. Os parâmetros estruturais adicionais podem incluir **fibras de Purkinje**, **valvas** espessas, **nodos atrioventriculares e sinoatriais**, bem como as **cordas tendinosas** e o **esqueleto cardíaco**, composto de espesso tecido conjuntivo.

IX. Vasos linfáticos

Os vasos linfáticos podem estar colapsados e, portanto, não discerníveis, ou podem estar preenchidos por linfa. Neste último caso, apresentam a aparência de um espaço claro, revestido de endotélio, semelhante a um vaso sanguíneo. No entanto, o lúmen não contém **hemácias**, embora os **linfócitos** possam estar presentes. O **endotélio** pode apresentar **válvulas**.

Questões de revisão do capítulo

9.1 A condição idiopática, conhecida como doença de Raynaud, é caracterizada por qual dos seguintes sintomas?

A. Espasmos das pequenas veias das coxas

B. Relaxamento das arteríolas dos dedos dos pés

C. Espasmos das arteríolas dos dedos

D. Relaxamento das pequenas veias das coxas

E. Relaxamento das arteríolas dos dedos

9.2 O miocárdio de um paciente que morreu de febre reumática apresenta-se com corpos de Aschoff. Essas estruturas são compostas por quais das seguintes células?

A. Macrófagos

B. Neutrófilos

C. Eosinófilos

D. Basófilos

E. Mastócitos

9.3 O peptídio natriurético do tipo B é um hormônio produzido por qual das seguintes células?

A. Células musculares lisas da veia cava

B. Células musculares lisas da aorta

C. Fibras de Purkinje

D. Células musculares cardíacas dos átrios

E. Células musculares cardíacas do ventrículo

9.4 Os capilares contínuos estão presentes em qual das seguintes alternativas?

A. Glândulas endócrinas

B. Intestino

C. Músculo

D. Baço

E. Linfonodos

9.5 Os corpos de Weibel-Palade, localizados nas células endoteliais dos vasos sanguíneos, contêm quais das seguintes substâncias?

A. Vasopressina

B. Selectina E

C. Fator tecidual

D. Fator VIII

E. Laminina

CAPÍTULO
10
SISTEMA LINFOIDE (IMUNOLÓGICO)

ESQUEMA DO CAPÍTULO

TABELAS

Tabela 10.1 Componentes do sistema imunológico inato

Tabela 10.2 Receptores *toll-like*

Tabela 10.3 Isótipos de imunoglobulinas e suas características

Tabela 10.4 Células reticulares epiteliais tímicas

PRANCHAS

Prancha 10.1A Infiltração linfática

Figura 10.1.1 Infiltrado linfoplasmocitário. Macaco. Corte em resina plástica. 540×

Figura 10.1.2 Folículo linfoide. Macaco. Corte em resina plástica. 132×

Prancha 10.1B Folículo linfoide

Figura 10.1.3 Folículo linfoide. Macaco. Corte em resina plástica. 270×

Figura 10.1.4 Folículo linfoide. Macaco. Corte em resina plástica. 540×

Prancha 10.2A Linfonodo

Figura 10.2.1 Linfonodo. Corte em parafina. 14×

Figura 10.2.2 Linfonodo. Macaco. Corte em resina plástica. 270×

Prancha 10.2B Linfonodo

Figura 10.2.3 Linfonodo. Macaco. Corte em resina plástica. 132×

Figura 10.2.4 Linfonodo. Humano. Impregnação por prata. Corte em parafina. 132×

Prancha 10.3A Linfonodo

Figura 10.3.1 Linfonodo. Corte em parafina. 132×

Figura 10.3.2 Linfonodo. Macaco. Corte em resina plástica. 540×

Prancha 10.3B Tonsilas

Figura 10.3.3 Tonsila palatina. Humano. Corte em parafina. 14×

Figura 10.3.4 Tonsila faríngea. Humano. Corte em parafina. 132×

Prancha 10.4A Timo

Figura 10.4.1 Timo. Humano recém-nascido. Corte em parafina. 14×

Figura 10.4.2 Timo. Macaco. Corte em resina plástica. 132×

Prancha 10.4B Timo

Figura 10.4.3 Timo. Macaco. Corte em resina plástica. 270×

Figura 10.4.4 Timo. Macaco. Corte em resina plástica. 540×

Prancha 10.5A Baço

Figura 10.5.1 Baço. Humano. Corte em parafina. 132×

Figura 10.5.2 Baço. Macaco. Corte em resina plástica. 132×

Prancha 10.5B Baço

Figura 10.5.3 Baço. Macaco. Corte em resina plástica. 540×

Figura 10.5.4 Baço. Humano. Impregnação por prata. Corte em parafina. 132×

PRANCHAS DE REVISÃO 10.1 E 10.2

Figura de revisão 10.1.1 Linfonodo. Humano adulto. Corte em parafina. 56×

Figura de revisão 10.1.2 Linfonodo. Humano adulto. Corte em parafina. 132×

Figura de revisão 10.1.3 Medula do linfonodo. Humano adulto. Corte em parafina. 132×

Figura de revisão 10.1.4 Tonsila palatina. Humano. Corte em parafina. 132×

Figura de revisão 10.2.1 Timo. Humano adulto. Corte em parafina. 270×

ESQUEMA DO CAPÍTULO

Figura de revisão 10.2.2 Medula do timo. Humano adulto. Corte em parafina. 540×

Figura de revisão 10.2.3 Baço. Humano. Corte em parafina. 56×

Figura de revisão 10.2.4 Baço. Humano. Corte em parafina. 270×

O **sistema linfoide (imunológico)** forma a base da defesa imunológica do corpo e é organizado em **tecido linfoide difuso**, **folículos linfoides** (tecido linfoide associado à mucosa [MALT, do inglês *mucosa-associated lymphoid tissue*]) e **órgãos linfoides encapsulados** (linfonodos, tonsilas, baço e timo). Os linfócitos e **macrófagos** são as principais células do sistema imunológico e são responsáveis pelo seu funcionamento adequado (Figura 10.1). Embora morfologicamente idênticos, os pequenos linfócitos podem ser categorizados funcionalmente em três grupos: linfócitos nulos (células nulas), linfócitos B (células B) e linfócitos T (células T). Os macrófagos também são de vários tipos. *Aqui essas células são apenas apresentadas; elas são discutidas com mais detalhes posteriormente neste capítulo.*

- Os **linfócitos nulos** são compostos de duas categorias de células, especificamente células-tronco e células *natural killer* (células NK)
  - As **células-tronco** são células indiferenciadas que dão origem aos vários elementos celulares do sangue, enquanto as **células NK** são células citotóxicas responsáveis pela destruição de certas categorias de células estranhas. As células NK se assemelham aos linfócitos T citotóxicos (LTCs), mas são imunocompetentes sem precisar entrar no timo para receber "instruções" sobre como se tornar células assassinas maduras
- Os **linfócitos B (células B)**, que "aprendem" a se tornar células imunocompetentes na medula óssea, são responsáveis pela **resposta imune humoral**. Eles têm a capacidade de se transformar em plasmócitos
  - Os **plasmócitos** têm a capacidade de produzir **anticorpos** humorais que, uma vez liberados, ligam-se e inativam o **antígeno** específico. Além disso, a ligação de anticorpos a antígenos pode intensificar a fagocitose (por opsonização) ou precipitar a ativação do sistema complemento, resultando então em quimiotaxia de neutrófilos e até lise do invasor
- Os **linfócitos T (células T)**, que são potencializados no timo, não produzem anticorpos; em vez disso, eles atuam na **resposta imune mediada por células**, na qual procuram, identificam e matam células estranhas ou transformadas por vírus. Ativados pela presença de um antígeno, os linfócitos T liberam **citocinas**, substâncias que, por sua vez, ativam os macrófagos, atraem-nos para o local da invasão antigênica e aumentam sua capacidade fagocítica. Frequentemente, os linfócitos T também auxiliam os linfócitos B no desempenho de suas funções. Os vários tipos de linfócitos T são discutidos mais adiante neste capítulo

- Já os **macrófagos** podem identificar, ligar-se e destruir células que tenham anticorpos, proteínas do complemento e carboidratos incomuns ligados a elas. Os macrófagos também são conhecidos como **células apresentadoras de antígenos** (APCs, do inglês *antigen-presenting cells*) porque podem apresentar epítopos tanto para linfócitos B quanto para linfócitos T. Além disso, liberam moléculas sinalizadoras para facilitar a defesa imunológica do corpo.

Visão geral do sistema imunológico

O corpo se protege contra patógenos invasores de três formas: (1) pelo estabelecimento de uma barreira física na forma de um epitélio que cobre (epiderme da pele) e reveste (mucosas dos sistemas respiratório, digestório, urogenital e conjuntiva dos olhos) completamente o corpo e, deste modo, assegura seu isolamento do meio externo; (2) pela ativação do **sistema de defesa secundário**, que é o **sistema imunológico inato (inespecífico)**; e (3) convocando o **sistema de defesa terciário**, que é o **sistema imunológico adaptativo (específico)**.

- A barreira física é a defesa primária, mas ela pode ser danificada (p. ex., uma farpa na pele) e permitir a entrada de patógenos no tecido conjuntivo subepitelial, o que ativa os sistemas de defesa secundário e terciário para desempenhar suas funções protetoras
- Evolutivamente, o **sistema imunológico inato** é mais antigo que seu correspondente adaptativo. Ele não tem memória imunológica, mas atua rapidamente em resposta à presença de moléculas específicas comuns à maioria dos patógenos, conhecidas como **padrões moleculares associados a patógenos (PAMPs, do inglês *pathogen-associated molecular patterns*)**. Portanto, o sistema imunológico inato é inespecífico, pois não

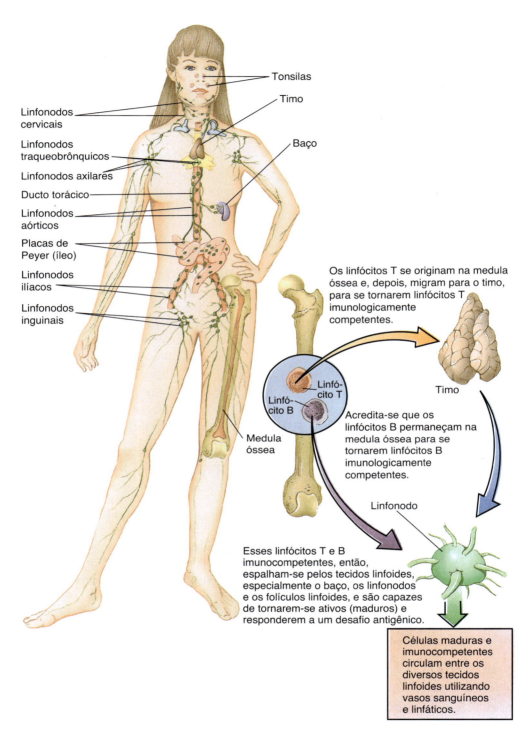

FIGURA 10.1 Representação esquemática dos componentes do sistema linfoide (imunológico). O tecido linfoide consiste em vários órgãos encapsulados, linfonodos, tonsilas, timo e baço, bem como no tecido linfoide difuso, composto de conglomerados dispersos de células linfoides: linfócitos B, linfócitos T, plasmócitos, macrófagos e células apresentadoras de antígenos (APCs). Frequentemente, essas células linfoides estão presentes em folículos linfoides que aparecem à medida que são necessários, embora estejam sempre presentes no tubo digestório (GALT, do inglês *gut-associated lymphoid tissue* e placas de Peyer), nos brônquios (BALT, do inglês *bronchus-associated lymphoid tissue*) e em certas mucosas (MALT, do inglês *mucosa-associated lymphoid tissue*).

é capacitado para combater um único antígeno específico. Os componentes do sistema imunológico inato que reconhecem esses PAMPs estão descritos na Tabela 10.1, e um dos seus elementos, os receptores *toll-like,* estão apresentados na Tabela 10.2. O sistema imunológico inato possui **linfócitos B inatos**, que podem produzir **anticorpos polirreativos (anticorpos naturais)** até mesmo no útero. Ao contrário dos anticorpos do sistema imunológico adaptativo, os anticorpos polirreativos não são muito específicos, pois podem ligar-se a vários antígenos e podem formar apenas ligações fracas. Outro componente do sistema imunológico inato é composto de uma série de proteínas do sangue, conhecidas como **sistema complemento**. Essas proteínas reconhecem bactérias na corrente sanguínea; elas se reúnem na superfície bacteriana formando um **complexo de ataque à membrana** (CAM) que danifica a célula bacteriana e a torna um alvo para a fagocitose

- O **sistema imune adaptativo** é *específico* e pode ser diferenciado por quatro características principais: **memória imunológica**, **especificidade imunológica**, **diversidade imunológica** e capacidade de **diferenciar entre o que é próprio e o que não é próprio**. Além disso, o sistema imunológico adaptativo estabelece um número relativamente pequeno de células idênticas, conhecidas como **clones**, que são eficazes contra determinado antígeno. Se necessário, o corpo pode aumentar o número de células de determinado clone, um processo conhecido como **expansão clonal**.

O sistema imunológico adaptativo depende das interações de seus componentes celulares principais, linfócitos e APCs, que atuam em conjunto para:

- Iniciar uma resposta imune celular contra microrganismos, células estranhas e células alteradas por ação viral ou
- Iniciar uma resposta imune humoral ao liberar **anticorpos** contra os antígenos.

Anticorpos

Os **anticorpos (imunoglobulinas)** são glicoproteínas produzidas pelos plasmócitos e constituem os armamentos principais da **resposta imunológica humoral**.

CONSIDERAÇÕES CLÍNICAS 10.1

Anticorpos polirreativos

Foi demonstrado que os anticorpos polirreativos têm afinidade para se ligar a células apoptóticas, enquanto outros anticorpos não se ligam a essas células. Também foi notado que certas moléculas sinalizadoras também foram atraídas para as células apoptóticas com anticorpos polirreativos ligados, e esse complexo encorajou os macrófagos a fagocitar essas células apoptóticas.

Tabela 10.1	Componentes do sistema imunológico inato.
Componente	**Funções**
Sistema complemento	Esse conjunto de macromoléculas presentes no sangue combina-se em uma sequência predeterminada para produzir um complexo de ataque a membranas na membrana plasmática de patógenos intravasculares
Receptores *toll-like* (RTLs)	Os RTLs constituem uma família de 15 ou mais proteínas integrais localizadas na membrana plasmática das células dendríticas, dos macrófagos e dos mastócitos, assim como nas membranas dos endossomos. Os RTLs reconhecem patógenos extracelulares e ligantes intracelulares formados em consequência de lesão celular e desencadeiam respostas para combatê-los. Os RTL ativam não apenas as células do sistema imunológico inato, mas também as do sistema imunológico adaptativo. Ver a descrição de algumas das suas funções na Tabela 10.2
Mastócitos	Ver Capítulo 4
Eosinófilos	Ver Capítulo 6
Neutrófilos	Ver Capítulo 6
Macrófagos	Os macrófagos fagocitam substâncias estranhas e as decompõem em epítopos (determinantes antigênicos). Em seguida, eles apresentam esses epítopos na sua superfície celular em combinação com as moléculas do complexo principal de histocompatibilidade (MHC, do inglês *major histocompatitibility complex*) e outros marcadores associados à membrana
Células *natural killer* (NK)	As células NK matam células alteradas por vírus e células tumorais de maneira inespecífica e não restrita ao MHC. Essas células se tornam ativadas pelas porções Fc daqueles anticorpos que estão ligados aos epítopos da superfície celular e, assim, matam essas células decoradas por um procedimento conhecido como citotoxicidade mediada por células dependentes de anticorpo (ADCC, do inglês *antibody-dependent cell-mediated cytotoxicity*)

234 Gartner & Hiatt Histologia | Texto e Atlas

Tabela 10.2	Receptores *toll-like*.	
Localização	**Par de receptores**	**Funções**
Extracelular e intracelular	RTL1–RTL2	Ligam-se às proteínas de parasitas e às lipoproteínas de bactérias
	RTL2–RTL2	Ligam-se aos peptidoglicanos de parede bacteriana
	RTL2–RTL6	Nas bactérias gram-positivas, ligam-se ao ácido lipoteicoico; nos fungos, ligam-se ao zimosan
	RTL4–RTL4	Nas bactérias gram-negativas, ligam-se aos lipopolissacarídeos (lipoglicanos) das membranas externas
	RTL5–?*	Ligam-se à proteína flagelina (componente principal dos flagelos bacterianos)
	RTL11–?*	Reconhecimento de *Toxoplasma gondii* pelo hospedeiro
Apenas intracelular	RTL3–?*	Ligam-se ao RNA de dupla-fita (dsRNA) dos vírus
	RTL7–?*	Ligam-se ao RNA de fita simples (ssRNA) dos vírus
	RTL8–?*	Ligam-se ao RNA de fita simples (ssRNA) dos vírus
	RTL9–?*	Ligam-se ao DNA dos vírus e das bactérias
Desconhecida	RTL10–?*	Desconhecida
	RTL12–?*	Desconhecida
	RTL13–?*	Desconhecida
	RTL15–?*	Desconhecida

*Pareamento de RTL atualmente desconhecido. RTL, receptor *toll-like*.

Essas glicoproteínas se ligam aos antígenos contra os quais têm especificidade e formam complexos antígeno-anticorpo. Cada anticorpo é constituído por duas cadeias pesadas e duas cadeias leves, e tem uma **região constante** (**fragmento Fc** [c refere-se à sua capacidade de se cristalizar facilmente]) e uma **região variável** (**fragmento Fab** [ab refere-se à ligação do antígeno, do inglês *antigen binding*]). As regiões constantes são as mesmas para todos os anticorpos da mesma classe (isótipo), enquanto as regiões variáveis são idênticas em anticorpos contra um antígeno específico. Existem cinco **classes (isótipos)** de imunoglobulinas: IgA, IgD, IgE, IgG e IgM (Tabela 10.3). As cadeias pesadas desses isótipos diferem umas das outras quanto à composição dos seus aminoácidos. A maioria dos **antígenos** (uma contração para **ge**radores de **anti**corpos [do inglês *antibody generators*]) é uma molécula grande e que tem numerosas regiões antigênicas, conhecidas como **epítopos**, em que cada epítopo pode ter um anticorpo específico gerado contra ele. A região variável reconhece e se liga ao epítopo, e a região constante está disponível para ser reconhecida por certas células do sistema imunológico adaptativo.

Resposta imunológica

O sistema imunológico depende das interações de seus componentes celulares primários, os linfócitos e as APCs, para efetuar uma resposta imune. Essas respostas são meticulosamente controladas e direcionadas, mas uma descrição completa dos mecanismos de suas ações está além

dos propósitos deste livro. Portanto, serão descritas apenas as características relevantes dos mecanismos do processo imunológico. Os leitores interessados em uma descrição mais completa devem consultar um livro-texto de imunologia.

Células dos sistemas imunológicos adaptativo e inato

Linfócitos B

Os **linfócitos B (células B)** são formados e tornam-se imunocompetentes na medula óssea, onde os **linfócitos pré-B** são transformados em **linfócitos B transicionais**, que se desenvolvem em **linfócitos B maduros** no baço. Os linfócitos B maduros estabelecem clones cujos membros se distribuem por vários órgãos linfoides e, se necessário, podem responder para iniciar uma **resposta imunológica humoral**. À medida que os linfócitos B atingem a imunocompetência, eles sintetizam IgM ou IgD e colocam-nas em sua membrana celular (como **imunoglobulinas de superfície [IGSs]**), de modo que os locais de ligação do epítopo estejam localizados no espaço extracelular e a porção Fc das IGSs seja embutida na membrana plasmática em associação com dois pares de proteínas integrais: **Igα e Igβ**. Cada IGS de determinado linfócito B tem como alvo epítopos idênticos.

Quando um linfócito B recém-formado se liga ao seu epítopo, as proteínas integrais Igα e Igβ transduzem a informação, e o linfócito B maduro se torna ativado. Embora existam várias populações diferentes de linfócito B,

Capítulo 10 Sistema Linfoide (Imunológico) **235**

Tabela 10.3 Isótipos de imunoglobulinas e suas características.

Classe	Citocinas*	Ligação às células	Características biológicas
Imunoglobulina secretora IgA	TGF-β	Forma ligações temporárias com as células epiteliais à medida que é secretada	A IgA é secretada na forma de um dímero, o qual é protegido por seu componente de secreção, na saliva, nas lágrimas, na bile, no lúmen intestinal, na secreção nasal e no leite (conferindo imunidade passiva aos lactentes), e confere proteção contra patógenos e antígenos invasores
Anticorpo reagínico IgD		Membranas plasmáticas de linfócitos B	A presença de IgD nas membranas plasmáticas dos linfócitos B permite-lhes reconhecer antígenos e desencadear uma resposta imunológica induzindo os linfócitos B a se diferenciarem em plasmócitos
Anticorpo reagínico IgE	IL-4 e IL-5	Membranas plasmáticas dos mastócitos e dos basófilos	Quando antígenos se ligam aos anticorpos IgE fixados às membranas plasmáticas dos mastócitos e dos basófilos, esta ligação estimula a liberação de compostos químicos por estas células que inicia uma imediata reação de hipersensibilidade
Imunoglobulina sérica IgG	IFN-γ, IL-4 e IL-6	Neutrófilos e macrófagos	A IgG é um anticorpo sérico que atravessa a barreira placentária e protege o feto (imunidade passiva). Na corrente sanguínea, a IgG se liga aos sítios antigênicos dos microrganismos invasores e faz sua opsonização de forma que neutrófilos e macrófagos possam fagocitá-los. As células NK são ativadas pela IgG e, desse modo, desencadeiam a ADCC
IgM (primeira a ser produzida na resposta imune)		Embora seja um pentâmero, a forma monomérica se liga aos linfócitos B	A forma pentamérica ativa o sistema complemento

ADCC, citotoxicidade mediada por células dependente de anticorpo; IFN, interferona; IL, interleucina; NK, célula *natural killer*; TGF-β, fator de crescimento transformador -beta (do inglês *transforming growth factor-β*).

* Citocinas responsáveis pela troca para esse isótipo.

CONSIDERAÇÕES CLÍNICAS 10.2

Anticorpos monoclonais

Os **anticorpos monoclonais** são produzidos por clones de um plasmócito específico a antígeno, de modo que os anticorpos produzidos sejam idênticos e liguem-se a epítopos idênticos; portanto, são anticorpos monovalentes. Por convenção, as empresas farmacêuticas que fabricam grandes quantidades desses anticorpos monoclonais desenvolveram uma nomenclatura para que o nome termine com "mabe"; assim, o fármaco pode ser reconhecido como um anticorpo monoclonal. Muitos desses anticorpos monoclonais visam a moléculas específicas para interromper suas funções a fim de ajudar os pacientes com doenças autoimunes, induzir respostas apoptóticas e respostas imunes contra células cancerígenas, além de combater a hepatite C e outras condições.

eles não serão discutidos neste texto. Para obter mais informações sobre os linfócitos B, encorajamos o leitor a consultar um dos muitos livros sobre imunologia.

Os linfócitos B exibem **moléculas CD40** (grupamento de diferenciação 40 [do inglês *cluster of differentiation 40*]) em suas membranas celulares, o que permite que essas células se comuniquem com uma população específica de linfócitos T auxiliares (células T_H2).

Além disso, os linfócitos B exibem moléculas do MHC da classe II em suas membranas, com as quais podem apresentar **epítopos** aos linfócitos T_H2 durante uma resposta imunológica (Figura 10.2). À medida que apresentam o **complexo MHC II-epítopo** para o linfócito T_H2, esta célula libera as seguintes citocinas:

- Interleucina (IL)-10, que inibe os linfócitos T_H1 de sofrerem mitose
- IL-4 e IL-6, que induzem a ativação, a proliferação e a diferenciação de linfócitos B em **plasmócitos** e **linfócitos B de memória** e
- IL-5, que não apenas induz a proliferação de linfócitos B, mas também instrui os linfócitos B a produzir o tipo explícito de imunoglobulina (conhecido como **troca de isótipo**) necessário para combater o patógeno específico que desencadeou a reação imunológica.

O receptor de linfócitos T (TCR, do inglês *T-cell receptor*) e as moléculas CD4 do linfócito T_H2 reconhecem o complexo MHC II-epítopo do linfócito B. Além disso, a ligação da molécula CD40 do linfócito B ao receptor de CD40 do

CONSIDERAÇÕES CLÍNICAS 10.3

Moléculas do complexo principal de histocompatibilidade

Deve-se notar que a maioria das células nucleadas tem **moléculas do complexo principal de histocompatibilidade (MHC) I (moléculas do MHC da classe I)** no aspecto extracelular de sua membrana plasmática. As APCs também possuem moléculas MHC II (moléculas do MHC da classe II) no aspecto extracelular de sua membrana celular. Todas as moléculas do MHC I são idênticas em um determinado indivíduo, mas diferem das de outros indivíduos (exceto para gêmeos idênticos), e isso também é verdade para todas as moléculas do MHC II. Portanto, as moléculas MHC I e MHC II identificam o que é "próprio" (pertencente ao organismo do indivíduo). As moléculas do MHC se ligam aos epítopos para formar um complexo MHC-epítopo que as APCs podem apresentar aos linfócitos T auxiliares. Em humanos, alguns autores usam o termo moléculas HLA (antígeno leucocitário humano [do inglês *human leukocyte antigens*]).

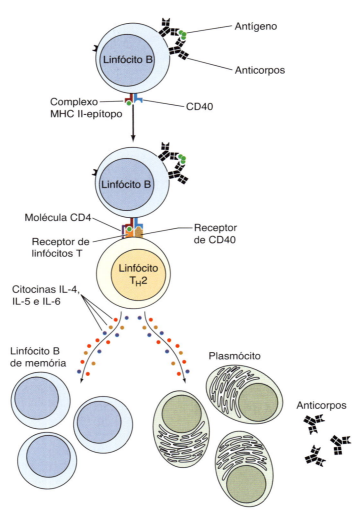

FIGURA 10.2 Ilustração esquemática da interação de linfócitos B e linfócitos T_H2. A ligação cruzada dependente de antígeno dos anticorpos de superfície ativa o linfócito B, que coloca o complexo MHC II-epítopo no aspecto externo de sua membrana plasmática.

linfócitos T_H2 induz a proliferação do linfócito B e a liberação de IL-4, IL-5 e IL-6 pelo linfócito T_H2.

IL-4, IL-5 e IL-6 induzem a ativação de linfócitos B e sua diferenciação em linfócitos B de memória e plasmócitos.

Os **plasmócitos** não têm IGSs, mas sintetizam e liberam um número enorme de cópias idênticas do mesmo anticorpo específico contra apenas determinado epítopo (embora possa reagir de forma cruzada com epítopos muito semelhantes). Eles liberam seus anticorpos nos tecidos conjuntivos, dos quais os anticorpos são distribuídos via sangue ou sistema vascular linfático, daí o termo "**resposta humoral**".

Os **linfócitos B de memória** são células circulantes de vida longa que são adicionadas ao clone e aumentam o número de células do clone original. Da mesma forma, é esse aumento no tamanho do clone que é responsável pela **resposta anamnésica** contra um encontro subsequente com o mesmo antígeno. Uma vez liberados, os anticorpos se ligam a um antígeno específico. Em alguns casos, a ligação inativa o antígeno, enquanto em outros a ligação de anticorpos aos antígenos pode aumentar a fagocitose (**opsonização**) ou ativar a **cascata do sistema complemento**, resultando na quimiotaxia dos neutrófilos e, comumente, decomposição do invasor.

Linfócitos T

Os precursores de **linfócitos T** são imunoincompetentes até que entrem no córtex do timo.

Nesse local, por influência do ambiente cortical, eles expressam seus **receptores de linfócitos T** e seus **marcadores de grupamentos de diferenciação** (CD2, CD3, CD4, CD8 e CD28) e, após numerosas alterações programadas, tornam-se imunocompetentes. Nesse estado competente, os linfócitos T entram na medula do timo ou são destruídos quando são capazes de reconhecer elementos autoantigênicos. Na medula, essas células perdem seus marcadores CD4 ou CD8 e, assim, transformam-se em **células CD8+** ou **CD4+**, respectivamente. Essas células entram nos vasos sanguíneos da medula do timo e passam a fazer parte da população dos linfócitos circulantes.

Existem várias categorias de linfócitos T que são responsáveis não apenas pela **resposta imunológica mediada por células**, como também por induzir a **resposta humoral** dos linfócitos B (Figura 10.2) aos **antígenos dependentes do timo** (*i. e.*, antígenos que requerem o envolvimento de linfócitos T). Para que sejam capazes de desempenhar suas funções, os linfócitos T têm proteínas integrais típicas na superfície de suas membranas celulares. Uma dessas proteínas integrais é o TCR, que é análogo às IGSs dos linfócitos B. O TCR tem a capacidade de reconhecer esse epítopo específico, para o qual a célula foi geneticamente programada; contudo, os linfócitos T podem reconhecer apenas os epítopos que estão ligados às moléculas MHC presentes na superfície das APCs. Portanto, costuma-se dizer que os linfócitos T são **restritos ao MHC**. É importante salientar que, embora os TCRs sejam análogos às imunoglobulinas, eles sempre estão ligados à membrana plasmática do linfócito T e não são secretados. Os linfócitos T sempre atuam entrando em contato com outras células, ou seja, não atuam à distância; logo, eles são responsáveis por respostas imunológicas mediadas por células. Quando um linfócito T é ativado depois de entrar em contato com uma APC portadora dos sinais apropriados, ele libera citocinas, substâncias que ativam os linfócitos T citotóxicos (LTCs), causando sua proliferação e sua capacidade de matar células estranhas ao organismo ou transformadas por vírus (Figura 10.3).

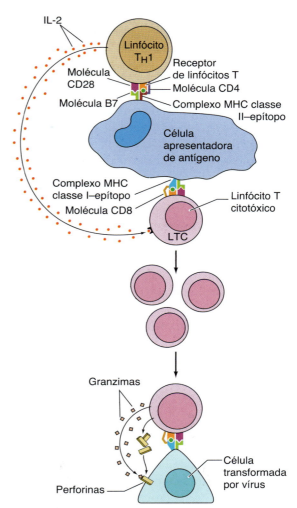

FIGURA 10.3 Diagrama esquemático ilustrando as interações de células apresentadoras de antígenos (APCs) e linfócitos T_H1 e APCs com LTCs. O receptor de linfócitos T (TCR) e a molécula CD4 do linfócito T_H1 ligam-se ao epítopo e ao MHC II da APC, respectivamente. A ligação induz a APC a expressar moléculas B7 em sua membrana plasmática, que então se liga à molécula CD28 do linfócito T_H1, induzindo essa célula a liberar IL-2.

A mesma APC expressa o complexo MHC I-epítopo, o qual é reconhecido pela molécula CD28 e pelo TCR do linfócito T citotóxico (LTC). Além disso, a molécula CD28 do LTC se liga à molécula B7 na membrana plasmática da APC. Essas interações induzem a expressão dos receptores de IL-2 na membrana plasmática do LTC. A ligação da IL-2 (liberada pelo linfócito T_H1) aos receptores de IL-2 do LTC induz esta célula a proliferar.

A membrana plasmática das células transformadas por vírus expressa o complexo MHC I-epítopo, o qual é reconhecido pela molécula CD28 e pelo TCR dos linfócitos T citotóxicos recém-formados. A ligação do LTC induz essas células a secretarem perforinas e granzimas (fragmentinas). As perforinas se organizam para formar poros na membrana plasmática da célula transformada, e a granzima direciona a célula transformada para o processo de apoptose.

Existem três tipos gerais de linfócitos T: linfócitos T virgens (*naïve*), linfócitos T de memória e linfócitos T efetores.

- Os **linfócitos T virgens (*naïve T limphocyte*)** são imunologicamente competentes e carregam moléculas CD45RA em sua membrana plasmática, mas precisam ser ativados antes que possam atuar como linfócitos T. A ativação consiste na interação do complexo TCR-CD3 do linfócito T virgem com o complexo MHC-epítopo das APCs, bem como na interação da molécula CD28 do linfócito T com a molécula B7 da APC. O linfócito T virgem ativado inicia o ciclo celular e forma linfócitos T de memória e linfócitos T efetores
- Os **linfócitos T de memória** são os descendentes dos linfócitos T ativados. São células circulantes e duradouras que exibem moléculas CD45RA em suas membranas. Eles sofrem mitose, aumentando, assim, o número de células do clone original, o que permite uma resposta secundária mais rápida e vigorosa (resposta anamnésica) contra um novo encontro com o mesmo antígeno.

Existem descritos dois tipos de linfócitos T de memória: os que têm moléculas CR7 (CR7$^+$) em suas membranas celulares (**linfócitos T de memória centrais [TMCs]**) e os que não têm moléculas CR7 (CR7$^-$) em sua membrana plasmática (**linfócitos T de memória efetores [TMEs]**). Os TMCs expressam receptores de IL-12 em suas membranas celulares e residem no **paracórtex** dos linfonodos (uma área do linfonodo rica em linfócitos T). Quando os TMCs entram em contato com a APC apropriada, essa última libera IL-12, que se liga ao receptor de IL-12 do TMC e resulta na sua transformação em um TME. Os TMEs recém-formados se deslocam até a região da inflamação e passam por um ciclo rápido de divisões celulares para formar **linfócitos T efetores**.

- Os **linfócitos T efetores** são os descendentes imunocompetentes dos linfócitos TME que têm a capacidade de iniciar uma reação imunológica. Existem três categorias de linfócitos T efetores: linfócitos T auxiliares (linfócitos T$_H$), linfócitos T citotóxicos (LTC; linfócitos T assassinos) e linfócitos T reguladores (linfócitos T reg). Também há um tipo adicional de linfócitos T conhecido como linfócitos T *natural killer*
  - Os **linfócitos T auxiliares** são todos os linfócitos CD4$^+$. Coletivamente, os linfócitos T auxiliares são responsáveis por produzir e liberar várias interleucinas que iniciam uma resposta imunológica mediada por células contra patógenos intracelulares, parasitas e células alteradas por vírus; pela indução da proliferação e diferenciação de linfócitos B em plasmócitos; e pelo recrutamento de neutrófilos para o local da resposta imunológica.
  - Os **linfócitos T citotóxicos** são células CD8$^+$ que também expressam receptores de linfócitos T e CD3 em suas membranas celulares. Quando entram em contato com um complexo MHC I-epítopo apropriado na superfície das APCs e tendo sido ativados pela IL-2, essas células iniciam o ciclo celular para formar LTCs. Essas células recém-formadas destroem as células estranhas ao organismo e as células próprias transformadas por ação viral secretando **perforinas** e **granzimas (fragmentinas)** e expressando CD95L (**ligante de morte**) em sua membrana plasmática, que ativa a molécula CD95 (**receptor de morte**) na membrana plasmática da célula-alvo, iniciando então a apoptose desta última (ver Figura 10.3)
  - Os **linfócitos T reguladores (linfócitos T reg)** são células CD4$^+$ que atuam na supressão da resposta imunológica pela ligação às APCs ou aos linfócitos T efetores e pela liberação de citocinas que inibem os linfócitos T auxiliares
  - Os **linfócitos T *natural killer*** (que não devem ser confundidos com as células NK) são semelhantes às células NK porque atuam rapidamente, mas precisam entrar no córtex do timo para que se tornem imunocompetentes. Eles são muito singulares porque seus receptores de linfócitos T têm a capacidade de reconhecer **antígenos lipídicos** em complexos com as moléculas CD1 da superfície da APC.

Células *natural killer*

As **células *natural killer* (células NK, ou células matadoras naturais)** fazem parte do grupo referido como **linfócitos nulos (células nulas)**. As células NK não têm os determinantes de superfície celular típicos dos linfócitos B ou T, e tornam-se imunocompetentes tão logo sejam formadas na medula óssea. Essas células destroem as células alteradas por ação viral, as células estranhas ao organismo e as células tumorais por um mecanismo inespecífico e não são restritas ao MHC nem entram no timo para serem assassinas competentes. Além disso, as células NK reconhecem, ligam-se e são ativadas pelos fragmentos Fc dos anticorpos ligados aos epítopos de superfície celular de células exógenas, tumorais ou modificadas por vírus. Quando são ativadas, as células NK liberam perforinas e granzimas para destruir essas células decoradas por um mecanismo conhecido como **citotoxicidade mediada por células dependente de anticorpo** (ADCC). As perforinas associam-se na forma de poros na membrana plasmática das células-alvo, enquanto as granzimas levam a célula-alvo a entrar em apoptose. As células NK também têm proteínas integrais, que são conhecidas como **receptores de ativação de célula *natural killer*** e que mostram afinidade por proteínas específicas de membranas celulares das células nucleadas. De forma a proteger as células próprias contra essa resposta, as células NK também exibem outras proteínas transmembranares, que são referidas como **receptores de inibição de célula *natural killer*** e que impedem a destruição das células saudáveis por meio do reconhecimento das moléculas do MHC I na sua superfície celular.

CONSIDERAÇÕES CLÍNICAS 10.4

Síndrome de Wiskott-Aldrich

A **síndrome de Wiskott-Aldrich** é uma imunodeficiência que ocorre apenas em meninos e é caracterizada por eczema (dermatite), baixa contagem de plaquetas e linfocitopenia (níveis anormalmente baixos de linfócitos tanto B como T). O quadro de imunossupressão dessas crianças leva a infecções bacterianas recorrentes, hemorragia e morte precoce. A maioria que sobrevive nos primeiros 10 anos de vida é acometida por leucemia ou por linfoma.

CONSIDERAÇÕES CLÍNICAS 10.5

Doença de Hodgkin

A **doença de Hodgkin** resulta de uma transformação neoplásica dos linfócitos que tem prevalência em jovens do sexo masculino. Seus sinais clínicos são assintomáticos no início porque o aumento de volume do fígado, do baço e dos linfonodos não é acompanhado por dor. Outras manifestações incluem perda de peso, febre, redução do apetite e fraqueza generalizada. As características histopatológicas incluem a existência de células de Reed-Sternberg, que são facilmente identificáveis graças ao seu grande tamanho e a dois grandes núcleos ovais e pálidos em cada célula.

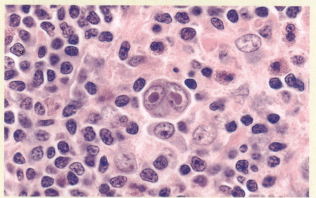

Esta fotomicrografia é a de um linfonodo de um paciente com linfoma de Hodgkin apresentando no centro do campo a característica célula de Reed-Sternberg com dois núcleos. Observe os típicos nucléolos eosinófilos que lembram inclusões nucleares. (Reimpressa com autorização de Mills SE et al., eds. *Sternberg's Diagnostic Surgical Pathology*, 6th ed. Philadelphia: Wolters Kluwer, 2015. p. 770, Figure 17-21.)

Células apresentadoras de antígenos e macrófagos

As células apresentadoras de antígenos (APCs), os macrófagos e os linfócitos B têm moléculas do complexo de histocompatibilidade principal da classe II (moléculas MHC II), enquanto todas as outras células nucleadas têm moléculas MHC I.

A APC fagocita e decompõe o antígeno em epítopos, pequenos peptídios altamente antigênicos com 7 a 11 aminoácidos. Cada epítopo é ligado a uma molécula do MHC da classe II e esse complexo é colocado na superfície externa de sua membrana celular (Figura 10.4). O complexo MHC II-epítopo é reconhecido pelo **receptor de linfócitos T (TCR)** em conjunto com a molécula CD4 dos linfócitos T auxiliares. Como o epítopo precisa estar ligado em complexos com a molécula do MHC da classe II para que o linfócito T possa reconhecê-lo, o processo é conhecido como restrito ao MHC II.

As APCs, e especialmente os **macrófagos**, produzem e liberam várias citocinas que modulam a resposta imune. Isso inclui a IL-1 que estimula os linfócitos T auxiliares e os macrófagos autoativados, assim como prostaglandina E_2, que atenua algumas respostas imunes. As citocinas como a **interferona**-γ, que é liberada por outras células linfoides como também pelos macrófagos, aumentam as atividades fagocítica e citolítica dos macrófagos.

Tecido linfoide difuso

O **tecido linfoide difuso** ocorre em todo o corpo, principalmente no tecido conjuntivo frouxo da lâmina própria abaixo das membranas epiteliais úmidas. A lâmina própria e o epitélio de revestimento úmido são referidos coletivamente como mucosa. Este tecido conjuntivo frouxo da mucosa é infiltrado por células linfoides, especificamente linfócitos, plasmócitos, macrófagos e células reticulares, daí o nome **tecido linfoide associado à mucosa (MALT;** do inglês *mucosa-associated lymphoid tissue*). O MALT é particularmente evidente no tecido conjuntivo subepitelial do sistema respiratório e na lâmina própria do sistema digestório, onde é conhecido, respectivamente, como **tecido linfoide associado ao brônquio (BALT;** do inglês *bronchus-associated lymphoid tissue*) e **tecido linfoide associado ao tubo digestório (GALT;** do inglês *gut-associated lymphoid tissue*) (ver Capítulo 15 para obter mais informações sobre o GALT). É importante salientar que as células

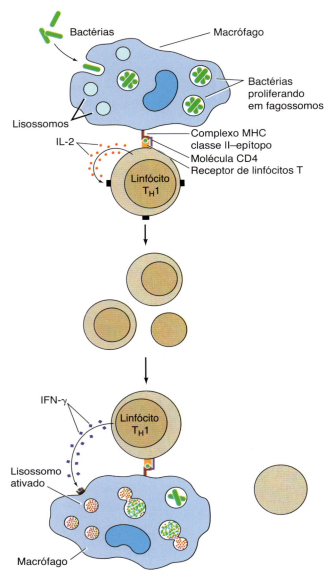

FIGURA 10.4 Diagrama esquemático ilustrando a interação de linfócitos T$_H$1 e macrófagos. Os macrófagos infectados por bactérias carregam os complexos MHC II-epítopo na sua membrana plasmática que, caso sejam reconhecidos pela molécula CD4 e pelo TCR dos linfócitos T$_H$1, ativam essas células fazendo com que elas liberem IL-2 e expressem receptores de IL-2 na sua membrana plasmática. A ligação da IL-2 aos seus receptores induz a proliferação dos linfócitos T$_H$1.

O TCR e as moléculas CD4 dos linfócitos T$_H$1 recém-formados reconhecem e ligam-se aos complexos MHC II-epítopo dos macrófagos infectados por bactérias. A ligação ativa os linfócitos T$_H$1, o que os faz liberar interferona-γ, uma citocina que estimula os macrófagos a destruírem as bactérias por eles endocitadas.

Folículos linfoides (nódulos linfoides)

Os **folículos** ou **nódulos linfoides** são agregados celulares densos transitórios compostos principalmente de linfócitos. Os folículos linfoides podem ser **primários** ou **secundários**. Os folículos primários são compostos principalmente de agregados de linfócitos densamente homogêneos. Os folículos linfoides secundários são mais ativos; portanto, contêm um **centro germinativo** de coloração mais clara e uma **coroa** ou **zona do manto** mais escura localizada perifericamente. Os centros germinativos são locais de proliferação de linfócitos, enquanto a coroa é composta principalmente de linfócitos B recém-formados que estão migrando para longe do centro germinativo.

Órgãos linfoides

Os **órgãos linfoides** funcionam na expansão e no "treinamento" das células imunes, bem como fornecem o ambiente adequado, no qual essas células podem organizar uma resposta imunológica. Histologicamente, os órgãos linfoides são tipicamente uma mistura de tecido linfoide difuso e folículos linfoides circundados por uma cápsula completa ou incompleta. Existem duas classes de órgãos linfoides: primários e secundários.

- A medula óssea e o timo constituem os **órgãos linfoides primários** do ser humano adulto; é aqui que os linfócitos são formados e se desenvolvem em células imunocompetentes
- Os linfonodos, as tonsilas, o baço e a medula óssea (assim como o MALT, embora seja um tecido linfoide difuso) constituem os **órgãos linfoides secundários** do humano adulto; é aqui que se estabelece um meio adequado para que as células imunocompetentes possam colaborar no desencadeamento de uma resposta imunológica contra os patógenos que invadiram o organismo.

Linfonodos

Linfonodos são estruturas com formato de rim através dos quais a linfa é filtrada (Figura 10.5). Os linfonodos apresentam uma **superfície convexa**, que recebe os vasos linfáticos aferentes, e um **hilo**, no qual o vaso linfático eferente sai e drena a linfa do linfonodo e os vasos sanguíneos aferentes e eferentes entram e saem.

Os linfócitos entram nos linfonodos por meio dos **vasos linfáticos aferentes**, bem como pelas **arteríolas**. As arteríolas penetram no linfonodo no hilo usando trabéculas de tecido conjuntivo. Elas viajam para o paracórtex, onde entregam seu sangue em **vênulas de endotélio alto (vênulas pós-capilares)**, que funcionam permitindo que linfócitos T e linfócitos B deixem o sistema circulatório, entrem no parênquima do linfonodo e, seguindo quimiocinas quimiotáticas específicas para cada um, migrem para suas respectivas localizações: linfócitos T para o paracórtex, e linfócitos B para os folículos linfoides.

linfoides não estão dispostas em qualquer padrão específico, mas estão espalhadas de maneira aparentemente aleatória.

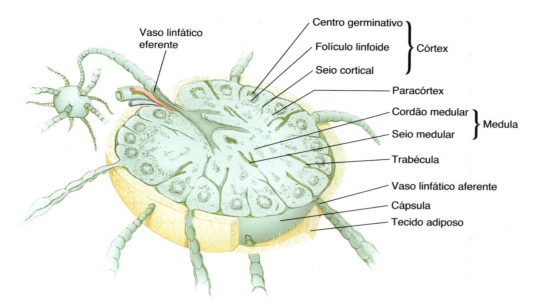

FIGURA 10.5 Diagrama esquemático de um linfonodo. Os linfonodos atuam na formação dos linfócitos B e T, assim como na filtragem da linfa.

Cada linfonodo tem uma **cápsula** de tecido conjuntivo denso não modelado e **septos** derivados da cápsula que subdividem o córtex em compartimentos incompletos (ver Figura 10.6). Ligada aos septos e à superfície interna da cápsula, há uma rede de tecido reticular e células reticulares associadas que funcionam como arcabouço para acondicionar as inúmeras células livres migratórias, basicamente linfócitos, APCs e macrófagos que residem no linfonodo. O córtex do linfonodo abriga os folículos linfoides, formados predominantemente por linfócitos B, APCs, macrófagos e células reticulares, como também os seios linfáticos capsulares e corticais. Entre o córtex e a medula está o paracórtex, que é ocupado por linfócitos T, APCs (como células dendríticas) e macrófagos. A medula consiste em cordões medulares e sinusoides medulares. Os cordões medulares são compostos predominantemente de linfócitos T, linfócitos B, células dendríticas foliculares e plasmócitos que se originam do córtex e do paracórtex e migram para a medula. Os sinusoides medulares estão em continuidade com os seios capsulares e corticais. Os linfócitos B e T entram nos sinusoides e saem do linfonodo pelos vasos linfáticos eferentes.

Os macrófagos, as APCs e alguns granulócitos são os componentes celulares adicionais dos linfonodos. Além de atuar na manutenção e na produção de linfócitos B e T imunocompetentes e destruir aqueles linfócitos T fugitivos que conseguiram sair do timo, mesmo estando programados para reconhecer e atacar "autoantígenos"; os linfonodos também filtram a linfa. A linfa entra no linfonodo através dos vasos linfáticos aferentes no aspecto convexo, então flui através dos seios subcapsulares e dos seios radiais/peritrabeculares, através do córtex e do paracórtex, e, em seguida através dos seios medulares, antes de deixar o linfonodo via vasos linfáticos eferentes no hilo. O procedimento de filtragem é facilitado pelos prolongamentos das células reticulares que atravessam os seios do linfonodo perturbando e retardando o fluxo linfático, o que proporciona mais tempo para os macrófagos residentes fagocitarem antígenos e outros detritos.

Tonsilas

As **tonsilas** são agregados de tecidos linfoides difusos e folículos linfoides parcialmente encapsulados por tecido conjuntivo denso não modelado e situados nas entradas das partes oral e nasal da faringe. As **tonsilas faríngea, lingual** e as **duas tonsilas palatinas** formam o **anel tonsilar (anel de Waldeyer)** na entrada oronasal principal. Os plasmócitos das tonsilas produzem anticorpos contra os inúmeros antígenos e microrganismos que abundam em sua vizinhança. As tonsilas palatinas também produzem linfócitos T. Em decorrência da sua localização e anatomia histológica, alguns autores consideram as tonsilas membros do GALT, enquanto outros autores sugerem que sejam órgãos linfoides.

Baço

O **baço** é o maior órgão linfoide do corpo e suas principais funções são filtrar o sangue eliminando patógenos e hemácias senescentes, facilitar a formação de linfócitos T e B efetores, e fornecer um local para os plasmócitos produzirem anticorpos. Ao contrário dos linfonodos, o baço não é dividido em regiões corticais e medulares nem é suprido por vasos linfáticos aferentes. Os vasos sanguíneos entram e saem do baço em seu hilo e viajam dentro do parênquima através de trabéculas derivadas de sua cápsula de tecido conjuntivo (Figura 10.7).

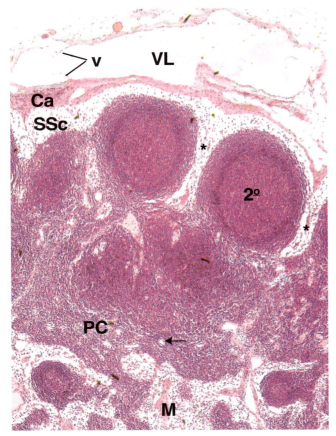

FIGURA 10.6 Uma fotomicrografia de pequeno aumento da porção convexa de um linfonodo humano. Note a **cápsula** (Ca) do linfonodo e o **vaso linfático** (VL) aferente com suas **válvulas** (v) trazendo linfa para o **seio subcapsular** (SSc). Observe os folículos linfáticos secundários (2º), os seios peritrabeculares (*asteriscos*), o **paracórtex** (PC) com suas vênulas de endotélio alto (*seta*), e uma pequena região da **medula** (M). 56×.

A substância do baço é subdividida em polpa branca e polpa vermelha. A **polpa branca** é composta de tecido linfoide, que é organizado como **bainhas linfáticas periarteriais (BLPAs)** compostas de linfócitos T ou como folículos linfáticos constituídos por linfócitos B (Figura 10.8). A **polpa vermelha** consiste em **cordões esplênicos (de Billroth)** interpostos entre uma rede esponjosa de sinusoides revestidos por células endoteliais incomumente alongadas, chamadas de células tábuas (aduelas, pois lembram pranchas que formam um barril), exibindo grandes espaços intercelulares sustentados por uma membrana basal espessa, descontínua e em forma de aro (como em um barril). Hemácias saudáveis podem passar pelos espaços entre essas células endoteliais; no entanto, hemácias danificadas ou velhas não podem passar, ficando então presas no baço para serem destruídos pelos macrófagos. Células reticulares e fibras reticulares associadas a esses sinusoides estendem-se até os cordões esplênicos para fornecer suporte estrutural à população celular que consiste em macrófagos, plasmócitos e células sanguíneas extravasadas.

As polpas vermelha e branca são separadas umas das outras pela **zona marginal**, que é composta de um grupo de pequenos sinusoides, macrófagos, linfócitos T e B, APCs e plasmócitos (Figura 10.9). Os capilares que se originam das artérias centrais entregam seu sangue aos sinusoides da zona marginal com seus macrófagos avidamente fagocitários. As APCs da zona marginal monitoram esse sangue quanto à presença de antígenos e substâncias estranhas.

Compreender seu suprimento vascular é fundamental para conhecer a organização do baço.

- A artéria esplênica entrando no hilo é distribuída para o interior do órgão via trabéculas como artérias trabeculares. Esse vaso sai da trabécula e entra no parênquima esplênico, onde fica circundado pela BLPA (e eventuais folículos linfoides) e é conhecido como artéria central (arteríola central)
- As artérias centrais entram na polpa vermelha, perdem sua BLPA e subdividem-se em numerosos vasos retilíneos diminutos, que são conhecidos como artérias penicilares e que têm três regiões:
  - Arteríolas pulpares
  - Arteríolas embainhadas e
  - Capilares arteriais terminais
- Ainda não está demonstrado conclusivamente se esses capilares arteriais terminais drenam diretamente para os sinusoides (circulação fechada) ou terminam em vasos com extremidades abertas nos cordões esplênicos (circulação aberta); contudo, nos seres humanos, a circulação aberta parece predominar
- Durante essa passagem das hemácias dos cordões esplênicos para os sinusoides, as hemácias danificadas e envelhecidas são eliminadas

CONSIDERAÇÕES CLÍNICAS 10.6

Linfonodos durante a infecção

Em um paciente saudável com quantidade normal de tecido adiposo, os linfonodos são pequenas estruturas moles que não podem ser palpadas com facilidade. No entanto, durante uma infecção, os linfonodos regionais aumentam de tamanho e ficam rígidos ao toque em decorrência do grande número de linfócitos que estão sendo formados em seu interior.

CONSIDERAÇÕES CLÍNICAS 10.7

Linfoma de Burkitt

O **linfoma de Burkitt** é do tipo não Hodgkin e de crescimento muito rápido que tem sua origem nos linfócitos B. É relativamente raro nos EUA, porém mais comum na África Central, onde afeta homens jovens infectados com o vírus Epstein-Barr. Também é prevalente em pessoas afetadas pelo vírus da imunodeficiência humana. As células do linfoma proliferam rapidamente e se disseminam para os linfonodos e o intestino delgado. Nos casos mais graves, as células do linfoma podem invadir o sistema nervoso central, a medula óssea e o sangue. A doença é fatal caso não seja tratada; contudo, o tratamento, especialmente nos estágios iniciais da doença, tem prognóstico muito bom.

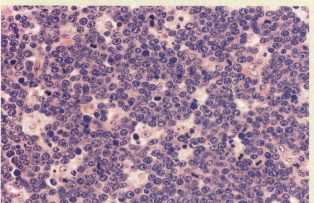

Fotomicrografia de um linfonodo de um paciente com linfoma de Burkitt. Observe a existência de várias figuras mitóticas no campo. A imagem lembra um "céu estrelado" em virtude da grande quantidade de macrófagos contendo em seu citoplasma restos de cromatina de células fagocitadas. (Reimpressa com autorização de Mills SE et al., eds. *Sternberg's Diagnostic Surgical Pathology*, 6th ed. Philadelphia: Wolters Kluwer, 2015. p. 789, Figure 17-48.)

CONSIDERAÇÕES CLÍNICAS 10.8

Tonsilite (amidalite)

A **tonsilite (amigdalite)** é uma das queixas mais comuns em crianças e até em adultos jovens; afeta as tonsilas palatinas, mas frequentemente também as faríngeas. Vários vírus, tais como rinovírus, adenovírus, parainfluenza e influenza, podem causar tonsilite, mas em geral a condição não apresenta problemas graves. No entanto, a bactéria *Streptococcus pyogenes* é uma ameaça que pode causar graves efeitos colaterais supurativos e não supurativos. Em alguns casos, a supuração pode levar a abscessos peritonsilares que podem dissecar no mediastino ou mesmo na cavidade craniana, o que leva a complicações com risco à vida.

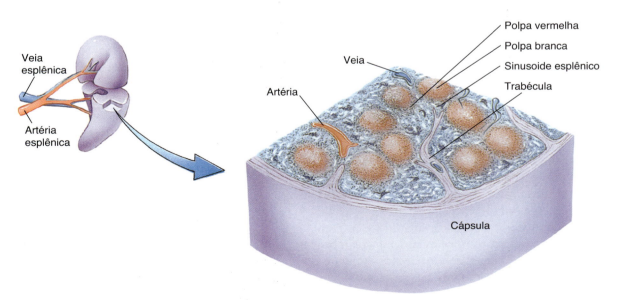

FIGURA 10.7 Ilustração esquemática da morfologia microscópica do baço. O baço purifica o sangue, elimina glóbulos vermelhos (hemácias) exauridos e forma linfócitos T e B. Em alguns animais (mas não em humanos), o baço armazena hemácias.

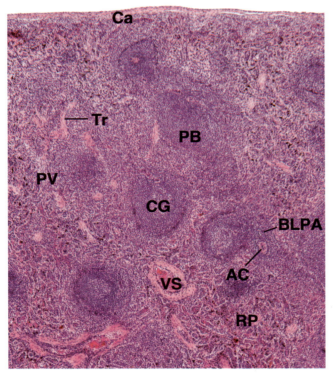

FIGURA 10.8 Esta fotomicrografia de muito baixa ampliação do baço humano exibe sua **cápsula** (Ca) de tecido conjuntivo, as **trabéculas** (Tr) derivadas da cápsula que abriga os **vasos sanguíneos** (VS), bem como a **polpa vermelha** (PV) e a **polpa branca** (PB). Observe que a polpa branca é composta de **bainhas linfáticas periarteriais** (BLPAs) com sua **arteríola central** (AC) localizada centralmente e os frequentes folículos linfoides, alguns com **centros germinativos** (CG) inseridos na BLPA.

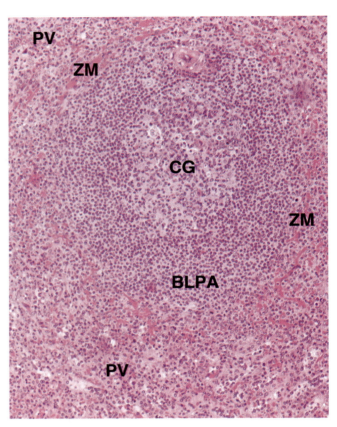

FIGURA 10.9 Esta fotomicrografia de baixa ampliação do baço de macaco mostra a **polpa vermelha** (PV) e também a polpa branca composta de **bainhas linfáticas periarteriais** (BLPAs) e de um folículo linfoide com seu **centro germinativo** (CG). Observe que a polpa branca é separada da polpa vermelha pela **zona marginal** (ZM), que apresenta um rico suprimento vascular composto de pequenos seios.

- Os sinusoides são drenados pelas veias pulpares, que drenam nas veias trabeculares e, por fim, reúnem-se à veia esplênica.

Timo

O **timo** é um órgão linfoide encapsulado bilobado localizado no mediastino anterossuperior e sobrepõe-se aos grandes vasos do coração. O timo alcança seu tamanho proporcional máximo logo depois do nascimento; mas, após a puberdade, começa a **involuir** e torna-se infiltrado por tecido adiposo. Contudo, mesmo no adulto, o timo conserva sua capacidade de produzir quantidades reduzidas de linfócitos T. A fina cápsula de tecido conjuntivo do timo envia septos profundos aos lobos do órgão, subdividindo-os então em lóbulos incompletos e transportando vasos sanguíneos para sua substância (Figura 10.10).

Diferentemente dos linfonodos e do baço, o timo não tem folículos linfoides; em vez disso, seus lóbulos são divididos em um córtex externo, corado mais intensamente, composto de células reticulares epiteliais, macrófagos e linfócitos T pequenos (timócitos), e, em uma medula interna, corada mais fracamente, que consiste em linfócitos T grandes, células reticulares epiteliais e **corpúsculos de Hassall (corpúsculos tímicos)** (Tabela 10.4 e Figura 10.11). As células reticulares epiteliais derivadas do endoderma são diferentes das células reticulares de outros órgãos linfoides, pois fornecem muitos suportes estruturais e funcionais importantes para o timo. Diferentemente da maioria dos órgãos, as medulas dos lóbulos vizinhos muitas vezes tendem a fundir-se.

As principais funções desse órgão linfoide primário são a formação, a potencialização e, quando necessário, a destruição de linfócitos T, que o timo realiza das seguintes maneiras.

- Os precursores dos linfócitos T imunoincompetentes (imaturos) entram na junção corticomedular do timo, onde são conhecidos como timócitos, e migram para o córtex externo, onde são ativados pelas citocinas

CONSIDERAÇÕES CLÍNICAS 10.9

Linfoma periférico de linfócitos T no baço

Doença relativamente rara, o **linfoma periférico de linfócitos T no baço** é derivado de linfócitos T e de seus precursores que proliferam e invadem vários órgãos, incluindo a pele e o baço. Quando o baço é afetado, as células são grandes e agressivas, e apresentam um citoplasma claro. Elas se reúnem nas proximidades das bainhas linfáticas periarteriais (BLPAs). O prognóstico dos pacientes com linfomas periféricos de linfócito T depende se as células invasoras expressam ou não a quinase do linfoma anaplásico (ALK; do inglês *anaplastic lymphoma quinase*). Os pacientes cujas células expressam ALK respondem ao tratamento muito melhor que aqueles que não expressam essa proteína.

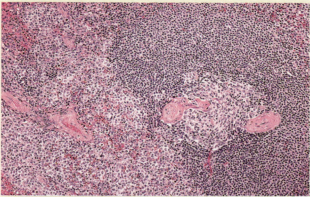

Fotomicrografia do baço de um paciente com linfoma periférico de linfócitos T. As grandes células claras circundam as BLPAs e o centro germinativo, rico em linfócitos B, parece não ter sido afetado. (Reimpressa com autorização de Mills SE et al., eds. *Sternberg's Diagnostic Surgical Pathology*, 6th ed. Philadelphia: Wolters Kluwer, 2015. p. 829, Figure 18-20A.)

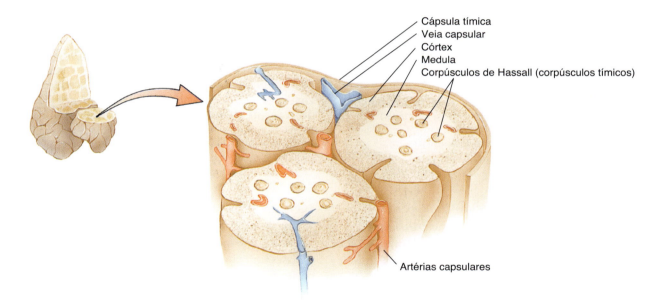

FIGURA 10.10 Diagrama esquemático da histologia de um timo adulto. O timo é responsável pela maturação dos linfócitos T. Os linfócitos T auxiliares desempenham um papel fundamental no desenvolvimento e na manutenção da resposta imunológica. Eles interagem com as células apresentadoras de antígenos e liberam citocinas, o que resulta na geração de plasmócitos para a resposta humoral e de linfócitos T *killer* (citotóxicos) para a resposta mediada por células.

liberadas pelas células reticulares epiteliais de modo a expressarem certos marcadores dos linfócitos T
- Os marcadores que os timócitos expressam não incluem CD4, CD8 ou o complexo CD3-TCR e, por isso, passam a ser conhecidos como **timócitos duplo-negativos**
- Esses timócitos duplo-negativos migram para o córtex interno e expressam pré-TCRs (pré-receptores de linfócitos T), que promovem sua proliferação

- Os descendentes dos timócitos que têm pré-TCR expressam moléculas CD4 e CD8, assim como um número limitado de moléculas CD3-TCR, e são conhecidos como **timócitos duplo-positivos**
- As células reticulares epiteliais corticais avaliam se os timócitos duplo-positivos são capazes de reconhecer **complexos MHC-próprios-epítopo-próprios**
- Cerca de 90% dos timócitos duplo-positivos não conseguem reconhecer esses complexos e sofrem apoptose

Tabela 10.4	Células reticulares epiteliais tímicas.	
Tipo celular	**Localização**	**Função**
Tipo I	Córtex	Envolve os vasos sanguíneos e isola o córtex da cápsula e dos septos e, desse modo, contribui para a formação da barreira hematotímica
Tipo II	Córtex intermediário	Forma um compartimento ao redor de um grupo de timócitos e apresenta a estes moléculas do MHC I e do MHC II, como também autoantígenos
Tipo III	Junção corticomedular	Apresenta aos timócitos moléculas do MHC I e do MHC II, como também autoantígenos
Tipo IV	Junção corticomedular	Isola as células reticulares epiteliais do tipo III da medula
Tipo V	Medula	Forma o arcabouço celular da medula
Tipo VI	Medula	Forma os corpúsculos de Hassall; secreta a citocina linfopoetina estromal tímica responsável pela formação dos linfócitos T reguladores

MHC, complexo principal de histocompatibilidade.

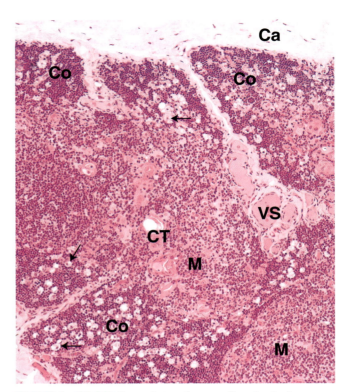

FIGURA 10.11 Esta fotomicrografia de baixa ampliação de um timo humano adulto exibe a **cápsula** (Ca), o **córtex mais escuro** (Co) e a **medula** (M) de coloração mais clara. Observe o rico **suprimento vascular** (VS) do timo, bem como os **corpúsculos de Hassall (tímicos)** (CT) na medula. Os numerosos perfis circulares levemente corados no córtex representam principalmente células reticulares epiteliais do tipo II (*setas*). 132×.

- Os 10% restantes desses timócitos duplo-positivos, que reconhecem os complexos MHC-próprios-epítopo-próprios, desenvolvem-se, expressam alguns TCRs a mais e perdem suas moléculas CD8 ou CD4 de sua superfície celular
- Os timócitos que expressam vários TCRs e moléculas CD4 ou CD8 são conhecidos como **timócitos simples-positivos**, que atravessam a borda corticomedular e entram na medula
- As células dendríticas e as células reticulares epiteliais da medula avaliam a capacidade dos timócitos simples-positivos de iniciar uma resposta imune contra os antígenos próprios
- Os timócitos simples-positivos que conseguem iniciar uma resposta imunológica contra os antígenos próprios sofrem apoptose (**deleção clonal**) por ação da linfopoetina estromal tímica secretada pelas células reticulares epiteliais dos corpúsculos de Hassall
  - A molécula sinalizadora, a linfopoetina estromal tímica, também pode funcionar na facilitação da formação de linfócitos T reguladores
- Os timócitos simples-positivos incapazes de atacar o que é próprio são liberados do timo na forma de **linfócitos T virgens (*naïve*)**
- Esses linfócitos T virgens migram para os órgãos linfoides secundários para formar os clones de linfócitos T.

Os vasos sanguíneos estão abrigados no interior dos septos de tecido conjuntivo, dos quais emergem na junção corticomedular, onde formam as alças capilares para o córtex. Os capilares que entram no córtex são do tipo contínuo e estão circundados por células reticulares epiteliais que os isolam dos linfócitos corticais e, desse modo, constituem uma **barreira hematotímica** que fornece um ambiente livre de antígenos para a potencialização dos linfócitos T imunocompetentes. Os vasos sanguíneos da medula não são incomuns, mas não formam a barreira hematotímica. O timo é drenado por vênulas da medula, a qual também recebe o sangue proveniente dos capilares corticais. As células reticulares epiteliais formam uma barreira especializada entre o córtex e a medula de modo a impedir que o material medular tenha acesso ao córtex.

Capítulo 10 Sistema Linfoide (Imunológico) **247**

CONSIDERAÇÕES CLÍNICAS 10.10

Síndrome de DiGeorge

A **síndrome de DiGeorge** é o nome da doença congênita caracterizada pela ausência de desenvolvimento do timo, sendo que o paciente não é capaz de produzir linfócitos T. Esses indivíduos não podem desenvolver uma resposta imunológica celular e algumas de suas respostas do tipo humoral também são deficientes ou limitadas. A maioria dos pacientes com esta síndrome morre no início da infância como resultado de infecções incontroláveis.

CONSIDERAÇÕES CLÍNICAS 10.11

Timoma

Os **timomas**, 80% dos quais são tumores benignos do timo, localizam-se mais frequentemente no mediastino anterossuperior. Esses tumores densos e acinzentados podem ter até 13 a 15 cm de comprimento e são subdivididos em segmentos por septos de tecido conjuntivo, derivados de sua cápsula densa de tecido conjuntivo não modelado. Suas células mais comuns são os linfócitos e as células epiteliais fusiformes em proliferação que podem se assemelhar a corpúsculos de Hassall anormais. Curiosamente, cerca de 15% dos pacientes com miastenia *gravis* apresentam timomas.

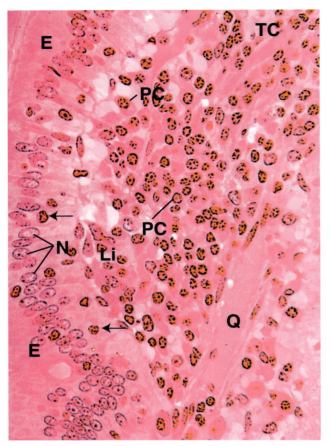

FIGURA 10.1.1 Infiltrado linfoplasmocitário. Macaco. Corte em resina plástica. 540×.

O **tecido conjuntivo** (TC) da lâmina própria subjacente aos epitélios úmidos é usualmente infiltrado por **linfócitos** (Li) pouco agregados e por **plasmócitos** (PC), como é exemplificado por esta fotomicrografia do duodeno de macaco. Observe que o **epitélio** simples colunar (E) contém não apenas os **núcleos** (N) das células epiteliais, mas também núcleos densos e escuros pertencentes a linfócitos (*setas*), alguns dos quais estão migrando da lâmina própria (tecido conjuntivo) para o lúmen do duodeno. Observe também a existência de um trecho de um **quilífero** (Q), um vaso linfático de fundo cego preenchido com linfa. Esses vasos podem ser identificados pela ausência de hemácias.

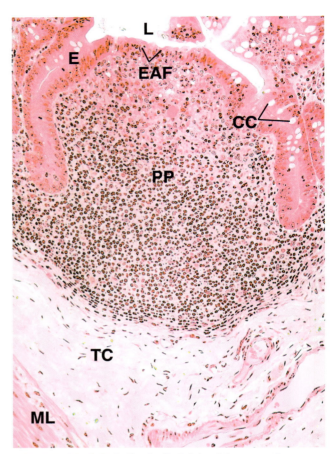

FIGURA 10.1.2 Folículo linfoide. Macaco. Corte em resina plástica. 132×.

O folículo linfoide associado ao intestino, nesta fotomicrografia, faz parte de um grupo de folículos conhecido como **placas de Peyer** (PP) e foi registrado a partir do íleo de um macaco. O **lúmen** (L) do intestino delgado é revestido por um **epitélio** simples colunar (E) com numerosas **células caliciformes** (CC). Contudo, observe que, na região que recobre o tecido linfoide, o epitélio está modificado para um **epitélio associado a folículo** (EAF). As células especializadas desse epitélio são mais baixas e chamadas de células M (de microprega). O epitélio é infiltrado por linfócitos e nesse trecho não apresenta células caliciformes. Observe que esse folículo linfoide em particular não apresenta centro germinativo, mas é composto de vários tipos de células, que são distinguíveis por seus núcleos de vários tamanhos e densidades. Esses tipos celulares serão descritos nas Figuras 10.1.3 e 10.1.4. Embora o folículo linfoide não esteja encapsulado, observe que o **tecido conjuntivo** (TC) entre o **músculo liso** (ML) e o folículo linfoide não apresenta infiltrado linfocitário.

LEGENDA

CC	célula caliciforme	L	lúmen	PC	plasmócito
E	epitélio	Li	linfócito	PP	placa de Peyer
EAF	epitélio associado a folículo	ML	músculo liso	Q	quilífero
		N	núcleo	TC	tecido conjuntivo

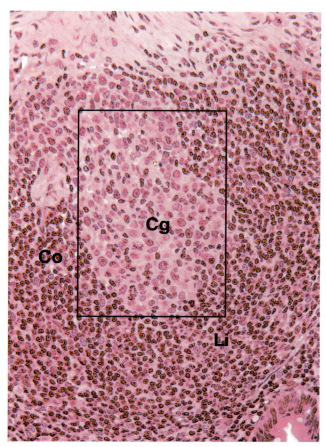

FIGURA 10.1.3 Folículo linfoide. Macaco. Corte em resina plástica. 270×.

Esta imagem é uma ampliação de um folículo linfoide de uma placa de Peyer de íleo de macaco. Observe que o **centro germinativo** (Cg), com coloração mais clara, está circundado pela **coroa** (Co), composta de células de coloração mais escura, com uma quantidade limitada de citoplasma ao redor de um núcleo denso. Essas células são pequenos **linfócitos** (Li). Os centros germinativos se formam em resposta a um estímulo antigênico e são constituídos de linfoblastos e plasmoblastos, cujos núcleos se coram muito menos que os dos pequenos linfócitos. A *área em destaque* é apresentada em alta ampliação na Figura 10.1.4.

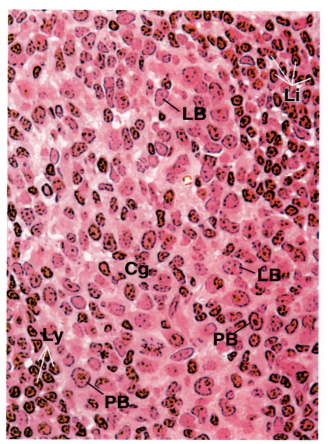

FIGURA 10.1.4 Folículo linfoide. Macaco. Corte em resina plástica. 540×.

Esta imagem é uma ampliação da *área em destaque* da Figura 10.1.3. Observe os pequenos **linfócitos** (Li) na periferia do **centro germinativo** (Cg). A atividade desse centro é evidenciada pela existência de figuras mitóticas, assim como de **linfoblastos** (LB) e **plasmoblastos** (PB). O centro germinativo é o local de produção dos pequenos linfócitos que migram para a periferia do folículo linfoide para formar a coroa.

LEGENDA					
Cg	centro germinativo	**LB**	linfoblasto	**PB**	plasmoblasto
Co	coroa	**Li**	linfócito		

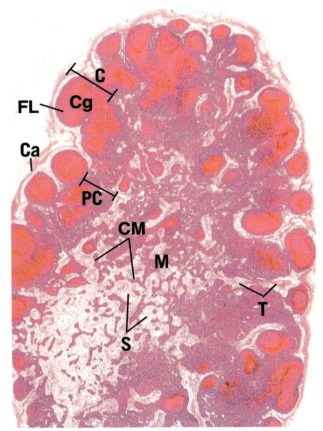

FIGURA 10.2.1 Linfonodo. Corte em parafina. 14×.

Os linfonodos são estruturas com formato de rim, com uma superfície convexa e uma superfície côncava (hilo). Eles são revestidos por uma **cápsula** (Ca) de tecido conjuntivo que envia **trabéculas** (T) para o interior do nódulo, subdividindo-o em compartimentos incompletos. A compartimentalização é particularmente proeminente no **córtex** (C), que ocupa a periferia do linfonodo. A região central menos corada é a **medula** (M), enquanto a região situada entre a medula e o córtex é o **paracórtex** (PC). Observe que o córtex apresenta numerosos **folículos linfoides** (FL), muitos com **centros germinativos** (Cg). Essa é a região dos linfócitos B, enquanto o paracórtex é particularmente rico em linfócitos T. Observe que a medula é composta de **seios** (S) medulares, **cordões medulares** (CM) e **trabéculas** (T) de tecido conjuntivo contendo vasos sanguíneos. Os cordões medulares são compostos de linfócitos, macrófagos, células reticulares e plasmócitos. A linfa entra no linfonodo a partir dos vasos linfáticos aferentes na superfície convexa, e, à medida que percola pelos seios do córtex, do paracórtex e da medula, elementos estranhos são removidos da linfa pela atividade fagocitária dos macrófagos.

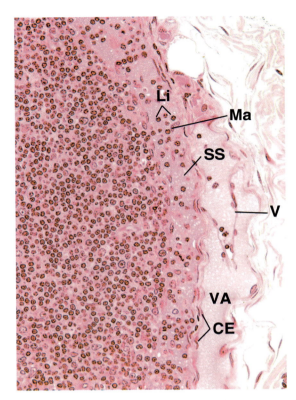

FIGURA 10.2.2 Linfonodo. Macaco. Corte em resina plástica. 270×.

Os **vasos linfáticos aferentes** (VA) entram no linfonodo pela sua superfície convexa. Esses vasos contêm **válvulas** (V) que regulam a direção do fluxo. A linfa entra no **seio subcapsular** (SS), que tem numerosos **macrófagos** (Ma), **linfócitos** (Li) e células apresentadoras de antígenos. Esses seios são revestidos por **células endoteliais** (CE), que também revestem as delicadas fibras colágenas que atravessam os seios para criar uma turbulência no fluxo da linfa. A linfa do seio subcapsular entra no seio cortical e, em seguida, no seio medular. Os linfócitos migram para o seio medular e saem do linfonodo pelos vasos linfáticos eferentes para entrar na circulação linfática e, finalmente, na circulação geral.

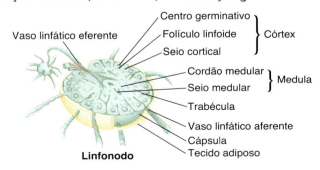

C	córtex	**FL**	folículo linfoide	**S**	seio medular
Ca	cápsula	**Li**	linfócito	**SS**	seio subcapsular
CE	célula endotelial	**M**	medula	**T**	trabécula
Cg	centro germinativo	**Ma**	macrófago	**V**	válvula
CM	cordão medular	**PC**	paracórtex	**VA**	vaso linfático aferente

Capítulo 10   Sistema Linfoide (Imunológico)   **251**

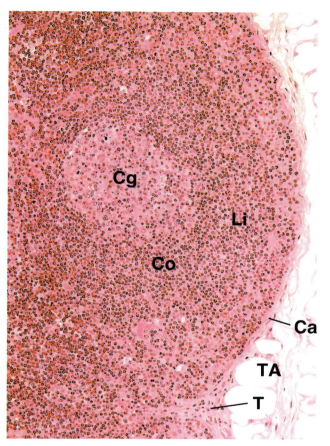

FIGURA 10.2.3 Linfonodo. Macaco. Corte em resina plástica. 132×.

O córtex do linfonodo é composto de numerosos folículos linfoides, um deles apresentado nesta fotomicrografia. Observe que, em geral, o linfonodo está envolvido por **tecido adiposo** (TA). A fina **cápsula** (Ca) de tecido conjuntivo envia **trabéculas** (T) para o interior do linfonodo. Observe também que o folículo linfoide tem uma **coroa** (Co) de coloração mais escura, composta principalmente de pequenos **linfócitos** (Li) cujos núcleos heterocromáticos são responsáveis pelas suas características de coloração. O **centro germinativo** (Cg) contém numerosas células com núcleos claros, que pertencem às células reticulares dendríticas, aos plasmoblastos e aos linfoblastos.

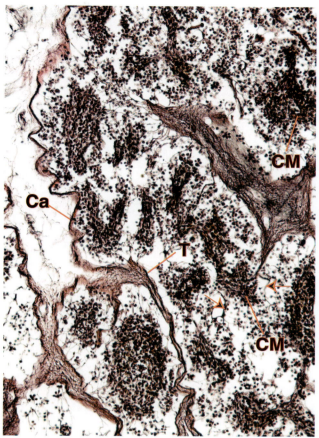

FIGURA 10.2.4 Linfonodo. Humano. Impregnação por prata. Corte em parafina. 132×.

O hilo do linfonodo humano apresenta uma **cápsula** (Ca) de tecido conjuntivo denso não modelado a partir da qual numerosas **trabéculas** (T) projetam-se em direção ao interior do linfonodo. Observe que a região do hilo não apresenta folículos linfoides, mas é particularmente rica em **cordões medulares** (CM). Observe também que a estrutura básica desses cordões, assim como do linfonodo inteiro, é formada por finas fibras reticulares (*setas*) que estão conectadas aos feixes de fibras colágenas das trabéculas e da cápsula.

LEGENDA					
Ca	cápsula	**Co**	coroa	**T**	trabécula
Cg	centro germinativo	**Li**	linfócito	**TA**	tecido adiposo
CM	cordão medular				

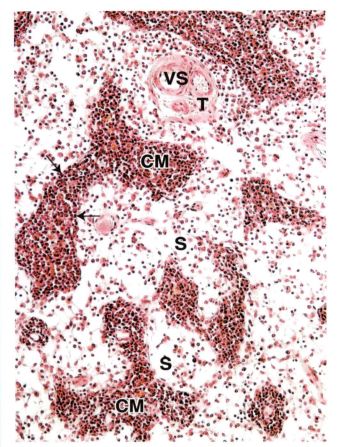

FIGURA 10.3.1 Linfonodo. Corte em parafina. 132×.

A medula do linfonodo consiste em numerosos **seios** (S), revestidos por endotélio, que recebem a linfa dos seios corticais. Circundando os seios medulares, estão muitos **cordões medulares** (CM). Tais cordões são compostos de macrófagos, pequenos linfócitos e plasmócitos cujos núcleos (*setas*) coram-se intensamente. Tanto linfócitos T como B povoam os cordões medulares, visto que eles estão migrando do paracórtex e do córtex, respectivamente. Alguns desses linfócitos deixarão o linfonodo por meio dos seios medulares e dos vasos linfáticos eferentes do hilo. A medula também apresenta **trabéculas** (T) de tecido conjuntivo, que alojam **vasos sanguíneos** (VS) que entram no linfonodo na região do hilo.

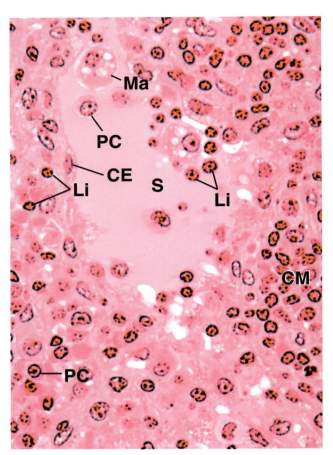

FIGURA 10.3.2 Linfonodo. Macaco. Corte em resina plástica. 540×.

Esta fotomicrografia é uma grande ampliação de um **seio** (S) medular e dos **cordões medulares** (CM) que o circundam de uma medula do linfonodo. Observe que os cordões medulares são compostos de macrófagos, **plasmócitos** (PC) e pequenos **linfócitos** (Li). Os seios são revestidos por **células endoteliais** (CE), que não formam um revestimento contínuo. O lúmen contém linfa, pequenos **linfócitos** (Li) e **macrófagos** (Ma). A aparência vacuolizada desses macrófagos é indicativa de fagocitose ativa.

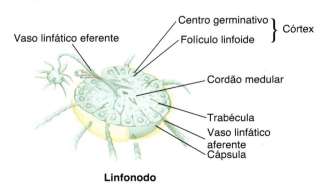

Linfonodo

LEGENDA

CE	célula endotelial	Ma	macrófago	T	trabécula
CM	cordão medular	PC	plasmócito	VS	vaso sanguíneo
Li	linfócito	S	seio		

Capítulo 10   Sistema Linfoide (Imunológico)   253

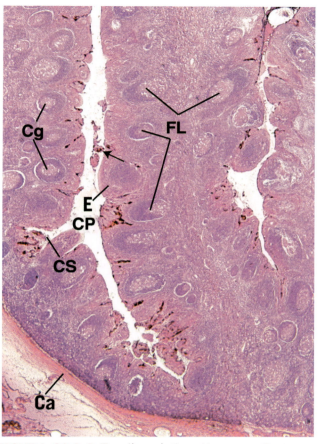

FIGURA 10.3.3 Tonsila palatina. Humano. Corte em parafina. 14×.

A tonsila palatina é um agregado de **folículos linfoides** (FL), muitos dos quais contêm **centros germinativos** (Cg). A tonsila palatina é coberta por um **epitélio** (E) estratificado pavimentoso não queratinizado que reveste as **criptas primárias** (CP) que se invaginam profundamente no interior da tonsila. Com frequência, as **criptas secundárias** (CS) estão evidentes, e elas são revestidas pelo mesmo tipo de epitélio. A superfície profunda da tonsila palatina está revestida por uma **cápsula** (Ca) espessa de tecido conjuntivo. Em geral, as criptas contêm detritos (*seta*) formados por partículas de alimentos em decomposição, assim como linfócitos que migram pelo epitélio a partir dos folículos linfoides para entrar nas criptas.

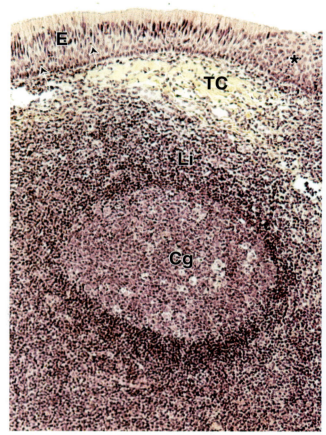

FIGURA 10.3.4 Tonsila faríngea. Humano. Corte em parafina. 132×.

Localizada na parte nasal da faringe, a tonsila faríngea é um agregado de folículos linfoides que muitas vezes apresentam **centros germinativos** (Cg). O **epitélio de revestimento** (E) é pseudoestratificado colunar ciliado, com áreas ocasionais de epitélio estratificado pavimentoso não queratinizado (*asterisco*). Os folículos linfoides estão envolvidos por um **tecido conjuntivo** (TC) frouxo, rico em colágeno infiltrado por pequenos **linfócitos** (Li). Observe os linfócitos que migram pelo epitélio (*setas*) para alcançar a parte nasal da faringe.

LEGENDA					
Ca	cápsula	**CS**	cripta secundária	**Li**	linfócito
Cg	centro germinativo	**E**	epitélio	**TC**	tecido conjuntivo
CP	cripta primária	**FL**	folículo linfoide		

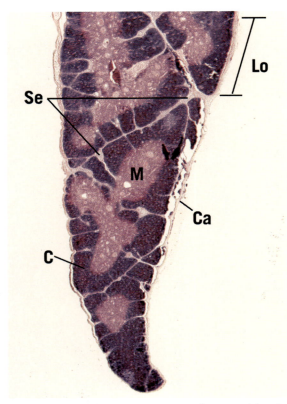

FIGURA 10.4.1 Timo. Humano recém-nascido. Corte em parafina. 14×.

O timo de um recém-nascido é um órgão bem desenvolvido que exibe muito bem suas muitas características. Esta fotomicrografia apresenta uma parte de um lobo. Este é revestido por uma fina **cápsula** (Ca) de tecido conjuntivo que subdivide incompletamente o órgão em **lóbulos** (Lo) por meio da emissão de **septos** (Se) de tecido conjuntivo. Cada lóbulo tem um **córtex** (C) periférico de coloração mais escura e uma **medula** (M) mais clara. A medula de um lóbulo, no entanto, é contínua com a de outros lóbulos. A cápsula de tecido conjuntivo e os septos transportam vasos sanguíneos para a medula do timo. Logo após a puberdade, o timo começa a involuir, e os septos de tecido conjuntivo tornam-se infiltrados por adipócitos.

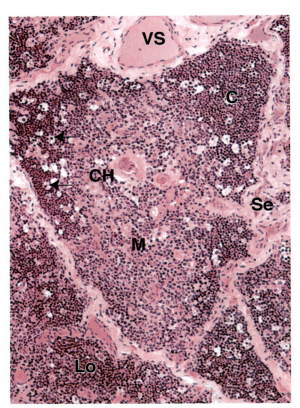

FIGURA 10.4.2 Timo. Macaco. Corte em resina plástica. 132×.

O lóbulo tímico apresentado nesta fotomicrografia parece estar completamente circundado por **septos** (Se) de tecido conjuntivo; no entanto, uma reconstrução tridimensional revelaria que este lóbulo é contínuo com os **lóbulos** (Lo) contíguos. Observe os numerosos **vasos sanguíneos** (VS) nos septos, o **córtex** (C), de coloração mais escura, e a **medula** (M), de coloração mais clara. As áreas mais claras encontradas no córtex correspondem à concentração maior de células reticulares epiteliais e de macrófagos (*setas*), enquanto as estruturas de coloração mais escura são os núcleos dos linfócitos T. A medula apresenta os característicos **corpúsculos de Hassall** (CH), como também vasos sanguíneos, macrófagos e células reticulares epiteliais.

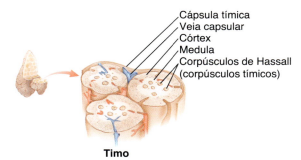

Timo

C	córtex	**Lo**	lóbulo	**Se**	septo
Ca	cápsula	**M**	medula	**VS**	vaso sanguíneo
CH	corpúsculo de Hassall				

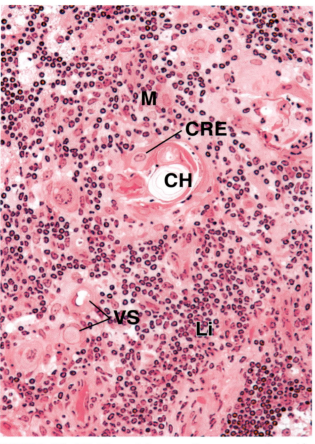

FIGURA 10.4.3 Timo. Macaco. Corte em resina plástica. 270×.

O centro desta fotomicrografia está ocupado pela **medula** (M) do timo apresentando um grande **corpúsculo de Hassall** (CH) (**tímico**), composto de **células reticulares epiteliais** (CRE) em arranjo concêntrico. Os corpúsculos tímicos fabricam a citocina linfopoetina estromal tímica, que está envolvida na geração de linfócitos T reguladores. A medula tímica abriga numerosos **vasos sanguíneos** (VS), macrófagos, **linfócitos** (Li) e plasmócitos ocasionais.

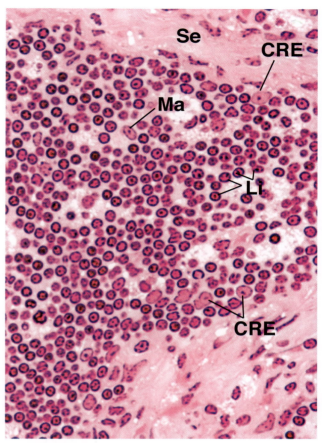

FIGURA 10.4.4 Timo. Macaco. Corte em resina plástica. 540×.

O córtex do timo é delimitado externamente pelos **septos** (Se) de tecido conjuntivo, rico em colágeno. O conteúdo do córtex está separado dos septos por uma borda de **células reticulares epiteliais** (CRE), que são identificáveis pelos seus núcleos pálidos. Células reticulares epiteliais adicionais formam um retículo celular em cujos interstícios os **linfócitos** (Li) se desenvolvem em linfócitos T maduros. Também são evidentes no córtex numerosos **macrófagos** (Ma). Essas células fagocitam os linfócitos destruídos no timo.

LEGENDA					
CH	corpúsculo de Hassall	M	medula	Se	septo
CRE	célula reticular epitelial	Ma	macrófago	VS	vaso sanguíneo
Li	linfócito				

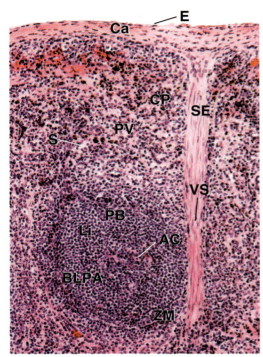

FIGURA 10.5.1 Baço. Humano. Corte em parafina. 132×.

O baço, o maior órgão linfoide, tem uma espessa **cápsula** (Ca) de tecido conjuntivo denso. Como ele está dentro da cavidade abdominal, é revestido por um **epitélio** simples pavimentoso (E) ou um mesotélio. **Septos** (SE) de tecido conjuntivo derivados da cápsula penetram no baço transportando os **vasos sanguíneos** (VS) para o interior do órgão. O baço não é subdividido em córtex e medula; em vez disso, é composto de uma **polpa branca** (PB) e uma **polpa vermelha** (PV). A polpa branca está organizada como bainhas cilíndricas formadas por várias camadas de **linfócitos** (Li), os quais circundam vasos sanguíneos conhecidos como **artérias centrais** (AC). Já a polpa vermelha é constituída de **sinusoides** (S) serpenteando através de um tecido celular conhecido como **cordões pulpares** (CP) (cordões esplênicos). A polpa branca do baço assume duas disposições diferentes. Uma delas, representada nesta fotomicrografia, é conhecida como **bainha linfática periarterial** (BLPA), que é composta principalmente de linfócitos T. A região dos linfócitos situados na junção da BLPA com a polpa vermelha é conhecida como **zona marginal** (ZM).

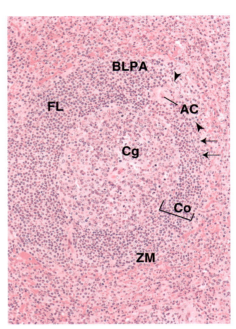

FIGURA 10.5.2 Baço. Macaco. Corte em resina plástica. 132×.

Dentro das **bainhas linfáticas periarteriais** (BLPAs) do baço, um segundo arranjo de polpa branca pode ser notado, ou seja, **folículos linfoides** (FL) contendo um **centro germinativo** (Cg). Com frequência, os folículos linfoides se organizam em torno de ramificações de uma **artéria central** (AC). Os folículos são povoados principalmente por **linfócitos B** (*setas*), que são responsáveis pela coloração escura da **coroa** (Co). O centro germinativo é o local de produção ativa dos linfócitos B durante um estímulo antigênico. A **zona marginal** (ZM), também existente em volta dos folículos linfoides, é a região onde os linfócitos saem de pequenos capilares e entram nos espaços do tecido conjuntivo do baço. A partir desse ponto, os linfócitos T migram para as bainhas linfáticas periarteriais, enquanto os linfócitos B se dirigem para os folículos linfoides. A zona marginal e a polpa branca são povoadas por numerosos macrófagos e células apresentadoras de antígenos (*pontas de seta*), além dos linfócitos.

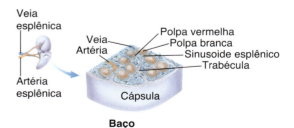

Baço

LEGENDA

AC	artéria central	CP	cordão pulpar (esplênico)	PV	polpa vermelha
BLPA	bainha linfática periarterial	E	epitélio	S	sinusoide
Ca	cápsula	FL	folículo linfoide	SE	septo
Cg	centro germinativo	Li	linfócito	VS	vaso sanguíneo
Co	coroa	PB	polpa branca	ZM	zona marginal

Capítulo 10 Sistema Linfoide (Imunológico) **257**

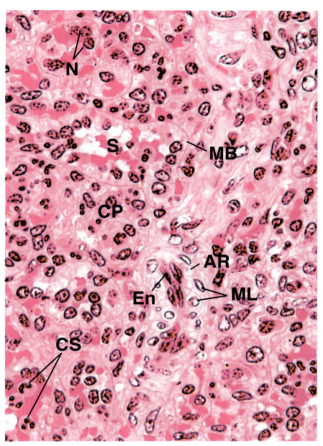

FIGURA 10.5.3 Baço. Macaco. Corte em resina plástica. 540×.

A polpa vermelha do baço, apresentada nesta fotomicrografia, é composta de **sinusoides** (S) esplênicos e **cordões pulpares** (CP) (esplênicos). Os sinusoides esplênicos são revestidos por um endotélio descontínuo, composto de células alongadas e que é circundado por uma disposição incomum de **membrana basal** (MB) que envolve os sinusoides de maneira descontínua. Os sinusoides contêm numerosas **células sanguíneas** (CS). Os **núcleos** (N) das células alongadas do endotélio projetam-se para dentro do lúmen. As regiões entre os sinusoides são ocupadas pelos cordões esplênicos, e abrigam várias células do sangue: macrófagos, células reticulares e plasmócitos. O suprimento vascular da polpa vermelha é derivado das artérias penicilares, que dão origem às **arteríolas** (AR), cujas **células endoteliais** (En) e **células musculares lisas** (ML) estão evidentes no centro deste campo.

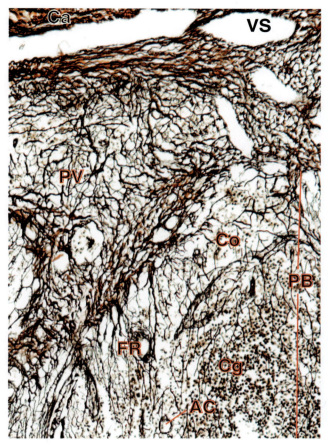

FIGURA 10.5.4 Baço. Humano. Impregnação por prata. Corte em parafina. 132×.

O arcabouço de tecido conjuntivo do baço é demonstrado pelo uso da técnica de impregnação por prata, a qual se precipita ao redor das fibras reticulares. A **cápsula** (Ca) do baço é atravessada por **vasos sanguíneos** (VS) que penetram no interior do órgão, percorrendo o interior das **trabéculas** (T). A **polpa branca** (PB) e a **polpa vermelha** (PV) estão evidentes. De fato, o folículo linfoide apresenta um **centro germinativo** (Cg) bem definido, assim como uma **coroa** (Co). A **artéria central** (AC) também está evidente nesta preparação. As **fibras reticulares** (FR), que formam uma extensa rede por todo o tecido esplênico, prendem-se à cápsula e às trabéculas.

LEGENDA

AC	artéria central	CP	cordão pulpar (esplênico)	ML	músculo liso
AR	arteríola			N	núcleo
Ca	cápsula	CS	célula sanguínea	PB	polpa branca
Cg	centro germinativo	En	célula endotelial	PV	polpa vermelha
Co	coroa	FR	fibra reticular	S	sinusoide
		MB	membrana basal	S	vaso sanguíneo

Revisão de imagens histológicas selecionadas

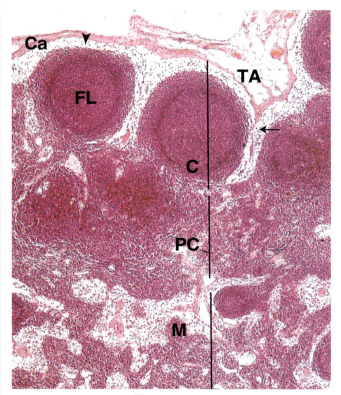

FIGURA DE REVISÃO 10.1.1 Linfonodo. Humano adulto. Corte em parafina. 56×.

Esta fotomicrografia de pequeno aumento de um linfonodo humano demonstra que ele está circundado por **tecido adiposo** (TA). A **cápsula** (Ca) do linfonodo é composta de tecido conjuntivo denso não modelado. Observe os seios subcapsulares (*ponta de seta*) e os peritrabeculares (*seta*), assim como os **folículos linfoides** (FL), no **córtex** (C). O **paracórtex** (PC) é a área rica em linfócitos T situada entre o córtex e a **medula** (M).

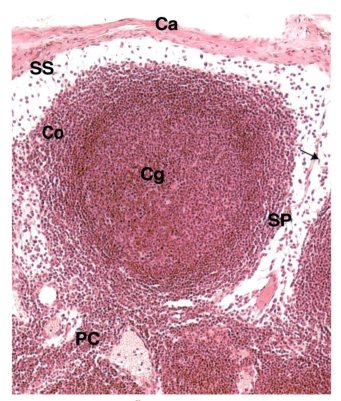

FIGURA DE REVISÃO 10.1.2 Linfonodo. Humano adulto. Corte em parafina. 132×.

Este é um maior aumento da fotomicrografia do córtex do linfonodo na Figura de revisão 10.1.1. Observe a **cápsula** (Ca), o **seio subcapsular** (SS) e o **seio peritrabecular** (SP). A **coroa** (Co) rica em linfócitos B e o **centro germinativo** (Cg) do folículo linfoide estão bem definidos. O **paracórtex** (PC) é a área rica em linfócitos T logo abaixo do folículo linfoide.

LEGENDA

C	córtex	FL	folículo linfoide	SP	seio peritrabecular
Ca	cápsula	M	medula	SS	seio subcapsular
Cg	centro germinativo	PC	paracórtex	TA	tecido adiposo
Co	coroa				

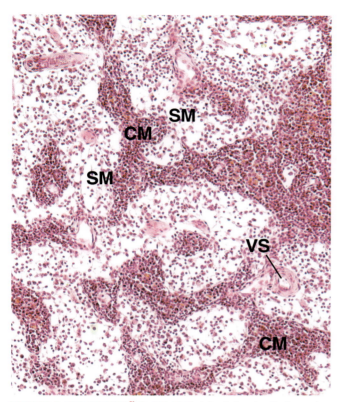#
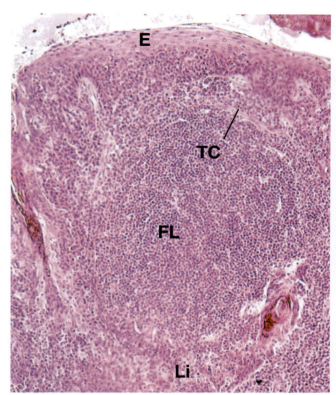

FIGURA DE REVISÃO 10.1.3 Medula do linfonodo. Humano adulto. Corte em parafina. 132×.

Esta fotomicrografia é um aumento maior da medula do linfonodo na Figura de revisão 10.1.1. Observe que os **cordões medulares** (CM) estão intercalados com os **seios medulares** (SM). As trabéculas abrigam os **vasos sanguíneos** (VS) da medula.

FIGURA DE REVISÃO 10.1.4 Tonsila palatina. Humano. Corte em parafina. 132×.

As tonsilas palatinas, localizadas nos dois lados da base da língua, são compostas de **folículos linfoides** (FL), alguns com centros germinativos. Cada tonsila é coberta por **epitélio** estratificado pavimentoso (E). As **trabéculas de tecido conjuntivo** (TC) originam-se da cápsula na base da tonsila e carregam vasos sanguíneos em seu interior. Os numerosos pontos escuros são os núcleos dos **linfócitos** (Li).

	LEGENDA				
CM	cordão medular	FL	folículo linfoide	TC	trabécula de tecido conjuntivo
E	epitélio estratificado pavimentoso	Li	linfócito	VS	vaso sanguíneo
		SM	seio medular		

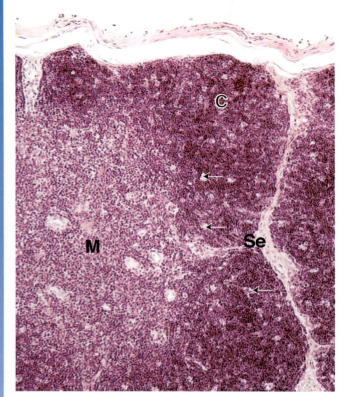

FIGURA DE REVISÃO 10.2.1 Timo. Humano adulto. Corte em parafina. 270×.

Esta é uma fotomicrografia de três lóbulos adjacentes de um timo humano adulto. Observe que os **septos** (Se) se originam da **cápsula** (Ca) de tecido conjuntivo e dividem o lobo tímico em lóbulos. A separação dos dois lóbulos à esquerda é evidenciada pelo septo de tecido conjuntivo, assinalado com as letras "Se". O **córtex** (C) mais escuro está ocupado por grande quantidade de timócitos (linfócitos T em diversos estágios de desenvolvimento) e também por muitos macrófagos e células reticulares epiteliais (*setas*). A **medula** (M) tem coloração mais clara que o córtex e, nesta imagem, está demonstrado claramente que os dois lóbulos adjacentes da medula estão em continuidade um com o outro.

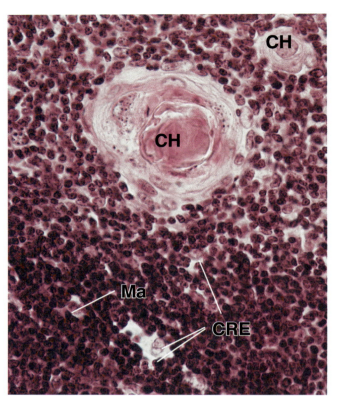

FIGURA DE REVISÃO 10.2.2 Medula do timo. Humano adulto. Corte em parafina. 540×.

Esta é uma fotomicrografia da medula do timo de um ser humano adulto. Observe a presença dos **corpúsculos de Hassall (tímicos)** (CH), bem como de **macrófagos** (Ma) e **células reticulares epiteliais** (CRE). Com esta ampliação, as duas células são facilmente diferenciadas uma da outra porque as células reticulares epiteliais têm nucléolos com coloração mais clara e cromatina mais fina que os do macrófago.

LEGENDA

C	córtex	CH	corpúsculo de Hassall (tímico)	M	medula
Ca	cápsula	CRE	célula reticular epitelial	Ma	macrófago
				Se	septo

Capítulo 10 Sistema Linfoide (Imunológico) **261**

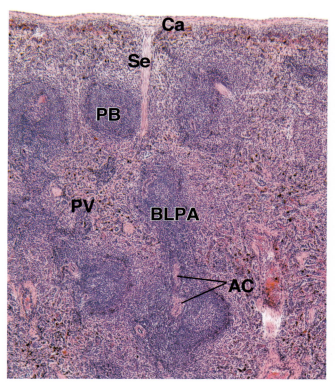

FIGURA DE REVISÃO 10.2.3 Baço. Humano. Corte em parafina. 56×.

Esta fotomicrografia de pequeno aumento do baço humano demonstra sua **cápsula** (Ca) de tecido conjuntivo denso não modelado coberta por um epitélio simples pavimentoso, o peritônio. Os **septos** (Se) surgem da cápsula contendo vasos sanguíneos, ou seja, artérias que entram e veias que saem do baço. Em vez de córtex e medula, o baço é subdividido em **polpa branca** (PB), composta basicamente de linfócitos, e **polpa vermelha** (PV), formada principalmente por sinusoides venosos. O limite entre as polpas vermelha e branca é conhecido como zona marginal. A polpa branca é organizada em folículos linfoides (principalmente linfócitos B) e em **bainhas linfáticas periarteriais** (BLPAs) formadas basicamente por linfócitos T. O centro das BLPAs está ocupado por uma **arteríola central** (AC).

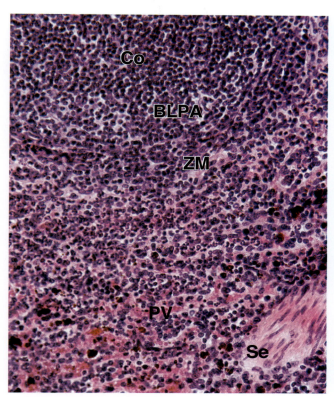

FIGURA DE REVISÃO 10.2.4 Baço. Humano. Corte em parafina. 270×.

Esta fotomicrografia é uma ampliação maior de um folículo linfoide semelhante ao folículo linfoide da Figura de revisão 10.2.3. Observe que a **coroa** (Co) do folículo linfoide está circundada pela **bainha linfática periarterial** (BLPA), que, por sua vez, está envolvida pela **zona marginal** (ZM). Também estão evidentes a **polpa vermelha** (PV) e uma porção do **septo** (Se).

LEGENDA					
AC	arteríola central	**Ca**	cápsula	**PV**	polpa vermelha
BLPA	bainha linfática periarterial	**Co**	coroa	**Se**	septo
		PB	polpa branca	**ZM**	zona marginal

Resumo da organização histológica

O tecido linfoide é composto de tecido linfoide difuso e tecido linfoide encapsulado. A principal célula do tecido linfoide é o linfócito, o qual ocorre em três categorias: linfócitos B, linfócitos T e linfócitos nulos. Além disso, macrófagos, células reticulares, plasmócitos, células dendríticas e APCs executam funções importantes no tecido linfoide.

I. Linfonodo

A. Cápsula

Em geral circundada por tecido adiposo, a cápsula é composta de tecido conjuntivo denso não modelado com algumas fibras elásticas e musculatura lisa. Os vasos linfáticos aferentes entram pela face convexa; os vasos linfáticos eferentes e os vasos sanguíneos atravessam o hilo.

B. Córtex

O córtex de um linfonodo é composto de uma coroa escura (contendo principalmente linfócitos B) e um centro germinativo de coloração mais clara que abriga linfoblastos B ativados, macrófagos e células dendríticas foliculares. As trabéculas do tecido conjuntivo subdividem o córtex em compartimentos incompletos. Os seios subcapsular e cortical mostram linfócitos, células reticulares e macrófagos.

C. Paracórtex

O paracórtex é a região entre o córtex e a medula composta de linfócitos T e células dendríticas. As vênulas póscapilares, com seu característico endotélio cúbico (vênulas de endotélio alto), também estão presentes.

D. Medula

A medula apresenta trabéculas de tecido conjuntivo, cordões medulares (compostos de macrófagos, plasmócitos e linfócitos) e os seios medulares revestidos por uma camada descontínua de células endoteliais. Linfócitos, plasmócitos e macrófagos são os tipos celulares comuns no lúmen dos sinusoides. A região do hilo se caracteriza pela cápsula espessa e pela ausência de folículos linfoides.

E. Fibras reticulares

Com o uso de colorações especiais, pode-se demonstrar que uma extensa rede de fibras reticulares constitui a estrutura dos linfonodos.

II. Tonsilas

A. Tonsilas palatinas

1. Epitélio

É revestido por epitélio estratificado pavimentoso não queratinizado que se estende até as criptas tonsilares. Os linfócitos podem migrar através do epitélio.

2. Folículos linfoides

Circundam as criptas e, frequentemente, apresentam centros germinativos.

3. Cápsula

A cápsula de tecido conjuntivo denso não modelado separa a tonsila da musculatura subjacente da parede da faringe. Os septos, que são derivados da cápsula, estendem-se para a tonsila.

B. Tonsilas faríngeas

1. Epitélio

Em sua maior parte, o epitélio pseudoestratificado colunar ciliado (infiltrado por linfócitos) reveste a superfície livre, assim como as dobras da mucosa que lembram criptas.

2. Folículos linfoides

A maioria dos folículos linfoides mostra centros germinativos.

3. Cápsula

A cápsula delgada, situada na região profunda da tonsila, fornece septos para a tonsila.

4. Glândulas

Ductos de glândulas seromucosas podem ser vistos abaixo da cápsula atravessando a tonsila para se abrirem na superfície revestida por epitélio.

C. Tonsilas linguais

1. Epitélio

O epitélio estratificado pavimentoso não queratinizado reveste a tonsila e estende-se para as rasas criptas superficiais.

2. Folículos linfoides

A maioria dos folículos linfoides contém centros germinativos.

3. Cápsula

A cápsula é fina, não está claramente definida.

4. Glândulas

Podem ser vistas glândulas seromucosas abrindo-se na base das criptas.

III. Baço

A. Cápsula

Composta predominantemente de tecido conjuntivo denso não modelado, a cápsula é mais espessa na região do hilo e apresenta algumas fibras elásticas e algumas células musculares lisas. Ela é coberta por mesotélio, mas não é circundada por tecido adiposo. As trabéculas, que contêm os vasos sanguíneos, estendem-se da cápsula para o interior do baço.

B. Polpa branca

A polpa branca é composta de BLPA e de folículos linfoides com centros germinativos. Ambos BLPA (abrigando linfócitos T) e folículos linfoides (abrigando linfócitos B) circundam a excêntrica artéria central, uma característica distintiva do baço.

C. Zona marginal

Um acúmulo frouxo de linfócitos, macrófagos e plasmócitos está localizado entre as polpas branca e vermelha. O suprimento vascular é fornecido por alças capilares derivadas da artéria central.

D. Polpa vermelha

A polpa vermelha é composta de cordões pulpares (esplênicos, ou cordões de Billroth) e sinusoides (esplênicos). Os cordões esplênicos são compostos de delicadas fibras reticulares, células reticulares estreladas, plasmócitos, macrófagos e células do sangue circulante. Os sinusoides são revestidos por células endoteliais alongadas e descontínuas, chamadas de células tábuas (aduelas), circundadas por uma membrana basal espessa e em forma de aro associada a fibras reticulares. Trechos de artérias penicilares estão evidentes na polpa vermelha. Estas são as arteríolas pulpares, as arteríolas embainhadas e os capilares arteriais terminais. Não há evidências convincentes para determinar se a circulação na polpa vermelha é aberta ou fechada.

E. Fibras reticulares

Com o uso de colorações especiais, é possível demonstrar uma grande rede de fibras reticulares, que constituem o arcabouço do baço.

IV. Timo

A. Cápsula

A cápsula delgada é composta de tecido conjuntivo denso não modelado (com algumas fibras elásticas) que estende trabéculas interlobulares que subdividem incompletamente o timo em lóbulos.

B. Córtex

O córtex não contém folículos linfoides nem plasmócitos. Ele é composto de células reticulares epiteliais de coloração clara, de macrófagos e de pequenos linfócitos T (timócitos) densamente agrupados em vários estágios de desenvolvimento e responsáveis pela aparência escura do córtex. As células reticulares epiteliais também circundam os capilares, os únicos vasos sanguíneos existentes no córtex.

C. Medula

De coloração muito mais clara que o córtex, a medula é contínua de lóbulo a lóbulo. É ocupada por plasmócitos, linfócitos, macrófagos e células reticulares epiteliais. Além disso, os corpúsculos de Hassall (tímicos), constituídos de células reticulares epiteliais em disposição concêntrica, são componentes característicos da medula do timo.

D. Involução

O timo começa a regredir após a puberdade. O córtex se torna menos denso porque sua população de linfócitos e células reticulares epiteliais é, até certo ponto, substituída por tecido adiposo. Na medula, os corpúsculos tímicos aumentam em número e tamanho.

E. Fibras reticulares e sinusoides

O timo não contém fibras reticulares nem sinusoides.

Questões de revisão do capítulo

10.1 Qual das seguintes alternativas apresenta as características de um linfonodo de um paciente com doença de Hodgkin?

A. Proliferação de monócitos

B. Presença de células de Reed-Sternberg

C. Hipertrofia dos rins

D. Atrofia do baço

E. Ganho de peso incomum

10.2 Um médico recebeu o laudo da biopsia de um de seus pacientes indicando a presença de macrófagos de corpo tingível. Qual é o diagnóstico mais provável?

A. Leucemia

B. Timoma

C. Tonsilite aguda

D. Linfoma de Burkitt

E. Síndrome de DiGeorge

10.3 A citotoxicidade mediada por células dependentes de anticorpos é um procedimento relacionado à qual das seguintes células?

A. Linfócitos de memória B

B. Linfócitos T *natural killer*

C. Linfócitos T citotóxicos

D. Plasmócitos

E. Células *natural killer*

10.4 Qual das seguintes condições é caracterizada pela incapacidade do paciente de formar linfócitos T?

A. Síndrome de DiGeorge

B. Linfoma de Burkitt

C. Síndrome de Wiskott-Aldrich

D. Doença de Hodgkin

E. Timoma

10.5 Antígenos lipídicos que são complexados com moléculas CD-1 são reconhecidos por qual das seguintes células?

A. Células *natural killer*

B. Linfócitos B

C. Células apresentadoras de antígenos

D. Linfócitos T *natural killer*

CAPÍTULO
11

SISTEMA ENDÓCRINO

ESQUEMA DO CAPÍTULO

TABELAS

Tabela 11.1 Hormônios da hipófise

Tabela 11.2 Hormônios das glândulas tireoide, paratireoide, suprarrenais e pineal

PRANCHAS DE REVISÃO 11.1 A 11.5

Figura de revisão 11.1.1 Hipófise. *Pars distalis*. Microscopia eletrônica. 4.950×

Figura de revisão 11.1.2 Hipófise. Rato. Microscopia eletrônica. 8.936×

Figura de revisão 11.1.3 Hipófise. *Pars distalis*. Humano. Corte em parafina. Corante de Masson. 270×

Figura de revisão 11.1.4 Hipófise. *Pars nervosa*. Humano. Corte em parafina. Corante de Masson. 270×

Figura de revisão 11.2.1 Hipófise. Corte em parafina. 540×

Figura de revisão 11.2.2 Hipófise. *Pars intermedia*. Humano. Corte em parafina. 270×

Figura de revisão 11.2.3 Hipófise. *Pars nervosa*. Corte em parafina. 132×

Figura de revisão 11.2.4 Hipófise. Corte em parafina. 540×

Figura de revisão 11.3.1 Glândula tireoide. Humano. Corte em parafina. 132×

Figura de revisão 11.3.2 Glândula tireoide. Humano. Corte em parafina. 540×

Figura de revisão 11.3.3 Glândula paratireoide. Humano. Corte em parafina. 540×

Figura de revisão 11.3.4 Glândula pineal. Humano. Corte em parafina. 270×

Figura de revisão 11.4.1 Glândula suprarrenal. Corte em parafina. 14×

Figura de revisão 11.4.2 Glândula suprarrenal. Córtex. Macaco. Corte em resina plástica. 132×

Figura de revisão 11.4.3 Glândula suprarrenal. Macaco. Corte em resina plástica. 132×

Figura de revisão 11.4.4 Glândula suprarrenal. Macaco. Corte em resina plástica. 540×

Figura de revisão 11.5.1 Glândula suprarrenal. Córtex. Humano. Corte em parafina. 132×

Figura de revisão 11.5.2 Glândula suprarrenal. Córtex. Macaco. Corte em resina plástica. 540×

Figura de revisão 11.5.3 Glândula suprarrenal. Medula. Humano. Corte em parafina. 132×

O sistema endócrino, em cooperação com o sistema nervoso, regula a homeostasia influenciando, coordenando e integrando as funções fisiológicas do corpo. Esse sistema consiste em vários órgãos (glândulas), grupos isolados de células em determinados órgãos e células individuais dispersas entre células parenquimatosas do corpo. As células endócrinas individuais e as estruturas como as ilhotas pancreáticas (ilhotas de Langerhans), as células intersticiais de Leydig, a estruturas ovarianas e as células neuroendócrinas difusas (componentes do SNED – sistema neuroendócrino difuso) são discutidas em capítulos específicos sobre os órgãos envolvidos.

266 Gartner & Hiatt Histologia | Texto e Atlas

As **glândulas endócrinas** que serão discutidas aqui são:

- Hipófise
- Tireoide
- Paratireoides
- Glândula suprarrenal (adrenal)
- Glândula pineal.

Todas essas glândulas produzem **hormônios,** moléculas de baixo peso molecular secretadas nos espaços de tecido conjuntivo, onde entram em uma rica rede de capilares fenestrados, para serem disseminadas pelo sistema vascular por todo o corpo.

- Se esses hormônios atuam nas mesmas células que os produzem, eles são chamados de **hormônios autócrinos**
- Se atuam em células-alvo situadas nas proximidades, eles são conhecidos como **hormônios parácrinos**
- Se esses hormônios entram nos vasos sanguíneos para que sejam transportados às células-alvo, eles são referidos como **hormônios endócrinos** (identificados apenas como **hormônios** neste capítulo).

Este capítulo detalha os hormônios (Tabelas 11.1 e 11.2), enquanto outros capítulos (sobre tecido nervoso, sistemas respiratório e digestivo) descrevem os hormônios autócrinos e parácrinos.

Hipófise

A **hipófise (glândula pituitária)** é um pequeno órgão ovoide ligado ao hipotálamo, no cérebro, por uma fina haste (ou pedículo) chamada infundíbulo. Situa-se em uma depressão óssea chamada sela túrcica do osso esfenoide e é coberta pela dura-máter em sua superfície superior. Este órgão pequeno, mas importante, desenvolve-se a partir de duas origens embrionárias distintas; portanto, é subdividido em duas partes: a **adeno-hipófise (hipófise anterior)** e a **neuro-hipófise (hipófise posterior)**. Juntas, as duas subunidades da hipófise secretam numerosos hormônios que regulam outros órgãos endócrinos **(glândulas endócrinas dependentes da hipófise)** e muitos outros aspectos das funções corporais (Figura 11.1).

Tabela 11.1	**Hormônios da hipófise.**			
Região	**Hormônio produzido ou armazenado**	**Hormônio de liberação**	**Hormônio de inibição**	**Principais funções**
Adeno-hipófise (hipófise anterior)	Somatotropina (hormônio do crescimento [GH])	SRH	Somatostatina	Em geral, aumenta o metabolismo celular; estimula o fígado a liberar fatores de crescimento semelhantes à insulina I e II, resultando na proliferação das cartilagens e no crescimento dos ossos longos
	Prolactina	PRH	PIF	Estimula o desenvolvimento das glândulas mamárias na gravidez e a produção de leite depois do parto
	Hormônio adrenocorticotrópico (ACTH, corticotropina)	CRH		Estimula a zona fasciculada a sintetizar e secretar cortisol e corticosterona e as células da zona reticular a sintetizar e secretar androgênios
	Hormônio foliculoestimulante (FSH)	GnRH e leptina	Inibina (nos homens)	Estimula o desenvolvimento dos folículos de Graaf e dos folículos secundários, assim como a secreção de estrogênio nas mulheres; estimula as células de Sertoli a produzir proteínas de ligação a androgênios nos homens
	Hormônio luteinizante (LH) nas mulheres	GnRH		Estimula a ovulação, a formação do corpo-lúteo e a secreção de estrogênio e progesterona nas mulheres
	Hormônio luteinizante (LH) nos homens			Estimula a secreção de testosterona pelas células de Leydig nos homens
	TSH (tireotropina)	TRH		Estimula a produção e a secreção de tri-iodotironina e tiroxina pelas células foliculares da tireoide
Neuro-hipófise (hipófise posterior)	Ocitocina			Estimula a contração da musculatura lisa do útero durante o trabalho de parto. Estimula as contrações das células mioepiteliais da glândula mamária durante a amamentação
	Vasopressina (hormônio antidiurético [ADH])			Aumenta a pressão arterial estimulando a contração da musculatura lisa vascular; causa reabsorção de água nos túbulos coletores dos rins

CRH, hormônio liberador da corticotropina; GnRH, hormônio liberador das gonadotropinas; FIP, fator inibidor da prolactina; PRH, hormônio liberador da prolactina; SRH, hormônio liberador da somatotropina; TRH, hormônio liberador da tireotropina.

Tabela 11.2	Hormônios das glândulas tireoide, paratireoide, suprarrenais e pineal.		
Glândula	**Hormônio**	**Hormônio de estimulação**	**Principais funções**
Glândula tireoide	Tiroxina (T_4) e tri-iodotironina (T_3)	Hormônio estimulante da tireoide (TSH)	Promovem a transcrição de genes e estimulam o metabolismo de carboidratos e de gorduras. Aumentam o metabolismo basal, as taxas de crescimento, a secreção das glândulas endócrinas, a frequência cardíaca e a respiração. Reduzem os níveis de colesterol, fosfolipídios e triglicerídios, e diminuem o peso corporal
	Calcitonina (tireocalcitonina)		Reduz os níveis sanguíneos de cálcio por supressão da atividade dos osteoclastos
Glândula paratireoide	Hormônio parati-reóideo (PTH)		Aumenta os níveis sanguíneos de cálcio
Glândulas suprarrenais (adrenais)			
Córtex			
Zona glomerulosa	Mineralocorticoides (aldosterona e desoxicorticosterona)	Angiotensina II e hormônio adrenocorticotrópico (ACTH)	Estimulam os túbulos contorcidos distais dos rins a reabsorver sódio e excretar potássio
Zona fasciculada	Glicocorticoides (cortisol e corticosterona)	ACTH	Controlam o metabolismo de carboidratos, lipídios e proteínas. Estimulam a gliconeogênese. Reduzem a inflamação e suprimem o sistema imune
Zona reticulada	Androgênios (desidroepiandrosterona e androstenediona)	ACTH	Nenhum efeito significativo nos indivíduos saudáveis
Medula	Catecolaminas (epinefrina e norepinefrina)	Nervos simpáticos pré-ganglionares e nervos esplâncnicos	Epinefrina – aumenta a pressão arterial e a frequência cardíaca; estimula a liberação de glicose pelo fígado Norepinefrina – aumenta a pressão arterial por vasoconstrição
Glândula pineal (corpo pineal)	Melatonina	Norepinefrina	Influencia o ritmo diurno do indivíduo e inibe a secreção de FSH e, deste modo, regula o ciclo reprodutivo dos animais que se reproduzem apenas em períodos específicos do ano

- A **adeno-hipófise** deriva do epitélio ectodérmico oral que reveste o teto da cavidade oral. Inicialmente, a adeno-hipófise se forma como um espessamento epitelial que cresce em direção ao tecido conjuntivo mesenquimal, criando então uma bolsa revestida por epitélio chamada de bolsa de Rathke. À medida que a bolsa de Rathke cresce e se aproxima da neuro-hipófise em desenvolvimento, a haste de conexão entre a cavidade oral e a bolsa de Rathke degenera, deixando então um grupo de células epiteliais que se desenvolvem e se diferenciam na adeno-hipófise. A adeno-hipófise é subdividida em três regiões: *pars anterior (pars distalis)*, *pars tuberalis* e *pars intermedia* (Figura 11.2)
- A **neuro-hipófise** deriva do crescimento descendente do neuroectoderma do assoalho do diencéfalo, o precursor da eminência mediana do hipotálamo. Certos neurônios cujos corpos celulares estão localizados no hipotálamo projetam seus axônios para a neuro-hipófise e transferem os hormônios fabricados em seus corpos

celulares através dos axônios e os armazenam dentro de seus terminais axônicos dilatados, conhecidos como **corpos de Herring (HB)**. Assim, a neuro-hipófise, ligada fisicamente à eminência mediana do hipotálamo por um fina haste de tecido nervoso, subdivide-se em duas regiões originadas do tecido nervoso: o **infundíbulo (haste infundibular)** e a *pars nervosa*. Os axônios não mielinizados dos corpos celulares dos neurônios que estão localizados nos **núcleos paraventricular e supraóptico** do **hipotálamo** constituem o infundíbulo, enquanto os terminais axônicos e as células gliais de sustentação, conhecidas como **pituícitos**, compõem a *pars nervosa* (ver Figuras 11.1 e 11.2).

Suprimento vascular da hipófise

A hipófise recebe seu **suprimento sanguíneo** das **artérias hipofisárias superiores** direita e esquerda, que irrigam a eminência mediana, a *pars tuberalis* e o infundíbulo, o que demonstra que não há apenas conexão neural, mas

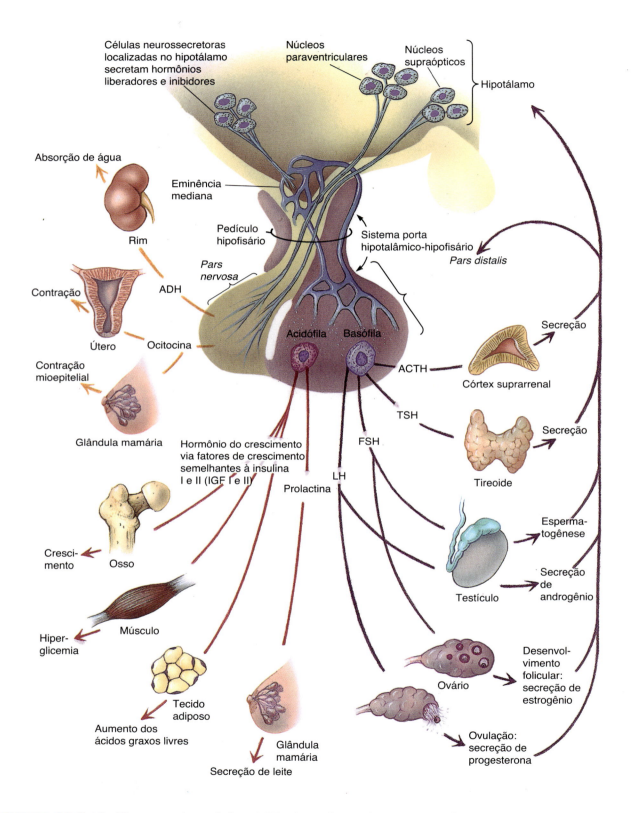

FIGURA 11.1 Hipófise e seus hormônios. ACTH, hormônio adrenocorticotrópico; ADH, hormônio antidiurético; FSH, hormônio foliculoestimulante; LH, hormônio luteinizante; TSH, hormônio estimulante da tireoide.

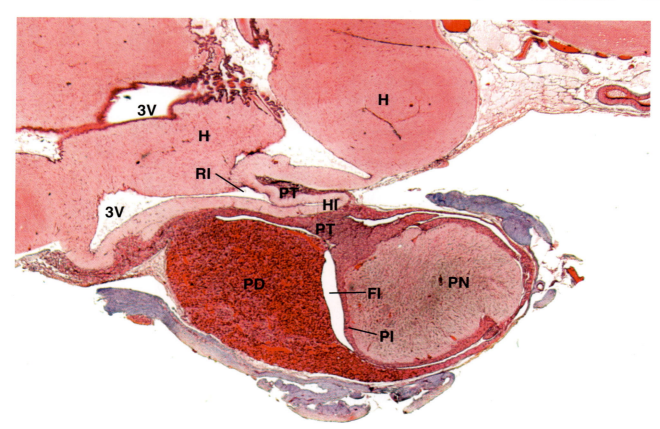

FIGURA 11.2 Hipófise. Corte em parafina. 19×.

Esta fotomicrografia de pequena ampliação da hipófise demonstra a relação da glândula com o **hipotálamo** (H), a partir do qual está suspensa pelo infundíbulo. O infundíbulo é composto por uma porção nervosa, pela **haste infundibula**r (HI) e pela *pars tuberalis* (PT) circundante. Observe que o **terceiro ventrículo** (3V) do cérebro é contínuo com o **recesso infundibular** (RI). A maior porção da hipófise é a *pars distalis* (PD), que é glandular e secreta vários hormônios. O componente nervoso da hipófise é a *pars nervosa* (PN), que não produz seus hormônios, mas os armazena e os libera. Mesmo com esta ampliação, sua semelhança com o tecido cerebral e com a substância da haste infundibular é facilmente evidente. Entre a *pars distalis* e a *pars nervosa* está a **pars intermedia** (PI), que com frequência apresenta uma **fenda intraglandular** (FI), um remanescente da bolsa de Rathke.

também vascular, entre a eminência mediana e a hipófise. Além disso, ramos originados das **artérias hipofisárias inferiores** direita e esquerda fornecem sangue à *pars nervosa*.

As duas artérias hipofisárias superiores dão origem ao **sistema porta hipotálamo-hipofisário**, que é composto por dois leitos capilares fenestrados conectados entre si por um conjunto de veias portas (Figura 11.1).

- As artérias hipofisárias superiores dão origem ao **plexo capilar primário** localizado na eminência mediana; esses capilares recebem **hormônios liberadores** produzidos pelos neurônios hipotalâmicos
- As **veias porta-hipofisárias** drenam o plexo capilar primário e levam o sangue contendo esses hormônios liberadores para o **plexo capilar secundário**
- O plexo capilar secundário está localizado na *pars distalis*, onde esses hormônios de liberação controlam a secreção hormonal das células parenquimatosas

- Os hormônios liberados pelas células da adeno-hipófise são levados pelo sangue do plexo capilar secundário para distribuição sistêmica.

É importante ressaltar que o sangue também flui em sentido contrário, ou seja, da hipófise para a eminência mediana, assegurando, assim, que a comunicação ocorra perfeitamente nas duas direções. Além disso, o hipotálamo recebe informações de todo o corpo e também das outras regiões do encéfalo, o que permite que ele desempenhe sua função de regular a homeostasia.

Pars anterior (pars distalis)

A *pars anterior (pars distalis)* é composta de várias células parenquimatosas dispostas em cordões espessos ricamente vascularizados nas regiões intermediárias pelo plexo capilar secundário, o qual é composto por **capilares fenestrados**. As células parenquimatosas são classificadas em dois grupos principais: as células cujos grânulos captam corantes avidamente, as **cromófilas**; e as células cujos grânulos não mostram afinidade forte por corantes, as **cromófobas** (Figura 11.3).

- As células **cromófilas** são de dois tipos: **acidófilas** e **basófilas**. Embora haja uma significativa controvérsia acerca da classificação dessas células com base em suas funções, é provável que pelo menos seis dos sete hormônios gerados pela *pars distalis* sejam produzidos por células distintas (Figuras 11.4 e 11.5; ver também Tabela 11.1)
- Acredita-se que dois tipos de acidófilos produzam **somatotropina (hormônio do crescimento [GH])** e **prolactina**
- Várias populações de células basófilas produzem os cinco hormônios restantes: **tireotropina (hormônio estimulante da tireoide [TSH]), hormônio foliculoestimulante (FSH), hormônio luteinizante (LH), hormônio adrenocorticotrópico (ACTH) e hormônio estimulador de melanócitos (MSH)**
- Acredita-se que as células **cromófobas** representem células acidófilas e basófilas que liberaram seus grânulos.

Outro grupo de células parenquimatosas é constituído pelas **células foliculoestreladas** não secretórias, cuja função ainda não está completamente esclarecida. Os longos prolongamentos dessas células formam junções comunicantes entre si, o que sugere que se comuniquem entre si

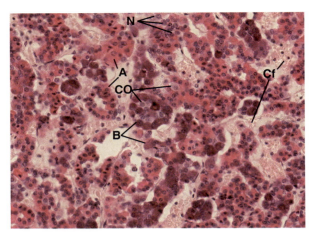

FIGURA 11.4 Hipófise. *Pars distalis*. Corte em parafina. 256×.

Esta é uma ampliação maior da área em destaque da Figura 11.3. Observe que as células **cromófobas** (CO) não se coram bem e apenas seus **núcleos** (N) estão evidentes. Essas células são pequenas; portanto, as células cromófobas são facilmente reconhecíveis porque seus núcleos parecem estar agrupados. Tendo como base sua afinidade com corantes histológicos, as células cromófilas podem ser classificadas em duas categorias: **basófilas** (B), de coloração azul; e **acidófilas** (A), de cor rosa. A distinção entre esses dois tipos de células em cortes corados com hematoxilina e eosina não é tão aparente quanto com alguns outros corantes. Note também a presença de **capilares fenestrados** (Cf).

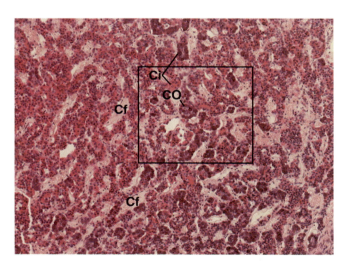

FIGURA 11.3 Hipófise. *Pars distalis*. Corte em parafina. 100×.

A *pars distalis* é composta por grandes cordões celulares que se ramificam e anastomosam-se entre si. Esses cordões são circundados por uma extensa rede de **capilares fenestrados** (Cf). As células parenquimatosas da hipófise anterior são divididas em dois grupos: **cromófilas** (Ci) e **cromófobas** (CO). Com hematoxilina e eosina, a distinção entre cromófilas e cromófobas é óbvia. As primeiras se coram de azul ou rosa, enquanto as últimas se coram fracamente. A *área em destaque* é apresentada em uma ampliação maior na Figura 11.4.

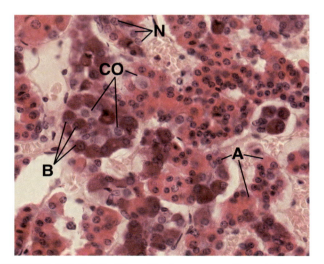

FIGURA 11.5 Hipófise. Corte em parafina. 400×.

Nesta coloração de hematoxilina e eosina, as células **acidófilas** (A) coram-se de rosa a vermelho e são ligeiramente menores em tamanho do que as células **basófilas** (B), que coram de azul a roxo. As células **cromófobas** (CO) são logo reconhecíveis; pois, como seus citoplasmas não absorvem corante, elas se apresentam como células pálidas com núcleos localizados centralmente. Cordões de células cromófobas exibem aglomerados de **núcleos** (N) agrupados.

e talvez ajudem a regular a função das células cromófilas. Também é possível que elas atuem como fagócitos ou células regenerativas para repor as células acidófilas e/ou basófilas mortas.

Controle da secreção dos hormônios da adeno-hipófise

Os axônios cujos corpos celulares estão localizados nos núcleos paraventricular e arqueado do hipotálamo terminam na eminência mediana que contém o leito capilar primário.

- Esses axônios armazenam os hormônios reguladores das células cromófilas (ver Tabela 11.1):
  - **Hormônio liberador da somatotropina (SRH)**, que estimula as células acidófilas a liberar a somatotropina (GH)
  - **Hormônio liberador da prolactina (PRH)**, que estimula as células acidófilas a liberar prolactina
  - **Hormônio liberador da corticotropina (CRH)**, que estimula as células basófilas a liberar hormônio adrenocorticotrópico (ACTH)
  - **Hormônio liberador da tireotropina (TRH)**, que estimula as células basófilas a liberar TSH
  - **Hormônio liberador da gonadotropina (GnRH)**, que estimula as células basófilas a liberar FSH e LH
  - **Inibina**, que inibe as células basófilas de liberar FSH
  - **Fator inibidor da prolactina (FIPF)**, que inibe as células acidófilas de liberar prolactina
  - **Somatostatina**, que inibe as células acidófilas de liberar SRH
- Os hormônios são liberados por esses axônios dentro do plexo capilar primário e são levados ao plexo capilar secundário pelas veias porta-hipofisárias
- Os hormônios então ativam (ou inibem) as células **basófilas** e **acidófilas** da *pars distalis*, estimulando-as ou impedindo-as de liberar seus respectivos hormônios (ver Tabela 11.1).

Outro controle é o mecanismo de *feedback* negativo de modo que a presença de níveis plasmáticos específicos dos hormônios hipofisários evita que as células cromófilas liberem quantidades adicionais de seus hormônios (ver Figura 11.1).

Pars intermedia

A *pars intermedia* não é bem-desenvolvida em humanos (Figura 11.6). Acredita-se que a população de células basófilas dessa região produza **pró-opiomelanocortina (POMC)**. Essa proteína grande é clivada dentro da célula basófila em **hormônio lipotrópico (LPH)** e **hormônio adrenocorticotrópico (ACTH)**. Outras enzimas existentes dentro dessas células podem converter o ACTH em **hormônio estimulador dos melanócitos (MSH)** e o LPH em β-endorfina.

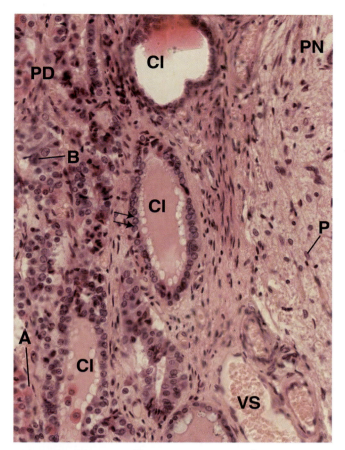

FIGURA 11.6 Hipófise. *Pars intermedia*. Humano. Corte em parafina. 280×.

A *pars intermedia* da hipófise está localizada entre a **pars distalis** (PD) e a **pars nervosa** (PN). Ela é caracterizada por apresentar células **basófilas** (B) menores que as correspondentes encontradas na *pars distalis*. Além disso, a *pars intermedia* contém folículos preenchidos por **coloide** (Cl) e revestidos por pequenas células cúbicas baixas (*setas*) palidamente coradas. Algumas células **acidófilas** (A) estão presentes, mas não são tão numerosas aqui. Observe que algumas células basófilas se estendem para a *pars nervosa*. Numerosos **vasos sanguíneos** (VS) e **pituícitos** (P) estão evidentes nessa área da *pars nervosa*.

Pars tuberalis

A *pars tuberalis* forma uma cobertura parcial ao redor do pedículo infundibular (ver Figura 11.2). Essa região pode conter células basófilas, que podem produzir os hormônios LH e FSH.

Pars nervosa e pedículo infundibular

A *pars nervosa* é um tecido nervoso composto de axônios não mielinizados, terminais axônicos e **pituícitos**, células que se acredita serem de natureza neuroglial (Figura 11.7; ver também Figura 11.6).

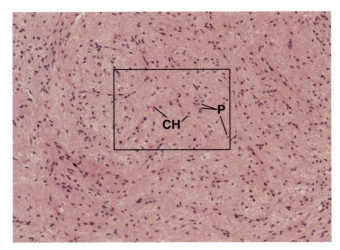

FIGURA 11.7 Hipófise. *Pars nervosa*. Corte em parafina. 132×.

A *pars nervosa* da hipófise é composta de células alongadas com longos prolongamentos, conhecidas como **pituícitos** (P), e que provavelmente são de natureza neuroglial. Essas células, que contêm núcleos mais ou menos ovalados, parecem sustentar numerosas fibras nervosas não mielinizadas originadas do hipotálamo e que passam pelo sistema hipotalâmico-hipofisário. Essas fibras nervosas não podem ser diferenciadas do citoplasma dos pituícitos em uma preparação corada com hematoxilina e eosina. As neurossecreções são transportadas ao longo dessas fibras nervosas e são armazenadas em regiões expandidas das terminações das fibras, que são chamadas de **corpos de Herring** (CH). Observe que a *pars nervosa* se assemelha ao tecido nervoso. A *área em destaque* aparece em uma ampliação na Figura 11.8.

- Esses axônios não mielinizados se originam dos corpos celulares localizados nos **núcleos supraóptico e paraventricular** do hipotálamo, onde os hormônios **ocitocina** e **antidiurético (ADH, vasopressina)** são sintetizados, respectivamente. Os axônios desses núcleos formam o **sistema hipotalâmico-hipofisário** à medida que emergem da eminência mediana e entram na *pars nervosa*. Os hormônios produzidos e acondicionados em vesículas no corpo celular são transportados pelas cinesinas ao longo dos microtúbulos dentro dos axônios
- Os hormônios são então armazenados nos terminais axônicos dilatados referidos como **corpos de Herring**, no interior da *pars nervosa* (Figura 11.8; ver também Figura 11.7)
- A *ocitocina* é um potente agente promotor da contração da musculatura lisa que afeta as paredes musculares do útero durante o trabalho de parto (nascimento) e também das células mioepiteliais das glândulas mamárias para ejetar leite à medida que o bebê mama. A ocitocina também é conhecida por desempenhar um papel no sentimento de amor e na formação de casais.

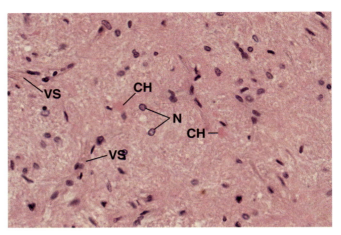

FIGURA 11.8 Hipófise. *Pars nervosa*. Corte em parafina. 400×.

Esta fotomicrografia é uma ampliação da *área em destaque* na Figura 11.7. Observe os numerosos **núcleos** (N) mais ou menos ovalados dos pituícitos (P), e alguns de seus prolongamentos (*setas*) que estão bastante evidentes neste aumento. As fibras nervosas não mielinizadas e os prolongamentos dos pituícitos compõem a rede celular da *pars nervosa*. As regiões terminais expandidas das fibras nervosas, que armazenam as neurossecreções, são conhecidas como **corpos de Herring** (CH). Observe também a existência de **vasos sanguíneos** (VS) na *pars nervosa*.

- O *hormônio antidiurético (ADH, vasopressina)* influencia as células nos túbulos coletores do rim a aumentar a expressão da aquaporina na membrana celular, o que promove a reabsorção de água e assim concentra a urina
- A liberação desses hormônios neurossecretórios (neurossecreções) é mediada por estímulos neurais e ocorre na interface entre os terminais axônicos e os capilares fenestrados. Quando o axônio está pronto para *liberar seus produtos de secreção*, os pituícitos recolhem seus prolongamentos e permitem que os hormônios tenham acesso imediato aos capilares.

Glândula tireoide

A **glândula tireoide** consiste em lobos direito e esquerdo interligados por um istmo estreito que atravessa a cartilagem tireoide e a traqueia superior (Figura 11.9; ver também Tabela 11.2). Esta glândula está envolvida por uma cápsula de tecido conjuntivo cujos septos penetram o interior da glândula formando não apenas seu arcabouço de sustentação, mas também um conduto para seu rico suprimento vascular.

Hormônios tireóideos

Os **hormônios tireóideos** são incomuns entre os derivados de aminoácidos e os hormônios não esteroides, pois

CONSIDERAÇÕES CLÍNICAS 11.1

Distúrbios da hipófise

Diabetes insípido. O sintoma do diabetes insípido é a poliúria (micção excessiva) e a polidipsia (beber em excesso e sede), causadas pela redução ou falta do hormônio antidiurético (ADH, vasopressina). Essa condição pode ocorrer por tumores, lesões ou traumatismos envolvendo os núcleos paraventriculares ou o infundíbulo. A falta de ADH causa a incapacidade de absorver água dos ductos coletores no rim, excretando assim urina diluída em grande volume, o que, por sua vez, desencadeia a desidratação e uma sede insaciável.

Galactorreia é uma doença na qual um homem ou uma mulher (que não esteja amamentando) produzem leite. Nos homens, é frequentemente acompanhada por impotência, cefaleia e perda da visão periférica; nas mulheres, é acompanhada por fogachos (ondas de calor), secura vaginal e ciclos menstruais anormais. Em geral, essa doença rara é o resultado de um prolactinoma, um tumor das células produtoras de prolactina da hipófise. Ela é tratada com medicamentos, cirurgia ou ambos.

Infarto hipofisário pós-parto é uma condição causada pelo aumento da hipófise, induzido pela gravidez, e concomitante aumento na sua vascularização. A elevada vascularização da hipófise aumenta as chances de um acidente vascular, como uma hemorragia, que resulta na destruição parcial da glândula. A doença pode ser grave o suficiente para produzir a síndrome de Sheehan, que é identificada pela falta de produção de leite, perda de pelos pubianos e das axilas, além de fadiga.

Adenoma hipofisário secretor de hormônio do crescimento é um dos tipos de adenomas (tumores benignos) da hipófise que são mais comuns em adultos do que em crianças. Esses adenomas envolvem a proliferação de células acidófilas, que então produzem um excesso de hormônio de crescimento. Nas crianças, resulta no **gigantismo**, ao passo que, nos adultos, resulta em **acromegalia**. Essas células acidófilas crescem lentamente e, em geral, não se expandem para fora da sela túrcica. Os indivíduos que sofrem de acromegalia não tratada com frequência apresentam complicações que aumentam sua chance de morte por problemas cardiovasculares, vasculares cerebrais e respiratórios. Esses indivíduos também apresentam hipertensão.

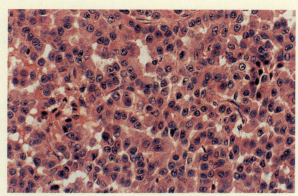

Esta fotomicrografia é da hipófise de um paciente com adenoma hipofisário secretor de hormônio do crescimento. Observe que as células do adenoma estão dispostas em faixas e cordões. (Reimpressa com autorização de Strayer DS et al., eds. *Rubin's Pathology. Clinicopathologic Foundations of Medicine*, 7th ed. Philadelphia: Wolters Kluwer, 2014. Figure 27-7.)

---

entram diretamente no núcleo, onde se ligam às **moléculas receptoras**. Os complexos hormônio-receptor controlam as atividades dos **operadores** e/ou **promotores**, resultando na transcrição de mRNAs. Os mRNAs recém-transcritos entram no citoplasma, onde são traduzidos em proteínas que elevam a atividade metabólica da célula.

Síntese dos hormônios tireóideos

O processo de síntese dos hormônios tireóideos depende da disponibilidade de **iodo na dieta**, que é convertido em **iodeto** (I^-) pelas células do canal alimentar e liberado na corrente sanguínea. O iodeto é preferencialmente transportado para as células foliculares da tireoide via transportadores sódio/iodeto (simportadores sódio/iodeto), que estão localizados na membrana basal da célula, contra um gradiente de concentração (um mecanismo que despende de energia). Em seguida, o iodeto deixa a célula folicular atravessando a membrana apical da célula por meio da **pendrina**, um transportador de iodeto/cloreto. À medida que o iodeto entra no coloide, dois processos ocorrem na interface entre a célula e o coloide: a **tireoglobulina**, uma proteína produzida no retículo endoplasmático rugoso (RER) e modificada e empacotada no aparelho de Golgi, também entra no coloide junto com a **iodeto peroxidase (peroxidase tireóidea)**, uma enzima que oxida e ativa o iodeto. Uma ou duas moléculas de iodo ativado fixam-se às moléculas de tirosina da tireoglobulina e produzem **monoiodotirosina (MIT)** ou **di-iododotirosina (DIT)**, respectivamente. Uma MIT e uma DIT podem combinar-se para formar **tri-iodotironina** (T_3), ou duas DITs podem reagir para formar **tiroxina** (T_4), e a tireoglobulina iodada é armazenada no coloide. Curiosamente, a concentração de T_4 no coloide é quase 10 vezes maior que a concentração de T_3.

Secreção do hormônio tireóideo

O **hormônio estimulante da tireoide (TSH)** (**tireotropina**), secretado pelas células basófilas da adeno-hipófise, liga-se aos **receptores de TSH** na membrana basal da célula folicular e induz a produção e a ativação de AMPc que, por sua vez, ativa a proteinoquinase A, o que resulta na secreção dos hormônios tireóideos **tri-iodotironina** e **tiroxina**. A ligação do TSH também estimula as células

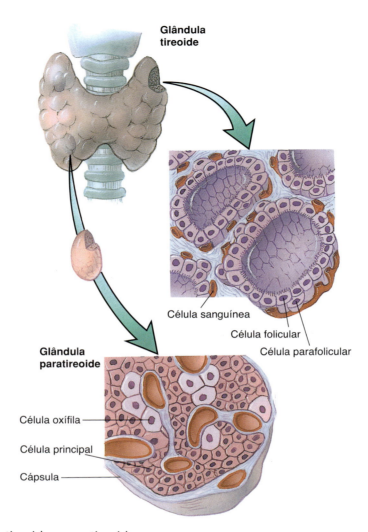

FIGURA 11.9 Glândulas tireoide e paratireoides.

As células parenquimatosas da glândula tireoide estão dispostas em numerosos folículos compostos de um **epitélio simples cúbico** que reveste um **lúmen central preenchido de coloide** (Figuras 11.10 e 11.11). O coloide, secretado e reabsorvido pelas **células foliculares**, é composto de **tireoglobulina**, o **hormônio tireóideo** que está ligado a uma grande proteína. O hormônio tireóideo é essencial para regular o metabolismo basal e para influenciar a taxa de crescimento e os processos mentais, e em geral ele estimula o funcionamento das glândulas endócrinas. Um tipo adicional de célula secretora, as **células parafoliculares** (**células claras**, ou **células C**), um membro da família de células **SNED** (sistema neuroendócrino difuso), está presente na tireoide. A maioria dessas células é encontrada entre os folículos, mas ocasionalmente também são encontradas intercaladas entre as células foliculares. As células parafoliculares fabricam o hormônio **calcitonina**, que é liberado diretamente no tecido conjuntivo nas imediações dos capilares. A calcitonina ajuda a diminuir as concentrações de cálcio no sangue ao inibir a reabsorção óssea pelos osteoclastos (*i. e.*, quando os níveis de cálcio no sangue são altos, a calcitonina é liberada).

foliculares a aumentar sua altura, transformando-se em células colunares que formam extensões digitiformes conhecidas como **filopódios** na interface coloidal. Esses filopódios circundam pequenos volumes de coloide, formam vesículas endocíticas e as transferem ao citoplasma. As vesículas endocíticas se fundem com os endossomos e, no interior dessas organelas, enzimas liberam as tirosinas iodadas das moléculas de tireoglobulina e as disponibilizam na forma de MIT, DIT, T_3 e T_4. As moléculas de MIT e DIT são deiodadas pela enzima **iodotirosina desalogenase**, e o aminoácido tirosina e o iodo continuam no citosol como compostos independentes um do outro. Os hormônios tireóideos T_3 e T_4 são liberados dentro do tecido conjuntivo da tireoide e entram na rede capilar perifolicular, onde se ligam a várias proteínas carreadoras de hormônio tireóideo para que sejam levadas às suas células-alvo. O hormônio é transportado para dentro do citoplasma da célula-alvo e, então, entra no núcleo, onde se liga à **proteína nuclear receptora do hormônio tireóideo**

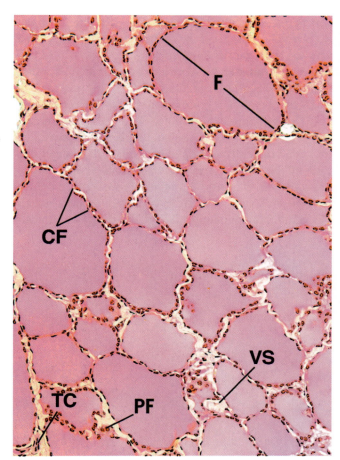

FIGURA 11.10 Glândula tireoide. Macaco. Corte em resina plástica. 132×.

A cápsula da glândula tireoide envia septos de tecido conjuntivo para o interior da glândula, subdividindo-a em lóbulos incompletos. Esta fotomicrografia apresenta parte de um lóbulo exibindo muitos **folículos** (F) de tamanhos variados. Cada folículo é circundado por **tecido conjuntivo** (TC) delgado, que sustenta os folículos e mantém os **vasos sanguíneos** (VS) sempre próximos a estes. Os folículos são compostos de **células foliculares** (CF), cuja morfologia cúbica baixa indica que as células não estão produzindo produto de secreção. Durante o ciclo secretor ativo, essas células assumem uma morfologia mais alta. Além das células foliculares, outro tipo de célula parenquimatosa é encontrado na glândula tireoide. Essas células não fazem fronteira com o coloide, estão localizadas na periferia dos folículos e são conhecidas como **células parafoliculares** (PF) ou células C. Elas são grandes e têm núcleos redondos localizados centralmente, e seu citoplasma aparece corado de forma mais pálida.

de forma a ativar a transcrição de vários genes. É importante salientar que, mesmo que a concentração e a meia-vida da T_3 sejam muito menores que as da T_4, T_3 é muito mais potente que T_4.

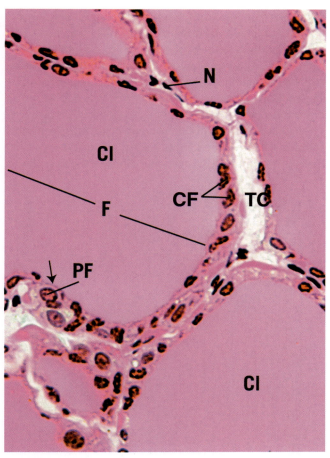

FIGURA 11.11 Glândula tireoide. Macaco. Corte em resina plástica. 540×.

O **folículo** (F) tireóideo apresentado nesta fotomicrografia é circundado por vários outros folículos e **tecido conjuntivo** (TC) interposto. Os **núcleos** (N) no tecido conjuntivo podem tanto pertencer a células endoteliais como a células do tecido conjuntivo. Como a maioria dos capilares está colapsada no tecido tireóideo excisado, muitas vezes é difícil identificar as células endoteliais com algum grau de certeza. As **células foliculares** (CF) são achatadas, o que indica que elas não estão secretando ativamente tireoglobulina. Observe que os folículos são preenchidos com um material **coloide** (Cl). Note a presença de uma **célula parafolicular** (PF), que pode ser diferenciada das células vizinhas pelo citoplasma pálido (*seta*) e núcleo maior.

Glândulas paratireoides

As **glândulas paratireoides,** geralmente em número de quatro, estão embutidas na bainha fascial da superfície posterior da glândula tireoide (ver Figura 11.9). Apresentam delgadas cápsulas de tecido conjuntivo, do qual se originam septos que penetram nas glândulas e conduzem o suprimento vascular ao seu interior. No adulto, dois tipos de células parenquimatosas estão presentes nas glândulas paratireoides: numerosas **células principais** pequenas e quantidades menores de grandes **células acidófilas**, chamadas **oxífilas** (Figura 11.12 e Figura 11.13). Nos indivíduos mais idosos, é comum observar infiltração de tecido adiposo nessas glândulas. Embora as células oxífilas não tenham uma função definida, alguns autores sugerem que possam representar uma fase não secretora das células principais.

As células principais produzem o **hormônio paratireóideo (PTH)**, que é o regulador "minuto a minuto" mais importante dos níveis de cálcio no corpo. Se as concentrações sanguíneas de cálcio diminuem abaixo do normal, uma proteína G se liga aos receptores sensíveis ao cálcio das células principais, que são conhecidos como **receptores transmembranares de cálcio (CaSRs)**. Quando há quantidades suficientes de Ca^{2+} no sangue, o CaSR está ligado em complexos com o cálcio e a célula tem a secreção de PTH inibida. Quando a concentração de cálcio sanguíneo está abaixo do normal, os íons cálcio não estão disponíveis para se ligar ao CaSR e estes receptores ativam as proteínas G, levando então essas células a secretar PTH. O hormônio paratireóideo ajuda a controlar os níveis séricos de cálcio pelos seguintes mecanismos: (1) agindo diretamente nos osteoblastos, levando-os a

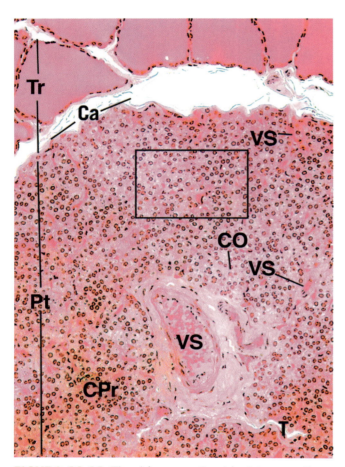

FIGURA 11.12 Tireoide e paratireoide. Macaco. Corte em resina plástica. 132×.

Embora as **glândulas paratireoide** (Pt) e **tireoide** (Tr) estejam separadas pelas suas respectivas **cápsulas** (Ca), elas se situam muito próximas entre si. A cápsula da paratireoide envia **trabéculas** (T) de tecido conjuntivo carreando **vasos sanguíneos** (VS) para o interior da glândula. O parênquima da glândula consiste em dois tipos de células: as **células principais** (CPr) e as **células oxífilas** (CO). As células principais são mais numerosas e possuem um citoplasma com coloração mais escura. As células oxífilas se coram mais claramente, costumam ser maiores que as células principais e suas membranas celulares são evidentes. Uma região semelhante à *área em destaque* é apresentada em uma ampliação na Figura 11.13.

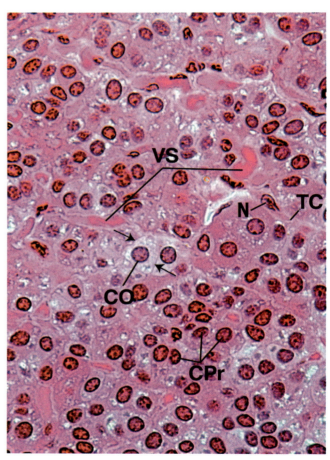

FIGURA 11.13 Paratireoide. Macaco. Corte em resina plástica. 540×.

Esta fotomicrografia é de uma região semelhante à *área em destaque* na Figura 11.12. As **células principais** (CPr) da glândula paratireoide formam pequenos cordões circundados por uma delicada camada de **tecido conjuntivo** (TC) e por **vasos sanguíneos** (VS). Os **núcleos** (N) das células do tecido conjuntivo podem ser identificados facilmente graças à sua aparência alongada. As **células oxífilas** (CO) apresentam um citoplasma mais pálido, e os seus limites celulares são frequentemente evidentes (*setas*). As glândulas de indivíduos idosos podem estar infiltradas por adipócitos.

CONSIDERAÇÕES CLÍNICAS 11.2

Distúrbios da glândula tireoide

A **doença de Graves** é causada pela ligação de anticorpos IgG autoimunes aos receptores de TSH, estimulando, assim, o aumento da produção do hormônio da tireoide (**hipertireoidismo**). Clinicamente, a glândula tireoide aumenta de tamanho e há evidência de bócio exoftálmico (protrusão dos globos oculares).

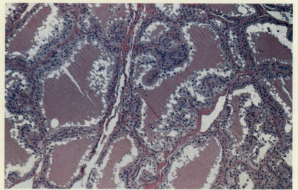

Esta fotomicrografia é da glândula tireoide de um paciente com doença de Graves. Observe a hiperplasia das células foliculares, as quais têm um formato colunar alto em torno do coloide rosáceo, o qual apresenta um aspecto recortado na sua periferia. (Reimpressa com autorização de Strayer DS et al., eds. *Rubin's Pathology. Clinicopathologic Foundations of Medicine*, 7th ed. Philadelphia: Wolters Kluwer, 2014. Figure 27-24.)

CONSIDERAÇÕES CLÍNICAS 11.3

Distúrbios da glândula paratireoide

O **hiperparatireoidismo** pode decorrer de um tumor benigno, causando uma produção excessiva do hormônio paratireóideo (PTH). Os níveis elevados de PTH circulante provocam aumento na reabsorção óssea, o que resulta em aumento do nível de cálcio no sangue. Esse cálcio em excesso pode se depositar nas paredes das artérias e nos rins, e formar cálculos renais.

---

liberar o hormônio estimulador dos osteoclastos, que, por sua vez, aumenta a atividade osteoclástica; (2) reduzindo a perda renal de cálcio; e (3) estimulando a produção de vitamina D (**calcitriol**) pelas células dos túbulos contorcidos proximais dos rins porque o calcitriol é essencial à absorção de cálcio nos intestinos.

Glândulas suprarrenais

As **glândulas suprarrenais** (glândulas adrenais) estão posicionadas logo acima dos rins e são revestidas por uma fina cápsula de tecido conjuntivo (Figuras 11.14 a 11.16; ver também Figura 11.3). As glândulas são derivadas de duas origens embrionárias diferentes, a saber, a **mesoderme**, que dá origem ao córtex, e a **crista neural**, derivada da neuroectoderme, da qual se origina a **medula**. O rico suprimento vascular da glândula é levado para o interior em elementos de tecido conjuntivo derivados da cápsula.

Córtex

O **córtex** é subdividido em três regiões concêntricas ou zonas que secretam hormônios específicos (Figura 11.17; ver também Tabela 11.2 e Figura 11.16). O controle dessas secreções hormonais é efetuado basicamente pelo ACTH secretado pela hipófise.

- A região mais externa, situada logo abaixo da cápsula, é a **zona glomerulosa**, na qual as células estão dispostas em arcos e grupos esféricos com numerosos capilares ao seu redor (Figura 11.18, ver também Figura 11.17)
  - As células da zona glomerulosa secretam **aldosterona**, um mineralocorticoide que atua nas células dos túbulos contorcidos distais dos rins e modula a homeostase da água e o equilíbrio eletrolítico
- A segunda região, a **zona fasciculada**, é a mais extensa. Suas células parenquimatosas, geralmente conhecidas como **espongiócitos**, estão dispostas em cordões longos com numerosos capilares ao seu redor (ver Figuras 11.17 e 11.18)
  - Os espongiócitos secretam **hidrocortisona (cortisol)** e **corticosterona**, hormônios à base de esteroides que foram extraídos no processamento, o que explica a falta de coloração com hematoxilina e eosina (H&E) que resulta na aparência esponjosa das células da zona fasciculada
  - Esses glicocorticoides regulam o metabolismo dos carboidratos, facilitam o catabolismo das gorduras e das proteínas, exibem atividade anti-inflamatória e suprimem a resposta imune

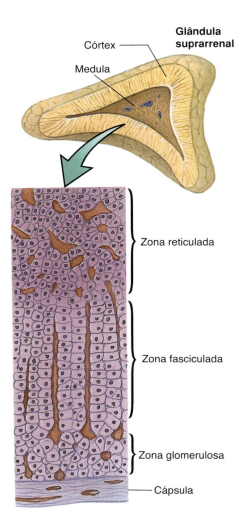

FIGURA 11.14 Diagrama da glândula suprarrenal e das três camadas do seu córtex.

- A região mais interna do córtex, a **zona reticulada**, é organizada em cordões anastomosados de células com uma rica rede capilar interposta (ver Figuras 11.17 e 11.18)
  - As células da zona reticulada secretam **androgênios (desidroepiandrosterona [DHEA])** fracos que promovem o desenvolvimento de características masculinas.

Na junção entre a zona fasciculada e a zona glomerulosa, estão localizadas as células regenerativas conhecidas como **células progenitoras**, que podem iniciar o ciclo celular para produzir células novas, de modo a substituir as células parenquimatosas mortas do córtex adrenal.

Medula

As células parenquimatosas da **medula**, que se origina da crista neural, estão dispostas em cordões curtos distribuídos irregularmente e circundados por redes de capilares (Figura 11.19). Essas células contêm numerosos

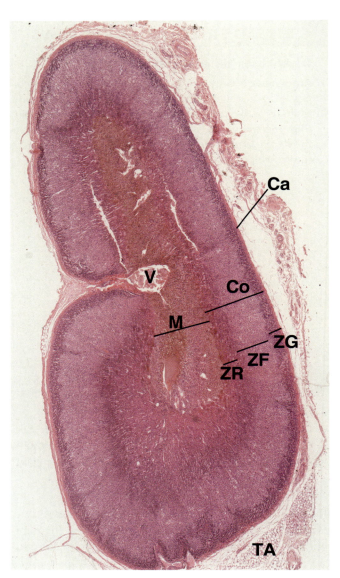

FIGURA 11.15 Glândula suprarrenal. Corte em parafina. 12×.

Geralmente imersa em **tecido adiposo** (TA), a glândula suprarrenal é revestida por uma **cápsula** (Ca) de tecido conjuntivo rico em colágeno e que fornece finos elementos de tecido conjuntivo que conduzem vasos sanguíneos e nervos para o interior da glândula. O **córtex** (Co) da glândula suprarrenal circunda completamente a achatada **medula** (M) no centro. O córtex é dividido em três regiões concêntricas: a **zona glomerulosa** (ZG), mais externa; a **zona fasciculada** (ZF), intermediária; e a **zona reticulada** (ZR), mais interna. A medula, que está sempre delimitada pela zona reticulada, contém várias **veias** (V) de grande calibre, que estão sempre envolvidas por quantidade considerável de tecido conjuntivo.

grânulos, que se coram intensamente quando o corte de tecido fresco é exposto a sais de cromo. Isso é conhecido como reação cromafínica e as células são descritas como **células cromafins**.

Capítulo 11 Sistema Endócrino **279**

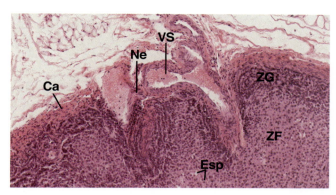

FIGURA 11.16 Glândula suprarrenal. Córtex. Macaco. Corte em resina plástica. 136×.

A **cápsula** (Ca) de tecido conjuntivo rico em colágeno da glândula suprarrenal é circundada por tecido adiposo através do qual **vasos sanguíneos** (VS) e **nervos** (Ne) chegam à glândula. As células parenquimatosas do córtex, situadas imediatamente abaixo da cápsula, estão dispostas em um arranjo irregular formando aglomerados mais ou menos ovais/redondos ou cordões em forma de arco da **zona glomerulosa** (ZG). As células da **zona fasciculada** (ZF) formam longas colunas retas de cordões orientados radialmente, cada uma com uma a duas células de largura. Essas células são maiores que as da zona glomerulosa. Apresentam um aspecto vacuolizado em decorrência das inúmeras gotículas lipídicas que foram extraídas durante o processamento e são muitas vezes referidas como **espongiócitos** (Esp). O interstício é ricamente vascularizado por **vasos sanguíneos** (VS).

Existem duas subpopulações de **células cromafins** que secretam os dois hormônios (ver Tabela 11.2) da medula suprarrenal:

- **Epinefrina** (adrenalina) ou
- **Norepinefrina** (noradrenalina).

A secreção dessas duas catecolaminas é regulada diretamente pelas fibras pré-ganglionares dos axônios do sistema nervoso simpático, que fazem sinapse com as células cromafins. Por essa razão, as células cromafins são consideradas como neurônios simpáticos pós-ganglionares modificados (Figura 11.20). A secreção de catecolaminas ocorre sob estresse físico e psicológico. Além disso, grandes **células ganglionares simpáticas pós-ganglionares** na medula atuam nas células musculares lisas das veias medulares e, desse modo, controlam o fluxo sanguíneo do córtex.

Glândula pineal

A **glândula pineal** (**corpo pineal**, **epífise cerebral**) é uma projeção do teto do diencéfalo (Figura 11.21). O tecido conjuntivo que recobre a glândula pineal é a piamáter, que envia trabéculas e septos para o interior da

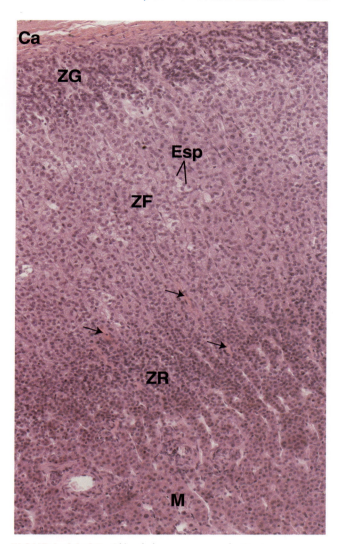

FIGURA 11.17 Glândula suprarrenal. Corte em parafina. 136×.

Abaixo da **cápsula** (Ca) está a fina camada da **zona glomerulosa** (ZG), composta de pequenas células formando arcos e aglomerados. O arranjo colunar dos cordões da **zona fasciculada** (ZF) é prontamente evidente pela visualização da arquitetura dos vasos sanguíneos indicados pelas *setas*. As células na região mais profunda da zona fasciculada são menores e parecem mais densas do que os **espongiócitos** (Esp), localizados mais superficialmente. As células da **zona reticulada** (ZR) estão dispostas em cordões irregulares e anastomosados, cujos interstícios contêm capilares largos. Os cordões da zona reticulada fundem-se quase imperceptivelmente com os da zona fasciculada. Esta é uma região relativamente estreita do córtex. A **medula** (M) é bem evidente porque suas células são muito maiores que as da zona reticulada.

glândula pineal e a divide em lóbulos incompletos. Junto com as fibras nervosas simpáticas pós-ganglionares originadas dos gânglios cervicais superiores, os vasos sanguíneos se estendem dentro desses elementos de tecido

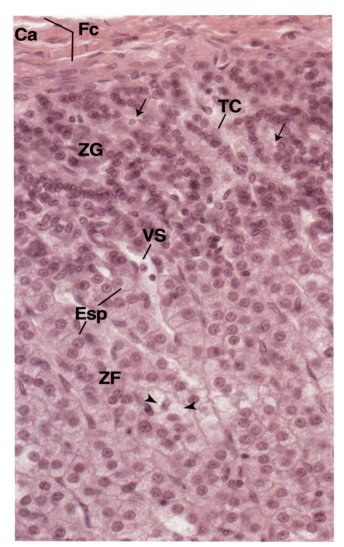

FIGURA 11.18 Glândula suprarrenal. Corte em parafina. 400×.

A **cápsula** (Ca) da glândula suprarrenal mostra as **fibras colágenas** (Fc) e os núcleos dos fibroblastos. A **zona glomerulosa** (ZG), que ocupa a parte superior desta fotomicrografia, mostra células relativamente pequenas e contendo alguns poucos vacúolos (*setas*). A parte inferior da fotomicrografia mostra a **zona fasciculada** (ZF), cujas células são maiores e têm uma aparência mais vacuolizada (*pontas de seta*). Observe a presença dos elementos do **tecido conjuntivo** (TC) e de **vasos sanguíneos** (VS) nos interstícios entre os cordões das células parenquimatosas.

conjuntivo. À medida que as fibras nervosas entram na glândula pineal, elas perdem sua bainha de mielina. O parênquima da glândula pineal é constituído por **pinealócitos** e **células neurogliais** (Figuras 11.22 e 11.23).

- Os pinealócitos estabelecem junções comunicantes entre si e produzem e secretam imediatamente

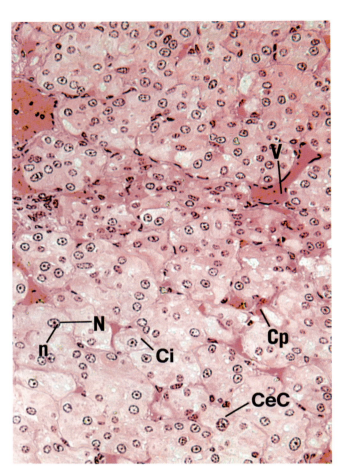

FIGURA 11.19 Glândula suprarrenal. Medula. Macaco. Corte em resina plástica. 270×.

As células da medula suprarrenal, também chamadas de **células cromafins** (CeC), estão dispostas em grupos circulares ou ovalados, ou formando cordões curtos e de arranjo irregular. As células são grandes e de formato um pouco arredondado/poliédrico, com um **citoplasma** (Ci) pálido e um **núcleo** (N) de aparência vesicular apresentando um único e grande **nucléolo** (n). Os interstícios apresentam **veias** (V) de grande calibre e uma extensa rede **capilar** (Cp). Às vezes, são observadas grandes células ganglionares.

melatonina, com a assistência da enzima **arilalquilamina-*N*-acetiltransferase** (AANAT), sendo essa enzima o passo limitante da via
- As células neurogliais não parecem desempenhar alguma função secretora, mas dão sustentação aos pinealócitos
- Curiosamente, a melatonina é produzida apenas durante a noite porque a atividade da AANAT é suprimida durante o dia. A glândula pineal recebe um estímulo indireto das **células ganglionares** especiais da **retina**, o que permite à glândula pineal diferenciar dia e noite e, desse modo, ajuda a estabelecer o ritmo circadiano. Em alguns casos, a melatonina é usada para tratar *jet lag* e regular as reações emocionais associadas

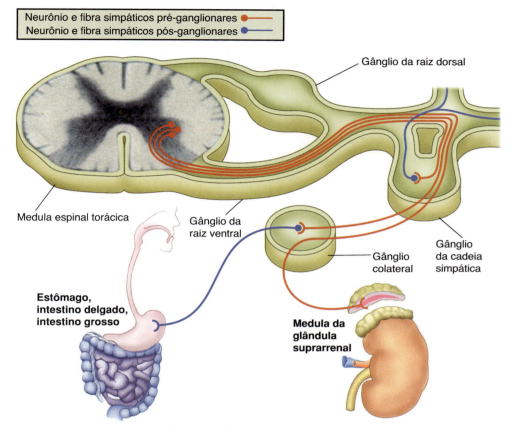

FIGURA 11.20 Inervação simpática das vísceras, da medula espinal e da glândula suprarrenal.

CONSIDERAÇÕES CLÍNICAS 11.4

Distúrbios da glândula suprarrenal

A **doença de Addison** é uma condição autoimune, embora ela também possa ser consequência de tuberculose. É caracterizada pela produção reduzida de hormônios corticosteroides em decorrência da destruição do córtex da suprarrenal. Sem a administração adequada de hormônios esteroides, pode ter consequências fatais.

A **síndrome poliglandular do tipo 2 (poliendocrinopatias autoimunes)**, um distúrbio hereditário, afeta as glândulas tireoide e suprarrenal de tal forma que elas ficam pouco ativas (embora a tireoide possa se tornar hiperativa). É comum que os pacientes com esse distúrbio desenvolvam diabetes.

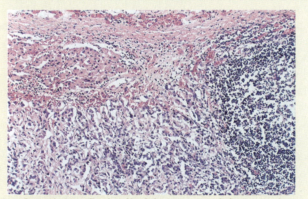

Esta fotomicrografia da glândula suprarrenal de um paciente com doença de Addison mostra fibrose cortical e inflamação, assim como massa de células corticais atróficas. (Reimpressa com autorização de Strayer DS et al., eds. *Rubin's Pathology: Clinicopathologic Foundations of Medicine*, 7th ed. Philadelphia: Wolters Kluwer, 2014. Figure 27-32.)

aos dias curtos do inverno, uma condição conhecida como transtorno afetivo sazonal (TAS)
- Os espaços intercelulares da glândula pineal contêm o material granular calcificado conhecido como **areia cerebral (corpos arenáceos)**, cuja importância, se existe, é desconhecida.

Mecanismos da ação hormonal

Os hormônios podem ser classificados com base em vários critérios, inclusive lipossolubilidade. Os hormônios insolúveis em lipídios (baseados em compostos não esteroides) são derivados de:

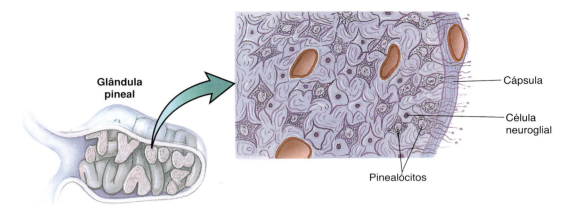

FIGURA 11.21 Glândula pineal.

- Aminoácidos (melatonina, catecolaminas, hormônios tireóideos)
- Pequenos polipeptídios (ocitocina e vasopressina) e
- Proteínas (glucagon, insulina, proteínas da adeno-hipófise e PTH).

Já os hormônios lipossolúveis (baseados em esteroides) são derivados de ácidos graxos ou esteroides (aldosterona, hidrocortisona, estrogênio, progesterona e testosterona).

Independente do tipo de hormônio, todos são secretados por **células secretoras** específicas e destinam-se às suas **células-alvo** específicas. Como os hormônios descritos neste capítulo são transportados na corrente sanguínea, eles podem entrar em contato com inúmeras células, mas afetam apenas as que expressam **receptores** destinados a um hormônio específico. Esses receptores podem estar inseridos na membrana plasmática da célula-alvo (**receptores de superfície celular**), podem estar no citosol (**receptores intracitoplasmáticos**), ou podem localizar-se dentro do núcleo (**receptores intranucleares**) da célula-alvo. Quando o hormônio se liga ao seu receptor, a célula-alvo responde realizando ativamente uma tarefa específica ou ficando inibida de realizar uma tarefa específica.

- Os hormônios que se ligam a um receptor dentro do núcleo ou a um complexo hormônio-receptor formado no citosol entram no núcleo, ligam-se ao DNA da célula e ativam sua **transcrição**
- Os hormônios que se ligam aos **receptores de superfície celular**, aos **receptores catalíticos** ou aos **complexos de proteínas G** estimulam a parte intracitoplasmática do receptor a iniciar a ativação de **moléculas/íons reguladores**, como a AMPc e a GMPc, que são membros da **família do inositol**, ou a liberar **íons cálcio**. Essas moléculas/íons reguladores são conhecidos como segundos mensageiros, que induzem a resposta necessária da célula-alvo.

Em decorrência da especificidade da reação, apenas uma quantidade mínima de hormônio é necessária.

Hormônios de base não esteroide e derivados de aminoácidos

Os hormônios endócrinos de base não esteroide e os derivados de aminoácidos ligam-se aos **receptores** (alguns estão ligados às proteínas G e outros são catalíticos) localizados na membrana da célula-alvo, que são ativados e desencadeiam uma sequência de reações intracelulares. Esses hormônios podem atuar alterando o estado de um **canal iônico** (abrindo ou fechando) ou ativando (ou inibindo) uma **enzima** ou um grupo de enzimas associadas à superfície citoplasmática da membrana celular.

A abertura ou o fechamento de um canal iônico permite ou impede que determinados íons atravessem a membrana celular e, desse modo, alterem seu potencial de membrana. Os neurotransmissores e as **catecolaminas** atuam nos canais iônicos. A ligação da maioria dos hormônios aos seus receptores produz apenas um único efeito: ativar a **adenilil ciclase**. Essa enzima atua na transformação do ATP em **adenosina monofosfato cíclica (AMPc)**, que é o **segundo mensageiro** principal da célula. Em seguida, a AMPc ativa uma sequência específica de enzimas necessárias à obtenção do resultado desejado. Existem poucos hormônios que ativam um composto semelhante, a **guanosina monofosfato cíclica (GMPc)**, que atua por um mecanismo comparável. Alguns hormônios facilitam a abertura dos **canais de cálcio**; desse modo, o cálcio entra na célula, e três ou quatro íons desse tipo ligam-se à proteína **calmodulina**, o que altera sua conformação. A calmodulina alterada é um **segundo mensageiro** que ativa uma sequência de enzimas e desencadeia uma resposta específica.

Hormônios de base esteroide

Os **hormônios endócrinos de base esteroide** difundem-se para dentro da célula-alvo através da membrana plasmática e, quando estão em seu interior, ligam-se a uma **molécula receptora**. O complexo hormônio-molécula receptora entra no núcleo, seleciona uma região específica da molécula de DNA e inicia a síntese de RNAm. O RNAm recém-sintetizado codifica a produção de enzimas específicas que realizarão uma tarefa intrínseca. A presença da maioria dos hormônios também desencadeia uma resposta de *feedback* negativo mediada pelo sistema vascular na qual, depois de obter o efeito desejado, a produção e/ou a secreção adicional de determinado hormônio é inibida.

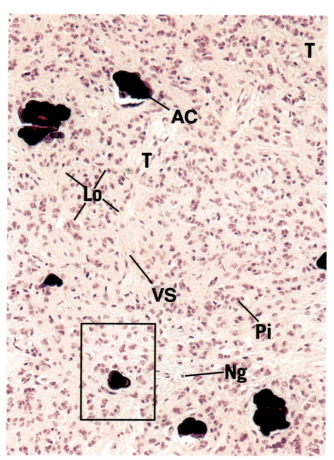

FIGURA 11.22 Glândula pineal. Humano. Corte em parafina. 132×.

A glândula pineal é revestida por uma cápsula de tecido conjuntivo que deriva da pia-máter. A partir dessa cápsula, **trabéculas** (T) de tecido conjuntivo penetram no interior da glândula pineal e a subdividem em numerosos **lóbulos** (Lo) incompletos. Os nervos e os **vasos sanguíneos** (VS) presentes nas trabéculas são distribuídos para toda a glândula pineal, fornecendo um rico suprimento vascular. Além das células endoteliais e do tecido conjuntivo, há dois outros tipos de células na glândula pineal: as células parenquimatosas, conhecidas como **pinealócitos** (Pi), e as **células neurogliais de suporte** (Ng). Uma característica da glândula pineal é o depósito do material calcificado conhecido como corpos arenáceos (*corpora arenacea*) ou **areia cerebral** (AC). A *área em destaque* aparece em ampliação na Figura 11.23.

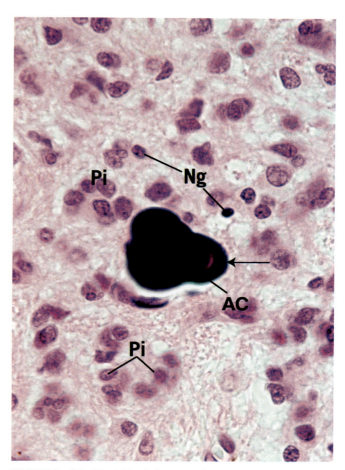

FIGURA 11.23 Glândula pineal. Humano. Corte em parafina. 540×.

Esta fotomicrografia é uma ampliação da *área em destaque* na Figura 11.22. Com o uso dos corantes hematoxilina e eosina, apenas os núcleos dos dois tipos celulares estão claramente evidentes. Os numerosos núcleos maiores e mais pálidos pertencem aos **pinealócitos** (Pi). Os núcleos menores e mais densos são das **células neurogliais de suporte** (Ng). O fundo pálido é composto pelos longos prolongamentos entrelaçados desses dois tipos celulares. O centro da fotomicrografia está ocupado pela **areia cerebral** (AC). Observe que esses depósitos aumentam em tamanho por aposição de novas camadas na superfície do material calcificado, como pode ser visto na *seta*.

Revisão de imagens histológicas selecionadas

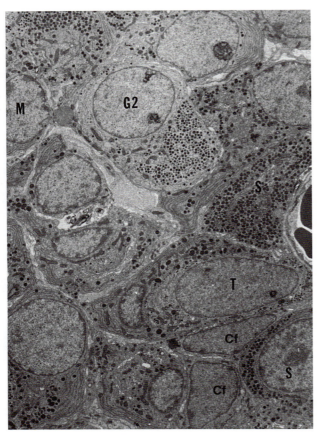

FIGURA DE REVISÃO 11.1.1 Hipófise. *Pars distalis*. Microscopia eletrônica. 4.950×.

Embora exista muita controvérsia sobre a identificação ultraestrutural correta das células da *pars distalis*, é bem provável que os vários tipos celulares apresentados nesta micrografia eletrônica correspondam às células acidófilas, basófilas e cromófobas observadas por microscopia óptica. As acidófilas são **somatotropos** (S) e **mamotropos (ou lactotropos)** (M), enquanto apenas dois tipos de basófilas estão incluídos nesta micrografia eletrônica: os **gonadotropos do tipo II** (G2) e os **tireotropos** (T). As **cromófobas** (Cf) podem ser reconhecidas pela ausência de grânulos de secreção no seu citoplasma. (De Poole MC et al. Cellular distribution within the rat adenohypophysis: a morphometric study. *Anat Rec* 1982;204(1):45-53. Copyright © 1982 Wiley-Liss, Inc. Reimpressa com autorização de John Wiley & Sons, Inc.)

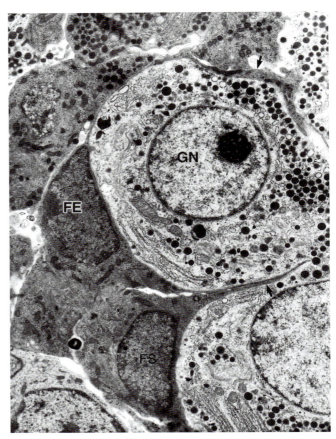

FIGURA DE REVISÃO 11.1.2 Hipófise. Rato. Microscopia eletrônica. 8.936×.

A *pars distalis* da hipófise de rato abriga vários tipos de células, duas das quais estão representadas aqui. Os **gonadotropos** (GN) contendo grânulos em seu interior estão circundados por **células foliculoestreladas** (FE) não granulares, cujos prolongamentos estão indicados por *setas*. As funções das células foliculoestreladas não estão definidas, mas acredita-se que sejam de suporte, fagocíticas, regenerativas ou secretoras. (Reimpressa com autorização de Springer: Stokreef JC et al. A possible phagocytic role for folliculo-stellate cells of anterior pituitary following estrogen withdrawal from primed male rats. *Cell Tissue Res* 1986;243(2):255-261. Copyright © 1986 Springer Nature.)

LEGENDA

Cf	cromófobas	GN	gonadotropos	S	somatotropos
FE	células foliculoestreladas	M	mamotropos	T	tireotropos
G2	gonadotropos do tipo II				

Capítulo 11 Sistema Endócrino **285**

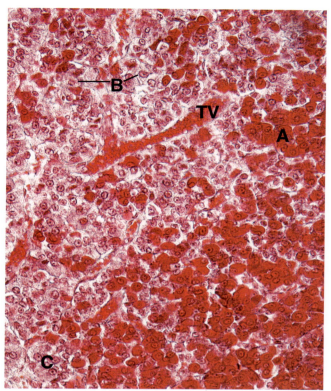

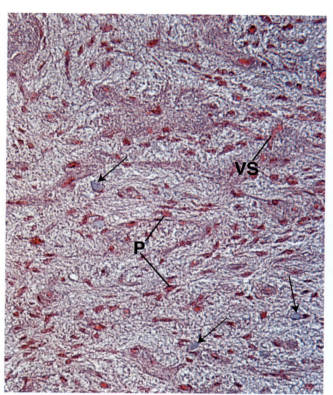

FIGURA DE REVISÃO 11.1.3 Hipófise. *Pars distalis.* Humano. Corte em parafina. Corante de Masson. 270×.

A *pars anterior* da hipófise é derivada do epitélio do teto faríngeo e é composta de células parenquimatosas dispostas em cordões espessos. Esses cordões de células estão circundados por **tecido vascular** (TV) abundante, cujo sangue transporta suas secreções para suas células-alvo. Essa técnica de coloração demonstra três tipos de células parenquimatosas: células com grânulos que se coram em vermelho, conhecidas como **acidófilas** (A); células cujos grânulos se coram em azul e são conhecidas como **basófilas** (B); e células cujo citoplasma é limitado e destituído de grânulos, conhecidas como **cromófobas** (C). Como as células cromófobas têm pouquíssimo citoplasma, seus núcleos ficam em grupos muito próximos uns dos outros, o que facilita o reconhecimento.

FIGURA DE REVISÃO 11.1.4 Hipófise. *Pars nervosa.* Humano. Corte em parafina. Corante de Masson. 270×.

A *pars nervosa* da hipófise é derivada do hipotálamo e é formada pelos axônios dos neurônios situados nos núcleos paraventricular e supraóptico do hipotálamo. Os axônios têm regiões expandidas tanto ao longo de seu comprimento quanto em suas terminações, e estas dilatações, conhecidas como **corpos de Herring** (*setas*), abrigam vasopressina ou ocitocina, dependendo da origem do axônio. Eles liberam seus hormônios no tecido conjuntivo que circunda os **vasos sanguíneos** (VS). Os **pituícitos** (P) são células semelhantes a células neurogliais que circundam esses axônios e conferem suportes físico e metabólico.

LEGENDA

A	acidófilas	C	cromófobas	TV	tecido vascular
B	basófilas	P	pituícitos	VS	vaso sanguíneo

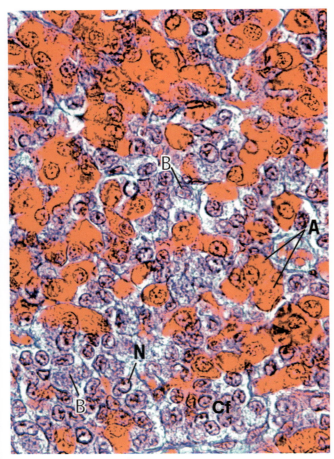

FIGURA DE REVISÃO 11.2.1 Hipófise. Corte em parafina. 540×.

Em um corte da hipófise corado com hematoxilina e eosina, há um pouco de dificuldade em diferenciar entre as células **acidófilas** (A) e **basófilas** (B). Mesmo em grande ampliação, como nesta fotomicrografia, apenas diferenças sutis são observadas. As acidófilas se coram de rosa e são um pouco menores que as basófilas, que se coram de azul-pálido. Em uma fotomicrografia em preto e branco, as basófilas aparecem mais escuras que as acidófilas. É fácil identificar as **cromófobas** (Cf), visto que seu citoplasma é pequeno e não se cora. Além disso, os cordões de cromófobas mostram grupos de **núcleos** (N) próximos entre si.

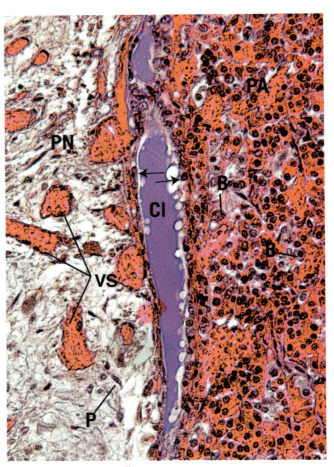

FIGURA DE REVISÃO 11.2.2 Hipófise. *Pars intermedia*. Humano. Corte em parafina. 270×.

A *pars intermedia* da hipófise está localizada entre a ***pars anterior*** (PA) e a ***pars nervosa*** (PN). Ela é caracterizada por apresentar células **basófilas** (B) menores que as correspondentes encontradas na *pars anterior*. Além disso, a *pars intermedia* contém folículos preenchidos por **coloide** (Cl) e revestidos por células cúbicas baixas pequenas e pálidas (*setas*). Observe que algumas basófilas se estendem para a *pars nervosa*. Numerosos **vasos sanguíneos** (VS) e **pituícitos** (P) estão evidentes nessa área da *pars nervosa*.

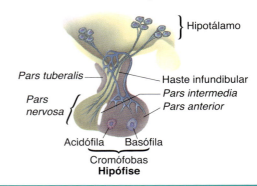

LEGENDA			
A acidófilas	Cl coloide	PA *pars anterior*
B basófilas	N núcleos	PN *pars nervosa*
Cf cromófobas	P pituícitos	VS vasos sanguíneos

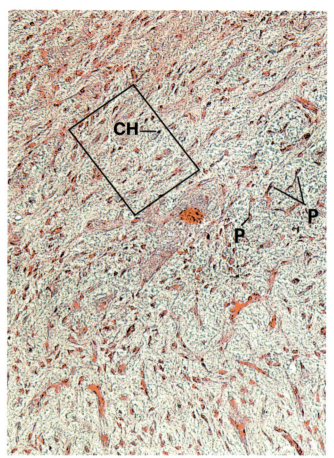

FIGURA DE REVISÃO 11.2.3 Hipófise. *Pars nervosa.* Corte em parafina. 132×.

A *pars nervosa* da hipófise é composta de células alongadas com longos prolongamentos, conhecidas como **pituícitos** (P) e que provavelmente são neurogliais por natureza. Essas células, que contêm núcleos mais ou menos ovalados, parecem sustentar numerosas fibras nervosas não mielinizadas originadas do hipotálamo e que passam pelo sistema hipotalâmico-hipofisário. Essas fibras nervosas não podem ser diferenciadas do citoplasma dos pituícitos em uma preparação corada com hematoxilina e eosina. As neurossecreções são transportadas ao longo dessas fibras nervosas e são armazenadas em regiões expandidas das terminações dessas fibras, que são chamadas de **corpos de Herring** (CH). Observe que a *pars nervosa* assemelha-se ao tecido nervoso. A *área em destaque* aparece ampliada na Figura de revisão 11.2.4.

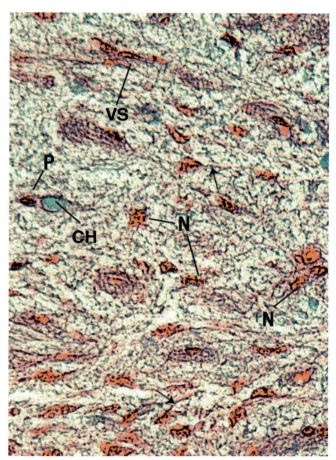

FIGURA DE REVISÃO 11.2.4 Hipófise. Corte em parafina. 540×.

Esta fotomicrografia é uma ampliação da *área em destaque* na Figura de revisão 11.2.3. Observe os numerosos **núcleos** (N) mais ou menos ovalados dos **pituícitos** (P); alguns destes com prolongamentos (*setas*) bastante evidentes neste aumento. As fibras nervosas não mielinizadas e os prolongamentos dos pituícitos compõem a rede celular da *pars nervosa*. As regiões terminais expandidas das fibras nervosas, que acumulam neurossecreções, são conhecidas como **corpos de Herring** (CH). Observe também a existência de **vasos sanguíneos** (VS) na *pars nervosa*.

LEGENDA					
CH	corpos de Herring	P	pituícitos	VS	vasos sanguíneos
N	núcleo				

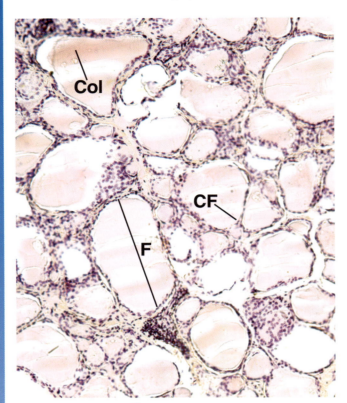
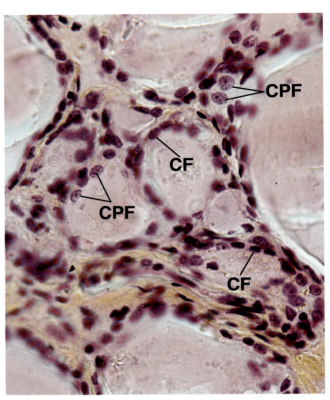

FIGURA DE REVISÃO 11.3.1 Glândula tireoide. Humano. Corte em parafina. 132×.

Este corte em parafina da tireoide humana é semelhante ao corte em resina plástica de tireoide de macaco que está ilustrado na Figura 11.10. As **células foliculares** (CF) cúbicas baixas formam os **folículos** (F), que estão preenchidos por **coloide** (Col).

FIGURA DE REVISÃO 11.3.2 Glândula tireoide. Humano. Corte em parafina. 540×.

Esta imagem é uma ampliação de uma região semelhante à ilustrada na Figura de revisão 11.3.1. As **células foliculares** (CF) cúbicas baixas estão bem evidentes, assim como as **células parafoliculares** (CPF), cujo citoplasma claro é responsável por seu outro nome, "células claras". Observe também que os núcleos das células foliculares são escuros, enquanto os núcleos das células parafoliculares têm coloração muito mais clara.

LEGENDA

CF	célula folicular	CPF	célula parafolicular	F	folículo
Col	coloide				

Capítulo 11   Sistema Endócrino   **289**

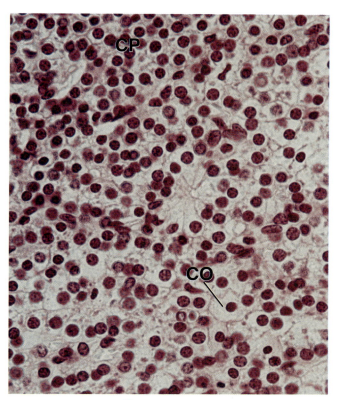

FIGURA DE REVISÃO 11.3.3 Glândula paratireoide. Humano. Corte em parafina. 540×.

Observe que as **células principais** (CP) menores estão aglomeradas, enquanto as **células oxífilas** (CO), que também estão aglomeradas, parecem estar dispostas mais separadamente em razão de seu citoplasma maior.

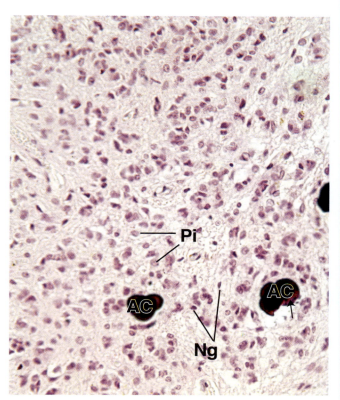

FIGURA DE REVISÃO 11.3.4 Glândula pineal. Humano. Corte em parafina. 270×.

Observe os dois tipos de células existentes na glândula pineal: os **pinealócitos** (Pi), cujos núcleos são maiores e têm coloração mais fraca do que os das **células neurogliais** (Ng). A **areia cerebral** (AC) ocupa alguns dos espaços intercelulares da glândula pineal.

LEGENDA					
AC	areia cerebral	CP	célula principal	Pi	pinealócito
CO	célula oxífila	Ng	célula neuroglial		

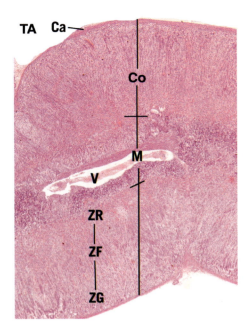

FIGURA DE REVISÃO 11.4.1 Glândula suprarrenal. Corte em parafina. 14×.

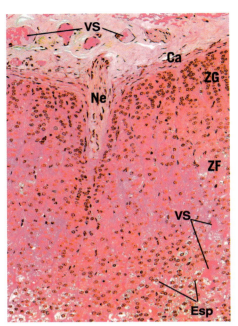

FIGURA DE REVISÃO 11.4.2 Glândula suprarrenal. Córtex. Macaco. Corte em resina plástica. 132×.

A glândula suprarrenal, geralmente envolvida por **tecido adiposo** (TA), é revestida por uma **cápsula** (Ca) de tecido conjuntivo rico em colágeno que fornece elementos finos de tecido conjuntivo que carregam vasos sanguíneos e nervos para o interior da glândula. Como o **córtex** (Co) da glândula suprarrenal circunda completamente a **medula** (M) achatada, ele aparece duplicado em qualquer corte que passe pelo centro da glândula. O córtex é dividido em três regiões concêntricas: a **zona glomerulosa** (ZG), mais externa; a **zona fasciculada** (ZF), intermediária; e a **zona reticulada** (ZR), mais interna. A medula, que está sempre delimitada pela zona reticulada, contém várias **veias** (V) de grande calibre que estão sempre envolvidas por quantidade considerável de tecido conjuntivo.

A **cápsula** (Ca) de tecido conjuntivo denso da glândula suprarrenal é circundada por tecido adiposo através do qual os **vasos sanguíneos** (VS) e **nervos** (Ne) alcançam a glândula. Na **zona glomerulosa** (ZG), as células parenquimatosas do córtex, subjacentes à cápsula, formam grupos ovalados ou circulares, ou então cordões em formato de arcos. As células da **zona fasciculada** (ZF) formam longas colunas retilíneas de cordões orientadas radialmente, e cada cordão tem uma ou duas células de espessura. Essas células são maiores que as células da zona glomerulosa. Elas apresentam um aspecto vacuolizado em decorrência da extração das numerosas gotículas lipídicas existentes no citoplasma durante o processamento histológico e que são chamadas de **espongiócitos** (Esp). O espaço extracelular contém abundantes **vasos sanguíneos** (VS).

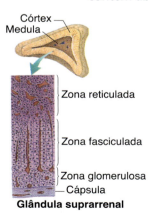

Glândula suprarrenal

LEGENDA					
Ca	cápsula	Ne	nervos	ZF	zona fasciculada
Co	córtex	TA	tecido adiposo	ZG	zona glomerulosa
Esp	espongiócitos	V	veia	ZR	zona reticulada
M	medula	VS	vasos sanguíneos		

Capítulo 11 Sistema Endócrino 291

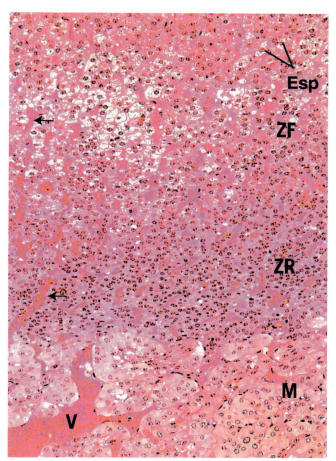

FIGURA DE REVISÃO 11.4.3 Glândula suprarrenal. Macaco. Corte em resina plástica. 132×.

A disposição colunar dos cordões da **zona fasciculada** (ZF) está bastante evidente em decorrência da disposição dos vasos sanguíneos indicados pelas *setas*. As células na região mais profunda da zona fasciculada são menores e aparecem em arranjo mais denso que os **espongiócitos** (Esp) mais superficiais. As células da **zona reticulada** (ZR) estão dispostas em cordões irregulares e anastomosados, cujos interstícios contêm capilares largos. Os cordões da zona reticulada fundem-se quase imperceptivelmente com os da zona fasciculada. Esta é uma região relativamente estreita do córtex. A **medula** (M) está muito evidente, visto que suas células são muito maiores que as da zona reticulada. Além disso, a existência de numerosas **veias** (V) de grande calibre é uma característica da medula.

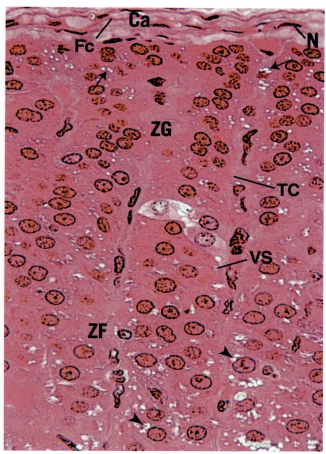

FIGURA DE REVISÃO 11.4.4 Glândula suprarrenal. Macaco. Corte em resina plástica. 540×.

Na **cápsula** (Ca) da glândula suprarrenal, são observadas as **fibras colágenas** (Fc) e os **núcleos** (N) dos fibroblastos. A **zona glomerulosa** (ZG), que ocupa a parte superior desta fotomicrografia, apresenta células relativamente pequenas contendo alguns poucos vacúolos (*setas*). A parte inferior da fotomicrografia mostra a **zona fasciculada** (ZF), cujas células são maiores e têm uma aparência mais vacuolizada (*pontas de seta*). Observe a existência de elementos de **tecido conjuntivo** (TC) e de **vasos sanguíneos** (VS) nos interstícios entre os cordões das células parenquimatosas.

LEGENDA					
Ca	cápsula	**N**	núcleos	**ZF**	zona fasciculada
Esp	espongiócitos	**TC**	tecido conjuntivo	**ZG**	zona glomerulosa
Fc	fibras colágenas	**V**	veias	**ZR**	zona reticulada
M	medula	**VS**	vasos sanguíneos		

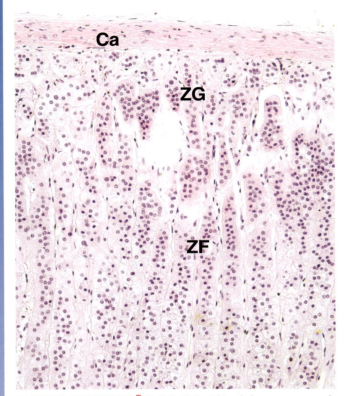

FIGURA DE REVISÃO 11.5.1 Glândula suprarrenal. Córtex. Humano. Corte em parafina. 132×.

Observe a **cápsula** (Ca) de tecido conjuntivo rico em colágeno que recobre a **zona glomerulosa** (ZG) do córtex suprarrenal. Veja também que as células da zona glomerulosa estão dispostas em uma configuração esférica, enquanto as células da **zona fasciculada** (ZF) formam colunas verticais.

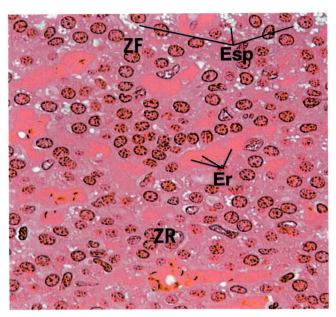

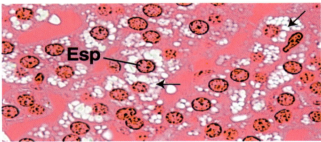

FIGURA DE REVISÃO 11.5.2 Glândula suprarrenal. Córtex. Macaco. Corte em resina plástica. 540×.

A parte superior desta fotomicrografia apresenta o limite entre a **zona fasciculada** (ZF) e a **zona reticulada** (ZR). Observe que os **espongiócitos** (Esp) da zona fasciculada são maiores e mais vacuolizados que as células da zona reticulada. As células parenquimatosas da zona reticulada estão dispostas em cordões anastomosados aleatoriamente. Os interstícios de ambas as regiões abrigam grandes capilares contendo **eritrócitos** (Er). *Inserto.* **Zona fasciculada. Macaco. Corte em resina plástica.** 540×. Os **espongiócitos** (Esp) da zona fasciculada apresentam dois tamanhos diferentes. Aqueles posicionados mais superficialmente no córtex, como neste *inserto*, são maiores e mais vacuolizados (*setas*) do que os espongiócitos próximos à zona reticular.

LEGENDA

Ca	cápsula	Esp	espongiócitos	ZG	zona glomerulosa
Er	eritrócitos	ZF	zona fasciculada	ZR	zona reticulada

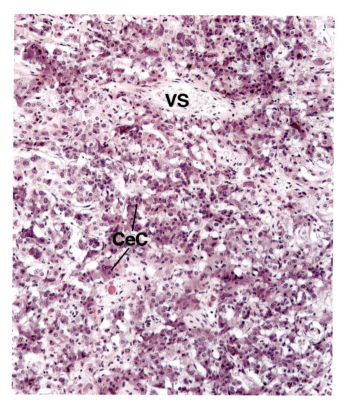

FIGURA DE REVISÃO 11.5.3 Glândula suprarrenal. Medula. Humano. Corte em parafina. 132×.

Esta é a medula da glândula suprarrenal demonstrando sua rica **vascularização** (VS), assim como os numerosos grupos de **células cromafins** (CeC) que povoam a medula.

LEGENDA			
CeC	célula cromafim	VS	vasos sanguíneos

Resumo da organização histológica

As glândulas endócrinas são caracterizadas pela ausência de ductos e a existência de uma rica rede vascular. Em geral, as células parenquimatosas das glândulas endócrinas estão dispostas em **cordões** curtos, **folículos** ou **aglomerados**, embora outros arranjos também sejam comuns.

I. Hipófise

A hipófise é revestida por uma cápsula de tecido conjuntivo. A glândula está dividida histológica e embrionariamente em duas partes, adeno-hipófise e neuro-hipófise, cada uma subdividida em regiões estruturais e funcionais menores.

A. Adeno-hipófise (hipófise anterior)

Derivada do epitélio ectodérmico oral, o qual se diferencia em duas categorias de células com base nos padrões de coloração com H&E.

1. Cromófilas

i. *Acidófilas*

Coram-se de rosa com H&E. São encontradas principalmente no centro da *pars anterior* (*pars distalis*).

ii. *Basófilas*

Coram-se em cores mais escuras em tons de azul a roxo com H&E. São mais frequentemente encontradas na periferia da *pars distalis*, da *pars intermedia* e da *pars tuberalis*.

2. Cromófobas

As **cromófobas** são células menores, cujo citoplasma não contém grânulos, e têm pouca afinidade por corante. Podem ser reconhecidas como aglomerados de núcleos ao longo da adeno-hipófise.

3. Três subdivisões da adeno-hipófise

i. Pars anterior (pars distalis)

A maior parte da adeno-hipófise, composta por cromófilas e cromófobas.

ii. Pars intermedia

A *pars intermedia* é rudimentar em humanos. Está posicionada entre a *pars anterior* e a *pars nervosa*. Pequenas basófilas estão presentes, bem como **folículos preenchidos por coloide**.

iii. Pars tuberalis

A *pars tuberalis* se estende ao redor do infundíbulo e é composta sobretudo de basófilas dispostas em cordões. Podem estar presentes pequenos **folículos** cheios de coloide.

B. Neuro-hipófise (hipófise posterior)

A neuro-hipófise deriva do crescimento para baixo do hipotálamo; portanto, é composta de tecido nervoso.

1. Duas subdivisões da neuro-hipófise

i. *Infundíbulo (pedículo infundibular)*

O infundíbulo é composto pelos axônios amielínicos que se estendem dos corpos celulares dos neurônios nos núcleos paraventricular e supraóptico no hipotálamo. Essa coleção de axônios não mielinizados é conhecida como sistema hipotalâmico-hipofisário. A vasopressina e a ocitocina sintetizadas nos corpos celulares são transportadas para os terminais axônicos na *pars nervosa*.

ii. Pars nervosa

Os terminais axônicos expandidos do sistema hipotalâmico-hipofisário, localizados na *pars nervosa*, são conhecidos como **corpos de Herring** e contêm vasopressina e ocitocina. Numerosos núcleos na *pars nervosa* pertencem aos **pituícitos**, os quais desempenham funções neurogliais, como sustentar as fibras axônicas não mielinizadas.

II. Glândula tireoide

A. Cápsula

A **cápsula** da glândula tireoide é composta de uma delgada camada de **tecido conjuntivo denso não modelado**, cujos **septos** se estendem para o interior da glândula e a subdividem em lóbulos.

B. Células parenquimatosas

As **células parenquimatosas** da glândula tireoide formam **folículos** preenchidos com **coloide** compostos de dois tipos de células:

- **Células foliculares** (epitélio simples cúbico), que sintetizam os hormônios tireóideos e
- **Células parafoliculares** (células C, ou células claras) localizadas na periferia dos folículos, as quais produzem calcitonina.

C. Tecido conjuntivo

Elementos finos de tecido conjuntivo sustentam um rico suprimento vascular.

III. Glândula paratireoide

A. Cápsula

A glândula é revestida por uma delgada **cápsula** de tecido conjuntivo denso não modelado, a partir da qual os **septos** são emitidos para o interior da glândula.

B. Células parenquimatosas

1. Células principais

As **células principais** são numerosas, pequenas e com grandes núcleos que formam cordões e produzem PTH.

2. Oxífilas

As **oxífilas** são maiores, acidófilas e em número muito menor do que as células principais, e suas funções estão pouco claras.

C. Tecido conjuntivo

Os **septos** do tecido conjuntivo denso, assim como as **fibras reticulares** delgadas, suportam um rico suprimento vascular. A **infiltração adiposa** é comum nos indivíduos idosos.

IV. Glândula suprarrenal (adrenal)

A **glândula suprarrenal** é revestida por uma **cápsula** de tecido conjuntivo denso não modelado; a glândula é subdividida em um **córtex** e uma **medula**.

A. Córtex

O **córtex** deriva do mesoderme e é dividido em três zonas concêntricas:

1. Zona glomerulosa

A **zona glomerulosa** está imediatamente abaixo da cápsula. Consiste em células cuboides dispostas em arcos e aglomerados esféricos que liberam aldosterona.

2. Zona fasciculada

A zona mais espessa do córtex é a **zona fasciculada**. As células mais ou menos cúbicas (**espongiócitos**) estão dispostas em cordões longos e paralelos. Os **espongiócitos** parecem altamente vacuolizados em decorrência da extração de hidrocortisona, um hormônio esteroide, durante o processamento do tecido. Os espongiócitos na região mais profunda são menores e muito menos vacuolizados.

3. Zona reticulada

A zona mais interna do córtex é a **zona reticulada**. Ela é composta de pequenas células escuras, arranjadas em cordões irregulares e anastomosados secretando o androgênio DHEA. Os capilares nos interstícios são aumentados.

B. Medula

A **medula** deriva da crista neural e é composta de grandes **células cromafins** contendo grânulos em seu citoplasma e dispostas em cordões curtos. Em resposta ao disparo de neurônios simpáticos pré-sinápticos, as células cromafins liberam epinefrina e norepinefrina. Além disso, estão presentes grandes células ganglionares autônomas. Uma característica da medula é a presença de grandes veias.

V. Glândula pineal

A. Cápsula

A **cápsula**, derivada da **pia-máter**, é um tecido conjuntivo fino e rico em colágeno. Os **septos** derivados da cápsula dividem a glândula pineal em lóbulos incompletos.

B. Células parenquimatosas

1. Pinealócitos

Os **pinealócitos** produzem melatonina e são reconhecidos pelo grande tamanho dos seus núcleos.

2. Células neurogliais

As **células neurogliais** têm núcleos menores e mais densos que os pinealócitos.

C. Areia cerebral (corpos arenáceos)

A **areia cerebral**, ou **corpos arenáceos**, é característica da glândula pineal e são acreções calcificadas presentes nos espaços intercelulares. Atualmente, não há funções conhecidas dessas concreções.

Questões de revisão do capítulo

Cenário de caso para as questões 11.1 a 11.4: Um paciente do sexo masculino de 28 anos, que é um boxeador profissional, apresenta-se ao seu médico com queixas de tontura, irritabilidade e sede "insaciável" que persistem nos últimos 2 dias, apesar de consumir mais de 4 litros de água diariamente. O paciente relata que, 2 dias atrás, ele foi nocauteado durante uma sessão de treinamento com uma cabeçada acidental na testa. O exame físico revelou hematoma na fronte, taquicardia e taquipneia.

11.1 Qual é o diagnóstico mais provável?

A. Doença de Addison

B. Diabetes insípido

C. Doença de Graves

D. Hiperparatireoidismo

E. Adenoma somatotrópico

11.2 Quais células são lesadas neste caso?

A. Oxífilas da paratireoide

B. Pinealócitos

C. Acidófilas hipofisárias

D. Basófilas hipofisárias

E. Neurônios do núcleo supraóptico

11.3 Quais células-alvo nas quais estruturas receptoras estão recebendo sinais hormonais significativamente reduzidos neste paciente?

A. Células dos túbulos coletores renais

B. Células dos núcleos paraventriculares

C. Células foliculares da tireoide

D. Espongiócitos

11.4 Qual estrutura está comprometida neste paciente?

A. Medula suprarrenal

B. Infundíbulo

C. *Pars distalis*

D. Glândula tireoide

E. Zona reticular

11.5 Os pacientes com níveis elevados de cálcio no sangue e calcificações exógenas devem ser examinados para adenoma de qual órgão?

A. Córtex suprarrenal

B. Adeno-hipófise

C. Paratireoide

D. Glândula pineal

E. Neuro-hipófise

CAPÍTULO 12

TEGUMENTO

ESQUEMA DO CAPÍTULO

TABELAS

Tabela 12.1   Características das peles grossa e fina

Tabela 12.2   Não queratinócitos da epiderme

PRANCHAS DE REVISÃO 12.1A A 12.1D

Figura de revisão 12.1.1   Pele fina. Humano. Corte em parafina. 132×

Figura de revisão 12.1.2   Pele grossa. Humano. Corte em parafina. 56×

Figura de revisão 12.1.3   Pele humana (pele fina). Corte em parafina. 132×

Figura de revisão 12.1.4   Pele humana (pele fina). Corte em parafina. 270×

Figura de revisão 12.1.5   Glândula sudorípara écrina. Pele humana (pele fina). Corte em parafina. 540×

Figura de revisão 12.1.6   Glândula sudorípara. Corte transversal. Humano. Microscopia eletrônica. 5.040×

Figura de revisão 12.1.7   Pele grossa. Humano. Corte em parafina. 270×

Figura de revisão 12.1.8   Glândula sebácea. Pele fina. Humano. Corte em parafina. 540×

O tegumento, o maior e mais pesado órgão do corpo, é composto de pele e seus diversos derivados, inclusive glândulas sebáceas e sudoríparas, pelos e unhas. A pele reveste todo o corpo e está em continuidade com as mucosas dos lábios, ânus, nariz, bordas das pálpebras e orifícios externos do sistema urogenital. Algumas das diversas funções da pele incluem proteção contra agressões físicas, químicas e biológicas; formação de uma barreira à prova d'água; absorção da radiação ultravioleta para sintetizar vitamina D e conferir proteção; excreção (*i. e.*, suor) e participação na termorregulação; monitoramento do ambiente exterior por meio de suas numerosas terminações nervosas; e realização da defesa imunológica do corpo.

Pele

A pele é composta de duas camadas de tipos diferentes de tecido. A camada mais superficial é a **epiderme**, composta de **epitélio estratificado pavimentoso queratinizado**, e uma camada abaixo, a **derme**. A derme é dividida em duas subcamadas: a fina camada da **derme papilar**, composta de **tecido conjuntivo frouxo** e posicionada logo abaixo da epiderme; e o restante da camada mais profunda, a **derme reticular**, composta de **tecido conjuntivo denso não modelado** (Figura 12.1).

- A epiderme e a derme se interdigitam entre si por meio de **cristas epidérmicas** e **cristas dérmicas (papilas dérmicas)**, que formam uma interface ondulada entre os dois tipos de tecidos, que estão separados por uma membrana basal. A interdigitação aumenta a área de superfície disponível para uma forte adesão entre a epiderme e a derme por meio de numerosos hemidesmossomos

  - Frequentemente, uma papila dérmica se subdivide em duas papilas dérmicas secundárias com uma "crista" interpapilar interposta a partir da epiderme
- A interdigitação cria os sulcos na epiderme das superfícies das pontas dos dedos que se imprimem como impressões digitais.

Interposta à pele e às estruturas mais profundas, há uma bainha fascial conhecida como hipoderme (fáscia superficial), que *não* é um componente da pele. A pele

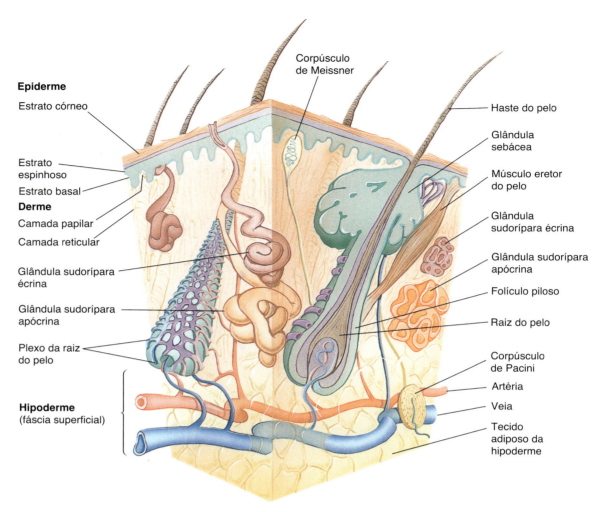

FIGURA 12.1 A pele e seus anexos, o pelo, as glândulas sudoríparas (tanto écrinas quanto apócrinas), as glândulas sebáceas, os músculos eretores dos pelos e as unhas são denominados tegumento. A pele é composta de epiderme e derme, e pode ser grossa ou fina, dependendo da espessura da sua epiderme. A pele é ricamente vascularizada e contém várias estruturas e células sensoriais.

pode ser classificada em **pele grossa**, como a sola do pé e a palma da mão, ou **pele fina**, que recobre o restante do corpo (Tabela 12.1). A pele grossa é caracterizada pela espessura da epiderme de cerca de 0,5 mm, cristas epidérmicas e papilas dérmicas proeminentes, numerosas glândulas sudoríparas, falta de folículos pilosos e glândulas sebáceas (Figura 12.2A). A pele fina é caracterizada por uma epiderme mais fina de cerca de 0,1 a 0,15 mm, numerosas glândulas sudoríparas, folículos pilosos e glândulas sebáceas (Figura 12.2B). Observadas ao microscópio, cinco camadas histológicas distintas dentro do epitélio estratificado pavimentoso queratinizado compreendem a epiderme da pele grossa, enquanto apenas quatro camadas são distinguíveis na pele fina.

Epiderme

A epiderme é composta de quatro tipos de células: queratinócitos, melanócitos, células de Langerhans e células de Merkel. Cerca de 95% das células da epiderme são queratinócitos e sua morfologia é responsável pelas características das cinco camadas da epiderme.

- A camada mais profunda, o **estrato basal,** é uma camada única de queratinócitos cúbicos a colunares (Figura 12.3A; ver também Figura 12.2B). Distribuídos nessa camada, estão os melanócitos e as células de Merkel, que, respectivamente, produzem os pigmentos da pele e desempenham funções sensoriais finas. Os queratinócitos dessa camada são responsáveis não só pela formação de fortes adesões entre a epiderme e a derme via hemidesmossomos, mas também pela renovação e manutenção epidérmica via mitose (em geral à noite). Além disso, os queratinócitos fabricam e começam a acumular feixes de filamentos intermediários de **queratina** conhecidos como **tonofilamentos**. As células-filhas das mitoses dos queratinócitos são empurradas para a superfície, dando então origem à camada imediatamente acima do estrato basal

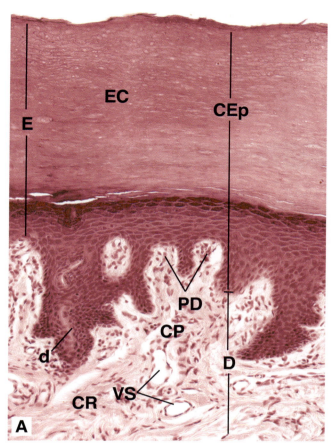

FIGURA 12.2A Pele grossa. Corte em parafina. 132×.

A pele é composta de **epiderme** (E) superficial e de **derme** (D) mais profunda. A interface entre os dois tecidos é demarcada pela interdigitação entre as **cristas epidérmicas** (CEp) e as **papilas dérmicas** (PD). Entre papilas epidérmicas sucessivas estão as projeções interpapilares, de menor comprimento, que dividem cada papila dérmica principal em papilas dérmicas secundárias. Observe que, na pele grossa, a camada queratinizada, o **estrato córneo** (EC), é altamente desenvolvido. Além disso, note que o **ducto** (d) da glândula sudorípara atravessa a base de uma crista epidérmica. A derme é subdividida em duas regiões: a **camada papilar** (CP), formada pelo tecido conjuntivo frouxo das papilas dérmicas; e a mais profunda **camada reticular** (CR) de tecido conjuntivo denso não modelado. Os **vasos sanguíneos** (VS) da camada reticular entram nas papilas dérmicas.

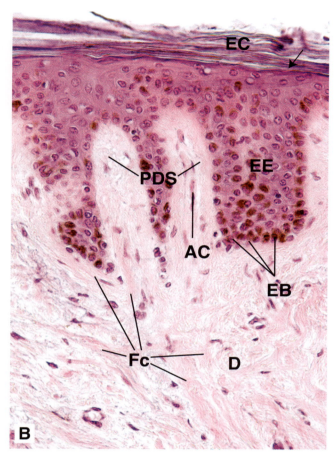

FIGURA 12.2B Pele fina. Humano. Corte em parafina. 270×.

Comparada com a pele grossa, a epiderme da pele fina é muito mais fina e é composta de apenas quatro das camadas encontradas na pele grossa. O **estrato basal** (EB) apresenta-se como uma camada única de células cúbicas a colunares. Grande parte da epiderme é composta de células espinhosas do **estrato espinhoso** (EE) e as células dispersas do estrato granuloso (*seta*) e do **estrato córneo** (EC) são especialmente finas, enquanto o estrato lúcido está ausente. A camada papilar da **derme** (D) é ricamente vascularizada por **alças capilares** (AC), que penetram nas **papilas dérmicas secundárias** (PDS). Observe que os feixes de **fibras colágenas** (Fc) da derme tornam-se mais espessos à medida que se distanciam da epiderme.

- O **estrato espinhoso** é a camada mais espessa da epiderme e é composto de várias camadas de **queratinócitos** poliédricos (também chamados de **células espinhosas**) caracterizados pelo aparecimento de numerosos prolongamentos celulares em sua periferia que fazem com que as células pareçam espinhosas (ver Figuras 12.3A e 12.3B). À medida que as células se encolhem durante o processamento do tecido, seus prolongamentos se tornam acentuados, o que destaca a aderência induzida pelo desmossomo das junções célula-célula (pontes intercelulares) entre as células espinhosas vizinhas. Os fortes desmossomos, junto com os tonofilamentos que ancoram as placas desmossômicas, permanecem intactos. As células espinhosas também sofrem uma atividade mitótica (em geral à noite) e contribuem para a renovação e a manutenção da epiderme. Além disso, as células espinhosas continuam a fabricar queratina, que fica envolta por um material conhecido como **querato-hialina**, cujos componentes principais são a **filagrina** e a **trico-hialina**, proteínas ricas em histidina e cistina. Além disso, as células espinhosas formam **grânulos de revestimento de membrana (corpos de Odland, corpos lamelares)**, cujo conteúdo rico em lipídios é composto de ceramidas, fosfolipídios e glicoesfingolipídios. Entremeadas às células do estrato espinhoso, estão as células de Langerhans, macrófagos residentes na pele que também funcionam como células apresentadoras de antígenos. Extensões citoplasmáticas de melanócitos se expandem para os espaços extracelulares do estrato espinhoso e no local transferem melanossomos para os queratinócitos residentes

Tabela 12.1	Características das peles grossa e fina.	
Estratos celulares (*dos superficiais aos mais profundos*)	**Pele grossa**	**Pele fina**
Epiderme	É um epitélio estratificado pavimentoso queratinizado derivado da ectoderme. As células da epiderme consistem em quatro tipos: queratinócitos, melanócitos, células de Langerhans e células de Merkel	
Estrato córneo (*camada de células corneificadas*)	Composto de várias camadas de queratinócitos mortos, achatados e sem núcleos (células córneas ou em escamas) que estão continuamente se desprendendo da superfície. Na pele mais grossa (p. ex., sola do pé), pode haver até 50 camadas de queratinócitos	Apenas cerca de cinco ou mais camadas de queratinócitos (células córneas ou em escamas) compõem essa camada na pele mais fina (p. ex., pálpebras)
Estrato lúcido (*camada de células claras*)	Queratinócitos com coloração clara, preenchidos por queratina, compõem essa camada fina e bem-definida. Não há núcleos e organelas	Essa camada está ausente, mas provavelmente estão presentes células isoladas
Estrato granuloso (*camada de células granulares*)	Esse estrato tem apenas três a cinco camadas de espessura, compostas de queratinócitos nucleados, poligonais e com um conjunto normal de organelas, assim como querato-hialina e grânulos de revestimento de membrana (corpos lamelares)	Essa camada é atenuada
Estrato espinhoso (*camada de células espinhosas*)	Essa camada mais espessa é composta de queratinócitos poligonais mitoticamente ativos e em processo de maturação (células espinhosas) que se interdigitam por meio de projeções (pontes intercelulares) ligadas entre si por desmossomos. O citoplasma contém muitos tonofilamentos, organelas e grânulos de revestimento de membrana. As células de Langerhans estão presentes nessa camada	Esse estrato é o mesmo encontrado na pele grossa, mas a quantidade de camadas é menor
Estrato basal (*estrato germinativo*)	Esse estrato mais profundo é composto de uma camada única de queratinócitos cúbicos altos e mitoticamente ativos que estão em contato com a lâmina basal. Os queratinócitos dos estratos mais superficiais originam-se dessa camada e, eventualmente, migram para a superfície, de onde se desprendem. Os melanócitos e as células de Merkel também são encontrados nessa camada	Essa camada é a mesma encontrada tanto na pele grossa como na pele fina
Derme	Localizada abaixo da epiderme e dela separada por uma membrana basal, a derme é derivada da mesoderme e é composta basicamente de tecido conjuntivo. A derme contém capilares, nervos, órgãos sensoriais, folículos pilosos, glândulas sudoríparas e sebáceas, bem como os músculos eretores dos pelos. Ela é subdividida em duas camadas: uma camada papilar superficial e uma camada reticular mais profunda	
Camada papilar	É formada por tecido conjuntivo frouxo contendo alças capilares e terminações dos mecanorreceptores. Essas papilas dérmicas se interdigitam com as cristas epidérmicas. Essas interdigitações são muito marcantes na pele grossa	A camada papilar é constituída pelo mesmo tecido conjuntivo frouxo da pele grossa. Contudo, seu volume é muito menor. A profundidade das interdigitações da derme/epiderme também é acentuadamente reduzida
Camada reticular	É formada de tecido conjuntivo denso não modelado contendo a composição habitual de elementos conjuntivos, inclusive células, vasos sanguíneos e linfáticos. Estão também presentes nervos cutâneos e glândulas sudoríparas, e suas ramificações estendem-se para a camada papilar e a epiderme	Igual à pele grossa, com acréscimo de glândulas sebáceas e folículos pilosos com seus músculos eretores do pelo

Capítulo 12 Tegumento **301**

- O **estrato granuloso** é uma fina camada de queratinócitos que continua a acumular **grânulos de querato-hialina** até que eles eventualmente preencham completamente as células e destruam seus núcleos e organelas (Figura 12.3B). Essas células também continuam a fabricar grânulos ricos em lipídios que revestem a membrana e contribuem para formar uma barreira contra a umidade. As células do estrato granuloso entram em contato umas com as outras através de desmossomos e, em suas camadas superficiais, também formam **junções de oclusão** entre si contendo claudina, bem como com células do estrato lúcido (ou, na ausência do estrato lúcido, com as células da camada córnea). As células das camadas superficiais do estrato granuloso liberam o conteúdo dos seus grânulos de revestimento de membrana no espaço extracelular. Esses queratinócitos sofrem apoptose, não contêm organelas nem núcleo e são movidos para a próxima camada superficial da epiderme
- A quarta camada da epiderme, o **estrato lúcido**, está presente apenas na pele grossa e em geral aparece como uma

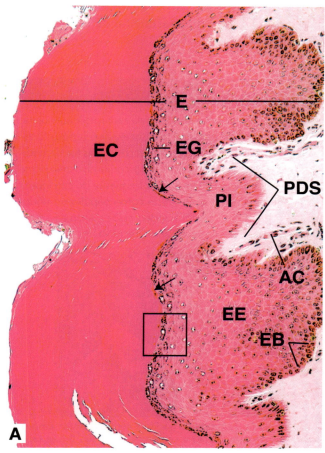

FIGURA 12.3A Pele grossa. Macaco. Corte em resina plástica. 132×.

As cinco camadas da **epiderme** (E) estão claramente delineadas neste corte histológico. Observe que as escamas do **estrato córneo** (EC) parecem estar diretamente sobre o **estrato granuloso** (EG), cujas células contêm grânulos de querato-hialina. A camada de células vivas mais espessa é o **estrato espinhoso** (EE), enquanto o **estrato basal** (EB) apresenta uma espessura de apenas uma única camada de células. O estrato lúcido não está evidente, embora algumas células de transição (*setas*) possam ser identificadas. Observe que as **papilas dérmicas secundárias** (PDS) a cada lado das **projeções interpapilares** (PI) contêm **alças capilares** (AC). Uma região semelhante à *área em destaque* está presente na Figura 12.3B em maior ampliação.

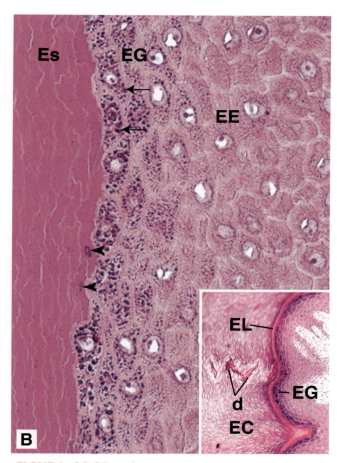

FIGURA 12.3B Pele grossa. Macaco. Corte em resina plástica. 540×.

Esta imagem é uma ampliação de uma região semelhante à *área em destaque* na Figura 12.3A. Observe que as células do **estrato espinhoso** (EE) tornam-se cada vez mais achatadas à medida que migram para a superfície. Quando as células alcançam o **estrato granuloso** (EG), acumulam grânulos de querato-hialina (*setas*), que aumentam em quantidade à medida que as células progridem por essa camada. Ocasionalmente, podem ser observadas células de transição (*pontas de seta*) do estrato lúcido mal definido, assim como as **células em escamas** (Es) do **estrato córneo** (EC). *Inserto.* **Pele grossa. Corte em parafina.** 132×. Nesta fotomicrografia, está bem evidente o **estrato lúcido** (EL) situado entre o **estrato granuloso** (EG) e o **estrato córneo** (EC). Observe o **ducto** (d) de uma glândula sudorípara.

região relativamente fina e translúcida interposta ao estrato granuloso e ao estrato córneo (ver Figura 12.3B). Os queratinócitos mortos do estrato lúcido não têm núcleos ou organelas, mas contêm tonofibrilas (filamentos de queratina densamente compactados) e eleidina, um produto de transformação da querato-hialina

- A camada mais superficial é o **estrato córneo**, composto de pilhas preferencialmente arranjadas de invólucros de queratinócitos mortos (agora chamados de **escamas córneas** ou células em escama) ainda preenchidos com queratina. As camadas superficiais do estrato córneo descamam com a mesma taxa com que são substituídas pela atividade mitótica dos estratos basal e espinhoso (ver Figura 12.3B).

A pele fina difere da pele grossa porque tem apenas três ou quatro estratos. O estrato lúcido nunca está presente na pele fina, enquanto os estratos córneo, granuloso e espinhoso têm espessuras acentuadamente reduzidas. Na verdade, comumemente há apenas uma camada incompleta de estrato granuloso.

Estudos recentes sugeriram que os queratinócitos produzem moléculas imunogênicas e provavelmente desempenham um papel ativo no sistema imune. Também existem evidências de que essas células possam produzir várias interleucinas, fatores estimuladores de colônias, interferonas, fatores de necrose tumoral e fatores estimuladores do crescimento de plaquetas e de fibroblastos.

CONSIDERAÇÕES CLÍNICAS 12.1

Psoríase vulgar

A **psoríase vulgar** é uma doença comum caracterizada por manchas avermelhadas na pele, com brilho acinzentado, localizadas especialmente ao redor das articulações, da região sacral, do umbigo e do couro cabeludo. Essa doença é produzida pela proliferação aumentada de queratinócitos e uma aceleração do seu ciclo celular que resulta no acúmulo de células no estrato córneo, mas com a ausência de um estrato granuloso, e, frequentemente, a existência de infiltrado linfocitário na camada papilar. A doença é cíclica e sua etiologia é desconhecida.

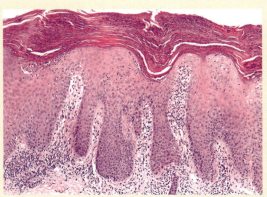

Fotomicrografia de um paciente com psoríase vulgar. Observe que os estratos espinhoso e córneo estão espessados e que o estrato granuloso está ausente. A camada papilar da derme apresenta uma infiltração linfocitária. (Reimpressa com autorização de Mills SE et al., eds. *Sternberger's Diagnostic Surgical Pathology*, 6th ed., Philadelphia: Wolters Kluwer, 2015, p. 7, Figure 1-5.)

Verrugas

As verrugas são crescimentos epidérmicos benignos causados pela infecção dos queratinócitos pelo vírus do papiloma; são comuns em crianças, adultos jovens e em pacientes imunossuprimidos.

Carcinomas basocelular e espinocelular

O **carcinoma basocelular** é a neoplasia maligna mais comum da pele. Desenvolve-se no estrato basal a partir do acúmulo de mutações causadas pela radiação ultravioleta. O tipo principal de carcinoma basocelular é o **nodulocístico**, em que pequenas células hipercromáticas formam nódulos esféricos separados do tecido conjuntivo da derme por espaços estreitos. O local mais frequente do carcinoma basocelular é o nariz, aparecendo como pápulas ou nódulos que podem evoluir e formar depressões. A cirurgia é eficiente em 90% dos casos e não há recidiva.

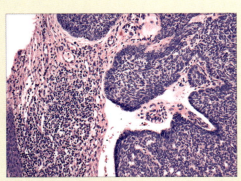

Fotomicrografia de tecido de paciente com carcinoma basocelular. Observe que a lesão é composta de células basais escuras, densas, que formam nódulos circulares separados do tecido conjuntivo da derme por espaços estreitos. (Reimpressa com autorização de Mills SE et al., eds. *Sternberg's Diagnostic Surgical Pathology*, 6th ed. Philadelphia: Wolters Kluwer, 2015. p. 53, Figure 2-31.)

O **carcinoma espinocelular** (ou carcinoma de células escamosas), a segunda neoplasia mais frequente da pele, é mais invasivo e metastático do que o carcinoma basocelular. Sua provável etiologia vem de fatores ambientais, tais como por radiação ultravioleta e por raios X, assim como de agentes carcinogênicos químicos, incluindo o arsênio. O carcinoma se origina nas células do estrato espinhoso e aparece clinicamente como uma placa de hiperqueratose escamosa com uma invasão profunda dos tecidos subjacentes, com frequência acompanhada por sangramento. O tratamento de escolha é a cirurgia.

Capítulo 12 Tegumento **303**

Não queratinócitos da epiderme

Existem três tipos de não queratinócitos na epiderme: melanócitos, células de Langerhans e células de Merkel (ver Tabela 12.2).

Melanócitos

Originados das células da crista neural, os **melanócitos** são o segundo tipo celular mais numeroso da epiderme. Eles estão interpostos aos queratinócitos do estrato basal e também são encontrados nos folículos pilosos e na derme (Figura 12.4A e B). Embora os corpos celulares dos melanócitos residam no estrato basal, eles estendem prolongamentos citoplasmáticos longos e finos para os espaços extracelulares entre os queratinócitos do estrato espinhoso. Os melanócitos são responsáveis pela síntese de pigmentos denominados **melanina**. Existem dois tipos de melanina:

Tabela 12.2	**Não queratinócitos da epiderme.**			
Células não epiteliais	**Origem**	**Localização**	**Características**	**Funções**
Melanócitos	Derivadas da crista neural	Migram para o estrato basal durante o desenvolvimento embrionário; alguns se mantêm indiferenciados mesmo na vida adulta (reservados para manter a população de melanócitos). Não formam desmossomos de contato com os queratinócitos, mas alguns podem formar hemidesmossomos com a lâmina basal	Os melanócitos estendem longos prolongamentos (dendritos) para o estrato espinhoso. Os melanossomos contendo melanina são produzidos em seu citoplasma e são transferidos para as extremidades distais dos dendritos para doação de melanina aos queratinócitos associados (unidade epidérmico-melânica). Os melanócitos compreendem cerca de 3% da população de células epidérmicas em todos os indivíduos, independentemente da cor da pele	Os melanócitos fabricam o pigmento melanina. Melanossomos localizados no citoplasma são ativados para produzir melanina (eumelanina em cabelos escuros e feomelanina em cabelos ruivos e loiros) Uma vez que os melanossomos são preenchidos com melanina, eles são transportados pelos dendritos e são liberados no espaço extracelular. Os queratinócitos dos estratos basal e espinhoso fagocitam esses melanossomos carregados de melanina. Os melanossomos migram para a região supranuclear do queratinócito e formam um guarda-chuva protetor que protege o núcleo (e seus cromossomos) dos raios ultravioleta do sol. Logo os melanossomos são destruídos pelos lisossomos dos queratinócitos Os raios UV aumentam a produção de melanina, seu escurecimento e sua endocitose Indivíduos de pele clara produzem menos melanossomos, que se concentram ao redor do núcleo, enquanto em indivíduos de pele escura, os melanossomos são produzidos em maior quantidade e tamanho, e estão dispersos pelo citoplasma. A destruição do melanossomo também é mais lenta na pele mais escura
Células de Langerhans	Originadas de precursores da medula óssea	Localizadas principalmente no estrato espinhoso	Como têm longos prolongamentos, são conhecidas como células dendríticas. O núcleo tem muitas indentações. O citoplasma contém grânulos de Birbeck, vesículas alongadas com terminações dilatadas em forma de balão Não estabelecem contato com os queratinócitos por meio de desmossomos	As células de Langerhans são apresentadoras de antígenos Essas células têm marcadores e receptores de superfície, bem como langerina, uma proteína transmembranar associada aos grânulos de Birbeck. Alguns desses elementos facilitam uma resposta imune contra o organismo responsável pela hanseníase Além disso, as células de Langerhans fagocitam antígenos que entram na epiderme e migram para os vasos linfáticos localizados na derme e daí para o paracórtex de um linfonodo para apresentar esses antígenos aos linfócitos T, ativando, assim, uma resposta do tipo hipersensibilidade tardia
Células de Merkel	Provavelmente derivadas da crista neural	Interpostas aos queratinócitos do estrato basal; são mais abundantes nas pontas dos dedos	As células de Merkel formam complexos, conhecidos como discos de Merkel, que têm terminais de nervos aferentes	As células de Merkel funcionam como mecanorreceptores (receptores táteis) Existem algumas evidências de que também podem funcionar como células neurossecretoras

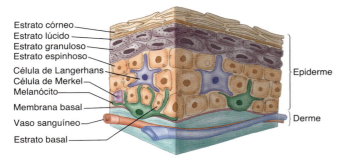

FIGURA 12.4A A epiderme é composta de camadas histologicamente distintas de queratinócitos (estratos basal, espinhoso, granuloso, lúcido e córneo) na pele espessa e de todas elas, exceto o estrato lúcido, na pele fina. Intercalados dentro da epiderme estão três tipos de células adicionais: melanócitos, células de Merkel e células de Langerhans. Observe as posições relativas e as extensões celulares dos melanócitos e das células de Langerhans.

- **Eumelanina**, um pigmento marrom-escuro a preto composto de polímeros de **hidroxindol** e
- **Feomelanina**, um pigmento vermelho a cor de ferrugem composto de polímeros de **cisteinildopa**.

O primeiro tipo é encontrado nos indivíduos com cabelos escuros, enquanto o último está presente nos indivíduos com cabelos ruivos e loiros. Os dois tipos de melanina são originados do aminoácido **tirosina**, que é transportado para dentro de vesículas especializadas contendo **tirosinase**, que são derivadas da rede *trans*-Golgi e conhecidas como melanossomos. Dentro desses melanossomos ovais (1 por 0,5 μm), a tirosinase, por uma série de etapas, converte a tirosina em **melanina**. Embora a ativação da tirosinase seja atribuída à exposição à **luz UV** (ultravioleta), o processo depende da presença da proteína conhecida como **fator de transcrição associado à microftalmia**, cuja expressão é dependente do **hormônio estimulador de melanócitos**, produzido pelas células basófilas da hipófise.

Uma vez produzidos, os **melanossomos** são transportados para as extremidades distais dos prolongamentos dos melanócitos que se estendem até o estrato espinhoso. No local, no processo chamado de **transferência de melanossomos**, ou o melanócito libera sua ponta preenchida com melanossomos, ou a ponta do melanócito libera melanossomos para o espaço extracelular. Os queratinócitos endocitam os materiais liberados e os armazenam na região supranuclear, protegendo, assim, o núcleo (e seus cromossomos) da exposição aos raios ultravioleta e de danos subsequentes. Em poucos dias, os lisossomos das células espinhosas atacam e destroem os melanossomos transferidos. Os raios ultravioleta não apenas aumentam a taxa de escurecimento da melanina e estimulam a endocitose dos melanossomos, como também aumentam a atividade da tirosinase e, desse modo, a produção de melanina.

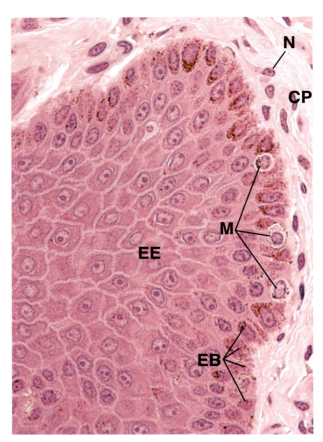

FIGURA 12.4B Pele espessa. Macaco. Corte em resina plástica. 540×.

Destacam-se nesta fotomicrografia o compartimento basal da epiderme, bem como a interface da derme com o **estrato basal** (EB). Observe que, no estrato basal, os queratinócitos são de cúbicos a colunares e contêm numerosos melanossomos marrons em seu citoplasma. Intercaladas aos queratinócitos desta camada estão células cuboidais ocasionais com citoplasma claro, a maioria **melanócitos** (M). As células de Merkel também podem aparecer como células claras; no entanto, elas não são tão numerosas. Os queratinócitos do **estrato espinhoso** (EE) têm formato poliédrico e numerosas pontes intercelulares que se interdigitam com as de outras células, sendo então responsáveis por seu aspecto espinhoso. A **camada papilar** (CP) da derme apresenta **núcleos** (N) das diversas células do tecido conjuntivo.

Um grupo de queratinócitos que recebem melanossomos de um único melanócito é denominado **unidade epidérmico-melânica**. As unidades epidérmico-melânicas tendem a ser menores (menos queratinócitos supridos com melanossomos por um único melanócito) ao redor dos órgãos genitais e nas axilas, o que é responsável pela pigmentação relativamente mais escura dessas áreas na maioria dos indivíduos. No entanto, as diferenças de cor da pele entre diferentes raças resultam da quantidade de síntese de melanina e da distribuição de melanossomos

CONSIDERAÇÕES CLÍNICAS 12.2

Vitiligo

Chama-se **vitiligo** a condição na qual a pele apresenta manchas brancas causadas pela falta de pigmentação. Os melanócitos da região afetada são destruídos como resultado de uma resposta autoimune. A doença pode aparecer subitamente após uma lesão física ou ser consequência de uma queimadura solar. Se a área afetada tiver pelos, estes também se tornarão brancos. O vitiligo não provoca consequências físicas, mas pode produzir sequelas psicológicas.

Melanoma

O **melanoma maligno** pode ser uma doença com risco à vida. Ele surge em locais da epiderme em que os melanócitos se tornam ativamente mitóticos e formam um nevo displásico. Podem entrar em uma **fase de crescimento radial**, na qual os melanócitos invadem a derme; e, em seguida, podem entrar na **fase de crescimento vertical**, na qual eles começam a formar tumores na derme e, eventualmente, tornar-se um **melanoma metastático** completamente desenvolvido, cujas células eventualmente entram nos sistemas linfático e circulatório e desenvolvem metástases em outros sistemas orgânicos.

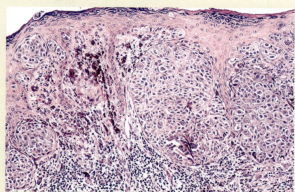

Fotomicrografia de um tecido de paciente com melanoma. Observe que os melanócitos, alguns ainda produzindo melanossomos, estão invadindo a derme em grande quantidade, o que indica que o melanoma está na fase de crescimento vertical. (Reimpressa com autorização de Mills SE et al., eds. *Sternberger's Diagnostic Surgical Pathology*, 6th ed., Philadelphia: Wolters Kluwer, 2015. p. 102, Figure 3-34.)

---

dentro dos queratinócitos, e não do número total de melanócitos ou do tamanho da unidade epidérmico-melânica, semelhante em todos os seres humanos. Nos indivíduos de pele escura, são produzidos melanossomos abundantes e eles são dispersos por todo o citoplasma dos queratinócitos, enquanto nos indivíduos de pele clara menos melanossomos são produzidos e armazenados ao redor do núcleo dos queratinócitos.

Células de Langerhans

As **células de Langerhans** (também conhecidas como **células dendríticas**, em razão dos seus longos prolongamentos) são originadas da medula óssea e estão localizadas principalmente no estrato espinhoso, onde atuam como células apresentadoras de antígenos, em respostas imunes (ver Figura 12.4A). As células de Langerhans não estabelecem contato com os queratinócitos do estrato espinhoso por meio de desmossomos. Elas expressam o marcador de superfície **CD1a**, o **complexo principal de histocompatibilidade I** (MHC I, do inglês *major histocompatibility complex*), o MHC II, os **receptores FC para IgG**, os **receptores C3b**, e a proteína transmembranar **langerina**. A langerina e o CD1a facilitam a defesa imune contra *Mycobacterium leprae*, o microrganismo causador da **hanseníase**. As células de Langerhans **fagocitam os antígenos** que entram na epiderme, inclusive os antígenos não proteicos. Quando fagocitam um antígeno, essas células migram para um vaso linfático da derme e entram no paracórtex de um linfonodo adjacente. Em seguida, as células de Langerhans apresentam antígenos aos linfócitos T para ativar uma **resposta de hipersensibilidade tardia**.

Células de Merkel

As **células de Merkel** estão dispersas entre os queratinócitos do estrato basal e são mais abundantes nas pontas dos dedos (ver Figura 12.4A). Terminações nervosas aferentes aproximam essas células e formam **complexos neurito-células de Merkel**, que parecem funcionar como **mecanorreceptores** (receptores táteis). Existem alguns indícios de que as células de Merkel se originem da crista neural e possam desempenhar função neurossecretora.

Derme

A **derme** está localizada logo abaixo da epiderme e é derivada da mesoderme. É composta de dois tipos de tecidos conjuntivos que formam duas subcamadas mal definidas da derme:

- A **camada papilar** é uma fina região superficial da derme que forma as papilas dérmicas primárias e secundárias ou cristas que se interdigitam com as cristas epidérmicas (e projeções interpapilares) da epiderme. Essa camada é composta de tecido conjuntivo frouxo rico em rede capilar e células imunes que fornecem nutrientes e suporte de defesa do hospedeiro para a epiderme avascular

- A **camada reticular** é uma camada muito mais espessa e profunda da derme, e é composta de tecido conjuntivo denso não modelado rico em fibras de colágeno tipo I e fibras elásticas que fornecem resistência e elasticidade à pele e também auxiliam na fixação da pele à **hipoderme** subjacente (**fáscia superficial**).

Estruturas sensoriais na derme

Além das células de Merkel na epiderme, existem várias estruturas sensoriais na derme responsáveis por detectar variáveis formas e intensidades de estímulos aplicados à pele:

- Os **corpúsculos de Meissner** residem nas papilas dérmicas (assim como nas papilas dérmicas secundárias) da derme papilar e exibem terminações nervosas encapsuladas (Figura 12.5). Os corpúsculos de Meissner detectam o toque fino e as vibrações de baixa frequência
- Os **corpúsculos de Ruffini** residem no aspecto superficial da derme reticular e detectam pressão e baixas vibrações, e continuam a registrar mudanças sustentadas, como o estiramento, na pele
- Os **bulbos terminais de Krause** são receptores sensoriais encapsulados que se acredita estarem presentes na derme de regiões limitadas do corpo detectando temperatura (frio), bem como pressão e vibração
- Os **corpúsculos de Pacini** residem na porção profunda da derme reticular ou ainda mais profundamente na hipoderme. Os corpúsculos de Pacini são bastante grandes, com até 1 mm de diâmetro, por causa das elaboradas camadas de células gliais e tecido conjuntivo que circundam a terminação nervosa no centro (Figura 12.6). Esse arranjo permite uma detecção rápida de pressão e vibração, como também a adaptação da sensação para evitar que as mudanças prolongadas na pele não sejam registradas continuamente como um estímulo.

Derivados da pele

Os derivados da pele incluem os folículos pilosos, as glândulas sebáceas, as glândulas sudoríparas e as unhas (Figura 12.7). Essas estruturas se originam de invaginações da epiderme dentro da derme e da hipoderme, embora conservem suas conexões com o meio externo.

- Os **folículos pilosos** produzem **pelos**. Cada pelo é formado por uma haste de células corneificadas e uma raiz contida dentro de um folículo piloso (Figura 12.8A e B e 12.9; ver também Figura 12.7). O folículo piloso é contínuo com os estratos basal e espinhoso da epiderme que formam, respectivamente, a bainha radicular externa e a bainha radicular interna (Figura 12.8A). A extremidade mais profunda do folículo piloso é dilatada em um bulbo piloso cuja invaginação abriga uma papila dérmica altamente vascularizada. Os melanócitos, que estão presentes na região do bulbo capilar adjacente à papila dérmica, fornecem pigmentos ao cabelo em crescimento
- As **glândulas sebáceas** são glândulas exócrinas acinosas ramificadas simples associadas a cada folículo piloso e liberam um **sebo** oleoso no colo do folículo piloso por meio de secreção holócrina (Figura 12.10; ver também Figura 12.9)
- O **músculo eretor do pelo** é um pequeno feixe de células musculares lisas que adere ao folículo piloso e, envolvendo a glândula sebácea, tem sua inserção na epiderme (ver Figuras 12.8A, 12.9 e 12.10). A contração dos músculos eretores dos pelos levanta o cabelo e, no processo, também cria pequenas ondulações e áreas elevadas na pele, comumente conhecidas como arrepios. Como a **pele grossa** é desprovida de folículos capilares e cabelos, ela também é chamada de **pele glabra**, enquanto a **pele fina** tem folículos capilares
- As **glândulas sudoríparas écrinas** não se desenvolvem associadas aos folículos pilosos. Elas são glândulas tubulares enoveladas simples, cujas unidades secretoras produzem o suor, liberado na superfície da pele por ductos longos (Figura 12.11; ver também Figura 12.9)
  - **Células mioepiteliais** circundam a parte secretora dessas glândulas

---

CONSIDERAÇÕES CLÍNICAS 12.3

Prurido e eritema multiforme

A sensação de **coceira (prurido)** é acompanhada por uma necessidade instintiva, quase incontrolável, de coçar. Existem muitas causas diferentes de coceira, algumas muito simples, como um simples inseto andando sobre a pele e tocando os folículos pilosos, e outras muito graves, como algumas doenças sistêmicas debilitantes, como insuficiência renal ou doenças hepáticas. Se, além da coceira, houver erupções cutâneas, a causa provável não deve ser o rim, tampouco o fígado. Infestações parasitárias (por ácaros, sarna etc.), picadas de inseto, toxinas de plantas (tais como carvalho venenoso e hera venenosa) e alergias a medicamentos em geral são acompanhados por lesões

e exigem intervenção médica. Caso a coceira dure muito tempo, o paciente deve procurar orientação médica. Gravidez e tempo frio e seco também podem causar coceira.

Manchas elevadas e avermelhadas da pele que muitas vezes lembram um alvo, que apresentam uma distribuição simétrica no rosto e nas extremidades, e que ocorrem periodicamente, são indicativas de **eritema multiforme**. Mais frequentemente são causadas por infecção pelo herpes-vírus simples. Em geral, a doença não é acompanhada por coceira; contudo, são comuns lesões dolorosas (vesículas, bolhas) nos lábios e na cavidade bucal. Geralmente, a doença costuma desaparecer sozinha; mas, nos casos mais graves, é indicada a intervenção médica.

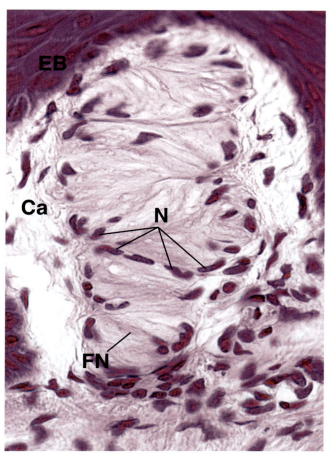

FIGURA 12.5 Corpúsculo de Meissner. Corte em parafina. 540×.

Os corpúsculos de Meissner são mecanorreceptores encapsulados, de formato oval, situados nas papilas dérmicas, logo abaixo do **estrato basal** (EB). Eles são frequentes sobretudo nas áreas genitais, nos lábios, nas pontas dos dedos e na sola dos pés. Uma **cápsula** (Ca) de tecido conjuntivo envolve o corpúsculo. Os **núcleos** (N) no interior do corpúsculo pertencem a células de Schwann achatadas (provavelmente modificadas), que aparecem dispostas horizontalmente nessa estrutura. A **fibra nervosa** (FN) aferente atravessa a cápsula e entra pela base, ramifica-se e segue um curso tortuoso dentro do corpúsculo.

- As **glândulas sudoríparas apócrinas** são também glândulas exócrinas tubulares simples e enoveladas, muito maiores que as glândulas sudoríparas écrinas, estão associadas aos folículos pilosos e drenam suas secreções em seu interior, nas axilas, nas aréolas da glândula mamária, no ânus e nos órgãos genitais. As glândulas sudoríparas apócrinas se tornam ativas na puberdade e secretam fluidos viscosos que o microbioma epidérmico metaboliza e produz um odor distinto
- As **unhas** são estruturas corneificadas das falanges distais de cada dedo da mão ou do pé. A unha é composta

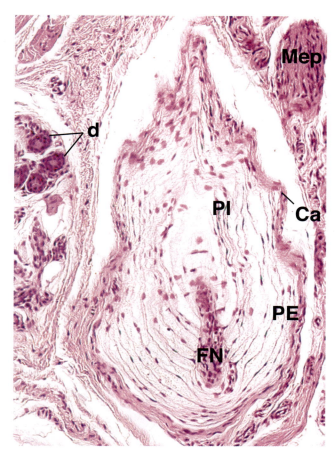

FIGURA 12.6 Corpúsculo de Pacini. Corte em parafina. 132×.

Os corpúsculos de Pacini, localizados na derme e na hipoderme, são mecanorreceptores. Eles possuem uma **porção central interna** (PI) e uma **porção central externa** (PE), bem como uma **cápsula** (Ca) ao seu redor. A porção interna reveste uma **fibra nervosa** (FN) aferente, que perde sua bainha de mielina logo após entrar no corpúsculo. As células da porção central são células de Schwann modificadas, enquanto os componentes da cápsula são contínuos com o endoneuro da fibra nervosa aferente. Os corpúsculos de Pacini são de fácil reconhecimento nos cortes, pois lembram a superfície de uma cebola cortada. Observe a presença de um **músculo eretor do pelo** (Mep) e perfis de **ductos** (d) de uma glândula sudorípara próximos, mas não associados ao corpúsculo de Pacini.

de uma placa ungueal larga e de uma raiz afilada da unha embutida na falange distal (Figura 12.12A e B; ver também Figura 12.7). Essas placas córneas repousam sobre o leito ungueal e são delimitadas lateralmente por paredes ungueais.

- A **matriz ungueal**, situada abaixo da raiz da unha, é equivalente aos estratos basal e espinhoso da epiderme, e continua a fornecer células corneificadas na raiz da unha, permitindo, assim, o crescimento da unha (ver Figura 12.12A e B)

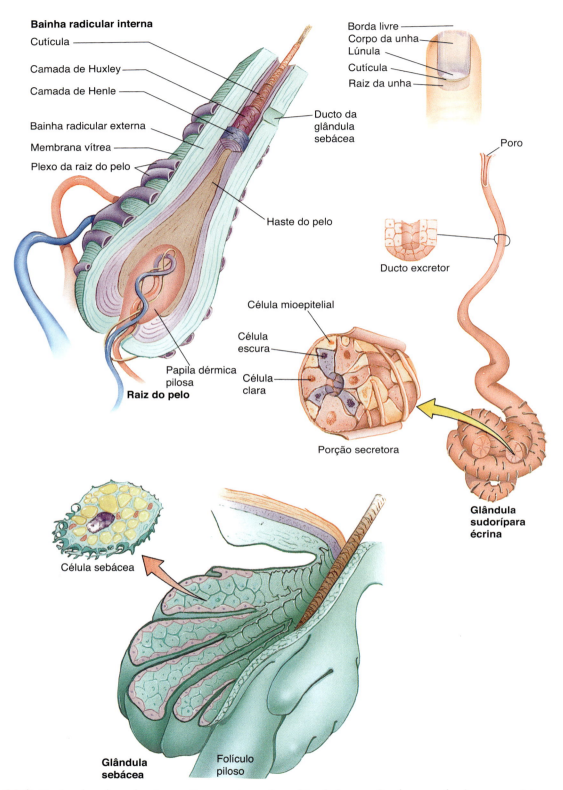

FIGURA 12.7 Derivados da pele. A porção secretora das **glândulas sudoríparas écrinas** consiste em um epitélio simples cúbico, composto de **células escuras**, **células claras** e **células mioepiteliais**. Os **ductos** dessas glândulas são compostos de epitélio estratificado cúbico (duas camadas de células cúbicas). As **glândulas sebáceas** são acinosas ramificadas holócrinas cujos curtos ductos se esvaziam no folículo piloso, no espaço criado com o desaparecimento da **bainha radicular interna**.

Capítulo 12 Tegumento   **309**

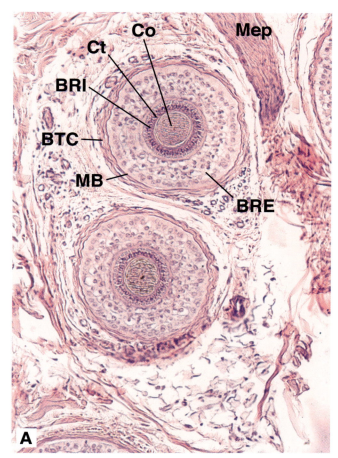

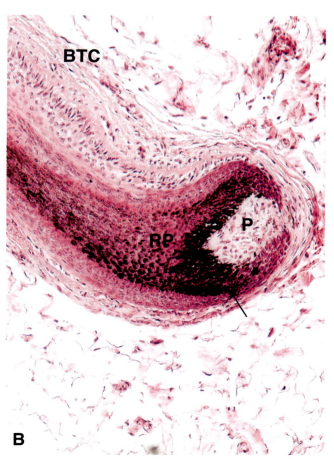

FIGURA 12.8A Folículo piloso. Corte transversal. Humano. Corte em parafina. 132×.

FIGURA 12.8B Folículo piloso. Corte longitudinal. Humano. Corte em parafina. 132×.

Muitas das camadas envolvidas no crescimento do folículo piloso podem ser observadas nesses cortes transversais. A estrutura como um todo é circundada por uma **bainha de tecido conjuntivo** (BTC), separada dos componentes derivados do epitélio por uma **membrana basal** (MB) especializada, a membrana vítrea interna. As células claras poliédricas compõem a **bainha radicular externa** (BRE), que circunda a **bainha radicular interna** (BRI), cujas células se tornam queratinizadas. Na região do colo do folículo piloso, para onde os ductos das glândulas sebáceas drenam, a bainha radicular interna se desintegra, fornecendo um lúmen no qual o sebo e o suor apócrino são descarregados. A **cutícula** (Ct) e o **córtex** (Co) constituem os componentes altamente queratinizados do pelo; no entanto, a medula não é visível neste aumento. Observe a presença do **músculo eretor do pelo** (Mep).

A porção terminal dilatada do folículo piloso, conhecida como bulbo, é composta de um tecido conjuntivo, a **papila** (P), envolvida por células derivadas do epitélio da **raiz do pelo** (RP). A atividade mitótica responsável pelo crescimento do pelo ocorre na matriz, a partir da qual as várias bainhas concêntricas de células epiteliais emergem para serem envolvidas por uma **bainha de tecido conjuntivo** (BTC). A cor do pelo surge graças ao pigmento intracelular responsável pela aparência escura de algumas células (*seta*).

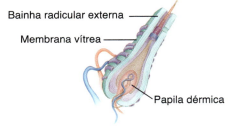

Raiz do pelo

- O **leito ungueal** situa-se abaixo da placa ungueal e fixa a placa ungueal ao tecido conjuntivo subjacente (ver Figura 12.12A e B)
- A **cutícula** (**eponíquio**) é equivalente ao estrato córneo da epiderme e situa-se sobre a **lúnula**, uma área opaca em forma de meia-lua da lâmina ungueal (ver Figura 12.12A)
- O **hiponíquio** também é equivalente ao estrato córneo da epiderme e está localizado abaixo da margem livre da placa ungueal (ver Figura 12.12B).

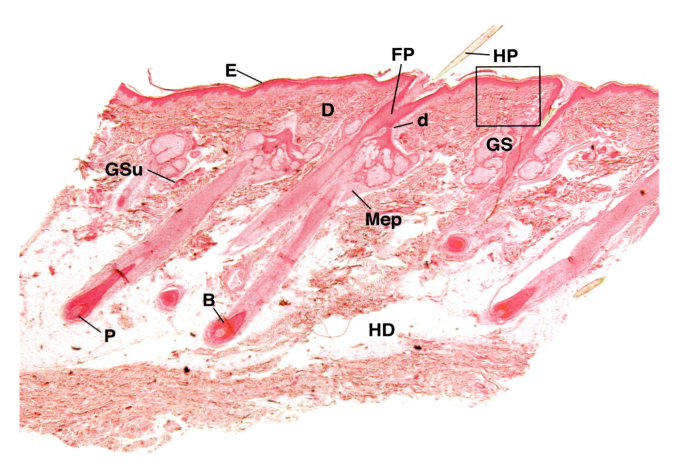

FIGURA 12.9 Pele fina. Humano. Corte em parafina. 19×.

A pele fina é composta de uma camada muito delgada de **epiderme** (E) e de uma **derme** (D) subjacente. Embora a pele grossa não tenha folículos pilosos e glândulas sebáceas associadas a ela, a pele mais fina é ricamente dotada de ambos. Observe a **haste do pelo** (HP) e os **folículos pilosos** (FP), cujo **bulbo** (B) expandido apresenta uma **papila** (P) de tecido conjuntivo. Grande parte do folículo está embutida sob a pele na fáscia superficial, a camada de tecido conjuntivo adiposo conhecida como **hipoderme** (HD), a qual não faz parte do tegumento. As **glândulas sebáceas** (GS) secretam seu produto em **ductos** (d) curtos, que se esvaziam no lúmen do folículo piloso. Feixes de músculo liso, o **músculo eretor do pelo** (Mep), envolvem essas glândulas no seu trajeto do folículo piloso à camada papilar da derme. As **glândulas sudoríparas** (GSu) também estão localizadas na camada reticular da derme.

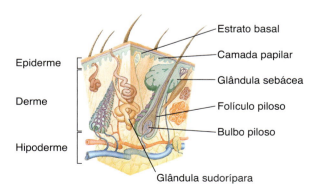

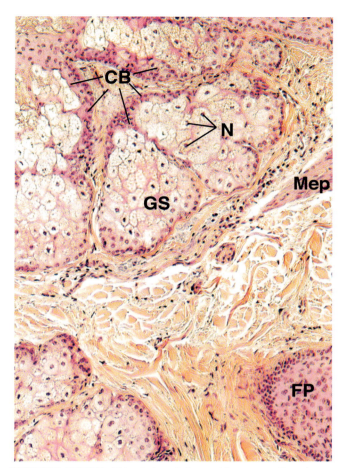

FIGURA 12.10 Glândula sebácea. Humano. Corte em parafina. 132×.

As **glândulas sebáceas** (GS) são glândulas acinosas ramificadas holócrinas que produzem um sebo oleoso. A secreção dessas glândulas é liberada no lúmen de um **folículo piloso (**FP) ao qual as glândulas sebáceas estão associadas. As **células basais** (CB), localizadas na periferia da glândula, sofrem atividade mitótica para repor as células mortas, que, nas glândulas holócrinas, tornam-se o produto de secreção. Observe que, à medida que as células acumulam secreção no seu citoplasma, elas se degeneram, como é evidenciado pela gradual picnose dos seus **núcleos** (N). Observe também o **músculo eretor do pelo** (Mep), que envolve as glândulas sebáceas.

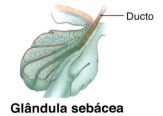

Glândula sebácea

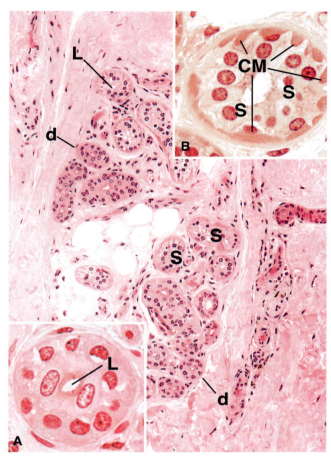

FIGURA 12.11 Glândula sudorípara écrina. Macaco. Corte em resina plástica. 132×.

A glândula exócrina tubular enovelada simples écrina é dividida em dois compartimentos: uma **porção secretora** (S) e um **ducto** (d). A porção secretora da glândula é formada por um epitélio simples cúbico, composto de células secretoras maiores e de coloração clara. Entre as células claras, existem canalículos intercelulares, que são menores que o **lúmen** (L) da glândula. Os **ductos** (d) podem ser reconhecidos pelo epitélio estratificado cúbico de coloração mais escura em decorrência das células de coloração mais intensa e menores. *Insertos A e B*. **Ducto e unidade secretora. Macaco. Corte em resina plástica.** 540×. O ducto está bem evidente, pois seu **lúmen** (L) está envolvido por duas camadas de células cúbicas escuras. As **células secretoras** (S) da glândula sudorípara écrina estão circundadas por **células mioepiteliais** (CM) de coloração mais escura.

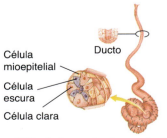

Glândula sudorípara écrina

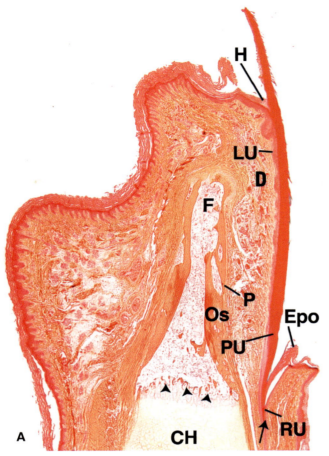

FIGURA 12.12A Unha. Corte longitudinal. Corte em parafina. 14×.

A unha é uma estrutura altamente queratinizada localizada na superfície dorsal da **falange** (F) distal de cada dedo das mãos e dos pés. A **placa ungueal** (PU) córnea estende-se até se aprofundar na derme, formando então a **raiz da unha** (RU). A epiderme da falange distal forma uma dobra contínua e constitui o **eponíquio** (Epo) ou cutícula, o **leito ungueal** (LU) subjacente à placa ungueal e o **hiponíquio** (H). O epitélio (*seta*) que circunda a raiz da unha é a matriz ungueal responsável pelo alongamento contínuo da unha. A **derme** (D) entre a matriz ungueal e o **osso** (Os) da falange distal está firmemente aderida à **camada fibrosa do periósteo** (P). Note que este dedo ainda está em desenvolvimento, o que é indicado pela presença da **cartilagem hialina** (CH) e pela ossificação endocondral (*pontas de seta*).

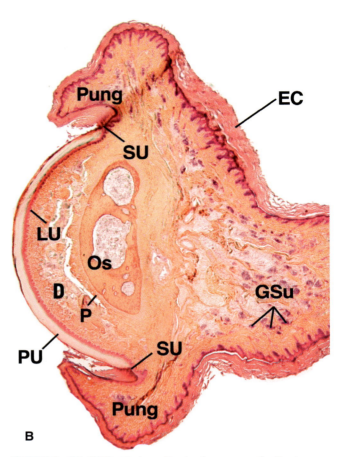

FIGURA 12.12B Unha. Corte transversal. Corte em parafina. 14×.

A **placa ungueal** (PU) tem um formato convexo em corte transversal. Em ambos os lados, é limitada por uma **parede ungueal** (Pung), e o sulco que ocupa é chamado de **sulco ungueal lateral** (SU). O **leito ungueal** (LU) é análogo às quatro camadas da epiderme, enquanto a placa ungueal representa o estrato córneo. A **derme** (D) que sustenta o leito ungueal está firmemente presa à **camada fibrosa do periósteo** (P) do **osso** (Os) da falange terminal. Observe que a ponta do dedo é coberta por pele grossa, cujo **estrato córneo** (EC) é bastante desenvolvido. As pequenas estruturas de coloração escura na derme são **glândulas sudoríparas** (GSu).

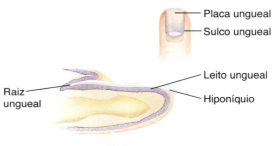

Unha

Revisão de imagens histológicas selecionadas

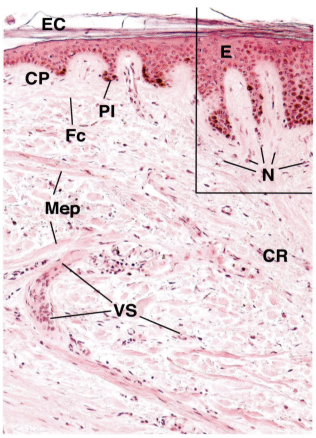

FIGURA DE REVISÃO 12.1.1 Pele fina. Humano. Corte em parafina. 132×.

Observe que a **epiderme** (E) é muito mais fina que a da pele grossa e que o **estrato córneo** (EC) está significativamente reduzido. As papilas epidérmicas e as **projeções interpapilares** (PI) estão bem representados nesta fotomicrografia. Note que a **camada papilar** (CP) da derme é composta de feixes muito mais delgados de **fibras colágenas** (Fc) que as do tecido conjuntivo denso não modelado da **camada reticular** (CR). A derme é bem vascularizada, como evidenciado pelo grande número de **vasos sanguíneos** (VS), cujos perfis em cortes transversais são observados com facilidade. Os numerosos **núcleos** (N) das várias células do tecido conjuntivo confirmam a celularidade da derme. Observe também a existência do **músculo eretor do pelo** (Mep), cuja contração eleva o pelo e é responsável pela aparência de "pele arrepiada".

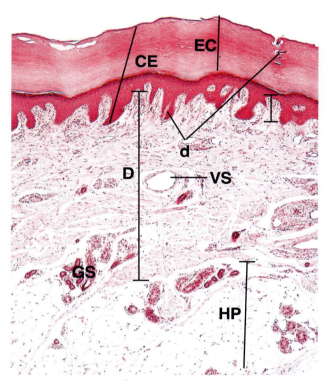

FIGURA DE REVISÃO 12.1.2 Pele grossa. Humano. Corte em parafina. 56×.

Esta fotomicrografia em pequeno aumento da pele da palma da mão humana demonstra uma epiderme muito mais espessa, com o **estrato córneo** (EC) claramente visível, mesmo com essa ampliação. À medida que penetram na epiderme, os **ductos** (d) das glândulas sudoríparas também são facilmente observados. Observe as **cristas epidérmicas** (CE) interdigitantes, a **derme** (D) e a **hipoderme profunda** (HP). A derme é muito **vascularizada** (VS), mas a epiderme sempre é avascular. As **glândulas sudoríparas** (GS) estendem-se tanto pela derme quanto pela hipoderme.

LEGENDA

CE	cristas epidérmicas	**E**	epiderme	**Mep**	músculo eretor do pelo
CP	camada papilar	**EC**	estrato córneo	**N**	núcleos
CR	camada reticular	**Fc**	fibras colágenas	**PI**	projeções interpapilares
d	ducto	**GS**	glândulas sudoríparas	**VS**	vasos sanguíneos
D	derme	**HP**	hipoderme profunda		

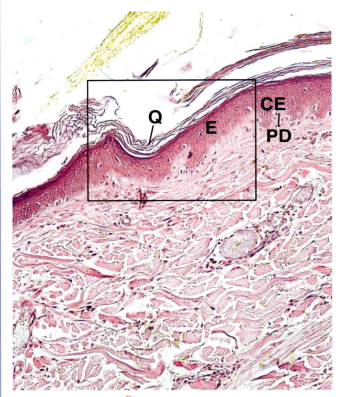

FIGURA DE REVISÃO 12.1.3 Pele humana (pele fina). Corte em parafina. 132×.

A maior parte do corpo é coberta por pele contendo pelos e composta de epitélio estratificado pavimentoso queratinizado e de um componente de tecido conjuntivo subjacente, conhecido como derme. Observe que a **camada de queratina** (Q) do **epitélio** (E) da pele pilosa é relativamente fina em comparação com a pele grossa das palmas das mãos e das solas dos pés. O aparelho em rede (*rete ridges* ou *rete aparatus*), composto de cadeias de **cristas epiteliais** (CE) e **papilas dérmicas** (PD) interdigitantes, é bem-desenvolvido, mas não é muito evidente como na pele grossa. A *área em destaque* está ilustrada com uma ampliação maior na Figura de revisão 12.1.4.

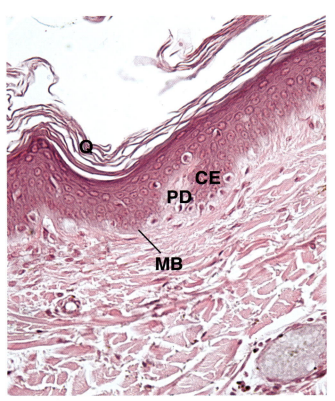

FIGURA DE REVISÃO 12.1.4 Pele humana (pele fina). Corte em parafina. 270×.

Esta ampliação da área quadrangular da pele fina, ilustrada na fotomicrografia anterior, demonstra a **queratina** (Q) desprendendo-se da superfície livre do epitélio estratificado pavimentoso queratinizado. Observe que uma **membrana basal** (MB) separa a epiderme da derme. Veja também que o aparelho em rede é evidente na forma de **cristas epiteliais** (CE) interdigitadas com as **papilas dérmicas** (PD) da derme.

LEGENDA					
CE	cristas epiteliais	MB	membrana basal	Q	camada de queratina
E	epitélio	PD	papila dérmica		

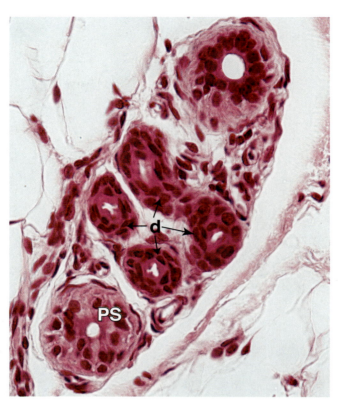

FIGURA DE REVISÃO 12.1.5 Glândula sudorípara écrina. Pele humana (pele fina). Corte em parafina. 540×.

As glândulas sudoríparas écrinas são glândulas tubulares enoveladas simples que produzem uma solução aquosa. A **porção secretora** (PS) da glândula é composta de epitélio simples cúbico com dois tipos celulares: uma célula com coloração clara, que representa a maior parte das estruturas secretoras; e uma célula com coloração mais escura, que em geral não pode ser diferenciada à microscopia óptica. Ao redor da porção secretora, estão as células mioepiteliais que, com seus numerosos prolongamentos ramificados, circundam o túbulo secretor e ajudam a deslocar o líquido para o interior dos ductos. Os **ductos** (d) são compostos de epitélio estratificado cúbico, cujas células são menores que as da unidade secretora. Por isso, nos cortes histológicos, os ductos sempre são mais escuros que as unidades secretoras.

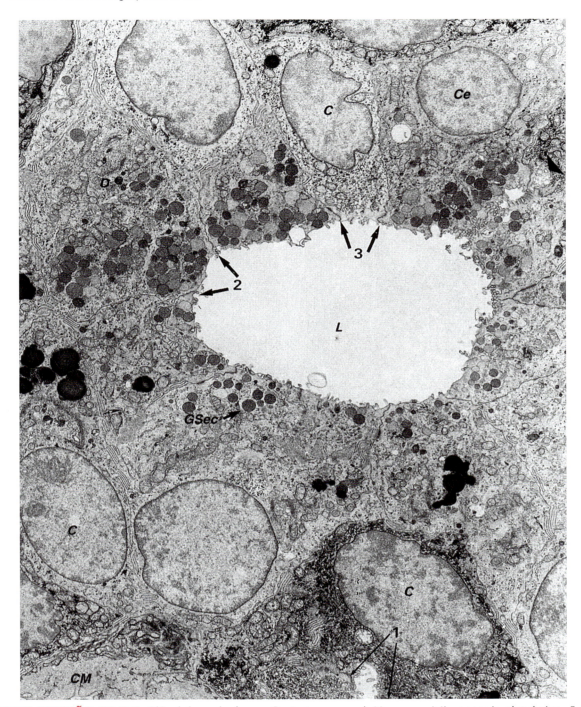

FIGURA DE REVISÃO 12.1.6 Glândula sudorípara. Corte transversal. Humano. Microscopia eletrônica. 5.040×.

Existem junções oclusivas (*setas*) em três locais da porção secretora das glândulas sudoríparas dos humanos: (1) entre as **células claras** (C), separando o lúmen de canalículos intercelulares (*ponta de seta*) do espaço intercelular basolateral; (2) entre **células escuras** (Ce), separando o lúmen principal e o espaço intercelular lateral; e (3) entre uma célula clara e uma célula escura, separando o **lúmen** (L) principal e o espaço intercelular. Observe a presença de **grânulos de secreção** (GSec) e de **células mioepiteliais** (CM). (De Briggman JV et al. Structure of the tight junctions of the human eccrine sweat gland. *Am J Anat* 1981;162(4):357-368. Copyright © 1981 Wiley-Liss, Inc. Reimpressa com autorização de John Wiley & Sons, Inc.)

LEGENDA					
C	células claras	d	ductos	L	lúmen
Ce	células escuras	GSec	grânulos de secreção	PS	porção secretora
CM	células mioepiteliais				

Capítulo 12 Tegumento **317**

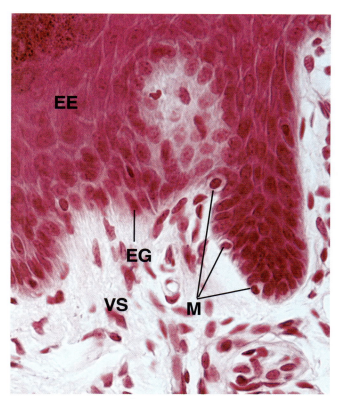 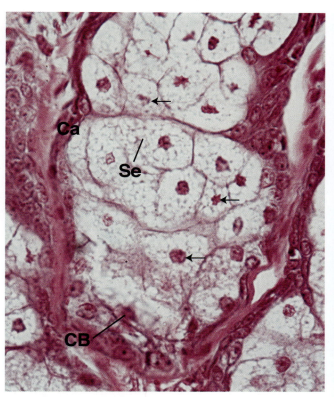

FIGURA DE REVISÃO 12.1.7 Pele grossa. Humano. Corte em parafina. 270×.

A interface da epiderme com a derme demonstra o **estrato espinhoso** (EE) e o estrato basal (também conhecido como **estrato germinativo** (EG) da epiderme). Observe o rico **suprimento vascular** (VS), principalmente na forma de capilares da região papilar da derme, além de numerosos **melanócitos** (M) localizados no estrato basal.

FIGURA DE REVISÃO 12.1.8 Glândula sebácea. Pele fina. Humano. Corte em parafina. 540×.

Esta fotomicrografia é maior ampliação de uma glândula sebácea demonstrando as **células basais** (CB) regenerativas, que são responsáveis pela manutenção da glândula, fornecendo células novas para substituir as células produtoras de sebo. As células basais estão pressionadas contra a **cápsula** (Ca) da glândula. O **sebo** (Se) acumula-se em vesículas, que se fundem à medida que a célula degenera, levando a célula morta inteira a ser eliminada como produto de secreção dessa glândula holócrina. Observe que, à medida que a célula se degenera, seu núcleo se torna progressivamente mais picnótico (*setas*).

LEGENDA					
Ca	cápsula	**EE**	estrato espinhoso	**M**	melanócitos
CB	células basais	**EG**	estrato germinativo	**Se**	sebo

Resumo da organização histológica

I. Pele

A. Epiderme

A **epiderme** consiste no epitélio estratificado pavimentoso queratinizado superficial da pele. É composta de quatro tipos de células: **queratinócitos**, **melanócitos**, **células de Langerhans** e **células de Merkel**. Os queratinócitos estão organizados em cinco camadas, e os três tipos de células remanescentes estão entremeados entre eles. As cinco camadas da epiderme são as seguintes:

1. Estrato basal

Uma camada única de células cúbicas a colunares que se apoiam na **membrana basal** e formam hemidesmossomos abundantes. É uma camada em que se observa divisão celular. Esta camada contém **melanócitos** e **células de Merkel**.

2. Estrato espinhoso

Composto de muitas camadas de **células espinhosas** poliédricas que formam **pontes intercelulares**. Há também atividade mitótica. Contém **células de Langerhans** e prolongamentos dos **melanócitos**.

3. Estrato granuloso

Os queratinócitos dessa camada são achatados e contêm **grânulos de querato-hialina**. Os grânulos lamelares no espaço intercelular contribuem para a barreira de umidade (impermeabilização). Na pele fina, esta camada é atenuada.

4. Estrato lúcido

Uma camada delgada e translúcida cujos queratinócitos achatados e mortos contêm **eleidina**. Presente na pele grossa, mas não se encontra na pele fina.

5. Estrato córneo

Composto de queratinócitos mortos, chamados de **células em escamas (células córneas)** e preenchidos com **queratina**. São continuamente descamados na camada superficial.

B. Derme

A **derme** é um **tecido conjuntivo** abaixo da epiderme e é subdividida em duas camadas: papilar e reticular.

1. Camada papilar

Composta de tecido conjuntivo frouxo e forma as **cristas dérmicas** (papilas dérmicas) e as **papilas dérmicas secundárias** que se interdigitam com as **cristas epidérmicas (e projeções interpapilares)** da epiderme. As papilas dérmicas abrigam **alças capilares** e **corpúsculos de Meissner**.

2. Camada reticular

A **camada reticular** da pele é composta de tecido conjuntivo denso não modelado. Ela sustenta um **plexo vascular** e interdigita-se com a **hipoderme** subjacente. Frequentemente, abriga **folículos pilosos**, **glândulas sebáceas** e **glândulas sudoríparas**. Os **bulbos terminais de Krause** e os **corpúsculos de Pacini** também podem estar presentes.

II. Apêndices

A. Pelos

Os **pelos** são invaginações **epidérmicas** embutidas na derme ou na hipoderme. Apresentam uma **haste** livre rodeada por várias camadas de bainhas cilíndricas de células. A extremidade terminal do folículo piloso é expandida, o **bulbo piloso**, e consiste na **papila dérmica** central de tecido conjuntivo e na **raiz do pelo**. As camadas concêntricas do folículo de fora para o centro são:

1. Bainha de tecido conjuntivo

2. Membrana vítrea

Uma membrana basal modificada.

3. Bainha radicular externa

Composta de algumas camadas de células poliédricas e contínua com a epiderme.

4. Bainha radicular interna

Composta de até três camadas de células cuboidais que param no colo do folículo, onde os ductos das glândulas sebáceas se abrem no folículo piloso e formam um **lúmen** no qual o sebo é liberado.

5. Cutícula do pelo

Composta de células intensamente queratinizadas que se sobrepõem.

6. Córtex

O eixo principal do pelo, composto de células intensamente queratinizadas.

7. Medula

Presente apenas em cabelos grossos, é o núcleo fino do cabelo cujas células contêm queratina macia.

B. Glândulas sebáceas

As **glândulas sebáceas** têm o formato de **sáculos** associados aos folículos pilosos. São **glândulas acinosas ramificadas simples** que produzem e secretam um **sebo** oleoso, via modo **holócrino**. As secreções são liberadas no colo do folículo piloso por **ductos** curtos e largos. As **células basais** são células regenerativas das glândulas sebáceas localizadas na periferia do **sáculo**.

C. Músculo eretor do pelo

Os **músculos eretores do pelo** são feixes de células musculares lisas que se estendem do **folículo piloso** para a **camada papilar** da derme. Eles envolvem as **glândulas sebáceas**. As contrações das fibras musculares elevam o pelo, dão o aspecto de "pele arrepiada", liberam calor e auxiliam na liberação da secreção da glândula sebácea para seu ducto.

D. Glândulas sudoríparas

1. Glândulas sudoríparas

Glândulas **exócrinas tubulares enoveladas simples** cuja **porção secretora** é composta de um epitélio simples cuboidal. É formado por **células escuras** e **células claras** com **canalículos intercelulares**. Células mioepiteliais circundam a porção secretora.

2. Ductos

São compostos de um epitélio estratificado cuboidal (duas camadas de células). As células menores com citoplasma escasso compreendem os ductos; portanto, os ductos ficam mais escuros em decorrência da aglomeração nuclear, em comparação com a porção secretora. Os ductos perfuram a base das cristas epidérmicas para liberar o suor para o exterior.

E. Unha

A dura **placa ungueal** repousa sobre o **leito ungueal**. É circundada lateralmente pelas **paredes ungueais**, cujas bases formam os **sulcos ungueais laterais**. O **eponíquio** (cutícula) situa-se sobre a placa ungueal proximal. O **hiponíquio** fica abaixo da margem livre da placa ungueal distal. A face mais proximal da placa ungueal, que está embutida na prega epidérmica, é a **raiz ungueal**, que fica acima da **matriz**, área responsável pelo crescimento da unha.

Questões de revisão do capítulo

Esquete clínica para as questões 12.1 a 12.3: os pais de um bebê de 2 meses reclamam com o pediatra que seu bebê tem erupções cutâneas e bolhas constantes nas articulações e que ele está sempre agitado. O pediatra observa várias pápulas claras e cheias de líquido, concentradas nas dobras da pele e ao redor da linha da fralda. A observação microscópica das pápulas biopsiadas revela que a epiderme se separou da derme.

12.1 A integridade estrutural de qual dos seguintes itens pode estar enfraquecida?

- A. Junções comunicantes
- B. Hemidesmossomos
- C. Grânulos de querato-hialina
- D. Junções oclusivas

12.2 Qual camada da pele está afetada negativamente?

- A. Hipoderme
- B. Derme reticular
- C. Estrato basal
- D. Estrato granuloso
- E. Estrato córneo

12.3 Qual proteína está afetada negativamente?

- A. Colágeno
- B. Fibrilina
- C. Integrina
- D. Queratina

12.4 A observação microscópica de massa tumoral metastática biopsiada do fígado revela algumas células tumorais contendo numerosos pigmentos marrons no citoplasma. Imuno-histoquímica usando um anticorpo contra qual proteína provavelmente irá corar as células tumorais?

- A. Integrina
- B. Querato-hialina
- C. Tonofilamento
- D. Tirosinase

12.5 Qual estrutura da pele é responsável por sentir a forte pressão ou vibração aplicada à pele?

- A. Células de Merkel
- B. Corpúsculos de Meissner
- C. Corpúsculo de Pacini
- D. Corpúsculo de Ruffini

CAPÍTULO 13

SISTEMA RESPIRATÓRIO

ESQUEMA DO CAPÍTULO

TABELAS

Tabela 13.1 Tabela resumida do sistema respiratório

Tabela 13.2 Componentes da barreira hematoaérea

PRANCHAS DE REVISÃO 13.1A A 13.1C

Figura de revisão 13.1.1 Traqueia. Macaco. Corte longitudinal. Corte em parafina. 132×

Figura de revisão 13.1.2 Traqueia. Macaco. Corte longitudinal. Corte em parafina. 270×

Figura de revisão 13.1.3 Brônquio intrapulmonar. Macaco. Corte transversal. Corte em parafina. 132×

Figura de revisão 13.1.4 Bronquíolo. Gambá. Corte transversal. Corte em parafina. 132×

Figura de revisão 13.1.5 Bronquíolo respiratório. Macaco. Corte longitudinal. Corte em parafina. 270×

O sistema respiratório desempenha a função de trocar dióxido de carbono por oxigênio que, por sua vez, é distribuído a todos os tecidos do corpo. O processo de **respiração** tem quatro fases, das quais apenas duas, **respiração (ventilação)** e troca de oxigênio por dióxido de carbono, também conhecida como **respiração externa**, ocorrem dentro do sistema respiratório. O terceiro e o quarto componentes, o **transporte de gases** na corrente sanguínea e a troca do dióxido de carbono por oxigênio no nível celular, também conhecida como **respiração interna**, ocorrem fora do sistema respiratório. De modo a realizar a permuta de oxigênio por dióxido de carbono, que é a respiração externa, o ar precisa ser levado à parte do sistema respiratório onde pode ocorrer troca de gases.

Esse processo de inspiração requer energia, pois depende da contração do **diafragma** e da elevação das **costelas** para aumentar o tamanho da **cavidade torácica**. Como a **pleura visceral** adere aos pulmões e é separada da **pleura parietal** pela cavidade pleural, essa cavidade também é aumentada, reduzindo a pressão dentro dela. Como a pressão nas cavidades pleurais aumentadas é menor que a pressão atmosférica nos pulmões, o ar entra nos pulmões, e eles, bem como suas redes de **fibras elásticas**, tornam-se distendidos, e o volume da cavidade pleural é reduzido.

O processo de expiração não requer energia, pois depende do **relaxamento** dos músculos responsáveis pela inspiração, bem como do relaxamento das **fibras elásticas** distendidas dos pulmões expandidos, que retornam ao seu **comprimento de repouso**. À medida que os músculos relaxam, o volume da caixa torácica diminui, aumentando então a pressão dentro do pulmão, que excede a pressão atmosférica. A força adicional das fibras elásticas retornando ao seu comprimento de repouso expulsa o ar dos pulmões.

Anatômica e histologicamente, o sistema respiratório é subdividido em uma **porção condutora**, que são condutos que transportam o ar entre a atmosfera e os locais de troca gasosa nos pulmões, e uma **porção respiratória**, na qual ocorrem as trocas gasosas entre o ar e o sangue. Alguns dos condutos maiores da porção condutora são extrapulmonares (anatomicamente posicionados externamente aos pulmões), enquanto seus componentes menores são intrapulmonares. As porções respiratórias, entretanto, são completamente intrapulmonares. O lúmen dos condutos maiores é sustentado por osso e/ou cartilagem para permanecer patente, e os diâmetros luminais da maioria dos condutos podem ser modificados pela presença de células musculares lisas ao longo de seu comprimento.

Porção condutora do sistema respiratório

A região extrapulmonar da porção condutora consiste em cavidade nasal, faringe, laringe, traqueia e brônquios primários. A região intrapulmonar consiste em uma série de condutos ramificados com diâmetros decrescentes, e inclui os brônquios intrapulmonares, os bronquíolos intermediários e os bronquíolos terminais (Figura 13.1 e Tabela 13.1). Os lúmenes das porções condutoras maiores, das cavidades nasais aos brônquios, são revestidos pelo epitélio pseudoestratificado colunar ciliado, também conhecido como **epitélio respiratório**, separado do tecido conjuntivo fibroelástico subjacente, a lâmina própria, por uma membrana basal. Além disso, esses condutos maiores são sustentados por um esqueleto composto de osso e/ou cartilagem que auxilia na manutenção de um lúmen patente. O epitélio de revestimento dos bronquíolos transita do epitélio simples colunar ciliado para o epitélio simples cúbico com diâmetro luminal decrescente. Embora as paredes bronquiolares não tenham cartilagem, os tecidos conjuntivos fibroelásticos circundantes ajudam a sustentar a patência do lúmen. O diâmetro luminal em toda a porção condutora do sistema respiratório é controlado por células musculares lisas.

Epitélio respiratório

O epitélio respiratório dos condutos maiores da porção condutora é composto de vários tipos de células, a saber: células caliciformes, células ciliadas, células basais, células em escova, células serosas e células do sistema neuroendócrino difuso (SNED) (Figuras 13.2 e 13.3).

- As **células caliciformes** constituem cerca de 30% das células epiteliais. As células caliciformes são glândulas exócrinas unicelulares que produzem **mucinogênio**, uma substância mucosa (proteína fortemente glicosilada) liberada na superfície epitelial úmida, onde se hidrata para formar a **mucina**. Uma vez que determinadas substâncias no lúmen traqueal são misturadas com mucina, esse material viscoso passa a ser conhecido como **muco**
- As **células ciliadas** também compõem cerca de 30% da população celular. São células altas e ciliadas, cujos movimentos ciliares transportam o muco em direção à laringe
- As **células basais** também constituem aproximadamente 30% da população de células epiteliais. São células regenerativas que funcionam na reposição celular do revestimento epitelial da traqueia
- As **células em escova** constituem apenas 3% da população de células do epitélio respiratório. Apresentam pequenos grânulos contendo mucinogênio em seu citoplasma e microvilosidades longas que se projetam para o lúmen da traqueia. As células em escova podem ter funções neurossensoriais ou podem ser células caliciformes, no fim de sua vida ativa, que liberaram seu mucinogênio
- As **células serosas** são células colunares altas cujo citoplasma abriga pequenas vesículas contendo uma secreção serosa cuja função não é compreendida. As células serosas compõem 3% da população de células epiteliais.
- As **células do SNED** constituem 3 a 4% da população de células epiteliais e sintetizam e armazenam hormônios polipeptídicos em pequenos grânulos localizados em suas porções citoplasmáticas basais subnucleares. Quando liberados na lâmina própria subjacente, esses hormônios podem agir localmente (hormônios parácrinos) ou à distância (hormônios) para regular as funções respiratórias. Muitas vezes fibras nervosas entram em contato com muitas dessas células do SNED para formar as estruturas conhecidas como **corpos neuroepiteliais pulmonares** que, monitorando as condições hipóxicas locais, podem alertar o centro respiratório do encéfalo para aumentar a respiração.

Região extrapulmonar

A mucosa da região extrapulmonar da porção condutora modifica o ar inspirado umidificando, limpando e ajustando sua temperatura. Essa **mucosa** é composta de:

- **Epitélio pseudoestratificado colunar ciliado** (epitélio respiratório) com numerosas **células caliciformes** e
- Uma bainha de tecido conjuntivo subjacente da lâmina própria rica em **glândulas seromucosas**.

Cavidade nasal

A cavidade nasal é dividida por um septo nasal fino em cavidades direita e esquerda, e cada cavidade tem três saliências curvas em forma de prateleira e projetadas a partir da parede lateral para aumentar a área de superfície da cavidade nasal e criar turbulência na corrente de ar inspirada. Portanto, a mucosa da cavidade nasal é composta do epitélio respiratório e da lâmina própria subjacente, com rica vascularização e glândulas seromucosas; estas adequadas para filtração e modulação da temperatura e umidade do ar inspirado (Figura 13.4).

Na superfície superior da cavidade nasal, a mucosa é modificada para funcionar na olfação e é chamada de **mucosa olfatória** (Figura 13.5A e B). Diferentemente da mucosa respiratória do restante da cavidade nasal, o epitélio olfatório pseudoestratificado colunar ciliado é composto principalmente de **células olfatórias**, que percebem os estímulos sensoriais, e de **células de sustentação** (sustentaculares) e **células basais** intercaladas. As células de sustentação não têm função sensorial, mas fabricam um pigmento marrom amarelado responsável pela coloração da mucosa olfatória; além disso, isolam e sustentam as células olfatórias. As células basais são pequenas

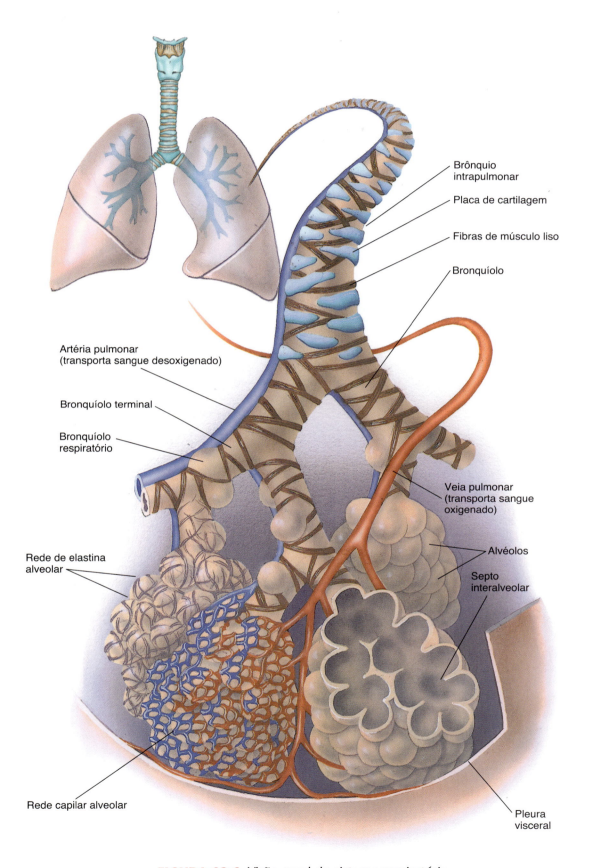

FIGURA 13.1 Visão geral do sistema respiratório.

Gartner & Hiatt Histologia | Texto e Atlas

Tabela 13.1 — Tabela resumida do sistema respiratório.

Divisão	Região	Esqueleto (sustentação)	Glândulas	Epitélio	Cílios	Células caliciformes	Elementos especiais
Cavidade nasal	Vestíbulo	Cartilagem hialina	Glândulas sebáceas e sudoríparas	Estratificados pavimentosos queratinizado e não queratinizado	Não	Não	Vibrissas
	Respiratória	Osso e cartilagem hialina	Seromucosas	Pseudoestratificado colunar ciliado	Sim	Sim	Plexo venoso grande
	Olfatória	Conchas nasais (ósseas)	Glândulas de Bowman	Pseudoestratificado colunar ciliado	Sim	Não	Células basais, células de sustentação, células olfatórias, fibras nervosas
Faringe	Nasal	Músculo	Glândulas seromucosas	Pseudoestratificado colunar ciliado	Sim	Sim	Tonsila faríngea, tuba auditiva
	Oral	Músculo	Glândulas seromucosas	Estratificado pavimentoso não queratinizado	Não	Não	Tonsilas palatinas
Laringe		Cartilagens hialina e elástica	Glândulas mucosas e seromucosas	Estratificado pavimentoso não queratinizado e pseudoestratificado colunar ciliado	Sim	Sim	Pregas vocais, epiglote, algumas papilas gustativas
Traqueia e brônquios extrapulmonares (primários)		Anéis em C de cartilagem hialina	Glândulas mucosas e seromucosas	Pseudoestratificado colunar ciliado	Sim	Sim	Músculo traqueal, lâmina elástica
Condutos intrapulmonares	Brônquios secundário	Placas de cartilagem hialina	Glândulas seromucosas	Pseudoestratificado colunar ciliado	Sim	Sim	Duas faixas de músculos lisos em arranjo helicoidal
	Bronquíolos	Músculo liso	Nenhuma	Simples colunar a simples cúbico	Sim	Apenas em bronquíolos maiores	Células em clava (ou claviformes)
	Bronquíolo terminal	Músculo liso	Nenhuma	Simples cúbico	Alguns	Nenhuma	Diâmetro menor que 0,5 mm, células em clava
Respiratória	Bronquíolo respiratório	Algumas células musculares lisas	Nenhuma	Simples cúbico e simples pavimentoso	Alguns	Nenhuma	Evaginações de alvéolos
	Ducto alveolar	Nenhum	Nenhuma	Simples pavimentoso	Nenhum	Nenhuma	Evaginações de alvéolos, pneumócitos tipo I, pneumócitos tipo II, células de poeira
	Alvéolo	Nenhum	Nenhuma	Simples pavimentoso	Nenhum	Nenhuma	Pneumócitos tipo I, pneumócitos tipo II, células de poeira

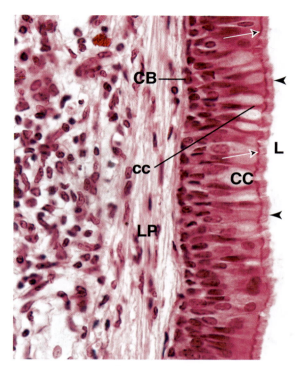

FIGURA 13.2 Epitélio respiratório. Traqueia de macaco. Corte longitudinal. Corte em parafina. 540×.

Os cílios (*pontas de seta*) do epitélio respiratório, um epitélio pseudoestratificado colunar ciliado, são evidentes à medida que se projetam para o **lúmen** (L). Três dos tipos celulares que compõem este epitélio podem ser reconhecidos: as **células basais** (CB) baixas, as **células caliciformes** (CC) grandes, com sua teca expandida, e as **células ciliadas** (cc) altas e estreitas. Observe as **barras terminais** (*setas brancas*) nas regiões apicais das células altas. A **lâmina própria** (LP) é separada do epitélio pela membrana basal.

e escuras, encontram-se sobre a membrana basal e, provavelmente, têm função regenerativa. As glândulas da lâmina própria, conhecidas como **glândulas de Bowman**, produzem uma secreção serosa fina que dissolve substâncias odorantes. Os axônios das células olfatórias são reunidos em pequenos feixes nervosos que atravessam a placa cribriforme do osso etmoide e formam o primeiro par de nervos cranianos, ou nervos olfatórios. Portanto, é importante notar que os corpos celulares do nervo olfatório (nervo craniano I) são localizados em uma área muito vulnerável, ou seja, na superfície epitelial que reveste a cavidade nasal.

Mecanismo do olfato

As células sensoriais do epitélio olfatório são neurônios bipolares cujas terminações receptoras são **cílios** modificados que se estendem pelo muco sobrejacente e cujos axônios atravessam a placa cribriforme no teto da cavidade nasal e entram no assoalho da cavidade craniana, onde estabelecem sinapses com as células do bulbo olfatório.

- As **proteínas de ligação a odorantes** (proteínas integrais de membrana que são **receptores de odorantes**) estão inseridas na membrana plasmática dos cílios e são sensíveis às moléculas que fazem parte de grupos de odores específicos, nos quais cada uma destas moléculas é conhecida como **odorante**
- Quando os odorantes se ligam a uma quantidade limiar de seus receptores correspondentes, a abertura dos canais iônicos resulta na **despolarização** da membrana celular e na geração de **potenciais de ação**
- Os potenciais de ação são transmitidos aos **bulbos olfatórios**, que são terminais distais dilatados do nervo olfatório, onde aproximadamente 2 mil células olfatórias, cada uma reagindo aos mesmos (ou similares) odorantes, formam sinapses com um grupo de interneurônios denominados **células mitrais**
- Um único odorante pode ligar-se a vários neurônios olfatórios que, por sua vez, podem estabelecer sinapses com células mitrais. Isso permite diferenciar os diversos odores semelhantes (como os odores de laranjas e toranjas)
- Os axônios das células mitrais formam o **sistema olfatório**, que transmite sinais à amígdala do tronco encefálico e daí os estímulos são levados ao córtex olfatório. Hoje, sabe-se que os seres humanos têm capacidade de discernir cerca de 1 trilhão de fragrâncias diferentes.

Laringe e traqueia

A **laringe**, região da porção condutora, destina-se à passagem do ar para dentro e para fora do sistema respiratório inferior, à fonação, e serve para evitar que alimentos, líquidos e objetos estranhos entrem em seu lúmen. É composta de três cartilagens pareadas e três não pareadas, de numerosos músculos extrínsecos e intrínsecos, e de vários ligamentos. As ações desses músculos sobre as cartilagens e ligamentos modulam a tensão e o posicionamento das pregas vocais, permitindo então variações no tom do som produzido (Figura 13.6).

As duas maiores cartilagens não pareadas da laringe são compostas de cartilagem hialina, cuja função é o suporte estrutural e a manutenção do lúmen patente. Entretanto, a terceira cartilagem não pareada, a **epiglote**, tem um núcleo cartilaginoso elástico e funciona como uma aba reguladora que se dobra sobre a entrada da laringe para evitar que alimentos ou líquidos entrem no sistema respiratório (Figura 13.7). A face lingual e a ponta da epiglote exposta ao espaço faríngeo são revestidas por epitélio estratificado pavimentoso não queratinizado. Com frequência, a superfície laríngea da epiglote que não entra em contato com alimentos ou líquidos é revestida pelo epitélio respiratório. O epitélio respiratório reveste o restante da mucosa luminal na laringe, exceto as **pregas vocais**, onde o epitélio estratificado pavimentoso não queratinizado mais uma vez protege essas estruturas contra a vibração frequente exigida na vocalização (ver Figura 13.6).

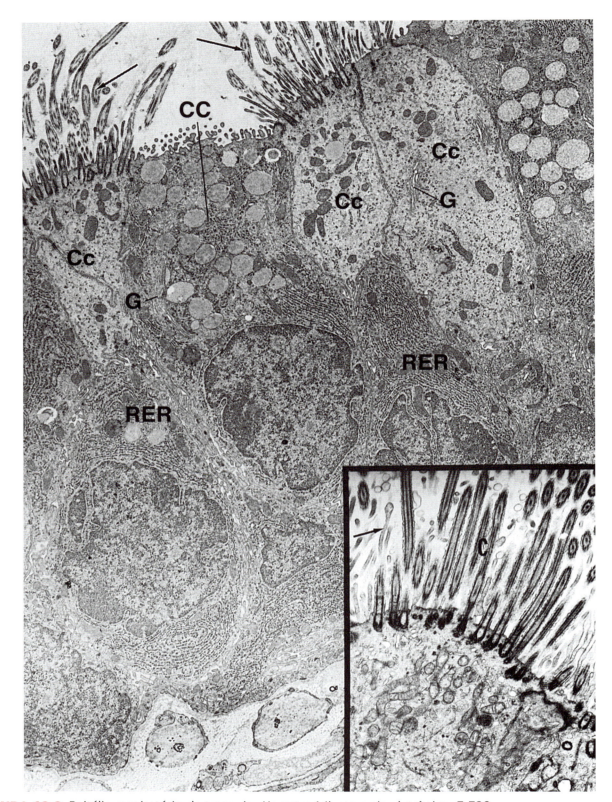

FIGURA 13.3 Epitélio respiratório da traqueia. *Hamster*. Microscopia eletrônica. 7.782×.

O epitélio da traqueia do *hamster* apresenta **células caliciformes** (CC) produtoras de mucinogênio, assim como **células colunares** (Cc), cujos cílios (*setas*) projetam-se para o lúmen. Observe que ambos os tipos de células apresentam um **complexo de Golgi** (G) desenvolvido, enquanto as células caliciformes são particularmente ricas em **retículo endoplasmático rugoso** (RER). (Cortesia de Dr. E. McDowell.) *Inserto*. **Brônquio**. **Humano**. **Microscopia eletrônica**. 7.782×. A região apical da célula epitelial ciliada apresenta tanto **cílios** com axonemas aparentes como também microvilosidades (*seta*). (Cortesia de Dr. E. McDowell.)

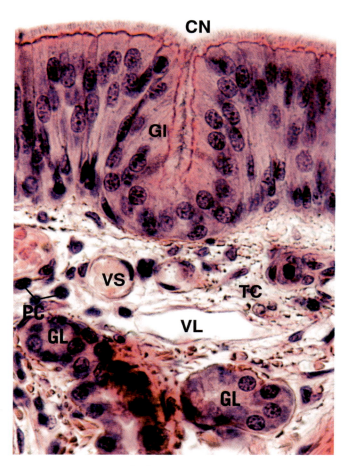

FIGURA 13.4 Cavidade nasal. Humano. Corte em parafina. 540×.

Ocasionalmente, o epitélio da cavidade nasal apresenta pequenas **glândulas intraepiteliais** (GI). Observe que essas estruturas estão claramente delimitadas pelo epitélio circundante. O produto de secreção é liberado no espaço que é contínuo com a **cavidade nasal** (CN). O **tecido conjuntivo** (TC) subepitelial da lâmina própria é ricamente suprido por **vasos sanguíneos** (VS) e **vasos linfáticos** (VL). Observe os **plasmócitos** (PC), característicos do tecido conjuntivo subepitelial do sistema respiratório, o qual também apresenta **glândulas** (GL).

A traqueia é um tubo longo e flexível sustentado por 15 a 20 **cartilagens hialinas** em forma de ferradura, chamadas **anéis em C**, ao longo de seu comprimento, cujas extremidades abertas, unidas por fibras musculares lisas (músculo traqueal), estão voltadas para a parte posterior do corpo (Figura 13.8 A e B). A rigidez dos anéis em C garante que a traqueia possa suportar mudanças de pressão e permanecer patente durante a inspiração e a expiração, e a incompletude dos anéis em C acomoda os bólus para passar pelo esôfago. Os **pericôndrios** dos anéis em C sucessivos são conectados uns aos outros, permitindo, assim, a capacidade da traqueia de se esticar durante a inalação.

A parede traqueal é composta pelo epitélio respiratório e pelo tecido conjuntivo frouxo da lâmina própria, o tecido conjuntivo denso da camada submucosa que também contém glândulas seromucosas e funde-se com o pericôndrio dos anéis em C e com a adventícia, que posteriormente adere à do esôfago (Figura 13.9). A extremidade distal da traqueia se ramifica nos dois brônquios primários que levam aos pulmões direito e esquerdo.

Região intrapulmonar

A região intrapulmonar da porção condutora respiratória é composta por ramos dos brônquios primários que percorrem o parênquima pulmonar (Figuras 13.10 e 13.11). Esses **brônquios intrapulmonares** incluem as extremidades distais dos brônquios primários direito e esquerdo, cada um dos quais se ramificando em brônquios secundários. Cada brônquio secundário conduz a cada lobo pulmonar e, posteriormente, ramifica-se nos brônquios terciários, que conduzem o ar para os segmentos broncopulmonares. As paredes brônquicas intrapulmonares são sustentadas por placas irregulares de cartilagem hialina que se tornam progressivamente menores à medida que os brônquios continuam a se ramificar em divisões menores e distais. O epitélio respiratório continua a revestir o lúmen dos brônquios intrapulmonares. A lâmina própria entre o epitélio e as camadas cartilaginosas contém glândulas seromucosas e folículos linfoides associados à mucosa, também denominados tecido linfoide associado aos brônquios (BALT, do inglês *bronchus-associated lymphoid tissue*).

Cada brônquio intrapulmonar distal dá origem a vários **bronquíolos**, que são tubos de diâmetros e espessuras de parede decrescentes que não têm um esqueleto cartilaginoso de sustentação. O epitélio de revestimento dos bronquíolos passa de um epitélio simples colunar ciliado, com algumas células caliciformes intercaladas nos bronquíolos maiores, para um epitélio simples cúbico nos bronquíolos menores (Figura 13.12). À medida que o epitélio de revestimento muda para um tipo mais fino, as células caliciformes são substituídas por **células em clava** (ou **claviformes**, ou, ainda, células exócrinas bronquiolares), anteriormente conhecidas como **células de Clara**. Essas células claviformes fabricam a proteína de secreção das células em clava que se acredita proteger o revestimento epitelial, bem como uma **substância semelhante ao surfactante pulmonar**, que ajuda a evitar que esses conduítes frágeis entrem em colapso reduzindo a tensão superficial. A região mais distal da porção condutora do sistema respiratório é composta de **bronquíolos terminais** cuja mucosa está ainda mais diminuída em espessura e complexidade (Figura 13.13).

A patência das vias bronquiolares cujas paredes não têm suporte cartilaginoso é mantida por fibras elásticas que se irradiam de sua periferia e se misturam com fibras

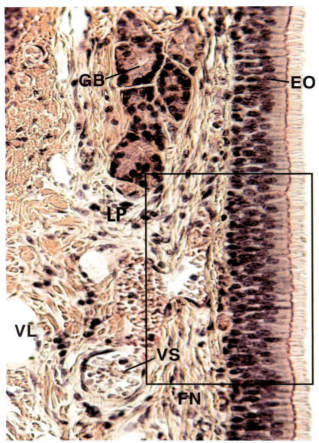

FIGURA 13.5A Mucosa olfatória. Humano. Corte em parafina. 270×.

A mucosa olfatória da cavidade nasal é composta de um espesso **epitélio olfatório** (EO) e de uma **lâmina própria** (LP), ricamente dotada de **vasos sanguíneos** (VS) e **vasos linfáticos** (VL), além de **fibras nervosas** (FN), geralmente agrupadas em feixes. A lâmina própria também contém as **glândulas de Bowman** (GB), que produzem uma secreção aquosa, liberada para a superfície ciliada por meio de ductos curtos. A *área em destaque* é apresentada em uma ampliação na Figura 13.5B.

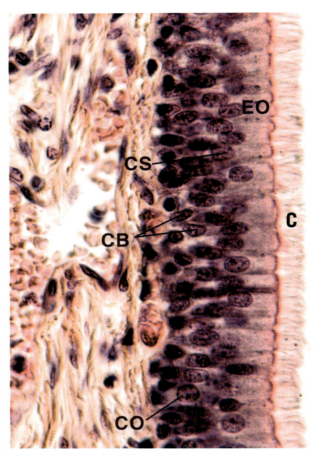

FIGURA 13.5B Epitélio olfatório. Humano. Corte em parafina. 540×.

Esta imagem é uma ampliação da *área em destaque* na Figura 13.5. O **epitélio olfatório** (EO) é pseudoestratificado colunar ciliado, cujos **cílios** (C) são particularmente evidentes. Embora o tecido corado com hematoxilina e eosina não possibilite a evidência precisa dos vários tipos celulares, a posição dos núcleos torna possível a identificação. As **células basais** (CB) são baixas, e seus núcleos estão próximos à membrana basal. Os núcleos das **células olfatórias** (CO) são centrais, enquanto os núcleos das **células de sustentação** (CS) ficam próximos ao ápice da célula.

elásticas emanadas de estruturas próximas. Durante a inspiração, essas fibras elásticas tornam-se distendidas, mantendo, assim, aberto o lúmen bronquiolar.

Porção respiratória do sistema respiratório

A porção respiratória do sistema respiratório começa com **bronquíolos respiratórios** que se ramificam a partir do bronquíolo terminal (Figuras 13.14 a 13.16; ver também Tabela 13.1). Os bronquíolos respiratórios são histologicamente semelhantes aos bronquíolos terminais, exceto pelos alvéolos, as saliências de paredes finas que se projetam para fora da parede dos bronquíolos respiratórios e permitem a troca gasosa.

Os bronquíolos respiratórios levam aos ductos alveolares, cada qual terminando em uma região expandida conhecida como **átrio**, que se abre em vários **sacos alveolares**, cada qual composto de determinado número de alvéolos (ver Figuras 13.14 a 13.16). O epitélio dos sacos alveolares e dos alvéolos é composto de dois tipos celulares:

- **Pneumócitos tipo I**, altamente atenuados (achatados), que formam grande parte do revestimento do alvéolo e do saco alveolar e
- **Pneumócitos tipo II**, células que produzem **surfactante pulmonar**, um fosfolipídio composto que forma um filme sobre o fluido aquoso que cobre os pneumócitos tipo I para reduzir a tensão superficial.

Capítulo 13 Sistema Respiratório **329**

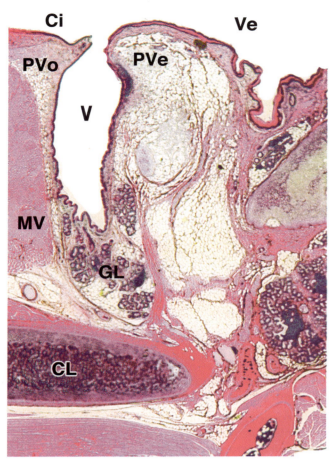

FIGURA 13.6 Laringe. Corte longitudinal. Humano. Corte em parafina. 14×.

A metade direita da laringe está apresentada nesta fotomicrografia de pequeno aumento no nível do **ventrículo** (V), limitado superiormente pelas **pregas ventriculares** (falsas pregas vocais) (PVe) e inferiormente pelas **pregas vocais** (PVo). O espaço acima da prega ventricular é o início do **vestíbulo** (Ve), e o espaço abaixo da prega vocal é o início da **cavidade infraglótica** (Ci). O **músculo vocal** (MV) controla o ligamento vocal localizado na prega vocal. Os ácinos das **glândulas** (GL) mucosas e seromucosas estão espalhados por todo o tecido conjuntivo da lâmina própria. As **cartilagens laríngeas** (CL) são facilmente visualizadas.

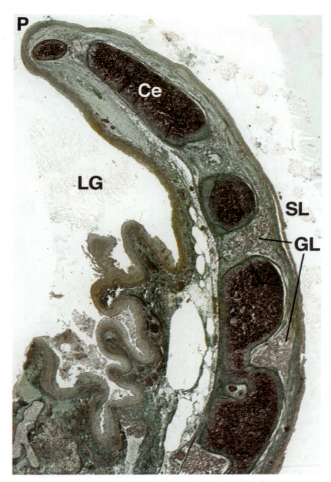

FIGURA 13.7 Epiglote. Corte longitudinal. Humano. Corte em parafina. 8×.

O corte sagital da epiglote revela um núcleo de **cartilagem elástica** (Ce) responsável pela manutenção da forma foliar que pode se dobrar sobre a entrada laríngea durante a deglutição. O lado **lingual** (LG) e a **ponta** (P) da epiglote são cobertos pelo epitélio estratificado pavimentoso não queratinizado, enquanto a **superfície laríngea** (SL) é coberta pelo epitélio respiratório. Numerosas **glândulas seromucosas** (GL) também são evidentes na lâmina própria, especialmente mais concentradas na superfície laríngea.

Associada à porção respiratória dos pulmões, está uma rede capilar extremamente rica, suprida pelas artérias pulmonares e brônquicas e drenada pelas veias pulmonares (ver Figura 13.14).

- Os capilares revestem cada alvéolo e suas células endoteliais contínuas, altamente atenuadas, aproximam-se muito dos pneumócitos tipo I
- Na verdade, em algumas áreas, as lâminas basais dos pneumócitos tipo I e das células endoteliais se fundem em uma lâmina basal única, formando uma barreira mínima entre ar e sangue que facilita a troca de gases. Por isso, a **barreira hematoaérea** é composta de células endoteliais atenuadas dos capilares, de duas lâminas basais combinadas, de pneumócitos tipo I atenuados e de surfactante e cobertura líquida do alvéolo (Figura 13.17 e Tabela 13.2).

Como cada pulmão contém cerca de 300 milhões de alvéolos com superfície total de cerca de 70 m^2, esses espaços diminutos que se comprimem estão separados uns dos outros por paredes com espessuras variadas, conhecidas como **septos interalveolares** (Figura 13.18).

- A mais fina dessas porções é composta por pneumócito tipo I de um alvéolo e o do alvéolo vizinho, bem

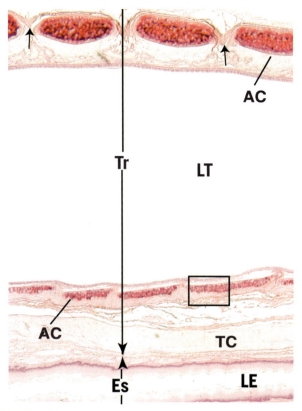

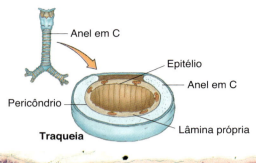

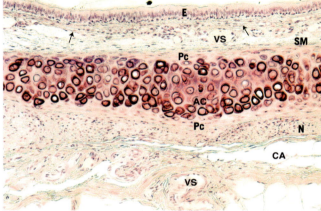

FIGURA 13.8A Traqueia. Corte longitudinal. Macaco. Corte em parafina. 20×.

Esta fotomicrografia apresenta um corte longitudinal da **traqueia** (Tr) e do **esôfago** (Es). Observe que o **lúmen da traqueia** (LT) se mantém aberto por causa da presença dos **anéis em C** (AC) cartilaginosos descontínuos que compõem a sua parede. Os anéis da traqueia são mais espessos na parte anterior do que na posterior, e são separados entre si por um tecido conjuntivo denso (*setas*) contínuo ao pericôndrio dos anéis em C. A camada adventícia da traqueia adere ao esôfago por meio de um **tecido conjuntivo frouxo** (TC), que frequentemente contém tecido adiposo. Observe que o **lúmen do esôfago** (LE) normalmente está colapsado. Uma região semelhante à *área em destaque* é apresentada em maior aumento na Figura 13.10. *Inserto*. **Traqueia**. Esta ilustração demonstra a traqueia estendendo-se da laringe até seu ponto de ramificação. Os anéis em C, regularmente espaçados ao longo do comprimento, permitem que a traqueia seja flexível enquanto mantém o lúmen patente. As aberturas dos anéis em C permitem a expansão do esôfago adjacente durante a passagem do bolo alimentar.

FIGURA 13.8B Traqueia. Corte longitudinal. Macaco. Corte em parafina. 200×.

Esta fotomicrografia é uma ampliação de uma região semelhante à *área em destaque* da Figura 13.8A. O **epitélio respiratório** (E) pseudoestratificado colunar ciliado repousa sobre a membrana basal que o separa da lâmina própria subjacente. A região externa (periférica) da lâmina própria é demarcada por uma lâmina elástica (*setas*), abaixo da qual está a **submucosa** (SM), contendo um rico **suprimento vascular** (VS). O **anel em C** (AC) com seu **pericôndrio** (Pc) é a camada mais substancial da parede traqueal. A adventícia da traqueia, que alguns consideram incluir o anel em C, é composta de um tipo de tecido conjuntivo frouxo que abriga algumas **células adiposas** (CA), **nervos** (N) e **vasos sanguíneos** (VS). Os feixes de fibras colágenas da adventícia aderem a traqueia às estruturas adjacentes.

como por tecido conjuntivo interposto, extremamente fino, que abriga uma rica rede capilar
- As porções mais finas em geral apresentam **poros alveolares** comunicantes (**poros de Kohn**) por onde o ar pode passar entre os alvéolos
- Um septo um pouco mais espesso pode ter fibras colágenas e elásticas, bem como fibras musculares lisas

e células do tecido conjuntivo, incluindo os macrófagos residentes nos pulmões, conhecidos como **células de poeira** (Figura 13.19)
- Essas células de poeira são derivadas de monócitos e entram nos pulmões pela corrente sanguínea
- Nos pulmões, essas células amadurecem e tornam-se agentes de limpeza extremamente eficientes. Acredita-se que essas células sejam as mais numerosas de todos os tipos celulares presentes nos pulmões, mesmo que sejam eliminadas a uma taxa de 50 milhões por dia
- Embora ainda não seja conhecido se eles migram ativamente aos bronquíolos ou os alcançam por meio do fluxo de líquido pulmonar, está claro que os macrófagos são transportados ao longo da camada mucosa,

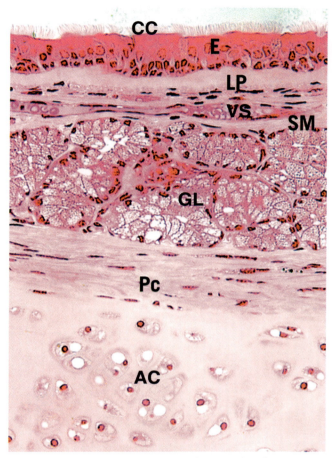

FIGURA 13.9 Traqueia. Corte longitudinal. Macaco. Corte em resina plástica. 270×.

A traqueia é revestida por um **epitélio** (E) pseudoestratificado colunar ciliado que contém numerosas **células caliciformes** (CC), as quais produzem ativamente uma secreção mucosa. A **lâmina própria** (LP) é relativamente fina, enquanto a **submucosa** (SM) é espessa e contém **glândulas** (GL) mucosas e seromucosas cuja secreção é liberada para a superfície por ductos que atravessam a lâmina própria. O **pericôndrio** (Pc) dos **anéis em C** (AC) de cartilagem hialina une-se ao tecido conjuntivo submucoso. Observe um corte longitudinal de um **vaso sanguíneo** (VS) indicativo da existência de um rico suprimento vascular.

- a partir dos bronquíolos, em direção à faringe, por ação ciliar do epitélio respiratório
- Quando chegam à faringe, essas células são expectoradas ou ingeridas.

Mecanismo da troca gasosa

As pressões parciais de O_2 e de CO_2 são responsáveis pela captação ou liberação destes gases pelos eritrócitos. Como as células convertem O_2 em CO_2 nos seus processos metabólicos, a pressão parcial de CO_2 é alta nos tecidos, e este gás é captado preferencialmente pelos eritrócitos.

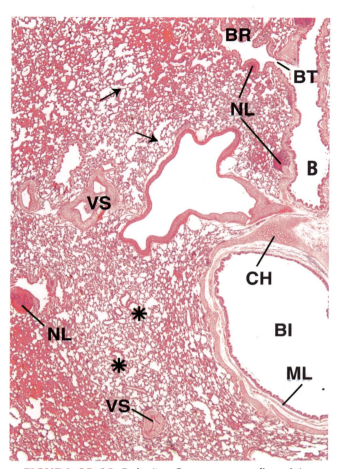

FIGURA 13.10 Pulmão. Corte em parafina. 14×.

Esta fotomicrografia de pequeno aumento apresenta o corte de um pulmão que permite a observação de vários condutos e vasos que conduzem o ar e o sangue que entram e saem do pulmão. Os **brônquios intrapulmonares** (BI) são identificados graças à sua parede espessa, que contém placas de **cartilagem hialina** (CH) e **músculo liso** (ML). Os cortes longitudinais de um **bronquíolo** (B), um **bronquíolo terminal** (BT) e um **bronquíolo respiratório** (BR) também estão evidentes. Além disso, podem ser observados bronquíolos menores (*asteriscos*), mas não é possível confirmar sua identificação com esse aumento. As *setas* apontam para estruturas que provavelmente são ductos alveolares que se comunicam com os sacos alveolares. Podem ser observados vários **vasos sanguíneos** (VS), que são ramos do sistema circulatório pulmonar. Observe que também há **nódulos linfoides** (NL) ao longo da árvore brônquica.

Simultaneamente, eles liberam oxigênio. O contrário ocorre nos pulmões, nos quais o O_2 é captado pelos eritrócitos, e o CO_2 é liberado. A transferência desses gases ocorre por **difusão passiva** em decorrência das pressões parciais de oxigênio e de dióxido de carbono nos espaços alveolares dos pulmões e no sangue.

O processo que ocorre no corpo é semelhante ao que acontece nos alvéolos pulmonares. O CO_2 liberado pelas

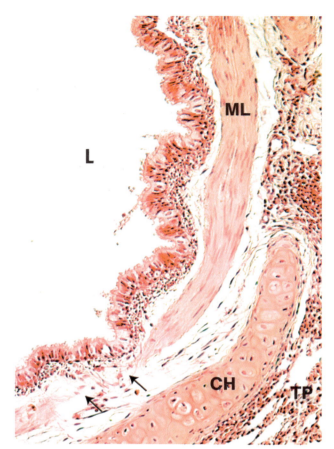

FIGURA 13.11 Brônquio intrapulmonar. Corte transversal. Corte em parafina. 132×.

Cada brônquio intrapulmonar é um conduto aéreo relativamente grande, cujo **lúmen** (L) é revestido por um típico epitélio respiratório. O **músculo liso** (ML) é encontrado abaixo da mucosa e circunda o lúmen inteiro. Observe que há lacunas (*setas*) na camada muscular, o que indica que existem duas faixas de músculo liso que envolvem o lúmen em um arranjo helicoidal. Placas de **cartilagem hialina** (CH) atuam como sustentação esquelética e mantêm a patência do brônquio. Toda a estrutura é circundada por **tecido pulmonar** (TP).

células do corpo atravessa o endotélio capilar e se dissolve no sangue. Cerca de 10% do dióxido de carbono dissolvido permanecem no sangue, enquanto 80% se difundem para o citosol dos eritrócitos. Cerca de 20% do volume *inicial* de CO_2 ligam-se à porção heme da molécula de hemoglobina, enquanto os 70% restantes formam **ácido carbônico** (H_2CO_3), por uma reação catalisada pela atividade da **anidrase carbônica** no citosol dos eritrócitos. O ácido carbônico se dissocia em H^+ e HCO_3^-, o íon H^+ se liga à molécula de hemoglobina, enquanto o HCO_3^- retorna ao sangue por difusão, para ser trocado por Cl^- e restabelecer a neutralidade elétrica – um processo conhecido como **permuta de cloreto** (ou **desvio de cloreto, efeito Hamburger**).

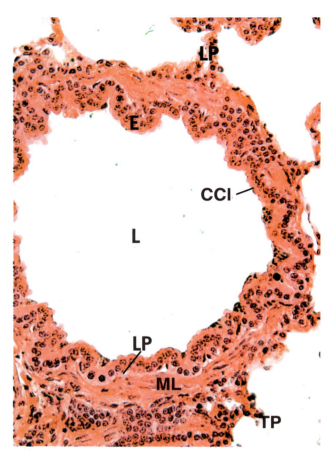

FIGURA 13.12 Bronquíolo. Corte transversal. Corte em parafina. 270×.

Os bronquíolos mantêm seu **lúmen** (L) aberto sem que seja necessário um suporte cartilaginoso, pois estão presos ao tecido pulmonar circundante por fibras elásticas que irradiam a partir da sua circunferência. O lúmen dos bronquíolos é revestido por **epitélio** (E) simples colunar a simples cúbico e, conforme o diâmetro do bronquíolo, entremeado com **células em clava** (CCl). A **lâmina própria** (LP) é fina e circundada por **músculo liso** (ML) em volta de todo o lúmen. Os bronquíolos não têm glândulas nas suas paredes e são envolvidos por **tecido pulmonar** (TP).

Quando chega aos pulmões, o sangue rico em CO_2 desprende o dióxido de carbono, que entra no lúmen dos alvéolos. Esse processo é a imagem espelhada do mecanismo que ocorre no corpo. O HCO_3^- se difunde do sangue para os eritrócitos, tornando seu citosol mais negativo e estimulando os íons Cl^- a deixar os eritrócitos (um processo conhecido como **permuta de cloreto**) para restabelecer a neutralidade elétrica. Os íons H^+ e HCO_3^- formam **ácido carbônico** que, por ação catalítica da **anidrase carbônica**, decompõe-se em CO_2 e H_2O. O dióxido de carbono deixa os eritrócitos e entra no sangue; e, como a concentração de CO_2 nos espaços alveolares dos pulmões é muito menor do que no sangue, o dióxido de carbono sofre uma difusão passiva para os lúmenes alveolares para ser exalado.

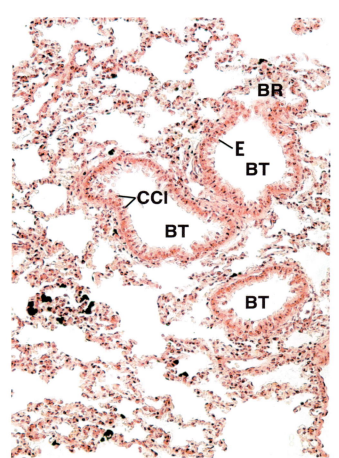

FIGURA 13.13 Bronquíolos terminais. Corte transversal, em parafina. 132×.

Os menores bronquíolos da porção condutora são os **bronquíolos terminais** (BT). Eles apresentam diâmetros muito pequenos e seu lúmen é revestido por **epitélio** (E) simples cúbico, entremeado por **células em clava** (CCl). O tecido conjuntivo está muito reduzido, e as camadas de músculo liso estão incompletas e é difícil identificá-las nesse aumento. Os bronquíolos terminais dão origem aos **bronquíolos respiratórios** (BR), cujas paredes se assemelham às dos bronquíolos terminais, exceto pela presença de alvéolos que permitem que ocorram as trocas gasosas. Observe um ducto alveolar (não marcado) no canto direito inferior.

CONSIDERAÇÕES CLÍNICAS 13.1

Asma brônquica

A **asma brônquica** é uma condição na qual os brônquios se tornam parcial e reversivelmente obstruídos por espasmo das vias respiratórias (**broncoconstrição**), um reação inflamatória induzida por mastócitos em resposta a alergênios e/ou outro estímulo que não afetaria um pulmão normal, e por formação de muco em excesso. Algumas das alterações mais características são a hipertrofia da musculatura lisa brônquica, assim como o aumento das glândulas submucosas. Além disso, o epitélio deixa de ser pseudoestratificado ciliado e assume uma morfologia metaplásica pavimentosa com aumento no número de células basais e caliciformes. A lâmina basal também se espessa, e a submucosa fica edemaciada e infiltrada por eosinófilos e outros leucócitos. As crises de asma variam com os indivíduos: em alguns, são quase imperceptíveis; enquanto em outros, a falta de ar é muito evidente e é acompanhada de respiração sibilante. A maioria das pessoas que sofre de doença asmática usa nebulizadores com broncodilatadores, como o albuterol, para aliviar a crise.

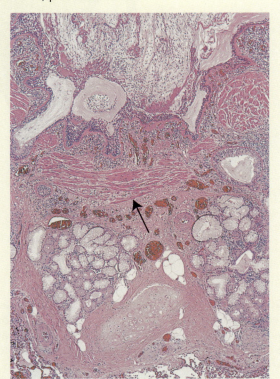

Imagem do pulmão de um paciente que faleceu de asma. Observe que o lúmen do brônquio está obstruído por um tampão mucoso. A *seta* indica a hiperplasia do músculo liso característica dos casos avançados de asma. (Reimpressa com autorização de Strayer DS et al., eds. *Rubin's Pathology: Mechanisms of Human Disease*, 8th ed. Philadelphia: Wolters Kluwer, 2020. Figure 18-49.)

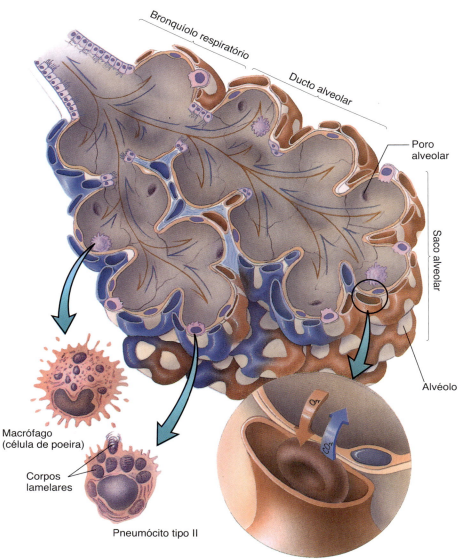

FIGURA 13.14 Porção respiratória. Esta ilustração descreve a organização estrutural da porção respiratória do sistema respiratório. O ar inspirado viaja dos bronquíolos respiratórios para os ductos alveolares, átrios, sacos alveolares até os alvéolos, entrando em contato ao longo do caminho com o delgado epitélio de revestimento dos alvéolos, composto principalmente de pneumócitos tipo I. Observe a impressionante extensão da rede de capilares contínuos no tecido conjuntivo escasso e posicionados externamente ao revestimento delgado dos alvéolos. As trocas gasosas entre o ar e o sangue ocorrem através da fina membrana chamada barreira hematoaérea, composta de pneumócitos tipo I, células endoteliais e membranas basais fundidas entre os dois tipos celulares. As células adicionais do parênquima pulmonar incluem os pneumócitos tipo II, que produzem surfactantes, e os macrófagos residentes do tecido pulmonar, chamados células de poeira ou macrófagos alveolares.

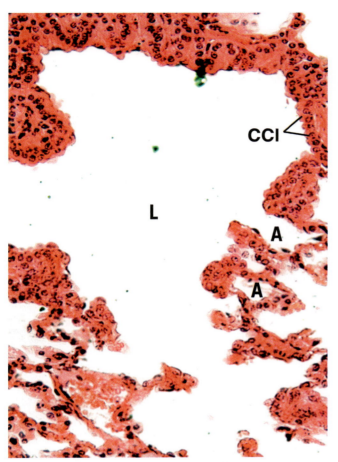

FIGURA 13.15 Bronquíolo respiratório. Corte em parafina. 270×.

O bronquíolo respiratório, cujo **lúmen** (L) ocupa a metade superior desta fotomicrografia, apresenta uma parede aparentemente espessa, da qual se evaginam pequenos **alvéolos** (A). Nesses alvéolos ocorrem as primeiras trocas gasosas. A parede do bronquíolo respiratório é composta de um epitélio simples cúbico formado por algumas células ciliadas e **células em clava** (CCI). O restante da parede tem uma camada descontínua de músculo liso circundada por tecido conjuntivo fibroelástico. O exame cuidadoso da imagem revela que a parede do bronquíolo respiratório dobra-se sobre si mesma, apresentando então uma aparência equivocada de paredes espessas.

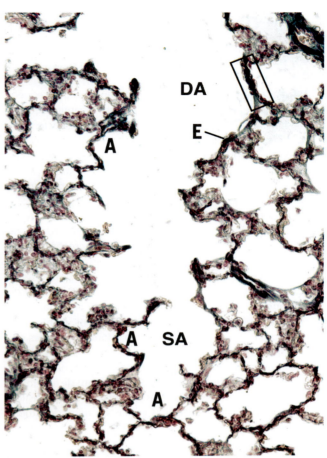

FIGURA 13.16 Ducto alveolar. Corte longitudinal. Humano. Corte em parafina. 132×.

Os **ductos alveolares** (DA), diferente dos bronquíolos respiratórios, não têm uma parede própria. São revestidos por um **epitélio** (E) simples pavimentoso, composto de células muito delgadas. Os DAs apresentam numerosas evaginações de **alvéolos** (A) e terminam em **sacos alveolares** (SA), que são constituídos por grupos de alvéolos agrupados em torno de um espaço aéreo comum. Os alvéolos individuais têm pequenas células musculares lisas que, agindo como um laço, controlam a abertura no alvéolo. Estas aparecem como pequenos botões (*seta*). Uma região semelhante à *área em destaque* é apresentada em maior ampliação na Figura 13.18.

CONSIDERAÇÕES CLÍNICAS 13.2

Doença da membrana hialina e fibrose cística

A **doença da membrana hialina** é observada com frequência em bebês prematuros que não têm quantidade adequada de surfactante pulmonar. Essa doença é caracterizada por **dificuldade respiratória**, pois a alta tensão superficial na superfície alveolar, causada por níveis inadequados de surfactante, dificulta a expansão dos alvéolos. A administração de glicocorticoides antes do nascimento pode induzir a síntese do surfactante, o que evita o surgimento da doença.

Embora a **fibrose cística** possa ser vista primariamente como uma doença dos pulmões, trata-se, na verdade, de uma condição hereditária que altera as secreções de várias glândulas, tais como fígado, pâncreas, glândulas salivares, glândulas sudoríparas e glândulas do sistema reprodutor. No caso dos pulmões, do fígado, do pâncreas e do intestino, as secreções mucosas se tornam anormalmente espessas e bloqueiam o lúmen desses órgãos. Com a progressão da doença, no sistema respiratório as paredes dos bronquíolos se tornam espessas, e porções do pulmão tornam-se constringidas; as secreções espessas nas vias respiratórias ficam infectadas, os pulmões param de funcionar, e ocorre a morte. No tipo mais comum de fibrose cística, os pacientes apresentam duas cópias do gene defeituoso que codifica canais iônicos alterados, conhecido como **regulador da condutância transmembranar da fibrose cística** (**CFTR**, do inglês *cystic fibrosis transmembrane conductance regulator*). Nas células normais, o CFTR está inserido na membrana celular e funciona como um canal para a saída de íons Cl⁻ da célula, o que diminui a concentração de sal dentro da célula e faz com que as moléculas de água também saiam da célula. As moléculas de água então diluem o muco que se acumula fora da célula. O muco pode, então, ser removido do espaço extracelular. Nas células mutadas, o CFTR defeituoso é destruído pelo sistema de proteassomos da célula ou está inserido na membrana celular, mas permanece fechado, de modo que os íons Cl⁻ não podem sair da célula. Em consequência, a água não sai da célula, e o muco se torna espesso e anormalmente viscoso, não podendo mais ser deslocado do espaço extracelular. No caso dos pequenos bronquíolos respiratórios e dos bronquíolos terminais, assim como nos componentes mais calibrosos da porção condutora do sistema respiratório, estes são obstruídos com o muco, e o indivíduo é incapaz de respirar, sucumbindo a infecções e à morte. Antes do advento dos antibióticos, a maioria das crianças com fibrose cística morria nos primeiros anos de vida. Contudo, com o tratamento atual, a sobrevida média é de 37 anos.

Tabela 13.2 Componentes da barreira hematoaérea.

Componente endotelial	Componente endotelial e de pneumócitos	Componente de pneumócitos
Célula endotelial atenuada	Lâminas basais combinadas	Pneumócito I atenuado
		Surfactante e líquido que recobrem o alvéolo

CONSIDERAÇÕES CLÍNICAS 13.3

Enfisema

O **enfisema** é uma doença resultante da **destruição das paredes alveolares** com a subsequente formação de grandes sacos semelhantes a cistos e redução da superfície disponível para as trocas gasosas. O enfisema se caracteriza pela **elasticidade diminuída** dos pulmões, que perdem a capacidade de reduzir adequadamente o seu volume durante a expiração. Está associado à exposição à **fumaça de cigarro** e a outras substâncias que inibem a α1-antitripsina. Essa proteína em geral protege os pulmões da ação da elastase produzida pelos macrófagos alveolares. O **enfisema pan-acinar** é um tipo de enfisema caracterizado por lesão uniforme de bronquíolos respiratórios, ductos alveolares, sacos alveolares e alvéolos. Os septos alveolares são quase totalmente destruídos, e o tecido pulmonar adquire uma aparência rendilhada, eventualmente chamada "pulmão de algodão-doce".

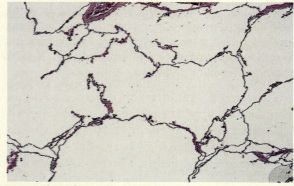

Imagem do pulmão de um paciente com enfisema pan-acinar. Observe os grandes espaços aéreos, a ausência de septos alveolares e o número limitado de paredes alveolares. (Reimpressa com autorização de Strayer DS et al., eds. *Rubin's Pathology: Mechanisms of Human Disease*, 8th ed. Philadelphia: Wolters Kluwer, 2020. Figure 18-46.)

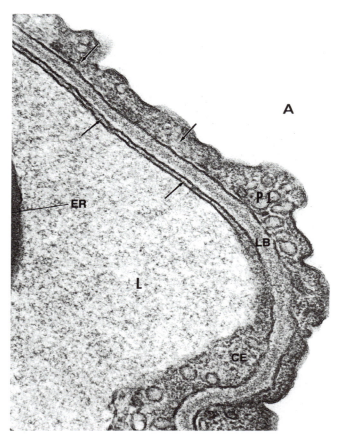

FIGURA 13.17 Barreira hematoaérea. Cão. Microscopia eletrônica. 85.500×.

A barreira hematoaérea é composta de **células endoteliais** (CE) muito delgadas, **pneumócitos tipo I** (P1) e uma **lâmina basal** (LB) interposta. Observe que o citoplasma (*setas*) de ambos os tipos celulares é muito reduzido, como evidenciado pela proximidade entre as membranas das superfícies opostas das células. O espaço aéreo do **alvéolo** (A) está vazio, enquanto o **lúmen** (L) do capilar mostra parte de um **eritrócito** (ER). (De DeFouw DO. Vesicle numerical densities and cellular attenuation: comparisons between endothelium and epithelium of the alveolar septa in normal dog lungs. *Anat Rec* 1984;209:77-84. Copyright © 1984 Wiley-Liss, Inc. Reimpressa com autorização de John Wiley & Sons, Inc.)

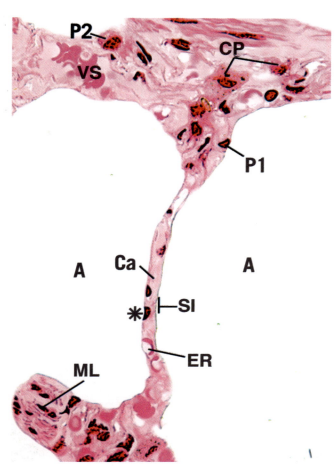

FIGURA 13.18 Septo interalveolar. Macaco. Corte em resina plástica. 540×.

Esta fotomicrografia é uma ampliação de região semelhante à *área em destaque* da Figura 13.16. Há dois **alvéolos** (A), caracterizados como espaços vazios separados entre si por um **septo interalveolar** (SI). O septo contém **capilares** (Ca), o núcleo (*asterisco*) de cujo revestimento endotelial projeta-se para o lúmen contendo **eritrócitos** (ER). O septo interalveolar, assim como os alvéolos, é revestido por **pneumócitos tipo I** (P1), que são células epiteliais pavimentosas muito delgadas, entremeados com **pneumócitos tipo II** (P2). Os septos interalveolares mais espessos abrigam **vasos sanguíneos** (VS) e componentes do tecido conjuntivo, incluindo os macrófagos alveolares conhecidos como **células de poeira** (CP). Observe a existência de **células musculares lisas** (ML) e elementos do tecido conjuntivo que aparecem como botões na entrada do alvéolo.

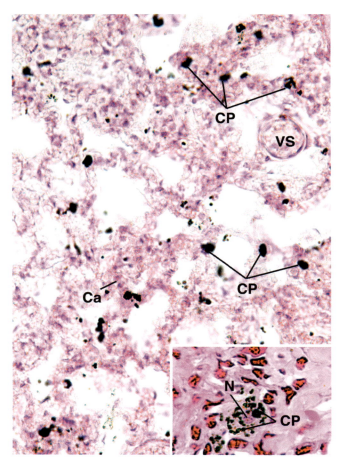

FIGURA 13.19 Pulmão. Células de poeira. Corte em parafina. 270×.

A grande vascularização do pulmão está evidente nesta fotomicrografia, visto que os **vasos sanguíneos** (VS) e os **capilares** (Ca) dos septos interalveolares estão preenchidos com eritrócitos. As manchas escuras que parecem estar espalhadas por todo o tecido pulmonar representam as **células de poeira** (CP), macrófagos alveolares que fagocitaram partículas escuras. *Inserto*. **Pulmão. Célula de poeira. Macaco. Corte em resina plástic**a. 540×. O **núcleo** (N) de uma **célula de poeira** (CP) está circundado por fagossomos contendo material particulado que provavelmente foi fagocitado do interior de um alvéolo do pulmão.

CONSIDERAÇÕES CLÍNICAS 13.4

Pneumonia

A **pneumonia** é uma infecção possivelmente letal dos alvéolos e do tecido conjuntivo dos pulmões. Nos EUA, das 2 milhões de pessoas que contraem pneumonia anualmente, cerca de 40 mil a 70 mil morrem. A infecção é mais perigosa em pacientes imunocomprometidos e/ou que sofrem de doenças crônicas. Nos países em desenvolvimento, a pneumonia e a desidratação causada pela diarreia são as duas causas mais significativas de morte. Existem numerosos tipos de pneumonia, dependendo dos agentes causadores, ou seja, bactérias, vírus ou fungos, e o organismo patogênico pode ser inalado pelos pulmões ou entrar neles por meio do sistema circulatório. As principais características diagnósticas da pneumonia são tosse produtiva, febre, calafrios, respiração superficial, crepitações à ausculta e a existência de focos brancos nos pulmões, que são observados em radiografias do tórax.

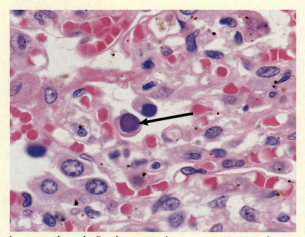

Imagem do pulmão de um paciente com pneumonia por adenovírus. Observe que o lúmen dos alvéolos abriga células com inclusões nucleares basófilas. Essas células são referidas como "células borradas" (*seta*) e são caracterizadas por uma margem fina de citoplasma circundando o núcleo que abriga a inclusão basófila. (Reimpressa com autorização de Strayer DS et al., eds. *Rubin's Pathology: Mechanisms of Human Disease*, 8th ed. Philadelphia: Wolters Kluwer, 2020. Figure 18-30.)

Revisão de imagens histológicas selecionadas

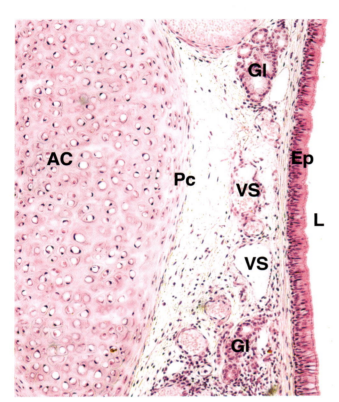

FIGURA DE REVISÃO 13.1.1 Traqueia. Macaco. Corte longitudinal. Corte em parafina. 132×.

A traqueia é revestida por **epitélio** (Ep) pseudoestratificado colunar ciliado, com células caliciformes que secretam mucinogênio. Quando o mucinogênio é hidratado, passa a ser conhecido como mucina; e, quando se combina com substâncias presentes no **lúmen** (L) traqueal, é conhecido como muco. A lâmina própria é relativamente fina, enquanto a submucosa é espessa e contém **glândulas** (Gl) mucosas e seromucosas, cujo produto de secreção é levado à superfície do epitélio por meio de ductos que atravessam a lâmina própria. O **pericôndrio** (Pc) dos **anéis em C** (AC), de cartilagem hialina, mescla-se com o tecido conjuntivo submucoso. Observe a profusa **irrigação vascular** (VS).

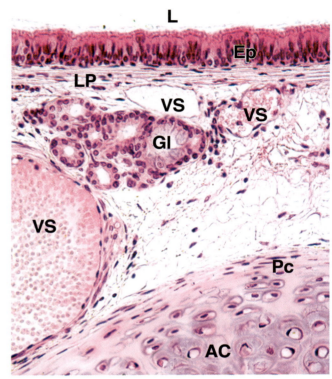

FIGURA DE REVISÃO 13.1.2 Traqueia. Macaco. Corte longitudinal. Corte em parafina. 270×.

Esta fotomicrografia é uma ampliação de uma região da Figura de revisão 13.1.1. O **epitélio** (Ep) pseudoestratificado colunar ciliado que reveste o **lúmen** (L) está separado da **lâmina própria** (LP) **glandular** (Gl) subjacente pela membrana basal. A submucosa e a lâmina própria têm um **suprimento vascular** (VS) abundante. O **anel em C** (AC), com seu **pericôndrio** (Pc) associado, constitui a camada mais substancial da parede traqueal. Observe que não há músculo liso entre o anel em C e o epitélio.

LEGENDA

AC	anel em C cartilagíneo	L	lúmen	Pc	pericôndrio
Ep	epitélio	LP	lâmina própria	VS	vaso sanguíneo
Gl	glândula				

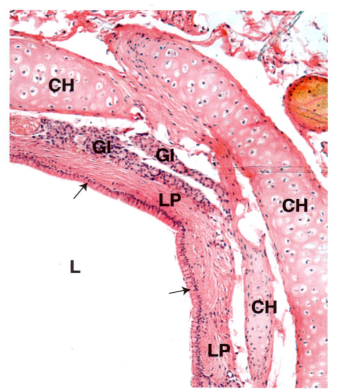

FIGURA DE REVISÃO 13.1.3 Brônquio intrapulmonar. Macaco. Corte transversal. Corte em parafina. 132×.

Os brônquios intrapulmonares são condutos de ar relativamente calibrosos cujos **lúmenes** (L) são revestidos por um típico epitélio respiratório (*setas*). O músculo liso está localizado na junção entre a **lâmina própria** (LP) e a submucosa. As **glândulas** (Gl) seromucosas estão localizadas na submucosa. Placas de **cartilagem hialina** (CH) atuam como sustentação esquelética e mantêm a patência do brônquio. Toda a estrutura está circundada pelos tecidos pulmonares.

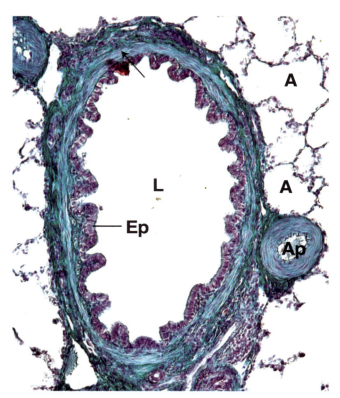

FIGURA DE REVISÃO 13.1.4 Bronquíolo. Gambá. Corte transversal. Corte em parafina. 132×.

Os bronquíolos mantêm seu **lúmen** (L) aberto por ação das fibras elásticas que irradiam de sua circunferência. Dependendo do diâmetro dos bronquíolos, seus lúmenes são revestidos por **epitélio** (Ep) simples colunar a simples cúbico, entremeado por células em clava. A lâmina própria é fina e está circundada por músculo liso (*seta*), que circunda seu lúmen. Os bronquíolos não têm glândulas em suas paredes, estão circundados por **tecido pulmonar** (A) e são acompanhados por vasos sanguíneos bem desenvolvidos, que são evidenciados na forma de **arteríolas pequenas** (Ap).

LEGENDA					
A	tecido pulmonar (alvéolos)	CH	cartilagem hialina	L	lúmen
Ap	arteríola pequena	Ep	epitélio	LP	lâmina própria
		Gl	glândula		

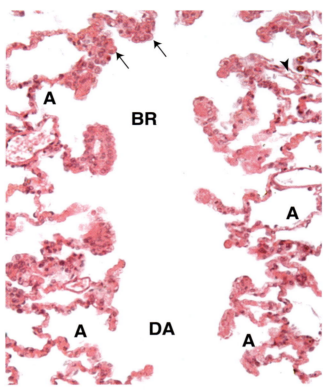

FIGURA DE REVISÃO 13.1.5 Bronquíolo respiratório. Macaco. Corte longitudinal. Corte em parafina. 270×.

As primeiras regiões da árvore brônquica onde podem ocorrer as trocas de gases são os **bronquíolos respiratórios** (BR). Esses bronquíolos têm diâmetros muito pequenos, e seus lúmenes são revestidos por epitélio simples cúbico, entremeado por células em clava (*setas*), e alguns **alvéolos** (A) abrem-se de suas paredes. Os bronquíolos respiratórios terminam em um átrio do qual emanam os **ductos alveolares** (DA). Observe o lúmen de um capilar (*ponta de seta*) contendo eritrócitos.

LEGENDA					
A	alvéolo	BR	bronquíolo respiratório	DA	ducto alveolar

Resumo da organização histológica

I. Porção condutora

A. Cavidade nasal

1. Região respiratória

A **região respiratória** é revestida por **epitélio respiratório (pseudoestratificado colunar ciliado)**. O tecido conjuntivo subepitelial é muito vascularizado e apresenta glândulas seromucosas.

2. Região olfatória

O epitélio da **região olfatória** é espesso. É um **epitélio pseudoestratificado colunar ciliado**, composto de três tipos de células: **células basais**, **células de sustentação** e **células olfatórias**. A lâmina própria é ricamente vascularizada e contém **glândulas de Bowman**, que produzem uma secreção aquosa.

B. Laringe

A laringe é revestida por um **epitélio respiratório**, exceto em certas regiões da **epiglote** e nas **pregas vocais**, que são revestidas por **epitélio estratificado pavimentoso não queratinizado**. Da porção superior para a inferior, o **lúmen** da laringe apresenta três regiões: **vestíbulo**, **ventrículo** e **cavidade infraglótica**. As **pregas ventriculares** e as **pregas vocais** são, respectivamente, os limites superior e inferior do ventrículo. Na laringe, há cartilagens hialinas e elásticas, músculos extrínsecos e intrínsecos, assim como glândulas mucosas e seromucosas.

C. Traqueia

1. Mucosa

A **mucosa** da traqueia é composta de um **epitélio respiratório** com numerosas **células caliciformes**, uma **lâmina própria** e uma **lâmina elástica** bem-definida.

2. Submucosa

A **submucosa** abriga **glândulas mucosas** e **seromucosas**.

3. Adventícia

A **adventícia** é a porção mais espessa da parede traqueal. Ela abriga os **anéis em C** de **cartilagem hialina** (ou uma camada espessa de tecido conjuntivo entre os anéis). Posteriormente, o **músculo traqueal** (músculo liso) preenche o espaço entre as extremidades livres da cartilagem.

D. Brônquios extrapulmonares

Os **brônquios extrapulmonares** apresentam uma estrutura histológica semelhante à da traqueia.

E. Brônquios intrapulmonares

Estes e os ductos subsequentes estão completamente circundados por tecido pulmonar.

1. Mucosa

Os **brônquios intrapulmonares** são revestidos por **epitélio respiratório** com **células caliciformes**. O tecido conjuntivo subepitelial não é mais delimitado por uma lâmina elástica.

2. Músculo

Duas fitas de **músculo liso** estão enroladas como uma hélice ao redor da mucosa.

3. Cartilagem

Os anéis em C são substituídos por **placas de cartilagem hialina** de formato irregular que circundam a camada de músculo liso. Um **tecido conjuntivo denso** conecta os pericôndrios das placas de cartilagem.

4. Glândulas

Glândulas seromucosas ocupam o tecido conjuntivo entre as **placas de cartilagem** e o músculo liso. Também estão presentes **nódulos linfoides** (BALTs) e ramos das artérias pulmonares.

F. Bronquíolos

Os **bronquíolos** são revestidos por **epitélio simples colunar ciliado** a **epitélio simples cúbico**, entremeado com células em clava (células claviformes). As **células caliciformes** são encontradas apenas nos bronquíolos maiores. A **lâmina própria** não tem glândulas e é circundada por **músculo liso**. As paredes dos bronquíolos não são sustentadas por cartilagem. Os bronquíolos maiores têm aproximadamente 1 mm de diâmetro.

G. Bronquíolos terminais

Os **bronquíolos terminais** em geral têm menos de 0,5 mm de diâmetro. O lúmen é revestido por **epitélio simples cúbico** (com algumas células ciliadas), entremeado com **células em clava**. O tecido conjuntivo e o músculo liso da parede dos bronquíolos terminais são bem reduzidos.

II. Porção respiratória

A. Bronquíolo respiratório

Os **bronquíolos respiratórios** assemelham-se aos bronquíolos terminais, mas apresentam evaginações de **alvéolos** nas suas paredes. Esta é a primeira região em que ocorre a troca de gases.

B. Ductos alveolares

Os **ductos alveolares** não contêm paredes próprias. São longos tubos retos revestidos por **epitélio simples pavimentoso** e apresentam numerosas evaginações de **alvéolos**. Os ductos alveolares terminam nos sacos alveolares.

C. Sacos alveolares

Os **sacos alveolares** são compostos de grupos de **alvéolos** dispostos ao redor de um espaço aéreo comum.

D. Alvéolo

O **alvéolo** é um pequeno espaço aéreo, parcialmente circundado por um epitélio muito atenuado (delgado).

Existem dois tipos de células no seu revestimento: **pneumócitos tipo I** (células de revestimento) e **pneumócitos tipo II** (produtoras de surfactante). A abertura do alvéolo é controlada por **fibras elásticas**. Os alvéolos são separados uns dos outros por paredes muito vascularizadas, conhecidas como **septos interalveolares**, alguns dos quais apresentando **poros alveolares** (espaços comunicantes entre os alvéolos). Podem ser observados nos septos interalveolares **células de poeira** (macrófagos alveolares), **fibroblastos** e outros **elementos do tecido conjuntivo**. A **barreira hematoaérea** é uma parte do septo interalveolar, a mais fina composta de surfactante, **células endoteliais contínuas, pneumócitos tipo I** e suas **lâminas basais fundidas** interpostas.

Questões de revisão do capítulo

Cenário clínico para as questões 13.1 a 13.3: um paciente do sexo masculino, de 38 anos, chega ao pronto-socorro com pneumonia grave e hipoxia. O histórico médico do paciente é significativo para infertilidade diagnosticada há 10 anos, dextrocardia e infecção crônica do sistema respiratório superior desde tenra idade.

13.1 Com base no histórico médico, a disfunção em quais células é a causa mais provável da pneumonia grave do paciente?

    A. Células em escova

    B. Células ciliadas

    C. Células de poeira

    D. Células serosas

    E. Pneumócitos tipo II

13.2 Qual estrutura subcelular é disfuncional nas células deste paciente?

    A. Filamentos de actina

    B. Canais de cloreto

    C. Braços de dineína

    D. Aparelho de Golgi

    E. Proteassomos

13.3 A hipoxia do paciente indica comprometimento de qual estrutura histológica do sistema respiratório?

    A. Placas de cartilagem

    B. Fibras elásticas

    C. Septo interalveolar

    D. Epitélio olfatório

    E. Músculos lisos

13.4 A presença de epitélio estratificado pavimentoso não queratinizado é metaplásica em qual estrutura do sistema respiratório?

    A. Vestíbulo nasal

    B. Ponta da epiglote

    C. Pregas vocais verdadeiras

    D. Brônquios primários

13.5 Qual das seguintes estruturas faz parte da porção respiratória do sistema respiratório?

    A. Diafragma

    B. Epiglote

    C. Septo interalveolar

    D. Bronquíolo terminal

    E. Pregas ventriculares

CAPÍTULO 14

SISTEMA DIGESTÓRIO I

ESQUEMA DO CAPÍTULO

TABELA

Tabela 14.1 Resumo da mucosa oral

PRANCHAS

Prancha 14.1A Lábio

Figura 14.1.1 Lábio. Humano. Corte em parafina. 14×

Figura 14.1.2 Lábio. Face interna. Humano. Corte em parafina. 270×

Prancha 14.1B Lábio

Figura 14.1.3 Lábio. Face externa. Humano. Corte em parafina. 132×

Figura 14.1.4 Lábio. Zona do vermelhão. Humano. Corte em parafina. 132×

Prancha 14.2A Dente

Figura 14.2.1 Dente. Humano. Preparado por desgaste. 14×

Figura 14.2.2 Dente. Humano. Preparado por desgaste. 132×

Prancha 14.2B Polpa

Figura 14.2.3 Polpa. Humano. Corte em parafina. 132×

Figura 14.2.4 Polpa. Humano. Corte em parafina. 270×

Prancha 14.3A Ligamento periodontal

Figura 14.3.1 Ligamento periodontal. Humano. Corte em parafina. 132×

Figura 14.3.2 Ligamento periodontal. Humano. Corte em parafina. 270×

Prancha 14.3B Gengiva

Figura 14.3.3 Gengiva. Humano. Corte em parafina. 14×

Figura 14.3.4 Gengiva. Humano. Corte em parafina. 132×

Prancha 14.4A Desenvolvimento do dente

Figura 14.4.1A Desenvolvimento do dente. Lâmina dentária. Corte frontal. Porco. Corte em parafina. 132×

Figura 14.4.1B Desenvolvimento do dente. Fase de botão. Corte frontal. Porco. Corte em parafina. 132×

Figura 14.4.2 Desenvolvimento do dente. Fase de capuz. Corte frontal. Porco. Corte em parafina. 132×

Prancha 14.4B Desenvolvimento do dente

Figura 14.4.3 Desenvolvimento do dente. Fase de campânula. Corte frontal. Porco. Corte em parafina. 132×

Figura 14.4.4 Desenvolvimento do dente. Aposição. Corte frontal. Porco. Corte em parafina. 132×

Prancha 14.5A Língua

Figura 14.5.1 Língua. Humano. Corte longitudinal. Corte em parafina. 20×

Prancha 14.5B Língua

Figura 14.5.2 Língua. Humano. Corte longitudinal. Corte em parafina. 14×

Figura 14.5.3 Papila circunvalada. Macaco. Corte transversal. Corte em resina plástica. 132×

Prancha 14.6A Língua

Figura 14.6.1 Papila circunvalada. Macaco. Corte em parafina. 132×

Figura 14.6.2 Botão gustativo. Macaco. Corte em parafina. 540×

Prancha 14.6B Palato

Figura 14.6.3 Palato duro. Humano. Corte em parafina. 132×

Figura 14.6.4 Palato mole. Humano. Corte em parafina. 132×

Prancha 14.7A Dentes

ESQUEMA DO CAPÍTULO

Figura 14.7.1	Raízes dos incisivos centrais. Humano. Corte em parafina. 132×	**Figura de revisão 14.1.3**	Ápice da língua. Humano. Corte longitudinal. Corte em parafina. 14×
Prancha 14.7B	Aspecto nasal do palato duro		
Figura 14.7.2	Palato duro. Humano. Corte em parafina. 132×	**Figura de revisão 14.1.4**	Ápice da língua. Humano. Corte longitudinal. Corte em parafina. 540×
Figura 14.7.3	Palato duro. Humano. Corte em parafina. 132×		
PRANCHAS DE REVISÃO 14.1 E 14.2		**Figura de revisão 14.2.1**	Primeiro e segundo molares adjacentes. Humano. Corte longitudinal. Corte em parafina. 14×
Figura de revisão 14.1.1	Lábio. Humano. Corte longitudinal. Corte em parafina. 14×		
Figura de revisão 14.1.2	Ápice da língua. Humano. Corte longitudinal. Corte em parafina. 14×	**Figura de revisão 14.2.2**	Dente incisivo. Humano. Corte longitudinal. Corte em parafina. 14×

O sistema digestório apresenta adaptações ao longo de sua considerável extensão para desempenhar as funções de ingestão, digestão e absorção de alimentos, mas também de eliminação de seus componentes indigeríveis e de gases que foram ingeridos ou produzidos pela flora microbiana residente no canal alimentar. O sistema digestório é organizado em três componentes principais para que as funções citadas possam ser executadas. Esses componentes são os seguintes:

1. A **cavidade oral**, onde o alimento introduzido é reduzido em tamanho e umidificado, comeca a ser digerido e é dividido em pequenas porções esféricas, cada uma denominada **bolo alimentar**, que entra no canal alimentar
2. O **canal alimentar muscular (gastrinstestinal [GI])** no lúmen, ao longo do qual os alimentos digeridos são convertidos física e quimicamente em substâncias absorvíveis
3. A **porção glandular**, que acrescenta líquidos, enzimas e substâncias emulsificantes necessárias, de forma que o canal alimentar possa desempenhar suas diversas funções.

Região oral: cavidade oral

A **cavidade oral** é subdividida em duas cavidades menores: o vestíbulo, posicionado externamente, e a cavidade oral propriamente dita, localizada internamente.

- O **vestíbulo** é o espaço limitado pelos **lábios** e **bochechas** anterior e lateralmente, enquanto seu limite interno é formado pelos arcos dentais. Os ductos das glândulas parótidas lançam seus produtos de secreção no vestíbulo

- A **cavidade oral propriamente dita** é delimitada, externamente, pelos dentes, inferiormente, pelo assoalho da boca, e, superiormente, pelos palatos mole e duro. Em sua extensão posterior, a cavidade oral propriamente dita está separada da faringe oral por um plano entre as pregas palatoglossais imediatamente anterior às tonsilas palatinas. Os ductos das glândulas submandibular e sublingual liberam suas secreções na cavidade oral propriamente dita
- Tanto a cavidade oral propriamente dita quanto o vestíbulo são revestidos por **epitélio estratificado pavimentoso**, que, em regiões sujeitas a forças abrasivas, é modificado em **epitélio estratificado pavimentoso queratinizado** (ou **paraqueratinizado**) (Tabela 14.1).

Mucosa oral

O epitélio úmido e o tecido conjuntivo subepitelial da cavidade oral constituem a **mucosa oral**. Quando o epitélio é queratinizado (ou paraqueratinizado), a mucosa é descrita como **mucosa mastigatória**; quando não é queratinizado, a mucosa é conhecida como **mucosa de revestimento**. A maior parte da cavidade oral é revestida pela mucosa de revestimento. Com exceção da gengiva e do palato duro, todas as partes estão recobertas por mucosa mastigatória. Além disso, a superfície dorsal da língua é recoberta por uma **mucosa especializada**, caracterizada por numerosas projeções, denominadas **papilas gustativas**. Algumas dessas papilas gustativas têm, embutidas em seus epitélios, estruturas sensoriais especiais, conhecidas como **botões gustativos**. Embora a maioria dos botões gustativos estejam localizados na superfície dorsal da língua, o palato e a faringe também têm algumas

Tabela 14.1 Resumo da mucosa oral.

Região da mucosa	Tipo de epitélio	Altura das papilas de tecido conjuntivo	Considerações especiais
Lábio			
Aspecto da pele	Estratificado pavimentoso queratinizado	Média	Pelos, glândulas sebáceas e glândulas sudoríparas
Zona do vermelhão	Estratificado pavimentoso queratinizado	Alta	Algumas glândulas sebáceas? A zona do vermelhão labial precisa ser umidificada pela língua
Região da mucosa*	Mucosa de revestimento	Média	Glândulas salivares mucosas (mistas?)
Bochechas			
Aspecto da pele	Estratificado pavimentoso queratinizado	Média	Pelos, glândulas sebáceas e glândulas sudoríparas
Superfície vestibular	Mucosa de revestimento	Média	Glândulas salivares mucosas (mistas?); grânulos de Fordyce
Gengiva			
Livre e inserida	Mucosa mastigatória	Alta	Firmemente ligada ao periósteo
Sulcular	Mucosa de revestimento	Baixa	
Epitélio juncional	Mucosa de revestimento	Nenhuma	Fixado à superfície dos dentes por hemidesmossomos
Colo	Mucosa de revestimento (epitélio juncional?)	Baixa ou nenhuma	
Mucosa alveolar			
	Mucosa de revestimento	Baixa	Algumas glândulas salivares menores
Palato duro			
Lateral anterior	Mucosa mastigatória	Alta	Glóbulos de gordura
Lateral posterior	Mucosa mastigatória	Alta	Glândulas salivares mucosas
Rafe	Mucosa mastigatória	Alta	Firmemente aderida ao periósteo
Palato mole			
	Mucosa de revestimento	Baixa	Lâmina elástica; glândulas salivares mucosas
Úvula	Mucosa de revestimento	Baixa	Glândulas salivares mucosas
Assoalho da boca			
	Mucosa de revestimento	Baixa	Glândulas salivares mucosas
Língua			
Superfície dorsal	Mucosa especializada		Botões gustativos; papilas gustativas; glândulas salivares serosas, mucosas e mistas; tonsilas linguais
Superfície ventral	Mucosa de revestimento	Baixa	Pregas fimbriadas (plica *fimbriata*)

Reimpressa com autorização de Gartner LP. *Essentials of Oral Histology and Embryology,* 3rd ed. Baltimore: Jen House Publishing Company, 1999, p. 118. *Também chamada de região interna e face vestibular.

dessas estruturas. Cada botão gustativo reconhece uma ou mais das cinco sensações gustativas: azedo, doce, salgado, umami (saboroso) ou amargo. Em alguns indivíduos, existe um tipo adicional de papilas gustativas que podem reconhecer a gordura como um sabor específico.

Lábios

Os **lábios** superior e inferior formam o limite anterior da cavidade oral e têm três superfícies, a **face externa (pele)**, a **zona do vermelhão** e a úmida **região da mucosa** **(interna)**, com um **cerne** muscular esquelético que permite a realização de movimentos (Figura 14.1).

- A **face externa** dos lábios é recoberta por uma **pele fina** composta de **epiderme** e **derme**, além dos anexos normais da pele, ou seja, folículos pilosos, glândulas sebáceas e glândulas sudoríparas. A interface da epiderme com a derme exibe um tênue aparelho em rede (*rete ridges* ou *rete aparatus* – cadeias de cristas epiteliais e papilas dérmicas interdigitantes)

CONSIDERAÇÕES CLÍNICAS 14.1

Distúrbios labiais

Em uma pessoa saudável, a **zona do vermelhão** tem uma aparência rosada; no entanto, os indivíduos com níveis reduzidos de oxigênio no sangue apresentam lábios cianóticos (de coloração azulada). Naturalmente, mesmo indivíduos saudáveis exibirão uma coloração azulada dos lábios em temperaturas muito frias.

A **queilite angular**, uma inflamação dolorosa dos cantos da boca, ocorre em indivíduos com certas deficiências alimentares, como baixos níveis de uma das vitaminas B, ferro ou zinco (especialmente prevalente em países em desenvolvimento); por irritação, como a causada por dentaduras que não se encaixam bem; ou em decorrência de alergias e superexposição ao sol. Em geral, ambos os ângulos da boca estão envolvidos e, com frequência, há circunstâncias agravantes, como infecção por bactérias (p. ex., *Staphylococcus aureus*) ou por fungos (p. ex., *Candida albicans*). Esta condição dolorosa costuma durar alguns dias, mas ocasionalmente pode durar vários anos.

A **estomatite herpética**, uma doença relativamente comum causada pelo vírus do herpes simples (VHS) tipo I, é caracterizada por **vesículas** dolorosas que aparecem nos lábios ou próximo a eles. Trata-se de uma doença recidivante, visto que o vírus, na sua fase dormente, habita o gânglio trigeminal; ele é transportado ao longo dos axônios e causa formação das vesículas. Durante a fase ativa, é altamente contagioso, pois o vírus está no exsudato claro que vaza das vesículas.

Os indivíduos com sensação de queimação na boca de origem desconhecida e que envolve a parte interna das bochechas, os lábios, o palato e principalmente a língua, são considerados portadores da **síndrome da ardência bucal (SAB) primária**. O exame visual das regiões afetadas não revela nenhum sintoma físico. Esta condição em geral aparece repentinamente, mas, em alguns pacientes, pode se desenvolver ao longo de vários dias e até semanas. A sensação de queimação pode variar não só em sua intensidade, mas também em sua duração. Em alguns indivíduos, está presente o tempo todo, enquanto, em outros, sua intensidade aumenta durante o dia e é mais intensa no final da tarde e à noite. Em outros pacientes, a intensidade da sensação de queimação não varia com a hora do dia. Essa condição dolorosa ou, na melhor das hipóteses, desconfortável pode durar anos e depois desaparecer de modo repentino.

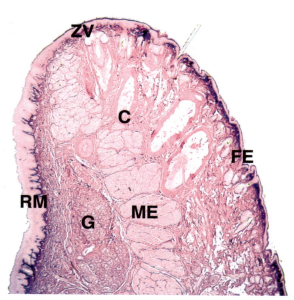

FIGURA 14.1 Esta fotomicrografia de pequena ampliação do lábio humano mostra suas três regiões: a **face externa** (FE), com seus folículos pilosos, a **zona do vermelhão** (ZV) e a **região da mucosa** (RM), com suas **glândulas salivares menores** (G), bem como o **cerne** do lábio (C), que abriga seu **músculo esquelético** (ME). 14×.

- A **zona do vermelhão** também é uma pele fina, mas modificada, pois não apresenta folículos pilosos ou glândulas sudoríparas, mas tem um pequeno número de glândulas sebáceas não funcionais (**grânulos de Fordyce**). A interface da epiderme com a derme é altamente desenvolvida, de modo que existe um aparelho em rede relativamente alto, onde as papilas dérmicas chegam perto da superfície da epiderme, e seu rico suprimento vascular confere uma coloração rosa à zona do vermelhão
- A **região mucosa** é composta de um epitélio estratificado pavimentoso não queratinizado úmido e de um tecido conjuntivo subepitelial que abriga glândulas salivares menores mistas e mucosas, juntamente com alguns grânulos de Fordyce.

Glândulas salivares

Os três pares (possivelmente quatro) de glândulas salivares principais – parótidas, sublinguais e submandibulares (talvez também tubárias) – liberam suas secreções na cavidade oral propriamente dita e são discutidos no Capítulo 16.

O tecido conjuntivo localizado abaixo do epitélio da cavidade oral é profusamente abastecido por **glândulas salivares menores**. Essas glândulas salivares menores continuamente secretam **saliva**, produzem cerca de 5% da produção salivar diária total e contribuem para a manutenção das condições de umidade deste ambiente (ver Tabela 14.1). A saliva também facilita o processo de deglutição, atuando como um lubrificante dos alimentos secos e transformando o bolo alimentar em massa semissólida. Além disso, as enzimas existentes na saliva iniciam a digestão dos carboidratos, enquanto os **anticorpos de secreção (IgA)** protegem o corpo contra substâncias antigênicas. Por fim, compostos antibacterianos, como **lisozimas** e **lactoferrina**, também são secretados pelas glândulas salivares menores.

Palato

O **palato** forma o céu da boca e o assoalho da cavidade nasal porque separa as duas cavidades uma da outra. Tem três regiões: o palato duro anterior, assim denominado por causa da prateleira óssea que forma seu centro; o palato mole, denominado assim em decorrência dos músculos esqueléticos em seu centro; e a úvula, a extensão posterior do palato mole.

- A superfície oral do **palato duro** é recoberta por um epitélio estratificado pavimentoso queratinizado (ou paraqueratinizado) que forma um extenso aparelho em rede, com seu subjacente tecido conjuntivo denso não modelado. Anteriormente, esse tecido conjuntivo abriga **tecido adiposo**, enquanto posteriormente abriga **glândulas salivares menores mucosas**. O centro do palato duro é composto de uma prateleira óssea. A face nasal é recoberta por um epitélio respiratório (epitélio pseudoestratificado ciliado), com numerosas células caliciformes. O tecido conjuntivo subepitelial é ricamente dotado de glândulas mucosas
- A superfície oral do **palato mole** é recoberta por um epitélio estratificado pavimentoso não queratinizado, com um aparelho em rede pouco espesso. O tecido conjuntivo subepitelial é separado em duas camadas por uma fina **lâmina elástica** interposta: uma **lâmina própria** superficial e uma **submucosa** mais profunda, contendo glândulas salivares menores mucosas. O cerne do palato mole é composto de músculos esqueléticos que elevam o palato mole durante a deglutição. A superfície nasal do palato mole é contínua e idêntica à do palato duro
- A **úvula** é uma continuação cônica do palato mole. Toda a superfície da úvula é coberta por um epitélio estratificado pavimentoso não queratinizado. Seu tecido conjuntivo subepitelial assemelha-se ao do palato mole e abriga algumas glândulas salivares menores mucosas. O centro da úvula é composto de fibras musculares esqueléticas que elevam a úvula e a pressionam contra a parte posterior da faringe durante a deglutição.

A entrada da faringe é protegida contra invasão bacteriana pelo **anel tonsilar**, que é composto de **tonsilas lingual**, **faríngea e palatinas** (ver Capítulo 10).

Dentes

Os componentes da cavidade oral são os **dentes** e seus aparelhos de suporte, que funcionam na mastigação de alimentos em pequenos pedaços; e a **língua**, que desempenha as funções de preparar o bolo alimentar, saborear os alimentos e iniciar a deglutição (engolir).

Os seres humanos têm dois conjuntos de dentição: as crianças têm 20 dentes decíduos que, à medida que são esfoliados, são substituídos pela dentição permanente, composta de 20 dentes sucedâneos e de 12 dentes adicionais, totalizando 32 dentes permanentes. Com cerca de 6 a 13 anos, a dentição é mista, ou seja, dentes decíduos e permanentes estão presentes simultaneamente. O aumento do número de dentes provavelmente se deve ao espaço mais amplo disponível na boca de um adulto.

Estrutura do dente

Cada dente é constituído de **coroa**, **raiz** e **colo**, no qual a coroa e a raiz entram em contato (ver Figuras 14.2 e 14.3). Três substâncias calcificadas, **esmalte**, **dentina** e **cemento**, formam a estrutura do dente. A dentina forma a maior parte de cada dente e está localizada na coroa (**dentina coronal**) e na raiz (**dentina radicular**); também circunda a **polpa**, um tecido conjuntivo altamente vascularizado e organizado. O esmalte cobre a dentina coronal; o cemento recobre a dentina radicular; os dois se encontram no colo. Deve-se notar que o cemento é uma parte do aparelho de suporte do dente, embora seja apresentado aqui como parte do dente.

- O **esmalte** é a substância mais rígida no corpo; é constituído de 96% de matriz inorgânica, composta de **cristais de hidroxiapatita de cálcio**, e de 4% de matriz orgânica, composta principalmente da proteína **enamelina**. O esmalte é produzido pelas células conhecidas como **ameloblastos**, que não estão presentes depois que o dente erupciona na cavidade oral; por isso, o esmalte é acelular depois da erupção e não pode autorreparar-se
- A **dentina** é o segundo tecido mais rígido do corpo; é composta 65 a 70% de **cristais de hidroxiapatita de cálcio** e de 30 a 35% de **fibras de colágeno tipo I**. A dentina

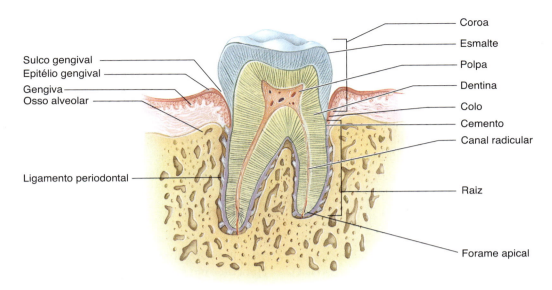

FIGURA 14.2 Diagrama esquemático do dente e do seu aparelho de suporte. O dente, composto de coroa e raiz, está suspenso na sua cavidade óssea, o alvéolo, por um ligamento de tecido conjuntivo denso rico em colágeno, o **ligamento periodontal**. A coroa do dente consiste em dois tecidos calcificados, **dentina** e **esmalte**, enquanto a raiz é composta de dentina e **cemento**. A câmara pulpar da coroa e o canal radicular são contínuos e ocupados por um tecido conjuntivo frouxo de consistência gelatinosa, a **polpa**, que abriga vasos sanguíneos e linfáticos, fibras nervosas, elementos de tecido conjuntivo, assim como por **odontoblastos**, as células responsáveis pela manutenção e pelo reparo da dentina. Os vasos e nervos que servem à polpa entram no canal radicular por meio do **forame apical (ápice dentário)**, uma pequena abertura no ápice da raiz.

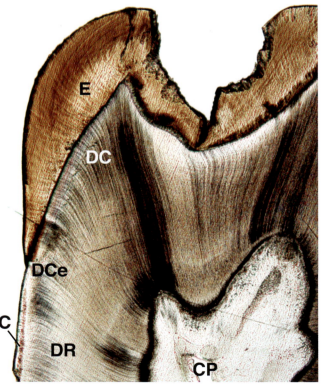

FIGURA 14.3 Esta fotomicrografia de pequena ampliação de corte de um dente molar humano desgastado exibe o **esmalte** (E) sobrejacente à **dentina coronal** (DC). Observe que a **dentina cervical** (DCe) (região do colo) e a **dentina radicular** (DR) estão recobertas por **cemento** (C). O grande espaço circundado pela dentina é a **cavidade pulpar** (CP). 14×.

é produzida pelas células conhecidas como **odontoblastos**, cujos corpos celulares residem na polpa, mas suas extensões citoplasmáticas (processos odontoblásticos) ocupam túbulos estreitos na dentina, os chamados **túbulos dentinários**. Os odontoblastos, portanto, continuam a formar e manter a dentina durante toda a vida do dente

- O **cemento** se aproxima do osso em dureza; é composto de 45 a 50% de matriz inorgânica, constituída por **cristais de hidroxiapatita de cálcio**, e de 50 a 55% de fibras de colágeno tipo I, glicosaminoglicanos e proteoglicanos. É formado pelos cementoblastos, que continuam a produzi-lo ao longo de toda a existência do dente. Como o acréscimo de cemento compensa a erosão do esmalte, ele mantém o comprimento do dente de forma a assegurar a oclusão adequada
- A **polpa** é um tecido conjuntivo gelatinoso altamente vascularizado que preenche a **cavidade pulpar**, composta da **câmara pulpar** da coroa do dente e do **canal radicular** da raiz dentária. A camada periférica da polpa é composta de **odontoblastos**. Abaixo dos odontoblastos, está uma camada acelular conhecida como **zona livre de células** e, subjacente a ela, uma camada de fibroblastos e células mesenquimais denominada **zona rica em células**. O **núcleo da polpa** é um tecido conjuntivo propriamente dito e abriga vasos sanguíneos, vasos linfáticos e fibras nervosas (Figura 14.4). Existem dois tipos de fibras nervosas: fibras **autônomas**, que inervam os vasos sanguíneos, e **fibras sensoriais**, que conduzem informações de dor a partir da polpa. Os odontoblastos da polpa podem fabricar mais dentina pelo resto de sua vida.

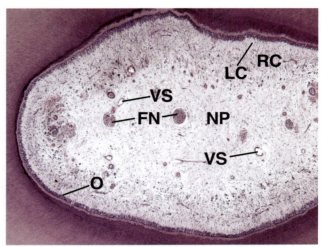

FIGURA 14.4 Esta fotomicrografia de pequena ampliação mostra as quatro camadas da polpa: a **camada odontoblástica** mais periférica (O), que circunda a **zona livre de células** (LC), a qual envolve a **zona rica em células** (RC), e a porção mais volumosa da polpa, conhecida como **núcleo da polpa** (NP). Observe os numerosos **vasos sanguíneos** (VS) e os **feixes de fibras nervosas** (FN) em toda a região central da polpa. 56×.

CONSIDERAÇÕES CLÍNICAS 14.2

Cáries

As **cáries**, ou cavidades, são formadas pela ação de bactérias secretoras de ácido que aderem a defeitos ou irregularidades muito pequenas da superfície do esmalte. Os ácidos formados pelas bactérias descalcificam o esmalte, provocando defeitos maiores que podem abrigar um número muito maior de bactérias que ali proliferam. Há então formação de mais ácido e descalcificação de mais esmalte. A lesão causada pela cárie é indolor até alcançar a dentina subjacente. Como a região mais sensível da dentina é a junção amelodentinária, o dente fica sensível a calor, frio, pressão mecânica e doces. Sem a intervenção de um dentista, a atividade bacteriana contínua pode resultar em perda do dente e, por fim, deixar sequelas mais graves.

CONSIDERAÇÕES CLÍNICAS 14.3

Distúrbios pulpares

O escurecimento de um dente pode decorrer de **hemorragia da polpa**. Embora com frequência a polpa fique danificada o suficiente para não poder mais ser salva, um dentista deve ser consultado porque a descoloração do dente não requer necessariamente tratamento endodôntico.

À medida que o indivíduo envelhece, a polpa se torna mais fibrótica e com redução concomitante nas quantidades de fibras finas, matriz extracelular e elementos celulares. Outras **mudanças na polpa relacionadas à idade** surgem porque os odontoblastos da polpa continuam a fabricar dentina, diminuindo, assim, o tamanho da cavidade pulpar. Essa diminuição é notada sobretudo no teto da câmara pulpar, bem como na largura do canal radicular.

Existem dois tipos de **calcificações da polpa**: calcificação distrófica e dentículos. A primeira se localiza principalmente na câmara pulpar e ocorre ao longo das bainhas colágenas que envolvem feixes de fibras nervosas e vasos sanguíneos. Os dentículos estão presentes sobretudo nos canais radiculares e, à medida que crescem, podem ocluir a maior parte do canal. Ocasionalmente, a obstrução causa problemas para os endodontistas enquanto realizam tratamentos de canal radicular.

Aparelho de sustentação do dente

A raiz de cada dente está suspensa em sua cavidade óssea, o **alvéolo**, por um ligamento de tecido conjuntivo denso, rico em colágeno, conhecido como **ligamento periodontal**. O colo de cada dente é circundado pela **gengiva**, cujo epitélio forma um colar, o **epitélio juncional**, e cuja inserção ao esmalte cervical forma junções de oclusão que isolam o tecido conjuntivo gengival da cavidade oral.

- O **processo alveolar** é uma extensão óssea da mandíbula e da maxila na qual os dentes estão localizados. Esse processo ósseo é dividido em espaços individuais, cada um deles conhecido como **alvéolo**. A raiz de cada dente tem seu próprio alvéolo, e os alvéolos dos dentes adjacentes são separados uns dos outros por um **septo interalveolar (interdental)**. Os alvéolos dos dentes com duas ou mais raízes são modificados de modo que os septos ósseos, conhecidos como **septos interradiculares**, interponham-se às raízes individuais do mesmo dente
- Cada alvéolo tem três partes componentes:
  - **Placa cortical**, o osso compacto que é a continuação lingual e labial do processo alveolar
  - **Esponjosa**, o osso esponjoso que se interpõe à placa cortical e ao osso alveolar propriamente dito
  - **Osso alveolar propriamente dito**, a placa cônica de osso compacto que envolve imediatamente a raiz

O **ligamento periodontal (LP)**, um tecido conjuntivo denso não modelado cujas fibras de colágeno tipo I estão dispostas em cinco padrões nomeados (crista alveolar, grupos de fibras horizontais, oblíquas, apicais e interradiculares), suspende o dente em seu alvéolo. Nessa função, é auxiliado pela **gengiva** e seus grupos de fibras gengivais. O LP está localizado no **espaço do ligamento periodontal**, uma região muito estreita entre o osso alveolar propriamente dito e o cemento da raiz, embora o espaço do LP seja um pouco mais largo apical e cervicalmente do que no meio do comprimento da raiz (onde tem cerca de 1 mm de largura em uma boca saudável). O terminal de cada grupo de fibras está inserido no cemento do lado do dente e no osso alveolar propriamente dito do lado alveolar, suspendendo, assim, o dente em seu alvéolo e impedindo o contato e a fusão do cemento do dente com o osso alveolar propriamente dito (Figura 14.5).

A **gengiva** é coberta por um epitélio estratificado pavimentoso (para-)queratinizado. Seu tecido conjuntivo denso não modelado possui fibras colágenas tipo I,

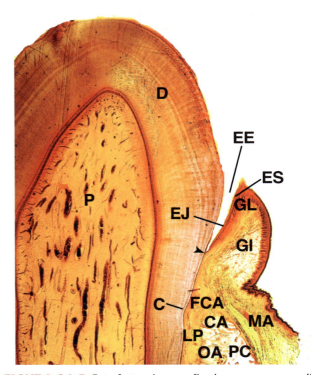

FIGURA 14.5 Esta fotomicrografia de pequena ampliação de um dente descalcificado em seu alvéolo exibe sua **dentina** (D) e sua **polpa** (P). Como o esmalte é composto de 96% de material calcificado, a descalcificação remove quase todo o esmalte, deixando um **espaço de esmalte** (EE) vazio mais evidente entre a gengiva e a dentina, o que faz parecer que o sulco gengival se estende até a junção entre esmalte e cemento (*ponta de seta*). O **epitélio sulcular** (ES) reveste o sulco e sua continuação apical, o **epitélio juncional** (EJ) adere fortemente à superfície do esmalte. Observe as localizações da **gengiva livre** (GL), da **gengiva inserida** (GI) e da **mucosa alveolar** (MA). Perceba também que o **ligamento periodontal** (LP) está localizado entre o **cemento** (C) e o **osso alveolar** propriamente dito (OA). A região mais coronal do alvéolo é a **crista alveolar** (CA), onde o osso alveolar propriamente dito encontra a **placa cortical** (PC). Observe as **fibras da crista alveolar** (FCA) que se estendem do cemento para se inserir na crista alveolar. 14×.

CONSIDERAÇÕES CLÍNICAS 14.4

Gengivite ulcerativa necrosante

A **gengivite ulcerativa necrosante** é uma doença ulcerativa aguda da gengiva acompanhada de necrose, halitose, aspecto eritematoso e dor, de moderada a grave. Também podem ocorrer febre e linfadenopatia regional. Em geral, trata-se de uma doença que afeta adultos jovens que, por descuido ou em situações de estresse, deixam de dar atenção à higiene dentária. Frequentemente, existem em grande quantidade *Treponema vincentii* e bacilos fusiformes, os prováveis agentes causadores da doença.

dispostas em cinco grupos principais de fibras gengivais (grupos de fibras alveologengivais, dentogengivais, circulares, dentoperiósteas e transeptais). A gengiva tem duas regiões: a **gengiva livre**, posicionada coronalmente, e a **gengiva inserida**, posicionada apicalmente.

- A gengiva livre cobre o **sulco gengival** (menos de 3 mm de profundidade em uma boca saudável), um sulco raso entre o tecido mole e o esmalte
- A gengiva inserida se estende apicalmente até a mucosa alveolar, o revestimento da boca que é coberto por um epitélio estratificado pavimentoso não queratinizado. A gengiva inserida adere à superfície do esmalte pela formação do **epitélio juncional**, que adere a uma **lâmina basal** localizada entre a superfície do esmalte e o epitélio juncional. Essa poderosa fixação, mediada por hemidesmossomos, garante que o material na cavidade oral de uma boca saudável não tenha acesso ao LP, o que mantém a esterilidade do tecido conjuntivo que envolve os dentes.

Odontogênese

Morfologia da odontogênese

A **odontogênesse**, formação do dente, começa com 6 semanas e meia de vida na forma de uma faixa epitelial, com formato de ferradura, chamada de **lâmina dentária** e que se origina do epitélio oral dos processos maxilar e mandibular.

- Dez dilatações epiteliais, conhecidas como **botões dentários**, desenvolvem-se na superfície lingual de cada lâmina dentária e pressionam o ectomesênquima circundante, derivado da crista neural (Figura 14.6)

- Cada botão dentário se desenvolve a uma velocidade diferente, mas todos os botões dentários inicialmente formam uma cúpula hemisférica tridimensional durante a **fase de capuz** do desenvolvimento do dente, à medida que a concavidade se forma na extremidade distal do botão. A cúpula hemisférica epitelial é chamada **órgão do esmalte** e envolve o ectomesênquima derivado da crista neural conhecido como **papila dentária**. O órgão do esmalte e a papila dentária, juntos, formam o **germe dentário**
- Durante a fase de capuz, o órgão de esmalte é composto de três camadas epiteliais: o **epitélio externo do esmalte** e o **epitélio interno do esmalte**, que são separados por uma terceira camada, o **retículo estrelado**, um tecido derivado do ectoderma cujas células apresentam diversas projeções. A região onde os epitélios externo e interno do esmalte são contínuos forma um anel denominado **alça cervical**
- A concavidade da camada epitelial interna do esmalte é preenchida por células ectomensenquimais derivadas da crista neural, as **papilas dentárias**, responsáveis pela produção da **dentina** e da **polpa**
- As células ectomensenquimais que circundam o germe dentário condensam-se e formam uma cápsula de tecido conjuntivo, o **saco dentário**, ao redor do germe dentário em desenvolvimento. O saco dentário é responsável pela formação do cemento, do LP e do alvéolo ósseo
- Um novo crescimento epitelial se desenvolve a partir da lâmina dentária situada em posição imediatamente lingual em relação ao capuz, conhecida como **lâmina sucedânea**. Essa lâmina cresce profundamente para dentro do ectomesênquima, e sua terminação distal forma um botão dentário que origina o substituto permanente do dente decíduo em formação

CONSIDERAÇÕES CLÍNICAS 14.5

Carcinoma espinocelular

O **carcinoma espinocelular** é um tipo modificado de carcinoma de célula pavimentosa em que a aparência histológica das células epiteliais malignas é a de um fuso semelhante aos fibroblastos. É altamente agressivo e com taxa de sobrevida de apenas 40% após 2 anos. O carcinoma espinocelular é mais comum em homens com mais de 60 anos, e, na região oral, esse tumor costuma ser restrito à gengiva, à língua e ao lábio inferior. Os agentes causadores mais comuns deste carcinoma são alcoolismo, fumo e má higiene oral. As características diagnósticas incluem inflamação dolorosa, úlceras que não cicatrizam rapidamente e proliferações que podem medir até 10 cm de diâmetro.

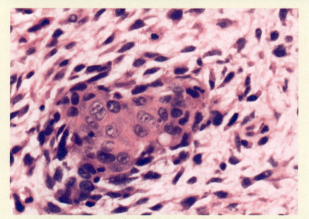

Imagem de microscopia óptica de um paciente com carcinoma espinocelular apresentando as células malignas tanto epitelioides como em formato de fuso. (Reimpressa com autorização de Mills SE et al., eds. *Sternberg's Diagnostic Surgical Pathology*, 6th ed. Philadelphia: Wolters Kluwer, 2015. p. 872, Figure 19-42.)

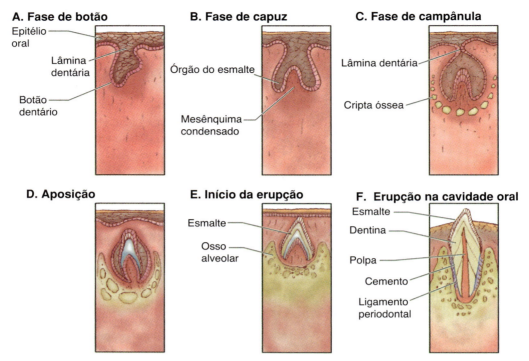

FIGURA 14.6 Este diagrama esquemático apresenta os estágios da formação de um dente.

CONSIDERAÇÕES CLÍNICAS 14.6

Odontomas

Os **odontomas** são anomalias hamartomatosas (malformações do desenvolvimento) com aparência maligna, mas que, felizmente, são benignas. São as estruturas semelhantes a tumores mais frequentes dos arcos maxilares e mandibulares, e surgem a partir de tecidos odontogênicos embrionários remanescentes, formando estruturas semelhantes a dentes que, em muitos casos, estão calcificadas e apresentam um arranjo aleatório. Em geral, são assintomáticos e descobertos em radiografias obtidas em exames odontológicos de rotina. Os odontomas complexos não apresentam risco significativo à saúde.

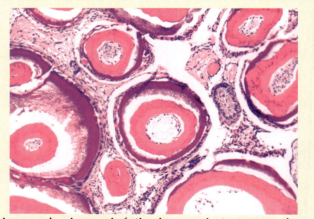

Imagem de microscopia óptica de um paciente com um odontoma complexo, mostrando a presença de dentina, esmalte e tecidos semelhantes à polpa em um arranjo aleatório. (Reimpressa com autorização de Mills SE et al., eds. *Sternberg's Diagnostic Surgical Pathology*, 6th ed. Philadelphia: Wolters Kluwer, 2015, p. 886, Figure 19-73.)

- Um grupo de células, muito provavelmente derivadas do retículo estrelado, forma um aglomerado sobre o epitélio interno do esmalte, conhecido como **nó primário do esmalte**. Essas células podem sofrer apoptose durante a fase de capuz, ou sobreviver até a próxima fase do desenvolvimento dentário
- As células epiteliais internas do esmalte se diferenciam em ameloblastos e produzem o **esmalte** dentário
- À medida que o capuz aumenta e forma uma quarta camada de células, o estrato intermediário, localizada entre o retículo estrelado e o epitélio interno do esmalte, o germe dentário entra na **fase de campânula** da odontogênese (Figura 14.7). Quando o nó do esmalte sobrevive até a fase de campânula, o órgão do esmalte se recompõe para formar um dente **pré-molar** ou **molar**. Quando o botão de esmalte sofre apoptose

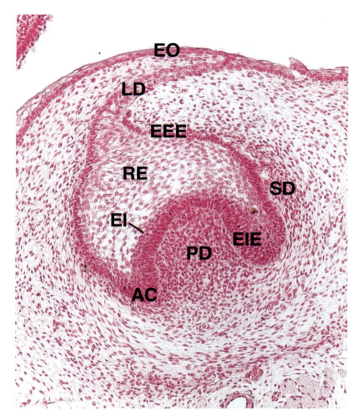

FIGURA 14.7 Esta fotomicrografia de pequena ampliação de um dente mandibular em desenvolvimento mostra um estágio entre inicial e intermediário da fase de campânula da odontogênese. Observe a **lâmina dentária** (LD) conectando o germe dentário ao **epitélio oral** (EO). O **epitélio externo do esmalte** (EEE) contata o **epitélio interno do esmalte** (EIE) na **alça cervical** (AC), e a maior parte do espaço entre essas duas camadas é ocupada por células do **retículo estrelado** (RE). Entre o retículo estrelado e o EIE, estão as células do **estrato intermediário** (EI). A concavidade do órgão do esmalte é preenchida por células da **papila dentária** (PD), e todo o germe dentário é revestido por células do **saco dentário** (SD). 132×.

durante a fase de capuz, o dente em desenvolvimento será um **dente incisivo** ou **canino**
- Durante a fase de campânula tardia, as células mais periféricas da papila dentária começam a se diferenciar em **odontoblastos**, que iniciam então a produção de **dentina**. Em resposta à formação dos odontoblastos, as células do epitélio interno do esmalte se diferenciam em **ameloblastos** e começam a produzir **esmalte**
- Quando o germe dentário forma dentina e esmalte, a odontogênese avança para uma nova fase, conhecida como **aposição**. A **fase aposicional** do desenvolvimento dentário é responsável pela formação da coroa do dente.
- Depois que o esmalte da coroa está totalmente formado, a odontogênese entra na fase subsequente, conhecida como **formação da raiz**. Esse processo ocorre simultaneamente com a **erupção**, na qual as raízes do dente crescem em comprimento, o dente se move na direção da cavidade oral e irrompe através do tecido conjuntivo e, finalmente, do epitélio oral. Quando o dente chega à cavidade oral, ele continua a irromper a um ritmo acelerado até que fica em contato com seu correspondente na arcada oposta
- É importante entender que a raiz não empurra o dente para sua posição na cavidade oral; em vez disso, os osteoblastos do assoalho alveolar formam mais osso, e essa osteogênese força o dente em desenvolvimento, resultando em sua erupção
- Além disso, a cobertura da cripta óssea que circunda o osso em desenvolvimento é reabsorvida pela atividade osteoclástica, o que amplia o espaço para o dente que está irrompendo.

Língua

A **língua** é uma estrutura muscular móvel, recoberta por mucosa e que possui duas regiões: a raiz (base) e o corpo (Figura 14.8).

A **raiz** ancora a língua ao osso hioide, à parte posterior da cavidade oral e à faringe. O **corpo** se movimenta livremente na cavidade oral, e sua superfície dorsal (voltada para o palato) é dividida em dois terços anteriores e um terço posterior por um sulco superficial em

CONSIDERAÇÕES CLÍNICAS 14.7

Distúrbios da língua

Durante a embriogênese inicial da cabeça e do pescoço, a glândula tireoide inicia sua formação na junção entre os dois terços anteriores e o terço posterior da língua no ápice do futuro sulco terminal, o local do forame cego. Como qualquer outra glândula endócrina, a tireoide inicia seu desenvolvimento com a formação de um ducto, o **ducto tireoglosso**, que penetra na substância da língua e desce até sua localização normal, logo abaixo da laringe. Uma vez que a tireoide atinge sua localização final, o ducto tireoglosso se degenera, embora ocasionalmente seu remanescente seja evidente na região cervical anterior. Em certos casos, a tireoide não desce; em vez disso, permanece na superfície da língua ou em seu interior como uma glândula endócrina que funciona normalmente produzindo hormônios tireoidianos normais e conhecida como **tireoide lingual.**

A face inferior da língua está ligada ao assoalho da boca por um elemento de tecido conjuntivo fino revestido por epitélio, conhecido como **freio lingual (frênulo lingual)**. Em alguns indivíduos, esse freio é mais curto e mais espesso do que o normal, impedindo a amplitude normal de movimento da língua, uma condição conhecida como **anquiloglossia (língua presa)**. Os bebês nascidos com esse distúrbio podem ter dificuldades durante a amamentação e, à medida que crescem, podem ser incapazes de colocar a língua até mesmo nas superfícies oclusais dos dentes inferiores ou alcançar os dentes superiores. As crianças podem ser incapazes de pronunciar certas palavras, especialmente se elas contiverem sons que exijam que a língua interaja com os dentes ou o palato (p. ex., "t", "d", "s" e a letra "l"). Em muitos casos, o problema se corrige com o crescimento da criança, pois o freio lingual fica mais solto, permitindo maior amplitude de movimento. No entanto, em alguns casos, pode ser necessário incisar o frênulo (**frenotomia**) ou até mesmo remover cirurgicamente o freio (**frenuloplastia**).

---

forma de "V", voltado para a região posterior, o **sulco terminal**, cujo ápice é uma depressão rasa, o **forame cego**. Durante a embriogênese, o **ducto tireoglosso** se forma a partir do crescimento epitelial no forame cego e dá origem à glândula tireoide. Uma vez estabelecida a tireoide, o ducto tireoglosso se degenera, mas deixa uma reentrância no local de origem, o forame cego. O dorso do terço posterior da língua possui criptas que se aprofundam no tecido linfoide submucoso, a **tonsila lingual**.

O dorso dos dois terços anteriores da língua é coberto por uma **mucosa especializada** exibindo **papilas gustativas**, algumas com botões gustativos, e a superfície ventral é coberta por uma **mucosa de revestimento**. O cerne da língua é composto de dois grupos de músculos esqueléticos, o **grupo intrínseco** e o **grupo extrínseco**, entremeados por tecido conjuntivo e três pares de glândulas salivares menores, **glândulas mucosas posteriores**, **glândulas de von Ebner (glândulas puramente serosas)** e **glândulas de Blandin-Nuhn (glândulas mistas)**.

Papilas gustativas

Os quatro tipos de **papilas gustativas** são áreas de projeção da mucosa da superfície dorsal.

As **papilas filiformes** são as mais numerosas e têm formato cônico, não contêm botões gustativos e seu epitélio estratificado pavimentoso é **profusamente queratinizado**. As **papilas fungiformes** têm formato de cogumelo e contêm alguns **botões gustativos** em sua superfície livre, revestida por um epitélio estratificado pavimentoso não queratinizado. As **papilas foliáceas** estão localizadas nas superfícies posterolaterais dos dois terços anteriores da língua. Essas papilas são evidenciadas por depressões rasas que contêm botões gustativos nos primeiros 2 anos de vida e que depois se degeneram. As glândulas de von Ebner liberam sua secreção dentro dessas depressões. As cerca de 12 **papilas circunvaladas**, localizadas anteriormente ao sulco terminal, têm numerosos **botões gustativos** e estão circundadas por um sulco profundo semelhante a um fosso (Figura 14.9). As glândulas de von Ebner liberam sua secreção serosa na parte inferior dessa depressão em forma de fosso.

Botões gustativos e percepção do paladar

A **percepção do paladar** é realizada pelas células das estruturas intraepiteliais, conhecidas como **botões gustativos**, localizados principalmente na superfície dorsal da língua, embora também estejam presentes no palato mole e na faringe (Figura 14.10). São compostas de 60 a 80 **células neuroepiteliais** fusiformes, que são de quatro tipos: **células basais (tipo IV)**, que atuam como células regenerativas; **células escuras** (células do tipo I, células neuroepiteliais), que provavelmente se originam diretamente das células basais e amadurecem em **células claras** (tipo II, células sustentaculares); e **células intermediárias** (células do tipo III), que irão sofrer apoptose. O ciclo de vida completo dessas células é de cerca de 10 dias a 2 semanas, e elas são continuamente substituídas por derivados de células basais.

As células dos botões gustativos são dispostas em um arranjo compacto e formam um orifício, conhecido como **poro gustativo**, na superfície epitelial. Nos planos basais, as células dos tipos I, II e III formam **contatos sinápticos** com as fibras nervosas e, apicalmente, elas apresentam microvilosidades longas, conhecidas como **pelos**

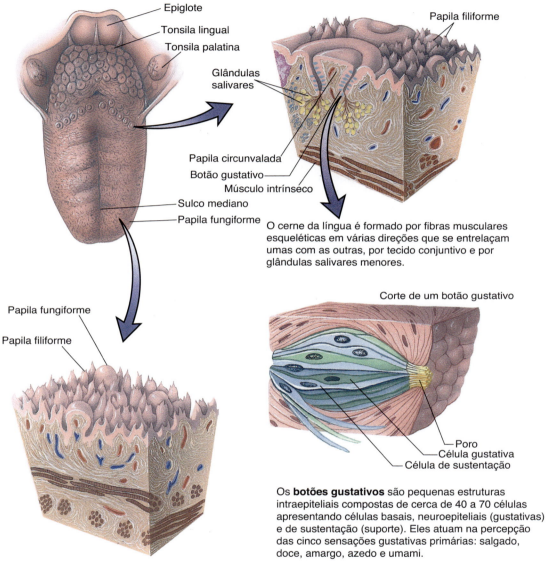

FIGURA 14.8 Representação esquemática da língua, de suas papilas gustativas e de um botão gustativo. A superfície dorsal da língua é subdividida em dois terços anteriores, que apresentam quatro tipos de papilas gustativas, e um terço posterior, que apresenta as tonsilas linguais. As duas regiões são separadas entre si por uma depressão em formato de V, o sulco terminal. As **papilas filiformes** são curtas, cônicas e altamente queratinizadas. As **papilas fungiformes** têm formato de cogumelo, e a face dorsal de seu epitélio abriga de três a cinco botões gustativos. As **papilas circunvaladas**, as maiores papilas gustativas, estão presentes em número de 6 a 12. Cada papila circunvalada está levemente rebaixada em relação à superfície da língua e é circundada por um sulco semelhante aos fossos dos castelos medievais. As superfícies laterais dessa papila, assim como o revestimento do fosso, abrigam numerosos botões gustativos. As **papilas foliáceas** estão localizadas na região lateral da língua.

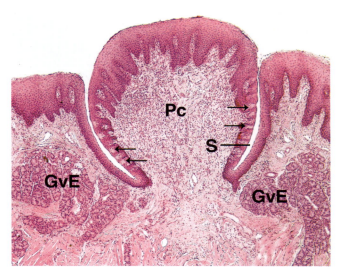

FIGURA 14.9 Esta fotomicrografia de pequena ampliação de uma **papila circunvalada** (Pc) exibe suas **glândulas de von Ebner** (GvE) associadas, glândulas salivares menores serosas que descarregam sua saliva aquosa no fundo do **sulco** (S), revestido epitelialmente, que circunda a papila. Observe que todos os botões gustativos (*setas*) estão localizados no epitélio ao longo da face lateral da papila circunvalada. 56×.

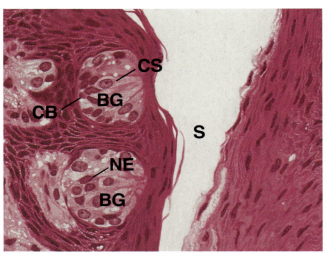

FIGURA 14.10 Esta fotomicrografia de grande ampliação exibe a abertura dos **botões gustativos** (BG), através de seu poro gustativo, no **sulco** (S) que envolve as papilas circunvaladas. Com a microscopia óptica, três tipos de células podem ser reconhecidas: **células basais** (CB) regenerativas; grandes **células de sustentação** (CS), também conhecidas como células claras; e **células neuroepiteliais** (NE) estreitas, também conhecidas como células escuras. 540×.

gustativos, que passam pelo poro gustativo e ficam expostas ao ambiente úmido da cavidade oral. Os pelos gustativos têm **receptores gustativos** que se ligam às substâncias químicas dissolvidas a partir dos alimentos, conhecidas como **gustantes**, e esta ligação resulta na abertura de canais iônicos, ativando, assim, células neuroepiteliais, que liberam substâncias neurotransmissoras em suas junções sinápticas com as fibras nervosas. O sistema nervoso central então registra o sinal e interpreta o sabor que foi sentido pela papila gustativa.

Existem vários tipos de receptores gustativos, alguns dos quais (**doce, amargo** e **umami**) requerem **receptores ligados à proteína G** embutidos nas membranas plasmáticas dos pelos gustativos. Dois dos seguintes genes são responsáveis pela síntese dos receptores que reconhecem os sabores doce e umami, especificamente **T1R1, T1R2** e **T1R3**, enquanto o sabor amargo é reconhecido por um grande número de receptores **T2R**, sendo o mais comum o **T2R38**. Os gostos azedo e salgado são reconhecidos por pelos gustativos que têm **canais iônicos para hidrogênio** e **canais iônicos para sódio**, respectivamente. Os indivíduos que podem sentir o gosto de gordura têm **moléculas do grupamento de diferenciação 36 (CD36)** na membrana plasmática de seus pelos gustativos.

Capítulo 14 Sistema Digestório I **359**

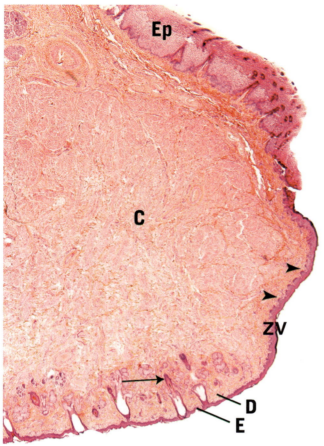

FIGURA 14.1.1 Lábio. Humano. Corte em parafina. 14×.

O lábio humano apresenta três superfícies e um **cerne** (C). A superfície externa é coberta por pele, composta de **epiderme** (E) e **derme** (D). Os folículos pilosos (*seta*) associados e as glândulas estão evidentes. A **zona do vermelhão** (ZV) é encontrada apenas nos seres humanos. As altas papilas dérmicas (*pontas de seta*) levam vasos sanguíneos às proximidades da superfície, o que explica a coloração rosada desta região. A superfície interna é revestida por um **epitélio** (Ep) úmido, classificado como epitélio estratificado pavimentoso não queratinizado. O tecido conjuntivo subjacente ao epitélio contém glândulas salivares menores. O cerne do lábio é composto de músculo esquelético intercalado com tecido conjuntivo fibroelástico.

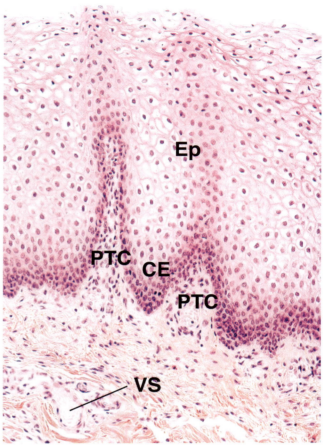

FIGURA 14.1.2 Lábio. Face interna. Humano. Corte em parafina. 270×.

A face interna do lábio é revestida por uma membrana mucosa que está constantemente úmida graças à saliva secretada pelas três glândulas salivares principais e pelas numerosas glândulas salivares menores. O espesso **epitélio** (Ep) é estratificado pavimentoso não queratinizado, com **cristas epiteliais** (CE) profundas que penetram entre as **papilas de tecido conjuntivo** (PTC). O tecido conjuntivo é do tipo fibroelástico e tem um rico **suprimento vascular** (VS).

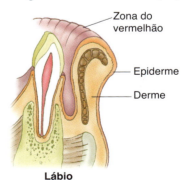

Lábio

LEGENDA

C	cerne	Ep	epitélio	VS	vaso sanguíneo
CE	cristas epiteliais	PTC	papilas de tecido conjuntivo	ZV	zona do vermelhão
D	derme				
E	epiderme				

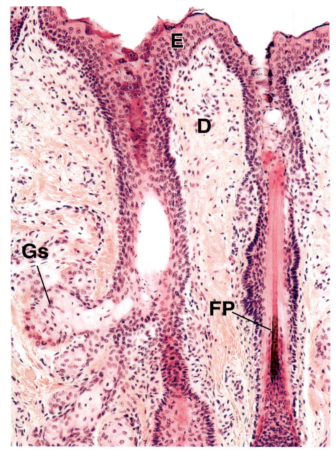 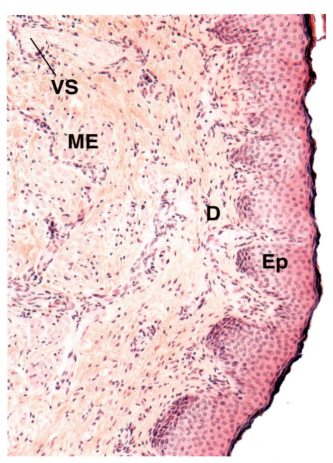

FIGURA 14.1.3 Lábio. Face externa. Humano. Corte em parafina. 132×.

A face externa do lábio é coberta por pele fina. Nem a **epiderme** (E), nem a **derme** (D) apresentam características incomuns. Nesta face, há numerosos **folículos pilosos** (FP) e **glândulas sebáceas** (Gs), assim como glândulas sudoríparas em grande quantidade.

FIGURA 14.1.4 Lábio. Zona do vermelhão. Humano. Corte em parafina. 132×.

A zona do vermelhão do lábio é coberta por uma pele modificada, composta de **epitélio** (Ep) estratificado pavimentoso queratinizado, que forma muitas interdigitações com a **derme** (D) subjacente. Não há folículos pilosos nem glândulas sudoríparas nesta área (embora possam existir glândulas sebáceas ocasionais). Observe os perfis de cortes transversais de **fibras musculares esqueléticas** (ME) e o rico **suprimento vascular** (VS) do lábio.

	LEGENDA				
D	derme	FP	folículo piloso	ME	fibras do músculo esquelético
E	epiderme	Gs	glândulas sebáceas		
Ep	epitélio			VS	vaso sanguíneo

Capítulo 14 Sistema Digestório I   **361**

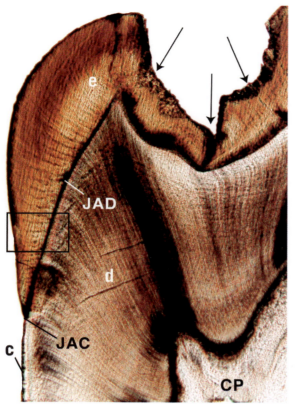

FIGURA 14.2.1 Dente. Humano. Preparado por desgaste. 14×.

O dente consiste em uma coroa, um colo e uma raiz, formados por tecidos calcificados circundando uma câmara pulpar que abriga uma polpa mole e gelatinosa. Nos preparados obtidos por desgaste, permanecem apenas os tecidos rígidos. A coroa é composta de **esmalte** (e) e **dentina** (d), cuja interface é conhecida como **junção amelodentinária** (JAD). No colo do dente, o esmalte encontra o **cemento** (c), formando a **junção amelocementária** (JAC). O tamanho da **câmara pulpar** (CP) diminui à medida que o indivíduo envelhece. As lacunas no esmalte (*setas*) são resultado de cáries (cavidades). Uma região semelhante à *área em destaque* é apresentada em uma ampliação na Figura 14.2.2.

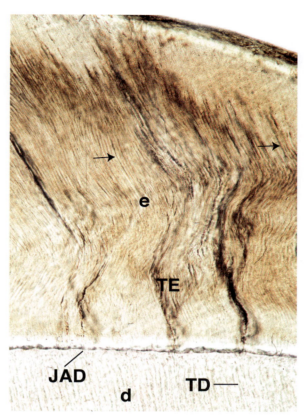

FIGURA 14.2.2 Dente. Humano. Preparado por desgaste. 132×.

Esta fotomicrografia é uma ampliação de uma região semelhante à *área em destaque* da Figura 14.2.1. O **esmalte** (e) é composto de bastões denominados prismas do esmalte (*setas*), cada um circundado por uma bainha do prisma. As regiões hipomineralizadas do esmalte têm a aparência de tufos de grama, **tufos de esmalte** (TE) que se estendem a partir da **junção amelodentinária** (JAD) para o esmalte. A **dentina** (d), que não é tão calcificada quanto o esmalte, apresenta longos canais estreitos, os **túbulos dentinários** (TD), que, no dente vivo, abrigam prolongamentos de odontoblastos, as células responsáveis pela formação da dentina.

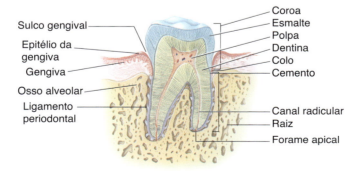

LEGENDA

c	cemento	e	esmalte	TD	túbulos dentinários
CP	câmara pulpar	JAC	junção amelocementária	TE	tufos de esmalte
d	dentina	JAD	junção amelodentinária		

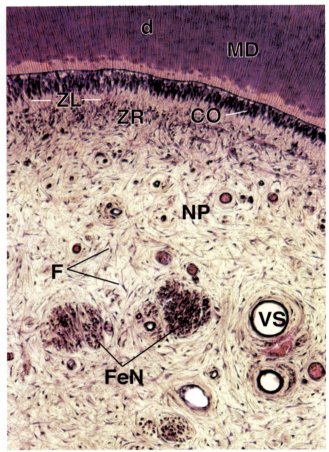

FIGURA 14.2.3 Polpa. Humano. Corte em parafina. 132×.

A polpa é circundada por **dentina** (d), da qual é separada por **matriz dentinária** (MD) não calcificada. Diz-se que a polpa apresenta quatro regiões: **camada odontoblástica** (CO), **zona livre de células** (ZL), **zona rica em células** (ZR) e **núcleo da polpa** (NP). O núcleo da polpa é constituído de **fibroblastos** (F), de delicadas fibras colágenas, de numerosos **feixes nervosos** (FeN) e de **vasos sanguíneos** (VS). Os ramos dessas estruturas neurovasculares alcançam a periferia da polpa, onde irrigam e inervam a zona rica em células e os odontolastos com capilares sanguíneos e finas fibras nervosas.

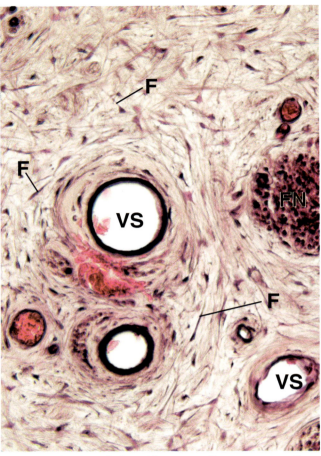

FIGURA 14.2.4 Polpa. Humano. Corte em parafina. 270×.

Esta imagem é uma ampliação do canto inferior direito da Figura 14.2.3. Observe a presença de **vasos sanguíneos** (VS) e de **fibras nervosas** (FN), assim como de numerosos **fibroblastos** (F), neste tecido conjuntivo gelatinoso.

LEGENDA

CO	camada odontoblástica	**FN**	fibras nervosas	**VS**	vaso sanguíneo
d	dentina	**MD**	matriz dentinária	**ZL**	zona livre de células
F	fibroblastos	**NP**	núcleo da polpa	**ZR**	zona rica em células
FeN	feixes nervosos				

Capítulo 14 Sistema Digestório I **363**

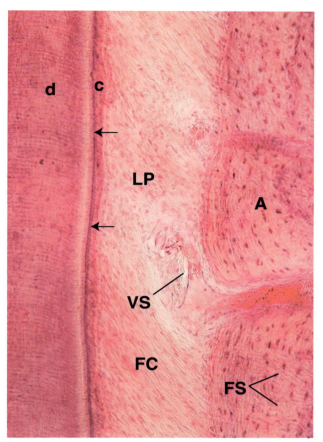

FIGURA 14.3.1 Ligamento periodontal. Humano. Corte em parafina. 132×.

A raiz do dente, formada por **dentina** (d) e **cemento** (c), fica suspensa no seu **alvéolo** (A) ósseo por um tecido colagenoso, o **ligamento periodontal** (LP). Fortes feixes de **fibras colágenas** (FC) do ligamento estão inseridos no osso alveolar pelas **fibras de Sharpey** (FS). **Vasos sanguíneos** (VS) originados do osso entram no LP para nutri-lo. A junção cementodentinária (*setas*) está bem evidente. Próximo ao ápice da raiz, o cemento se torna mais espesso e abriga cementócitos.

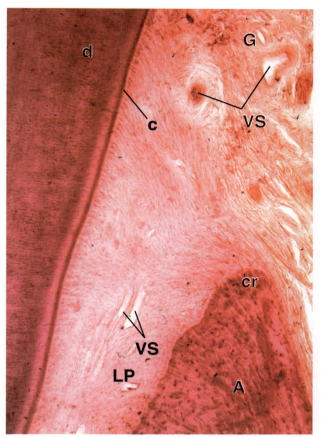

FIGURA 14.3.2 Ligamento periodontal. Humano. Corte em parafina. 270×.

A raiz do dente, formada por **dentina** (d) e **cemento** (c), é suspensa no seu **alvéolo** (A) ósseo por fibras colágenas do **ligamento periodontal** (LP). Observe que esta fotomicrografia foi tirada na região da **crista** (cr) do alvéolo, acima da qual o ligamento periodontal é contínuo ao tecido conjuntivo da **gengiva** (G). Observe que a gengiva e o ligamento periodontal são altamente vascularizados, o que é evidente pela abundância de **vasos sanguíneos** (VS).

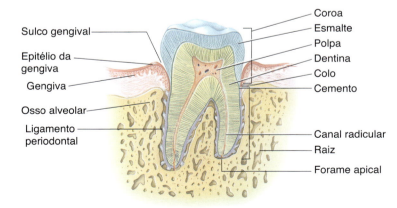

LEGENDA					
A	alvéolo	FC	fibras colágenas	LP	ligamento periodontal
c	cemento	FS	fibras de Sharpey	VS	vasos sanguíneos
cr	crista	G	gengiva		

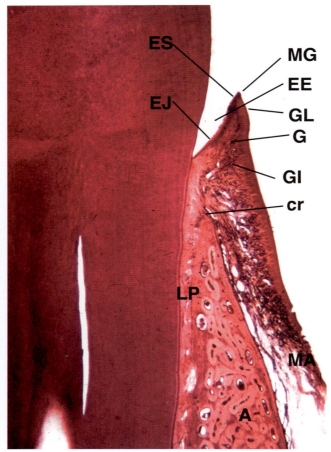

FIGURA 14.3.3 Gengiva. Humano. Corte em parafina. 14×.

Esta imagem é um corte longitudinal de um dente incisivo descalcificado; todos os cristais de hidroxiapatita foram extraídos do dente e do seu **alvéolo** (A). Como o esmalte é composto quase que completamente de cristais de hidroxiapatita, apenas o local ocupado antes pelo esmalte, o **espaço do esmalte** (EE), está representado nesta fotomicrografia. A **crista** (cr) óssea alveolar está evidente, assim como o **ligamento periodontal** (LP) e a **gengiva** (G). A **margem gengival** (MG), a **gengiva livre** (GL), a **gengiva inserida** (GI), o **epitélio sulcular** (ES), o **epitélio juncional** (EJ) e a **mucosa alveolar** (MA) também estão identificados.

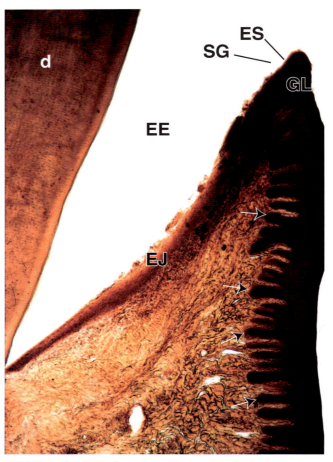

FIGURA 14.3.4 Gengiva. Humano. Corte em parafina. 132×.

Esta fotomicrografia é uma ampliação da área da margem gengival da Figura 14.3.3. Observe que o **espaço do esmalte** (EE) está localizado entre a **dentina** (d) da coroa do dente incisivo e o **epitélio juncional** (EJ). O **epitélio sulcular** (ES) da **gengiva livre** (GL) delimita um espaço conhecido como o **sulco gengival** (SG), que estaria muito evidente se o esmalte ainda estivesse visível nesta fotomicrografia. Observe as interdigitações bem desenvolvidas entre o epitélio e o tecido conjuntivo (*setas*), conhecidas como aparelho em rede (*rete apparatus*) na **gengiva livre** (GL) e **na gengiva inserida**, indicativo da existência de intenso atrito nessas regiões da cavidade oral.

LEGENDA

A	alvéolo	ES	epitélio sulcular	LP	ligamento periodontal
cr	crista	G	gengiva	MA	mucosa alveolar
d	dentina	GI	gengiva inserida	MG	margem gengival
EE	espaço do esmalte	GL	gengiva livre	SG	sulco gengival
EJ	epitélio juncional				

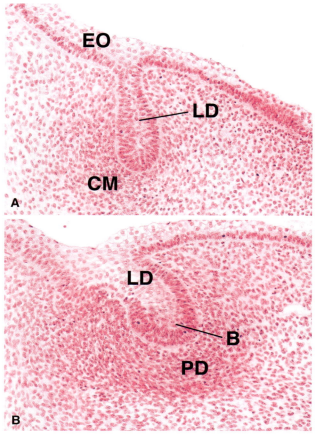
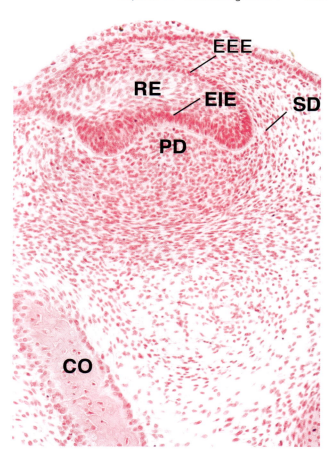

FIGURA 14.4.1A Desenvolvimento do dente. Lâmina dentária. Corte frontal. Porco. Corte em parafina. 132×.

A **lâmina dentária** (LD) é uma faixa de tecido epitelial em formato de ferradura que surge a partir do **epitélio oral** (EO) e é circundada por **células mesenquimais** (CM). O corte frontal da lâmina dentária, como é visto nesta fotomicrografia, tem o formato de um bastão. As CMs existentes em regiões definidas da extremidade distal da lâmina dentária tornam-se circulares e agregam-se para formar o precursor da papila dentária responsável pela formação da polpa e da dentina do dente.

FIGURA 14.4.1B Desenvolvimento do dente. Fase de botão. Corte frontal. Porco. Corte em parafina. 132×.

Em várias localizações definidas ao longo da **lâmina dentária** (LD), aparece um espessamento epitelial, o **botão** (B). Cada botão fornecerá as células necessárias para a formação do esmalte de um único dente. A **papila dentária** (PD) forma uma área em formato de meia-lua na região distal do botão.

FIGURA 14.4.2 Desenvolvimento do dente. Fase de capuz. Corte frontal. Porco. Corte em parafina. 132×.

O aumento da atividade mitótica transforma o botão em uma estrutura com formato de capuz. Observe que as três camadas epiteliais do órgão de esmalte podem ser reconhecidas: o **epitélio externo do esmalte** (EEE), o **epitélio interno do esmalte** (EIE) e o **retículo estrelado** (RE), intercalado entre os dois. O epitélio interno do esmalte começou a confinar a **papila dentária** (PD). Observe que as células mesenquimais se tornam alongadas, formando então o **saco dentário** (SD), que irá envolver o órgão de esmalte e a papila dentária. Além disso, uma **cripta óssea** (CO) irá envolver o saco dentário.

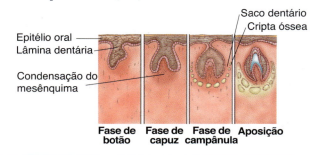

LEGENDA					
B	botão	**EIE**	epitélio interno do esmalte	**PD**	papila dentária
CM	células mesenquimais			**RE**	retículo estrelado
CO	cripta óssea	**EO**	epitélio oral	**SD**	saco dentário
EEE	epitélio externo do esmalte	**LD**	lâmina dentária		

366 Gartner & Hiatt Histologia | Texto e Atlas

Prancha 14.4B Desenvolvimento do dente

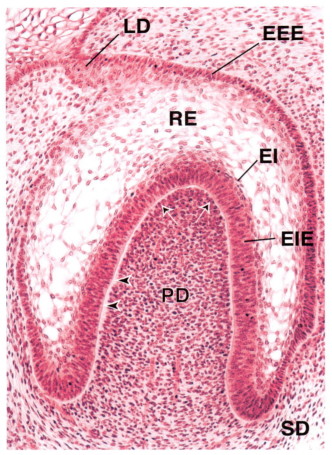

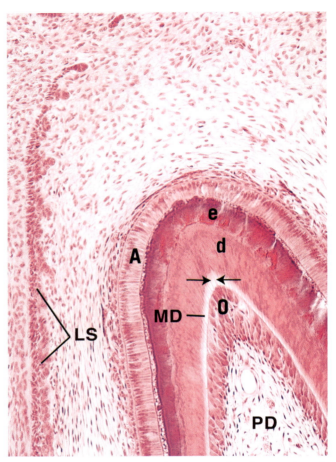

FIGURA 14.4.3 Desenvolvimento do dente. Fase de campânula. Corte frontal. Porco. Corte em parafina. 132×.

À medida que o órgão de esmalte cresce em tamanho, ele passa a assemelhar-se a uma campânula, daí o estágio de campânula do desenvolvimento dos dentes. Esta fase é caracterizada por quatro camadas celulares: **epitélio externo do esmalte** (EEE), **retículo estrelado** (RE), **epitélio interno do esmalte** (EIE) e **estrato intermediário** (EI). Observe que o órgão de esmalte ainda está conectado à **lâmina dentária** (LD). A **papila dentária** (PD) é constituída de células mesenquimais arredondadas cuja camada mais periférica (*setas*) se diferenciará para formar os odontoblastos. Perceba a espessa membrana basal (*pontas de seta*) entre os futuros odontoblastos e o epitélio interno do esmalte (os futuros ameloblastos). Observe também as células fusiformes do **saco dentário** (SD).

FIGURA 14.4.4 Desenvolvimento do dente. Aposição. Corte frontal. Porco. Corte em parafina. 132×.

A elaboração da **dentina** (d) e do **esmalte** (e) é indicativa da aposição. A dentina é produzida por **odontoblastos** (O), células que formam a camada celular mais periférica da **papila dentária** (PD). Os processos odontoblásticos (*setas*) são vistos nesta fotomicrografia atravessando a **matriz dentinária** (MD). Os **ameloblastos** (A) são as células colunares muito alongadas que produzem o esmalte. A longa estrutura epitelial localizada à esquerda é a **lâmina sucedânea** (LS), responsável pelo futuro desenvolvimento do dente permanente.

LEGENDA					
A	ameloblasto	EI	estrato intermediário	MD	matriz dentinária
d	dentina	EIE	epitélio interno do esmalte	O	odontoblastos
e	esmalte			PD	papila dentária
EEE	epitélio externo do esmalte	LD	lâmina dentária	RE	retículo estrelado
		LS	lâmina sucedânea	SD	saco dentário

Capítulo 14 Sistema Digestório I **367**

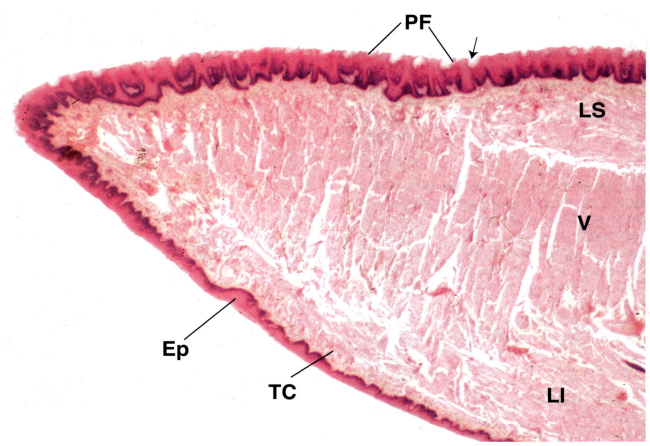

FIGURA 14.5.1 Língua. Humano. Corte longitudinal. Corte em parafina. 20×.

Parte dos dois terços anteriores da língua é apresentada nesta fotomicrografia. Este órgão muscular dispõe de numerosas **papilas filiformes** (PF) na sua superfície dorsal, cujo epitélio estratificado pavimentoso é queratinizado (*seta*). A superfície ventral da língua é revestida por **epitélio** (Ep) estratificado pavimentoso não queratinizado. Os músculos intrínsecos da língua estão dispostos em quatro camadas: **longitudinal superior** (LS), **vertical** (V), **longitudinal inferior** (LI) e **horizontal** (não demonstrado aqui). A mucosa da língua adere firmemente ao perimísio dos músculos intrínsecos da língua pelo **tecido conjuntivo** (TC) subepitelial.

368 Gartner & Hiatt Histologia | Texto e Atlas

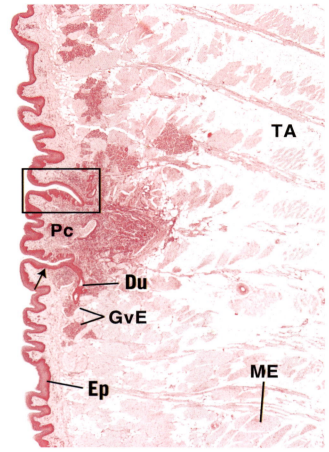

FIGURA 14.5.2 Língua. Humano. Corte longitudinal. Corte em parafina. 14×.

A região posterior dos dois terços anteriores da língua contém **papilas circunvaladas** (Pc). Estas papilas são circundadas por um sulco profundo (*seta*), cuja base recebe secreção serosa pelos **ductos** (Du) das **glândulas de von Ebner** (GvE). O **epitélio** (Ep) da papila aloja botões gustativos nas faces laterais da papila, mas não na sua superfície superior. O interior da língua contém **fibras musculares esqueléticas** (ME) dos músculos extrínsecos e intrínsecos da língua, assim como glândulas e **tecido adiposo** (TA). Uma região semelhante à *área em destaque* é apresentada em uma ampliação na Figura 14.5.3.

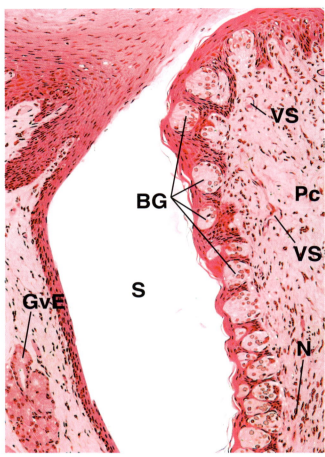

FIGURA 14.5.3 Papila circunvalada. Macaco. Corte transversal. Corte em resina plástica. 132×.

Esta fotomicrografia é uma ampliação de uma região semelhante à *área em destaque* na Figura 14.5.2 girada em 90 graus. Observe o **sulco** (S) separando a **papila circunvalada** (Pc) da parede do sulco. As **glândulas de von Ebner** (GvE) liberam sua secreção serosa para o interior do sulco, cujo conteúdo é monitorado por numerosos **botões gustativos** (BG) intraepiteliais. Observe que os botões gustativos não são encontrados na superfície superior da papila circunvalada, apenas na superfície lateral. O interior de tecido conjuntivo da papila é rico em **vasos sanguíneos** (VS) e **nervos** (N).

LEGENDA					
Du	ducto	LS	músculo longitudinal superior	PF	papila filiforme
Ep	epitélio			TA	tecido adiposo
GvE	glândulas de von Ebner	ME	músculo esquelético	TC	tecido conjuntivo
LI	músculo longitudinal inferior	Pc	papila circunvalada	V	músculo vertical

LEGENDA					
BG	botões gustativos	N	nervos	S	sulco
GvE	glândulas de von Ebner	Pc	papila circunvalada	VS	vasos sanguíneos

Capítulo 14 Sistema Digestório I   369

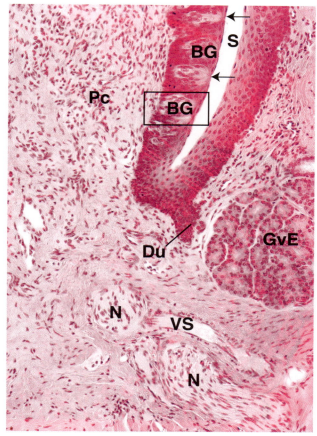

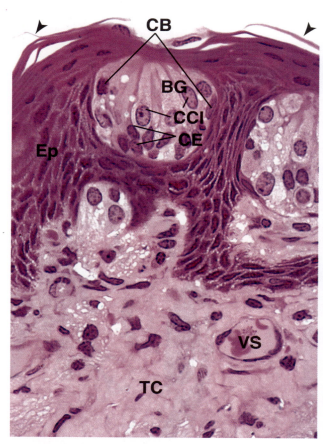

FIGURA 14.6.1 Papila circunvalada. Macaco. Corte em parafina. 132×.

A base da **papila circunvalada** (Pc), o **sulco** (S) circundante, e as paredes do sulco estão evidentes nesta fotomicrografia. As **glândulas de von Ebner** (GvE) liberam suas secreções serosas por meio de **ductos** (Du) curtos para a base do sulco. Observe os ricos **suprimento vascular** (VS) e **nervoso** (N) para esta região. Numerosos **botões gustativos** (BG) situam-se no epitélio da face lateral da papila. Cada botão gustativo dispõe de um poro gustativo (*setas*), por meio do qual os pelos gustativos (longas microvilosidades) projetam-se para o espaço do sulco. Uma região semelhante à *área em destaque* é apresentada em uma ampliação na Figura 14.6.2.

FIGURA 14.6.2 Botão gustativo. Macaco. Corte em parafina. 540×.

Esta imagem é uma ampliação de uma região semelhante à *área em destaque* da Figura 14.6.1. Observe que o **epitélio** (Ep) estratificado pavimentoso paraqueratinizado contém células em vias de descamação (*pontas de seta*). Os **botões gustativos** (BG) são compostos de quatro tipos de células. Acredita-se que as **células basais** (laterais) (CB) façam a reposição celular do botão, enquanto as **células claras** (CCl), as células intermediárias e as **células escuras** (CE) sejam gustativas. Observe a existência de **vasos sanguíneos** (VS) no **tecido conjuntivo** (TC) subepitelial.

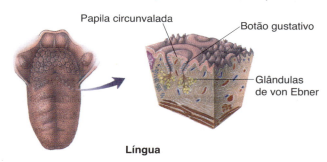

Língua

LEGENDA					
BG	botões gustativos	Du	ductos	Pc	papila circunvalada
CB	células basais	Ep	epitélio	S	sulco
CCl	células claras	GvE	glândulas de von Ebner	TC	tecido conjuntivo
CE	células escuras	N	nervos	VS	vasos sanguíneos

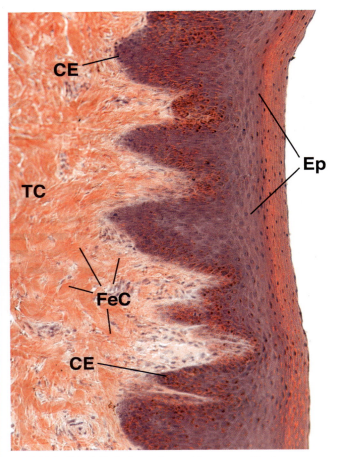

FIGURA 14.6.3 Palato duro. Humano. Corte em parafina. 132×.

O palato duro tem uma superfície nasal e uma superfície oral. O **epitélio** (Ep) estratificado pavimentoso paraqueratinizado da superfície oral forma invaginações profundas, as **cristas epiteliais** (CE), que se interdigitam com o **tecido conjuntivo** (TC) subepitelial. Espessos **feixes de fibras colágenas** (FeC) aderem firmemente à mucosa do palato ao periósteo do osso subjacente. O palato duro também abriga grandes depósitos de tecido adiposo e glândulas mucosas.

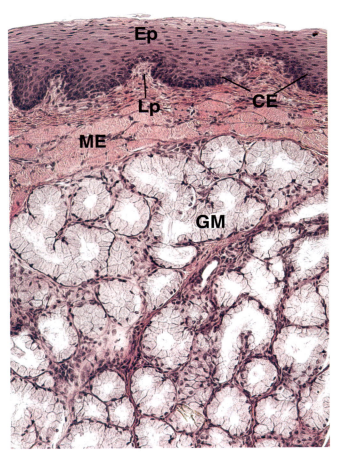

FIGURA 14.6.4 Palato mole. Humano. Corte em parafina. 132×.

A superfície oral do palato mole é revestida por um **epitélio** (Ep) estratificado pavimentoso não queratinizado que se interdigita com a **lâmina própria** (LP) por meio de **cristas epiteliais** (CE) curtas. O palato mole é uma estrutura móvel, o que é comprovado pela existência de **fibras musculares esqueléticas** (ME). O interior do palato mole abriga numerosas **glândulas mucosas** (GM) que liberam seus produtos de secreção para a cavidade oral por meio de curtos ductos retos.

LEGENDA

CE	cristas epiteliais	GM	glândulas mucosas	ME	músculo esquelético
Ep	epitélio	LP	lâmina própria	TC	tecido conjuntivo
FeC	feixes de fibra colágena				

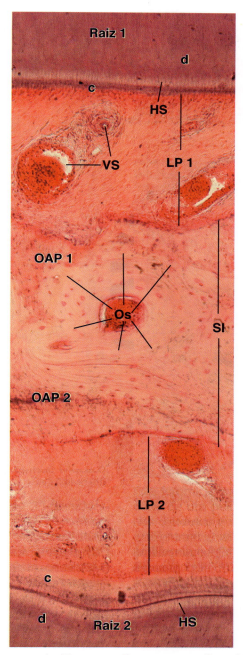

FIGURA 14.7.1 Raízes dos incisivos centrais. Humano. Corte em parafina. 132×.

As raízes dos dois incisivos centrais humanos e seus tecidos de sustentação são observados nesta fotomicrografia composta. Observe que a raiz de um incisivo, raiz 1, está no topo da figura, e avançando em direção à parte inferior da imagem, a **camada hialina de Hopewell-Smith** (HS) separa a **dentina** (d) da raiz do **cemento** (c). Observe **vasos sanguíneos** (VS) no **ligamento periodontal** (LP 1), o qual suspende o dente 1 no seu alvéolo. O **septo interdentário** (SI), posicionado entre os dois incisivos e composto de tecido ósseo primário, é formado pela fusão dos **ossos alveolares propriamente ditos** (OAP 1 e 2) de cada raiz. Perceba também **ósteons** (Os) no tecido ósseo. O centro dos ósteons fica aproximadamente na linha de fusão entre os dois OAPs. O **ligamento periodontal** (LP 2) do outro incisivo está localizado entre o **osso alveolar propriamente dito** (OAP 2) e o cemento desse dente. Sua **dentina** (d) e a **camada hialina de Hopewell- Smith** (HS) da raiz 2 estão evidentes.

LEGENDA					
c	cemento	LP	ligamento periodontal	Os	ósteons
d	dentina	OAP	osso alveolar	SI	septo interdentário
HS	camada hialina de Hopewell-Smith		propriamente dito	VS	vasos sanguíneos

Prancha 14.7B Aspecto nasal do palato duro

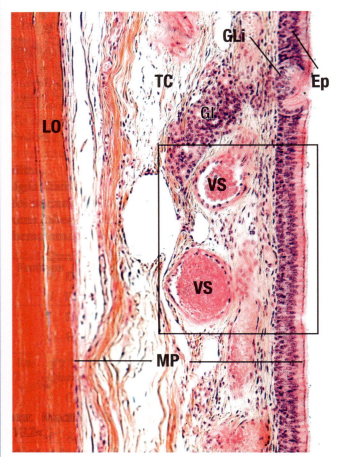

FIGURA 14.7.2 Palato duro. Humano. Corte em parafina. 132×.

O palato duro apresenta uma superfície oral e uma superfície nasal. Observe que o **epitélio** (Ep) pseudoestratificado colunar ciliado apresenta cílios e uma **glândula intraepitelial** (GLi). Observe a existência de **glândulas** (Gl) e de **vasos sanguíneos** (VS) no **tecido conjuntivo** (TC) subepitelial. O epitélio e seu tecido conjuntivo subepitelial são nomeados coletivamente como **mucoperiósteo** (MP), que está firmemente preso à **lâmina óssea** (LO) do palato duro. Uma ampliação da *área em destaque* é apresentada na Figura 14.7.3.

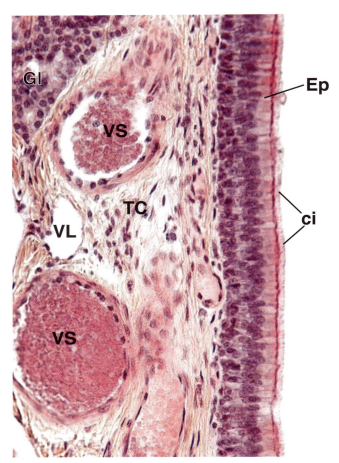

FIGURA 14.7.3 Palato duro. Humano. Corte em parafina. 132×.

Esta imagem é uma ampliação de uma região semelhante à *área em destaque* na Figura 14.7.2. Observe a presença de **glândulas** (Gl), **vasos sanguíneos** (VS) e **vasos linfáticos** (VL) no **tecido conjuntivo** (TC) subepitelial. Perceba também os **cílios** (ci), claramente visíveis no **epitélio** (Ep) pseudoestratificado colunar ciliado que reveste a superfície nasal do palato duro.

LEGENDA

ci	cílios	GLi	glândula intraepitelial	TC	tecido conjuntivo
Ep	epitélio	LO	lâmina óssea	VL	vasos linfáticos
FC	feixes de fibra colágena	MP	mucoperiósteo	VS	vasos sanguíneos
GL	glândulas				

Revisão de imagens histológicas selecionadas

Aspecto da superfície cutânea

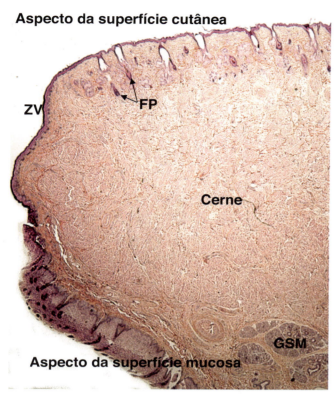

Aspecto da superfície mucosa

FIGURA DE REVISÃO 14.1.1 Lábio. Humano. Corte longitudinal. Corte em parafina. 14×.

Esta imagem é uma fotografia de microscopia de pequena ampliação do lábio humano, demonstrando que seu **cerne** de músculo esquelético e de algum tecido conjuntivo é revestido por epitélio estratificado pavimentoso, cuja estrutura determina as três componentes superfícies do lábio. A **superfície mucosa**, ou interna, é um epitélio úmido não corneificado. O tecido conjuntivo subepitelial contém **glândulas salivares mucosas** (GSM) menores. A superfície intermediária do lábio – na qual se aplica batom – é a **zona do vermelhão** (ZV) destituída de folículos pilosos, mas queratinizada. Seu aparelho em rede é altamente contorcido, o que permite que as alças capilares cheguem próximo da superfície e confere uma coloração rosada a esta região. A **superfície cutânea**, ou externa, é uma camada fina de pele com **folículos pilosos** (FP). (Reimpressa com autorização de Leslie P. Gartner. *Oral Histology and Embriology*, 3rd ed. Baltimore: Jen House Publishing Company, 2014.)

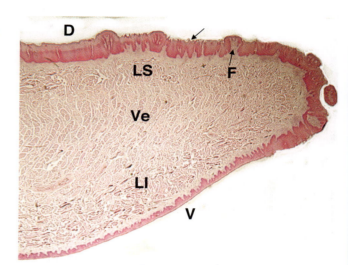

FIGURA DE REVISÃO 14.1.2 Ápice da língua. Humano. Corte longitudinal. Corte em parafina. 14×.

Esta imagem é uma pequena ampliação do ápice da língua do ser humano demonstrando que seu cerne é composto de fibras de músculo esquelético dispostas em quatro orientações diferentes: **longitudinal superior** (LS), **vertical** (Ve), **longitudinal inferior** (LI) e horizontal (não mostrada). O epitélio que reveste a língua é estratificado pavimentoso. Esse epitélio é queratinizado na sua **superfície dorsal** (D) e não queratinizado na sua **superfície ventral** (V). A superfície dorsal da língua contém papilas gustativas, das quais estão demonstrados dois tipos nesta fotomicrografia: as papilas filiformes altamente queratinizadas e numerosas (*setas*), e as **papilas fungiformes** (F) com formato de cogumelo. (Reimpressa com autorização de Leslie P. Gartner. *Oral Histology and Embriology*, 3rd ed. Baltimore: Jen House Publishing Company, 2014.)

LEGENDA

D	superfície dorsal	LI	músculo longitudinal inferior	V	superfície ventral
F	papilas fungiformes			Ve	músculo vertical
FP	folículos pilosos	LS	músculo longitudinal superior	ZV	zona do vermelhão
GSM	glândulas salivares mucosas				

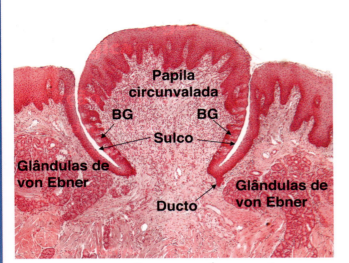

FIGURA DE REVISÃO 14.1.3 Ápice da língua. Humano. Corte longitudinal. Corte em parafina. 14×.

Esta imagem é uma fotomicrografia de pequena ampliação de uma **papila circunvalada** da língua humana. Observe que o tecido conjuntivo subepitelial dessa região da superfície dorsal da língua tem **glândulas de von Ebner**, cujos **ductos** liberam sua secreção serosa no interior do **sulco** que circunda as papilas circunvaladas. Perceba também que a parede da papila circunvalada é rica em **botões gustativos** (BG). (Reimpressa com autorização de Leslie P. Gartner. *Oral Histology and Embriology*, 3rd ed. Baltimore: Jen House Publishing Company, 2014.)

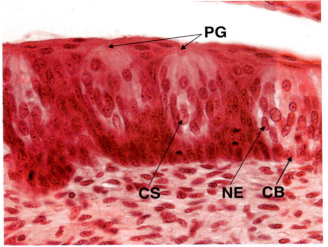

FIGURA DE REVISÃO 14.1.4 Ápice da língua. Humano. Corte longitudinal. Corte em parafina. 540×.

Esta fotomicrografia apresenta quatro botões gustativos localizados na parede da papila circunvalada da figura anterior. Observe que a orientação desta fotomicrografia é perpendicular à demonstrada na Figura de revisão 14.1.3. A descrição clássica encontrada à microscopia óptica inclui três tipos de células: **células basais** (CB) baixas, **células de sustentação** (CS) palidamente coradas e **células neuroepiteliais** (NE) escuras. Observe os **poros gustativos** (PG) que se abrem no interior do sulco que circunda a papila circunvalada. (Reimpressa com autorização de Leslie P. Gartner. *Oral Histology and Embriology*, 3rd ed. Baltimore: Jen House Publishing Company, 2014.)

LEGENDA

BG	botões gustativos	CS	células de sustentação	PG	poros gustativos
CB	células basais	NE	células neuroepiteliais		

Capítulo 14 Sistema Digestório I   375

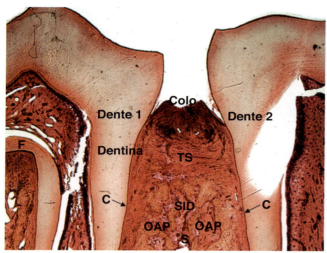

FIGURA DE REVISÃO 14.2.1 Primeiro e segundo molares adjacentes. Humano. Corte longitudinal. Corte em parafina. 14×.

Os dois **molares** (dente 1 e dente 2) estão separados um do outro por um **septo interdentário** (SID) ósseo no qual a região que circunda a raiz de cada dente é conhecida como **osso alveolar propriamente dito** (OAP). O tecido gengival localizado entre os dois dentes tem uma depressão no seu ápice, conhecida como **colo**. Os dois molares são fixados um ao outro por meio de um ligamento gengival descrito como **grupo de fibras transeptais** (TS). A **dentina** e o **cemento** (C) dos dentes estão bem visíveis, mas o esmalte foi removido durante o processo de descalcificação. Observe a **furca** (F) do dente 1. (Reimpressa com autorização de Leslie P. Gartner. *Oral Histology and Embryology*, 3rd ed. Baltimore: Jen House Publishing Company, 2014.)

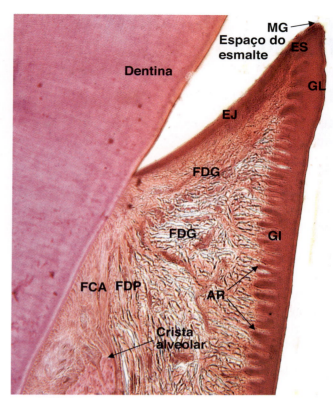

FIGURA DE REVISÃO 14.2.2 Dente incisivo. Humano. Corte longitudinal. Corte em parafina. 14×.

Esta fotomicrografia de pequena ampliação de um dente incisivo humano e sua gengiva adjacente demonstra a **dentina** do dente e o espaço vazio (**espaço do esmalte**) ocupado pelo esmalte antes de sua remoção, durante o processo de descalcificação. A gengiva, cuja **margem** (MG) se aprofunda na depressão, é conhecida como o sulco entre o esmalte e o tecido mole. O **epitélio sulcular** (ES) está em continuidade com o **epitélio juncional** (EJ). Na face oral, a gengiva está separada em **gengiva livre** (GL) e **gengiva inserida** (GI). A gengiva inserida está sujeita a muitas forças de fricção e, por esta razão, seu **aparelho em rede** (AR) é altamente desenvolvido. A **crista alveolar** está bem evidente. As **fibras da crista alveolar** (FCA) do ligamento periodontal se fixam ao cemento da raiz e à crista alveolar. As **fibras dentogengivais** (FDG) e as **fibras dentoperiósteas** (FDP) da gengiva também estão evidentes. (Reimpressa com autorização de Leslie P. Gartner. *Oral Histology and Embryology*, 3rd ed. Baltimore: Jen House Publishing Company, 2014.)

LEGENDA

AR	aparelho em rede	FDG	fibras dentogengivais	OAP	osso alveolar propriamente dito
C	cemento	FDP	fibras dentoperiósteas		
EJ	epitélio juncional	GI	gengiva inserida	SID	septo interdentário
ES	epitélio sulcular	GL	gengiva livre	TS	grupo de fibras transeptais
F	furca	MG	margem gengival		
FCA	fibras da crista alveolar				

Prancha de revisão 14.2

Resumo da organização histológica

I. Lábios

Os **lábios** controlam o acesso à **cavidade oral** a partir do ambiente externo.

A. Superfície externa

A superfície externa é coberta com **pele** fina e, por isso, tem **folículos pilosos**, **glândulas sebáceas** e **glândulas sudoríparas**.

B. Zona de transição

A **zona de transição (zona do vermelhão)** é a área rosada do lábio. Nela, as papilas de tecido conjuntivo estendem-se profundamente na epiderme. Os folículos pilosos e as glândulas sudoríparas estão ausentes, enquanto as glândulas sebáceas estão ocasionalmente presentes.

C. Membrana mucosa

A face vestibular do lábio é revestida por um **epitélio úmido** (estratificado pavimentoso não queratinizado), com numerosas **glândulas salivares menores mistas** no tecido conjuntivo subepitelial.

D. Interior do lábio

O interior do lábio contém **músculo esquelético** circundado por tecido conjuntivo.

II. Dentes

Os **dentes** são compostos de três tecidos calcificados e de um núcleo de tecido conjuntivo frouxo, a polpa.

A. Esmalte

O **esmalte** é a substância mais dura no corpo. É produzido pelos **ameloblastos**, células não mais existentes no dente erupcionado. O esmalte se encontra apenas na coroa.

B. Dentina

A **dentina** é um material calcificado que contém colágeno, constitui a parte principal da **coroa** e da **raiz** e circunda a polpa. A dentina é produzida pelos **odontoblastos**, cujos longos prolongamentos permanecem em canais, os **túbulos dentinários**, que atravessam a dentina. Os corpos celulares dos odontoblastos formam a região periférica da polpa.

C. Cemento

O **cemento** está localizado na **raiz** do dente envolvendo a **dentina**. O cemento é um material calcificado que contém colágeno produzido pelos **cementoblastos**, que podem ficar presos no cemento e, então, são chamados **cementócitos**. As fibras do **ligamento periodontal** estão incrustadas no cemento e no osso, suspendendo, assim, o dente na sua **cavidade óssea**, o alvéolo.

D. Polpa

A **polpa** é um tipo de tecido conjuntivo gelatinoso com aparência mesenquimal e que ocupa a **câmara pulpar**. É ricamente suprido por **nervos** e **vasos sanguíneos**.

III. Gengiva

A **gengiva** é a região da mucosa oral que está firmemente aderida ao **colo do dente** e inserida ao **osso alveolar**. É coberta por um **epitélio estratificado pavimentoso parcialmente queratinizado (paraqueratinizado)**. O tecido conjuntivo subjacente é densamente constituído de espessos feixes de fibras colágenas.

IV. Língua

A **língua** é um **órgão muscular** cujos dois terços anteriores têm movimento livre e sua raiz está presa ao assoalho da faringe. O **músculo esquelético** forma o cerne da língua, entre o qual grupos de glândulas serosas e seromucosas estão intercalados.

A. Região oral (dois terços anteriores)

A mucosa da superfície dorsal dos dois terços anteriores da língua é modificada para formar quatro tipos de papilas gustativas.

1. Papilas filiformes

As **papilas filiformes** são longas, delgadas e mais numerosas. Elas formam uma superfície áspera (especialmente em animais como os gatos) e estão distribuídas em linhas paralelas ao longo de toda a superfície. São cobertas por **epitélio estratificado pavimentoso paraqueratinizado** (não dispõem de botões gustativos) que reveste uma **porção central de tecido conjuntivo**.

2. Papilas fungiformes

As **papilas fungiformes** têm formato de cogumelos, estão dispersas entre as papilas filiformes e podem ser reconhecidas macroscopicamente por sua aparência de pontos vermelhos devido ao núcleo vascular. O epitélio contém **botões gustativos** sobre a face dorsal da papila fungiforme.

3. Papilas foliáceas

As **papilas foliáceas** aparecem como sulcos longitudinais ao longo da lateral da língua nas proximidades da região posterior dos dois terços anteriores. Em humanos, seus botões gustativos degeneram-se na infância. **Glândulas serosas de von Ebner** estão associadas a essas papilas.

4. Papilas circunvaladas

As **papilas circunvaladas** são muito grandes e formam uma fileira em forma de V na borda das porções anterior e posterior da língua. Cada uma é circundada por um sulco cujas paredes têm **botões gustativos** no seu **epitélio estratificado pavimentoso não queratinizado**. As **glândulas serosas de von Ebner** abrem-se na base do sulco. O tecido conjuntivo do interior da papila circunvalada tem um rico suprimento de nervos e vasos sanguíneos.

5. Botões gustativos

Como visto à microscopia óptica, a descrição clássica delineia três tipos de células: **células basais** baixas (tipo IV), **células de sustentação** levemente coradas (tipos II e III) e **células neuroepiteliais** escuras (tipo I).

B. Região faríngea (terço posterior)

A **mucosa** do terço posterior da língua apresenta numerosos **nódulos linfoides** que constituem as **tonsilas linguais**.

V. Palato

O **palato**, composto de regiões dura e mole, separa a **cavidade oral** das **cavidades nasais**. Portanto, o palato apresenta uma **face nasal** e uma **face oral**. A face oral é coberta por **epitélio estratificado pavimentoso (parcialmente queratinizado** no palato duro), enquanto o lado **nasal** é revestido por um **epitélio respiratório**. O **tecido conjuntivo subepitelial** apresenta densas fibras colágenas entremeadas com **tecido adiposo** e **glândulas mucosas**. O **interior** do palato duro é formado por uma **lâmina óssea**, enquanto o do palato mole é composto de **músculo esquelético** e **glândulas salivares mucosas menores**.

VI. Desenvolvimento do dente

O **desenvolvimento do dente (odontogênese)** pode ser dividido em várias fases (ver Figura 14.6). Elas são nomeadas de acordo com a morfologia e/ou estado funcional do dente em desenvolvimento. A **lâmina dentária**, o primeiro sinal da odontogênese, é seguida pelas **fases de botão, de capuz** e **de campânula**. A formação da dentina inicia a **fase de aposição**, seguida pela **formação da raiz** e pela **erupção**. Essas fases ocorrem nas **dentições primária** (dentes decíduos) e **secundária** (dentes permanentes).

Questões de revisão do capítulo

14.1 O microrganismo *Staphylococcus aureus* é a causa de qual das seguintes condições?

A. Síndrome da ardência bucal primária

B. Bolhas de febre

C. Queilite angular

D. Lesões de cárie

E. Hemorragia da polpa

14.2 Qual das opções a seguir é a localização do ligamento periodontal?

A. Labial à placa cortical

B. Entre a placa cortical e o osso alveolar propriamente dito

C. Coronal à crista do alvéolo

D. Entre o cemento e o osso alveolar propriamente dito

E. Entre o epitélio sulcular e o epitélio juncional

14.3 Qual das seguintes estruturas tem origem epitelial, em vez de origem na crista neural?

A. Esmalte

B. Dentina

C. Cemento

D. Ligamento periodontal

E. Polpa

14.4 Qual condição congênita está associada à incapacidade de colocar a língua para fora e à dificuldade de pronunciar certas letras como o "t"?

A. Tireoide lingual

B. Macroglossia

C. Microglossia

D. Anquiloglossia

14.5 Os indivíduos que podem discernir o sabor dos lipídios têm quais dos seguintes receptores na membrana plasmática dos seus pelos gustativos?

A. CD36

B. T1R1

C. T1R2

D. T1R3

E. T2R38

CAPÍTULO 15

SISTEMA DIGESTÓRIO II

ESQUEMA DO CAPÍTULO

TABELAS

Tabela 15.1   Principais aspectos histológicos do sistema digestório

Tabela 15.2   Duração de vida e principais secreções das células epiteliais do estômago

Tabela 15.3   Hormônios produzidos pelas células do sistema digestório

PRANCHAS

Prancha 15.1A   Esôfago

Figura 15.1.1   Esôfago. Corte transversal. Corte em parafina. 14×

Figura 15.1.2   Esôfago. Corte transversal. Corte em parafina. 132×

Prancha 15.1B   Esôfago e junção esofagogástrica

Figura 15.1.3   Esôfago. Humano. Corte transversal. Corte em parafina. 132×

Figura 15.1.4   Junção esofagogástrica. Corte longitudinal. Cão. Corte em parafina. 14×

Prancha 15.2A   Estômago

Figura 15.2.1   Junção esofagogástrica. Corte longitudinal. Cão. Corte em parafina. 132×

Figura 15.2.2   Região fúndica do estômago. Corte longitudinal. Corte em parafina. 14×

Prancha 15.2B   Estômago

Figura 15.2.3   Região fúndica do estômago. Corte transversal. Cão. Corte em parafina. 132×

Figura 15.2.4   Glândulas fúndicas. Corte transversal. Corte em parafina. 540×

Prancha 15.3A   Estômago

Figura 15.3.1   Região fúndica do estômago. Corte transversal. Macaco. Corte em resina plástica. 270×

Figura 15.3.2   Glândula fúndica do estômago. Corte transversal. Macaco. Corte em resina plástica. 270×

Prancha 15.3B   Estômago

Figura 15.3.3   Glândulas pilóricas. Estômago. Corte transversal. Macaco. Corte em resina plástica. 132×

Figura 15.3.4   Glândulas pilóricas. Estômago. Corte transversal. Humano. Corte em parafina. 270×

Prancha 15.4A   Duodeno

Figura 15.4.1A   Duodeno. Corte longitudinal. Macaco. Corte em resina plástica. Montagem. 132×

Figura 15.4.1B   Epitélio e cerne do vilo. Macaco. Corte em resina plástica. 540×

Prancha 15.4B   Duodeno

Figura 15.4.2   Duodeno. Corte longitudinal. Macaco. Corte em resina plástica. 132×

Figura 15.4.3A   Duodeno. Corte transversal. Macaco. Corte em resina plástica. 540×

Figura 15.4.3B   Duodeno. Corte transversal. Macaco. Corte em resina plástica. 540×

Prancha 15.5A   Jejuno

Figura 15.5.1   Jejuno. Corte transversal. Macaco. Corte em resina plástica. 132×

Figura 15.5.2   Jejuno. Corte transversal. Macaco. Corte em resina plástica. 540×

Prancha 15.5B   Íleo

Figura 15.5.3   Íleo. Corte longitudinal. Humano. Corte em parafina. 14×

Figura 15.5.4   Íleo. Corte transversal. Macaco. Corte em resina plástica. 132×

Prancha 15.6A   Colo

ESQUEMA DO CAPÍTULO

Figura 15.6.1	Colo. Corte longitudinal. Macaco. Corte em resina plástica. 132×
Figura 15.6.2	Colo. Corte longitudinal. Macaco. Corte em resina plástica. 540×
Prancha 15.6B	Apêndice
Figura 15.6.3	Apêndice. Corte transversal. Corte em parafina. 132×
Figura 15.6.4	Junção anorretal. Corte longitudinal. Humano. Corte em parafina. 132×
Prancha 15.7	Colo, microscopia eletrônica
Figura 15.7.1	Colo. Rato. Microscopia eletrônica. 3.780×
Figura 15.7.2	Colo. Rato. Microscopia eletrônica. 12.600×
Prancha 15.8	Colo, microscopia eletrônica de varredura
Figura 15.8.1	Colo. Macaco. Microscopia eletrônica de varredura. 614×

PRANCHAS DE REVISÃO 15.1 E 15.2

Figura de revisão 15.1.1	Estômago (cárdia). Corte transversal. Cão. Corte em parafina. 132×
Figura de revisão 15.1.2	Estômago (cárdia). Corte transversal. Cão. Corte em parafina. 270×
Figura de revisão 15.1.3	Estômago (cárdia). Corte transversal. Cão. Corte em parafina. 540×
Figura de revisão 15.1.4	Estômago (fundo). Corte transversal. Cão. Corte em parafina. 270×
Figura de revisão 15.2.1	Duodeno. Corte transversal. Corte em parafina. 56×
Figura de revisão 15.2.2	Duodeno. Corte transversal. Corte em parafina. 132×
Figura de revisão 15.2.3	Duodeno. Plexo mioentérico de Auerbach. Corte longitudinal. Corte em parafina. 540×
Figura de revisão 15.2.4	Colo. Corte transversal. Corte em parafina. 132×

O **canal alimentar** (**sistema digestório** ou **gastrintestinal [GI]**) de aproximadamente 9 metros de comprimento é uma estrutura tubular oca que se estende da cavidade oral ao ânus e cuja parede é modificada ao longo de seu comprimento para desempenhar as diversas etapas da digestão.

- A cavidade oral recebe o alimento, reduz seu tamanho com a mastigação e libera a pequena estrutura escorregadia em forma de bola, conhecida como **bolo alimentar** na faringe oral, onde, via deglutição (ingestão), entra no esôfago e finalmente chega ao estômago
- O conteúdo gástrico é reduzido a um **quimo ácido**, que é transferido em pequenas frações ao intestino delgado (duodeno, jejuno e íleo), onde ocorre a maior parte da digestão e da absorção
- O liquefeito resíduo alimentar passa para o intestino grosso (ceco; colos ascendente, transverso, descendente e sigmoide; reto e canal anal; e apêndice), onde a digestão é concluída e a água é reabsorvida
- Em seguida, as **fezes** solidificadas são levadas ao reto para eliminação pelo ânus.

Desde o esôfago até o ânus, evidencia-se um plano arquitetural comum no trato alimentar, no qual podem ser reconhecidas quatro camadas concêntricas bem definidas, que constituem a parede dessa estrutura tubular longa. Essas camadas são descritas a partir do lúmen para fora e formam a estrutura geral do **sistema digestório**. A composição celular e a estrutura geral são modificadas ao longo do sistema digestório à medida que se avança do esôfago para o ânus (ver Tabela 15.1, que descreve essas alterações).

Camadas da parede do tubo digestório

As camadas de um plano generalizado do canal alimentar, conforme ilustrado por um corte transversal do esôfago (Figura 15.1), consistem na mucosa, na submucosa, na muscular externa e na serosa (ou adventícia).

Mucosa

A camada mais interna, que circunda diretamente o lúmen, é conhecida como **mucosa**, a qual é composta de

Tabela 15.1 — Principais aspectos histológicos do sistema digestório.

Região	Epitélio	Tipos de células epiteliais	Lâmina própria	Muscular da mucosa	Submucosa	Muscular externa	Serosa/adventícia
Esôfago	Estratificado pavimentoso não queratinizado		Glândulas cárdicas esofágicas	Apenas longitudinal	Glândulas esofágicas propriamente ditas	Circular interna; longitudinal externa; músculo esquelético no 1/3 superior; misto de músculos esqueléticos e lisos no 1/3 médio; músculo liso no 1/3 inferior do esôfago	Adventícia, exceto dentro da cavidade abdominal, onde é a serosa
Estômago (cárdia)			Glândulas gástricas; fossetas gástricas rasas	Circular interna; longitudinal externa; em alguns locais, alguma circular mais externa		Oblíqua interna, circular média, (bem desenvolvida na região pilórica, onde forma o esfíncter pilórico), longitudinal externa	
Estômago (fundo)	Simples colunar	Células de revestimento superficial			Nenhuma glândula		Serosa
Estômago (piloro)			Fossetas gástricas profundas				
Duodeno		Células absortivas superficiais, células caliciformes, células do SNED, células de Paneth	Criptas de Lieberkühn e vilosidades no intestino delgado		Glândulas de Brunner		Ambas serosa e adventícia
				Circular interna; longitudinal externa		Circular interna; longitudinal externa	
Jejuno							Serosa
Íleo	Simples colunar		Placas de Peyer, nódulos linfoides				Serosa
Colo		Iguais às do intestino delgado, mas sem células de Paneth no intestino grosso	Criptas de Lieberkühn no colo, mas sem vilosidades	Circular interna e longitudinal externa	Nenhuma glândula	Circular interna; longitudinal externa (modificada para formar as tênias do colo)	Ambas serosa e adventícia
Reto			Criptas rasas de Lieberkühn			Circular interna; longitudinal externa	Adventícia

(Continua)

Região	Epitélio	Tipos de células epiteliais	Lâmina própria	Muscular da mucosa	Submucosa	Muscular externa	Serosa/ adventícia
Canal anal	Simples cúbico proximal às válvulas anais; estratificado pavimentoso não queratinizado distal às válvulas anais; estratificado pavimentoso queratinizado no ânus		Colunas retais; glândulas perianais; folículos pilosos no ânus com glândulas sebáceas	Circular interna; longitudinal externa	Nenhuma glândula; plexos hemorroidais interno e externo, TC fibroelástico	A circular interna forma o esfíncter anal interno; a longitudinal externa perde sua característica muscular e forma uma lâmina fibroelástica	
Apêndice	Simples colunar com células caliciformes	Células absortivas superficiais; células caliciformes; células do SNED	Criptas de Lieberkühn rasas; nódulos linfoides estendem-se à submucosa	Circular interna e longitudinal externa	Nenhuma glândula; nódulos linfoides; TC fibroelástico	Circular interna; longitudinal externa	Serosa

A muscular externa contém apenas músculo liso, exceto no esôfago, no qual o terço superior é de músculo esquelético, o terço médio é misto, e o terço inferior é de músculo liso. SNED, sistema neuroendócrino difuso; TC, tecido conjuntivo.

três camadas concêntricas: **revestimento epitelial úmido**, com funções secretora e absortiva; **lâmina própria** de tecido conjuntivo frouxo, que contém glândulas e elementos dos sistemas vasculares sanguíneo e linfático; e **muscular da mucosa**, que em geral consiste em duas camadas delgadas de músculo liso, responsáveis pela motilidade da mucosa.

Submucosa

A **submucosa** é um componente de tecido conjuntivo mais espesso que sustenta fisicamente a mucosa e fornece inervação, irrigação sanguínea e vascularização linfática à mucosa. Além disso, em algumas regiões do tubo digestório (esôfago e duodeno), a submucosa abriga glândulas. Os plexos neurais (**plexo submucoso de Meissner**) e os plexos vasculares estão localizados na interface da submucosa com a muscular externa.

Muscular externa

Em geral, a **muscular externa** consiste em uma **camada de músculo liso circular interna** e uma **camada de músculo liso longitudinal externa**, a qual é modificada em algumas regiões do canal alimentar. Embora essas camadas sejam descritas com base em sua configuração circular ou longitudinal, na verdade elas estão enroladas em torno do canal alimentar, formando hélices compactas e abertas, respectivamente, e dando, em cortes transversais ou longitudinais, a aparência de uma orientação circular e longitudinal das fibras musculares. Os plexos vascular e nervoso (**plexo mioentérico de Auerbach**) estão localizados entre as camadas musculares. A muscular externa desempenha a função de misturar e promover o fluxo do conteúdo luminal ao longo do sistema digestório por meio de sua ação peristáltica. Desse modo, à medida que os músculos circulares reduzem o diâmetro do lúmen, impedindo o movimento do conteúdo luminal em direção proximal (na direção da boca), os músculos longitudinais se contraem de forma a empurrar o conteúdo luminal em direção distal (na direção do ânus).

Serosa ou adventícia

A camada mais externa do canal alimentar é uma serosa ou adventícia. As regiões intraperitoneais do canal alimentar, ou seja, as que ficam suspensas pelo peritônio, têm uma **serosa**. Essa estrutura consiste em tecido conjuntivo coberto por **mesotélio** (epitélio simples pavimentoso), o que reduz as forças de fricção com outros órgãos intraperitoneais durante os movimentos digestivos. As regiões retroperitoneais (*i. e.*, aquelas que estão atrás da cavidade peritoneal e firmemente ligadas às estruturas circundantes por tecido conjuntivo) apresentam uma serosa na superfície anterior, mas a superfície posterior, sem mesotélio, é chamada **adventícia**.

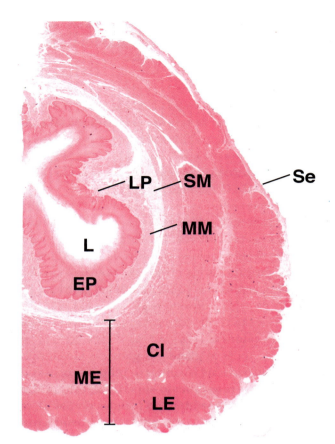

FIGURA 15.1 Esta fotomicrografia de um corte transversal perto da extremidade distal do terço inferior do esôfago, depois de passar pela superfície abdominal do diafragma, mostra a estrutura geral do sistema digestório. O **lúmen** (L) está revestido, neste caso, por uma camada mucosa constituída de **epitélio** (EP) estratificado pavimentoso não queratinizado, apoiado sobre uma **lâmina própria** (LP) delgada circundada pela **muscular da mucosa** (MM). A **submucosa** (SM) está circundada pela **muscular externa** (ME), formada por uma camada **circular interna** (CI) e uma camada **longitudinal externa** (LE). A túnica mais externa do canal alimentar é serosa ou adventícia; nesta seção do esôfago, é **serosa** (Se). 14×.

CONSIDERAÇÕES CLÍNICAS 15.1

Distúrbios do estômago

Normalmente, quando o bolo alimentar é empurrado para dentro da faringe pelo dorso da língua, a musculatura faríngea inicia seu movimento peristáltico, forçando o bolo alimentar para o esôfago, e, em 5 segundos, ele entra no estômago. Os dois esfíncteres fisiológicos, o faringoesofágico (esfíncter esofágico superior) e o gastresofágico (esfíncter esofágico inferior), impedem que o bolo alimentar inverta sua direção. No entanto, depois que o bolo alimentar entra no estômago e contém materiais nocivos, ou se a pessoa que ingere o alimento percebe algo repugnante, o centro emético do cérebro é ativado, desencadeando contrações violentas do estômago, relaxamento dos esfíncteres fisiológicos, e, assim, o conteúdo gástrico é forçado a sair do estômago e volta para o esôfago, na cavidade oral, para ser eliminado como vômito. Esse processo de vômito é referido como **peristaltismo reverso**.

Cerca de 4 a 6% das hemorragias gastrintestinais superiores são atribuíveis à **síndrome de Mallory-Weiss**. Esta é uma laceração da parte inferior do esôfago ou da região cárdica/fúndica do estômago em decorrência de vômitos intensos ou, às vezes, de soluços extenuantes. Em geral, o sangramento é autolimitado, mas ocasionalmente requer intervenção cirúrgica.

A **hérnia de hiato** é uma condição na qual uma região do estômago hernia através do **hiato esofágico** do diafragma. Pode ser de dois tipos. Na hérnia hiatal deslizante, a junção cardioesofágica e a região cárdica do estômago deslizam para dentro e para fora do tórax, enquanto, na hérnia hiatal paraesofágica, a junção cardioesofágica permanece em seu lugar normal, abaixo do diafragma, mas uma parte do estômago (ou ocasionalmente todo) impele-se para dentro do tórax e fica posicionado próximo ao esôfago. Geralmente, a hérnia de hiato é assintomática, embora a doença do refluxo ácido (refluxo gastroesofágico) seja comum em pacientes que sofrem dessa condição.

Regiões do canal alimentar

Esôfago

O **esôfago** (Figura 15.2; ver também Figura 15.1) é um tubo muscular cujo lúmen em geral está colapsado, a menos que um bolo alimentar esteja atravessando seu comprimento para ser liberado da faringe para o estômago.

- A **mucosa** é composta de **epitélio estratificado pavimentoso não queratinizado**; de um tipo de tecido conjuntivo frouxo, a **lâmina própria**, que abriga pequenos vasos linfáticos e sanguíneos, e **glândulas cárdicas esofágicas** produtoras de muco e nódulos linfoides pouco frequentes; e da **muscular da mucosa**, composta apenas de fibras musculares lisas orientadas longitudinalmente
- A **submucosa** do esôfago é composta de tecido conjuntivo denso não modelado, entremeado por fibras elásticas. Essa é uma das duas regiões do canal alimentar que abriga glândulas em sua submucosa (a outra é o duodeno). Essas glândulas produzem uma secreção mucosa e são conhecidas como **glândulas esofágicas propriamente ditas**
- A **muscular externa** do esôfago é composta das camadas **circular interna** e **longitudinal externa**. As camadas no terço proximal (superior) do esôfago são compostas de **fibras musculares esqueléticas**, as do terço médio do esôfago consistem na combinação de **fibras**

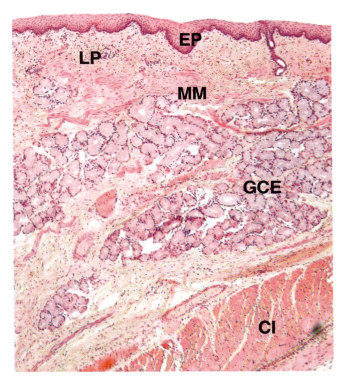

FIGURA 15.2 Esta fotomicrografia de pequena ampliação de um corte longitudinal do esôfago mostra seu **epitélio** (EP) estratificado pavimentoso não queratinizado com sua **lâmina própria** (LP) subjacente e a única camada de músculo liso, disposto longitudinalmente da **muscular da mucosa** (MM). Observe as **glândulas cárdicas esofágica**s (GCE) da submucosa e a camada **circular interna** (CI) da muscular externa. 56×.

musculares esqueléticas e lisas, enquanto aquelas no terço distal (inferior, perto do estômago) do esôfago consistem apenas em **fibras musculares lisas**. A muscular externa funciona no transporte de bolos alimentares da faringe para o estômago
- Dois **esfíncteres fisiológicos**, um próximo à faringe e outro próximo ao estômago, garantem que o bolo alimentar se mova apenas em um sentido, ou seja, em direção ao estômago
- Todo o esôfago é coberto por uma **adventícia**, exceto depois que ela atravessa o diafragma e se junta ao estômago, onde ele é coberto por uma **serosa**.

Estômago

O **estômago** não só secreta sucos gástricos de baixo pH (água, HCl, muco) que acidificam e transformam o **bolo alimentar** semissólido em um líquido ácido e viscoso, que se assemelha visualmente à sopa de ervilha partida, chamado **quimo**, mas também produz enzimas (pepsinogênio, lipase gástrica e quimosina) e libera hormônios (gastrina, histamina, somatostatina e fator intrínseco).

Uma vez que o quimo atinge a consistência adequada, é entregue em alíquotas de 1 a 2 m*l* no duodeno, para uma digestão completa.

Mucosa gástrica

A **mucosa gástrica** é revestida por um **epitélio simples colunar** cujas **células** de **revestimento superficial** (células *não* caliciformes) produzem uma secreção mucosa, conhecida como **muco visível**, que reveste e protege o revestimento gástrico do ambiente altamente ácido (pH 2) e da autodigestão (Figura 15.3).

A mucosa do estômago vazio apresenta pregas longitudinais conhecidas como **rugas**. A superfície luminal apresenta **fossetas gástricas (fovéolas)** cuja base é perfurada por várias glândulas gástricas da lâmina própria. A **lâmina própria** abriga glândulas tubulares ramificadas simples, conhecidas como **glândulas gástricas**. Dependendo da região do estômago que essas glândulas ocupam, elas são conhecidas como **glândulas cárdicas**, **fúndicas** ou **pilóricas** (Figuras 15.4 e 15.5; ver também Figura 15.3). Todas as **glândulas gástricas** são compostas de **células parietais (oxínticas)**, **células mucosas do colo**, **células de revestimento superficial**, **células difusas do sistema neuroendócrino (células do SNED**, anteriormente conhecidas como **células enteroendócrinas ou APUD** [do inglês, *amine precursor uptake and decarboxylation*]) e **células regenerativas**. Além disso, as **glândulas fúndicas** têm **células principais (zimogênicas)** (ver Tabela 15.2). Apesar dos componentes celulares comuns, a proporção dessas células que compreendem as glândulas varia nas diferentes regiões do estômago, conferindo, assim, diferenciações na histologia, na densidade e na função glandular. As glândulas cárdicas e pilóricas são compostas de mais células secretoras de muco e de células do SNED intercaladas, e não têm um arranjo tão densamente compacto quanto as glândulas fúndicas. As glândulas fúndicas densamente compactas são compostas principalmente de células parietais, concentradas na região média das glândulas, e de células principais, na base das glândulas. Além disso, as glândulas cárdicas são as mais curtas, enquanto as pilóricas são as mais longas das glândulas gástricas.

- As **células parietais** vivem cerca de 200 dias antes de serem substituídas por células regenerativas
  - Estas células piramidais e eosinófilas têm profundas invaginações em suas membranas plasmáticas apicais, conhecidas como **canalículos intracelulares**, que se estendem até a porção basal dos corpos celulares e nos quais o **ácido clorídrico (HCl)** é secretado. Microvilosidades se projetam para o interior desses canalículos intracelulares, para aumentar a área de superfície para a secreção de HCl. Acredita-se que essas microvilosidades sejam armazenadas intracelularmente como túbulos e vesículas, conhecidos como **sistema tubulovesicular**, que residem

CONSIDERAÇÕES CLÍNICAS 15.2

Úlceras pépticas e síndrome de Zollinger-Ellison

As **úlceras pépticas** são áreas do estômago, mas sobretudo do duodeno, que perderam o revestimento epitelial em decorrência da ação do quimo ácido. As causas mais comuns são infecções por *Helicobacter pylori* e o uso de ácido acetilsalicílico, corticosteroides e anti-inflamatórios não esteroides (AINEs). É provável que a bactéria *H. pylori* seja capaz de viver no muco do epitélio gástrico pelo fato de formar um envoltório protetor de tampão de bicarbonato ao seu redor, o que neutraliza o ambiente ácido. Acredita-se que as cepas dessa bactéria portadoras do gene *cagA* sejam as causadoras das úlceras pépticas. É interessante observar que as pessoas que fumam e/ou ingerem bebidas alcoólicas desenvolvem úlceras pépticas com mais frequência que as não fumantes e abstêmias. Os sintomas envolvem uma dor de intensidade fraca a intensa na linha média das regiões torácica inferior e abdominal superior.

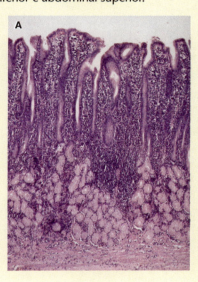

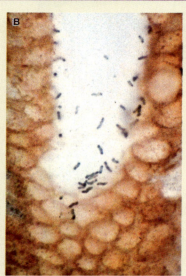

A. Figura de um paciente com infecção ativa por H. pylori que resultou em gastrite crônica, uma condição que pode progredir para úlcera péptica. Observe que a lâmina própria tem um intenso infiltrado de linfócitos e plasmócitos. B. Uma grande ampliação da superfície das células de revestimento, coradas com prata, indica a presença de *H. pylori* como pequenos bastões curvos. (A, reimpressa com autorização de Strayer DS et al., eds. *Rubin's Pathology: Mechanisms of Human Disease*, 8th ed. Philadelphia: Wolters Kluwer, 2020. Figure 19-16A; B, reimpressa com autorização de Rubin R et al., eds. *Rubin's Pathology: Clinicopathologic Foundations of Medicine*, 5th ed. Philadelphia: Wolters Kluwer Health/Lippincott Williams & Wilkins, 2008. Figure 13-12B.)

A **síndrome de Zollinger-Ellison** é uma lesão cancerosa das células produtoras de gastrina no estômago, no duodeno ou no pâncreas que resulta na produção excessiva de HCl pelas células parietais do estômago e na formação de numerosas úlceras pépticas recidivantes. Um nível sanguíneo elevado de gastrina, especialmente após a administração intravenosa de secretina, é normalmente um forte indicador desta síndrome.

---

junto aos canalículos intracelulares quando a célula não está secretando HCl. A produção de HCl depende da ligação da gastrina, da histamina e da acetilcolina aos seus respectivos receptores na membrana plasmática basal das células parietais
- As células parietais também secretam **fator intrínseco**, uma glicoproteína que se liga à vitamina B_{12}, formando um complexo no lúmen gástrico. Quando esse complexo chega ao íleo, ele se liga a receptores específicos existentes nas células absortivas de superfície, e a vitamina é absorvida
- As **células mucosas do colo** estão localizadas no colo das glândulas gástricas e secretam um **muco solúvel** (diferente do muco visível secretado pelas células de revestimento superficial), que se torna parte do quimo, lubrifica-o e facilita seu movimento dentro do lúmen do estômago
- Os vários tipos de **células do SNED** localizadas no estômago produzem hormônios como **gastrina, somatostatina, secretina** e **colecistocinina** (Tabela 15.3). Acredita-se que cada tipo de célula do SNED fabrique apenas um único hormônio, mas algumas podem fabricar dois hormônios diferentes. Embora alguns desses hormônios entrem nos vasos sanguíneos ou linfáticos para serem entregues às suas células-alvo, a maioria deles age localmente, sendo conhecidos como **hormônios parácrinos**
- As **células regenerativas**, localizadas principalmente no colo e no istmo, substituem o revestimento epitelial do estômago e as células das glândulas. Elas têm uma taxa mitótica muito alta porque substituem as células mucosas do colo, as células do SNED e as células de revestimento superficial, a cada 5 a 7 dias. Elas também substituem as células parietais e as células principais a cada 200 dias e 60 a 90 dias, respectivamente

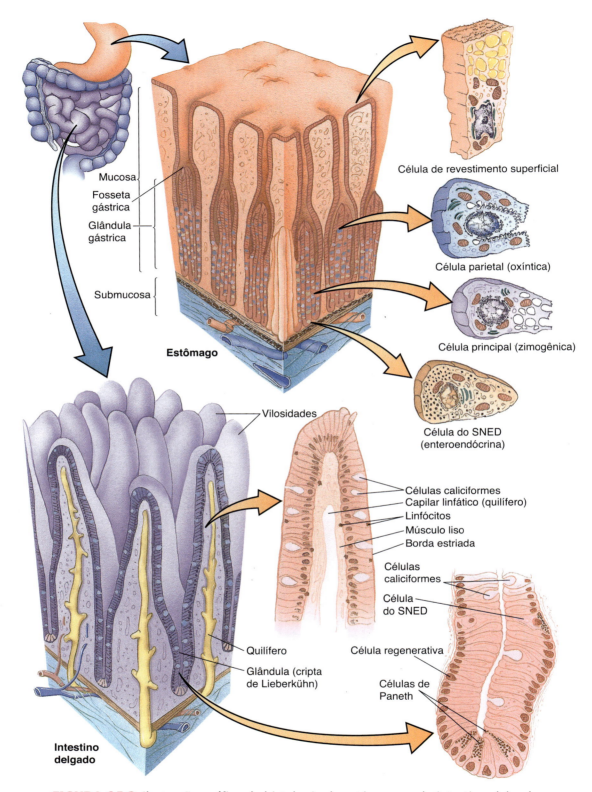

FIGURA 15.3 Ilustração gráfica da histologia do estômago e do intestino delgado.

- As **células principais**, localizadas na base das glândulas fúndicas, têm vida útil de 60 a 90 dias e produzem precursores de enzimas (**pepsina, quimosina, lipase**). As células principais também fabricam a **leptina**, o hormônio que inibe a sensação de fome.

A **muscular da mucosa** do estômago está disposta em três camadas de músculo liso, onde as camadas circular interna e longitudinal externa são bem definidas, enquanto a camada circular mais externa é mal definida ou está ausente.

Tabela 15.2	Duração de vida e principais secreções das células epiteliais do estômago.	
Glândulas gástricas do estômago	Duração de vida aproximada das células	Secreções
Células de revestimento superficial	3 a 5 dias	Muco visível
Células mucosas do colo	6 dias	Muco solúvel
Células parietais	200 dias	Ácido clorídrico, fator intrínseco
Células principais	60 a 90 dias	Pepsina, quimosina, precursores da lipase
Células do SNED	60 a 90 dias	Gastrina, somatostatina, secretina e colecistocinina
Células regenerativas	Têm a função de repor o revestimento epitelial do estômago e as células glandulares	

SNED, sistema neuroendócrino difuso

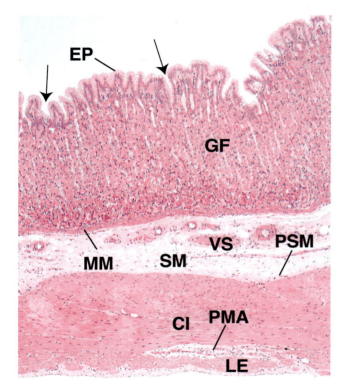

FIGURA 15.4 Pequena ampliação do estômago fúndico. Observe que o lúmen é revestido por um **epitélio** (EP) simples colunar, composto de células de revestimento superficial, e que essas células continuam nas fossetas gástricas (*setas*). A lâmina própria é repleta de **glândulas fúndicas** (GF), que se estendem desde as bases das fossetas gástricas até a **muscular da mucosa** (MM). A **submucosa** (SM) consiste em um tecido conjuntivo denso fibroelástico, altamente **vascularizado** (VS). O **plexo submucoso de Meissner** (PSM) é pouco visível, pois é revestido pela camada **circular interna** (CI) da muscular externa. Observe o bem definido **plexo mioentérico de Auerbach** (PMA), situado entre as camadas circular interna e **longitudinal externa** (LE) da muscular externa. O estômago é coberto por uma serosa. 56×.

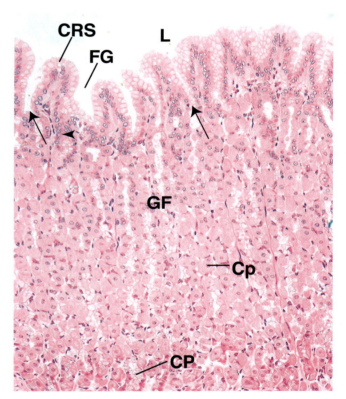

FIGURA 15.5 Esta fotomicrografia de pequena ampliação do estômago fúndico mostra parte de sua mucosa. Observe que o **lúmen** (L) é revestido por **células de revestimento superficial** (CRS), as quais também revestem as **fossetas gástricas** (FG). As **glândulas fúndicas** (GF) tubulares simples abrem-se nas bases das fossetas gástricas (*setas*) e são compostas de vários tipos de células, três das quais bem evidentes, nomeadas como células mucosas do colo (*ponta de seta*), **células parietais** (Cp) e **células principais** (CP). O escasso tecido conjuntivo interglandular é ocupado por capilares e células do tecido conjuntivo. 132×.

Tabela 15.3 Hormônios produzidos pelas células do sistema digestório.

Hormônio	Localização	Ação
Colecistocinina (CCK)	Intestino delgado	Contração da vesícula biliar; secreção das enzimas pancreáticas
Peptídio inibitório gástrico	Intestino delgado	Inibe a secreção de HCl
Gastrina	Estômago	Estimula a secreção de HCl e de enzimas gástricas
Grelina	Estômago	Mantém a pressão intraluminal constante no estômago; induz fome; modula a tensão do músculo liso da muscular externa
Glicentina	Estômago; intestino grosso	Estimula a glicogenólise nos hepatócitos
Glucagon	Estômago; duodeno	Estimula a glicogenólise nos hepatócitos
Motilina	Intestino delgado	Aumenta o peristaltismo intestinal
Neurotensina	Intestino delgado	Reduz o peristaltismo intestinal; estimula o fluxo sanguíneo ao íleo
Secretina	Intestino delgado	Estimula a secreção de bicarbonato pelo pâncreas
Serotonina	Estômago; intestino delgado; intestino grosso	Aumenta o peristaltismo intestinal
Somatostatina	Estômago; duodeno	Inibe as células do SNED nas proximidades de onde é secretada
Substância P	Estômago; intestino delgado; intestino grosso	Aumenta o peristaltismo intestinal
Fator de crescimento epidérmico humano (urogastrona)	Glândulas duodenais (glândulas de Brunner)	Inibe a secreção de HCl; aumenta a taxa de mitose das células epiteliais
Peptídio intestinal vasoativo	Estômago; intestino delgado; intestino grosso	Aumenta o peristaltismo intestinal; estimula a secreção de íons e água pelo sistema digestório

HCl, ácido clorídrico; SNED, sistema neuroendócrino difuso.

Submucosa gástrica

A **submucosa** do estômago é composta de um tecido conjuntivo fibroelástico, ricamente suprido por vasos sanguíneos e linfáticos. O **plexo submucoso de Meissner** está presente próximo à camada circular interna da muscular externa.

Muscular externa gástrica

A muscular externa do estômago é composta de três camadas de músculo liso: a circular oblíqua mais interna, a camada circular média (que se modifica na região pilórica para formar o esfíncter pilórico) e a camada longitudinal externa. O **plexo mioentérico de Auerbach** está presente entre as camadas musculares circular interna e longitudinal externa.

Serosa gástrica

Todo o estômago é coberto por uma **serosa**.

Intestino delgado

A face luminal do **intestino delgado** é modificada para aumentar sua área de superfície. Essas modificações vão desde as macroscópicas, **pregas circulares** (aumento de 2 a 3×), as microscópicas, **vilosidades** (aumento de 10×), até as microscópicas ultraestruturais, **microvilosidades** (aumento de 20×), para um aumento total da área de superfície em cerca de 400 a 600×. O intestino delgado tem três regiões: duodeno, jejuno e íleo.

Mucosa do intestino delgado

A mucosa das três regiões exibe vilosidades, extensões da lâmina própria, recobertas por um epitélio simples colunar, composto de enterócitos (superfície absortiva), células caliciformes, do SNED, células M e células tufo (ver Figura 15.3).

- Cada **enterócito** (**célula absortiva superficial**), uma célula colunar alta, tem até 3 mil microvilosidades, cobertas por uma espessa camada de **glicocálix** rica em **dissacaridases** e **dipeptidases**
  - Essas células funcionam na absorção de açúcares, aminoácidos, ácidos graxos, monoglicerídeos, eletrólitos e água, bem como de várias substâncias adicionais (ver, adiante, a seção *Digestão e absorção*)
  - Os enterócitos também participam da defesa imunológica do organismo. Eles fazem isso fabricando **proteínas secretoras** que se ligam ao componente de proteína J do dímero do anticorpo e protegem o que é conhecido como **imunoglobulina A secretora (IgAs)** ao atravessar o enterócito e entrar no lúmen intestinal. Uma pequena fração das IgAs atua dentro do lúmen do intestino delgado para eliminar invasores antigênicos, mas a maioria das IgAs é reabsorvida pelos enterócitos, que as liberam nos vasos sanguíneos da lâmina própria. Os vasos sanguíneos conduzem as IgAs ao fígado, onde os hepatócitos as transferem para a bile em formação

e, eventualmente, para o lúmen do duodeno, para combater antígenos. Este caminho das IgAs é chamado circulação êntero-hepática da IgA secretora

- As **células caliciformes** produzem **mucinogênio**, que se torna hidratado para formar a **mucina**, a qual, quando misturada com o conteúdo do lúmen duodenal, passa a ser denominada **muco**
- As **células do SNED** secretam vários hormônios (p. ex., secretina, motilina, neurotensina, colecistocinina, peptídio inibitório gástrico e gastrina; ver Tabela 15.3). Uma pequena população de **células do SNED** do revestimento do intestino delgado parece funcionar como células gustativas porque têm proteínas receptoras em seus prolongamentos celulares que entram em contato com o lúmen intestinal. Esses receptores podem distinguir os sabores umami, doce e amargo, nem como induzir as células β das ilhotas de Langerhans a liberar insulina
- As **células M (células com micropregas)** substituem aquelas células simples colunares do epitélio do intestino delgado que confinam os **nódulos linfoides**. Essas células fagocitam os antígenos presentes no lúmen intestinal e, sem processá-los primeiro, transferem-nos para a lâmina própria, para serem fagocitados pelas **células dendríticas** e pelas **células apresentadoras de antígenos** que residem em suas proximidades. Os antígenos fagocitados são processados por essas células, e os epítopos resultantes são apresentados aos linfócitos, para gerar uma resposta imune
- As **células tufo (ou células em escova)**, cujos aglomerados de microvilosidades projetam-se para o lúmen intestinal, reconhecem a presença de vermes parasitas e iniciam uma resposta imune contra eles.

A **lâmina própria** do intestino delgado, um tecido conjuntivo frouxo, estende-se desde o revestimento epitelial até a muscular da mucosa e forma o cerne das vilosidades, bem como os elementos do tecido conjuntivo intercalados nas **criptas de Lieberkühn (criptas ou glândulas intestinais)**, as glândulas tubulares simples que se abrem, na base das vilosidades, nos espaços intervilosos.

- Os **cernes das vilosidades** são ricamente dotados de vasos sanguíneos, fibroblastos e elementos linfoides, o que inclui **linfócitos**, **plasmócitos** e **mastócitos**, bem como vasos linfáticos de terminação cega, conhecidos como **quilíferos**, que coletam a maior parte dos lipídios absorvidos durante o processo digestivo (ver seção *Digestão e absorção*). As células musculares lisas, derivadas da muscular da mucosa, estão localizadas no cerne de cada vilosidade e, ocasionalmente, ao contrair-se, "injetam" o conteúdo dos quilíferos em um plexo de vasos linfáticos localizado na submucosa
- As **criptas de Lieberkühn (criptas ou glândulas intestinais)** são compostas de células simples colunares (como células absortivas superficiais), células caliciformes (e oligomucosas), células do SNED e células regenerativas,

além de **células de Paneth**. Estas últimas estão localizadas na base das glândulas e abrigam em seu compartimento apical grânulos grandes de secreção contendo a enzima antibacteriana **lisozima** e outros agentes, como a **defensina** e o **fator de necrose tumoral-α**.

A **muscular da mucosa** é composta de uma camada muscular lisa circular interna e de outra longitudinal externa.

Submucosa do intestino delgado

A **submucosa** do intestino delgado é um tecido conjuntivo fibroelástico com um rico suprimento vascular, linfático e nervoso. O plexo submucoso de Meissner ocupa sua localização normal na submucosa.

Muscular externa do intestino delgado

A muscular externa é composta de uma **camada muscular lisa circular interna** e uma **muscular lisa longitudinal externa**, com o **plexo mioentérico de Auerbach** localizado entre elas.

Serosa e adventícia do intestino delgado

Exceto por um segmento retroperitoneal do duodeno, que é coberto na face posterior por uma **adventícia**, todo o intestino delgado é coberto por uma **serosa**.

Diferenças regionais na histologia do intestino delgado

As três regiões do intestino delgado, duodeno (Figura 15.6), jejuno e íleo (Figura 15.7), apresentam diferenças histológicas que permitem diferenciá-las umas das outras. As vilosidades são mais altas e proporcionalmente mais numerosas no duodeno, mais curtas e menos frequentes no jejuno, e as mais curtas e em menor número encontram-se no íleo. O número de células caliciformes aumenta do duodeno até o íleo.

- A submucosa do **duodeno** contém numerosas glândulas, as **glândulas duodenais (glândulas de Brunner)**, que produzem um fluido alcalino contendo mucina que tampona o quimo ácido que entra a partir do estômago, protegendo, assim, o revestimento intestinal (ver Figura 15.6). Essas glândulas também fabricam **urogastrona (fator de crescimento epidérmico humano)**, um polipeptídio que inibe a produção de HCl e aumenta a divisão celular das células regenerativas. Essas glândulas *não* estão presentes no jejuno ou no íleo
- A lâmina própria do **íleo** abriga grandes acúmulos de nódulos linfoides, as **placas de Peyer**. O epitélio superficial que cobre as placas de Peyer é composto de **células M** (ver anteriormente), em vez de células simples colunares. As placas de Peyer *não* estão presentes no duodeno ou no jejuno
- O jejuno apresenta as pregas circulares mais proeminentes, mas não as glândulas de Brunner nem as placas de Peyer.

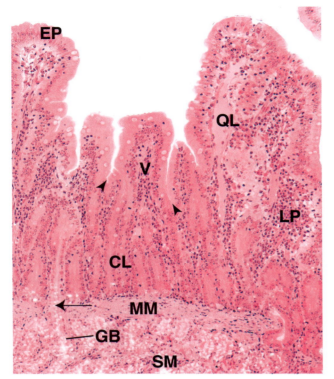 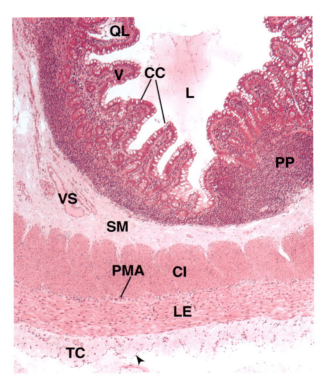

FIGURA 15.6 Esta fotomicrografia de pequena ampliação do duodeno de macaco mostra o revestimento **epitelial** (EP) simples colunar das **vilosidades** (V) e as **criptas de Lieberkühn** (CL) abrindo-se nos espaços intervilosos (*pontas de seta*). Observe o pequeno número de células caliciformes entre as células epiteliais. Note a presença de um **quilífero** (QL), bem como de numerosas células linfoides no cerne de uma das vilosidades. A **muscular da mucosa** (MM) separa a **lâmina própria** (LP) da **submucosa** (SM). Perceba que as **glândulas de Brunner** (GB) se abrem na base das criptas de Lieberkühn (*seta*). 132×.

FIGURA 15.7 Esta é uma fotomicrografia de pequena ampliação do íleo de macaco. Observe que as **vilosidades** (V) são mais curtas e esparsas que as do duodeno, mas há mais **células caliciformes** (CC) entre as células epiteliais que revestem o **lúmen** (L). Há um **quilífero** (QL) no centro da vilosidade, no lado esquerdo superior. Observe que a lâmina própria é preenchida por elementos linfoides que constituem as **placas de Peyer** (PP) do íleo, mas a **submucosa** (SM) ricamente **vascularizada** (VS) tem uma limitada infiltração linfoide. As camadas **circular interna** (CI) e **longitudinal externa** (LE) da muscular externa são bem diferenciadas. Observe a presença do **plexo mioentérico de Auerbach** (PMA) entre as duas camadas da muscular externa. A serosa (*ponta de seta*) e o **tecido conjuntivo** (TC) subseroso são bem visualizados. 56×.

Intestino grosso

O **intestino grosso** é subdividido em **ceco**; **colos ascendente, transverso, descendente** e **sigmoide**; **reto**; **canal anal**; e **apêndice** (Figuras 15.8 e 15.9). O intestino grosso não tem vilosidades, mas contém **criptas de Lieberkühn (glândulas intestinais)** em sua lâmina própria. O revestimento epitelial do lúmen e das criptas é composto de **enterócitos (células absortivas superficiais)**, **células caliciformes (e oligomucosas)**, **células regenerativas** e algumas **células do SNED**. Não há células de Paneth no intestino grosso, com possível exceção das criptas de Lieberkühn do apêndice. A população de enterócitos (células absortivas superficiais) é a maior, seguida pelas células caliciformes. O número de células regenerativas é considerável, e elas apresentam uma alta taxa de atividade mitótica porque devem substituir a população de células epiteliais a cada 6 a 7 dias. A muscular da mucosa e a submucosa não variam do padrão geral do canal alimentar; no entanto, a muscular externa é atípica porque a camada longitudinal externa está disposta em três faixas delgadas, denominadas **tênias do colo**, que se estendem por toda a extensão do intestino grosso. Essas três bandas de fibras musculares lisas estão em um estado constante de uma contração parcial que promove "saculações" sequenciais do intestino grosso, onde cada pequena bolsa é denominada **haustração** (*haustra coli*). A serosa também é modificada no intestino grosso. Bolsas delgadas cheias de gordura, os **apêndices epiploicos** (*appendices epiploicae*), são suspensas ao longo de grande parte do comprimento do intestino grosso.

O intestino grosso tem a função de absorver as moléculas remanescentes dos aminoácidos, dos lipídios e dos carboidratos, além de líquidos, eletrólitos, gases e algumas vitaminas, mas também é responsável pela compactação das **fezes**.

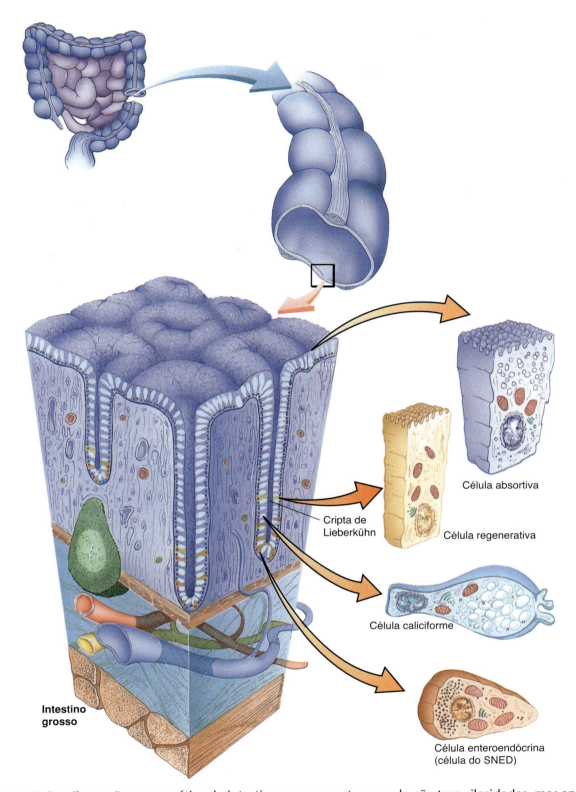

FIGURA 15.8 Esta ilustração esquemática do intestino grosso mostra que ele não tem vilosidades, mas apresenta criptas de Lieberkühn. A camada longitudinal externa da muscular externa está reunida nas tênias do colo. Nódulos linfoides e infiltração linfocitária são frequentemente observados nos intestinos delgado e grosso. As criptas de Lieberkühn são glândulas formadas por um tipo de epitélio simples colunar. Quatro tipos de células constituem esse epitélio: células caliciformes produtoras de muco; células absortivas que absorvem nutrientes, eletrólitos e fluidos; células regenerativas que proliferam e substituem as outras células do epitélio; e células enteroendócrinas que produzem hormônios parácrinos.

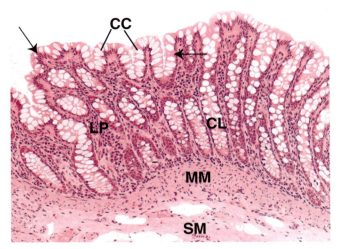

FIGURA 15.9 Esta fotomicrografia do colo de um macaco mostra as **criptas de Lieberkühn** (CL), com suas numerosas **células caliciformes** (CC). Embora os enterócitos (*setas*) superem em número as células caliciformes, eles não são facilmente visualizados porque a teca das células caliciformes os comprimem. Observe que a **lâmina própria** (LP) está infiltrada com linfócitos, plasmócitos e mastócitos. A **muscular da mucosa** (MM) e a **submucosa** (SM) estão bem evidentes. 132×.

Reto, canal anal e apêndice

O **reto**, a região mais distal do colo, tem menos criptas de Lieberkühn do que a maioria das outras regiões do colo, porém suas criptas são mais longas.

O **canal anal**, que tem cerca de 4 cm de comprimento, é mais estreito que o reto, com criptas de Lieberkühn em menor número e mais curtas. Sua mucosa forma pregas longas, conhecidas como **colunas anais**, que se unem distalmente para gerar as **válvulas anais**, que funcionam como um reforço para suportar a pressão da coluna de fezes. A camada circular interna da **muscular externa** do canal anal, composta de fibras musculares lisas, forma o **esfíncter anal interno**, enquanto a camada muscular lisa longitudinal externa perde seu músculo liso para ser substituído por uma bainha fibroelástica que sustenta o esfíncter interno. Como o esfíncter anal interno é composto de células musculares lisas, não há controle voluntário sobre elas. Entretanto, o assoalho da pelve, formado pelos músculos esqueléticos, organiza o **esfíncter anal externo** em torno da bainha fibroelástica do músculo longitudinal externo, e este está sob controle voluntário.

O **apêndice**, uma extensão tubular estreita e curta do ceco, assemelha-se ao colo. Apresenta algumas criptas de Lieberkühn rasas, revestidas por um epitélio simples colunar composto de enterócitos, células caliciformes, células regenerativas, muitas células do SNED e que, de modo diferente do colo, apresenta ocasionalmente células de Paneth. A **lâmina própria** exibe uma abundância de **nódulos linfoides** com suas células M associadas, onde os nódulos entram em contato com o epitélio. A muscular da mucosa e a submucosa apresentam um aspecto normal. A camada longitudinal externa da muscular externa não está organizada em três bandas; portanto, não há tênias do colo no apêndice. Todo o apêndice é coberto por uma **serosa**. Outrora considerado um órgão vestigial, o apêndice, tem demonstrado abrigar biofilmes bacterianos que se acredita serem um reservatório da microbiota para restabelecer a flora bacteriana normal do colo, caso seja parcial ou totalmente erradicada como resultado de certos processos de doenças.

Progressão do alimento no canal alimentar

O tempo em que os alimentos ingeridos passam nas diversas regiões do canal alimentar depende de muitos fatores, inclusive dos componentes químicos do alimento. Por exemplo, quanto mais gordura ele contém, mais tempo precisa para ser digerido. Uma refeição média ingerida permanece de 3 a 5 horas no estômago, de 6 a 12 horas no intestino delgado e de 30 a 40 horas no intestino grosso. Apenas para concluir, deve-se lembrar que, quando o bolo alimentar entra no esôfago, ele demora cerca de 5 segundos para chegar ao estômago.

Microbiota do intestino grosso

O intestino grosso é habitado por trilhões de **microrganismos** predominantemente **comensais** que formam uma porção significativa da população de microrganismos, coletivamente conhecidos como **microbiota**. De acordo com estudos recentes, a microbiota gera um efeito direto no bem-estar do ser humano. Embora tenham sido publicados numerosos estudos sobre a microbiota humana, inclusive seu genoma combinado, conhecido como **microbioma**, os papéis desempenhados por esses microrganismos estão apenas começando a ser compreendidos. Aparentemente, os residentes principais do intestino grosso humano fazem parte de dois filos, *Bacteroides* e *Prevotella*, e, dependendo do indivíduo, um ou outro é mais comum. Alguns estudos relataram que, à medida que um indivíduo altera sua dieta, envelhece ou se torna mais fraco, a flora predominante pode ser substituída por membros de outros filos. Em alguns indivíduos, essas alterações da microbiota podem ser responsáveis pela obesidade e pelo diabetes tipo 2.

Digestão e absorção

Carboidratos

As **amilases** presentes na saliva e na secreção pancreática hidrolisam os carboidratos em dissacarídeos. As **oligossacaridases** e as **dissacaridases** presentes no glicocálix dos enterócitos quebram os oligossacarídeos e os dissacarídeos em monossacarídeos (principalmente glicose, frutose e galactose), que entram nos enterócitos através de transporte ativo, usando uma proteína transportadora específica. As células então liberam os açúcares na lâmina própria, onde esses açúcares entram no sistema circulatório para serem transportados para o fígado.

Proteínas

As **proteínas** desnaturadas pelo HCl no lúmen gástrico são hidrolisadas (pela enzima **pepsina**) em **polipeptídios**. Estes são decompostos em **tripeptídios** e **dipeptídios** por proteases das secreções pancreáticas. As **tripeptidases** e as **dipeptidases** do glicocálix hidrolisam os dipeptídios em aminoácidos individuais, que entram nas células absortivas superficiais por transporte ativo e são transferidos à lâmina própria, onde entram na rede capilar para que sejam levados ao fígado.

Lipídios

A **lipase pancreática** decompõe os lipídios em **ácidos graxos**, **monoglicerídeos** e **glicerol** no lúmen do duodeno e no jejuno proximal. Os sais biliares secretados pela vesícula biliar e pelo fígado emulsificam os ácidos graxos e os monoglicerídeos, formando **micelas** que, junto com o glicerol, difundem-se no interior dos enterócitos. Dentro dessas células, as micelas entram no **retículo endoplasmático liso**, são reesterificadas em **triglicerídios** e recobertas por uma capa de proteína dentro do complexo de Golgi, formando então as gotículas de lipoproteínas conhecidas como **quilomícrons**. Os quilomícrons saem dessas células por suas membranas basolaterais e entram nos **canais quilíferos** das vilosidades, o que contribui para a formação do **quilo**. O quilo entra no sistema vascular linfático, é levado ao ducto torácico e, em seguida, entra no sistema venoso na junção entre a veia jugular interna esquerda e a veia braquiocefálica esquerda.

Os ácidos graxos que formam cadeias com menos de 12 carbonos atravessam as células absortivas superficiais sem que sejam reesterificados e entram nos capilares sanguíneos das vilosidades.

Água e íons

A água e os íons são absorvidos pelas células absortivas superficiais dos intestinos delgado e grosso.

Composição das fezes

As fezes são compactadas no intestino grosso, onde ocorre a digestão final dos alimentos e a água, junto com vários íons, é removida durante o processo de compactação, mas há acréscimo de muco, para permitir que os componentes fecais fiquem aderidos uns aos outros. Mesmo que a água e os eletrólitos sejam absorvidos pelos enterócitos dos intestinos delgado e grosso, as fezes ainda são formadas basicamente por água. Na verdade, de cerca de 100 mℓ de fezes eliminadas diariamente, 75% são água. O restante são fibras (7%), bactérias mortas (7%), lipídios (5%), matéria inorgânica (5%) e três componentes residuais, pigmento biliar, proteínas e células mortas, que constituem o 1% restante.

CONSIDERAÇÕES CLÍNICAS 15.3

Doença de Crohn e colite associada a antibióticos

A doença de Crohn é uma subcategoria de **doença inflamatória intestinal**, uma condição de etiologia desconhecida. Em geral, envolve o intestino delgado e o colo, mas pode afetar qualquer região do sistema digestório, desde o esôfago até o ânus, assim como estruturas fora do tubo digestório, como pele, rins e laringe. É caracterizada por úlceras irregulares e fístulas profundas na parede intestinal. As manifestações clínicas incluem dor abdominal, diarreia e febre, que são recidivantes após períodos de remissão cada vez mais curtos.

Na **colite associada a antibióticos**, os antibióticos como ampicilina, cefalosporina e clindamicina frequentemente causam um desequilíbrio na flora bacteriana intestinal, o que possibilita a vigorosa proliferação de *Clostridioides difficile* e a consequente infecção por esse microrganismo. As duas principais toxinas (toxina A e toxina B) produzidas por *C. difficile* com frequência provocam a inflamação do colo sigmoide. Dependendo da gravidade da doença, o paciente apresenta cólicas abdominais, fezes moles, diarreia com sangue, febre e, em casos extremos, desidratação e perfuração intestinal.

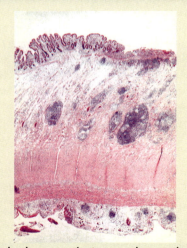

Figura do colo de um paciente com doença de Crohn, que apresenta ulceração da mucosa, submucosa hipertrofiada com agregados de elementos linfoides, assim como pequenos agregados de elementos linfoides no tecido conjuntivo subseroso adjacente à muscular externa. (Reimpressa com autorização de Rubin R et al., eds. *Rubin's Pathology. Clinicopathologic Foundations of Medicine*, 5th ed. Philadelphia: Wolters Kluwer Health/Lippincott Williams & Wilkins, 2008. Figure 13-43A.)

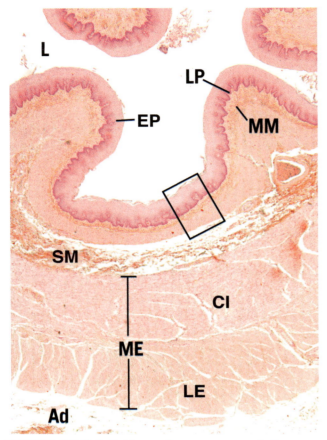

FIGURA 15.1.1 Esôfago. Corte transversal. Corte em parafina. 14×.

Esta fotomicrografia de um corte transversal do terço inferior do esôfago exibe a estrutura geral do sistema digestório. O **lúmen** (L) está revestido por uma camada mucosa constituída de **epitélio** (EP) estratificado pavimentoso não queratinizado, apoiado sobre uma **lâmina própria** (LP) delgada, circundada pela **muscular da mucosa** (MM). A **submucosa** (SM) contém glândulas e é circundada pela **muscular externa** (ME), formada por uma camada **circular interna** (CI) e uma **longitudinal externa** (LE). A túnica mais externa do esôfago é a camada **adventícia** (Ad) fibroelástica. Uma região semelhante à *área em destaque* é apresentada em uma ampliação na Figura 15.1.2.

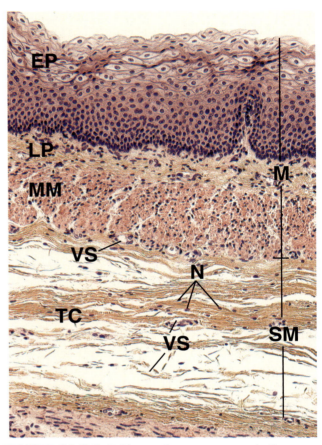

FIGURA 15.1.2 Esôfago. Corte transversal. Corte em parafina. 132×.

Esta fotomicrografia é uma ampliação de uma região semelhante à *área em destaque* da Figura 15.1.1. A **mucosa** (M) do esôfago consiste em um **epitélio** (EP) estratificado pavimentoso não queratinizado, uma camada de tecido conjuntivo frouxo, a **lâmina própria** (LP), e uma camada de músculo liso disposto longitudinalmente, a **muscular da mucosa** (MM). A **submucosa** (SM) é composta de um **tecido conjuntivo** (TC) denso mais espesso, rico em colágeno, que abriga **vasos sanguíneos** (VS) e várias células do tecido conjuntivo, cujos **núcleos** (N) estão evidentes.

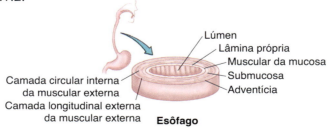

LEGENDA

Ad	adventícia	LE	camada longitudinal externa	MM	muscular da mucosa
CI	camada circular interna			N	núcleos
EP	epitélio	LP	lâmina própria	SM	submucosa
L	lúmen	M	mucosa	TC	tecido conjuntivo
		ME	muscular externa	VS	vasos sanguíneos

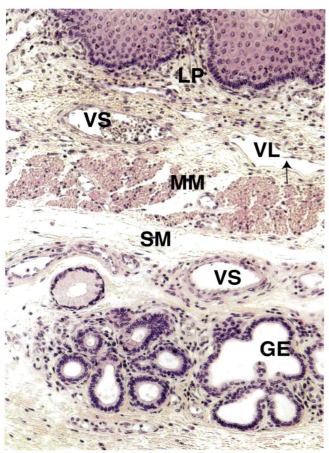

FIGURA 15.1.3 Esôfago. Humano. Corte transversal. Corte em parafina. 132×.

A **lâmina própria** (LP) e a **submucosa** (SM) do esôfago são separadas uma da outra por feixes de músculo liso orientados longitudinalmente, a **muscular da mucosa** (MM). Observe que a lâmina própria é um tecido conjuntivo muito vascularizado, pois abriga numerosos **vasos sanguíneos** (VS) e **vasos linfáticos** (VL), cujas válvulas (*seta*) indicam a direção do fluxo linfático. A submucosa também apresenta numerosos **vasos sanguíneos** (VS), assim como **glândulas esofágicas** (GE) propriamente ditas, produtoras de uma secreção mucosa que lubrifica o revestimento do esôfago.

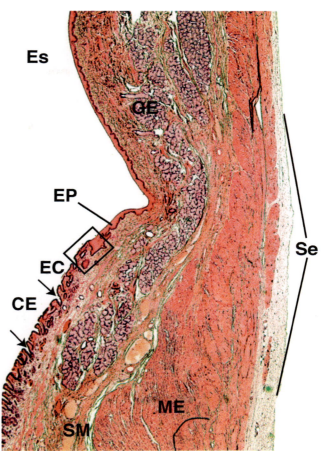

FIGURA 15.1.4 Junção esofagogástrica. Corte longitudinal. Cão. Corte em parafina. 14×.

A junção entre o **esôfago** (Es) e a **cárdia do estômago** (CE) é muito abrupta, o que é indicado pela mudança súbita do **epitélio estratificado pavimentoso** (EP) para o **epitélio simples colunar** (EC) do estômago. Note que as **glândulas esofágicas** (GE) propriamente ditas continuam por uma pequena extensão da **submucosa** (SM) do estômago. Observe também a existência de fossetas gástricas (*setas*) e a espessura aumentada da **muscular externa** (ME) do estômago, comparada com a do esôfago. A túnica mais externa do esôfago, após ultrapassar o diafragma, é uma camada **serosa** (Se), em vez de uma adventícia. A *área em destaque* é apresentada em uma ampliação na Figura 15.2.1.

LEGENDA					
CE	cárdia do estômago	GE	glândulas esofágicas	Se	serosa
EC	epitélio simples colunar	LP	lâmina própria	SM	submucosa
EP	epitélio estratificado pavimentoso	ME	muscular externa	VL	vasos linfáticos
		MM	muscular da mucosa	VS	vasos sanguíneos
Es	esôfago				

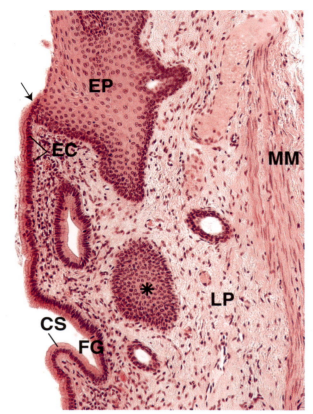

FIGURA 15.2.1 Junção esofagogástrica. Corte longitudinal. Cão. Corte em parafina. 132×.

Esta fotomicrografia é uma ampliação da *área em destaque* da Figura 15.1.4. O **epitélio estratificado pavimentoso** (EP) do esôfago é abruptamente substituído pelo **epitélio simples colunar** (EC) do estômago (*seta*). A **lâmina própria** (LP) apresenta as **fossetas gástricas** (FG), que são revestidas pelas **células de revestimento superficial** (CS), secretoras de um muco visível, características do estômago. A estrutura marcada com um *asterisco* não é um nódulo linfoide, mas um corte mais ou menos tangencial do epitélio esofágico. Observe a presença da **muscular da mucosa** (MM).

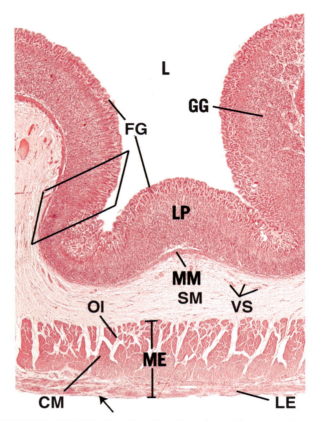

FIGURA 15.2.2 Região fúndica do estômago. Corte longitudinal. Corte em parafina. 14×.

Como demonstrado nesta fotomicrografia de pequeno aumento, a região do fundo gástrico apresenta todas as características do estômago. O **lúmen** (L) é revestido por um epitélio simples colunar, abaixo do qual está a **lâmina própria** (LP), que abriga numerosas **glândulas gástricas** (GG). Cada glândula gástrica se abre na base de uma **fosseta gástrica** (FG). A **muscular da mucosa** (MM) separa a lâmina própria da camada **submucosa** (SM), um tecido conjuntivo muito **vascularizado** (VS) que forma pregas (rugas) quando o estômago está vazio. A **muscular externa** (ME) é formada por três camadas de músculo liso não muito delimitadas: **oblíqua interna** (OI), **circular média** (CM) e **longitudinal externa** (LE). A camada serosa (*seta*) é a túnica mais externa do estômago. Uma região semelhante à *área em destaque* é apresentada em uma ampliação na Figura 15.2.3.

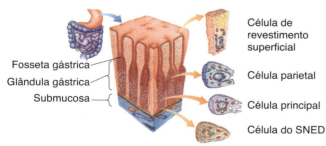

Estômago e suas células

LEGENDA					
CM	camada circular média	FG	fossetas gástricas	ME	muscular externa
CS	células de revestimento superficial	GG	glândulas gástricas	MM	muscular da mucosa
		L	lúmen	OI	camada oblíqua interna
EC	epitélio simples colunar	LE	camada longitudinal externa	SM	submucosa
EP	epitélio estratificado pavimentoso	LP	lâmina própria	VS	vasos sanguíneos

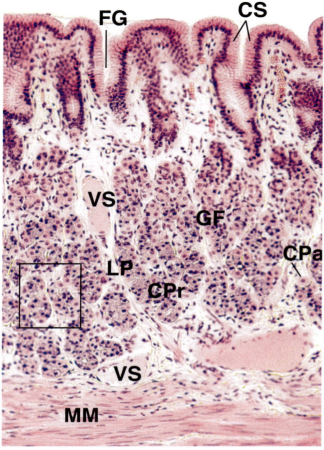

FIGURA 15.2.3 Região fúndica do estômago. Corte transversal. Cão. Corte em parafina. 132×.

Esta fotomicrografia apresenta uma ampliação de uma região semelhante à *área em destaque* da Figura 15.2.2. A mucosa fúndica do estômago contém numerosas **fossetas gástricas** (FG), que são revestidas por um epitélio simples colunar que consiste principalmente em **células de revestimento superficial** (CS) (superfície mucosa), produtoras de muco visível. Na base de cada fosseta, desembocam os istmos de duas a quatro **glândulas fúndicas** (GF). Embora tais glândulas sejam compostas de vários tipos de células, apenas duas, as **células parietais** (CPa) e as **células principais** (CPr), são facilmente distinguíveis neste preparado. A **lâmina própria** (LP) é muito **vascularizada** (VS). Observe a **muscular da mucosa** (MM) abaixo da lâmina própria. Uma região semelhante à *área em destaque* é apresentada em uma ampliação na Figura 15.2.4.

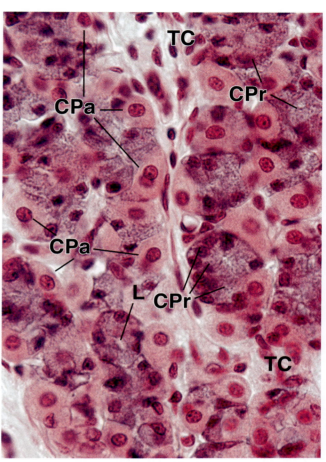

FIGURA 15.2.4 Glândulas fúndicas. Corte transversal. Corte em parafina. 540×.

Esta fotomicrografia apresenta uma ampliação (posicionada em um ângulo) de uma região semelhante à *área em destaque* da Figura 15.2.3. Pode ser identificado o **lúmen** (L) de várias glândulas. As **células principais** (CPr) têm uma aparência granulosa e são muito menores que as **células parietais** (CPa) circulares. As células parietais estão localizadas na periferia das glândulas. Porções delgadas de **tecido conjuntivo** (TC) contendo vasos sanguíneos ocupam os espaços muito estreitos entre as glândulas compactamente dispostas.

LEGENDA

CPa	células parietais	**FG**	fossetas gástricas	**MM**	muscular da mucosa
CPr	células principais	**GF**	glândulas fúndicas	**TC**	elementos do tecido
CS	células de revestimento	**L**	lúmen		conjuntivo
	superficial	**LP**	lâmina própria	**VS**	vasos sanguíneos

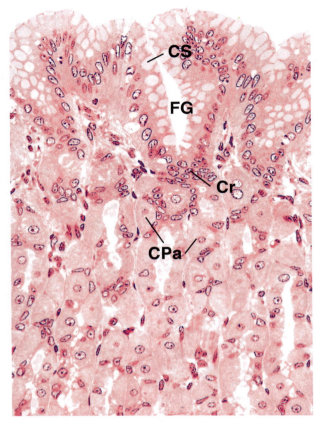

FIGURA 15.3.1 Região fúndica do estômago. Corte transversal. Macaco. Corte em resina plástica. 270×.

As **fossetas gástricas** (FG) da região do fundo do estômago são revestidas principalmente por **células de revestimento superficial** (CS), secretoras de um muco visível. Em cada fosseta gástrica, abrem-se de duas a quatro glândulas fúndicas, que são estruturas tubulares simples subdivididas em três regiões: istmo, colo e base. O istmo se abre nas fossetas gástricas e é formado por **células regenerativas** (Cr), responsáveis pela renovação da porção epitelial da mucosa gástrica, **células de revestimento superficial** (CS) e **células parietais** (CPa). O colo e a base dessas glândulas são apresentados na Figura 15.3.2.

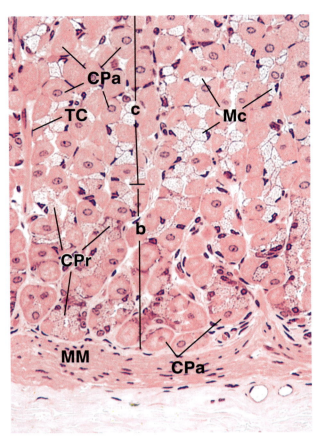

FIGURA 15.3.2 Glândula fúndica do estômago. Corte transversal. Macaco. Corte em resina plástica. 270×.

O **colo** (c) e a **base** (b) da glândula fúndica contêm **células parietais** (CPa) grandes e arredondadas. O colo também apresenta algumas células imaturas, bem como **células mucosas do colo** (Mc), que são produtoras de um muco solúvel. A região da base das glândulas fúndicas tem numerosas **células parietais** (CPa), produtoras de ácido, e **células principais** (CPr), produtoras de enzimas digestivas. Observe que a lâmina própria está quase totalmente preenchida com glândulas separadas por um delicado **tecido conjuntivo** (TC). As bases das glândulas se estendem até a **muscular da mucosa** (MM).

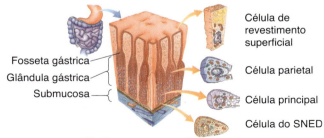

Estômago e suas células

LEGENDA					
b	base	Cr	células regenerativas	Mc	células mucosas do colo
c	colo	CS	células de revestimento superficial	MM	Muscular da mucosa
CPa	células parietais				
CPr	células principais	FG	fossetas gástricas	TC	tecido conjuntivo

Capítulo 15 Sistema Digestório II 399

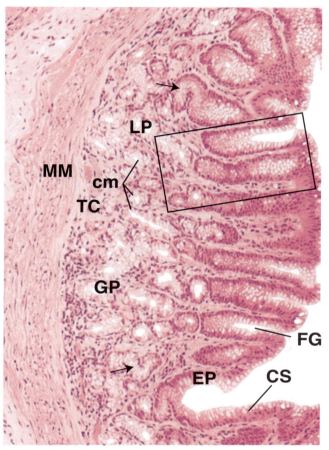

FIGURA 15.3.3 Glândulas pilóricas. Estômago. Corte transversal. Macaco. Corte em resina plástica. 132×.

A mucosa da região pilórica do estômago apresenta **fossetas gástricas** (FG) que são mais profundas que as das regiões da cárdia e do fundo. As porções mais profundas dessas fossetas são helicoidais (*setas*). Assim como em outras regiões do estômago, o **epitélio** (EP) é simples colunar e formado basicamente por **células de revestimento superficial** (CS). Observe que a **lâmina própria** (LP) está preenchida com **glândulas pilóricas** (GP) mais espaçadas e que está presente um **tecido conjuntivo** (TC) considerável. As **glândulas pilóricas** (GP) são compostas principalmente de **células mucosas** (cm). Perceba a existência de duas camadas de músculo liso na **muscular da mucosa** (MM). Uma região semelhante à *área em destaque* é apresentada na Figura 15.3.4.

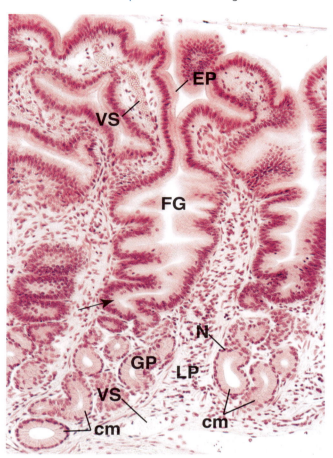

FIGURA 15.3.4 Glândulas pilóricas. Estômago. Corte transversal. Humano. Corte em parafina. 270×.

Esta é uma fotomicrografia de uma região semelhante à *área em destaque* da Figura 15.3.3. O **epitélio** (EP) simples colunar da **fosseta gástrica** (FG) é composto principalmente de células de revestimento superficial. Essas fossetas não apenas são muito mais profundas do que as das regiões fúndica ou cárdica, mas também um pouco enroladas (*seta*), assim como as **glândulas pilóricas** (GP), que se abrem na base das fossetas. Essas glândulas são povoadas por **células secretoras de muco** (cm) semelhantes às células mucosas do colo, cujos **núcleos** (N) são achatados contra a membrana celular basal. Observe que as glândulas não estão densamente empacotadas e que a **lâmina própria** (LP) é muito celularizada e apresenta um rico **suprimento vascular** (VS).

LEGENDA

cm	células secretoras de muco	EP	epitélio	MM	muscular da mucosa
CS	células de revestimento superficial	FG	fossetas gástricas	N	núcleos
		GP	glândulas pilóricas	TC	tecido conjuntivo
		LP	lâmina própria	VS	vasos sanguíneos

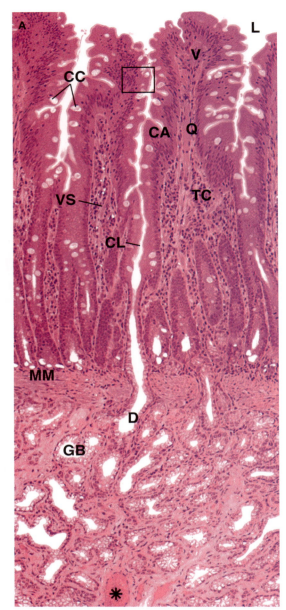

FIGURA 15.4.1A Duodeno. Corte longitudinal. Macaco. Corte em resina plástica. Montagem. 132×.

A lâmina própria do duodeno apresenta evaginações semelhantes a dedos, chamadas **vilosidades** ou **vilos** (V), que se projetam para o **lúmen** (L). Os vilos são cobertos por **células absortivas superficiais** (CA), enterócitos que formam um epitélio simples colunar com borda em escova. Intercaladas entre essas células absortivas superficiais, estão as **células caliciformes** (CC), bem como células do SNED ocasionais. O cerne de **tecido conjuntivo** (TC) (lâmina própria) da vilosidade contém elementos linfoides e outras células cujos núcleos se coram intensamente. Também existem **vasos sanguíneos** (VS) em grande quantidade na lâmina própria, assim como vasos linfáticos que se iniciam em fundo cego, canais linfáticos, conhecidos como **quilíferos** (Q) e identificáveis pelo seu grande tamanho e pela ausência de eritrócitos. Frequentemente, esses vasos quilíferos estão colabados. A porção mais profunda da lâmina própria abriga glândulas, as **criptas de Lieberkühn** (CL). Essas glândulas tubulares simples liberam suas secreções nos espaços intervilosos. As bases dessas glândulas alcançam a **muscular da mucosa** (MM), formada por músculo liso disposto em camadas circular interna e longitudinal externa. Abaixo dessa camada muscular, está a submucosa, que, no duodeno, é ocupada por **glândulas de Brunner** (GB) tubulares compostas. Tais glândulas liberam sua secreção mucosa nas criptas de Lieberkühn por meio de **ductos** (D) que atravessam a muscular da mucosa. Uma região semelhante à *área em destaque* é apresentada em uma ampliação na Figura 15.4.1B. A Figura 15.4.2 é uma continuação desta montagem.

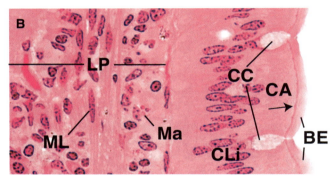

FIGURA 15.4.1B Epitélio e cerne do vilo. Macaco. Corte em resina plástica. 540×.

Esta ampliação de uma região semelhante à *área em destaque* na Figura 15.4.1A apresenta o epitélio e parte do cerne de tecido conjuntivo de uma vilosidade. Observe que as **células absortivas superficiais** (CA) apresentam uma **borda em escova** (BE), barra terminal (*seta*) e **células caliciformes** (CC). Embora também haja células do SNED, elas constituem apenas uma pequena porcentagem da população celular. A **lâmina própria** (LP), a porção central do vilo, é bastante celularizada e abriga **células linfoides** (CLi), **células musculares lisas** (ML), mastócitos, **macrófagos** (Ma), fibroblastos, dentre outros.

LEGENDA					
BE	borda em escova	D	ductos	ML	células musculares lisas
CA	células absortivas superficiais	GB	glândulas de Brunner	MM	muscular da mucosa
		L	lúmen	Q	quilíferos
CC	célula caliciforme	LP	lâmina própria	TC	tecido conjuntivo
CL	criptas de Lieberkühn	Ma	macrófago	V	vilo
CLi	células linfoides				

Capítulo 15 Sistema Digestório II **401**

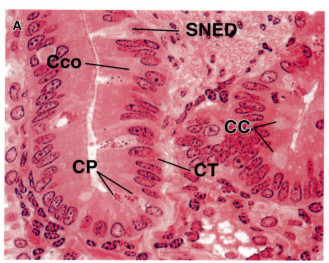

FIGURA 15.4.3A Duodeno. Corte transversal. Macaco. Corte em resina plástica. 540×.

As bases das criptas de Lieberkühn apresentam os vários tipos de células que compõem essa glândula. As **células de Paneth** (CP) são identificadas com facilidade graças aos grandes grânulos no seu citoplasma apical. As **células do SNED** (SNED) são claras e com finos grânulos localizados na região basal. **Células caliciformes** (CC), **células colunares** (Cco) e **células-tronco** (CT) constituem o restante da população celular.

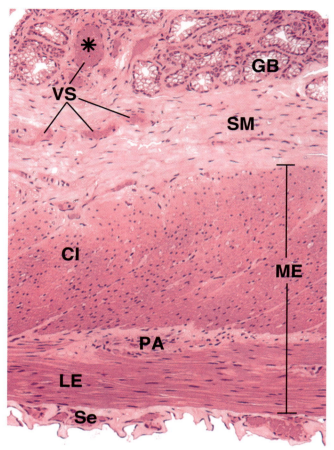

FIGURA 15.4.2 Duodeno. Corte longitudinal. Macaco. Corte em resina plástica. 132×.

Esta fotomicrografia é uma continuação da montagem apresentada na Figura 15.4.1A (compare os *asteriscos*). Observe que a **submucosa** (SM) ocupada pelas **glândulas de Brunner** (GB) é uma estrutura **vascularizada** (VS) e abriga o plexo submucoso de Meissner. A submucosa se estende até a **muscular externa** (ME), formada por duas camadas de músculo liso: a **circular interna** (CI) e a **longitudinal externa** (LE). Observe a presença do **plexo mioentérico de Auerbach** (PA) entre essas duas camadas de músculo. O duodeno é, em parte, coberto por uma **serosa** (Se), cujo mesotélio fornece uma superfície úmida e lisa a esse órgão.

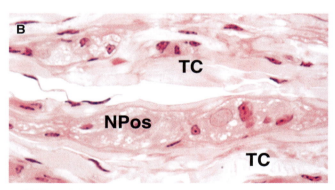

FIGURA 15.4.3B Duodeno. Corte transversal. Macaco. Corte em resina plástica. 540×.

A submucosa do trato intestinal apresenta pequenos gânglios parassimpáticos que fazem parte do plexo submucoso de Meissner. Observe os grandes **corpos celulares de neurônios pós-ganglionares** (NPos), circundados por **tecido conjuntivo** (TC).

LEGENDA

CC	células caliciformes	LE	longitudinal externa	PA	plexo mioentérico de Auerbach
CI	circular interna	ME	muscular externa		
Cco	células colunares	NPos	corpos celulares de neurônios pós-ganglionares	Se	serosa
CP	células de Paneth			SM	submucosa
CT	células-tronco			SNED	células do SNED
GB	glândulas de Brunner			TC	tecido conjuntivo
				VS	vasos sanguíneos

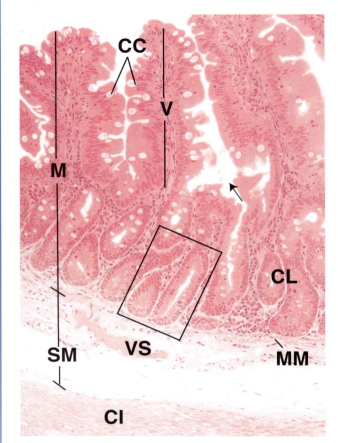

FIGURA 15.5.1 Jejuno. Corte transversal. Macaco. Corte em resina plástica. 132×.

São apresentadas nesta fotomicrografia a **mucosa** (M) e a **submucosa** (SM) do jejuno. As **vilosidades** (V) desta região apresentam mais **células caliciformes** (CC) que as do duodeno. Observe que as **criptas de Lieberkühn** (CL) se abrem nos espaços intervilosos (*seta*) e que a lâmina própria contém numerosos núcleos densamente dispostos, um sinal de infiltrado linfocitário. A delicada **muscular da mucosa** (MM) separa a lâmina própria da submucosa. Grandes **vasos sanguíneos** (VS) ocupam a submucosa, constituída de tecido conjuntivo. A **camada circular interna** (CI) da muscular externa está evidente na parte inferior da fotomicrografia. A *área em destaque* é apresentada em uma ampliação na Figura 15.5.2.

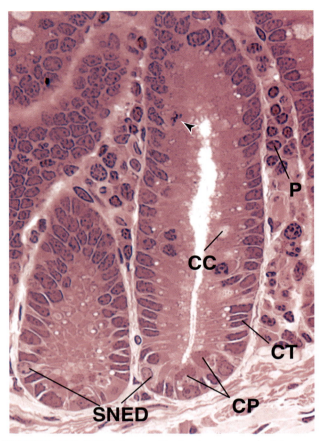

FIGURA 15.5.2 Jejuno. Corte transversal. Macaco. Corte em resina plástica. 540×.

Esta fotomicrografia é uma ampliação da *área em destaque* da Figura 15.5.1. As criptas de Lieberkühn são compostas de vários tipos de células, algumas das quais estão evidentes nesta figura. **Células caliciformes** (CC) que fabricam muco podem ser observadas em vários graus de produção de muco. **Células-tronco** (CT) estreitas sofrem atividade mitótica (*ponta de seta*), e as células recém-formadas reconstituem a população celular da cripta e do vilo. As **células de Paneth** (CP), localizadas na base das criptas, podem ser identificadas pelos seus grandes grânulos. As **células do SNED** (SNED) aparecem como células claras, com delicados grânulos localizados geralmente na região basal. A lâmina própria apresenta numerosos **plasmócitos** (P).

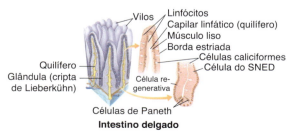

Intestino delgado

LEGENDA

CC	células caliciformes	CT	células-tronco	SM	submucosa
CI	camada circular interna	M	mucosa	SNED	células do SNED
CL	criptas de Lieberkühn	MM	muscular da mucosa	V	vilosidade
CP	células de Paneth	P	plasmócitos	VS	vasos sanguíneos

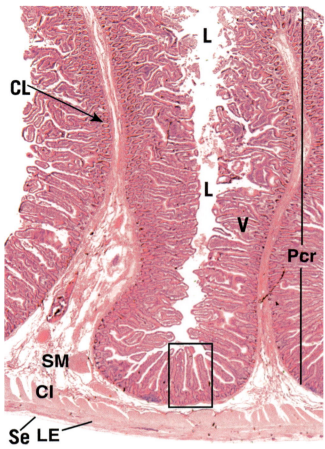

FIGURA 15.5.3 Íleo. Corte longitudinal. Humano. Corte em parafina. 14×.

A parede inteira do íleo é apresentada nesta imagem exibindo pregas espirais da submucosa que circundam parcialmente o lúmen. Essas dobras, conhecidas como **pregas circulares** (Pcr), aumentam bastante a superfície interna do intestino delgado. Observe que o limite da lâmina própria com a **submucosa** (SM) é claramente definido pela muscular da mucosa. A lâmina própria forma numerosas **vilosidades** (V) que se projetam ao **lúmen** (L); as glândulas conhecidas como **criptas de Lieberkühn** (CL) liberam suas secreções para dentro dos espaços intervilosos. A submucosa é limitada pela camada **circular interna** (CI) de músculo liso, que, por sua vez, é circundada pela camada **longitudinal externa** (LE) de músculo liso, e ambas as camadas musculares compõem a muscular externa. Observe a **serosa** (Se) revestindo o íleo. Uma região semelhante à *área em destaque* é apresentada em uma ampliação na Figura 15.5.4.

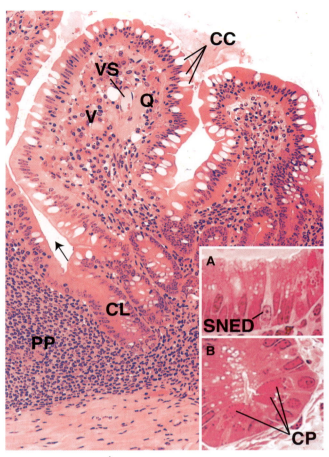

FIGURA 15.5.4 Íleo. Corte transversal. Macaco. Corte em resina plástica. 132×.

Esta imagem é uma ampliação de uma região semelhante à *área em destaque* da Figura 15.5.3. Observe que os **vilos** (V) são revestidos por um epitélio simples colunar cujos constituintes celulares incluem numerosas **células caliciformes** (CC). O cerne do vilo contém **vasos sanguíneos** (VS), assim como um grande vaso linfático, conhecido como **quilífero** (Q). As **criptas de Lieberkühn** (CL) se abrem nos espaços intervilosos (*seta*). O conjunto de nódulos linfoides do íleo é conhecido como **placas de Peyer** (PP). *Inserto A*. **Cripta de Lieberkühn. Corte longitudinal. Macaco. Corte em resina plástica.** 540×. As criptas de Lieberkühn também contêm **células do SNED** (SNED), identificadas pela sua aparência clara e por delicados grânulos usualmente na região basal da célula. *Inserto B*. **Cripta de Lieberkühn. Corte longitudinal. Macaco. Corte em resina plástica.** 540×. A base da cripta de Lieberkühn apresenta células com grandes grânulos. Estas são as **células de Paneth** (CP), que produzem a substância bactericida lisozima.

LEGENDA

CC	células caliciformes	LE	camada longitudinal externa	Se	serosa
CI	camada circular interna			SM	submucosa
CL	criptas de Lieberkühn	Pcr	pregas circulares	V	vilosidade
CP	células de Paneth	PP	placas de Peyer	VS	vasos sanguíneos
L	lúmen	Q	quilífero		

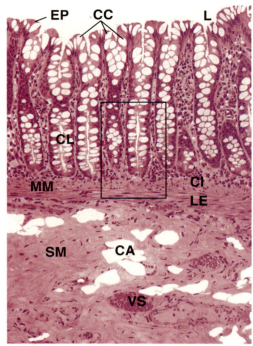

FIGURA 15.6.1 Colo. Corte longitudinal. Macaco. Corte em resina plástica. 132×.

Esta fotomicrografia retrata a mucosa e parte da submucosa do colo. Observe a ausência de modificações da superfície da mucosa como as fossetas e vilosidades, o que indica que esse corte não é do estômago nem do intestino delgado. O **epitélio** (EP) que reveste o **lúmen** (L) é simples colunar, com numerosas **células caliciformes** (CC). As glândulas tubulares retas simples são as **criptas de Lieberkühn** (CL), que se estendem até a **muscular da mucosa** (MM). As camadas **circular interna** (CI) e **longitudinal externa** (LE) de músculo liso que compreendem essa região da mucosa são evidentes. A **submucosa** (SM) é muito **vascularizada** (VS) e abriga numerosas **células adiposas** (CA). A área em destaque é apresentada em uma ampliação na Figura 15.6.2.

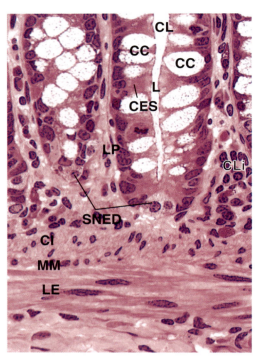

FIGURA 15.6.2 Colo. Corte longitudinal. Macaco. Corte em resina plástica. 540×.

Esta fotomicrografia é uma ampliação da área em destaque da Figura 15.6.1. A população celular das **criptas de Lieberkühn** (CL) é composta de numerosas **células caliciformes** (CC), que liberam seu muco no **lúmen** (L) da cripta. Também estão presentes **células epiteliais superficiais** (CES), bem como células-tronco indiferenciadas. Estas últimas sofrem mitose para repovoar o revestimento epitelial. As **células do SNED** (SNED) constituem uma pequena porcentagem da população celular. Observe que as células de Paneth não estão presentes no colo. A **lâmina própria** (LP) é muito celularizada e abriga muitas **células linfoides** (CLi). As camadas **circular interna** (CI) e **longitudinal externa** (LE) de músculo liso da **muscular da mucosa** (MM) estão evidentes.

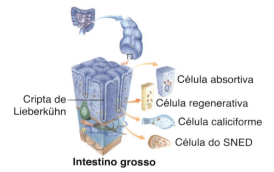

Intestino grosso

LEGENDA

CA	células adiposas	CLi	células linfoides	LP	lâmina própria
CC	células caliciformes	EP	epitélio	MM	muscular da mucosa
CES	células epiteliais superficiais	L	lúmen	SM	submucosa
CI	camada circular interna	LE	camada longitudinal externa	SNED	células do SNED
CL	criptas de Lieberkühn			VS	vasos sanguíneos

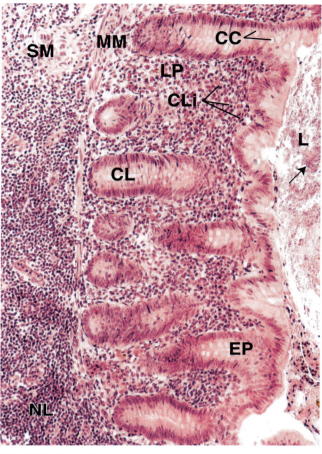

FIGURA 15.6.3 Apêndice. Corte transversal. Corte em parafina. 132×.

O corte transversal do apêndice mostra o **lúmen** (L), que, com frequência, contém detritos (*seta*). O lúmen é revestido por um **epitélio** (EP) simples colunar, com muitas **células caliciformes** (CC). As **criptas de Lieberkühn** (CL) são relativamente rasas em comparação com as do colo. A **lâmina própria** (LP) é intensamente infiltrada por **células linfoides** (CLi), derivadas de **nódulos linfoides** (NL) da **submucosa** (SM) e lâmina própria. A **muscular da mucosa** (MM) delineia a fronteira entre a lâmina própria e a submucosa.

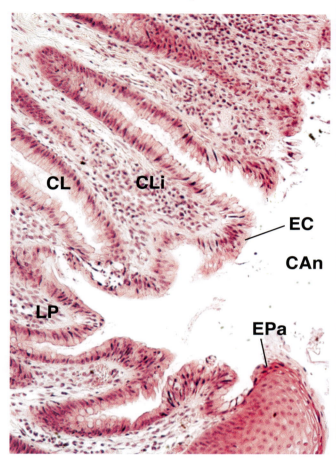

FIGURA 15.6.4 Junção anorretal. Corte longitudinal. Humano. Corte em parafina. 132×.

A junção anorretal apresenta uma semelhança superficial com a junção esofagogástrica, em virtude da abrupta transição do seu epitélio de revestimento. O **epitélio simples colunar** (EC) do reto é substituído pelo **epitélio estratificado pavimentoso** (EPa) do **canal anal** (CAn). As **criptas de Lieberkühn** (CL) do CAn são mais curtas que as do colo. A **lâmina própria** (LP) está infiltrada por **células linfoides** (CLi).

LEGENDA

CAn	canal anal	**EP**	epitélio	**LP**	lâmina própria
CC	células caliciformes	**EPa**	epitélio estratificado	**MM**	muscular da mucosa
CL	criptas de Lieberkühn		pavimentoso	**NL**	nódulos linfoides
CLi	células linfoides	**L**	lúmen	**SM**	submucosa
EC	epitélio simples colunar				

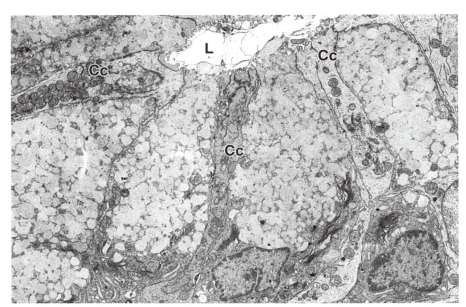

FIGURA 15.7.1 Colo. Rato. Microscopia eletrônica. 3.780×.

A porção profunda da cripta de Lieberkühn apresenta **células colunares** (Cc) e células profundas da cripta que produzem uma secreção mucosa liberada no **lúmen** (L) da cripta. (De Altmann GG. Morphological observations on mucus-secreting non-goblet cells in the deep crypts of the rat ascending colon. *Am J Anat* 1983;167(1):95-117. Copyright © 1983 Wiley-Liss, Inc. Reimpressa com autorização de John Wiley & Sons, Inc.)

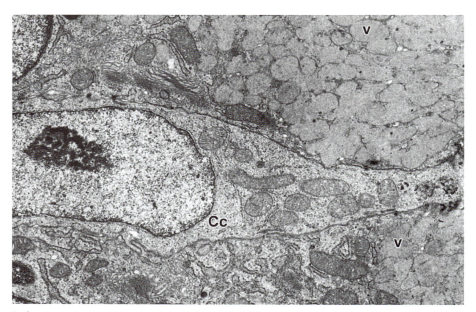

FIGURA 15.7.2 Colo. Rato. Microscopia eletrônica. 12.600×.

Em maior ampliação do aspecto profundo da cripta de Lieberkühn, as células profundas da cripta apresentam **vacúolos** (v) um pouco eletrodensos. Muitos vacúolos se coalescem, formando perfis vacuolares amorfos. A delgada **célula colunar** (Cc) não apresenta vacúolos, mas tem numerosas mitocôndrias e eventuais retículos endoplasmáticos rugosos. Observe o grande núcleo oval e o nucléolo claramente evidente. (De Altmann GG. Morphological observations on mucus-secreting non-goblet cells in the deep crypts of the rat ascending colon. *Am J Anat* 1983;167(1):95-117. Copyright © 1983 Wiley-Liss, Inc. Reimpressa com autorização de John Wiley & Sons, Inc.)

LEGENDA					
Cc	célula colunar	L	lúmen	v	vacúolos

Capítulo 15 Sistema Digestório II **407**

Prancha 15.8 Colo, microscopia eletrônica de varredura

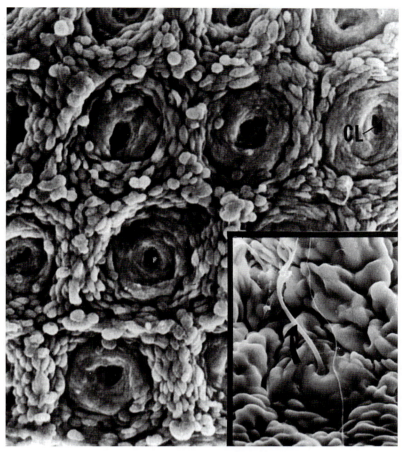

FIGURA 15.8.1 Colo. Macaco. Microscopia eletrônica de varredura. 614×.

Esta micrografia eletrônica de varredura mostra as aberturas das **criptas de Lieberkühn** (CL) e as células que revestem a superfície mucosa. (De Specian RD et al. The surface topography of the colonic crypt in rabbit and monkey. *Am J Anat* 1981;160(4):461-472. Copyright © 1981 Wiley-Liss, Inc. Reimpressa com autorização de John Wiley & Sons, Inc.) *Inserto.* **Colo. Coelho. Microscopia eletrônica de varredura.** 778×. As aberturas das criptas de Lieberkühn não estão dispostas de maneira tão regular no coelho quanto no macaco. Observe o muco surgindo da abertura de uma cripta (*seta*). (De Specian RD et al. The surface topography of the colonic crypt in rabbit and monkey. *Am J Anat* 1981;160(4):461-472. Copyright © 1981 Wiley-Liss, Inc. Reimpressa com autorização de John Wiley & Sons, Inc.)

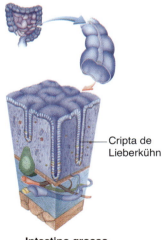

Intestino grosso

LEGENDA

CL criptas de Lieberkühn

Revisão de imagens histológicas selecionadas

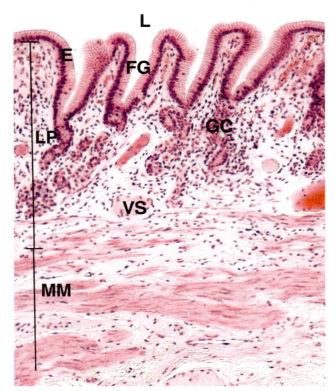

FIGURA DE REVISÃO 15.1.1 Estômago (cárdia). Corte transversal. Cão. Corte em parafina. 132×.

Observe o **epitélio simples colunar** (E), que reveste o estômago, e as **fossetas gástricas** (FG), que se abrem no **lúmen** (L) da cárdia gástrica. A **lâmina própria** (LP) contém **glândulas cárdicas** (GC) e é profusamente **vascularizada** (VS). As fibras musculares circulares internas da **muscular da mucosa** (MM) estão demonstradas claramente.

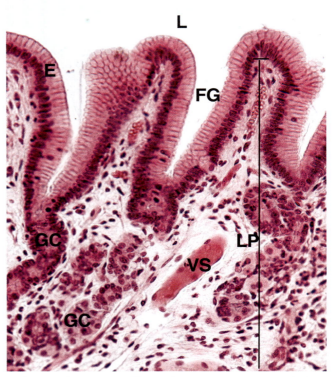

FIGURA DE REVISÃO 15.1.2 Estômago (cárdia). Corte transversal. Cão. Corte em parafina. 270×.

Esta imagem é uma ampliação do lado esquerdo da Figura de revisão 15.1.1. Observe que o **lúmen** (L) está revestido por epitélio simples colunar e que este revestimento epitelial se estende até as **fossetas gástricas** (FG). A **lâmina própria** (LP) **vascular** (VS) contém **glândulas cárdicas** (GC) que liberam sua secreção no fundo das fossetas gástricas.

LEGENDA

E	epitélio simples colunar	L	lúmen	MM	muscular da mucosa
FG	fossetas gástricas	LP	lâmina própria	VS	vasos sanguíneos
GC	glândulas cárdicas				

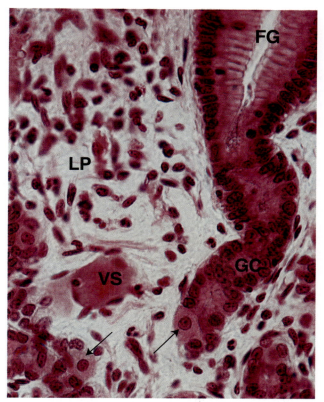

FIGURA DE REVISÃO 15.1.3 Estômago (cárdia). Corte transversal. Cão. Corte em parafina. 540×.

Esta imagem é uma ampliação do lado esquerdo da Figura de revisão 15.1.2. Observe que a base da **fosseta gástrica** (FG) recebe uma **glândula cárdica** (GC). A **lâmina própria** (LP) da mucosa é rica em **vasos sanguíneos** (VS). As *setas* assinalam as **células parietais** (CP) das glândulas cárdicas.

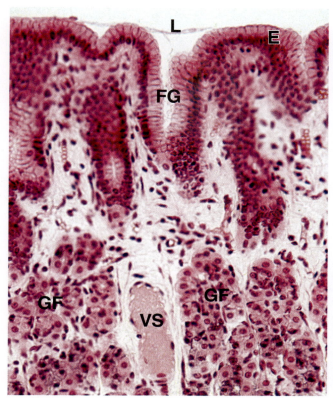

FIGURA DE REVISÃO 15.1.4 Estômago (fundo). Corte transversal. Cão. Corte em parafina. 270×.

O **epitélio simples colunar** (E) que reveste o **lúmen** (L) do fundo gástrico estende-se até as **fossetas gástricas** (FG). A lâmina própria **vascular** (VS) está repleta de **glândulas fúndicas** (GF).

LEGENDA

CP	células parietais	**GC**	glândulas cárdicas	**LP**	lâmina própria
E	epitélio simples colunar	**GF**	glândulas fúndicas	**VS**	vasos sanguíneos
FG	fossetas gástricas	**L**	lúmen		

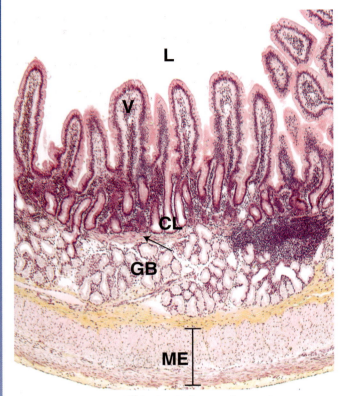 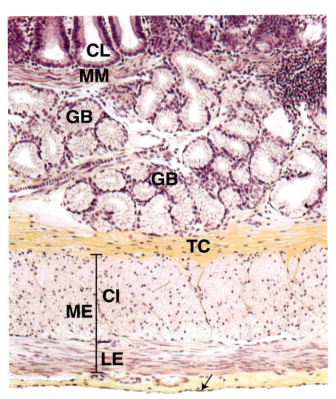

FIGURA DE REVISÃO 15.2.1 Duodeno. Corte transversal. Corte em parafina. 56×.

Esta fotomicrografia de pequeno aumento do duodeno demonstra toda a sua extensão desde o **lúmen** (L) até a camada longitudinal externa da sua **muscular externa** (ME). Observe a existência de **vilosidades** (V) digitiformes e que as **criptas de Lieberkühn** (CL) se estendem até a **muscular da mucosa** (*seta*). As **glândulas de Brunner** (GB) ocupam a maior parte da submucosa.

FIGURA DE REVISÃO 15.2.2 Duodeno. Corte transversal. Corte em parafina. 132×.

Esta fotomicrografia do duodeno demonstra a submucosa, que inclui **glândulas de Brunner** (GB), **muscular externa** (ME) e **serosa** (*seta*). As bases das **criptas de Lieberkühn** (CL) estão evidentes nas áreas em que repousam sobre a **muscular da mucosa** (MM) e o **tecido conjuntivo** (TC) da submucosa fica em contato com a **camada circular interna** (CI) da muscular externa. A **camada longitudinal externa** (LE) está adjacente ao tecido conjuntivo subseroso.

LEGENDA

CI	camada circular interna	LE	camada longitudinal externa	MM	muscular da mucosa
CL	criptas de Lieberkühn			TC	tecido conjuntivo
GB	glândulas de Brunner	ME	muscular externa	V	vilosidades
L	lúmen				

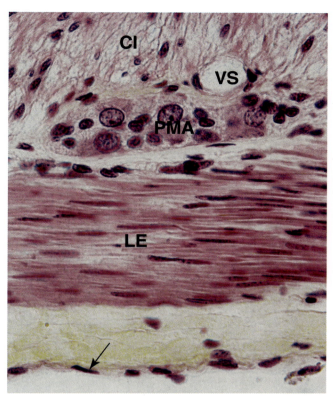
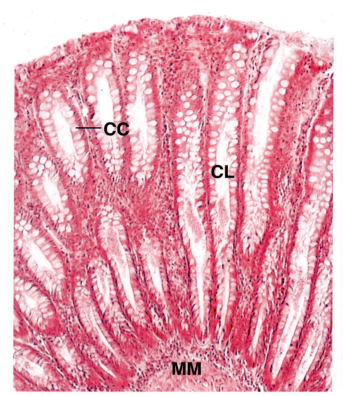

FIGURA DE REVISÃO 15.2.3 Duodeno. Plexo mioentérico de Auerbach. Corte longitudinal. Corte em parafina. 540×.

Esta fotomicrografia é um corte longitudinal do duodeno, e esta é a razão por que as células musculares lisas da **camada circular interna** (CI), da muscular externa, estão cortadas em plano transversal, enquanto as células musculares lisas da **camada longitudinal externa** (LE) estão cortadas em plano longitudinal. O tecido conjuntivo subseroso e a **serosa** (seta) estão evidentes. Observe que o **plexo mioentérico de Auerbach** (PMA) está alojado entre as camadas musculares circular interna e longitudinal externa da muscular externa. Observe os **vasos sanguíneos** (VS) que irrigam a muscular externa e também o plexo nervoso autônomo.

FIGURA DE REVISÃO 15.2.4 Colo. Corte transversal. Corte em parafina. 132×.

Esta fotomicrografia do intestino grosso demonstra que não existem vilosidades no colo. Observe que as **criptas de Lieberkühn** (CL) estão abundantemente preenchidas com **células caliciformes** (CC). Repare também na presença da **muscular da mucosa** (MM).

LEGENDA

CC	células caliciformes	LE	camada longitudinal externa	PMA	plexo mioentérico de Auerbach
CI	camada circular interna	MM	muscular da mucosa	VS	vasos sanguíneos
CL	criptas de Lieberkühn				

Resumo da organização histológica

I. Esôfago

O **esôfago** é um tubo muscular longo que conduz o **bolo alimentar** da **faringe** para o **estômago**. Assim como o restante do tubo digestório, o esôfago é formado por quatro camadas concêntricas: **mucosa**, **submucosa**, **muscular externa** e **adventícia**. Normalmente, o **lúmen** do esôfago está colapsado.

A. Mucosa

A **mucosa** apresenta três regiões: **epitélio**, **lâmina própria** e **muscular da mucosa**. E apresenta pregas longitudinais.

1. Epitélio

O **epitélio** é **estratificado pavimentoso não queratinizado**.

2. Lâmina própria

A **lâmina própria** é um tecido conjuntivo frouxo que, em algumas regiões do esôfago, contém **glândulas cárdicas esofágicas** produtoras de muco.

3. Muscular da mucosa

A **muscular da mucosa** é composta de uma **camada única de músculo liso**, orientada **longitudinalmente**.

B. Submucosa

Constituída de tecido conjuntivo fibroelástico, a **submucosa** forma pregas longitudinais. As **glândulas esofágicas propriamente ditas** desta camada produzem uma secreção mucosa. O **plexo submucoso de Meissner** abriga neurônios parassimpáticos pós-ganglionares.

C. Muscular externa

A **muscular externa** é composta de **camadas musculares circular interna** (em hélice compacta – passo curto) e **longitudinal externa** (em hélice mais aberta – passo longo). No terço superior do esôfago, elas são formadas por **músculo esquelético**; no terço médio, por **músculo esquelético** e **músculo liso**; e no terço inferior, por **músculo liso**. O **plexo mioentérico de Auerbarch** está localizado entre as duas camadas de músculo.

D. Adventícia

A **adventícia** do esôfago é constituída de tecido conjuntivo fibroso. Abaixo do diafragma, o esôfago é coberto por uma **serosa**.

II. Estômago

O **estômago** é uma estrutura similar a um saco que recebe alimento do **esôfago** e libera seu conteúdo, conhecido como quimo, para o **duodeno**. O estômago tem três regiões com características histológicas distintas: **cárdia**, **fundo** e **piloro**. A **mucosa** e a **submucosa** do estômago vazio formam **pregas gástricas**, conhecidas como **rugas**, que se desfazem no estômago distendido.

A. Mucosa

A **mucosa** contém **fossetas gástricas**. Na base das fossetas, as **glândulas gástricas** se abrem.

1. Epitélio

O **epitélio simples colunar** não contém células caliciformes. As células que compõem este epitélio são conhecidas como **células de revestimento superficial** e elas se estendem para as fossetas gástricas.

2. Lâmina própria

A **lâmina própria** abriga numerosas **glândulas gástricas**, vasos sanguíneos de pequeno calibre, várias células dos tecidos conjuntivos e **células linfoides**.

a. Células das glândulas gástricas

As **glândulas gástricas** são compostas dos seguintes tipos de células: **células parietais (oxínticas)**, **células principais (zimogênicas)**, **células mucosas do colo**, **células do SNED (células enteroendócrinas)** e **células-tronco**. As glândulas da **região cárdica** não apresentam **células principais**, apenas algumas **células parietais**. As glândulas da **região pilórica** são curtas e também não contêm células principais, apenas algumas parietais. A maioria das células são células secretoras de muco e se assemelham às **células mucosas do colo**. As glândulas da **região fúndica** dispõem de todos os cinco tipos de células.

3. Muscular da mucosa

A **muscular da mucosa** é formada por **músculo liso**, em **uma camada circular interna** e uma **camada longitudinal externa**. Em algumas regiões, pode ser encontrada uma terceira camada.

B. Submucosa

A **submucosa** não contém glândulas. Abriga um plexo vascular, bem como o **plexo submucoso de Meissner**.

C. Muscular externa

A **muscular externa** é formada por três camadas de músculo liso: **oblíqua interna**, **circular média** e **longitudinal externa**. A circular média forma o **esfíncter pilórico**. O **plexo mioentérico de Auerbarch** está localizado entre as camadas circular e longitudinal.

Capítulo 15 Sistema Digestório II **413**

D. Serosa

O estômago é revestido pela **serosa**, uma camada de tecido conjuntivo coberta por peritônio visceral (mesotélio).

III. Intestino delgado

O **intestino delgado** é formado por três regiões: **duodeno, jejuno e íleo**. A **mucosa** do intestino delgado apresenta projeções, denominadas **vilosidades** ou **vilos**, que alteram sua morfologia e diminuem em altura do duodeno para o íleo. A submucosa exibe dobras espirais, as **pregas circulares** (válvulas de Kerckring).

A. Mucosa

A **mucosa** apresenta **vilos**, evaginações da **lâmina própria** cobertas por epitélio.

1. Epitélio

O **epitélio simples colunar** é formado por **células caliciformes, células absortivas superficiais (enterócitos)** e **células do SNED**. O número de células caliciformes aumenta do duodeno para o íleo.

2. Lâmina própria

A **lâmina própria**, formada por **tecido conjuntivo frouxo**, abriga as glândulas denominadas **criptas de Lieberkühn**, que se estendem até a muscular da mucosa. As células que compõem essas glândulas são as **caliciformes**, as **colunares** e, principalmente na base das glândulas, as **células de Paneth**, as **células do SNED** e as **células-tronco**. Algumas vezes pode ser observada uma **célula caveolada**. Um **quilífero** central, um vaso linfático de terminação cega, **células musculares lisas, vasos sanguíneos, nódulos linfoides** solitários e **células linfoides** também estão presentes. Os **nódulos linfoides** com coberturas epiteliais de **células M** são especialmente abundantes como **placas de Peyer** no íleo.

3. Muscular da mucosa

A **muscular da mucosa** é formada por **músculo liso**, **composto de** uma **camada circular interna** e outra **longitudinal externa**.

B. Submucosa

A **submucosa** é regular, exceto no **duodeno**, onde há as **glândulas de Brunner**.

C. Muscular externa

A **muscular externa** é composta das camadas usuais de músculo liso, da **circular interna** e da **longitudinal externa**, com o **plexo mioentérico de Auerbach** entre elas.

D. Serosa

O duodeno é coberto por **serosa** e por **adventícia**, enquanto o jejuno e o íleo são revestidos por uma serosa.

IV. Intestino grosso

O **intestino grosso** é composto de **apêndice, ceco, colos (ascendente, transverso, descendente e sigmoide), reto** e **canal anal**. O apêndice e o canal anal são descritos separadamente. O restante do intestino grosso apresenta características histológicas muito semelhantes.

A. Colo

1. Mucosa

A **mucosa** não contém pregas especializadas. Ela é mais espessa que a mucosa do intestino delgado.

a. Epitélio

O **epitélio simples colunar** contém células caliciformes e células colunares (absortivas).

b. Lâmina própria

As **criptas de Lieberkühn** da **lâmina própria** são mais longas que as do intestino delgado. Elas são compostas de numerosas **células caliciformes**, algumas poucas **células do SNED** e **células-tronco**. São frequentemente encontrados **nódulos linfoides**.

c. Muscular da mucosa

A **muscular da mucosa** consiste em camadas **circular interna** e **longitudinal externa** de **músculo liso**.

2. Submucosa

A **submucosa** é semelhante à do jejuno ou do íleo.

3. Muscular externa

A **muscular externa** é composta de camadas **circular interna** e **longitudinal externa** de **músculo liso**. A camada longitudinal externa é modificada para formar as **tênias do colo**, que são três faixas de músculo liso, organizadas no sentido longitudinal. Estas são responsáveis pela formação de **haustrações** (saculações). O **plexo de Auerbach** fica entre as duas camadas.

4. Serosa

O colo apresenta tanto a **serosa** como a **adventícia**. A serosa contém pequenas bolsas com tecido adiposo, os **apêndices epiploicos**.

B. Apêndice

O **lúmen** do **apêndice** em geral apresenta um formato de estrela e pode estar obstruído. Um **epitélio simples colunar** reveste a **lâmina própria**, rica em **nódulos linfoides** e com algumas **criptas de Lieberkühn**.

A **muscular da mucosa**, a **submucosa** e a **muscular externa** seguem o plano geral do sistema digestório, mas, de modo diferente do resto do colo, a camada longitudinal externa não forma tênias do colo. Está coberta por uma **serosa**.

C. Canal anal

O **canal anal** apresenta pregas longitudinais e **colunas anais**, que se unem junto ao orifício anal para formar as **válvulas anais**, entre as quais estão os **seios anais**. O epitélio muda de **simples colunar** do reto para **simples cúbico**, nas **válvulas anais**; para **estratificado pavimentoso**, distal às válvulas anais; e para **epiderme**, no orifício do ânus. Estão presentes **glândulas perianais**, **folículos pilosos** e **glândulas sebáceas**. A **submucosa** é rica em vasos sanguíneos. A **muscular externa** forma o esfíncter anal interno muscular. Uma **camada adventícia** conecta o ânus às estruturas adjacentes.

Questões de revisão do capítulo

15.1 O sangramento causado pela síndrome de Mallory-Weiss em geral é autolimitado, mas ocasionalmente é necessária uma cirurgia para estancar o sangramento. Qual região do canal alimentar é reparada cirurgicamente nos pacientes com essa síndrome?

A. Estômago

B. Duodeno

C. Ceco

D. Colo sigmoide

E. Apêndice

15.2 A infecção por *Helicobacter pylori* é uma causa comum de úlceras pépticas. Esses microrganismos são protegidos do meio ácido por secreções produzidas por quais das seguintes células?

A. Células de Paneth

B. Células parietais

C. Células de revestimento superficial

D. Células do SNED

E. Células caliciformes

15.3 Um indivíduo que sofre da síndrome de Zollinger-Ellison tem uma alta elevação de qual dos seguintes hormônios?

A. Leptina

B. Gastrina

C. Glicentina

D. Grelina

E. Secretina

15.4 Um biofilme bacteriano, que se acredita atuar como um reservatório para restabelecer a flora bacteriana normal, foi descoberto em qual das seguintes estruturas?

A. Ceco

B. Apêndice

C. Colo sigmoide

D. Reto

15.5 A absorção da vitamina B_{12} depende de uma glicoproteína produzida por quais das seguintes células?

A. Células de Paneth

B. Células absortivas superficiais

C. Células com micropregas

D. Células parietais

E. Células de revestimento superficial

CAPÍTULO
16

SISTEMA DIGESTÓRIO III

ESQUEMA DO CAPÍTULO

TABELAS

Tabela 16.1 Enzimas produzidas pelas células acinosas do pâncreas

Tabela 16.2 Hormônios produzidos pelas células das ilhotas de Langerhans

Tabela 16.3 Classes de lipoproteínas

PRANCHAS

Prancha 16.1A Glândulas salivares

Figura 16.1.1 Glândula parótida. Macaco. Corte em resina plástica. 132×

Figura 16.1.2 Glândula sublingual. Macaco. Corte em resina plástica. 270×

Prancha 16.1B Glândulas salivares

Figura 16.1.3 Glândula sublingual. Macaco. Corte em resina plástica. 540×

Figura 16.1.4 Glândula submandibular. Macaco. Corte em resina plástica. 132×

Prancha 16.2A Pâncreas

Figura 16.2.1 Pâncreas. Humano. Corte em parafina. 132×

Figura 16.2.2 Pâncreas. Humano. Corte em parafina. 270×

Prancha 16.2B Pâncreas

Figura 16.2.3 Pâncreas. Macaco. Corte em resina plástica. 540×

Figura 16.2.4 Ilhotas de Langerhans. Macaco. Corte em resina plástica. 270×

Prancha 16.3A Fígado

Figura 16.3.1 Fígado. Porco. Corte em parafina. 14×

Figura 16.3.2 Fígado. Cão. Corte em parafina. 132×

Prancha 16.3B Fígado

Figura 16.3.3 Fígado. Macaco. Corte em resina plástica. 132×

Figura 16.3.4 Fígado. Macaco. Corte em resina plástica. 270×

Prancha 16.4A Fígado

Figura 16.4.1 Fígado. Macaco. Corte em resina plástica. 540×

Figura 16.4.2 Fígado. Corte em parafina. 540×

Prancha 16.4B Vesícula biliar

Figura 16.4.3 Vesícula biliar. Humano. Corte em parafina. 132×

Figura 16.4.4 Vesícula biliar. Humano. Corte em parafina. 540×

Prancha 16.5 Glândula salivar, microscopia eletrônica

Figura 16.5.1 Glândula sublingual. Humano. Microscopia eletrônica. 4.050×

Prancha 16.6 Fígado, microscopia eletrônica

Figura 16.6.1 Fígado. Camundongo. Microscopia eletrônica. 11.255×

Prancha 16.7 Ilhotas pancreáticas de Langerhans, microscopia eletrônica

Figura 16.7.1 Ilhotas de Langerhans. Coelho. Microscopia eletrônica. 3.578×

PRANCHAS DE REVISÃO 16.1 E 16.2

Figura de revisão 16.1.1 Glândula sublingual. Humano. Corte em parafina. 270×

Figura de revisão 16.1.2 Glândula parótida. Humano. Corte em parafina. 270×

Figura de revisão 16.1.3 Pâncreas. Ilhota de Langerhans. Humano. Corte em parafina. 132×

Figura de revisão 16.1.4 Pâncreas. Humano. Corte em parafina. 540×

Figura de revisão 16.2.1 Fígado. Humano. Corte em parafina. Carmim de Best. Coloração para glicogênio. 270×

Figura de revisão 16.2.2 Fígado. Humano. Corte em parafina. Coloração por tricômico. 270×

Capítulo 16 Sistema Digestório III **417**

ESQUEMA DO CAPÍTULO

Figura de revisão 16.2.3 Fígado. Cão. Corte em parafina. Injetado com tinta nanquim. 270×

Figura de revisão 16.2.4 Vesícula biliar. Humano. Corte em parafina. 132×

As glândulas salivares maiores, o pâncreas e o fígado (e a vesícula biliar que o acompanha) são as glândulas extramurais do sistema digestório. Elas estão localizadas fora das paredes do canal alimentar e liberam suas secreções exócrinas no lúmen do sistema digestório, por meio de ductos. Essas glândulas fabricam enzimas digestivas, hormônios endócrinos e parácrinos, proteínas do sangue, bem como vários outros produtos.

Glândulas salivares maiores

Os três pares (talvez quatro, incluindo as recém-descobertas glândulas salivares tubárias) de **glândulas salivares maiores**: **parótida**, **submandibular** e **sublingual**, produzem cerca de 1 ℓ de saliva por dia, aproximadamente 95% da secreção salivar diária que liberam na cavidade oral. Conforme indicado no Capítulo 14, as glândulas salivares menores produzem os 5% restantes da produção salivar diária total.

A glândula parótida produz **secreções serosas**, enquanto as glândulas submandibular e sublingual produzem **secreções mistas** (uma combinação de saliva serosa e mucosa). *As glândulas salivares maiores secretam intermitentemente, enquanto as glândulas salivares menores secretam continuamente.*

Em 2020, foi descoberto um par de glândulas salivares até então desconhecidas, as **glândulas salivares tubárias**, localizadas na face posterior da nasofaringe, nas proximidades do toro tubário. Essas glândulas são semelhantes em tamanho às glândulas sublinguais e, em cortes histológicos, revelaram a presença de ácinos mucosos cobertos por semiluas serosas, o que indica que essas glândulas produzem uma secreção salivar mista. *Se a presença dessas glândulas for confirmada, haverá quatro pares, em vez de três pares, de glândulas salivares maiores.*

Todas as glândulas salivares maiores são glândulas tubuloacinosas compostas encapsuladas, exceto as parótidas, que são glândulas acinosas compostas. A cápsula emite septos (trabéculas) para dentro da glândula e a divide em lobos e lóbulos. As glândulas que produzem uma secreção aquosa apresentam *unidades secretoras* terminais que em geral têm formato **acinoso** (semelhante a uma uva), enquanto as glândulas que produzem uma secreção mucosa têm *unidades secretoras* terminais com formato **tubular**. Em uma glândula que produz uma secreção mista, as unidades tubulares mucosas terminais frequentemente têm ácinos em forma de meia-lua, chamados **semiluas serosas**, cobrindo-as. Embora essas estruturas sejam agora consideradas artefatos de fixação, elas fornecem uma imagem facilmente reconhecível de uma glândula que produz uma secreção mista e continuam a ser referenciadas neste livro. As células dos ácinos têm formato piramidal; mas, nos cortes histológicos, apresentam morfologia triangular, com um núcleo grande e redondo localizado na porção basal, e também basofilia subnuclear e eosinofilia supranuclear, com coloração de hematoxilina e eosina (H&E). As células das unidades secretoras mucosas em geral são mais altas e de formato piramidal; em cortes histológicos, elas são um pouco redondas, com um núcleo achatado, basalmente localizado, e um citoplasma pálido. Tanto as unidades secretoras serosas quanto mucosas são circundadas por algumas **células mioepiteliais** que, contraindo-se levemente, facilitam a liberação do produto de secreção da unidade secretora nos ductos da glândula. Essas células mioepiteliais compartilham a membrana basal das unidades secretoras (Figura 16.1).

Os ductos das glândulas salivares maiores são classificados por sua localização e função, bem como por sua morfologia. Aqueles posicionados dentro dos lóbulos são chamados ductos intralobulares, pois drenam diretamente as unidades secretoras e, então, coalescem para formar ductos maiores, mas ainda dentro dos lóbulos. Os ductos intralobulares conduzem aos ductos maiores localizados fora do lóbulo, os ductos interlobulares, que levam a ductos ainda maiores, posicionados fora ou entre os lobos chamados ductos interlobares. Por fim, esse sistema de ductos forma os maiores ductos, os chamados **ductos terminais**, que levam a saliva para a cavidade oral. À medida que esse sistema de ductos passa do menor para o maior, seu epitélio de revestimento aumenta em espessura e é sustentado por uma quantidade crescente de tecido conjuntivo.

Existem dois tipos de ductos intralobulares.

- Os ductos intercalares, compostos de epitélio simples colunar, são os menores, com um diâmetro inferior ao dos ácinos ou túbulos. Eles produzem sua própria membrana basal que é contínua com a de sua unidade secretora terminal. Eles podem ter suas próprias células mioepiteliais

- Os ductos estriados são compostos de epitélio simples cúbico a colunar. Cada **ducto estriado** recebe vários

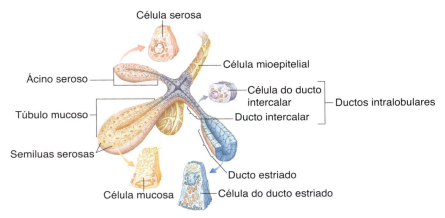

FIGURA 16.1 Representação gráfica das glândulas salivares maiores.

ductos intercalares e, em corte transversal, o diâmetro dos ductos estriados aproxima-se do corte transversal de suas unidades secretoras. Os ductos estriados são compostos de epitélio simples cúbico alto a simples colunar, e a microscopia eletrônica de transmissão demonstrou que a face basal dessas células exibe dobras intrincadas da membrana plasmática que formam uma complexa compartimentalização citoplasmática, onde cada compartimento abriga numerosas **mitocôndrias**. Os ductos estriados reabsorvem ativamente íons sódio e excretam íons potássio em seus lúmenes, modificando, assim, a saliva produzida pelas unidades secretoras. Esses ductos também liberam bicarbonatos em seus lúmenes. Portanto, a saliva que entra nos ductos estriados, conhecida como **saliva primária**, torna-se modificada dentro do ducto estriado e é chamada **saliva secundária** ao sair do ducto estriado.

Os ductos interlobulares estão posicionados fora dos lóbulos circundados por um pouco mais de tecido conjuntivo do lado de fora; porém, mais próximo dos lóbulos, o epitélio de revestimento pode se assemelhar a ductos estriados. Os ductos interlobares são maiores e têm um epitélio estratificado cúbico a colunar, e são sustentados por um tecido conjuntivo mais espesso. Os ductos terminais têm os maiores lúmenes, apresentam um epitélio colunar estratificado e são sustentados por camadas musculares lisas e tecidos conjuntivos espessos.

Glândula parótida

A **glândula parótida**, a maior das três glândulas salivares maiores, é responsável por apenas 30% da produção salivar. Está localizada superficial e posteriormente ao ramo da mandíbula e seu ducto principal, o **ducto parotídeo** (**ducto de Stensen**), abre-se na cavidade oral na papila parotídea. Esta glândula produz uma saliva puramente serosa (Figura 16.2). À medida que o indivíduo envelhece, a glândula parótida torna-se infiltrada por tecido adiposo, de modo que, aos 50 anos, pelo menos 30% da glândula é ocupada por adipócitos.

Glândula submandibular

A **glândula submandibular** tem aproximadamente um terço do tamanho da parótida, mas secreta 60% da produção salivar. Localiza-se profunda e inferiormente ao ramo da mandíbula, em estreita associação com o músculo

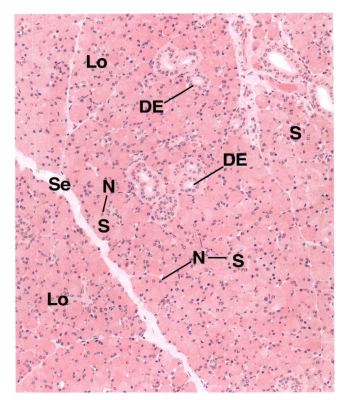

FIGURA 16.2 Fotomicrografia de pequena ampliação de uma glândula parótida de macaco. Observe que a glândula é subdividida em lobos e **lóbulos** (Lo), por **septos** (Se) de tecido conjuntivo. Note também os perfis transversais das unidades secretoras **serosas** (S) terminais, com suas células acinosas, cujos **núcleos** (N) redondos estão localizados basalmente, e a presença de **ductos estriados** (DE). 132×.

milo-hióideo. Cerca de 90% das unidades secretoras terminais são ácinos serosos, e 10% são túbulos mucosos cobertos por semiluas serosas (Figura 16.3). O sistema de ductos dessa glândula é muito extenso, e seus numerosos perfis transversais, em cortes histológicos, são característicos da glândula submandibular. O longo **ducto submandibular** terminal (**ducto de Wharton**) abre-se no assoalho da boca, em ambos os lados do freio lingual, nas **carúnculas sublinguais**.

Glândula sublingual

A **glândula sublingual** é a menor das glândulas salivares maiores, tem uma cápsula incompleta e é responsável por apenas 5% da produção salivar total. Localiza-se no assoalho da boca, abaixo da prega sublingual, e produz uma secreção principalmente mucosa. O sistema de ductos terminais dessa glândula é composto de vários pequenos **ductos de Bartholin**, que se abrem na superfície da prega sublingual, alguns dos quais também podem liberar saliva no ducto submandibular. A maioria das unidades secretoras terminais são túbulos mucosos, alguns cobertos com semiluas serosas (ver Figura 16.6).

Glândula tubária

As **glândulas tubárias** (Figuras 16.4 e 16.5) são semelhantes em tamanho e compartilham uma característica com as glândulas sublinguais. Em cortes histológicos, elas exibem ácinos predominantemente mucosos, às vezes cobertos por semiluas serosas, o que indica que essas glândulas produzem uma secreção salivar predominantemente mucosa. *Se for confirmada a presença constante dessas glândulas, então haverá quatro pares, em vez de três pares, de glândulas salivares maiores.*

Saliva

A saliva é uma solução **hipotônica** composta de 99% de água, cujas funções incluem a lubrificação e a limpeza da cavidade oral, bem como a mistura com o alimento mastigado, para facilitar a deglutição. Ela também controla a flora bacteriana da cavidade oral com o seu conteúdo de **lisozima**, **lactoferrina** e **peroxidases**, proteínas ricas em histidina e em **imunoglobulina A (IgA)**. A saliva também

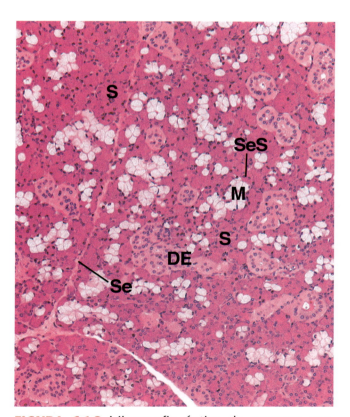

FIGURA 16.3 Micrografia óptica de pequena ampliação de uma glândula submandibular de macaco. Observe que a glândula é subdividida em lóbulos, por **septos** (Se) de tecido conjuntivo, derivados da cápsula da glândula. Como a glândula submandibular produz uma secreção mista, tanto as unidades secretoras **serosas** (S) quanto as unidades secretoras **mucosas** (M), com **semiluas serosas** (SeS), estão presentes. As estruturas maiores e pálidas são os **ductos estriados** (DE). 132×.

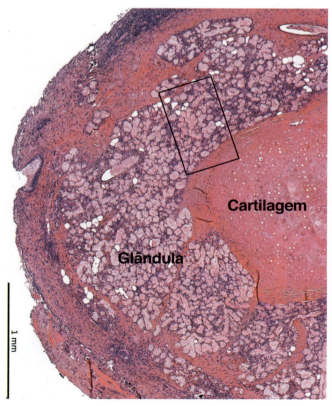

FIGURA 16.4 Imagem de pequena ampliação de um corte da glândula tubária que exibe a cartilagem do toro tubário cercada pela glândula tubária mista (mas principalmente mucosa). A *área em destaque* é ampliada na Figura 16.5. (Cortesia de Dr. Matthijs Valstar.)

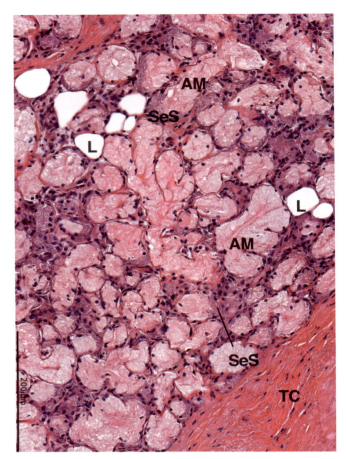

FIGURA 16.5 Esta fotomicrografia é uma ampliação maior da *área em destaque* da Figura 16.4. Observe os numerosos **ácinos mucosos** (AM), alguns dos quais são cobertos por **semiluas serosas** (SeS). As áreas claras são células **lipídicas** (L), e o **tecido conjuntivo** (TC), no canto inferior direito, contata o pericôndrio do toro tubário. (Cortesia de Dr. Matthijs Valstar.)

é responsável pela digestão inicial de carboidratos, pela **amilase salivar** e por auxiliar no processo sensorial de **paladar**, pela dissolução de substâncias alimentares. Devido ao seu conteúdo de bicarbonatos produzidos pelas células do ducto estriado, a saliva também atua como um tampão.

Pâncreas

O **pâncreas** é uma glândula mista, pois tem funções exócrinas e endócrinas (Figuras 16.7 e 16.8). Apresenta uma delicada **cápsula** de tecido conjuntivo que fornece septos delgados que não apenas subdividem a glândula em lobos e lóbulos, mas também atuam como condutos para os vasos sanguíneos que entram e saem da glândula, bem como para o sistema de ductos que libera as secreções da porção exócrina da glândula para o duodeno.

- A **porção exócrina do pâncreas** constitui o componente maior e é uma **glândula acinosa composta**, que

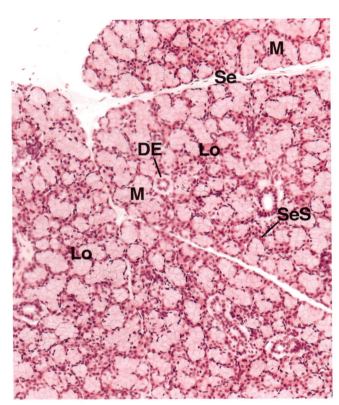

FIGURA 16.6 Esta fotomicrografia de pequena ampliação da glândula sublingual humana exibe os **septos** (Se) que subdividem a glândula em lobos e **lóbulos** (Lo). Observe que os túbulos secretores **mucosos** (M) terminais são cobertos por **semiluas serosas** (SeS). Note também o **ducto estriado** (DE), próximo ao centro do campo. 132×.

produz uma secreção serosa rica em bicarbonato, bem como enzimas e proenzimas

- A secreção exócrina chega ao duodeno por meio de uma série de ductos que começam como **ductos intercalares**, no centro de cada ácino (onde as células ductais são chamadas **células centroacinosas**), e juntam-se a outros ductos intercalares, para formar **ductos intralobulares** maiores. Um número desses ductos se une para formar **ductos interlobulares** maiores, que se fundem com ductos semelhantes de outros lóbulos para, finalmente, formar o **ducto pancreático principal**, que libera a secreção exócrina do pâncreas no lúmen do **duodeno**, na **papila duodenal maior (papila de Vater)**. Ao contrário das glândulas salivares, o pâncreas não apresenta ductos estriados

- As **porções endócrinas do pâncreas**, 1 a 2 milhões de **ilhotas pancreáticas (ilhotas de Langerhans)**, estão espalhadas pelo pâncreas exócrino. Cada ilhota, composta de um aglomerado esférico ricamente vascularizado de cerca de 2.500 a 3.000 células produtoras de hormônios, está, até certo ponto, isolada do pâncreas exócrino pelas fibras de colágeno tipo III (fibras reticulares) que circundam cada ilhota.

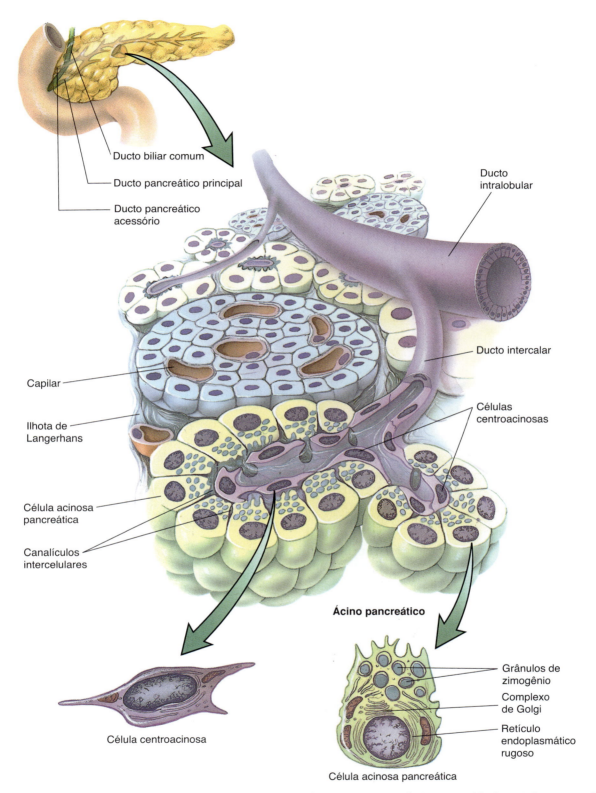

FIGURA 16.7 Diagrama esquemático do pâncreas ilustrando as porções exócrina e endócrina. A função exócrina do pâncreas é desempenhada pelas suas células acinosas, células centroacinosas e ductos intercalares. As células acinosas secretam as enzimas digestivas, e as células do ducto fornecem uma solução tampão alcalina. A porção endócrina do pâncreas é composta de ilhotas de Langerhans, que são agregados esféricos de células ricamente vascularizados, envolvidos por fibras reticulares. As ilhotas são compostas principalmente de cinco tipos de células, que podem ser diferenciados entre si apenas por colorações especiais.

Suprimento vascular do pâncreas

O **suprimento vascular** do pâncreas é organizado de modo que o sangue arterial que entra no pâncreas é desviado para dois compartimentos: um levando apenas ao pâncreas exócrino, e o outro apenas para as ilhotas de Langerhans. No entanto, o fluxo sanguíneo venoso se torna tão misturado que o sangue das ilhotas de Langerhans, que contém hormônios como a somatostatina, entra no pâncreas exócrino, onde pode afetar as células acinosas.

Pâncreas exócrino

O **pâncreas exócrino** produz cerca de 1,2 ℓ de secreção líquida, que é entregue ao **duodeno** pelo ducto pancreático.

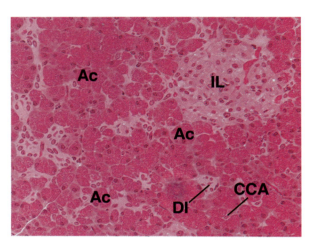

FIGURA 16.8 O pâncreas exócrino apresenta seus numerosos **ácinos** (Ac), alguns com **células centroacinosas** (CCA), o início dos **ductos intercalares** (DI), em seu centro. Observe que as células acinosas apresentam grande quantidade de grânulos de zimogênio contendo enzimas e proenzimas. O canto superior direito exibe uma **ilhota de Langerhans** (IL), o componente endócrino do pâncreas. 270×.

As **enzimas** (e **proenzimas**) são produzidas pelas **células acinosas** (Tabela 16.1), enquanto o **fluido alcalino** é liberado pelas células dos **ductos intercalares**, incluindo as **células centroacinosas**.

As secreções das enzimas e do fluido rico em bicarbonato são *intermitentes* e *independentes* uma da outra. A liberação desses produtos é controlada pelos hormônios **colecistocinina** e **secretina**, que são liberados pelas células neuroepiteliais difusas (**células do SNED**) do revestimento epitelial da mucosa do trato alimentar, bem como pela **acetilcolina**, liberada pelas fibras nervosas parassimpáticas pós-ganglionares.

- O **fluido rico em bicarbonato** é liberado pelas células centroacinosas e células dos ductos intercalares, em resposta à **secretina** e à **acetilcolina**. Esse fluido alcalino provavelmente age como um tampão para neutralizar o quimo ácido que entra no duodeno vindo do estômago pilórico. Tanto a secretina quanto a acetilcolina precisam entrar em contato com seus respectivos receptores nas membranas plasmáticas basais das células desses ductos para que o líquido alcalino seja liberado
- As **enzimas** (e **proenzimas**) são liberadas pelas **células acinosas** (ver Tabela 16.1) em resposta à **colecistocinina** das células do SNED e à **acetilcolina**. Tanto a colecistocinina quanto a acetilcolina precisam entrar em contato com seus respectivos receptores nas membranas plasmáticas basais das células acinosas para que as enzimas e proenzimas sejam liberadas
  - O **inibidor de tripsina** também é produzido pelas células acinosas para elas se protegerem, assim como o sistema de ductos do pâncreas, da atividade inadvertida da tripsina.

Pâncreas endócrino

O **pâncreas endócrino** é composto de 1 a 2 milhões de **ilhotas pancreáticas** (**de Langerhans**), que são agregados esféricos de cordões de células endócrinas ricamente vascularizados e dispersos pelo órgão. Os hormônios

---

CONSIDERAÇÕES CLÍNICAS 16.1

Paralisia de Bell

Se um **tumor da glândula parótida** ou toda a glândula parótida precisar ser excisada, o cirurgião deve ser extremamente cuidadoso porque o nervo facial (nervo craniano VII) forma um plexo dentro da glândula parótida, e cinco ramos grandes surgem desse plexo. Esses ramos servem a todos os músculos de expressão facial, e danos a um ou mais desses ramos podem paralisar temporariamente – ou em certos casos permanentemente – todos os músculos servidos pelos ramos danificados, resultando em queda facial, uma condição conhecida como **paralisia de Bell**. Se a condição for de natureza temporária, a recuperação total pode ser esperada em menos de 6 meses.

CONSIDERAÇÕES CLÍNICAS 16.2

Sialadenite

A **sialadenite**, uma inflamação de glândula salivar, é uma das doenças não malignas mais frequentes envolvendo as glândulas salivares maiores, em geral a glândula parótida, mas ocasionalmente a glândula submandibular ou sublingual pode estar envolvida.

Existem duas categorias dessa condição: **crônica**, que é menos dolorosa em geral ocorre após uma refeição; e **aguda**, mais dolorosa e acompanhada de uma coloração avermelhada da pele em toda a área da glândula, que se torna sensível ao toque.

Tabela 16.1	Enzimas produzidas pelas células acinosas do pâncreas.*
Enzimas	**Funções**
Tripsinogênio[†]	Iguais às da tripsina: converte proenzimas em enzimas ativas; cliva as proteínas ingeridas na alimentação presentes no quimo
Quimotripsinogênio	Iguais às da quimotripsina: cliva as proteínas ingeridas presentes no quimo
Carboxipeptidase	Cliva as ligações peptídicas na extremidade carboxiterminal de uma proteína
Aminopeptidase	Cliva as ligações peptídicas na extremidade aminoterminal de uma proteína
Amilase	Cliva carboidratos
Lipase	Digere os lipídios e libera ácidos graxos livres
DNase (desoxirribonuclease)	Hidrolisa as ligações de fosfodiéster da cadeia de DNA
RNase (ribonuclease)	Hidrolisa as ligações de fosfodiéster da cadeia de RNA
Elastase	Digere as fibras elásticas

*Algumas delas são proenzimas que são ativadas no lúmen do duodeno por ação da tripsina. [†] O tripsinogênio e o quimotripsinogênio são ativados pelas enteroquinases presentes nas microvilosidades das células absortivas superficiais, que produzem tripsina e quimotripsina, respectivamente.

liberados pelo pâncreas endócrino são produzidos pelos seguintes tipos celulares (Tabela 16.2):

- Células α (A), produtoras de **glucagon**
- Células β (B), produtoras de **insulina**
- Células G, produtoras de **gastrina**
- Células δ_1 (D$_1$), produtoras de **somatostatina**
- Células δ_2 (D$_2$), produtoras de **peptídio intestinal vasoativo** (**VIP**, do inglês *vasoactive intestinal peptide*)
- Células PP, secretoras de **polipeptídio pancreático**
- Células ε (células épsilon), secretoras de **grelina**.

Fígado

O **fígado** é a maior glândula do corpo (Figuras 16.9 e 16.10). Desempenha inúmeras funções, muitas *não* são de natureza glandular. Acredita-se que as células parenquimatosas do fígado, conhecidas como **hepatócitos**, tenham uma vida útil de cerca de 5 meses e sejam capazes de realizar cada uma das cerca de 100 diferentes funções do fígado. O fígado é circundado por uma cápsula de tecido conjuntivo denso não modelado, a **cápsula de Glisson**.

Na **porta hepática**, os elementos do tecido conjuntivo derivados da cápsula de Glisson entram no interior do fígado acompanhados de **vasos sanguíneos** e **ductos hepáticos** que transportam a bile e subdividem o fígado em **lobos** e **lóbulos** (ver Figuras 16.9 e 16.10). O fígado recebe todo o sangue carregado de nutrientes que deixa o canal alimentar e o baço pela **veia porta**, o que constitui 75% de seu suprimento total de sangue. Os 25% restantes de seu suprimento sanguíneo são derivados das duas

Tabela 16.2	Hormônios produzidos pelas células das ilhotas de Langerhans.			
Células	**Percentual do total (%)**	**Hormônio**	**Peso molecular (Da)**	**Funções**
Célula β	70	Insulina	6.000	Reduz o nível de glicose no sangue ao induzir a captação, o armazenamento e a glicólise da glicose; estimula a formação do glicerol; inibe a digestão dos lipídios pelos adipócitos
Célula α	20	Glucagon	3.500	Aumenta o nível de glicose no sangue; estimula a glicogenólise e a gliconeogênese
Célula δ_1	5	Somatostatina	1.640	Inibe a liberação hormonal por outras células das ilhotas de Langerhans; inibe a liberação de enzimas pelas células acinosas do pâncreas; reduz a atividade do músculo liso do sistema digestório e da vesícula biliar
Célula δ_2	2	VIP (peptídio intestinal vasoativo)	3.800	Estimula a glicogenólise; reduz a atividade do músculo liso do sistema digestório; modula a transferência de H_2O e de íons nas células epiteliais intestinais
Célula PP	1	Polipeptídio pancreático	4.200	Inibe a atividade secretora do pâncreas exócrino
Célula G	1	Gastrina	2.000	Estimula a produção de HCl pelas células parietais do estômago
Célula ε	1	Grelina	3.000	Estimula a sensação de fome; reduz a contração da musculatura lisa do canal alimentar

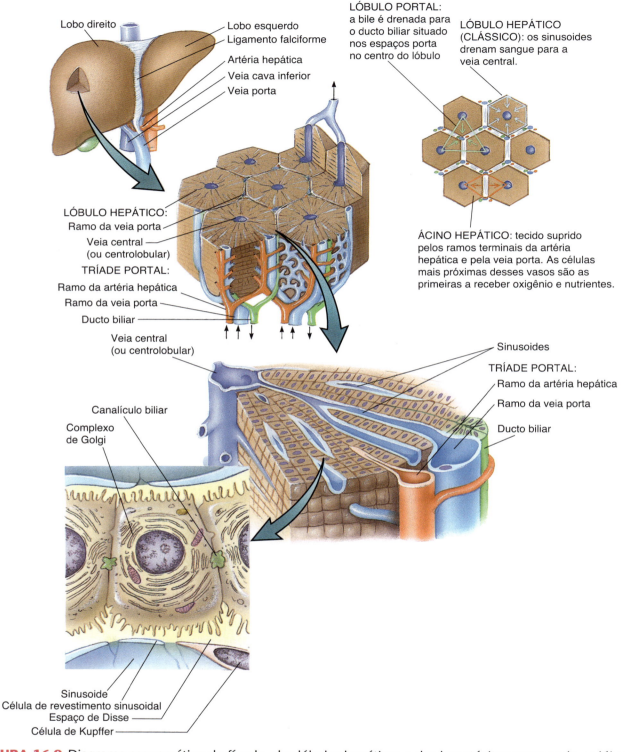

FIGURA 16.9 Diagrama esquemático do fígado, dos lóbulos hepáticos e dos hepatócitos compondo os lóbulos hepáticos. Os **hepatócitos**, as células do fígado, liberam secreções endócrinas no sistema vascular e a secreção exócrina, a bile, nos ductos excretores, os **ductos biliares**. Cada célula hepática faz fronteira com um espaço vascular, o **sinusoide**, em pelo menos um lado, e com outros hepatócitos, em seus lados restantes. Onde dois hepatócitos se unem, eles delimitam um pequeno espaço intercelular, o **canalículo biliar**, no qual a bile é liberada. Como os sinusoides hepáticos são revestidos por células endoteliais (**células de revestimento sinusoidal**) e por macrófagos (**células de Kupffer**), os hepatócitos não entram em contato direto com as células sanguíneas ou com o fluxo sanguíneo. O **espaço de Disse** interpõe-se aos hepatócitos e às células de revestimento do sinusoide. Esse espaço abriga **microvilosidades** dos hepatócitos, algumas células de armazenamento de lipídios (**células de Ito**) e delgadas fibras reticulares que formam uma rede de sustentação dos hepatócitos.

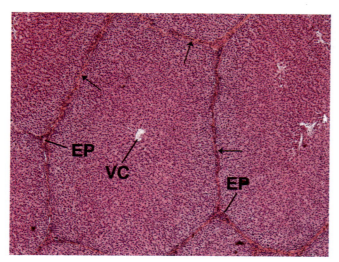

FIGURA 16.10 O fígado suíno é um bom exemplo para visualização dos lóbulos hepáticos clássicos, pois neste animal cada lóbulo é completamente circundado por tecido conjuntivo (*setas*). Observe a **veia central** (VC) no meio do lóbulo, bem como os **espaços porta** (EP) que abrigam ramos da veia porta e da artéria hepática e ductos biliares. 56×.

liberam seu sangue na **veia cava inferior**, não na porta hepática, mas na face posterior do fígado.

Além do lóbulo clássico (hepático), duas outras lobulações conceituais têm sido sugeridas para o fígado: o **lóbulo portal**, uma estrutura triangular (em cortes histológicos) cujos três ápices são três veias centrais vizinhas; e o **ácino hepático (de Rappaport)**, uma estrutura em forma de losango cujo eixo longo conecta duas veias centrais adjacentes e cujo eixo curto conecta dois espaços porta adjacentes (ver Figura 16.9). Foi sugerido o conceito de **lóbulos portais** porque, em um lóbulo clássico, o sangue flui em direção ao centro do lóbulo, e a bile flui para a periferia do lóbulo, enquanto no alegado lóbulo portal, a bile flui para o centro do lóbulo. O **ácino hepático** foi concebido para descrever o fluxo sanguíneo e o suprimento de oxigênio do lóbulo hepático porque reflete as alterações patológicas no fígado durante a hipoxia e as alterações induzidas por toxinas. Cada ácino é subdividido em três zonas mais ou menos iguais:

- A **zona 1** está próxima ao eixo curto do ácino hepático, entre os dois espaços porta, e recebe mais oxigênio
- A **zona 3** está próxima da veia central e recebe a menor quantidade de oxigênio
- A **zona 2** é a região entre as zonas 1 e 3 e recebe uma quantidade intermediária de oxigênio.

Células de Kupffer e células estreladas perissinusoidais

Os macrófagos derivados de monócitos, conhecidos como **células de Kupffer**, são intercalados com **células de**

artérias hepáticas, que são ramos diretos do tronco celíaco da parte abdominal da aorta que trazem sangue oxigenado para o fígado. Dentro do parênquima hepático, o sangue é direcionado através da rica rede de **sinusoides hepáticos**, revestidos por células endoteliais com grandes **fenestras** que não têm diafragmas e apresentam descontinuidades entre as células adjacentes, que, embora grandes, são muito pequenas para a passagem de células sanguíneas ou plaquetas. Como cada hepatócito faz limite com um **sinusoide** vascular, as células do fígado podem absorver materiais tóxicos e subprodutos da digestão, os quais são destoxificados e armazenados para uso futuro. O sangue é drenado do fígado pelas **veias hepáticas**, tributárias da veia cava inferior.

Os hepatócitos estão dispostos em **placas de células hepáticas** radialmente arranjadas, cada uma com espessura de uma célula em indivíduos com mais de 7 anos e dispostas de modo a formar lóbulos hexagonais (2 mm de comprimento e 0,7 mm de diâmetro). Essas estruturas são referidas como **lóbulos clássicos (hepáticos)** (ver Figura 16.10). Onde três **lóbulos clássicos** se encontram, seus delgados elementos de tecido conjuntivo fundem-se para formar **espaços porta** que abrigam ramos da artéria hepática, da veia porta, do ducto biliar e dos vasos linfáticos. O centro de cada lóbulo clássico abriga uma única **veia central** revestida de endotélio que recebe sangue dos numerosos sinusoides hepáticos, também revestidos de endotélio, formando, assim, o início do sistema de drenagem sanguínea do fígado. As veias centrais levam às **veias sublobulares**, que se fundem com outras veias sublobulares para formar veias maiores, que eventualmente drenam para as **veias hepáticas direita** e **esquerda**, que

---

CONSIDERAÇÕES CLÍNICAS 16.3

Câncer pancreático

Investigações recentes sobre o **câncer pancreático** revelaram uma possível razão por que essa doença é tão resistente a medicamentos anticancerígenos. Parece que as células cancerígenas pancreáticas invadem e matam as células endoteliais dos vasos sanguíneos adjacentes, impedindo, assim, que os vasos sanguíneos entreguem medicamentos anticancerígenos às células tumorais. Todas as células pancreáticas, incluindo as células cancerígenas pancreáticas, têm receptores ALK7 (do inglês *activin receptor-like kinase 7*) em suas membranas celulares, aos quais a ativina B, um membro da superfamília do fator de crescimento transformador beta (TGF-β, do inglês *transforming growth factor-beta*), pode se ligar, ativando o receptor ALK7. Uma vez ativado, o ALK7 faz com que as células cancerígenas entrem na via apoptótica, o que reduz sua capacidade de migração. Como as células cancerígenas pancreáticas evitam esse mecanismo de proteção regulando negativamente a síntese de ALK7 ou ativina B, a pesquisa atual está focada em impedir que elas façam isso.

CONSIDERAÇÕES CLÍNICAS 16.4

Gastrinoma e pancreatite crônica

O **gastrinoma** é uma doença na qual as **células G** do pâncreas passam por uma **proliferação excessiva** (frequentemente cancerosa) que resulta em uma **produção excessiva do hormônio gastrina**, o qual se liga às células parietais do estômago, que, em consequência, secretam excessivamente ácido clorídrico, levando à formação de úlceras pépticas no estômago e no duodeno.

A **pancreatite crônica**, uma inflamação crônica do pâncreas, é causada por uma infinidade de fatores, tanto genéticos como ambientais, com mais frequência por consumo excessivo de álcool e, em frequência menor, por obstrução do ducto pancreático. As alterações histopatológicas incluem lesão das células acinosas do pâncreas exócrino, em decorrência da liberação, pelas células do tecido conjuntivo, de várias substâncias inflamatórias. A inflamação crônica induz a formação de colágeno tipos I e III, resultando em fibrose do órgão.

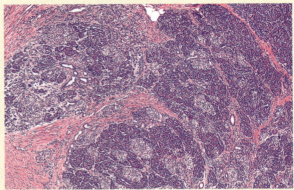

Fotomicrografia de um paciente que sofre de pancreatite crônica. Observe que os elementos do tecido conjuntivo estão hipertrofiados, os ácinos estão em número muito menor que o normal e as ilhotas de Langerhans estão muito próximas umas das outras em virtude da redução da população de células acinosas. (Reimpressa com autorização de Mills SE et al., eds. *Sternberg's Diagnostic Surgical Pathology*, 6th ed. Philadelphia: Wolters Kluwer, 2015. p. 1585, Figure 35-13.)

CONSIDERAÇÕES CLÍNICAS 16.5

Diabetes melito

Existem três tipos de **diabetes melito**: tipo 1, tipo 2 e diabetes gestacional.

O **diabetes tipo 1 (insulinodependente)** é caracterizado por **polifagia** (fome insaciável), **polidipsia** (sede constante) e **poliúria** (micção em excesso). Em geral, tem início súbito antes dos 20 anos; é uma doença autoimune que se distingue por dano e destruição das células β, o que resulta em **níveis baixos de insulina plasmática**.

O **diabetes melito tipo 2 (não insulinodependente)** geralmente ocorre em indivíduos acima de 40 anos e com sobrepeso; entretanto, nas últimas duas ou três décadas, o aumento da obesidade em adultos jovens e até mesmo em adolescentes diminuiu a idade em que o diabetes tipo 2 pode ser adquirido. Este não resulta de baixos níveis de insulina plasmática e é **resistente à insulina**, fator importante na sua patogênese. A resistência à insulina é devida à diminuição da ligação da insulina aos seus receptores de membrana plasmática e a defeitos na ação pós-receptora da insulina. O diabetes tipo 2 geralmente é controlado pela dieta.

O **diabetes gestacional** ocorre em menos de 10% das gestações e é menos grave para a mãe do que para o feto. O aumento dos níveis de glicose no sangue da mãe pode causar vários problemas, tais como dificuldades respiratórias no nascimento e aumento da possibilidade de diabetes e obesidade à medida que a criança cresce.

---

revestimento endotelial e, por isso, participam da formação do revestimento dos sinusoides. As células de Kupffer funcionam na remoção de glóbulos vermelhos extintos e de outras partículas indesejáveis da corrente sanguínea (Figura 16.11). Acredita-se que as **células estreladas perissinusoidais** (células armazenadoras de lipídios; **células de Ito**) funcionem no acúmulo e armazenamento de **vitamina A** e na produção de colágeno tipo III, mas, no caso da cirrose alcoólica, essas células também sintetizam fibras colágenas dos tipos I e IV, resultando em fibrose do fígado. Essas células também têm a capacidade de se desdiferenciar, sofrer mitose e formar novos hepatócitos. De fato, quando até 75% do fígado de um camundongo são removidos cirurgicamente, em um curto período de tempo as células estreladas perissinusoidais regeneram o fígado, restaurando-o ao seu tamanho anterior. As células de Ito estão localizadas no espaço estreito entre as células de revestimento sinusoidal e os hepatócitos.

Espaço perissinusoidal (espaço de Disse)

O **espaço perissinusoidal (espaço de Disse)** é um estreito compartimento de transição que separa os hepatócitos das células de revestimento sinusoidal, evitando, assim, que os hepatócitos entrem em contato direto com o sangue. As substâncias produzidas pelos hepatócitos e destinadas a entrar na corrente sanguínea são liberadas no espaço perissinusoidal e passam pelas células de revestimento endotelial para entrar nos sinusoides. Além disso, o material transportado pela corrente sanguínea

Capítulo 16 Sistema Digestório III **427**

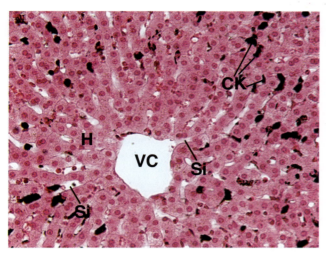

FIGURA 16.11 Esta é uma fotomicrografia do fígado de um cão que foi injetado com nanquim para demonstrar a presença das macrófagas **células de Kupffer** (CK), localizadas nos sinusoides do fígado que fagocitaram minúsculas gotículas de tinta. Observe o arranjo radial das placas de **hepatócitos** (H), onde algumas células apresentam dois núcleos. Note que, em duas dimensões, cada hepatócito apresenta superfícies que margeiam o sinusoide (domínios sinusoidais) e superfícies que margeiam outros hepatócitos (domínios laterais). O sangue dos **sinusoides** (Si) drena para a **veia central** (VC). 270×.

nos sinusoides, destinados aos hepatócitos, atravessa as células de revestimento sinusoidal, entra no espaço perissinusoidal contendo plasma e, uma vez lá, tem acesso aos hepatócitos. Os hepatócitos estendem numerosas microvilosidades para o espaço perissinusoidal.

Hepatócitos

Os **hepatócitos** são células relativamente grandes, algumas são multinucleadas e apresentam um rico suprimento de organelas, especialmente mitocôndrias, retículo endoplasmático rugoso (RER), RE liso, peroxissomos, lisossomos e vários complexos de Golgi. Essas células também possuem significativos depósitos de lipídios e de glicogênio. Os hepatócitos formam placas cruzadas de células hepáticas que apresentam duas regiões distintas: **domínios laterais** e **domínios sinusoidais** (ver Figura 16.11).

Domínios laterais

Quando dois hepatócitos entram em contato um com o outro, formam uma região conhecida como seu **domínio lateral**, que consiste nas intrincadas redes labirínticas de espaços intercelulares conhecidas como **canalículos biliares**, que estão isolados do espaço extracelular por zônulas de oclusão. Os hepatócitos secretam bile nesses canalículos biliares que conduzem a bile para os **ductos biliares** do **espaço porta** e para um sistema de ductos que transportam a bile para a vesícula biliar.

Domínios sinusoidais

As superfícies dos hepatócitos que margeiam o espaço perissinusoidal são conhecidas como **domínios sinusoidais**. O plasma do espaço perissinusoidal contém material liberado pelos hepatócitos para ser transportado para o sangue nos sinusoides e, inversamente, material do sangue que é direcionado para os hepatócitos. Microvilosidades curtas e rombas de hepatócitos projetam-se para o espaço perissinusoidal, para aumentar a área de superfície dos hepatócitos, com o objetivo de facilitar esses processos de transferência.

Funções do fígado

As 100 ou mais funções do fígado podem ser classificadas em três categorias: funções exócrinas, funções endócrinas e outras funções.

Funções exócrinas

O fígado forma cerca de 1 ℓ de **bile** por dia, sua **secreção exócrina**.

- A **bile** é liberada por meio de um sistema de condutos: **canalículos biliares**, **colangíolos**, **canais de Hering**, **ductos biliares interlobulares** e **ductos hepáticos direito** e **esquerdo**, que direcionam a bile para o **ducto hepático comum** e, a partir daí, por meio do **ducto cístico** para a vesícula biliar, um órgão de armazenamento associado ao fígado
- A liberação da bile concentrada no duodeno pelos ductos cístico e biliar comum (colédoco) é regulada por hormônios das células do SNED no trato alimentar
- A bile é um líquido verde, um tanto viscoso, composto de água, íons, colesterol, fosfolipídios, glicuronídeo de bilirrubina e ácidos biliares
    - Um desses componentes, o **glicuronídeo de bilirrubina**, é um conjugado solúvel em água da **bilirrubina** não solúvel, um produto tóxico da degradação da **hemoglobina**
- É no **retículo endoplasmático liso (REL)** dos hepatócitos que ocorre a destoxificação da bilirrubina.

Funções endócrinas e outras

- O fígado sintetiza e libera quase 90% das **proteínas plasmáticas** e outros componentes plasmáticos, tais como fibrinogênio, ureia, albumina, protrombina e lipoproteínas
- Fabrica as proteínas que regulam a transferência e o metabolismo do **ferro**
- Armazena lipídios e glicose, e, se necessário, sintetiza glicose a partir de fontes que não sejam carboidratos, um processo conhecido como **gliconeogênese**
- O fígado fabrica todas as cinco classes de lipoproteínas (Tabela 16.3)
- Conforme indicado no Capítulo 15, o fígado **transporta** IgA para a bile e, subsequentemente, para o lúmen do intestino delgado

Tabela 16.3 Classes de lipoproteínas.

Classe	Densidade (g/mℓ)	Características e funções
Quilomícrons	< 0,95	Produzidos no intestino delgado e liberados nos quilíferos da lâmina própria na forma de glóbulos relativamente grandes (até 500 nm de diâmetro). Compostos de proteínas (cerca de 2%), triglicerídios (cerca de 90%), colesterol (cerca de 2%) e fosfolipídios (cerca de 6%). A fração proteica permite que os quilomícrons se misturem com o plasma aquoso
VLDL	0,95 a 1,006	Produzida no fígado e em menores quantidades no intestino delgado; modificada na corrente sanguínea por aquisição de proteínas adicionais. A VLDL é muito menor (cerca de 60 nm de diâmetro) que os quilomícrons. A enzima lipase lipoproteica que circula no sangue realiza a clivagem dos triglicerídios da VLDL
IDL	1 a 1,019	Produzida na corrente sanguínea à medida que a lipase lipoproteica continua a remover moléculas de triglicerídios da VLDL. É rica em apolipoproteína E e mede cerca de 30 nm de diâmetro
LDL	1,019 a 1,063	Produzida na corrente sanguínea à medida que a IDL perde sua apolipoproteína E. A LDL mede cerca de 20 nm de diâmetro, tem quantidades relativamente grandes de colesterol e é considerada o principal agente etiológico da formação das placas de gordura nos vasos sanguíneos que causam doença cardiovascular e levam à morte. A LDL parece bloquear a percepção de quórum em *Staphylococcus aureus*, permitindo então a proliferação excessiva dessa bactéria
HDL	1,063 a 1,210	Produzida no fígado, mede cerca de 12 nm de diâmetro e consiste em até 50% de proteínas, 40% de triglicerídios e 15% de colesterol. Ela transporta colesterol ao fígado e às glândulas que sintetizam hormônios esteroides. A HDL pode remover o colesterol das placas vasculares; por esta razão, as concentrações altas de HDL no sangue reduzem as chances de desenvolver doença cardiovascular

HDL, lipoproteína de alta densidade; IDL, lipoproteína de densidade intermediária; LDL, lipoproteína de baixa densidade; VLDL, lipoproteína de muito baixa densidade.

- O fígado também é responsável pela **destoxificação** de vários fármacos e drogas, toxinas, subprodutos metabólicos e produtos químicos, processo que ocorre tanto pelo sistema de **oxidases microssomais de função mista** do REL quanto pelas **peroxidases** dos peroxissomos
- Os macrófagos, conhecidos como **células de Kupffer**, que residem no fígado, têm receptores Fc, bem como receptores do complemento que lhes permitem reconhecer, fagocitar e destruir quase 100% dos patógenos que escapam do lúmen intestinal e entram no fígado.

Vesícula biliar

A **vesícula biliar** é um pequeno órgão em forma de pera que recebe até 1.200 mℓ de **bile** do fígado todos os dias. A vesícula biliar não apenas armazena, mas também concentra a bile e, em resposta à **colecistocinina**, liberada pelas células do SNED do trato alimentar e à acetilcolina das fibras parassimpáticas pós-ganglionares, força a bile para dentro do lúmen do duodeno através dos ductos cístico e biliar comum (colédoco). A bile é um fluido composto de água, eletrólitos, colesterol, fosfolipídios e **sais biliares**, bem como de **glicuronídeo de bilirrubina**. Ela emulsifica gorduras, facilitando a ação da enzima **lipase pancreática**. A mucosa da vesícula biliar, que é revestida por um epitélio simples colunar, forma dobras altamente contorcidas na vesícula biliar vazia (Figura 16.12), mas essas dobras desaparecem com a distensão. Ocasionalmente, estão presentes glândulas mucosas tubuloalveolares. A cobertura muscular da vesícula biliar é composta de uma camada de músculo liso orientada obliquamente e intercalada por algumas células musculares lisas dispostas longitudinalmente.

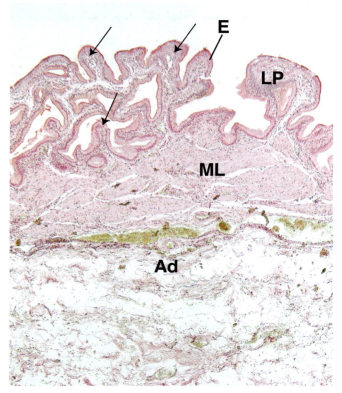

FIGURA 16.12 Fotomicrografia de muito pequena ampliação de uma vesícula biliar humana vazia mostrando sua mucosa altamente dobrada (*setas*). Observe que o **epitélio** (E) é composto de células colunares altas com núcleos basalmente localizados. A **lâmina própria** (LP) é um tecido conjuntivo frouxo que se interpõe ao epitélio e à **cobertura muscular lisa** (ML) dessa víscera. A **adventícia** (Ad) do tecido conjuntivo separa-se com relativa facilidade da cápsula de Glisson do fígado. 56×.

CONSIDERAÇÕES CLÍNICAS 16.6

Sarcoma de Kaposi do fígado

O **sarcoma de Kaposi do fígado** está presente quase exclusivamente em pacientes com doenças de imunodeficiência e foi observado em até um quarto da população de pacientes que sucumbiram à AIDS. Além disso, tem sido determinado que a associação do herpes-vírus ao sarcoma de Kaposi também pode ser causadora dessa doença. Os fígados necropsiados apresentaram numerosos nódulos escurecidos e de consistência mole, a maioria ocupando o tecido conjuntivo hipertrofiado dos ductos biliares intra-hepáticos.

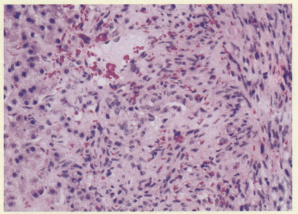

Fotomicrografia de um paciente com sarcoma de Kaposi do fígado. Observe a existência de hepatócitos relativamente normais no canto superior à esquerda, enquanto boa parte do lado direito apresenta células fusiformes, típicas de células do sarcoma de Kaposi. Uma característica adicional específica desta doença é a existência de eritrócitos extravasados. (Reimpressa com autorização de Mills SE et al., eds. *Sternberg's Diagnostic Surgical Pathology*, 6th ed. Philadelphia: Wolters Kluwer, 2015. p. 1754, Figure 37-25.)

CONSIDERAÇÕES CLÍNICAS 16.7

Hepatite

A **hepatite** é uma inflamação do fígado e, embora possa apresentar várias causas, como consumo em excesso de álcool e de algumas substâncias psicoativas, a causa mais comum é um dos cinco tipos de vírus da hepatite, que são indicados pelas cinco primeiras letras do alfabeto, ou seja, de A a E.

- A **hepatite A** em geral é disseminada pela má higiene (via fecal-oral e água contaminada), assim como por contato sexual; em geral, não apresenta sintomas, o paciente se recupera e não se torna um portador
- A **hepatite B**, mais grave que a hepatite A, é transmitida pelos fluidos corporais e, no caso dos viciados em drogas, pelo compartilhamento de agulhas. Os pacientes podem se tornar portadores do vírus e, em 10% dos casos, a doença se torna crônica, provocando cirrose e câncer do fígado
- No passado, a **hepatite C** era transmitida por transfusão de sangue, mas os testes de triagem erradicaram quase completamente essa via, e ela passou a ser transmitida principalmente pelas agulhas compartilhadas entre viciados em drogas. Cerca de três quartos das pessoas com o vírus da hepatite C alcançarão o estágio crônico e, destas, 20 a 25% desenvolverão cirrose e câncer hepático
- A **hepatite D** também é transmitida pelo compartilhamento de agulhas e é quase sempre acompanhada pela hepatite B (a infecção dupla é uma condição mais grave)
- A **hepatite E** é disseminada pela via fecal-oral e é responsável por epidemias, principalmente nos países em desenvolvimento. Esse tipo de vírus de hepatite não desenvolve os estados crônicos nem de portador.

A vacinação universal é recomendada para proteger a população da hepatite B e com o benefício adicional de proteção contra a hepatite D; no caso de viagem a países em desenvolvimento, onde a hepatite A é prevalente, recomenda-se aos viajantes a vacinação contra esse tipo de hepatite. Não existem vacinas atualmente disponíveis contra as hepatites C e E.

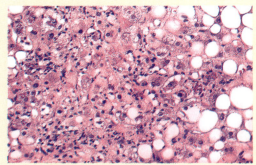

Fotomicrografia de um paciente afetado por hepatite aguda induzida por álcool. Observe que o preparado apresenta alguns dos sinais histopatológicos precoces de hepatite induzida por álcool: alterações adiposas macrovesiculares, hialina de Mallory (corpos de Mallory) e infiltração por neutrófilos. (Reimpressa com autorização de Mills SE et al., eds. *Sternberg's Diagnostic Surgical Pathology*, 5th ed. Philadelphia: Wolters Kluwer Health//Lippincott, Williams & Wilkins, 2010. p. 1513.)

CONSIDERAÇÕES CLÍNICAS 16.8

Icterícia

A **icterícia** é caracterizada pelo excesso de bilirrubina no sangue e pelo depósito de **pigmento biliar** na pele e esclera dos olhos, o que resulta em uma aparência amarelada. Ela pode ser hereditária ou causada por condições patológicas, tais como excesso de destruição dos eritrócitos (**icterícia hemolítica**), disfunção hepática e obstrução das passagens biliares (**icterícia obstrutiva**).

CONSIDERAÇÕES CLÍNICAS 16.9

Pedras na vesícula (cálculos biliares, colelitíase)

As **pedras na vesícula (cálculos biliares)** são concreções, geralmente de cristais fundidos de **colesterol**, que se formam na vesícula biliar ou no ducto biliar. Elas podem se acumular a ponto de bloquear o ducto cístico, impedindo o esvaziamento da vesícula biliar, e podem exigir remoção cirúrgica, se métodos menos invasivos não conseguirem dissolvê-las ou pulverizá-las. Se a obstrução ocorrer abruptamente em decorrência dos cálculos biliares, a vesícula biliar pode ficar rapidamente inflamada, uma condição conhecida como **colecistite crônica**.

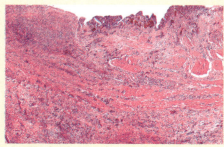

Fotomicrografia de uma vesícula biliar cujo ducto cístico foi obstruído pela presença de cálculos biliares, resultando em colecistite aguda. Observe que grande parte da superfície luminal da mucosa não tem revestimento epitelial e que a lâmina própria está edematosa. Além disso, a adventícia está mais espessa do que o normal. (Reimpressa com autorização de Mills SE et al., eds. *Sternberg's Diagnostic Surgical Pathology*, 6th ed. Philadelphia: Wolters Kluwer, 2015. p. 1777, Figure 38-9.)

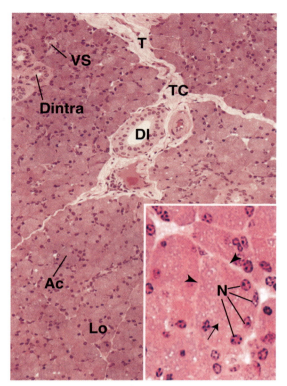

FIGURA 16.1.1 Glândula parótida. Macaco. Corte em resina plástica. 132×.

A glândula parótida é puramente serosa, com uma cápsula de tecido conjuntivo que envia **trabéculas** (T) ou septos para o interior da glândula, subdividindo-a em **lóbulos** (Lo). Delgadas lâminas de tecido conjuntivo penetram nos lóbulos e envolvem pequenos **vasos sanguíneos** (VS) e **ductos intralobulares** (Dintra). Os **ductos interlobulares** (DI) são envolvidos por uma quantidade maior de **tecido conjuntivo** (TC) e vasos sanguíneos maiores. Observe que os **ácinos** (Ac) estão compactamente alojados dentro de cada lóbulo. *Inserto.* **Glândula parótida. Macaco. Corte em resina plástica.** 540×. Note que os **núcleos** (N) arredondados dos ácinos serosos estão basalmente localizados. As membranas celulares laterais (*setas*) não são claramente visíveis nem o lúmen dos ácinos. Perceba as lâminas finas de tecido conjuntivo (*pontas de seta*) envolvendo cada ácino.

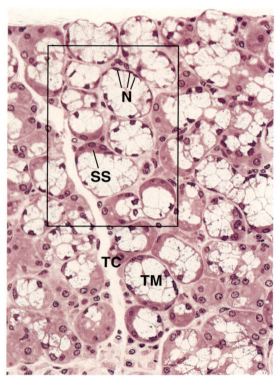

FIGURA 16.1.2 Glândula sublingual. Macaco. Corte em resina plástica. 270×.

A glândula sublingual é uma glândula mista que produz ambas as secreções, serosas e mucosas. Os **túbulos mucosos** (TM) apresentam **núcleos** (N) escuros achatados contra a membrana da região basal da célula. Além disso, o citoplasma é preenchido por um material de aparência espumosa, que representa o produto de secreção viscoso. Muitos dos túbulos mucosos são cobertos por células serosas, formando então uma cápsula em forma de meia-lua, as **semiluas serosas** (SS). A glândula sublingual é subdivida em lobos e lóbulos por **septos de tecido conjuntivo** (TC), ou por trabéculas, que atuam na sustentação dos nervos, dos vasos e dos ductos da glândula. A *área em destaque* aparece em uma ampliação na Figura 16.1.3.

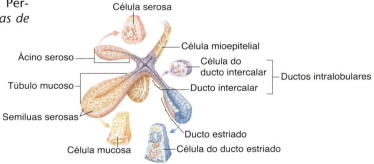

Glândulas salivares

LEGENDA

Ac	ácinos	**N**	núcleo	**TC**	tecido conjuntivo
DI	ducto interlobular	**SS**	semilua serosa	**TM**	túbulos mucosos
Dintra	ducto intralobular	**T**	trabécula	**VS**	vaso sanguíneo
Lo	lóbulo				

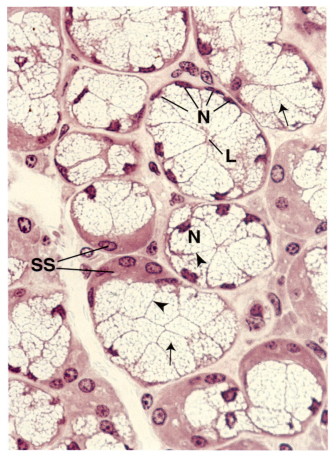

FIGURA 16.1.3 Glândula sublingual. Macaco. Corte em resina plástica. 540×.

Esta fotomicrografia é uma ampliação da *área em destaque* da Figura 16.1.2. Os **núcleos** (N) escuros e achatados dos túbulos mucosos estão evidentes e parecem pressionados contra a membrana da região basal da célula. Observe que grande parte do citoplasma é ocupada por pequenas vesículas com mucina (*setas*) e que a membrana lateral da célula (*pontas de seta*) está evidente; assim como o **lúmen** (L), é geralmente identificável. As **semiluas serosas** (SS) são compostas de células produtoras de secreção serosa cujos **núcleos** (N) são morfologicamente redondos a ovais. Observe também que não é possível diferenciar os limites laterais das células serosas.

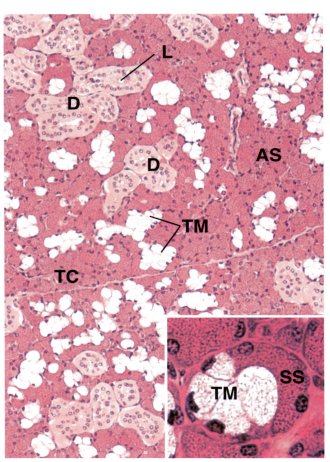

FIGURA 16.1.4 Glândula submandibular. Macaco. Corte em resina plástica. 132×.

A glândula submandibular também produz um tipo de secreção mista; contudo, diferentemente da glândula sublingual, os ácinos serosos são predominantes. É fácil distinguir os **ácinos serosos** (AS) dos **túbulos mucosos** (TM), mas a maioria das unidades secretoras mucosas é parcialmente recoberta por semiluas serosas. Além disso, a glândula submandibular é caracterizada por um extenso sistema de **ductos** (D), que são identificados pelo seu citoplasma pálido, por **lúmenes** (L) comparativamente maiores e por núcleos arredondados. Esta glândula também é subdividida em lobos e lóbulos pelos **septos de tecido conjuntivo** (TC). *Inserto*. **Glândula submandibular. Macaco. Corte em resina plástica**. 540×. Observe a aparência granulosa das células que constituem a **semilua serosa** (SS) em contraste com o citoplasma de aparência "espumosa" das células do **túbulo mucoso** (TM).

LEGENDA					
AS	ácino seroso	N	núcleos	TC	tecido conjuntivo
D	ducto	SS	semilua serosa	TM	túbulos mucosos
L	lúmen				

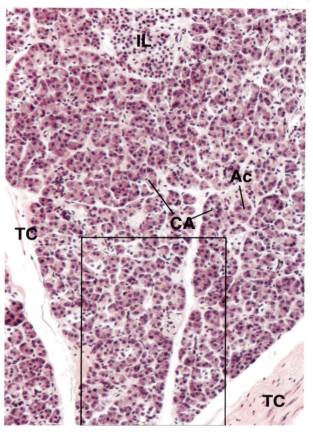

FIGURA 16.2.1 Pâncreas. Humano. Corte em parafina. 132×.

O pâncreas é uma glândula complexa por conter ambos os componentes, exócrino e endócrino. A porção exócrina compreende a parte principal do órgão sob a forma de uma glândula acinosa, que secreta um fluido seroso. A glândula é subdividida em lóbulos por **septos de tecido conjuntivo** (TC). Cada **ácino** (Ac) é constituído de várias células, com formato piramidal, e de núcleos arredondados. As células pálidas localizadas no centro do ácino, as **células centroacinosas** (CA), formam os menores ductos desta glândula. A porção endócrina do pâncreas é composta de pequenos grupos esféricos de células, as **ilhotas pancreáticas de Langerhans** (IL), que são ricamente irrigadas por capilares. Essas ilhotas pancreáticas estão espalhadas ao acaso entre os ácinos serosos do pâncreas. A *área em destaque* é apresentada em uma ampliação maior na Figura 16.2.2.

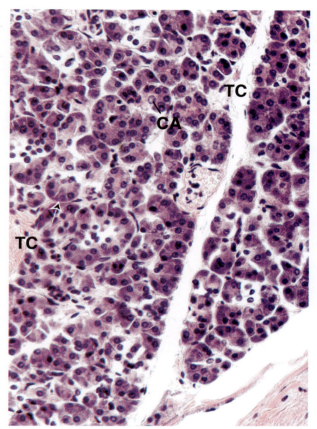

FIGURA 16.2.2 Pâncreas. Humano. Corte em parafina. 270×.

Esta fotomicrografia é uma ampliação da *área em destaque* da Figura 16.2.1. Observe que os **septos de tecido conjuntivo** (TC), embora bastante extenso em certas regiões, são muito delgados nas áreas interlobulares. A morfologia trapezoidal das células individuais dos ácinos serosos ficam evidentes em certos cortes (*seta*). Observe também as **células centroacinosas** (CA) localizadas no centro dos ácinos, que representam as menores unidades do sistema de ductos pancreáticos.

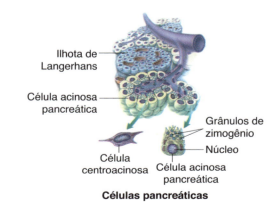

Células pancreáticas

LEGENDA					
Ac	ácino	IL	ilhotas de Langerhans	TC	septo de tecido conjuntivo
CA	célula centroacinosa				

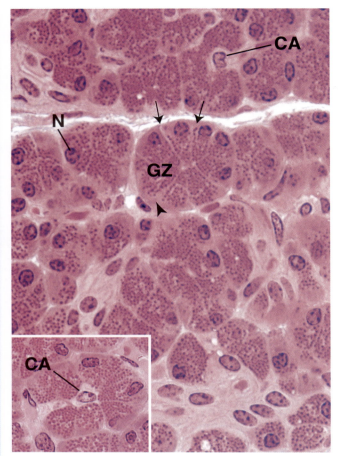

FIGURA 16.2.3 Pâncreas. Macaco. Corte em resina plástica. 540×.

A morfologia do ácino pancreático é mais bem visualizada pelo uso de cortes em resina plástica. Observe que, em alguns cortes, esses ácinos se assemelham a uma torta, cujas células individuais estão bem-delineadas (*setas*). O **núcleo** (N) de cada célula trapezoidal é arredondado, e o citoplasma basal (*ponta de seta*) é relativamente homogêneo, enquanto o citoplasma apical é preenchido com **grânulos de zimogênio** (GZ). As **células centroacinosas** (CA) podem ser identificadas pela sua localização, assim como pela aparência pálida dos seus citoplasmas e seus núcleos eucromáticos. *Inserto*. **Pâncreas. Macaco. Corte em resina plástica**. 540×. Observe a **célula centroacinosa** (CA), cujo citoplasma pálido e o núcleo eucromático são diferenciados com facilidade dos núcleos das células acinosas circundantes.

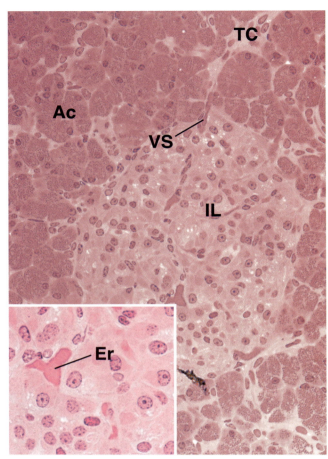

FIGURA 16.2.4 Ilhotas de Langerhans. Macaco. Corte em resina plástica. 270×.

As **ilhotas pancreáticas de Langerhans** (IL), a porção endócrina do pâncreas, apresentam uma configuração mais ou menos esférica de células e estão aleatoriamente espalhadas pela porção exócrina da glândula. Como tal, cada ilhota é cercada por **ácinos** (Ac) serosos. As ilhotas recebem seu rico **suprimento sanguíneo** (VS) a partir dos **elementos de tecido conjuntivo** (TC) do pâncreas exócrino. *Inserto*. **Ilhotas de Langerhans. Macaco. Corte em resina plástica**. 540×. Observe a rica vascularização das ilhotas pancreáticas, evidenciada pela presença de vasos sanguíneos repletos de **eritrócitos** (Er). Embora cada ilhota seja composta de células A, B, G, PP, épsilon e dois tipos de células D, elas só podem ser distinguidas umas das outras por colorações especiais. No entanto, deve-se notar que, no ser humano, as células B são as mais populosas e geralmente estão localizadas no centro da ilhota, enquanto as células A em geral são encontradas na periferia. Esta situação é invertida no macaco.

LEGENDA

Ac	ácino	GZ	grânulo de zimogênio	TC	septos de tecido conjuntivo
CA	célula centroacinosa	IL	ilhotas de Langerhans		
Er	eritrócito	N	núcleo	VS	vaso sanguíneo

Capítulo 16 Sistema Digestório III 435

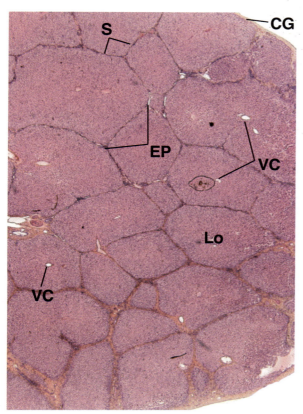

FIGURA 16.3.1 Fígado. Porco. Corte em parafina. 14×.

Observe que o fígado é revestido por uma cápsula de tecido conjuntivo, a **cápsula de Glisson** (CG), a partir da qual, no porco, os **septos** (S) subdividem o órgão em **lóbulos hepáticos** (Lo) clássicos, com forma semelhante a hexágonos. Os vasos sanguíneos, os vasos linfáticos e os ductos biliares localizam-se dentro dos septos de tecido conjuntivo para alcançar os ápices dos lóbulos clássicos, conhecidos como **espaços porta** (EP). A bile chega aos espaços porta a partir do interior dos lóbulos, enquanto o sangue entra no interior dos lóbulos a partir dos espaços porta. No interior de cada lóbulo, o sangue flui por capilares tortuosos, os sinusoides hepáticos, para chegar à **veia central** (VC), situada no meio do lóbulo hepático.

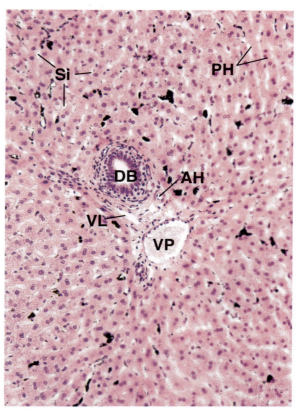

FIGURA 16.3.2 Fígado. Cão. Corte em parafina. 132×.

Os espaços porta do fígado abrigam ramos da **artéria hepática** (AH) e da **veia porta** (VP). Observe que a veia é muito maior que a artéria, e sua parede é muito fina em comparação com o diâmetro do seu lúmen. Ramos de **vasos linfáticos** (VL) e de **ductos biliares** (DB) também estão presentes nos espaços porta. Os ductos biliares podem ser identificados pelo seu epitélio de cúbico a colunar. Observe que, diferentemente do que ocorre no porco, no cão os septos de tecido conjuntivo não demarcam os limites dos lóbulos hepáticos clássicos, embora as várias estruturas dos espaços porta sejam envolvidas por tecido conjuntivo. As **placas de células hepáticas** (PH) e os **sinusoides** (Si) estendem-se a partir dos espaços porta.

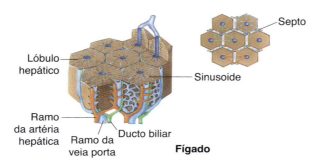

Fígado

LEGENDA					
AH	artéria hepática	Lo	lóbulo	Si	sinusoide
CG	cápsula de Glisson	PH	placas de células	VC	veia central
DB	ducto biliar		hepáticas	VL	vaso linfático
EP	espaço porta	S	septo	VP	veia porta

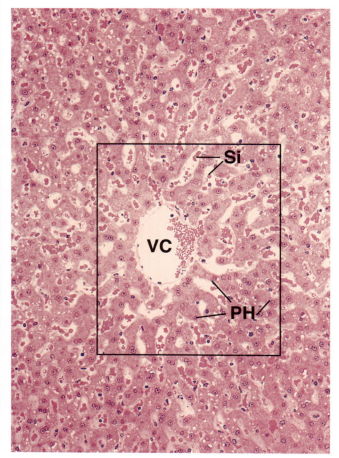

FIGURA 16.3.3 Fígado. Macaco. Corte em resina plástica. 132×.

A **veia central** (VC) do lóbulo hepático (uma raiz terminal da veia hepática) coleta o sangue dos **sinusoides** (Si) e o encaminha para as veias sublobulares. Como os raios de uma roda, as **placas de hepatócitos** (PH) e os sinusoides parecem irradiar-se a partir da veia central. A *área em destaque* aparece em uma ampliação na Figura 16.3.4.

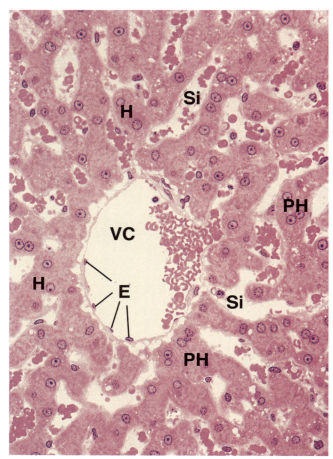

FIGURA 16.3.4 Fígado. Macaco. Corte em resina plástica. 270×.

Esta fotomicrografia é uma ampliação da *área em destaque* da Figura 16.3.3. Observe que o lúmen da **veia central** (VC) é revestido por um **epitélio** (E) simples pavimentoso, que é contínuo ao revestimento endotelial dos **sinusoides** (Si), canais vasculares tortuosos que se comunicam livremente entre si. Observe também que as **placas de hepatócitos** (PH) são compostas de uma a duas camadas de espessura de **hepatócitos** (H) e que cada placa é cercada por sinusoides.

LEGENDA

E	epitélio	PH	placas de hepatócitos	VC	veia central
H	hepatócito	Si	sinusoides		

Capítulo 16 Sistema Digestório III **437**

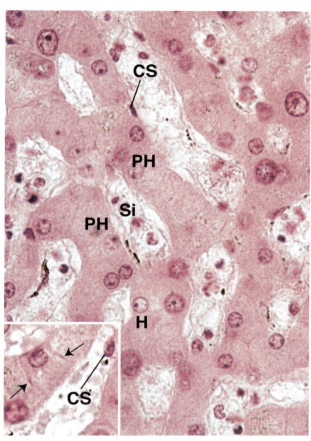

FIGURA 16.4.1 Fígado. Macaco. Corte em resina plástica. 540×.

Esta fotomicrografia é uma ampliação de **placas de hepatócitos** (PH). Observe que os **hepatócitos** (H) individuais apresentam formato poligonal. Cada hepatócito contém um ou dois núcleos, embora ocasionalmente alguns tenham três núcleos. As placas de hepatócitos margeiam os **sinusoides** (Si), os quais são revestidos por **células de revestimento sinusoidal** (CS), o endotélio. Portanto, os hepatócitos não entram em contato direto com as células sanguíneas. O espaço entre o endotélio e os hepatócitos, o espaço perissinusoidal (de Disse), está no limite de resolução da microscopia óptica. Inserto. **Fígado. Humano. Corte em parafina.** 540×. As membranas celulares dos hepatócitos estão muito evidentes nesta fotomicrografia. Note que, em cortes casuais, são reconhecíveis pequenos espaços intercelulares (setas). Estes são canalículos biliares por meio dos quais a bile flui para a periferia do lóbulo.

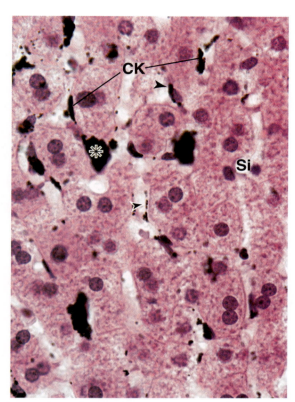

FIGURA 16.4.2 Fígado. Corte em parafina. 540×.

Um sistema de macrófagos, conhecidos como **células de Kupffer** (CK), é encontrado entremeado às células endoteliais dos **sinusoides** (Si) hepáticos. Esses macrófagos são maiores que as células endoteliais e podem ser identificados pelo material fagocitado dentro deles. Um modo de demonstrar as células de Kupffer é pela injeção intravenosa de tinta nanquim em um animal, como é o caso deste espécime. Algumas células são vistas como grandes manchas pretas, pois estão preenchidas com partículas fagocitadas de tinta (asterisco), enquanto outras células apresentam apenas pequenas quantidades do material fagocitado (pontas de seta). Observe que grande parte do revestimento dos sinusoides não tem a tinta, o que indica que as células endoteliais provavelmente não são fagocitárias.

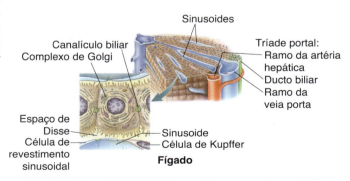

LEGENDA					
CK	célula de Kupffer	**H**	hepatócito	**Si**	sinusoides
CS	células de revestimento sinusoidal	**PH**	placas de hepatócitos		

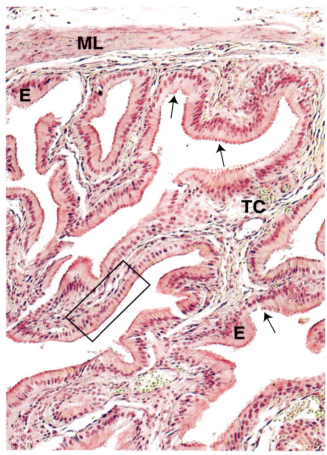

FIGURA 16.4.3 Vesícula biliar. Humano. Corte em parafina. 132×.

A vesícula biliar é um órgão oco com formato de pera que atua no armazenamento e na concentração da bile. Sua estrutura histológica é relativamente simples, mas sua aparência pode enganar. A mucosa de uma vesícula biliar vazia, como nesta fotomicrografia, apresenta numerosas pregas (*setas*), o que lhe dá uma morfologia glandular. Contudo, a observação mais atenta do **epitélio** (E) demonstra que todas as células do epitélio simples colunar da membrana mucosa são idênticas. Um **tecido conjuntivo** (TC) frouxo, às vezes referido como uma lâmina própria, está subjacente ao epitélio. Observe que a camada muscular da mucosa está ausente, e o **músculo liso** (ML) que circunda o tecido conjuntivo é a muscular externa. O revestimento mais externo da vesícula é uma serosa ou uma camada adventícia. Uma região semelhante à *área em destaque* é apresentada na Figura 16.4.4.

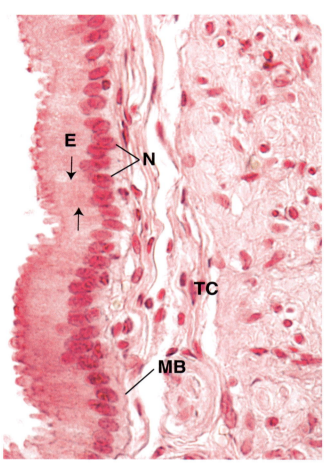

FIGURA 16.4.4 Vesícula biliar. Humano. Corte em parafina. 540×.

Esta fotomicrografia é uma ampliação de uma região semelhante à *área em destaque* da Figura 16.4.3. Observe que o **epitélio** (E) é formado por células colunares altas idênticas entre si, cujos **núcleos** (N) estão na região basal da célula. As membranas laterais das células estão evidentes em alguns locais (*setas*), enquanto a borda em escova apical nem sempre é visível em preparações coradas com H&E. Observe que uma **membrana basal** (MB) relativamente espessa separa o epitélio do **tecido conjuntivo** (TC) frouxo subjacente.

LEGENDA					
E	epitélio	ML	músculo liso	TC	tecido conjuntivo
MB	membrana basal	N	núcleo		

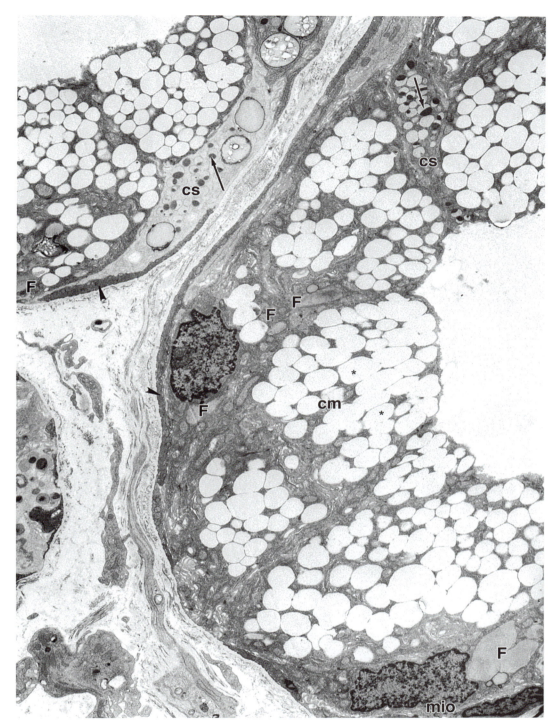

FIGURA 16.5.1 Glândula sublingual. Humano. Microscopia eletrônica. 4.050×.

A glândula sublingual humana é composta principalmente de ácinos mucosos, alguns dos quais são cobertos por semiluas serosas. As **células mucosas** (cm) apresentam numerosos **corpos filamentosos** (F) e grânulos de secreção, que parecem estar vazios. As **células serosas** (cs) podem ser identificadas pelo seu citoplasma pálido e pela existência de grânulos de secreção (*setas*) contendo material denso em elétrons. Observe também a presença de **células mioepiteliais** (mio), cujos prolongamentos (*pontas de seta*) circundam o ácino. (Cortesia de Dr. A. Riva.)

LEGENDA					
cm	células mucosas	F	corpos filamentosos	mio	células mioepiteliais
cs	células serosas				

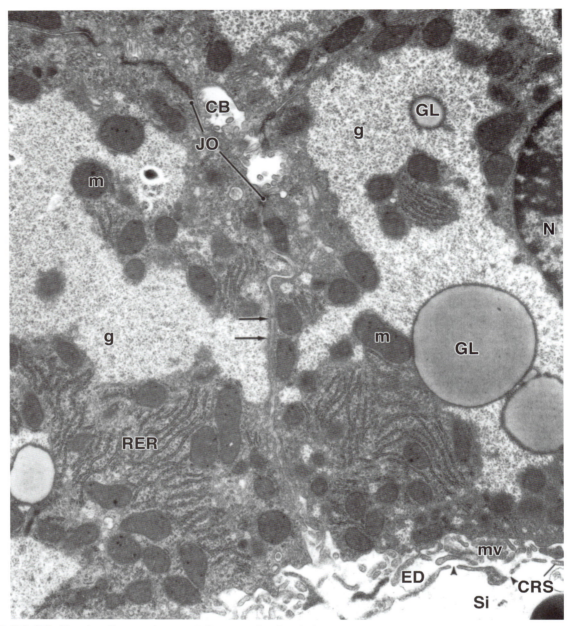

FIGURA 16.6.1 Fígado. Camundongo. Microscopia eletrônica. 11.255×.

Os hepatócitos desta micrografia eletrônica exibem duas de suas superfícies: uma contornando um **sinusoide** (Si), e a outra onde duas células parenquimatosas se tocam (*setas*). A superfície sinusoidal apresenta **microvilosidades** (mv) que se estendem para o **espaço de Disse** (ED) (**perissinusoidal**). Elas quase tocam as **células de revestimento sinusoidal** (CRS), as quais apresentam numerosas fenestras (*pontas de seta*). Os contatos parenquimais são caracterizados pela presença de **canalículos biliares** (CB), espaços intercelulares isolados por **junções oclusivas** (JO). O citoplasma dos hepatócitos abriga os complementos celulares normais, tais como numerosas **mitocôndrias** (m), elementos do **retículo endoplasmático rugoso** (RER), complexo de Golgi, retículo endoplasmático liso, lisossomos e inclusões como **glicogênio** (g) e **gotículas de lipídio** (GL). O **núcleo** (N) de um dos hepatócitos está evidente.

LEGENDA

CB	canalículos biliares	g	glicogênio	N	núcleo
CRS	células de revestimento sinusoidal	GL	gotículas de lipídio	RER	retículo endoplasmático rugoso
		JO	junções oclusivas		
ED	espaço de Disse (perissinusoidal)	m	mitocôndrias	Si	sinusoide
		mv	microvilosidades		

Capítulo 16 Sistema Digestório III **441**

Prancha 16.7 Ilhotas pancreáticas de Langerhans, microscopia eletrônica

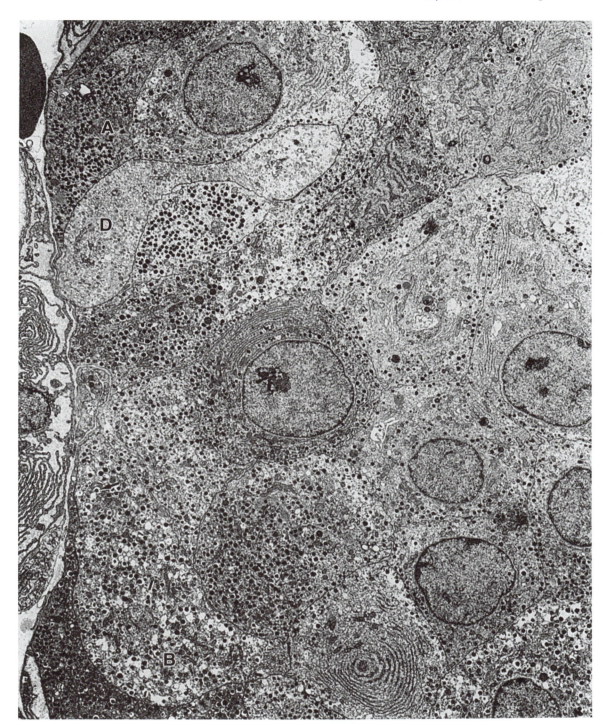

FIGURA 16.7.1 Ilhotas de Langerhans. Coelho. Microscopia eletrônica. 3.578×.

As ilhotas pancreáticas abrigam sete tipos de células parenquimatosas, incluindo células A, B, G e D. As **células B** (B) são as mais numerosas e podem ser reconhecidas pela presença de grânulos secretores cujo núcleo elétron-denso é circundado por uma zona clara (*setas*). A **célula A** (A), a segunda célula secretora mais numerosa, também abriga muitos grânulos secretores; estes, contudo, não possuem uma periferia elétron-lúcida. As **células D** (D) são as menos numerosas e são caracterizadas por grânulos secretores muito menos elétron-densos que os dos outros dois tipos de células. (De Sato T, et al. Stereological analysis of normal rabbit pancreatic islets. *Am J Anat* 1981;161(1):71-84. Copyright © 1981 Wiley-Liss, Inc. Reimpressa com autorização de John Wiley & Sons, Inc.)

LEGENDA					
A	células A	B	células B	C	células C

Revisão de imagens histológicas selecionadas

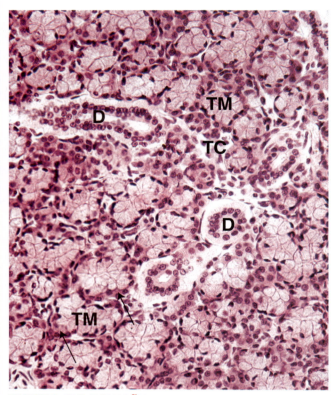

FIGURA DE REVISÃO 16.1.1 Glândula sublingual. Humano. Corte em parafina. 270×.

A glândula sublingual produz saliva mista, composta predominantemente de muco, conforme se evidencia pelos numerosos **túbulos mucosos** (TM), dos quais alguns são vistos com **semiluas serosas** (*setas*). Os delicados elementos de **tecido conjuntivo** (TC) da glândula sublingual subdividem-na em lobos e lóbulos, e também contêm os **ductos** (D) e os componentes vasculares da glândula.

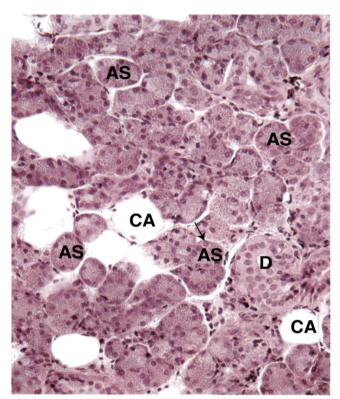

FIGURA DE REVISÃO 16.1.2 Glândula parótida. Humano. Corte em parafina. 270×.

A glândula parótida produz saliva serosa, conforme se evidencia pelos numerosos **ácinos serosos** (AS). Os delicados elementos de tecido conjuntivo da glândula parótida dividem-na em lobos e lóbulos, e também contêm os **ductos** (D), elementos vasculares e nervos que a servem ou apenas passam por ela. À medida que o indivíduo envelhece, a glândula apresenta **células adiposas** (CA).

LEGENDA					
AS	ácinos serosos	D	ductos	TM	túbulos mucosos
CA	células adiposas	TC	tecido conjuntivo		

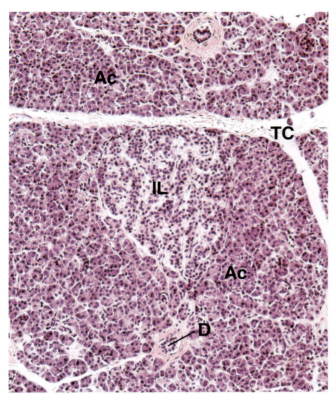

FIGURA DE REVISÃO 16.1.3 Pâncreas. Ilhota de Langerhans. Humano. Corte em parafina. 132×.

Esta fotomicrografia demonstra as porções exócrina e endócrina do pâncreas humano. As **ilhotas de Langerhans** (IL) constituem a parte endócrina e estão isoladas do pâncreas exócrino por fibras reticulares que invadem o interior de cada ilhota, levando vasos sanguíneos para dentro e para fora. O **tecido conjuntivo** (TC) do pâncreas não apenas o subdivide em lobos e lóbulos, como também transporta seu suprimento vascular e seu sistema de **ductos** (D) que levam ao duodeno as secreções exócrinas das células acinosas dos **ácinos** (Ac), das células centroacinosas e dos ductos intercalares.

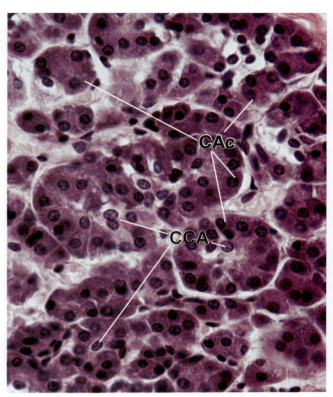

FIGURA DE REVISÃO 16.1.4 Pâncreas. Humano. Corte em parafina. 540×.

Esta imagem é uma ampliação do pâncreas exócrino. Observe que as **células acinosas** (CAc) têm citoplasma e núcleos mais escuros que as **células centroacinosas** (CCA), que representam o início do sistema de ductos excretores do pâncreas. A presença das células centroacinosas diferencia claramente o pâncreas da glândula parótida, cujos ácinos não contêm este tipo de célula.

LEGENDA					
Ac	ácinos	CCA	células centroacinosas	IL	ilhotas de Langerhans
CAc	células acinosas	D	ductos	TC	tecido conjuntivo

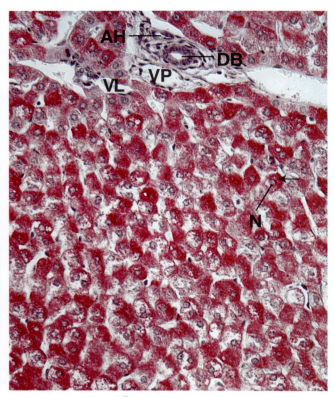

FIGURA DE REVISÃO 16.2.1 Fígado. Humano. Corte em parafina. Carmim de Best. Coloração para glicogênio. 270×.

O espaço porta hepático contém ramos da **artéria hepática** (AH), dos **ductos biliares** (DB), dos **vasos linfáticos** (VL) e da **veia porta** (VP). Os **núcleos** (N) dos hepatócitos estão corados em azul-claro, enquanto os **depósitos de glicogênio** (*setas*) dessas células têm coloração vermelho-escura. Os hepatócitos situados perto da veia central (não demonstrados nesta imagem) apresentam quantidades muito menores de glicogênio.

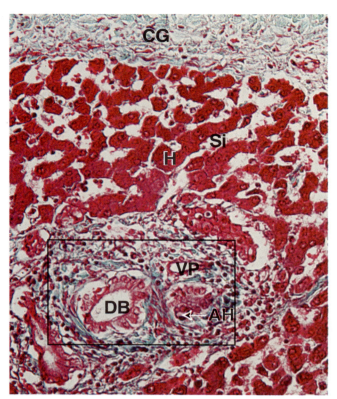

FIGURA DE REVISÃO 16.2.2 Fígado. Humano. Corte em parafina. Coloração por tricômico. 270×.

A região demarcada pelo retângulo é o espaço porta, que contém ramos dos **ductos biliares** (DB), da **artéria hepática** (AH) e da **veia porta** (VP); os vasos linfáticos não estão evidentes neste corte. O colágeno da matriz extracelular cora-se em azul-esverdeado com esse corante, como se evidencia no espaço porta e na **cápsula de Glisson** (CG). As placas de **hepatócitos** (H) são coradas em vermelho, enquanto os **sinusoides** (Si) parecem estar vazios.

LEGENDA

AH	artéria hepática	H	hepatócitos	VL	vasos linfáticos
CG	cápsula de Glisson	N	núcleo	VP	veia porta
DB	ductos biliares	Si	sinusoide		

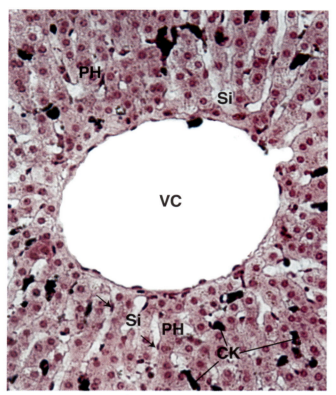

FIGURA DE REVISÃO 16.2.3 Fígado. Cão. Corte em parafina. Injetado com tinta nanquim. 270×.

Esta é a área da **veia central** (VC) do fígado de um cão injetado com tinta nanquim. As **placas de hepatócitos** (PH) irradiam-se da veia central, e os **sinusoides hepáticos** (Si) levam seu sangue para a veia central. Observe que as **células de Kupffer** (CK) fagocitaram o nanquim e, por isso, parecem manchas negras revestindo os sinusoides hepáticos.

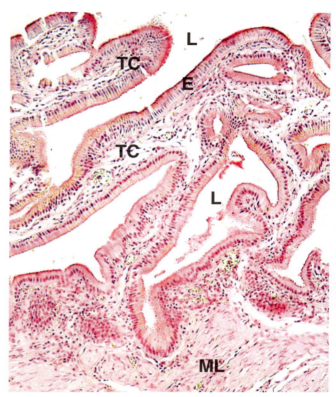

FIGURA DE REVISÃO 16.2.4 Vesícula biliar. Humano. Corte em parafina. 132×.

O **lúmen** (L) da vesícula biliar vazia é revestido por uma mucosa acentuadamente pregueada (como nesta fotomicrografia); contudo, quando a vesícula está repleta de bile, as pregas da mucosa diminuem significativamente. Observe o **epitélio simples colunar** (E) e o **tecido conjuntivo** (TC) subjacente, que comumente é referido como lâmina própria. Abaixo da mucosa, há uma camada fina de **músculo liso** (ML), responsável pelo esvaziamento da bile no duodeno.

LEGENDA

CK	células de Kupffer	**ML**	músculo liso	**TC**	tecido conjuntivo
E	epitélio simples colunar	**PH**	placas de hepatócitos	**VC**	veia central
L	lúmen	**Si**	sinusoide		

Resumo da organização histológica

I. Glândulas salivares maiores

Três pares de **glândulas salivares maiores** estão associadas à cavidade oral. São as glândulas **parótida, submandibular e sublingual**. Recentemente, foi proposta a existência de um possível quarto par, as **glândulas salivares tubárias**. Os produtos de secreção são liberados primeiro para os **ductos intercalares** e depois para os **ductos estriados**, que são coletivamente categorizados como **ductos intralobulares**. A saliva de cada lóbulo é entregue ao sistema de ductos de tamanho crescente – os **ductos interlobulares**, os **ductos interlobares** e, finalmente, os **ductos terminais** que levam a saliva para a cavidade oral.

A. Glândula parótida

A **glândula parótida** é uma **glândula acinosa composta** puramente serosa cuja **cápsula** envia **septos** (muitas vezes contendo adipócitos) para o interior da glândula, dividindo-a então em **lobos** e **lóbulos**. Os **ácinos serosos**, circundados pelas **células mioepiteliais**, liberam suas secreções para os **ductos intercalares**.

B. Glândula submandibular

Essa **glândula tubuloacinosa composta** é principalmente **serosa**, embora apresente **unidades mucosas** cobertas por **semiluas serosas** de modo a liberar uma secreção classificada como mista. Os **ácinos** são circundados por **células mioepiteliais**. A **cápsula** envia **septos** para o interior da glândula, subdividindo-a então em **lobos** e **lóbulos**. O sistema de **ductos** é extenso.

C. Glândula sublingual

A glândula sublingual é uma **glândula tubuloacinosa composta** cuja cápsula não está muito definida. A glândula produz uma secreção **mista** e é formada principalmente por **túbulos mucosos**, que são cobertos por **semiluas serosas** e circundados por **células mioepiteliais**. O sistema de **ductos intralobulares** não é muito extenso.

II. Pâncreas

O **pâncreas exócrino** é uma **glândula acinosa composta serosa** cuja **cápsula** de tecido conjuntivo envia **septos** que dividem o parênquima em lóbulos. Os **ácinos** apresentam **células centroacinosas**, o início dos ductos que desembocam nos **ductos intercalares**, que levam aos **ductos intralobulares** e, então, aos **ductos interlobulares**. O **ducto principal** recebe a secreção dos ductos interlobulares. Não há ductos estriados no pâncreas. O **pâncreas endócrino** com suas **ilhotas pancreáticas de Langerhans** (compostas de células **A, B, G,** PP, épsilon e dois tipos de **células D**) está espalhado entre os ácinos serosos.

III. Fígado

A. Cápsula

A **cápsula de Glisson** reveste o fígado e envia **septos** para o interior do órgão no nível da **porta hepática** para subdividir o parênquima em lóbulos.

B. Lóbulos

1. Lóbulo hepático clássico

Os **lóbulos hepáticos clássicos** têm uma forma semelhante a hexágonos (em cortes histológicos) com **espaços porta (tríades)** na periferia e uma **veia central** no centro. As **placas** (trabéculas) de células hepáticas se anastomosam. Os **sinusoides** são revestidos por **células endoteliais** e pelas **células de Kupffer** (macrófagos). No **espaço de Disse**, é possível observar as **células armazenadoras de lipídios (células perissinusoidais ou células de Ito)**. Os **espaços porta** abrigam **ductos biliares, vasos linfáticos**, ramos da **artéria hepática** e da **veia porta**, e são circundados por **placas terminais** constituídas de **hepatócitos**. A bile é transportada para a periferia dos lóbulos no interior de **canalículos biliares**, que são espaços entre as células hepáticas, para entrar nos **dúctulos biliares** e posteriormente nos **canais de Hering** (e **colangíolos**) para serem liberados nos **ductos biliares** localizados nos espaços porta.

2. Lóbulo portal

As **veias centrais** formam os ápices dos cortes transversais triangulares dos **lóbulos portais**; portanto, os **espaços porta** formam os centros desses lóbulos. O lóbulo portal se baseia no fluxo biliar.

3. Ácino hepático (ácino de Rappaport)

Em cortes histológicos, o **ácino hepático** é representado por uma área em formato de losango cujo longo eixo é uma linha reta entre duas **veias centrais** adjacentes e cujo eixo curto é a linha de interseção entre dois espaços porta adjacentes. O ácino hepático se baseia no **fluxo sanguíneo** e é subdividido em **zonas 1, 2 e 3**.

IV. Vesícula biliar

A **vesícula biliar** está ligada ao fígado por meio do seu **ducto cístico**, que se une ao **ducto hepático comum**.

A. Epitélio

A vesícula biliar é revestida internamente por um **epitélio simples colunar**.

B. Lâmina própria

A **lâmina própria** forma pregas complexas que desaparecem na vesícula biliar distendida.

C. Muscular externa

A **muscular externa** é formada por uma camada de **músculo liso** com orientação oblíqua.

D. Camada serosa

A **camada adventícia** prende a vesícula biliar à cápsula do fígado, enquanto a **serosa** reveste a superfície remanescente.

Questões de revisão do capítulo

16.1 A liberação de um fluido rico em bicarbonato do pâncreas requer quais das seguintes substâncias?

A. Acetilcolina e colecistocinina

B. Acetilcolina e secretina

C. Colecistocinina e secretina

D. Colecistocinina e somatostatina

16.2 As células alfa das ilhotas de Langerhans liberam um hormônio que:

A. Diminui os níveis de glicose no sangue

B. Aumenta os níveis de glicose no sangue

C. Inibe a liberação de hormônios de outras células das ilhotas

D. Inibe as secreções do pâncreas exócrino

E. Estimula a glicogenólise no fígado

16.3 A hepatite D é quase sempre acompanhada por qual das seguintes alternativas?

A. Hepatite E

B. Hepatite C

C. Hepatite B

D. Hepatite A

16.4 A paralisia de Bell é uma possível complicação durante a cirurgia envolvendo qual das seguintes glândulas?

A. Fígado

B. Pâncreas

C. Glândula submandibular

D. Glândula sublingual

E. Glândula parótida

16.5 No caso de dano hepático, novos hepatócitos são formados por quais das seguintes células?

A. Hepatócitos

B. Células de Kupffer

C. Células do ducto biliar

D. Células estreladas perissinusoidais

E. Canalículos biliares

CAPÍTULO 17

SISTEMA URINÁRIO

ESQUEMA DO CAPÍTULO

TABELAS

Tabela 17.1 Localização das diversas regiões do túbulo urinífero

Tabela 17.2 Componentes, localização e função da membrana basal glomerular

Tabela 17.3 Funções das células mesangiais intraglomerulares

Tabela 17.4 Sistema renina-angiotensina-aldosterona

PRANCHAS

Prancha 17.1A Rim, pesquisa e morfologia geral

Figura 17.1.1 Rim. Córtex e medula. Humano. Corte em parafina. 14×

Figura 17.1.2 Cápsula renal. Macaco. Corte em resina plástica. 540×

Prancha 17.1B Córtex renal e seu suprimento vascular

Figura 17.1.3 Córtex renal. Humano. Corte em parafina. 132×

Figura 17.1.4 Rim injetado com celoidina colorida. Corte em parafina. 132×

Prancha 17.2A Córtex renal

Figura 17.2.1 Labirinto cortical do rim. Macaco. Corte em resina plástica. 270×

Figura 17.2.2 Labirinto cortical do rim. Macaco. Corte em resina plástica. 270×

Prancha 17.2B Córtex renal

Figura 17.2.3 Labirinto cortical do rim. Macaco. Corte em resina plástica. 270×

Figura 17.2.4 Aparelho justaglomerular. Rim. Macaco. Corte em resina plástica. 1.325×

Prancha 17.3 Glomérulo, micrografia eletrônica de varredura

Figura 17.3.1 Micrografia eletrônica de varredura de um glomérulo apresentando os podócitos com seus prolongamentos primários e secundários mais os pedicelos. Superior, 700×; inferior, 4.000×; e, *inserto*, 6.000×

Prancha 17.4 Corpúsculo renal, microscopia eletrônica

Figura 17.4.1 Córtex renal. Corpúsculo renal. Camundongo. Microscopia eletrônica. 3.780×

Prancha 17.5A Medula renal

Figura 17.5.1 Medula renal. Macaco. Corte em resina plástica. 270×

Figura 17.5.2 Papila renal. Corte transversal. Humano. Corte em parafina. 270×

Prancha 17.5B Medula renal

Figura 17.5.3 Papila renal. Corte transversal. Macaco. Corte em resina plástica. 540×

Figura 17.5.4 Medula renal. Corte longitudinal. Macaco. Corte em resina plástica. 270×

Prancha 17.6A Ureter

Figura 17.6.1 Ureter. Corte transversal. Humano. Corte em parafina. 14×

Figura 17.6.2 Ureter. Corte transversal. Macaco. Corte em resina plástica. 132×

Prancha 17.6B Bexiga urinária

Figura 17.6.3 Bexiga urinária. Macaco. Corte em resina plástica. 14×

Figura 17.6.4 Bexiga urinária. Macaco. Corte em resina plástica. 132×

PRANCHAS DE REVISÃO 17.1 E 17.2

Figura de revisão 17.1.1 Córtex renal. Humano. Corte em parafina. 270×

Figura de revisão 17.1.2 Córtex renal. Humano. Corte em parafina. 540×

Figura de revisão 17.1.3 Medula renal. Humano. Corte em parafina. 270×

ESQUEMA DO CAPÍTULO

Figura de revisão 17.1.4 Papila renal. Humano. Corte em parafina. 56×

Figura de revisão 17.2.1 Bexiga urinária. Humano. Corte em parafina. 56×

Figura de revisão 17.2.2 Bexiga urinária. Humano. Corte em parafina. 540×

Os dois rins, os dois ureteres, a bexiga urinária e a uretra constituem o sistema urinário. Grande parte da discussão que se segue envolve os **rins**, cujas principais funções são a formação de urina, a filtração do sangue, a regulação da pressão arterial e do volume de líquido do corpo, o controle do equilíbrio ácido-básico, a formação e a liberação de certos hormônios, e a conversão da vitamina D_3 para sua forma ativa.

A unidade funcional do rim é o **túbulo urinífero** (Figura 17.1 e Tabela 17.1), que consiste em **néfron** e **túbulo coletor**, cada um derivado de um primórdio embrionário diferente.

Rim

Os **rins**, órgãos em forma de feijão, apresentam uma borda lateral convexa e uma medial côncava. A depressão na borda côncava, denominada **hilo**, abriga a pelve renal e é o local onde as artérias e os nervos entram, e o ureter e as veias saem do rim (ver Figura 17.1). Cada rim tem uma **cápsula** de tecido conjuntivo.

O rim é dividido em **córtex** e **medula** (Figura 17.2).

- O **córtex** tem dois componentes, o labirinto cortical e os raios medulares (ver Tabela 17.1 e Figuras 17.1 e 17.2)
  - O **labirinto cortical** é composto de **corpúsculos renais** e **segmentos dos túbulos contorcidos do néfron**
  - Cada **raio medular** é uma extensão da medula renal para dentro do córtex, onde forma o eixo central de um **lóbulo** renal
  - Cada um dos 500 ou mais raios medulares é composto de porções retilíneas (*pars recta*) dos túbulos contorcidos proximal e distal, e dos túbulos coletores
- A **medula** é composta de 10 a 18 **pirâmides renais**, e cada qual constitui um **lobo** renal
  - O ápice de cada pirâmide é perfurado por 15 a 20 **ductos papilares** (ou ductos de Bellini) na **área crivosa**
  - A região da medula, situada entre as pirâmides renais adjacentes, é ocupada por um material semelhante ao cortical, conhecido como **colunas renais** (ou colunas de Bertin).

A histofisiologia do rim é muito dependente de seu suprimento vascular. Ramos diretos da aorta abdominal, as duas **artérias renais** fornecem 20% do volume total de sangue por minuto para os dois rins. À medida que a artéria renal se aproxima do hilo do rim, ela se subdivide em vários ramos principais. Cada ramo se divide para dar origem a duas ou mais **artérias interlobares** (ver Figura 17.1).

- As **artérias interlobares** passam pelas colunas renais entre as pirâmides adjacentes, em direção ao córtex, e, na junção corticomedular, dão origem às **artérias arqueadas**, que seguem a base da pirâmide
- As **artérias interlobulares**, ramos pequenos originados das artérias arqueadas, entram no labirinto cortical equidistantes dos raios medulares adjacentes e chegam à **cápsula renal**
- Ao longo do trajeto das artérias interlobulares, emergem vasos menores, conhecidos como **arteríolas glomerulares aferentes**, que se tornam envolvidos pela **cápsula de Bowman** do néfron e formam um plexo capilar fenestrado, conhecido como **glomérulo**
  - Coletivamente, a cápsula de Bowman e o glomérulo são descritos como **corpúsculo renal** (Figura 17.3)
- As **arteríolas glomerulares eferentes** drenam o glomérulo e entram no córtex, onde formam:
  - A **rede capilar peritubular**
  - Ou entram na medula na forma de **arteríolas retas**, uma parte dos vasos retos (*vasa recta*)
- O interstício do labirinto cortical e a cápsula renal são drenados pelas **veias interlobulares**, das quais a maioria drena para as **veias arqueadas**, que são tributárias das **veias interlobares**
- O sangue proveniente das veias interlobares entra na **veia renal**, que leva seu sangue à veia cava inferior.

Túbulo urinífero

A unidade funcional do rim é o **túbulo urinífero** (ver Figura 17.1), que consiste em **néfron** e **túbulo coletor**, cada um derivado de um primórdio embrionário diferente, o blastema metanéfrico e o broto uretérico, respectivamente.

Néfron

Existem três tipos de néfrons, que são classificados com base na localização dos seus corpúsculos renais no córtex do rim:

- **Néfrons justamedulares**, com corpúsculos renais posicionados próximo à medula

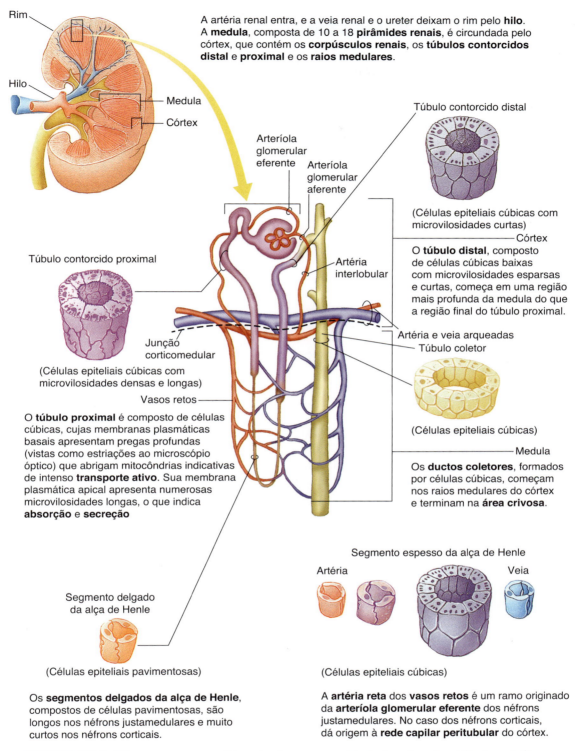

FIGURA 17.1 Diagrama esquemático do rim e sua unidade funcional, o túbulo urinífero.

- **Néfrons mesocorticais (intermediários)**, cujos corpúsculos renais estão localizados na **porção média do córtex**
- **Néfrons corticais (subcapsulares)**, situados logo abaixo da cápsula.

O comprimento dos três tipos de néfrons são semelhantes, ou seja, cerca de 40 mm; no entanto, as extensões dos segmentos delgados de suas alças de Henle, posicionados dentro da medula, diferem. Estando posicionados mais próximo da medula, os néfrons justamedulares possuem as alças de Henle mais longas, que se estendem para dentro da medula. Esses segmentos longos e delgados da alça de Henle auxiliam no estabelecimento de um gradiente de concentração na medula renal, o que permite a formação de urina hipertônica (processo descrito a seguir).

Tabela 17.1 · Localização das diversas regiões do túbulo urinífero.

Localização	Região do túbulo urinífero
Labirinto cortical	Corpúsculo renal
	Túbulo contorcido proximal
	Túbulo contorcido distal
	Túbulo conector/túbulo coletor arqueado
Raio medular	Parte reta do túbulo proximal
	Parte reta do túbulo distal
	Túbulos coletores (túbulos coletores corticais)
Medula	Parte reta dos túbulos proximais
	Parte reta dos túbulos distais
	Segmentos ascendentes e descendentes delgados da alça de Henle
	Alça de Henle
	Túbulos coletores medulares
	Ductos papilares

Portanto, o néfron justamedular será descrito em detalhes e, para simplificar, será referido como "o néfron".

Cápsula de Bowman e glomérulo (corpúsculo renal)

O néfron começa na **cápsula de Bowman**, uma região invaginada distendida e com terminação cega do túbulo. É na região da invaginação, o **polo vascular da cápsula de Bowman**, que a arteríola glomerular aferente entra, e a arteríola glomerular eferente sai da cápsula de Bowman.

- A camada externa dessa cápsula, conhecida como **camada parietal**, é composta de um epitélio simples pavimentoso (ver Figuras 17.2 e 17.3). O espaço entre as camadas parietal e visceral é conhecido como **espaço de Bowman (espaço urinário)**
- O epitélio simples pavimentoso da **camada visceral** interna consiste em células modificadas, conhecidas como **podócitos**, que têm uma quantidade de prolongamentos maiores e menores
  - Os maiores deles, os **prolongamentos primários** (ou **principais**), formam prolongamentos secundários, chamados de **pedicelos**, que se enrolam ao redor dos capilares glomerulares e interdigitam-se com os pedicelos dos podócitos adjacentes
  - Os espaços entre os pedicelos adjacentes, as chamadas **fendas de filtração**, são interligados por finos **diafragmas da fenda** que se estendem de um pedicelo ao outro (ver Figura 17.3). Esses diafragmas da fenda são compostos de porções extracelulares de duas proteínas flexíveis transmembranares de cada pedicelo adjacente, cuja flexibilidade, bem como a presença de filamentos de actina no interior dos pedicelos, permite movimentos suaves dos pedicelos para ajustar a largura das fendas de filtração

- Os **capilares glomerulares** são fenestrados com poros grandes (60 a 90 nm de diâmetro) que não contêm diafragmas. As membranas das células endoteliais têm canais de aquaporina 1, que se destinam à passagem rápida da água por elas
  - O sangue das arteríolas aferentes, que entra nos glomérulos sob alta pressão vascular (aproximadamente **60 mmHg**), força cerca de 10% do seu volume de líquido, conhecido como **ultrafiltrado** nos espaços de Bowman
  - A pressão vascular é oposta por duas forças: a **pressão coloidosmótica** do sangue (aproximadamente **32 mmHg**) e a pressão exercida pelo ultrafiltrado presente no espaço de Bowman, conhecida como **pressão oncótica** (cerca de **18 mmHg**)
  - Portanto, a **força líquida média de filtração**, produzindo o ultrafiltrado a partir do sangue para o espaço de Bowman, é relativamente alta, ou seja, cerca de **10 mmHg**
- Uma **lâmina basal glomerular** espessa (Tabela 17.2), produzida por podócitos e pelas células endoteliais do capilar glomerular, está interposta a estes. Juntos, o endotélio glomerular, as lâminas basais fundidas e o diafragma da fenda (entre os pedicelos adjacentes) constituem a **barreira de filtração glomerular**, que permite apenas a passagem de água, íons e pequenas moléculas do capilar para o espaço de Bowman
  - A presença do **heparan sulfato** polianiônico na **lâmina rara** da lâmina basal impede a passagem de proteínas grandes e carregadas negativamente através da barreira
  - Além disso, o colágeno tipo IV da **lâmina densa** atua como uma peneira molecular e aprisiona proteínas maiores que 69.000 Da (cujo raio molecular é maior

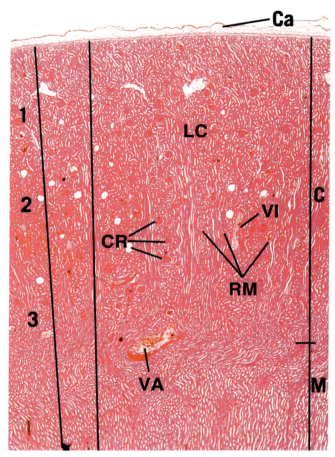

FIGURA 17.2 Rim. Córtex e medula. Humano. Corte em parafina. 14×.

O córtex e a parte da medula do rim podem ser vistos nesta imagem de pequeno aumento, destinada a detalhar a arquitetura cortical renal. A **cápsula** (Ca) aparece como uma linha clara delgada no topo da fotomicrografia. Abaixo, a área mais escura, que ocupa a metade superior da fotomicrografia, é o **córtex** (C), e a região inferior mais clara é a **medula** (M). Observe os raios longitudinais vindos da medula que parecem invadir o córtex e são chamados **raios medulares** (RM). O tecido entre os raios medulares com aspecto convoluto é chamado **labirinto cortical** (LC). Ele é ocupado por pequenas estruturas redondas e densas, os **corpúsculos renais** (CR), que são a porção inicial dos néfrons. A localização destes últimos no córtex é indicativa do seu tempo de desenvolvimento, assim como da sua função. Eles são chamados (1) **néfrons corticais** (ou subcapsulares), (2) **mesocorticais** (ou intermediários) ou (3) **néfrons justamedulares**. Cada raio medular e a metade do labirinto cortical a cada lado desse raio constituem um lóbulo renal. O lóbulo se estende para o interior da medula, mas suas bordas são indefiníveis histologicamente (aproximadas por linhas verticais). Os vasos de maior calibre na junção corticomedular são os **vasos arqueados** (VA). Os vasos no labirinto cortical são os **vasos interlobulares** (VI).

que 4 nm). Ressalta-se que o colágeno tipo IV da lâmina densa na maioria das regiões do corpo é composto de cadeias α_1 e α_2, enquanto no corpúsculo renal é constituído por cadeias α_3, α_4 e α_5, o que o torna capaz de variar o tamanho dos poros da lâmina basal. Com a formação contínua do ultrafiltrado, o material filtrado se acumula na lâmina basal; assim, as **células mesangiais intraglomerulares** fagocitam a lâmina densa, que é então renovada pela ação combinada dos podócitos e das células endoteliais, a fim de manter a eficiência do sistema de filtração

- O tecido conjuntivo intersticial é substituído por dois tipos de células musculares lisas derivadas, conhecidos como **células mesangiais extraglomerulares** e **células mesangiais intraglomerulares** (Tabela 17.3). As células mesangiais intraglomerulares não apenas agem como células musculares lisas, controlando o fluxo sanguíneo por meio do glomérulo, mas também funcionam na fagocitose da lâmina basal fundida dos capilares glomerulares e podócitos

- O ultrafiltrado que entrou no espaço de Bowman (ver Figuras 17.3 a 17.5) é drenado de lá pelo **colo do túbulo proximal**. O **epitélio simples cúbico** do túbulo proximal se une ao epitélio simples pavimentoso da camada parietal da cápsula de Bowman no **polo urinário da cápsula de Bowman**.

Túbulo proximal

O **túbulo proximal** é composto de duas regiões, o **túbulo contorcido proximal**, que forma alças nas proximidades do corpúsculo renal, e o muito mais curto **parte reta do túbulo proximal** (*pars recta*, também conhecida como **segmento espesso descendente da alça de Henle**), que desce do córtex até a medula e insere-se em uma curta extensão (ver Figuras 17.1 e 17.3).

- As células do túbulo contorcido proximal têm uma extensiva **borda em escova (microvilosidades)** em sua superfície luminal. Suas membranas plasmáticas lateral e basal são significativamente contorcidas, enquanto as membranas laterais formam numerosas interdigitações com as membranas das células adjacentes. As profusas dobras da membrana plasmática basal particionam o citoplasma em regiões ricas em mitocôndrias e conferem uma aparência estriada quando examinadas ao microscópio óptico

- As células do segmento reto, ou **parte reta**, dos túbulos proximais são histologicamente semelhantes às que existem na porção contorcida; contudo, suas bordas em escova se tornam mais curtas na extremidade distal do túbulo proximal, onde faz junção com o segmento descendente delgado da alça de Henle.

Em um indivíduo saudável, o **túbulo proximal** reabsorve 65 a 80% da água, do sódio e do cloreto, e 100% das proteínas, dos aminoácidos e da glicose presentes no

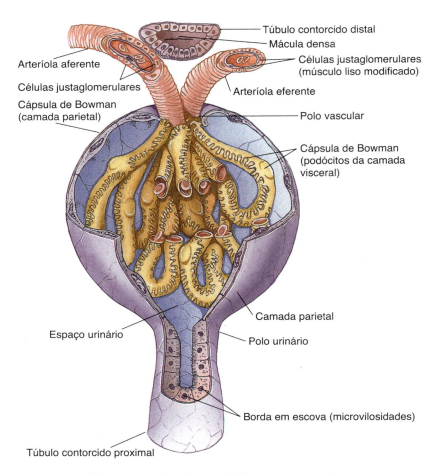

FIGURA 17.3 Diagrama esquemático do corpúsculo renal. Observe as relações entre as arteríolas aferentes e eferentes (arteríolas glomerulares) e o leito capilar, o glomérulo. A camada parietal da **cápsula de Bowman** é composta de um epitélio simples pavimentoso, enquanto sua camada visceral é modificada para formar podócitos. O ultrafiltrado entra no **espaço de Bowman (urinário)** e deixa o corpúsculo renal em seu polo urinário pelo túbulo contorcido proximal. A **arteríola glomerular aferente** entra e a **arteríola glomerular eferente** sai do corpúsculo renal em seu **polo vascular**; a primeira suprindo, e a segunda drenando o glomérulo. A **mácula densa**, componente do túbulo distal, fica muito próxima das células justaglomerulares das arteríolas glomerulares aferentes (e eferentes).

Tabela 17.2	Componentes, localização e função da membrana basal glomerular.		
Região da membrana basal	**Localização**	**Componentes**	**Função**
Lâmina rara externa	Adjacente ao podócito	Laminina, fibronectina, entactina e grande quantidade de heparan sulfato	Retardar a passagem das moléculas carregadas negativamente
Lâmina densa	Entre as duas lâminas raras	Colágeno tipo IV	Filtrar o plasma para formar um ultrafiltrado
Lâmina rara interna	Adjacente ao endotélio capilar	Laminina, fibronectina, entactina e grande quantidade de heparan sulfato	Retardar a passagem das moléculas carregadas negativamente

Tabela 17.3	Funções das células mesangiais intraglomerulares.
Fagocitar a membrana basal glomerular e as moléculas nela retidas (69.000 Da ou mais)
Sustentar fisicamente os podócitos e seus prolongamentos primários e secundários
Secretar citocinas (p. ex., PDGF, IL-1) para facilitar o reparo dos componentes glomerulares danificados
Elementos contráteis ajudam a reduzir o diâmetro luminal dos capilares glomerulares para aumentar a taxa de filtração

IL-1, interleucina-1; PDGF, fator de crescimento derivado de plaquetas (do inglês *platelet-derived growth factor*).

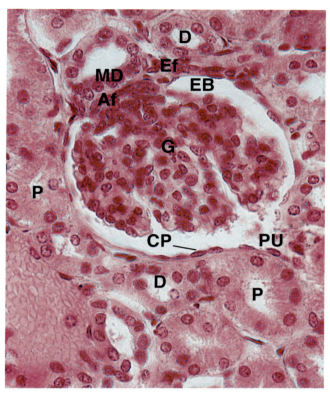

FIGURA 17.4 Esta fotomicrografia de grande ampliação do córtex renal humano exibe as arteríolas glomerulares **aferentes** (Af) e **eferentes** (Ef) nas proximidades da **mácula densa** (MD) do corpúsculo renal. Observe o epitélio simples pavimentoso da **camada parietal** (CP) da cápsula de Bowman, o **espaço de Bowman** (EB), e a rede capilar, o **glomérulo** (G), que é revestido pelos podócitos, a camada visceral da cápsula de Bowman. Perceba os **túbulos contorcidos proximal** (P) e **distal** (D) ao redor do corpúsculo renal. Note também o polo vascular da cápsula de Bowman (na mácula densa) e o **polo urinário** (PU) no polo oposto da cápsula de Bowman. 540×.

ultrafiltrado. O túbulo proximal também secreta ácidos orgânicos, bases e outras substâncias no ultrafiltrado.

- O movimento do sódio ocorre por meio de um mecanismo de transporte ativo, utilizando uma **bomba de sódio-potássio-ATPase** (ATPase trocadora de sódio-potássio) na membrana plasmática basal; já o cloreto e a água seguem passivamente. Como o sal e a água são reabsorvidos em concentrações equimolares, a **osmolaridade** do ultrafiltrado *não* é alterada no túbulo proximal, mas permanece a mesma do sangue
- A glicose do ultrafiltrado entra através da superfície apical das células do túbulo proximal por meio de **transportadores de glicose**, e o sódio e o potássio entram por meio das **bombas Na$^+$-K$^+$-ATPase** (para serem transportados para fora da célula, por meio dos citados canais basais de sódio-potássio-bombas de ATPase)

- As proteínas endocitadas são degradadas em aminoácidos, que também são liberados na membrana plasmática basal no interstício renal, para distribuição pelo sistema vascular.

Os materiais reabsorvidos são finalmente devolvidos à **rede capilar peritubular** do labirinto cortical, para distribuição ao restante do corpo.

Segmentos delgados da alça de Henle

Os segmentos delgados da alça de Henle possuem três componentes, nomeados em relação ao fluxo de líquido em seus lúmens: segmento descendente delgado, alça de Henle e segmento ascendente delgado.

- O **segmento descendente delgado** dos néfrons justaglomerulares estende-se até o ápice da pirâmide medular (os segmentos descendentes delgados dos néfrons mesocorticais e corticais são muito curtos e não serão descritos aqui)
  - O **segmento descendente delgado da alça de Henle** é completamente permeável à água, bastante permeável à ureia, mas apenas um pouco permeável a sais; por isto, o ultrafiltrado no lúmen tentará equilibrar sua osmolaridade com o interstício renal em sua vizinhança
- A **alça de Henle** está próxima ao ápice da pirâmide medular e conecta os segmentos descendentes e ascendentes delgados em uma alça semelhante a um grampo de cabelo
- O **segmento ascendente delgado da alça de Henle** encontra-se paralelo ao segmento descendente delgado como uma continuação cortical da alça de Henle
  - O **segmento ascendente delgado da alça de Henle** é predominantemente impermeável à água, mas relativamente permeável a sais e ureia; assim, o movimento da água é impedido, mas o do sódio, do cloreto e da ureia não.

O ultrafiltrado manterá a mesma osmolaridade que o interstício renal em seu entorno imediato, à medida que o gradiente de concentração diminui ao aproximar-se do córtex. Em decorrência das condições do interstício renal, o *sódio e o cloreto sairão*, e a *ureia entrará* no lúmen do segmento ascendente delgado da alça de Henle.

O segmento ascendente delgado do néfron continua em direção à próxima região, a parte reta do túbulo distal, também conhecido como segmento espesso da alça de Henle ascendente.

Túbulo distal

O **túbulo distal** tem duas regiões: a menor, a **parte reta do túbulo distal**, também conhecida como **segmento ascendente espesso da alça de Henle**; e a mais longa, o **túbulo contorcido distal**. O túbulo contorcido distal é mais curto que o túbulo contorcido proximal; portanto,

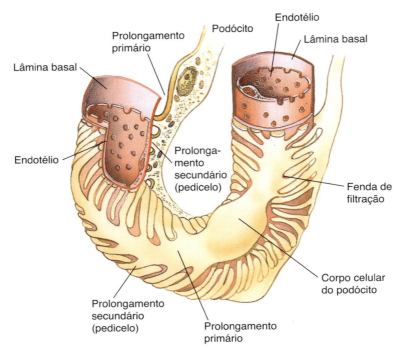

FIGURA 17.5 Este diagrama esquemático mostra um podócito (célula da camada visceral da cápsula de Bowman), cujos prolongamentos primários seguem o eixo longitudinal do capilar glomerular, enquanto seus pedicelos envolvem a circunferência do capilar glomerular. Os capilares fenestrados que constituem o glomérulo são revestidos por **pedicelos** que surgem dos **prolongamentos primários** dos podócitos. As fendas de filtração entre os pedicelos adjacentes são atravessadas por diafragmas finos que, em associação com as **lâminas basais** fundidas do endotélio capilar e do podócito, contribuem para a formação da **barreira de filtração glomerular**. Observe que o capilar é fenestrado e uma lâmina basal fundida, produzida tanto pelo capilar quanto pelo podócito, está interposta entre o capilar e o podócito.

em qualquer corte histológico do córtex renal, há menos perfis dele ao redor do corpúsculo renal. As células do túbulo contorcido distal assemelham-se às da parte reta do túbulo distal.

- O **segmento ascendente espesso da alça de Henle**, também conhecido como **parte reta do túbulo distal**, é composto de um epitélio simples com células cúbicas semelhantes às células do túbulo proximal, com exceção de serem mais curtas e não terem um componente abundante de microvilosidades na face luminal. A parte reta do túbulo distal começa em posição *muito mais profunda na medula* que a extremidade da parte reta do túbulo proximal. Esse segmento do néfron é impermeável à água e à ureia, mas possui **cotransportadores de Na+/K+/2Cl−** (simportadores de cloreto de sódio-potássio) *na superfície luminal (apical)* das células que bombeiam ativamente íons sódio, potássio e cloreto de seu lúmen para dentro da célula. As **bombas Na+-K+-ATPase**, localizadas na membrana celular basal
   - Transferem sódio para fora da célula para o interstício renal (e o cloreto segue para manter o equilíbrio elétrico)
   - Entregam íons potássio do interstício renal para a célula e íons sódio e cloreto na direção oposta, ou seja, da célula para o interstício renal.

- À medida que o ultrafiltrado sobe no segmento ascendente espesso da alça de Henle, as ações das várias bombas iônicas dessas células estabelecem um gradiente de concentração de íons no interstício renal, onde a maior concentração está profunda na medula e a menor concentração está na junção corticomedular
   - A parte reta do túbulo distal sobe para o interior do córtex para contatar as arteríolas glomerulares aferentes e eferentes *de seu próprio corpúsculo renal*
- As células do túbulo distal que entram em contato com a arteríola glomerular aferente (e eferente) no polo vascular são modificadas porque são células cúbicas altas cujos núcleos estão próximos uns dos outros. Essa região é conhecida como **mácula densa** do túbulo distal e forma apenas uma parte da circunferência do túbulo distal
   - As células altas e estreitas da mácula densa com os núcleos apicalmente posicionados aparecem próximas umas das outras, formando uma mancha densa, daí o nome mácula densa (mancha densa)
   - As membranas celulares apicais têm numerosas microvilosidades e um único **cílio primário** imóvel (que provavelmente monitora o fluxo de líquido e o conteúdo de NaCl do ultrafiltrado), todos se projetando para o lúmen do túbulo distal

CONSIDERAÇÕES CLÍNICAS 17.1

Doenças glomerulares

A **glomerulonefrite aguda** com frequência resulta de uma infecção estreptocócica beta, em uma região do corpo diferente do rim (p. ex., faringite estreptocócica). Os plasmócitos secretam anticorpos que formam complexos com os antígenos estreptocócicos, e surge então um complexo antígeno-anticorpo insolúvel, que é filtrado pela lâmina basal entre os podócitos e as células endoteliais do glomérulo. À medida que esse complexo imunológico se acumula na lâmina basal glomerular, as células epiteliais e as mesangiais proliferam. Além disso, leucócitos se acumulam no glomérulo, congestionando e promovendo o seu bloqueio. Adicionalmente, agentes farmacológicos liberados no local da lesão tornam o glomérulo incapaz de filtrar de modo adequado o sangue e, em consequência, proteínas, plaquetas e eritrócitos podem entrar no filtrado glomerular. Em geral, após o desaparecimento da inflamação aguda, os glomérulos se reparam sozinhos, e o rim retorna à sua função normal. Contudo, em alguns casos, a lesão é extensa, e a função renal fica permanentemente comprometida.

Na **glomerulosclerose diabética**, o **diabetes melito** provoca patologias vasculares em vasos sanguíneos de todo o corpo, incluindo os da rede capilar glomerular, onde aumenta a síntese dos componentes da membrana basal de modo a interferir na filtração normal. Além disso, a hipercelularidade das células mesangiais também interfere na função de barreira da filtração normal, e instala-se a esclerose. A microscopia eletrônica demonstra que a lâmina densa da membrana basal glomerular pode aumentar em até 10 vezes, ficando ingurgitada com várias proteínas plasmáticas. Nos EUA, cerca de 35% dos pacientes com doença renal no estágio terminal sofrem de glomerulosclerose diabética, provocada pelos tipos 1 e 2 do diabetes melito.

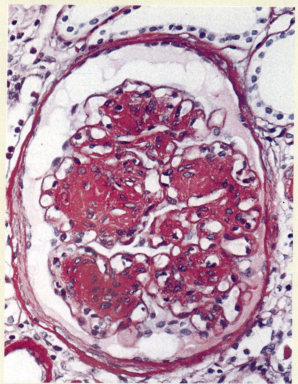

Imagem do rim de um paciente com doença renal no estágio terminal, causada por diabetes melito. Observe o acúmulo de sangue nos capilares glomerulares, a população celular intraglomerular aumentada e a membrana basal glomerular apresentando indícios de espessamento. (Reimpressa com autorização de Rubin R et al., eds. *Rubin's Pathology: Clinicopathologic Foundations of Medicine*, 5th ed. Philadelphia: Wolters Kluwer Health/Lippincott Williams & Wilkins, 2008. Figure 16-26.)

CONSIDERAÇÕES CLÍNICAS 17.2

Necrose tubular

A **necrose tubular** pode resultar em **insuficiência renal aguda**. As células dos túbulos renais morrem em decorrência de lesões causadas pela exposição a substâncias químicas tóxicas como mercúrio ou tetracloreto de carbono, ou por causa de um choque cardiovascular grave, que reduz o fluxo sanguíneo para os rins. As células mortas se desprendem e ocluem o lúmen de seus túbulos. Se as lâminas basais permanecerem intactas, a divisão celular epitelial pode reparar o dano em menos de 3 semanas.

- Como a parte reta do túbulo distal é impermeável à água, o ultrafiltrado é **hiposmótico** quando atinge a região da mácula densa
- As células da mácula densa se comunicam com suas vizinhas basalmente localizadas, as **células justaglomerulares (JG)** (células musculares lisas modificadas) das arteríolas glomerulares aferentes (e esporadicamente eferentes) e as **células mesangiais extraglomerulares** (células de Lacis ou de Polkissen).

Esses três tipos de células formam o **aparelho justaglomerular (JG)**, que funciona como uma unidade para monitorar a osmolaridade e o volume do ultrafiltrado (Tabela 17.4)
- Se a concentração de sódio for muito baixa ou o volume do ultrafiltrado for muito alto, as **células da mácula densa**, por meio de junções comunicantes (mas também pela liberação de prostaglandina), instruem as **células justaglomerulares** a liberar sua enzima

Tabela 17.4 Sistema renina-angiotensina-aldosterona.

Nível elevado do ultrafiltrado na parte reta do túbulo distal na mácula densa	Nível baixo de sódio na parte reta do túbulo distal na mácula densa
As células justaglomerulares secretam renina e as células musculares lisas das arteríolas glomerulares aferentes relaxam	
A renina cliva o angiotensinogênio e produz angiotensina I	
A enzima conversora de angiotensina cliva a angiotensina I e produz angiotensina II	
A angiotensina II aumenta a resistência vascular sistêmica, inclusive a da arteríola glomerular eferente	A angiotensina II estimula a secreção de aldosterona pelo córtex suprarrenal
A taxa de filtração glomerular aumenta	A aldosterona aumenta a reabsorção de sódio e de cloreto do ultrafiltrado localizado no túbulo contorcido distal
O volume de ultrafiltrado diminui nos túbulos coletores	Mais sódio fica disponível para entrar na corrente sanguínea

proteolítica armazenada, a **renina**, na corrente sanguínea e instruem as células musculares lisas das arteríolas glomerulares aferentes a relaxar, aumentando, assim, o fluxo sanguíneo para a rede capilar glomerular

- A **renina** cliva dois aminoácidos do precursor da proteína/hormônio circulante **angiotensinogênio**, transformando-o em **angiotensina I**, que, por sua vez, é clivada pela enzima conversora localizada nas superfícies luminais dos capilares (principalmente nos pulmões), formando então a **angiotensina II**. Esse poderoso vasoconstritor também estimula a liberação do mineralocorticoide **aldosterona** do córtex suprarrenal e do **hormônio antidiurético (ADH)** da *pars* nervosa da hipófise. O **ADH** afeta o próximo segmento do túbulo urinífero, o túbulo coletor

- A **aldosterona** se liga aos receptores de aldosterona nas células dos túbulos contorcidos distais, levando-os a reabsorvem sódio (e cloreto) e a secretarem íons hidrogênio, potássio e amônio no ultrafiltrado. A adição de sódio ao compartimento extracelular causa a retenção de líquido com a subsequente elevação da pressão arterial.

Concentração de urina no néfron (sistema multiplicador contracorrente)

A concentração da urina ocorre apenas nos néfrons justamedulares, cujos segmentos longos e delgados da alça de Henle funcionam no estabelecimento de um **gradiente de concentração osmótica**. Esse gradiente aumenta gradualmente de cerca de 300 mOsm/ℓ, no interstício da medula externa, até 1.200 mOsm/ℓ, na papila renal.

- Os cotransportadores $Na^+/K^+/2Cl^-$, localizados no lúmen, em conjunto com as bombas $Na^+/K^+ATPase$, localizadas basalmente ao segmento ascendente espesso da alça de Henle, transferem íons cloreto e sódio do lúmen para o interstício renal
- Não é permitido que a água saia do segmento ascendente espesso; por isso, a concentração de sal no interstício renal aumenta

- Como o suprimento de sódio e de cloreto dentro do segmento ascendente espesso diminui à medida que o ultrafiltrado prossegue em direção ao córtex (porque está sendo constantemente removido do lúmen), cada vez menos sódio e cloreto estão disponíveis para transporte; consequentemente, a concentração de sal intersticial diminui mais perto do córtex
- O gradiente de concentração osmótica da medula interna, abaixo da junção dos segmentos ascendentes delgado e espesso da alça de Henle, é controlado pela concentração de **ureia**, em vez de sódio e cloreto
- À medida que o ultrafiltrado passa pelo segmento descendente delgado da alça de Henle, ele reage ao gradiente crescente de concentração osmótica no interstício
- A água sai, e uma quantidade limitada de sais entra no lúmen, **reduzindo o volume** e **aumentando a concentração de sais** do ultrafiltrado (que se torna **hipertônico**)
- No **segmento ascendente delgado da alça de Henle**, a água é conservada, mas os sais podem deixar o ultrafiltrado, o que diminui sua osmolaridade e contribui para a manutenção do gradiente de concentração osmótica.

Função do vaso reto (sistema de troca contracorrente)

O **vaso reto** (*vasa recta*) ajuda a manter o gradiente de concentração osmótica da medula renal porque essas alças capilares são totalmente permeáveis aos sais e à água. Desse modo, à medida que o sangue desce pela artéria reta, ele se torna hiperosmótico; mas, à medida que sobe pela veia reta, sua osmolaridade volta ao normal.

Também é importante compreender que a artéria reta transporta volumes menores que a veia reta, permitindo a remoção de líquidos e sais transportados para dentro do interstício renal pelos vários componentes dos túbulos uriníferos.

Túbulos coletores

Os **túbulos coletores** não fazem parte dos néfrons; eles têm origem embrionária diferente. Os túbulos coletores, compostos de um epitélio simples cúbico a colunar, cujas membranas celulares laterais são evidentes ao microscópio óptico, começam nas extremidades terminais dos túbulos contorcidos distais como **túbulos conectores** ou **túbulos coletores arqueados**. Vários túbulos contorcidos distais se unem a cada **túbulo coletor**, liberando o ultrafiltrado de seu néfron específico. Cada túbulo coletor tem duas regiões: o **túbulo coletor cortical**, que desce dos raios medulares do córtex para entrar nas pirâmides renais da medula; e o **túbulo coletor medular**, uma vez que entra na medula. Vários túbulos coletores medulares se fundem para formar condutos maiores, conhecidos como **ductos papilares de Bellini** (Figura 17.6), que terminam como estruturas abertas na área crivosa e liberam a urina em um **cálice menor**.

As células do túbulo coletor são de dois tipos: as células principais, que se coram levemente, e as células intercaladas, que se coram mais intensamente.

- As **células principais** (também conhecidas como **células claras**) apresentam um único cílio primário, imóvel e situado apicalmente, que provavelmente funciona como um mecanossensor que monitora o fluxo de líquido ao longo do lúmen do túbulo. Essas células têm **canais de aquaporina 2 sensíveis ao ADH (sensíveis ao hormônio antidiurético)** que permitem que a célula seja permeável à água
- As **células intercaladas** (também conhecidas como **células escuras**) são menos numerosas e são de dois tipos, α e β: as **células escuras do tipo** α secretam H^+ no lúmen tubular, e as **células escuras do tipo** β reabsorvem H^+ e secretam HCO_3^-; portanto, as primeiras acidificam a urina, enquanto as últimas funcionam tornando a urina menos ácida.

O ultrafiltrado que entra no túbulo coletor é **hiposmótico**. Ao passar pelo túbulo coletor, *está sujeito ao gradiente osmótico crescente do interstício renal*.

- O **hormônio antidiurético (ADH)** liberado pela *pars nervosa* da hipófise liga-se aos **receptores V₂** associados à proteína G, nas membranas basocelulares das **células principais** do túbulo coletor. A ligação causa a *inserção* de **canais de aquaporina** (AQP2, AQP3 e AQP4) na *membrana celular luminal* dessas células
- A água do lúmen do túbulo coletor pode agora entrar na célula e imediatamente sair da célula (para entrar no interstício renal) na *membrana celular basal* através dos canais de aquaporina (APQ3 e APQ4), que estão sempre presentes na membrana basal (independentemente da presença de ADH), reduzindo, assim, o volume, mas aumentando a concentração da urina
- Na ausência de ADH, as células do túbulo coletor são impermeáveis à água, e a urina permanece **hipotônica**.

Vias excretoras extrarrenais

As **vias excretoras extrarrenais** consistem em ureteres, bexiga e uretra. Os ureteres e a bexiga também são revestidos por um epitélio de transição.

- Os **ureteres** têm uma lâmina própria fibroelástica e duas a três camadas de músculo liso, dispostas como camadas longitudinal interna, circular média e longitudinal externa. A terceira camada muscular, a **camada longitudinal externa**, geralmente aparece apenas no terço inferior do ureter
- O **epitélio de transição que reveste a bexiga** e as outras vias urinárias constitui uma barreira impermeável à urina
  - De forma a desempenhar sua função, a membrana plasmática das células mais superficiais é mais espessa que a membrana plasmática média, e é composta de uma estrutura entrelaçada, formada por elementos dispostos em hexágonos
  - Além disso, como as células do epitélio de transição precisam revestir uma superfície ainda maior conforme a bexiga é distendida, a membrana plasmática se apresenta em dobras de forma semelhante a um mosaico

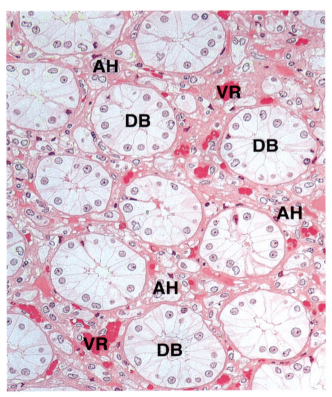

FIGURA 17.6 A região inferior da medula renal de um macaco apresenta cortes transversais dos grandes **ductos papilares de Bellini** (DB). Observe também a presença de **vasos retos** (VR) cheios de sangue, bem como os cortes transversais dos segmentos delgados da **alça de Henle** (AH). 270×.

CONSIDERAÇÕES CLÍNICAS 17.3

Diabetes insípido

O **diabetes insípido** ocorre por lesão das células do hipotálamo que produzem o hormônio antidiurético (ADH). Níveis baixos de ADH interferem na capacidade dos túbulos coletores do rim em concentrar a urina. A perda excessiva de líquido pela formação de quantidade abundante de urina diluída causa **polidipsia** (sede excessiva) e desidratação.

CONSIDERAÇÕES CLÍNICAS 17.4

Distúrbios renais

A **nefropatia por ácido úrico** resulta do depósito de cristais de ácido úrico nos túbulos renais ou no interstício renal, como consequência de níveis elevados de ácido úrico no sangue. Na maioria dos casos, o paciente sofre de gota primária; no entanto, níveis elevados de ácido úrico no sangue também ocorrem nos casos de quimioterapia no tratamento contra o câncer, assim como nos pacientes com excreção reduzida de ácido úrico, como nas ocorrências de envenenamento por chumbo. Embora na maioria dos pacientes a nefropatia por ácido úrico não seja letal, ela pode causar uma insuficiência renal aguda com consequências fatais.

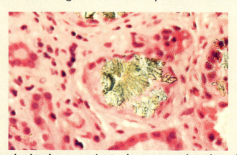

Imagem do rim de um paciente demonstrando a deposição de cristais de ácido úrico em um túbulo coletor, o que indica que o indivíduo sofre de nefropatia por ácido úrico. (Reimpressa com autorização de Strayer DS et al., eds. *Rubin's Pathology: Mechanisms of Human Disease*, 8th ed. Philadelphia: Wolters Kluwer, 2020. Figure 22-81B.)

Os **cálculos renais** geralmente se formam em decorrência de uma condição conhecida por **hiperparatireoidismo**, na qual a liberação excessiva do hormônio paratireóideo (PTH) pelas glândulas paratireoides provoca um aumento da atividade osteoclástica. A reabsorção óssea, assim como o aumento da absorção enteral de cálcio e de fosfato, eleva a calcemia. À medida que os rins excretam concentrações elevadas de cálcio e de fosfato, sua presença na urina, em especial sob condições alcalinas, provoca a sua precipitação nos túbulos renais. A adição contínua desses íons na superfície do cristal (acreção) provoca aumento no seu tamanho, e eles se tornam cálculos renais.

As **neoplasias renais** costumam ser tumores sólidos, enquanto os cistos renais em geral são benignos. O sinal mais comum de câncer renal é **sangue na urina**, embora a quantidade de sangue possa ser detectável apenas por exame microscópico da urina. Geralmente as neoplasias renais são acompanhadas por dor e febre, mas com frequência são descobertas pela palpação abdominal durante exames de rotina, quando o médico detecta aumento de volume na região dos rins. Como esses tipos de câncer se disseminam de maneira precoce e em geral para o pulmão, seu prognóstico é ruim.

CONSIDERAÇÕES CLÍNICAS 17.5

Odor e cor da urina

O **odor e a cor da urina** podem fornecer indicações sobre o quadro de saúde de um indivíduo. A urina normal é incolor, ou amarela se ela estiver concentrada. Do mesmo modo, a urina diluída apresenta pouco odor, enquanto, na urina concentrada, o odor é pungente. Se a cor da urina for avermelhada, a pessoa pode ter porfiria ou sangue fresco na urina; se a cor for marrom, há a possibilidade de que haja na urina subprodutos da degradação de músculos lesionados ou subprodutos da degradação de hemoglobina. Uma coloração escura pode ocorrer por haver pigmento melânico na urina, enquanto a urina turva pode indicar cristais ácidos ou pus, consequentes de uma infecção do trato urinário. Além disso, alguns medicamentos podem mudar a cor da urina, e o paciente deve ser avisado antecipadamente sobre esta possibilidade. Alterações no odor da urina podem decorrer de um diabetes não controlado (odor doce). Odor fétido pode uma indicar infecção do trato urinário. E, em um paciente jovem, o odor que lembra mofo pode sugerir fenilcetonúria.

- As dobras ocorrem nas **regiões interplacas**, enquanto as **regiões das placas** espessadas formam **padrões vesiculares**, que provavelmente se desdobram à medida que a urina se acumula na bexiga.

De acordo com a maioria dos autores, o tecido conjuntivo subepitelial da bexiga é composto de uma lâmina própria e uma submucosa. As três camadas de musculatura lisa são extensivamente entrelaçadas, o que as torna indistinguíveis em algumas áreas (Figura 17.7).

A **uretra** masculina difere da feminina não apenas quanto ao seu comprimento, mas também em sua função e em seu revestimento epitelial. Em ambos os sexos, a lâmina própria contém **glândulas mucosas de Littré** e **glândulas intraepiteliais**, que lubrificam o revestimento uretral e facilitam a passagem da urina para o exterior. A uretra está descrita nos Capítulos 18 e 19.

FIGURA 17.7 A bexiga humana é revestida por um **epitélio** (E) de transição sobrejacente a uma **lâmina própria** (LP) de tecido conjuntivo fibroelástico, abaixo da qual está a **submucosa** (SM). A túnica muscular da bexiga é composta de uma camada muscular lisa **longitudinal interna** (LI), uma **circular média** (CM) e uma longitudinal externa (não mostrada). 132×.

CONSIDERAÇÕES CLÍNICAS 17.6

Neoplasia da bexiga

Anualmente, nos EUA têm surgido mais de 50 mil novos casos de **carcinomas de células epiteliais de transição de bexiga**. Curiosamente, quase 65% dos indivíduos afetados são do sexo masculino e cerca de metade deste grupo é tabagista. O sinal mais evidente de neoplasia da bexiga é sangue na urina (hematúria) e, em segundo lugar, sensação de ardor e dor à micção, assim como aumento na frequência das micções. Embora esses sinais e sintomas sejam frequentemente confundidos com cistite, o quadro se torna suspeito quando os antibióticos não são capazes de aliviar o problema e a citologia da urina demonstra a existência de células cancerosas do epitélio de transição. Se for detectado precocemente, ou seja, antes de a neoplasia invadir os tecidos mais profundos, a taxa de sobrevivência pode chegar a 95%; no entanto, caso seja um tumor de rápida disseminação para as camadas musculares da bexiga e atinja os linfonodos, a taxa de sobrevida após 5 anos cai para menos de 45%.

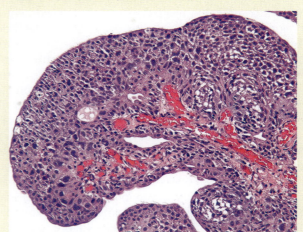

Imagem de uma bexiga com carcinoma urotelial papilar de alto grau. Observe que o epitélio de transição está desorganizado e as células epiteliais individuais apresentam núcleos densos e pleomórficos. (Reimpressa com autorização de Rubin R et al., eds. *Rubin's Pathology: Clinicopathologic Foundations of Medicine*, 5th ed. Philadelphia: Wolters Kluwer Health/Lippincott Williams & Wilkins, 2008. p. 757.)

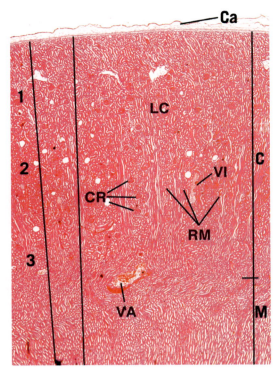

FIGURA 17.1.1 Rim. Córtex e medula. Humano. Corte em parafina. 14×.

O córtex e parte da medula do rim podem ser vistos nesta imagem de pequeno aumento, destinada a analisar a arquitetura do córtex. A **cápsula** (Ca) aparece como uma linha clara delgada, no topo da fotomicrografia; abaixo, a área mais escura, que ocupa a metade superior da fotomicrografia, é o **córtex** (C), e a região inferior mais clara é a **medula** (M). Raios longitudinais vindos da medula parecem invadir o córtex; eles são conhecidos como **raios medulares** (RM). O tecido entre os raios medulares com aspecto convoluto é chamado **labirinto cortical** (LC); ele contém pequenas estruturas circulares de coloração mais escura, os **corpúsculos renais** (CR), que são compostos de cápsulas de Bowman e glomérulos. Esses são a porção inicial dos néfrons, e sua localização no córtex é indicativa do seu tempo de desenvolvimento, assim como da sua função. Eles são chamados de (1) **néfrons corticais (subcapsulares)**, (2) **mesocorticais (intermediários)** e (3) **justamedulares**. Cada raio medular e a metade do labirinto cortical, a cada lado desse raio, constituem um lóbulo renal. O lóbulo se estende para o interior da medula, mas suas bordas são indefiníveis histologicamente (aproximadas por linhas verticais). Os vasos de maior calibre na junção corticomedular são os **vasos arqueados** (VA). Os vasos no labirinto cortical são os **vasos interlobulares** (VI).

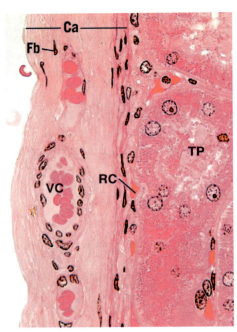

FIGURA 17.1.2 Cápsula renal. Macaco. Corte em resina plástica. 540×.

O rim é revestido por uma **cápsula** (Ca) composta de um tecido conjuntivo denso. As duas camadas da cápsula estão bem evidentes: a **camada externa** é menos corada e contém **fibroblastos** (Fb); a **camada interna** é mais delgada, de coloração mais escura e, em vez de fibroblastos, ela tem **miofibroblastos**, cujos núcleos são um pouco mais dilatados que os núcleos dos fibroblastos. Embora essa estrutura não seja muito vascularizada, ela contém alguns **vasos capsulares** (VC). Observe os numerosos eritrócitos no lúmen desses vasos. A porção mais profunda da cápsula tem uma rica **rede capilar** (RC), que é suprida pelos ramos terminais das artérias interlobulares, e é drenada pelas veias estreladas, que são tributárias das veias interlobulares. Observe os cortes transversais dos **túbulos contorcidos proximais** (TP).

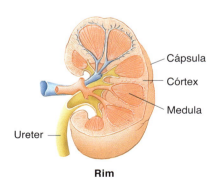

Rim

LEGENDA

C	córtex	M	medula	VA	vaso arqueado
Ca	cápsula	RC	rede capilar	VC	vaso capsular
CR	corpúsculo renal	RM	raio medular	VI	vaso interlobular
Fb	fibroblasto	TP	túbulo contorcido proximal		
LC	labirinto cortical				

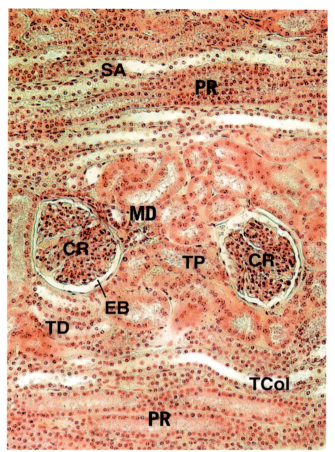

FIGURA 17.1.3 Córtex renal. Humano. Corte em parafina. 132×.

Os vários componentes do labirinto cortical e partes de dois raios medulares estão evidentes. A orientação desta fotomicrografia é perpendicular à da Figura 17.1.1. Observe que os dois **corpúsculos renais** (CR) no centro da fotomicrografia apresentam um pequeno artefato de retração e, assim, demonstram claramente o **espaço de Bowman** (EB). Os corpúsculos renais são circundados por cortes transversais de **túbulos contorcidos proximais** (TP), **túbulos contorcidos distais** (TD) e **mácula densa** (MD). Como o túbulo contorcido proximal é muito mais longo que a porção contorcida do túbulo distal, o número de perfis de túbulos contorcidos proximais ao redor dos corpúsculos renais supera o de túbulos contorcidos distais em aproximadamente 7 para 1. Os raios medulares contêm a **parte reta** (PR) dos **túbulos proximais**, os **segmentos ascendentes espessos da alça de Henle** (SA) e os **túbulos coletores** (TCol).

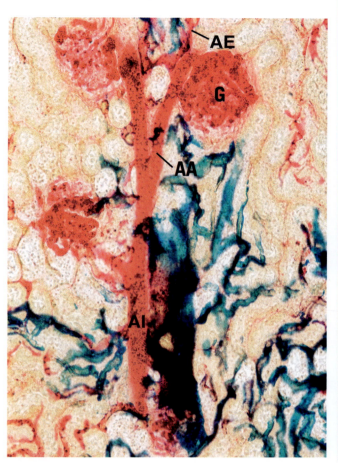

FIGURA 17.1.4 Rim injetado com celoidina colorida. Corte em parafina. 132×.

O espécime foi preparado após se injetar celoidina colorida na artéria renal e foi feito um corte espesso para demonstrar o suprimento vascular do corpúsculo renal. Cada um desses corpúsculos renais contém tufos de capilares, o **glomérulo renal** (G). Cada glomérulo é suprido por uma **arteríola glomerular aferente** (AA) e drenado por uma **arteríola glomerular eferente** (AE). Observe que o diâmetro externo da arteríola aferente é maior que o da arteríola eferente; no entanto, o diâmetro luminal para ambas é quase o mesmo. É importante observar que o glomérulo é uma rede capilar arterial; por isso, a pressão dentro desses vasos é maior que a dos leitos capilares usuais. Isso resulta em uma pressão de filtração mais efetiva. O vaso de maior calibre um pouco mais abaixo é uma **artéria interlobular** (AI), que dá origem às arteríolas glomerulares aferentes.

LEGENDA

AA	arteríola aferente	G	glomérulo	TCol	túbulo coletor
AE	arteríola eferente	PR	parte reta	TD	túbulo contorcido distal
AI	artéria interlobular	SA	segmento ascendente	TP	túbulo contorcido
CR	corpúsculo renal		espesso da alça de Henle		proximal
EB	espaço de Bowman				

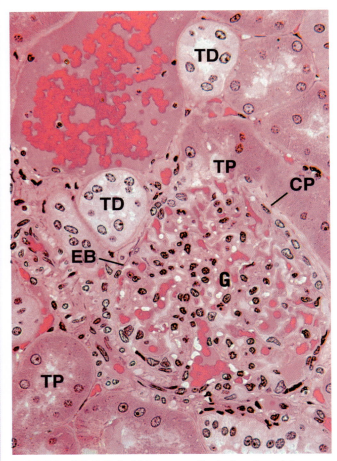 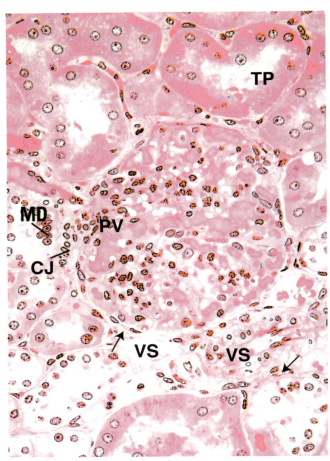

FIGURA 17.2.1 Labirinto cortical do rim. Macaco. Corte em resina plástica. 270×.

O centro desta fotomicrografia é ocupado por um corpúsculo renal. O polo urinário está evidente na região onde o espaço de Bowman tem continuidade com o lúmen da porção contorcida de um **túbulo proximal** (TP), na região superior do glomérulo. O corpúsculo renal é constituído pelo **glomérulo** (G), por tufos de capilares, pela camada visceral da cápsula de Bowman (podócitos), que está intimamente associada ao glomérulo, o **espaço de Bowman** (EB), no qual o ultrafiltrado é acumulado a partir dos capilares, e pela **camada parietal** (CP) da cápsula de Bowman, formada por um epitélio simples pavimentoso. Além disso, também estão localizadas no corpúsculo renal as células mesangiais. A maioria dos perfis tubulares que circundam o corpúsculo renal é de cortes transversais dos **túbulos proximais** (TP), de coloração mais escura, que superam em número os cortes dos **túbulos distais** (TD), de coloração mais clara.

FIGURA 17.2.2 Labirinto cortical do rim. Macaco. Corte em resina plástica. 270×.

O corpúsculo renal no centro da fotomicrografia apresenta todas as características apontadas na Figura 17.2.1, exceto que, em vez do polo urinário, é apresentado o **polo vascular** (PV). Essa é a região em que as arteríolas glomerulares aferentes e eferentes entram e deixam o corpúsculo renal, respectivamente. Algumas das células do músculo liso das arteríolas glomerulares aferentes (e, às vezes, eferentes) são modificadas e passam a conter grânulos de renina. Essas células modificadas são conhecidas como **células justaglomerulares** (CJ). Elas estão associadas à região da **mácula densa** (MD) do túbulo distal. Observe novamente que a maioria dos perfis dos túbulos que circundam o corpúsculo renal pertence à porção contorcida dos **túbulos proximais** (TP), enquanto apenas um ou dois perfis são dos túbulos distais. Note a rica **vascularização** (VS) do córtex renal, assim como a quantidade muito pequena de tecido conjuntivo (*setas*) associado a esses vasos.

	LEGENDA				
CJ	célula justaglomerular	**G**	glomérulo	**TD**	túbulo distal
CP	camada parietal	**MD**	mácula densa	**TP**	túbulo proximal
EB	espaço de Bowman	**PV**	polo vascular	**VS**	vaso sanguíneo

Capítulo 17 Sistema Urinário 465

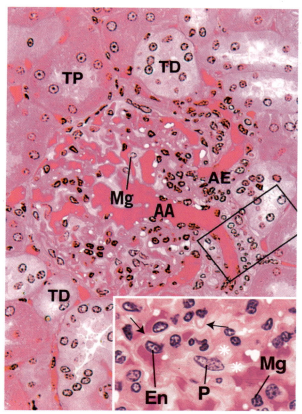

FIGURA 17.2.3 Labirinto cortical do rim. Macaco. Corte em resina plástica. 270×.

O polo vascular deste corpúsculo renal está muito bem representado. Nessa região, a **arteríola glomerular aferente** (AA) entra no corpúsculo renal, e a **arteríola glomerular eferente** (AE) sai, drenando o glomérulo. Observe que esses dois vasos e seus capilares são sustentados pelas **células mesangiais** (Mg). Note que, embora o diâmetro externo da arteríola aferente seja maior que o da arteríola eferente, o diâmetro luminal de ambos é quase o mesmo. O corpúsculo renal é circundado por cortes transversais de **túbulos distais** (TD) e **proximais** (TP). A *área em destaque* é apresentada em uma ampliação na Figura 17.2.4. *Inserto*. **Rim. Glomérulo. Macaco. Corte em resina plástica**. 720×. O glomérulo é composto de capilares cujos núcleos das **células endoteliais** (En) projetam-se em direção ao lúmen. As células endoteliais são separadas dos **podócitos** (P), células modificadas que formam a camada visceral da cápsula de Bowman, por uma espessa lâmina basal (*setas*). As **células mesangiais** (Mg) constituem tanto elementos de suporte como fagocíticos do corpúsculo renal. Observe que os principais prolongamentos (*asteriscos* brancos) dos podócitos também são distinguíveis nesta fotomicrografia.

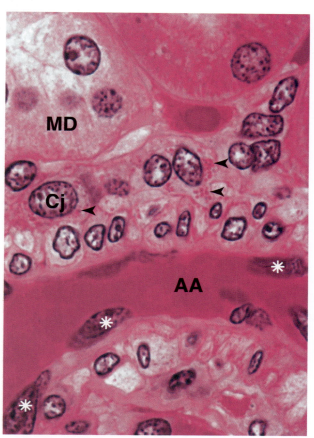

FIGURA 17.2.4 Aparelho justaglomerular. Rim. Macaco. Corte em resina plástica. 1.325×.

A *área em destaque* da Figura 17.2.3 está ampliada para mostrar o aparelho justaglomerular. Este é formado pela **mácula densa** (MD) do túbulo distal e pelas **células justaglomerulares** (CJ), células modificadas do músculo liso da **arteríola glomerular aferente** (AA). Observe os grânulos (*pontas de seta*) nas células justaglomerulares que abrigam a enzima renina. Note os núcleos (*asteriscos*) das células endoteliais que revestem a AA.

LEGENDA					
AA	arteríola glomerular aferente	CJ	célula justaglomerular	P	podócito
		En	célula endotelial	TD	túbulo distal
AE	arteríola glomerular eferente	MD	mácula densa	TP	túbulo proximal
		Mg	célula mesangial		

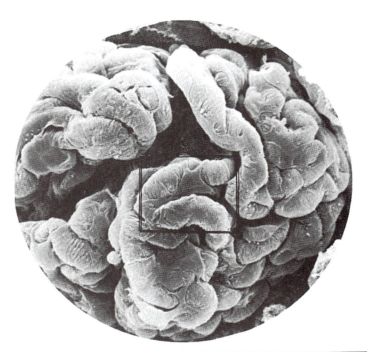
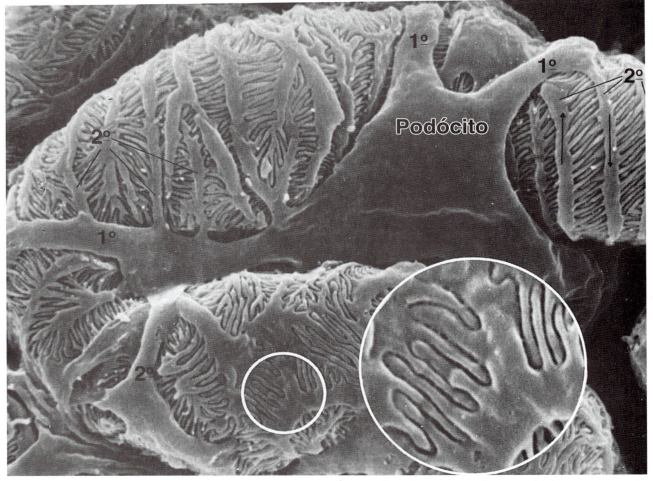

FIGURA 17.3.1 Micrografia eletrônica de varredura de um glomérulo apresentando os podócitos com seus prolongamentos primários e secundários mais os pedicelos. **Superior**, 700×; **inferior**, 4.000×; e, *inserto*, 6.000×. (Reimpressa com autorização de Ross MH et al. *Histology: A Text and Atlas*, 2nd ed. Baltimore: Williams & Wilkins, 1989, p. 536.)

Capítulo 17 Sistema Urinário **467**

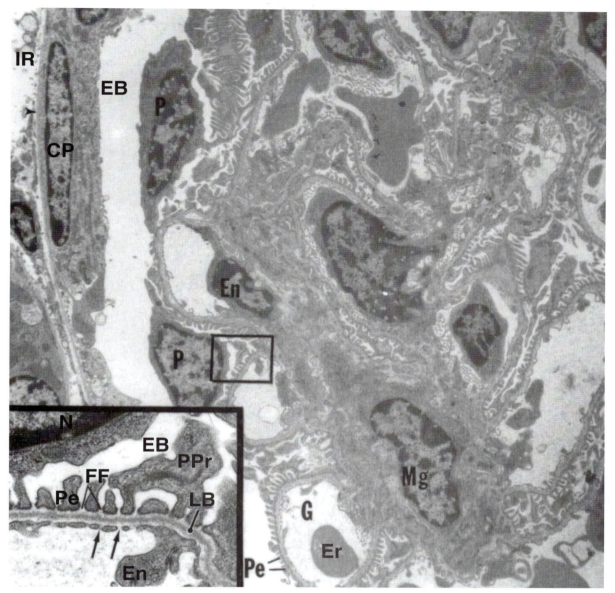

FIGURA 17.4.1 Córtex renal. Corpúsculo renal. Camundongo. Microscopia eletrônica. 3.780×.

Vários componentes do corpúsculo renal são apresentados nesta micrografia eletrônica. Observe a lâmina basal (*ponta de seta*) que separa o epitélio simples pavimentoso da **camada parietal** (CP) da cápsula de Bowman do **interstício renal** (IR). É possível observar o **espaço de Bowman** (EB) e os **podócitos** (P), assim como os **glomérulos** (G) e os **pedicelos** (Pe) circundantes. As **células mesangiais** (Mg) ocupam o espaço entre os capilares, e vários **eritrócitos** (Er) e **células endoteliais** (En) também estão evidentes. *Inserto.* **Podócito e glomérulos. Camundongo. Microscopia eletrônica.** 6.300×. Esta imagem é uma ampliação da *área em destaque* apresentando uma parte de um podócito. Observe seu **núcleo** (N), o **prolongamento principal** (PPr) e os **pedicelos** (Pe). Observe que os pedicelos repousam sobre uma **lâmina basal** (LB), composta de uma lâmina rara externa, uma lâmina densa e uma lâmina rara interna. Note as fenestrações (*setas*) no **revestimento endotelial** (En) dos glomérulos. Os espaços entre os pedicelos, conhecidos como **fendas de filtração** (FF), são a passagem para o **espaço de Bowman** (EB).

LEGENDA					
CP	camada parietal	G	glomérulo	P	podócitos
EB	espaço de Bowman	IR	interstício renal	Pe	pedicelos
En	revestimento endotelial	LB	lâmina basal	PPr	prolongamento
Er	eritrócitos	Mg	células mesangiais		principal
FF	fendas de filtração	N	núcleo		

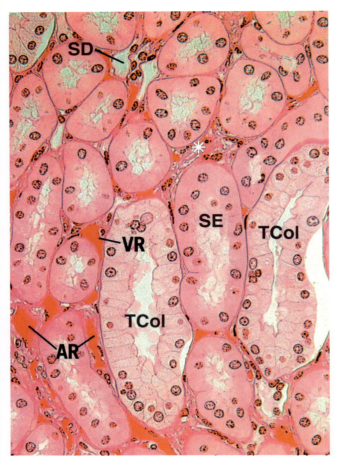

FIGURA 17.5.1 Medula renal. Macaco. Corte em resina plástica. 270×.

Esta fotomicrografia da medula renal demonstra o arranjo de várias estruturas tubulares e vasculares. Os elementos de tecido conjuntivo entre os túbulos e os vasos são muito escassos e constituídos principalmente de fibroblastos, macrófagos e fibras (*asterisco* branco). Os elementos tubulares principais são os **túbulos coletores** (TCol), identificados pela existência de evidentes limites laterais das suas células cúbicas altas (ou colunares baixas), os **segmentos espessos da alça de Henle** (SE) e os **segmentos delgados da alça de Henle** (SD). Muitos elementos vasculares são observados, entre estes os vasos retos (*vasa recta*), cujos segmentos descendentes, de parede mais espessa, são as **arteríolas retas** (AR), e cujos segmentos ascendentes, de parede mais fina, são as **vênulas retas** (VR).

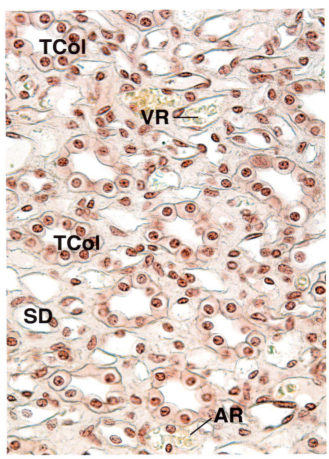

FIGURA 17.5.2 Papila renal. Corte transversal. Humano. Corte em parafina. 270×.

Os elementos tubulares mais evidentes da papila renal são os **túbulos coletores** (TCol) com suas células cúbicas, cujas membranas plasmáticas estão evidentes. As numerosas estruturas de parede fina são os **segmentos delgados da alça de Henle** (SD), assim como as **arteríolas retas** (AR) e as **vênulas retas** (VR), que podem ser identificadas pelo sangue no seu lúmen. Os elementos do tecido conjuntivo podem ser discernidos no interstício entre os vários túbulos do rim. Um ocasional segmento espesso da alça de Henle também pode ser observado.

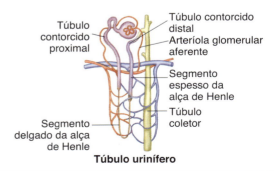

LEGENDA

AR	arteríola reta	SE	segmento espesso da alça de Henle	TCol	túbulo coletor
SD	segmento delgado da alça de Henle			VR	vênula reta

Capítulo 17 Sistema Urinário **469**

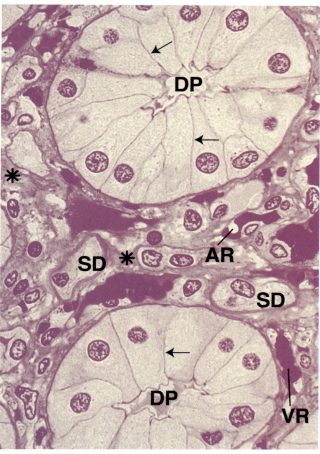

FIGURA 17.5.3 Papila renal. Corte transversal. Macaco. Corte em resina plástica. 540×.

Na região mais profunda da medula, os túbulos coletores se unem formando estruturas mais calibrosas. Os maiores desses ductos são conhecidos como **ductos papilares** (DP), ou ductos de Bellini, que podem ser identificados pelas suas células altas, colunares e pálidas e suas membranas plasmáticas laterais facilmente identificadas (*setas*). Esses ductos se abrem nos ápices das papilas renais, nas regiões chamadas áreas crivosas. Os **segmentos delgados da alça de Henle** (SD) estão evidentes. Essas estruturas compõem as alças de Henle, que são semelhantes a grampos de cabelo nessa região, onde os segmentos ascendentes delgados voltam para ascender para a medula, eventualmente se tornando mais espessos e formando a porção reta do túbulo distal. Observe as **arteríolas retas** (AR) e as **vênulas retas** (VR) que acompanham os segmentos delgados profundos da alça de Henle na papila renal. Alguns elementos de tecido conjuntivo estão marcados com *asteriscos*.

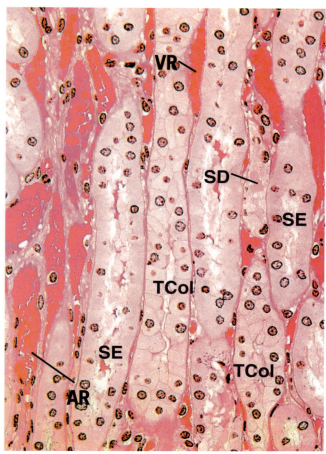

FIGURA 17.5.4 Medula renal. Corte longitudinal. Macaco. Corte em resina plástica. 270×.

Esta fotomicrografia é semelhante à Figura 17.5.1, com a diferença de que é um corte longitudinal, em vez de um corte transversal, da medula renal. O centro da fotomicrografia é ocupado por um **túbulo coletor** (TCol), identificado pelas células cúbicas altas, cujas membranas plasmáticas laterais são evidentes. O túbulo coletor é ladeado pelos **segmentos espessos da alça de Henle** (SE). Os vasos retos estão preenchidos com sangue, e a espessura das suas paredes possibilita identificar se eles são **arteríolas retas** (AR) ou **vênulas retas** (VR). Além disso, é possível identificar um **segmento delgado da alça de Henle** (SD).

LEGENDA

AR	arteríolas retas	SE	segmento espesso da alça de Henle	TCol	túbulo coletor
DP	ducto papilar			VR	vênulas retas
SD	segmento delgado da alça de Henle				

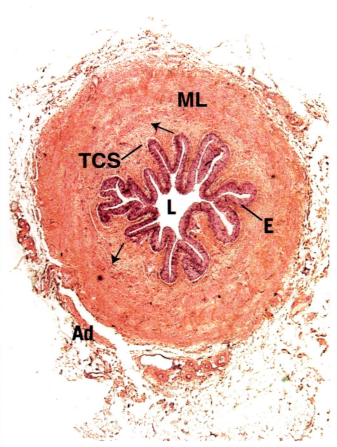

FIGURA 17.6.1 Ureter. Corte transversal. Humano. Corte em parafina. 14×.

Esta fotomicrografia de pequeno aumento do ureter apresenta seu **lúmen** (L) estrelado e o espesso **epitélio** (E) de revestimento. A interface do **tecido conjuntivo subepitelial** (TCS) com a cobertura de **músculo liso** (ML) é indicada pelas *setas*. O músculo é circundado por uma **adventícia** (Ad) fibrosa, que abriga numerosos canais vasculares e fibras nervosas que acompanham o ureter. Dessa maneira, a parede do ureter consiste em camadas mucosa (epitélio e tecido conjuntivo subjacente), muscular e adventícia.

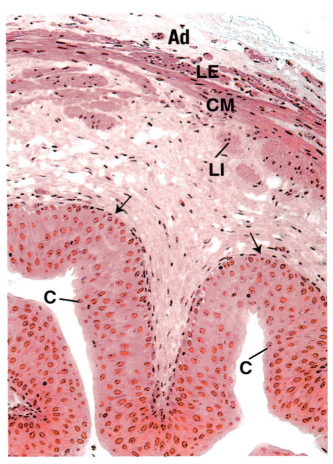

FIGURA 17.6.2 Ureter. Corte transversal. Macaco. Corte em resina plástica. 132×.

A mucosa está bastante pregueada e é revestida por um epitélio de transição espesso, cuja superfície livre apresenta **células em forma de cúpula** (C) características. A camada basal de células do epitélio está apoiada sobre uma membrana basal (*setas*) que separa o epitélio do tecido conjuntivo fibroso subjacente. A **muscular** consiste em três camadas de músculo liso: **longitudinal interna** (LI), **circular média** (CM) e **longitudinal externa** (LE). Essas três camadas não estão sempre presentes, pois a camada longitudinal externa é encontrada apenas no terço inferior do ureter, ou seja, a porção mais próxima da bexiga. A **adventícia** (Ad) é composta de um tecido conjuntivo fibroso que ancora o ureter na parede posterior da cavidade abdominal e em estruturas adjacentes.

LEGENDA

Ad	adventícia	L	lúmen	ML	cobertura de músculo liso
C	célula em forma de cúpula	LE	muscular longitudinal externa	TCS	tecido conjuntivo subepitelial
CM	muscular circular média	LI	muscular longitudinal interna		
E	epitélio				

Capítulo 17   Sistema Urinário   **471**

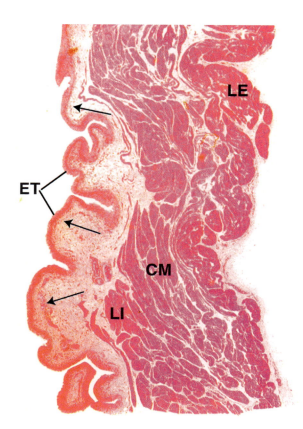

FIGURA 17.6.3 Bexiga urinária. Macaco. Corte em resina plástica. 14×.

A bexiga urinária armazena a urina até que esteja pronta para ser esvaziada. Como o volume da bexiga muda com a quantidade de urina que ela contém, sua mucosa pode ou não apresentar dobras. Este espécime em particular não está distendido, daí as numerosas dobras (*setas*). Além disso, o **epitélio de transição** (ET) deste preparado está espesso, ao passo que, na bexiga distendida, o epitélio seria bem mais delgado. Observe também que a espessa camada muscular é composta de três camadas de músculo liso: **longitudinal interna** (LI), **circular média** (CM) e **longitudinal externa** (LE). Dependendo da região da bexiga que está sendo examinada, as camadas musculares são circundadas por uma adventícia, composta por um tecido conjuntivo frouxo – como é o caso nesta fotomicrografia – ou por uma serosa.

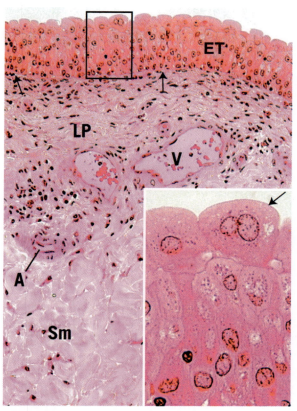

FIGURA 17.6.4 Bexiga urinária. Macaco. Corte em resina plástica. 132×.

A bexiga é revestida por um **epitélio de transição** (ET) cujas típicas células superficiais, com forma de cúpula, estão bem evidentes. Algumas dessas células são binucleadas. O epitélio é separado do tecido conjuntivo subjacente por uma lâmina basal (*setas*). É frequentemente dito que este tecido conjuntivo subepitelial é dividido em uma **lâmina própria** (LP) e uma **submucosa** (Sm). A vascularização dessa região é evidenciada pelas numerosas **vênulas** (V) e **arteríolas** (A). Esses vasos contêm segmentos e tributárias menores que suprem a região mais próxima ao epitélio. *Inserto*. **Epitélio de transição. Macaco. Corte em resina plástica.** 540×. A *área em destaque* do epitélio de transição é apresentada em uma ampliação para demonstrar as grandes células em formato de cúpula (*seta*) na superfície livre. Essas células são características da bexiga vazia. Quando esse órgão fica distendido com urina, as células em formato de cúpula tornam-se achatadas, e o epitélio todo fica mais delgado (passando de cinco a sete para apenas três camadas de células). Observe que algumas células podem ser binucleadas.

LEGENDA

A	arteríola	LE	muscular longitudinal externa	LP	lâmina própria
CM	muscular circular média			Sm	submucosa
ET	epitélio de transição	LI	muscular longitudinal interna	V	vênula

Prancha 17.6B   Bexiga urinária

Revisão de imagens histológicas selecionadas

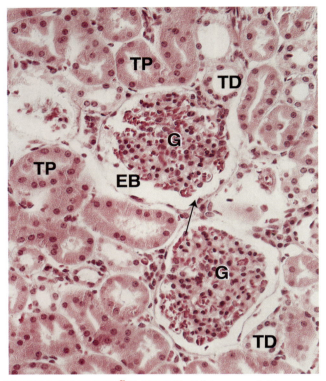

FIGURA DE REVISÃO 17.1.1 Córtex renal. Humano. Corte em parafina. 270×.

Dois corpúsculos renais e cortes transversais de seus **túbulos contorcidos distais** (TD) e **túbulos contorcidos proximais** (TP) associados estão claramente evidentes. Observe que o **glomérulo** (G), o **espaço de Bowman** (EB), também conhecido como espaço urinário, e a camada parietal (*seta*) da cápsula de Bowman estão assinalados.

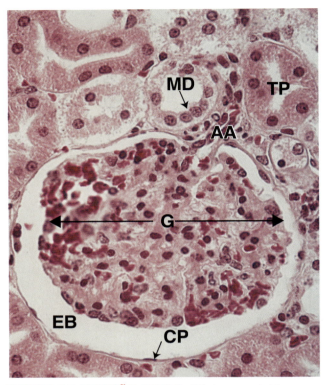

FIGURA DE REVISÃO 17.1.2 Córtex renal. Humano. Corte em parafina. 540×.

Esta fotomicrografia de grande aumento de um corpúsculo renal demonstra que a **arteríola glomerular aferente** (AA) está intimamente associada à **mácula densa** (MD) do túbulo distal. O **glomérulo** (G) ocupa a maior parte do corpúsculo renal, cuja **camada parietal** (CP), composta de um epitélio simples pavimentoso, circunda o **espaço de Bowman** (EB). Também é indicado um dos cortes transversais do **túbulo contorcido proximal** (TP).

LEGENDA

AA	arteríola glomerular aferente	EB	espaço de Bowman	TD	túbulo contorcido distal
CP	camada parietal	G	glomérulo	TP	túbulo contorcido proximal
		MD	mácula densa		

Capítulo 17 Sistema Urinário **473**

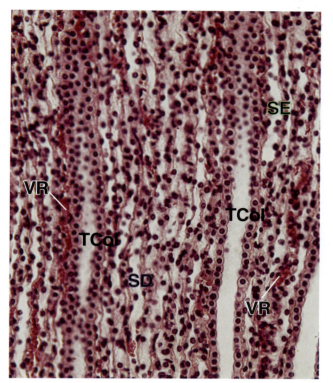

FIGURA DE REVISÃO 17.1.3 Medula renal. Humano. Corte em parafina. 270×.

Este corte longitudinal da medula renal demonstra claramente os **túbulos coletores** (TCol). Seu epitélio simples cúbico apresenta núcleos redondos posicionados ao centro e membranas celulares laterais evidentes. Os **segmentos delgados** (SD) e **espessos** (SE) **da alça de Henle** são identificáveis porque as células que os compõem têm espessura diferente. Elas também são distinguíveis dos **vasos retos** (VR), cujos lumens contêm eritrócitos.

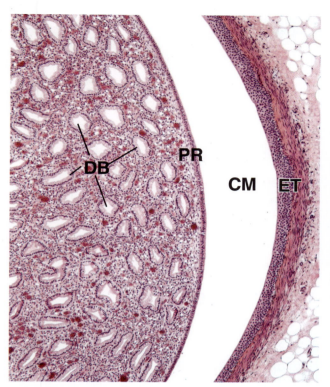

FIGURA DE REVISÃO 17.1.4 Papila renal. Humano. Corte em parafina. 56×.

Esta fotomicrografia de pequeno aumento evidencia o ápice de uma das pirâmides renais, uma região conhecida como **papila renal** (PR). Os **ductos de Bellini** (DB) descarregam seu conteúdo no **cálice menor** (CM), cujo **epitélio de transição** (ET) se reflete sobre a superfície da papila renal.

	LEGENDA				
CM	cálice menor	**SD**	segmento delgado da alça de Henle	**TCol**	túbulo coletor
DB	ductos de Bellini			**VR**	vasos retos
ET	epitélio de transição	**SE**	segmento espesso da alça de Henle		
PR	papila renal				

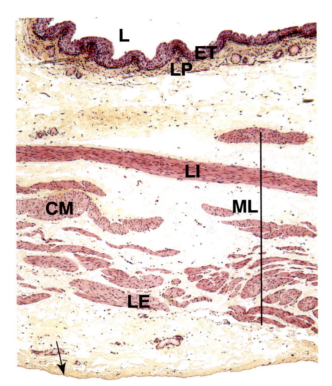
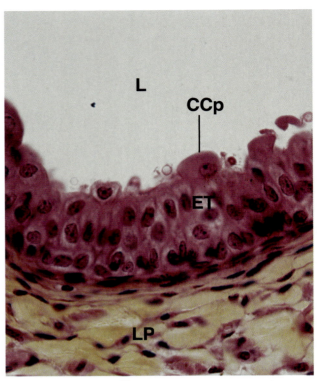

FIGURA DE REVISÃO 17.2.1 Bexiga urinária. Humano. Corte em parafina. 56×.

A bexiga urinária recebe urina dos dois ureteres e a armazena em seu **lúmen** (L) até que ela seja eliminada. A mucosa da bexiga é profusamente pregueada quando está vazia; mas, à medida que se acumula urina, a mucosa se torna mais lisa. A bexiga é revestida por um **epitélio de transição** (ET), e, abaixo deste, está a **lâmina própria** (LP), que contém glândulas mucosas de Littré nas proximidades da abertura uretral. A cobertura de **músculo liso** (ML) da bexiga está disposta em três camadas: **longitudinal interna** (LI), **circular média** (CM) e **longitudinal externa** (LE). Externamente, partes da bexiga são cobertas por **serosa** (seta) e partes por uma adventícia.

FIGURA DE REVISÃO 17.2.2 Bexiga urinária. Humano. Corte em parafina. 540×.

O **lúmen** (L) da bexiga urinária é revestido por um **epitélio de transição** (ET), que pode ser reconhecido pela presença de **células em forma de cúpula** (CCp) em sua superfície luminal. Abaixo do epitélio de transição, está a **lâmina própria** (LP) separada do epitélio por uma membrana basal.

LEGENDA					
CCp	célula em forma de cúpula	L	lúmen	LI	camada longitudinal interna
CM	camada circular média	LE	camada longitudinal externa	LP	lâmina própria
ET	epitélio de transição			ML	músculo liso

Resumo da organização histológica

I. Rim

A. Cápsula

A **cápsula** é formada por tecido conjuntivo denso não modelado. Podem ser observados alguns **fibroblastos** e vasos sanguíneos.

B. Córtex

O **córtex** consiste em partes dos **néfrons** e dos **túbulos coletores** dispostos no **labirinto cortical** e nos **raios medulares**. Além disso, estão presentes vasos sanguíneos e um tecido conjuntivo associado (**interstício renal**).

1. Labirinto cortical

O **labirinto cortical** é composto de **corpúsculos renais** e de **túbulos contorcidos proximais**, **túbulos contorcidos distais** mais a região da **mácula densa** dos **túbulos distais**. Os corpúsculos renais consistem em **células mesangiais**, **camada parietal** (simples pavimentosa) e **camada visceral** (composta de **podócitos**) da **cápsula de Bowman**, e um leito capilar associado, o **glomérulo**, assim como o interposto **espaço de Bowman**, que recebe o ultrafiltrado. As **arteríolas glomerulares aferentes** e **eferentes** suprem e drenam o glomérulo, respectivamente, em seu polo vascular. O **espaço de Bowman** é drenado no polo urinário para o **túbulo contorcido proximal**, composto de um epitélio simples cúbico eosinófilo, com borda em escova. Os perfis dos **túbulos contorcidos distais** são menos numerosos e podem ser reconhecidos pelas células epiteliais cúbicas palidamente coradas. A região da **mácula densa** dos túbulos distais está associada às **células justaglomerulares** (músculo liso modificado) das arteríolas glomerulares aferentes (e, às vezes, eferentes) e às **células mesangiais extraglomerulares** e **intraglomerulares**, formando então o aparelho justaglomerular.

2. Raios medulares

Os **raios medulares** são continuações de tecido medular que se estendem para o córtex. Eles são compostos principalmente de **túbulos coletores**, **parte reta** (*pars recta*) **dos túbulos proximais**, **segmentos ascendentes espessos da alça de Henle** e vasos sanguíneos.

C. Medula

A **medula** é composta de **pirâmides renais**, delimitadas por **colunas corticais**. As pirâmides renais consistem em (1) **túbulos coletores**, cujo epitélio simples cúbico apresenta membranas celulares laterais claramente definidas; (2) **segmentos descendentes espessos da alça de Henle**, cujas células lembram as células dos túbulos proximais; (3) **segmentos delgados da alça de Henle**, que lembram os capilares, mas sem sangue; e (4) **segmentos ascendentes espessos da alça de Henle**, cujas células são semelhantes às dos túbulos distais. Além disso, também há numerosos vasos sanguíneos, os **vasos retos** (*vasa recta*), assim como um escasso tecido conjuntivo, o **interstício renal**. O ápice das pirâmides renais são as **papilas renais**, cujas pontas perfuradas são as **áreas crivosas**, em que grandes **ductos coletores (de Bellini)** se abrem para liberar a urina para os **cálices menores**.

D. Pelve renal

A **pelve renal** se subdivide em **cálices menores** e **maiores**, e constitui o início do principal ducto excretor do rim. O **epitélio de transição** do cálice menor é refletido na papila renal. Os cálices são revestidos por um epitélio de transição. O tecido conjuntivo subepitelial de ambos é frouxo e faz limite com a **túnica muscular**, composta de **camadas longitudinal interna** e **circular externa** de **músculo liso**. Uma **adventícia** de tecido conjuntivo frouxo circunda a muscular.

II. Vias excretoras extrarrenais

A. Ureter

O **ureter** tem um lúmen estrelado revestido por um **epitélio de transição**. O tecido conjuntivo subepitelial (às vezes, dito ser subdividido em **lâmina própria** e **submucosa**) é composto de um tecido conjuntivo fibroelástico. A **túnica muscular** é novamente composta de **camadas longitudinal interna** e **circular externa** de **músculo liso**, embora em sua porção inferior perto da bexiga esteja presente uma terceira camada **longitudinal mais externa** de **músculo liso**. A muscular é envolvida por uma **adventícia** fibroelástica.

B. Bexiga

A **bexiga urinária** se assemelha ao ureter, com a diferença de que é uma estrutura muito maior e seu lúmen não é estrelado, embora a mucosa da bexiga vazia possa apresentar pregas. A **lâmina própria** é fibroelástica e pode conter **glândulas mucosas** junto ao óstio interno da uretra. A túnica **muscular** é composta de três camadas não muito definidas de músculo liso: **longitudinal interna**, **circular média** e **longitudinal externa**. O revestimento circular de músculo forma o **esfíncter interno** no colo da bexiga. Uma **camada adventícia** ou uma **serosa** circunda a bexiga. A uretra está descrita nos Capítulos 18 e 19.

Questões de revisão do capítulo

17.1 Qual das seguintes infecções é a causa mais comum de glomerulonefrite aguda?

A. Por *Neisseria*

B. Treponematótica

C. Clamídica

D. Estreptocócica

E. Por *Trichomonas*

17.2 O diabetes insípido é uma doença causada por baixos níveis de qual das seguintes substâncias?

A. ADH

B. Renina

C. Prostaglandina

D. Angiotensinogênio

E. Insulina

17.3 Qual das seguintes regiões dos túbulos uriníferos conserva a maior quantidade da água?

A. Glomérulo

B. Túbulo proximal

C. Segmento espesso da alça de Henle

D. Túbulo distal

E. Túbulo coletor

17.4 Qual condição poderia desencadear a secreção de renina?

A. Pressão arterial baixa

B. ADH reduzido

C. Aumento da aldosterona

D. Infecção da bexiga

17.5 O hiperparatireoidismo é responsável por qual dos seguintes distúrbios renais?

A. Câncer de bexiga

B. Glomerulonefrite aguda

C. Pedras nos rins

D. Câncer do rim

E. Glomerulosclerose

CAPÍTULO 18

SISTEMA REPRODUTOR FEMININO

ESQUEMA DO CAPÍTULO

TABELAS

Tabela 18.1	Características dos folículos ovarianos
Tabela 18.2	Fases do ciclo menstrual
Tabela 18.3	Componentes da barreira placentária
Tabela 18.4	Principais hormônios e fatores produzidos pelos diversos componentes da placenta

PRANCHAS

Prancha 18.1	Ovário e corpo-lúteo
Figura 18.1.1	Folículo de Graaf. Cúmulo oóforo. Corte em parafina. 270×
Figura 18.1.2	Corpo-lúteo. Humana. Corte em parafina. 540×
Prancha 18.2	Ovário e tuba uterina
Figura 18.2.1	Corpo *albicans*. Humana. Corte em parafina. 132×
Figura 18.2.2	Tuba uterina. Corte transversal. Macaca. Corte em resina plástica. 132×
Prancha 18.3	Tuba uterina, microscopia eletrônica
Figura 18.3.1	Epitélio da tuba uterina. Humana. Microscopia eletrônica. 4.553×
Prancha 18.4	Útero
Figura 18.4.1	Útero. Fase lútea. Humana. Corte em parafina. 14×
Figura 18.4.2	Útero. Fase lútea inicial. Humana. Corte em parafina. 132×
Prancha 18.5	Útero

Figura 18.5.1	Útero. Fase lútea média. Humana. Corte em parafina. 270×
Figura 18.5.2	Útero. Fase lútea tardia. Humana. Corte em parafina. 132×
Prancha 18.6	Glândula mamária
Figura 18.6.1	Glândula mamária. Lactação. Humana. Corte em parafina. 132×
Figura 18.6.2	Glândula mamária. Lactação. Humana. Corte em parafina. 132×

PRANCHAS DE REVISÃO 18.1 E 18.2

Figura de revisão 18.1.1	Córtex ovariano. Coelha. Corte em parafina. 540×
Figura de revisão 18.1.2	Córtex ovariano. Coelha. Corte em parafina. 132×
Figura de revisão 18.1.3	Tuba uterina. Humana. Corte em parafina. 132×
Figura de revisão 18.1.4	Tuba uterina. Humana. Corte em parafina. 540×
Figura de revisão 18.2.1	Útero. Fase menstrual. Humana. Corte em parafina. 132×
Figura de revisão 18.2.2	Útero. Fase lútea tardia (secretora). Humana. Corte em parafina. 132×
Figura de revisão 18.2.3	Glândula mamária. Lactação. Humana. Corte em parafina. 132×
Figura de revisão 18.2.4	Vagina. Humana. Corte em parafina. 132×

O sistema reprodutor feminino (Figura 18.1) é composto de ovários, ductos genitais, genitália externa e glândulas mamárias, embora em sentido estrito as mamas não sejam consideradas órgãos genitais. O sistema reprodutor desempenha a função de propagar a espécie e está sob o controle de uma complexa interação de fatores hormonais, nervosos, e, ao menos nos seres humanos, psicológicos.

Ovários

Cada **ovário** é uma pequena estrutura com formato de amêndoa cuja espessa cápsula de tecido conjuntivo, a **túnica albugínea**, é revestida por um **epitélio simples pavimentoso a cúbico (mesotélio)**, conhecido como **epitélio germinativo** (um mesotélio modificado). Diferente do testículo, o epitélio germinativo do ovário é um nome impróprio porque nenhuma célula germinativa compreende essa estrutura. O ovário é frouxamente organizado em duas camadas: o **córtex** externo, rico em folículos ovarianos; e a **medula** interna, um estroma de tecido conjuntivo altamente vascularizado (Figuras 18.2 e 18.3).

- O **córtex**, localizado pouco abaixo da túnica albugínea, abriga os **folículos ovarianos**, cada um composto por um **oócito primário** (ovócito, *ovum*) circundado por células de sustentação, conhecidas como **células foliculares**, quando são achatadas, e como **células da granulosa,** quando se tornam cúbicas
  - Durante o desenvolvimento embrionário, as células germinativas femininas, as **oogônias,** passam por uma série de mitoses para formar numerosos **oócitos primários**, cada um envolto por células foliculares, formando, então, juntos um **folículo primordial** (Figura 18.4)
  - Os oócitos primários entram na **meiose I** no embrião em desenvolvimento, mas o processo é interrompido na **prófase I** sob a influência do **inibidor da maturação do oócito**, secretado pelas células foliculares até a puberdade
- Na puberdade, a cada mês um punhado de folículos passa por uma maturação, que é conduzida, inicialmente, por fatores locais e, posteriormente, pelo **hormônio foliculoestimulante** (**FSH**, do inglês *follicle-stimulating hormone*), liberado pela adeno-hipófise. Os folículos aumentam à medida que os **oócitos primários** crescem, as **células foliculares** achatadas se transformam em **células da granulosa** cúbicas e tornam-se encapsuladas pelo **estroma** ovariano (tecido conjuntivo)
- Perto da ovulação, as células da granulosa liberam a **substância indutora da meiose**, que, em conjunto com um aumento do **hormônio luteinizante** (**LH**, do inglês *luteinizing hormone*) liberado pela **adeno-hipófise**, conclui a meiose I, o que resulta na transformação do oócito primário em um **oócito secundário**, que imediatamente entra na **meiose II**, mas é interrompido na **metáfase II** no momento da ovulação
- A **medula** é um estroma de tecido conjuntivo frouxo altamente vascularizado, rico em fibroblastos e em **células intersticiais** secretoras de estrogênios
  - Além disso, algumas **células hilares** estão presentes na medula. Essas células se assemelham às células intersticiais do testículo e produzem uma pequena quantidade de androgênios.

Folículos ovarianos

Aos 3 meses de desenvolvimento, os fetos femininos têm 4 a 5 milhões de oócitos primários provenientes da

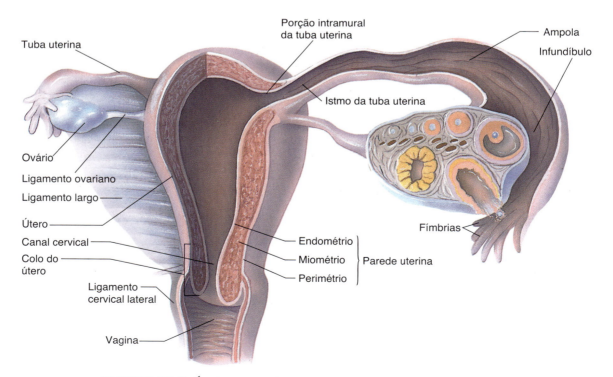

FIGURA 18.1 Órgãos reprodutores femininos, ovários e ductos genitais.

Capítulo 18   Sistema Reprodutor Feminino   **479**

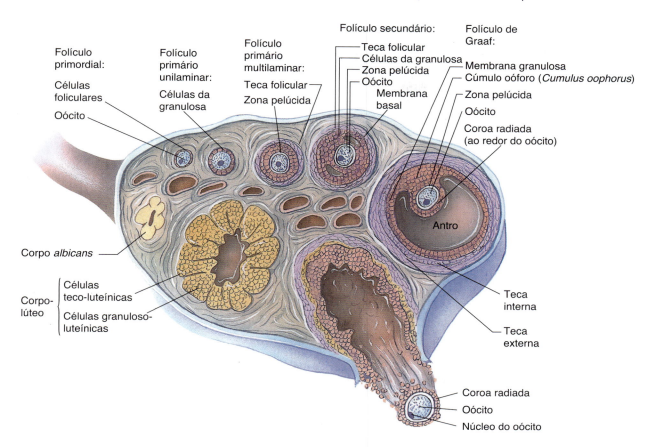

FIGURA 18.2 Ilustração do ovário. Cada folículo abriga um **oócito primário**, parado na prófase da primeira divisão meiótica. O folículo de Graaf mais desenvolvido libera seu oócito durante a ovulação. À medida que esse oócito primário está sendo liberado, ele termina sua primeira divisão meiótica, torna-se um **oócito secundário** e é interrompido no estágio de **metáfase** da segunda divisão meiótica. Após a ovulação, o folículo de Graaf se diferencia no **corpo-lúteo**, que eventualmente se degenerará no **corpo albicans**.

mitose e da diferenciação das oogônias. Após este ponto do desenvolvimento, não há mais oogônias de reserva e muitos oócitos primários formados nos folículos se degeneram. Ao nascer, diz-se que os fetos femininos possuem aproximadamente 400 mil folículos em dois ovários, que continuam a degenerar com o tempo. Em última análise, apenas 400 a 500 oócitos amadurecem e são ovulados durante a vida de uma mulher.

Começando na puberdade, os folículos passam por vários estágios de maturação que são distinguíveis histologicamente; portanto, cinco tipos de folículos podem ser identificados nos ovários durante a idade reprodutiva ativa.

- O **folículo primordial** é a forma mais inicial e sem crescimento, e é composto de um **oócito primário**, circundado por uma única camada de **células foliculares** pavimentosas (ver Figura 18.4)
- À medida que a maturação avança, as células foliculares se tornam cúbicas e são chamadas de **células da granulosa**. O oócito primário circundado por uma única camada de células da granulosa é referido como um **folículo primário unilaminar** (ver Figura 18.5, inserto)

- Os **folículos primários multilaminares** apresentam um oócito primário circundado por várias camadas de células da granulosa (ver Figura 18.5). O oócito primário em crescimento secreta, entre sua membrana celular e as células da granulosa, uma cápsula acelular chamada **zona pelúcida**. Imediatamente externas às células da granulosa, as células do estroma ovariano, induzidas pelo FSH, aumentam de volume à medida que começam a secretar **androgênios** e formam uma camada frouxamente organizada conhecida como **teca interna**. Os androgênios produzidos pelas células da teca interna são transferidos através da membrana basal para as células da granulosa, as quais os converterem em **estrogênios**. As células estromais ovarianas típicas, fora da teca interna, tornam-se orientadas em um arranjo esférico e formam uma cápsula maldefinida, a **teca externa** (Tabela 18.1)
- À medida que o folículo continua a crescer, um **folículo secundário** é caracterizado pelo acúmulo de líquido folicular nos espaços extracelulares das células da granulosa (ver Figura 18.6). O líquido é secretado pelas células da granulosa e contém vários hormônios,

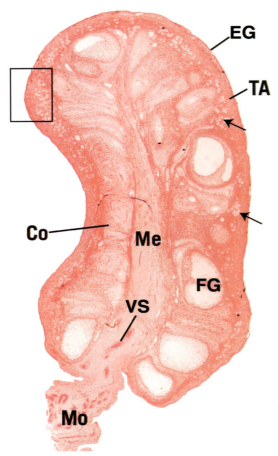

FIGURA 18.3 Ovário. Macaca. Corte em resina plástica. 14×.

O ovário é dividido em **medula** (Me) e **córtex** (Co). A medula abriga **vasos sanguíneos** (VS) de grande calibre, dos quais é derivado o suprimento vascular cortical. O córtex do ovário contém numerosos folículos ovarianos, a maioria dos quais é muito pequena (*setas*); alguns poucos folículos em crescimento alcançaram o estágio de **folículo de Graaf** (FG). A cápsula espessa de tecido conjuntivo fibroso, a **túnica albugínea** (TA), está bem visível; o **epitélio germinativo** (EG) ocasionalmente está evidente. Observe que o **mesovário** (Mo) não somente suspende o ovário, mas também conduz o suprimento vascular para a medula. Uma região semelhante à *área em destaque* é apresentada em uma ampliação na Figura 18.4.

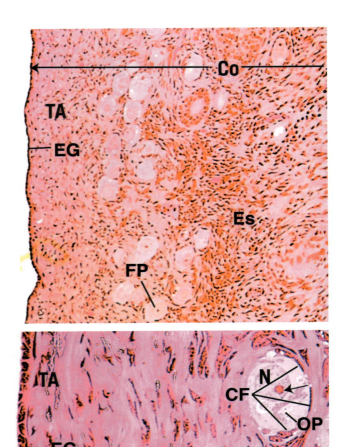

FIGURA 18.4 Ovário. Macaca. Corte em resina plástica. 132×.

Esta fotomicrografia é uma ampliação de uma região semelhante à *área em destaque* da Figura 18.3. Observe que o **epitélio germinativo** (EG) reveste uma cápsula de tecido conjuntivo denso, a **túnica albugínea** (TA). Esta região do **córtex** (Co) abriga numerosos **folículos primordiais** (FP). Observe que o tecido conjuntivo do ovário, chamado de **estroma** (Es) ovariano, é altamente celularizado. *Inserto*. **Ovário. Córtex. Macaca. Corte em resina plástica.** 540×. O folículo primordial é constituído de um **oócito primário** (OP), cujos **núcleo** (N) e **nucléolo** (*seta*) estão evidentes. Observe a camada única de **células foliculares** (CF) pavimentosas que circundam o oócito primário. A **túnica albugínea** (TA) e o **epitélio germinativo** (EG) também são observados nesta fotomicrografia.

tais como **inibina**, **ativina**, **progesterona**, **estrogênio** e **foliculostatina (folistatina)**, que auxiliam na regulação por retroalimentação da liberação de FSH. Além disso, quando o estrogênio atinge um nível limiar, causa um aumento na liberação de LH. Nesse estágio, a zona pelúcida é espessa e proeminente. Uma membrana basal claramente distinguível separa as células da granulosa da teca interna, que, por sua vez, é frouxamente cercada pela teca externa

- A forma mais madura, o **folículo de Graaf** (também conhecido como **folículo maduro**), é caracterizada por seu grande tamanho (até 2,5 cm de diâmetro próximo ao momento da ovulação), por ser um grande e único antro cheio de líquido folicular e por ser revestido pelas células da granulosa, a **membrana granulosa** (Figura 18.7)
  - O oócito primário e sua zona pelúcida são circundados por várias camadas de células da granulosa formando a **coroa radiada** (*corona radiata*), e esse

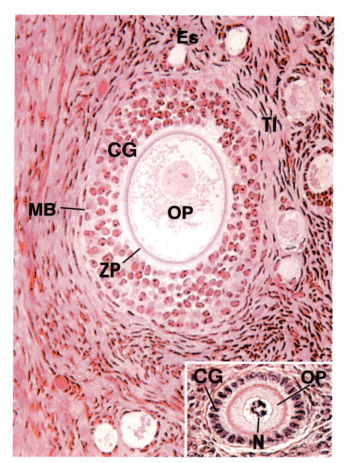

FIGURA 18.5 Folículos primários. Macaca. Corte em resina plástica. 270×.

Os folículos primários se diferenciam dos folículos primordiais não apenas pelo seu tamanho, mas também por sua morfologia e quantidade de células foliculares. O folículo primário unilaminar do *inserto* (270×) apresenta uma única camada de **células da granulosa** (CG) cúbicas, que circundam o **oócito primário** (OP) relativamente pequeno, cujo **núcleo** (N) está evidente. O folículo primário multilaminar apresenta um **oócito primário** (OP) que já aumentou seu diâmetro. As **células da granulosa** (CG) agora formam uma camada estratificada ao redor do oócito, a qual é separada deste por uma **zona pelúcida** (ZP). O **estroma** (Es) se reorganiza ao redor do folículo para formar a **teca interna** (TI). Observe a **membrana basal** (MB) entre as células foliculares e a teca interna.

complexo que se projeta para o antro é coletivamente chamado cúmulo oóforo (*cumulus oophorus*)
- A membrana granulosa é separada da teca interna pela membrana basal
- A teca externa se funde imperceptivelmente com o estroma ovariano circundante.

Todo o processo de maturação folicular se estende por vários meses com 10 a 20 folículos primordiais entrando em maturação e crescendo sob a influência do FSH a cada

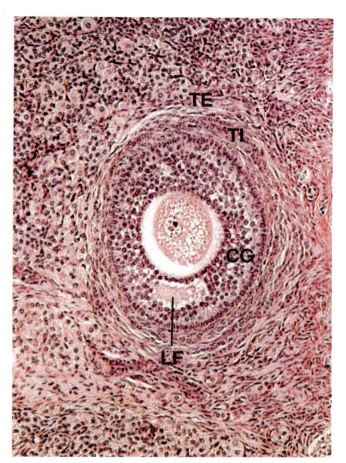

FIGURA 18.6 Folículos secundários. Coelha. Corte em parafina. 132×.

Os folículos secundários são semelhantes aos folículos primários multilaminares, sendo a principal diferença seu tamanho maior. Além disso, a espessura da faixa de **células da granulosa** (CG) aumentou, apresentando então mais camadas; e, mais importante, um **líquido folicular** (LF) começa a aparecer nos espaços intercelulares, que se coalesce em vários corpúsculos de Call-Exner. Observe também que o estroma que circunda imediatamente as células foliculares está em reorganização para formar uma **teca interna** (TI) celularizada e uma **teca externa** (TE) mais fibrosa.

mês. Portanto, vários folículos de Graaf podem se desenvolver a cada mês, mas, curiosamente, um (ou ocasionalmente dois) dos folículos de Graaf começa a ultrapassar e exceder o desenvolvimento dos outros folículos de Graaf e torna-se conhecido como o **folículo dominante (de Graaf)**, que não é mais dependente de FSH.

- O folículo dominante começa a produzir e liberar o hormônio **inibina**, que impede a liberação de FSH pela adeno-hipófise. A ausência de FSH resulta na atrofia de muitos folículos dependentes de FSH, enquanto o folículo dominante procede à ovulação. À medida que os folículos dependentes de FSH se degeneram, eles se tornam **folículos atrésicos** e eventualmente

Tabela 18.1 Características dos folículos ovarianos.

Estágio do folículo	Diâmetro do oócito primário	Células foliculares/ da granulosa	Dependência hormonal para o crescimento	Teca do folículo
Primordial	25 µm	Camada única, pavimentosas	Fatores locais	Ausente
Primário unilaminar	100 a 120 µm	Camada única, cúbicas	Fatores locais	Ausente
Primário multilaminar	150 µm	Várias camadas, cúbicas	Fatores locais	Presente
Secundário	200 µm	Várias camadas, cúbicas com algum líquido folicular nos espaços extracelulares	Hormônio foliculoestimulante (FSH)	Presente
Folículo de Graaf	> 200 µm	Membrana granulosa; *cumulus oophorus*; coroa radiada; antro preenchido por líquido folicular	FSH	Presente
Folículo dominante de Graaf	Até 2,5 cm	Iguais às do folículo de Graaf	Hormônio LH (para a ovulação) Não dependente de FSH	Presente

sofrem fibrose e tornam-se estruturas temporárias, semelhantes a cicatrizes, conhecidas como **corpos fibrosos**, que se assemelham ao corpo *albicans*, mas são consideravelmente menores em tamanho

- Principalmente por causa do aumento **do hormônio luteinizante (LH)**, o folículo dominante se rompe, liberando, assim, o oócito secundário com sua coroa radiada no peritônio
- O **pico de LH** não apenas induz a conclusão da meiose I e o início da meiose II no oócito do folículo de Graaf, mas também resulta na retomada da meiose I no oócito primário, em outros folículos em maturação
- Além disso, o LH induz o desenvolvimento do **corpo-lúteo** a partir da **teca interna** e da **membrana granulosa** do folículo de Graaf.

Corpo-lúteo e corpo *albicans*

Quando o folículo de Graaf libera seu oócito na ovulação, ele se transforma no **corpo hemorrágico**, uma estrutura esférica irregular composta de células da granulosa e da teca, dispostas em dobras e contendo sangue no centro (Figura 18.8). Em 2 dias, o corpo hemorrágico é transformado em **corpo-lúteo**, uma estrutura glandular amarela, à medida que as células da granulosa e da teca se transformam em células granuloso-luteínicas e teco-luteínicas, respectivamente (Figuras 18.9 e 18.10). O corpo-lúteo secreta **progesterona**, um hormônio que suprime a secreção de LH, inibindo o hormônio liberador de gonadotropinas (GnRH, do inglês *gonadotropin-releasing hormone*), facilita o espessamento do endométrio uterino e estimula secreções glandulares uterinas. Além disso, o **estrogênio** (inibidor do FSH) e a **relaxina** (que torna a fibrocartilagem da sínfise púbica mais flexível) também são liberados pelo corpo-lúteo.

Se a gravidez não ocorrer, o corpo-lúteo **atrofia** em 10 a 14 dias, um processo conhecido como **luteólise**, e a ausência de estrogênio e de progesterona permitirá novamente a liberação de FSH e de LH da adeno-hipófise. Nesse caso, o corpo-lúteo é conhecido como **corpo-lúteo de menstruação** e se degenerará, transformando-se então no **corpo** *albicans*, uma forma de cicatriz de tecido conjuntivo denso (Figura 18.11). Se ocorrer gravidez, o embrião que se implanta no endométrio começa a liberar **gonadotropina coriônica humana (hCG**, do inglês *human chorionic gonadotropin*) aproximadamente 7 dias após a ovulação, o que estimula o corpo-lúteo a persistir e crescer para se desenvolver no **corpo-lúteo de gravidez** (Figura 18.12). O corpo-lúteo de gravidez pode crescer bastante, quase metade do tamanho do próprio ovário, e continua a secretar progesterona e estrogênio até cerca de 5 meses de gravidez, degenerando-se somente depois que a **placenta** consegue produzir uma quantidade suficiente desses hormônios por conta própria.

Ductos genitais

Os ductos genitais são compostos de duas tubas uterinas e um único útero.

Tubas uterinas

Cada **tuba uterina** (**oviduto**, antigamente chamado **trompas de Falópio**) é um tubo muscular curto que se estende das proximidades do ovário até o lúmen uterino (Figuras 18.13 e 18.14). A tuba uterina é subdividida em quatro regiões:

- **Infundíbulo** (cujas **fímbrias** se aproximam do ovário)
- **Ampola**, segmento mais longo e semelhante a um funil, no qual geralmente ocorre a fertilização
- **Istmo**
- **Parte intramural**, que atravessa a parede uterina.

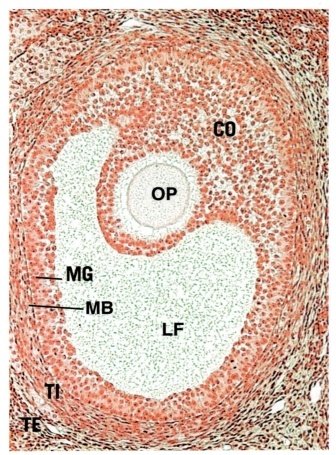

FIGURA 18.7 Folículo de Graaf. Corte em parafina. 132×.

O folículo de Graaf é o mais maduro de todos os folículos ovarianos e está pronto para liberar seu oócito primário no processo de ovulação. O **líquido folicular** (LF) preenche uma única cavidade, o antro, que é revestido por uma parede de células da granulosa chamada **membrana granulosa** (MG). Algumas das células da granulosa, que circundam o **oócito primário** (OP), projetam-se em direção ao antro como o **cúmulo oóforo** (*cumulus oophorus*) (CO). Observe a **membrana basal** (MB), que separa as células da granulosa da **teca interna** (TI). A fibrosa **teca externa** (TE) se funde de maneira quase imperceptível com o estroma circundante.

A mucosa da tuba uterina é composta de um epitélio simples colunar ciliado e de uma lâmina própria vascularizada (ver Figura 18.14), sendo extensivamente pregueada no infundíbulo e na ampola, mas as dobras diminuem no istmo e nos segmentos intramurais. O epitélio simples colunar é composto de dois tipos de células (Figura 18.15):

- **Células colunares ciliadas**, cujos batimentos ciliares ocorrem na direção do útero para transportar o óvulo ovulado para o interior do útero
- **Células intercalares** (*peg cells*, ou células em cavilha), que também são colunares, mas não têm cílios. Sua

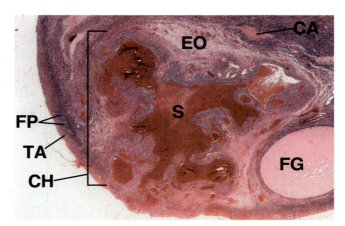

FIGURA 18.8 Corpo hemorrágico. Humana. Corte em parafina. 8×. Após a ovulação, as células remanescentes da granulosa e da teca do folículo de Graaf colapsam em dobras e formam o **corpo hemorrágico** (CH), contendo **sangue** (S) no centro. As células da granulosa e da teca logo se transformam em células granuloso-luteínicas e teco-luteínicas e transformam o corpo hemorrágico em um corpo-lúteo, uma estrutura endócrina temporária. Observe a histologia ovariana nas proximidades exibindo **túnica albugínea** (TA), numerosos **folículos primordiais** (FP) no córtex, um **folículo de Graaf** (FG), **corpo *albicans*** (CA) e o **estroma ovariano** (EO).

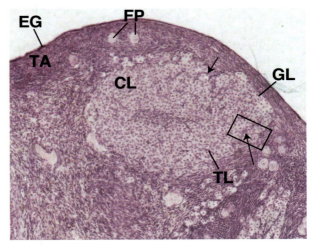

FIGURA 18.9 Ovário de gata, corpo-lúteo. Corte em parafina. 124×.

O **corpo-lúteo** (CL) é uma estrutura endócrina composta de células da granulosa aumentadas, contendo vesículas, agora denominadas **células granuloso-luteínicas** (GL), que constituem a maior população celular que forma as pregas dessa estrutura; os espaços entre as dobras são ocupados por elementos do tecido conjuntivo, vasos sanguíneos e células da teca interna (*setas*). Essas células da teca interna também aumentam, tornam-se glandulares e são chamadas de **células teco-luteínicas** (TL). Observe os folículos primordiais (FP) nas proximidades e a **túnica albugínea** (TA), revestida pelo **epitélio germinativo** (EG).

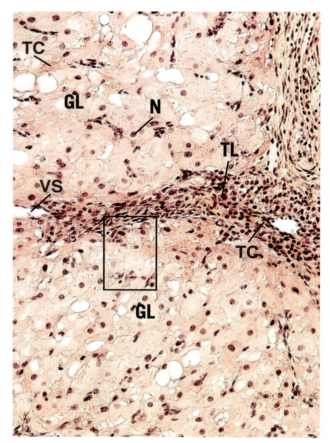

FIGURA 18.10 Corpo-lúteo. Humana. Corte em parafina. 132×.

Esta fotomicrografia é uma ampliação de uma região semelhante à *área em destaque* da Figura 18.9. As **células granuloso-luteínicas** (GL) do corpo-lúteo são facilmente diferenciadas dos elementos do **tecido conjuntivo** (TC) porque as primeiras apresentam **núcleos** (N) redondos, principalmente no centro das grandes células esféricas. O centro do campo é ocupado por uma dobra que abriga **células teco-luteínicas** (TL) entre numerosos elementos do **tecido conjuntivo** (TC) e **vasos sanguíneos** (VS).

região apical é expandida e contém o produto de secreção por elas liberado, sendo:
- **Fatores de capacitação** de espermatozoides
- Um **meio rico em nutrientes** que nutre os espermatozoides assim como o oócito fecundado em seu trajeto até o útero.

A mucosa é circundada por um arranjo espesso, de musculatura lisa, composto de duas camadas maldefinidas: a circular interna e a longitudinal externa, que são mais finas distalmente, mas se tornam mais espessas perto do útero. Por ação peristáltica, elas ajudam os cílios a deslocar o oócito fecundado até o útero. A camada muscular da tuba uterina é envolvida por uma serosa, enquanto seu segmento intramural fica inserido no útero e é circundado pelo tecido conjuntivo uterino.

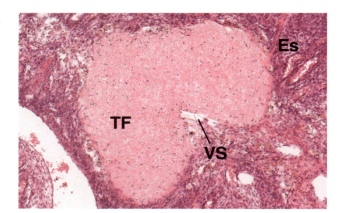

FIGURA 18.11 Corpo *albicans*. Ovário de gata. Corte em parafina. 84×.

À medida que o corpo-lúteo involui, suas células se degeneram e sofrem autólise. O corpo-lúteo é invadido por macrófagos, que fagocitam as células mortas, deixando para trás **tecido fibroso** (TF) relativamente acelular. O rico **suprimento vascular** (VS) que havia anteriormente também regride, e todo o corpo *albicans* adquire um aspecto pálido em comparação com a coloração relativamente escura do **estroma** (Es) ovariano. O corpo *albicans* regride até se tornar uma pequena cicatriz.

Útero

O **útero** é um órgão com formato de pera e possui três regiões: um **fundo**, um **corpo** e um **colo**. Durante a gestação, o útero abriga e sustenta o embrião e o feto. A parede uterina é composta de três camadas: uma camada mucosa esponjosa que forma o **endométrio**, uma camada espessa de músculo liso chamada **miométrio**, e uma serosa ou adventícia que compreende o **perimétrio** (Figura 18.16).

O **endométrio** é composto de um revestimento epitelial simples colunar e de uma lâmina própria, formada por um tecido conjuntivo frouxo bastante celularizado e ricamente dotado de **glândulas endometriais (glândulas uterinas)** e vascularização. O endométrio é subdividido em duas camadas, cada uma com seu próprio suprimento sanguíneo (Tabela 18.2):

- A **camada basal (estrato basal)** mais profunda e adjacente ao miométrio é servida por **artérias retas** curtas e é ocupada pela base das glândulas uterinas. Esta camada permanece intacta durante a menstruação
- A **camada funcional (estrato funcional)** superficial é servida pelas **artérias espiraladas** e sofre mudanças cíclicas moduladas por hormônios (descamação, crescimento, espessamento e descamação novamente).

Ciclos ovarianos e menstruais

Entre a menarca e a menopausa, as flutuações hormonais cíclicas da hipófise e dos ovários resultam no espessamento e, posteriormente, no desprendimento cíclico do

Capítulo 18 Sistema Reprodutor Feminino 485

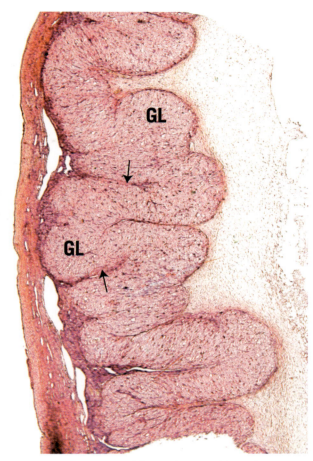

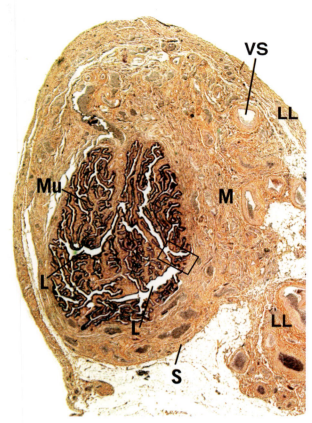

FIGURA 18.12 Corpo-lúteo de gravidez. Humana. Corte em parafina. 14×.

No caso de uma fertilização bem-sucedida e em resposta à hCG liberada pelo concepto em implantação, o corpo-lúteo cresce, ocupa grande parte do ovário e persiste até cerca de 5 meses de gravidez. Essa estrutura endócrina aumentada, liberando progesterona e estrogênio, é chamada corpo-lúteo de gravidez. Observe as grandes dobras celulares compostas principalmente de **células granuloso-luteínicas** (GL) com células teco-luteínicas nas dobras (*setas*). Os remanescentes do antro são preenchidos por fibrina e exsudato seroso, que serão substituídos por elementos de tecido conjuntivo.

FIGURA 18.13 Tuba uterina. Corte transversal. Humana. Corte em parafina. 14×.

A tuba uterina, anteriormente também denominada trompa de Falópio, estende-se do ovário até a cavidade uterina. É suspensa pelo **ligamento largo** (LL), que se prende à parede da cavidade abdominal e transporta um rico **suprimento vascular** (VS) para a **serosa** (S) da tuba. A espessa camada **muscular** (M) é composta de uma subcamada muscular circular interna e uma longitudinal externa não muito definidas. A **mucosa** (Mu) apresenta muitas pregas longitudinais, especialmente no infundíbulo e na ampola em que o **lúmen** (L) parece dividido em espaços labirínticos. Uma região semelhante à *área em destaque* é apresentada em uma ampliação na Figura 18.14.

estrato funcional do endométrio, um processo conhecido como **menstruação**. As flutuações hormonais ovarianas resultantes dos folículos em crescimento e do corpo-lúteo são conhecidas como ciclo ovariano, e as alterações endometriais que ocorrem em resposta são conhecidas como ciclo menstrual. Os dois ciclos coincidem vagamente (Figura 18.17).

- Em resposta ao **FSH**, os folículos ovarianos em crescimento (**fase folicular ovariana**) liberam **estrogênio**, o que promove a **fase proliferativa uterina**, marcada pelo restabelecimento e pelo espessamento do estrato funcional, ou seja, a renovação, após a fase menstrual, das seguintes estruturas: revestimento epitelial, tecido

conjuntivo, glândulas e vasos sanguíneos (**artérias espiraladas**) (Figura 18.18; ver também Figura 18.16). As fases folicular ovariana e proliferativa uterina coincidem por aproximadamente 14 dias a partir do primeiro dia da menstruação

- O pico de **LH** no dia 14 do ciclo menstrual desencadeia a ovulação e a subsequente formação de corpo-lúteo no ovário (**fase lútea ovariana**) que libera **progesterona**, além do **estrogênio**. Esses dois hormônios facilitam a **fase secretora uterina** pelos próximos 14 dias, que pode ser histológica e fisiologicamente subcategorizada em fases secretoras inicial (dias 14 a 21; Figura 18.19) e tardia (dias 21 a 28; Figura 18.20),

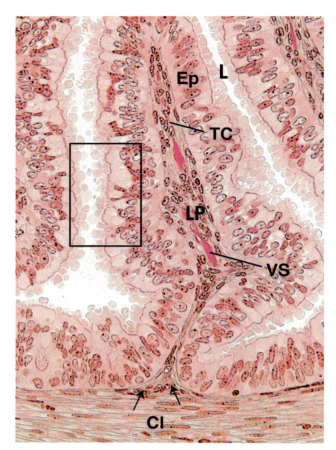

FIGURA 18.14 Tuba uterina. Corte transversal. Macaca. Corte em resina plástica. 270×.

Esta fotomicrografia é uma ampliação da *área em destaque* da Figura 18.13. Observe a camada **muscular circular interna** (CI). A **lâmina própria** (LP) é muito estreita nessa região (*setas*) e apresenta pregas longitudinais revestidas por epitélio. A porção central dessas pregas é composta de um **tecido conjuntivo** (TC) frouxo muito celularizado e **vascularizado** (VS). Um **epitélio** simples colunar (Ep) reveste o **lúmen** (L) labiríntico dessa região da tuba uterina. Uma região semelhante à *área em destaque* é apresentada em uma ampliação na Figura 18.15.

ambas caracterizadas pelo maior espessamento do endométrio. Em particular, a **progesterona** é responsável pelo enrolamento das glândulas endometriais, pelo acúmulo de secreções glandulares e pelo enrolamento e alongamento adicionais das **artérias espiraladas**

- Na ausência de gravidez, o corpo-lúteo se degenera e, como consequência, a secreção de progesterona diminui, iniciando, assim, a **fase menstrual** (Figuras 18.21 e 18.22). Além disso, a diminuição dos níveis de progesterona desencadeia uma **vasoconstrição** intermitente das artérias espiraladas com consequente necrose do vaso e do tecido endometrial da camada funcional
- Durante o relaxamento (entre os eventos de vasoconstrição), as artérias espiraladas se rompem, e o rápido

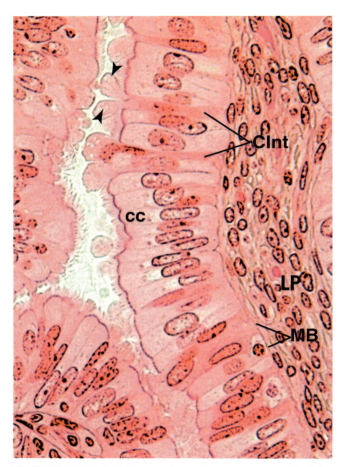

FIGURA 18.15 Tuba uterina. Corte transversal. Macaca. Corte em resina plástica. 540×.

Esta fotomicrografia é uma ampliação de uma região semelhante à *área em destaque* da Figura 18.14. A **lâmina própria** (LP) é constituída de um tecido conjuntivo frouxo muito celularizado e vascularizado. A **membrana basal** (MB) que separa o tecido conjuntivo do revestimento epitelial está bastante evidente. Observe que o epitélio consiste em dois tipos diferentes de células, um tipo é a **célula intercalar** (CInt), que é mais delgada e sem cílios, mas cujas dilatações apicais se destacam e se projetam acima das células ciliadas. Essas saliências (*pontas de seta*) apresentam material nutritivo para alimentar os gametas. O segundo tipo de célula do epitélio da tuba uterina é a **célula ciliada** (cc), cujos cílios batem sincronizadamente com os cílios das células vizinhas e deslocam o material nutritivo em direção ao lúmen uterino.

fluxo sanguíneo desaloja a camada funcional necrótica cheia de sangue, que se descama como uma **descarga hemorrágica**, de modo que apenas a camada basal do endométrio permaneça como revestimento do útero.

Como a camada basal é suprida pelas artérias retas, ela não é afetada pelas alterações endócrinas cíclicas e serve como um reservatório de tecido endometrial a partir do qual a camada funcional pode crescer de novo.

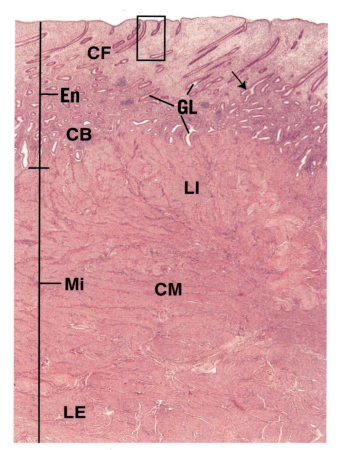

FIGURA 18.16 Útero. Fase proliferativa. Humana. Corte em parafina. 14×.

O útero é um órgão de parede espessa, constituída de três camadas. A camada serosa externa (ou, em algumas regiões, adventícia) é delicada e não é apresentada nesta fotomicrografia. O espesso **miométrio** (Mi) consiste em músculo liso, subdividido em três camadas pouco definidas: **longitudinal externa** (LE), **circular média** (CM) e **longitudinal interna** (LI). Por sua vez, o **endométrio** (En) é subdividido em uma **camada basal** (CB) e uma **camada funcional** (CF). A camada funcional tem espessura e constituição variadas e passa por uma sequência de fases durante o ciclo menstrual. Observe que a camada funcional está na fase proliferativa do ciclo menstrual e que as **glândulas** (GL) em formação são retas. As porções mais profundas de algumas dessas glândulas apresentam ramificações (*seta*). A *área em destaque* aparece em uma ampliação na Figura 18.18.

Curiosamente, o endométrio da face inferior do útero é composto quase que exclusivamente de uma fina camada basal; assim, a implantação de um embrião na região próxima ao colo do útero pode acarretar complicações da invasão do tecido placentário através do endométrio fino em direção ao miométrio (placenta acreta) ou até mesmo através dele (placenta percreta).

O miométrio é a camada mais espessa do útero e é composta de tecido muscular liso. Durante a gravidez, as células musculares lisas do miométrio sofrem **hipertrofia** e **hiperplasia**, aumentando a espessura da parede muscular do útero. As células musculares lisas aumentam de 50 μm de comprimento no útero não gravídico para até 500 μm no útero grávido.

- Além disso, essas células musculares lisas adquirem **junções comunicantes** que facilitam suas coordenadas ações contráteis
- No parto, a **ocitocina** e as **prostaglandinas** fazem com que os músculos uterinos sofram contrações rítmicas que auxiliam na expulsão do feto
- Após o parto, a falta de estrogênio é responsável pela **apoptose** de muitas das células musculares lisas, com consequente redução da espessura do miométrio.

Colo do útero

O **colo do útero** é a parte inferior estreita do útero que se projeta parcialmente para dentro da vagina. O lúmen do colo do útero (**canal cervical**) serve como um canal estreito entre a cavidade uterina, superiormente, e o lúmen vaginal, inferiormente (Figura 18.23). A abertura do canal cervical na cavidade uterina é conhecida como **óstio interno**, e sua abertura no lúmen vaginal é conhecida como **óstio externo**.

- O revestimento do canal cervical é contínuo ao revestimento endometrial no óstio interno e é composto de um **epitélio simples colunar**, cujas células secretam uma substância mucosa (Figura 18.24)
- A porção inferior do colo do útero que se projeta para dentro da vagina é revestida por um **epitélio estratificado pavimentoso não queratinizado** que é contínuo ao epitélio vaginal (Figura 18.25).
- Portanto, há uma transição abrupta do revestimento epitelial no óstio externo
- A **parede do colo do útero** é espessa e composta de um tecido conjuntivo denso não modelado fibroelástico que abriga algumas células musculares lisas e glândulas cervicais ramificadas
- As **glândulas cervicais** produzem uma secreção serosa que lubrifica a vagina
  - Após a fertilização, essas glândulas produzem um muco espesso e viscoso que impede a entrada de espermatozoides e microrganismos adicionais no lúmen uterino
- A espessa parede cervical se torna mais fina e menos rígida durante o parto em decorrência dos efeitos do hormônio ocitocina.

Fecundação e implantação

A união do pró-núcleo haploide do espermatozoide com o pró-núcleo haploide do oócito é conhecida como **fecundação**, na qual se forma uma célula diploide nova, conhecida como **zigoto**. Em geral, a fecundação ocorre na **ampola** da tuba uterina.

Tabela 18.2 Fases do ciclo menstrual.

Fases do ciclo	Duração (d)	Hormônio envolvido	Características do endométrio
Menstrual	3 a 5	Níveis reduzidos de estrogênios e de progesterona	As artérias espiraladas são fechadas, resultando então em necrose e desprendimento da camada funcional do endométrio; as células epiteliais situadas na base das glândulas uterinas (localizadas na camada basal do endométrio) começam a reepitelizar o endométrio uterino
Proliferativa	10	Dependente do aumento dos níveis sanguíneos de FSH da hipófise e de estrogênios dos ovários; no final da fase proliferativa, os níveis sanguíneos de estrogênio, FSH e hormônio luteinizante (LH) atingem o pico	A superfície descamada do endométrio é reepitelizada, a camada funcional torna-se mais espessa (cerca de 3 mm de espessura), e suas artérias espiraladas são restabelecidas e começam a se enrolar; as glândulas uterinas ainda não estão enroladas
Secretora	14	Os níveis de estrogênio aumentam no sangue e os níveis sanguíneos de progesterona alcançam seu pico a partir do corpo-lúteo; os níveis sanguíneos de FSH e LH diminuem	As artérias espiraladas e as glândulas uterinas da camada funcional tornam-se acentuadamente enroladas; a camada funcional alcança sua espessura máxima (cerca de 5 mm); as glândulas uterinas são preenchidas por seus produtos de secreção; as células do estroma sofrem reação decidual, acumulando então glicogênio e lipídios que fornecem nutrientes ao blastocisto que está se inserindo no endométrio

- À medida que o zigoto percorre a tuba uterina, ele passa por uma divisão celular mitótica, conhecida como **clivagem,** para formar uma massa sólida de células, chamada **mórula**. Ao redor do quinto dia depois da fecundação, a mórula entra no lúmen uterino
- No útero, as células da mórula se rearranjam para formar uma estrutura preenchida por líquido, o **blastocisto**, com um pequeno aglomerado de células, a **massa celular interna (embrioblastos)**, agrupado para um lado, que é responsável pela formação do embrião
- Cerca de 5 a 7 dias depois da fecundação, as células da periferia do blastocisto, os **trofoblastos**, proliferam e iniciam o processo de **implantação** no endométrio. No décimo quarto dia pós-fertilização, todo o blastocisto está inserido no endométrio, e a implantação está completa
- À medida que os trofoblastos proliferam, eles formam uma camada celular interna, os **citotrofoblastos**, e uma camada externa, os **sinciciotrofoblastos**.

Placenta

A placenta, que é um órgão quimérico derivado de tecidos maternos e fetais, é uma estrutura altamente vascularizada que permite a troca de vários materiais entre os sistemas circulatórios materno e fetal (Figuras 18.26 a 18.28). É importante observar que as trocas de substâncias ocorrem sem a mistura dos sangues materno e fetal.

Componente fetal

Os sinciciotrofoblastos e os citotrofoblastos constituem o componente fetal da placenta. Os citotrofoblastos se dividem e dão origem a sinciciotrofoblastos adicionais, que:

- Secretam **hCG**, que garante a retenção do **corpo-lúteo** e o suprimento sustentado de **progesterona**
- Iniciam a formação de espaços extracelulares chamados **lacunas**
- Colaboram com a vascularização materna e com as glândulas endometriais para preencher as lacunas com sangue materno e secreções uterinas.

O tecido fetal forma o **córion**, um precursor da **placa coriônica**, estrutura que dá origem às **vilosidades coriônicas**, que são numerosas projeções digitiformes que se projetam para dentro das lacunas. Inicialmente, essas projeções são delgadas e são conhecidas como **vilosidades primárias**, sendo compostas por sinciciotrofoblastos externos e citotrofoblastos internos. Uma vez que as células mesenquimais fetais e as redes capilares se formam no centro das vilosidades, as vilosidades mais substanciais, conhecidas como **vilosidades secundárias**, são caracterizadas por uma população diminuída de citotrofoblastos à medida que essas células se incorporam aos sinciciotrofoblastos.

- Os leitos capilares fetais estão localizados adjacentes aos sinciciotrofoblastos e ficam próximos ao sangue materno nas lacunas
- O oxigênio e os nutrientes no sangue materno se difundem pelas vilosidades para alcançar os capilares fetais
- O dióxido de carbono e os resíduos do sangue fetal também se difundem pelas vilosidades para atingir o sangue materno nas lacunas

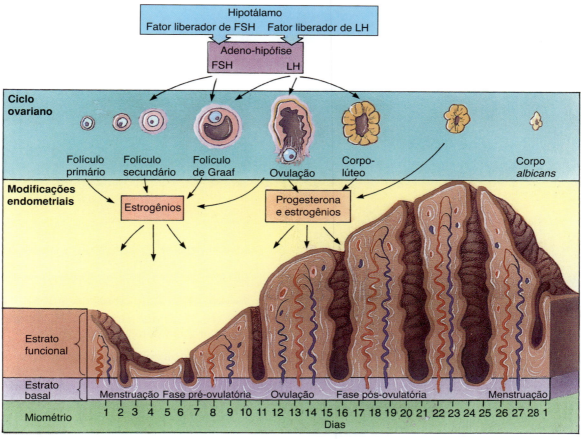

Os efeitos dos hormônios hipotalâmicos e adeno-hipofisários no córtex ovariano e no endométrio uterino.

FIGURA 18.17 Diagrama esquemático dos ciclos ovariano e menstrual (endometrial), que, em média, dura cerca de 28 dias. Deve-se notar, no entanto, que a duração dos ciclos pode variar consideravelmente de 21 a 40 dias, ou mais. O primeiro dia do início da menstruação é considerado o dia 1 de um ciclo, com a menstruação durando aproximadamente 3 a 5 dias, período conhecido como fase menstrual. O dia 1 também assinala o início da fase folicular ovariana, marcada pelo crescimento dos folículos (fase folicular; dias 1 a 14), que começam a liberar estrogênio, e o aumento do nível de estrogênio promove a regeneração do estrato funcional durante a fase proliferativa, que abrange os dias 5 a 14. Quando o estrogênio atinge um limiar, aproximadamente no meio do ciclo, um pico de LH da hipófise desencadeia a ovulação. Uma vez liberado o complexo oocitário, o remanescente do folículo dominante de Graaf torna-se um corpo-lúteo e começa a liberar progesterona, além do estrogênio, iniciando a fase lútea, que se estende entre os dias 14 e 28. Em resposta à progesterona, em particular o endométrio entra na fase secretora, na qual as glândulas uterinas continuam a se alongar e a secretar produtos ricos em nutrientes. As glândulas que se alongam rapidamente começam a se enrolar entre os dias 14 e 21, o que é às vezes referido como a fase secretora inicial. No caso de uma fertilização bem-sucedida, o concepto começaria a se implantar aproximadamente no dia 20 a 21 do ciclo, e as secreções glandulares uterinas forneceriam o ambiente nutritivo e favorável para o concepto neste momento crucial. As glândulas uterinas se enrolam ainda mais e aumentam as secreções para sustentar o concepto potencialmente implantado entre os dias 21 e 28, período conhecido como a fase secretora tardia. Nesse momento, o estrato funcional está em sua maior espessura. Na ausência de gravidez, o corpo-lúteo involui, e a resultante diminuição de progesterona e de estrogênio causa uma vasoconstrição das artérias espiraladas, o que subsequentemente leva à descamação do estrato funcional, marcando, assim, o fim de um ciclo menstrual e o início do próximo.

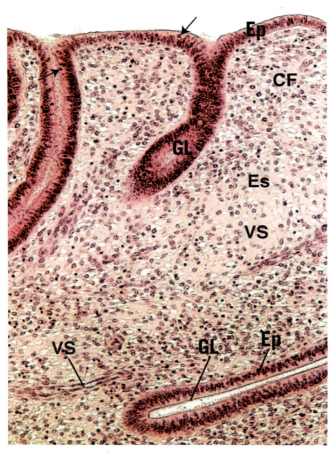

FIGURA 18.18 Útero. Fase proliferativa. Humana. Corte em parafina. 132×.

Esta fotomicrografia é uma ampliação da *área em destaque* da Figura 18.16. Observe que a **camada funcional** (CF) do endométrio é revestida por um **epitélio** (Ep) simples colunar que está apresentando uma atividade mitótica (*setas*). As **glândulas** (GL) em formação também têm um **epitélio** (Ep) simples colunar, cujas células se dividem ativamente. O **estroma** (Es) é muito celularizado, como é evidenciado pelos numerosos núcleos das células do tecido conjuntivo visíveis neste campo. Observe também o rico **suprimento vascular** (VS) do estroma endometrial.

- A troca de gases e de materiais ocorre pela passagem da **barreira placentária**, cujos componentes estão listados na Tabela 18.3.

Componente materno

O componente materno da placenta é o **endométrio**, que se modifica para formar a **decídua** (mucosa endometrial modificada), em resposta à invasão dos sinciciotrofoblastos. Três regiões de decídua se formam durante a gravidez:

- **Decídua basal**, a porção materna ricamente vascularizada da placenta que forma lacunas e induz os trofoblastos a produzir as vilosidades coriônicas

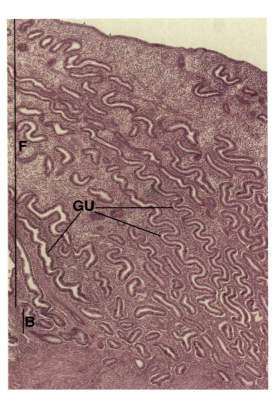

FIGURA 18.19 Endométrio. Fase secretora inicial. Humana. Corte em parafina. 37×.

Observe a aparência espiralada das **glândulas uterinas** (GU) que se alongam rapidamente e o espesso **estrato funcional** (F). A **camada basal** (B) do endométrio permanece inalterada; contudo, parece muito mais fina em comparação com a espessa camada funcional.

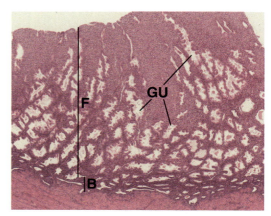

FIGURA 18.20 Endométrio. Fase secretora tardia. Humana. Corte em parafina. 28×.

O **estrato funcional** (F) está em sua forma mais espessa durante esta fase do ciclo menstrual. Observe o enrolamento muito mais intenso das **glândulas uterinas** (GU), bem como seus lumens dilatados. As células glandulares também parecem se dobrar no lúmen, o que lhes confere uma aparência séssil, em vez de uma aparência lisa e enrolada. Em comparação, a **camada basal** (B) parece muito mais fina, embora permaneça inalterada ao longo do ciclo.

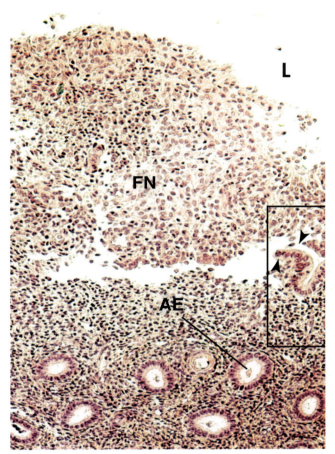

FIGURA 18.21 Endométrio. Fase menstrual. Humana. Corte em parafina. 132×.

A fase menstrual do endométrio é caracterizada por uma constrição periódica e uma abertura sequencial das **artérias espiraladas** (AE), resultando em isquemia, com posterior necrose da camada funcional. Em decorrência dessas contrações espasmódicas, jatos súbitos de sangue arterial destacam **fragmentos necróticos** (FN) das camadas superficiais do endométrio que, então, são descarregados como fluxo menstrual. O estroma endometrial se torna cheio de sangue, o que aumenta o grau de isquemia, e eventualmente toda a camada funcional é descamada. Observe a falta de um epitélio intacto (*pontas de seta*) revestindo o **lúmen** (L). A área em destaque é apresentada de forma ampliada na Figura 18.22.

- **Decídua capsular**, o tecido que separa o lúmen do útero do embrião e será conhecido como **córion liso** (córion *laeve*)
- **Decídua parietal**, o tecido endometrial entre o lúmen uterino e o miométrio.

Além de seu papel na entrega de nutrientes e de oxigênio para o feto e na troca por produtos de resíduos fetais, a placenta produz hormônios e fatores necessários para a manutenção da gravidez e o nascimento do feto (Tabela 18.4).

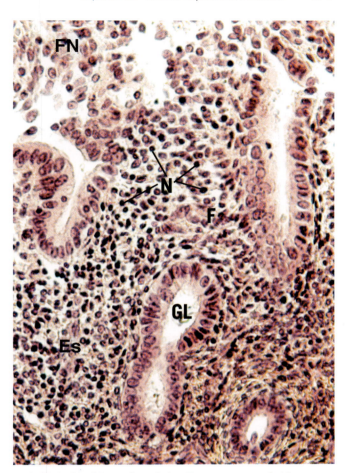

FIGURA 18.22 Endométrio. Fase menstrual. Humana. Corte em parafina. 270×.

Esta fotomicrografia é uma ampliação da *área em destaque* da Figura 18.21. Observe que algumas das **glândulas** (GL) endometriais estão rasgadas e que um **fragmento necrótico** (FN) foi destacado da **camada funcional** (F) do endométrio. O **estroma** (Es) está infiltrado por leucócitos, cujos **núcleos** (N) densos mascaram a maior parte das células endometriais. Observe que algumas das células endometriais ainda estão aumentadas, um indicativo de reação decidual.

Vagina

A **vagina**, uma bainha muscular de 8 a 9 cm de comprimento que se estende do colo do útero até o vestíbulo, é adaptada para a recepção do pênis durante o coito e para a passagem do feto, a partir do útero, durante o parto. A parede da vagina é composta por três camadas: a mucosa, a muscular e a adventícia (Figuras 18.29 e 18.30).

- A **mucosa** consiste em um epitélio estratificado pavimentoso não queratinizado e uma lâmina própria composta de um tecido conjuntivo frouxo, fibroelástico, sem glândulas
- Nas mulheres virgens, o orifício externo da vagina comumente é fechado parcialmente pelo **hímen**, uma

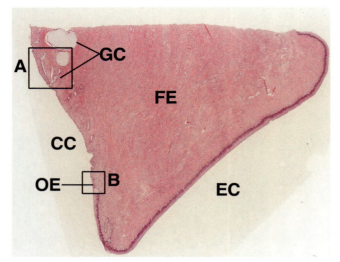

FIGURA 18.23 Colo do útero. Humana. Corte em parafina. 5×.

Esta imagem do colo do útero em um pequeno aumento demonstra o **canal cervical** (CC), revestido por um epitélio muito mais fino, que muda abruptamente para um epitélio mais espesso no **óstio externo** (OE). Observe as várias **glândulas cervicais** (GC) mais proeminentemente associadas ao revestimento do canal cervical. A região mais espessa revestida por epitélio do colo do útero se projeta para o lúmen vaginal e é chamada **ectocérvix** (EC). Note que a massa mais espessa do colo do útero é composta por um tecido conjuntivo **fibroelástico** (FE). As *áreas em destaque* são apresentadas em ampliações maiores nas Figuras 18.24 e 18.25.

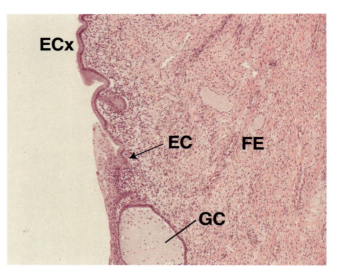

FIGURA 18.25 Colo do útero. Humana. Corte em parafina. 66×.

Esta é uma ampliação do óstio externo (*área em destaque B* na Figura 18.23), na qual é observada uma transição abrupta de epitélio simples colunar para epitélio estratificado pavimentoso não queratinizado (*seta*). Também conhecido como junção **escamocolunar** (EC) (ou zona de transformação), este local e a superfície da **ectocérvix** (ECx) são raspados para observação citológica durante o exame de Papanicolaou. Observe a **glândula cervical** (GC) dilatada sob o epitélio e o estroma fibroelástico (FE).

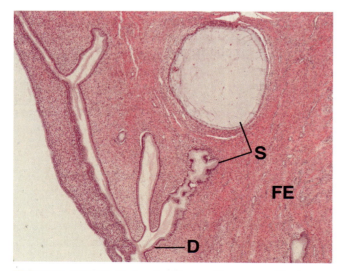

FIGURA 18.24 Colo do útero. Humana. Corte em parafina. 38×.

Esta é uma ampliação do canal cervical (*área em destaque A* na Figura 18.23), revestido por um epitélio simples colunar. Observe as glândulas cervicais cujos **ductos** (D) se comunicam com o lúmen e as unidades **secretoras** (S) dentro do estroma **fibroelástico** (FE).

membrana de tecido conjuntivo fino, parcialmente vascularizado e coberto dos dois lados por um epitélio estratificado pavimentoso
- A **muscular** é composta de uma camada muscular lisa, disposta predominantemente em sentido longitudinal e entremeada por algumas fibras circularmente dispostas. No seu orifício externo, a camada muscular apresenta um esfíncter, composto de fibras musculares lisas dispostas em um arranjo circular
- A **adventícia** é uma camada de tecido conjuntivo denso fibroelástico que fixa a vagina ao tecido conjuntivo pélvico circunjacente.

Genitália externa

A **genitália externa**, composta de **grandes lábios**, **pequenos lábios**, **clitóris** e **glândulas vestibulares**, também é chamada coletivamente de **vulva**. Essas estruturas são ricamente inervadas e funcionam durante a excitação sexual e o coito.

Glândula mamária

As **glândulas mamárias**, que são **glândulas sudoríparas** extremamente modificadas, são idênticas nos homens

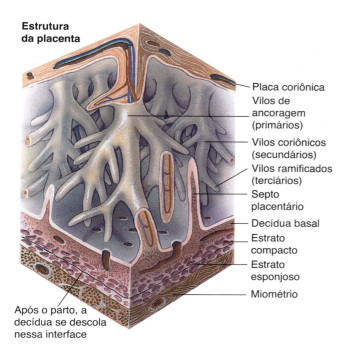

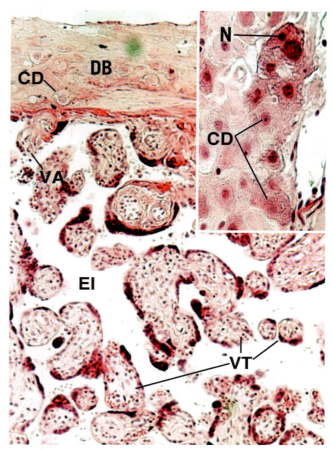

FIGURA 18.26 A placenta humana é composta de uma região de **origem materna** e de uma região de **origem fetal**. É estruturada de modo que o sangue da mãe **não** entre em contato com o sangue do feto, mas possibilitando a troca de nutrientes, gases e resíduos entre eles. A porção materna da placenta é composta de **decídua basal**, enquanto a porção fetal consiste em uma **placa coriônica** e suas vilosidades. Existem três tipos de vilos que se originam da **placa coriônica**: os que entram em contato com a decídua basal (**vilos de ancoragem** ou **vilos primários**); aqueles que se originam diretamente da placa coriônica, mas não entram em contato com a decídua basal (**vilos coriônicos** ou **secundários**); e aqueles que se originam dos vilos secundários (**ramos** ou **vilos terciários**).

FIGURA 18.27 Placenta. Humana. Corte em parafina. 132×.

A placenta humana está intimamente associada ao endométrio. Na interface das duas estruturas, a **decídua basal** (DB) é rica em grupos de grandes **células deciduais** (CD) esféricas a poligonais, cujo citoplasma distendido está repleto de lipídio e glicogênio. Os **vilos de ancoragem coriônicos** (VA) estão presos à decídua basal; a extremidade dos outros vilos termina livremente no **espaço interviloso** (EI). Estes são os mais numerosos e são chamados de **vilos terminais** (VT), muitos dos quais são vistos em cortes transversais ou oblíquos. Esses vilos se ramificam bastante e, na placenta madura, seu diâmetro é menor que na placenta imatura. *Inserto*. **Placenta. Humana. Corte em parafina.** 270×. Observe que as **células deciduais** (CD) são esféricas a poligonais em seu formato. Seus **núcleos** (N) são centrais e seu citoplasma é vacuolizado em decorrência da extração do glicogênio e dos lipídios durante o processamento histológico.

e nas mulheres até o início da puberdade quando, por influência hormonal (sobretudo estrogênio), as mamas femininas se desenvolvem. Tecnicamente, as glândulas mamárias não são consideradas componentes do sistema reprodutor, mas historicamente têm sido abordadas junto com o sistema reprodutor feminino. Portanto, este *Texto e Atlas* segue essa tradição.

Nas mulheres adultas, a glândula mamária é formada por numerosas glândulas compostas separadas, cada qual descrita como um lobo, no qual cada um é drenado por um **ducto lactífero (galactóforo)** que conduz o **leite**, que é a secreção das glândulas mamárias, até a superfície do mamilo. A região pigmentada de pele que circunda o mamilo, também conhecida como **aréola**, contém muitas glândulas sudoríparas, sebáceas e areolares (Figuras 18.31 e 18.32).

- Normalmente, as glândulas mamárias estão inativas, a menos que ocorra a gravidez. As glândulas mamárias inativas são caracterizadas por pequenas unidades secretoras tanto em tamanho quanto em número, e comparativamente com ductos relativamente mais proeminentes
- Durante a gravidez, vários hormônios interagem para promover a proliferação das células dos **ductos interalveolares terminais**, que se diferenciam em células secretoras cúbicas, formando unidades esféricas denominadas **alvéolos** (Figuras 18.33 e 18.34)

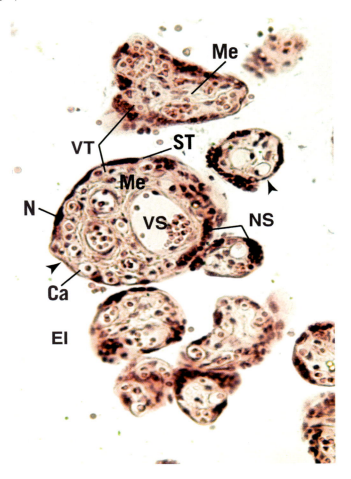

FIGURA 18.28 Placenta. Humana. Corte em parafina. 270×.

Os cortes transversais dos **vilos terminais** (VT) na placenta madura estão cercados pelo **espaço interviloso** (EI), que, na placenta funcional, é preenchido com sangue materno. Assim, as células das vilosidades atuam como uma barreira placentária. Essa barreira é bastante reduzida na placenta madura, conforme apresentado nesta fotomicrografia. A camada externa do vilo terminal é composta de **sinciciotrofoblastos** (ST), cujos numerosos **núcleos** (N) estão frequentemente agrupados nos **nós sinciciais** (NS). O cerne dos vilos abriga numerosos **capilares** (Ca) fetais, que estão localizados preferencialmente nas regiões do vilo sem núcleos de sinciciotrofoblasto (*pontas de seta*). **Vasos sanguíneos** (VS) fetais de maior calibre também podem estar localizados no cerne dos vilos circundados pela **mesoderme** (Me) fetal. Os citotrofoblastos e as células fagocíticas de Hofbauer da placenta imatura geralmente desaparecem no fim da gravidez.

Tabela 18.3	Componentes da barreira placentária.
Células endoteliais dos capilares fetais	
Lâmina basal do endotélio fetal	
Tecido conjuntivo das vilosidades secundárias	
Lâmina basal dos citotrofoblastos	
Citotrofoblastos	
Sinciciotrofoblastos	

Tabela 18.4	Principais hormônios e fatores produzidos pelos diversos componentes da placenta.		
Sinciciotrofoblastos	**Citotrofoblastos**	**Células deciduais**
Estrogênios	Hormônio liberador da gonadotropina	Proteínas de ligação do fator de crescimento semelhante à insulina
Progesterona	Hormônio liberador da corticotropina	Relaxina
Gonadotropina coriônica	Hormônio liberador da tireotropina	Prolactina
Somatotropina coriônica	Hormônio liberador do hormônio do crescimento	Prostaglandinas
Hormônio do crescimento placentário	Inibina	
Leptina	Ativina	
	Leptina	
	Fatores de crescimento semelhantes à insulina I e II	

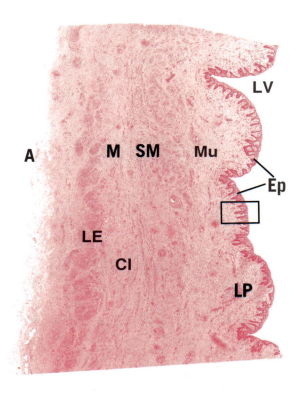 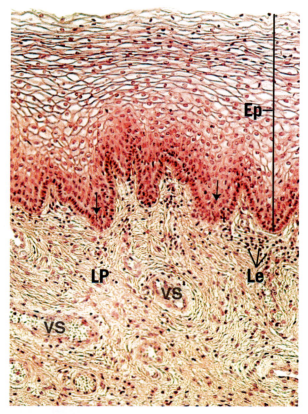

FIGURA 18.29 Vagina. Corte longitudinal. Macaca. Corte em resina plástica. 14×.

FIGURA 18.30 Vagina. Corte longitudinal. Humana. Corte em parafina. 132×.

A vagina é um tubo fibromuscular, cujo **lúmen vaginal** (LV) em geral está obliterado em decorrência de suas paredes estarem normalmente em contato entre si. Sua parede é composta de quatro camadas: **mucosa** (Mu), **submucosa** (SM), **muscular** (M) e **adventícia** (A). A mucosa consiste em um **epitélio** (Ep) e em uma **lâmina própria** (LP) subjacente. A submucosa está abaixo da mucosa e seus numerosos vasos sanguíneos de grande calibre lhe dão a aparência de um tecido erétil. O músculo liso da muscular está disposto em duas camadas: uma **circular interna** (CI) e uma mais espessa **longitudinal externa** (LE). Uma região semelhante à *área em destaque* é apresentada em uma ampliação na Figura 18.30.

Esta fotomicrografia é uma ampliação de uma região semelhante à *área em destaque* na Figura 18.29. O **epitélio** (Ep) estratificado pavimentoso não queratinizado da vagina é caracterizado pela aparência vazia de suas células, que constituem a maior parte de sua espessura. Isso se deve à extração de lipídios e glicogênio durante o processamento histológico. Observe que as células na região mais profunda do epitélio têm poucas inclusões; portanto, seu citoplasma aparece preenchido. Perceba também que a **lâmina própria** (LP) é muito **vascularizada** (VS) e sempre apresenta numerosos **leucócitos** (Le) (*setas*). Finalmente, note a ausência de glândulas e muscular da mucosa.

CONSIDERAÇÕES CLÍNICAS 18.1

Gonorreia e doença inflamatória pélvica

A **gonorreia** é uma infecção bacteriana sexualmente transmissível, causada pelo diplococo gram-negativo *Neisseria gonorrhoeae*. Mais de 1 milhão de casos de gonorreia surgem anualmente nos EUA. Esta doença sexualmente transmissível (DST) é responsável pela doença inflamatória pélvica (DIP) e pela salpingite aguda.

A **doença inflamatória pélvica (DIP)** é uma infecção do colo do útero, do útero, das tubas uterinas e/ou ovário, e costuma ser uma sequela de uma infecção microbiana. As mulheres que sofrem dessa infecção exibem sensibilidade e dor na região abdominal inferior, febre, descarga vaginal com odor desagradável e episódios de sangramento anormal.

CONSIDERAÇÕES CLÍNICAS 18.2

Adenomiose

A **adenomiose** é uma condição comum na qual as glândulas endometriais invadem o miométrio e provocam o aumento do útero, que ocasionalmente atinge duas ou três vezes seu tamanho normal. Na maioria das mulheres, a adenomiose é assintomática, sendo descoberta apenas no exame ginecológico. Em geral, a mulher tem entre 35 e 50 anos quando a adenomiose passa a ser sintomática, podendo haver dor durante as relações sexuais e aumento no fluxo menstrual, assim como sangramento entre as menstruações. Embora a condição seja benigna, pode ser indicada uma histerectomia quando os sintomas são graves e incontroláveis.

Distúrbios endometriais

A **endometriose** é identificada pela existência de um tecido endometrial ectópico, disperso em vários locais da cavidade peritoneal. Em alguns casos, os tecidos podem migrar para áreas fora do peritônio, incluindo olhos e cérebro. Sua etiologia é desconhecida. Ocasionalmente, as lesões da endometriose envolvem pequenos cistos aderidos ao peritônio visceral ou parietal, isoladamente ou em pequenos grupos.

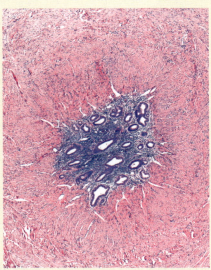

Fotomicrografia da tuba uterina de uma paciente com endometriose. Observe que glândulas e estroma uterinos ocupam o lúmen da tuba uterina. (Reimpressa com autorização de Mills SE et al., eds. *Sternberger's Diagnostic Surgical Pathology*, 5th ed. Philadelphia: Wolters Kluwer Health/Lippincott Williams & Wilkins, 2010. p. 2377.)

O **carcinoma endometrial** é uma neoplasia do endométrio que em geral ocorre em mulheres após a menopausa. O tipo mais comum de câncer do endométrio é o adenocarcinoma. Como as células cancerosas não invadem o colo do útero durante os estádios iniciais, o exame de Papanicolaou não é muito eficiente para diagnosticar a doença antes de ela passar para um estádio mais avançado. O principal sintoma é o sangramento uterino anormal.

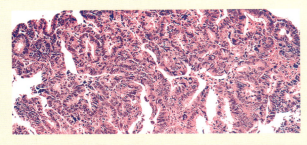

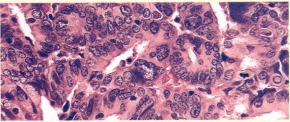

Fotomicrografia do útero de uma mulher com carcinoma do endométrio grau 1. *Superior*: observe que as glândulas uterinas estão compactadas e que há pouca quantidade de tecido conjuntivo entre elas. *Inferior*: as células da glândula estão entremeadas com as células malignas, que apresentam atipia citológica. (Reimpressa com autorização de Mills SE et al., eds. *Sternberg's Diagnostic Surgical Pathology*, 6th ed. Philadelphia: Wolters Kluwer, 2015. p. 2461, Figure 53-27.)

Capítulo 18 Sistema Reprodutor Feminino **497**

CONSIDERAÇÕES CLÍNICAS 18.3

Exame de Papanicolaou

O **exame de Papanicolaou** é realizado como parte de um procedimento ginecológico rotineiro, a fim de examinar células esfoliadas (descamadas) do revestimento do colo do útero e da vagina, apropriadamente coradas. A avaliação das células no esfregaço corado possibilita a identificação de condições pré-cancerosas, assim como o câncer do colo do útero (câncer cervical). Para a maioria das mulheres, o exame de Papanicolaou é recomendado a cada 3 a 5 anos porque o câncer do colo do útero é relativamente lento, e o exame de Papanicolaou é um procedimento de baixo custo que tem sido responsável pela detecção precoce do câncer do colo do útero e por salvar vidas das pacientes acometidas.

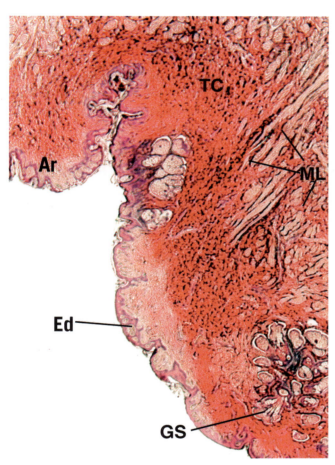

FIGURA 18.31 Glândula mamária. Mamilo. Humana. Corte em parafina. 14×.

O grande mamilo de formato cônico da mama é coberto por uma **epiderme** (Ed) fina, composta de um epitélio estratificado pavimentoso queratinizado. Embora o mamilo não tenha pelos nem glândulas sudoríparas, é rico em **glândulas sebáceas** (GS). O cerne de **tecido conjuntivo** (TC) denso não modelado exibe numerosos ductos lactíferos, posicionados longitudinalmente, que perfuram a ponta do mamilo para conduzir o leite para o exterior. Os ductos lactíferos são circundados por uma extensa rede de **fibras musculares lisas** (ML), que são responsáveis pela ereção do mamilo para facilitar o processo de sucção. A região imediatamente ao redor do mamilo é conhecida como **aréola** (Ar).

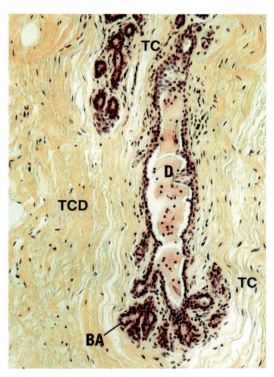

FIGURA 18.32 Glândula mamária. Inativa. Humana. Corte em parafina. 132×.

A glândula mamária é uma glândula sudorípara modificada que, no estado de inatividade, apresenta **ductos** (D) com alguns poucos **brotos alveolares** (BA) ramificando-se a partir das extremidades dos ductos em fundo cego. O restante da mama é composto de **tecido conjuntivo denso** (TCD), entremeado com lóbulos de gordura. Contudo, o **tecido conjuntivo** (TC) é mais frouxo na proximidade imediata dos ductos e brotos alveolares. Acredita-se que este TC mais frouxo seja derivado da camada papilar da derme.

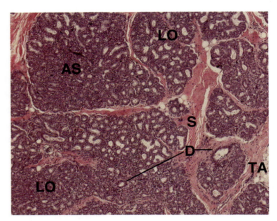

FIGURA 18.33 Glândula mamária. Ativa. Humana. Corte em parafina. 69×.

As glândulas mamárias se tornam ativas durante a gravidez, sendo esta marcada pela elaboração dos **alvéolos secretores** (AS) e seus **ductos** (D). À medida que a gravidez avança, os **tecidos adiposos** (TA) são quase totalmente substituídos pelos tecidos glandulares. Observe os **lóbulos** (LO) das glândulas separados pelos **septos** (S) de tecido conjuntivo.

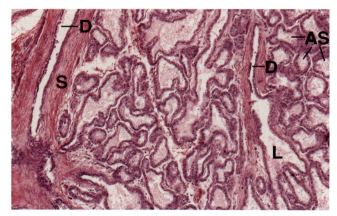

FIGURA 18.34 Glândula mamária. Lactação. Humana. Corte em parafina. 104×.

Após o parto, as glândulas mamárias em lactação são caracterizadas por alguns lóbulos, com alvéolos secretores dilatados, ingurgitados e com leite no lúmen, e por alguns lóbulos que se assemelham às glândulas mamárias ativas na Figura 18.33, o que sugere que nem todos os lóbulos estão lactando ao mesmo tempo, permitindo, assim, que algumas unidades descansem entre a intensa produção e secreção de leite. Nesta fotomicrografia, o lóbulo em lactação demonstra o **lúmen** (L) aumentado dos **alvéolos secretores** (AS) e os **ductos** (D) nos **septos** (S) lobulares.

- Os hormônios envolvidos na ativação desse processo são a **progesterona**, o **estrogênio**, a **mamotropina coriônica humana** secretada pela placenta, e o **hormônio lactogênico (prolactina)**, liberado pelas células **acidófilas** da adeno-hipófise
- Logo após o parto, as glândulas mamárias começam a lactar, o que é auxiliado pela contração das **células mioepiteliais** que envolvem os alvéolos e os ductos interalveolares terminais em resposta à **ocitocina** liberada pela neuro-hipófise (em resposta à sucção durante a amamentação), forçando então a saída do leite da mama (**reflexo de ejeção do leite**) (ver Figura 18.34)
- O **leite** é composto de água, proteínas, lipídios e lactose
- Contudo, o leite secretado durantes os primeiros dias é chamado de **colostro** e tem uma composição diferente, sendo rico em vitaminas, minerais, **células linfoides** e proteínas, principalmente **imunoglobulina A**, que fornecem anticorpos e um suporte imune ao neonato nos primeiros meses de vida.

CONSIDERAÇÕES CLÍNICAS 18.4

Mola hidatiforme

Também conhecida como gravidez molar, a **mola hidatiforme** resulta de uma fertilização anormal ou envolvendo gametas com anomalias cromossômicas. As molas completas podem resultar da fertilização de um oócito anucleado com dois espermatozoides (dispermia) ou de um único espermatozoide com cromossomos haploides duplicados. Uma mola completa é caracterizada por vilosidades coriônicas edematosas de crescimento rápido dos tecidos placentários e nenhum tecido fetal. As molas parciais costumam ser triploides, sendo resultantes da fertilização de um óvulo haploide com dois espermatozoides ou um único espermatozoide com cromossomos haploides duplicados. As molas parciais também são caracterizadas por tecidos placentários edematosos e de crescimento rápido; mas, além disso, estão presentes tecidos fetais. As pacientes testam positivo para gravidez; no entanto, elas experimentam um inchaço do abdome mais rápido do que o esperado e apresentam náuseas e vômitos graves e, às vezes, um corrimento vaginal de aglomerados de tecido semelhantes a uvas. A ausência de batimento cardíaco e a observação de massa ecogênica na ultrassonografia descrita como "padrão de tempestade de neve" são diagnósticas de mola hidatiforme. Com diagnóstico precoce e tratamento adequado, o prognóstico da gravidez molar é bom; no entanto, 20% das molas completas podem se tornar um coriocarcinoma maligno.

CONSIDERAÇÕES CLÍNICAS 18.5

Doença de Paget do mamilo

Em geral, a **doença de Paget do mamilo** ocorre em mulheres idosas e está associada ao câncer de mama de origem ductal. Inicialmente, a doença se manifesta por eczema ou ulceração no mamilo, frequentemente acompanhado por uma descarga de líquido do mamilo. Em geral, a paciente não apresenta outros sintomas e, muitas vezes, negligencia a doença.

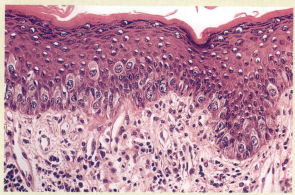

Fotomicrografia do mamilo de uma mulher com doença de Paget do mamilo. Observe as grandes células de Paget por toda a região basal do epitélio estratificado pavimentoso queratinizado com seu citoplasma rosa-claro, núcleos vesiculares e grande nucléolos. (Reimpressa com autorização de Mills SE et al., eds. *Sternberg's Diagnostic Surgical Pathology*, 6th ed. Philadelphia: Wolters Kluwer, 2015. p. 324, Figure 9-11.)

Prancha 18.1 Ovário e corpo-lúteo

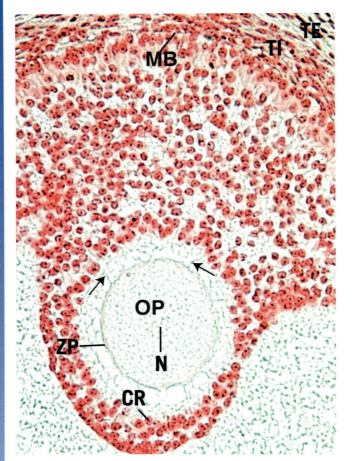

FIGURA 18.1.1 Folículo de Graaf. Cúmulo oóforo. Corte em parafina. 270×.

Esta fotomicrografia é uma ampliação da Figura 18.7. Observe que o cúmulo oóforo abriga o **oócito primário** (OP), cujo **núcleo** (N) é pouco visível neste corte. A **zona pelúcida** (ZP) circunda o oócito e os prolongamentos (*setas*) das células foliculares circundantes estendem-se para esta região acelular. A camada única de células foliculares parece irradiar como uma coroa para a periferia do oócito primário e é chamada de **coroa radiada** (CR). Observe a **membrana basal** (MB), assim como a **teca interna** (TI) e a **teca externa** (TE).

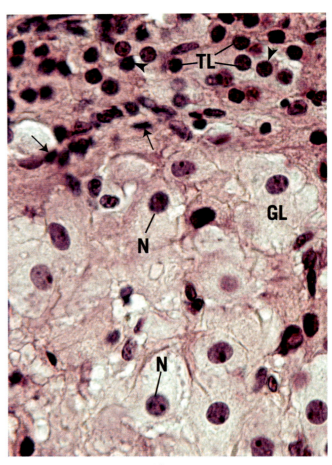

FIGURA 18.1.2 Corpo-lúteo. Humana. Corte em parafina. 540×.

Esta fotomicrografia é semelhante à *área em destaque* da Figura 18.10. Observe as grandes **células granuloso-luteínicas** (GL), cujo citoplasma parece vesicular em decorrência dos espaços ocupados por lipídios no tecido vivo. Observe que os **núcleos** (N) das células GL estão mais distantes entre si que os núcleos das **células teco-luteínicas** (TL). Os núcleos e as células as células TL são menores e se coram mais intensamente (*pontas de seta*). Os núcleos achatados (*setas*) pertencem a várias células do tecido conjuntivo.

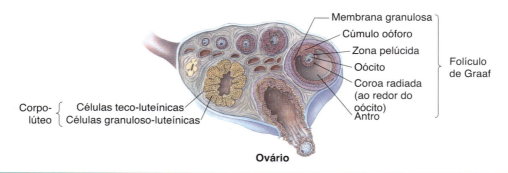

LEGENDA

CR	coroa radiada	N	núcleo	TI	teca interna
GL	células granuloso-luteínicas	OP	oócito primário	TL	células teco-luteínicas
MB	membrana basal	TE	teca externa	ZP	zona pelúcida

Capítulo 18 Sistema Reprodutor Feminino **501**

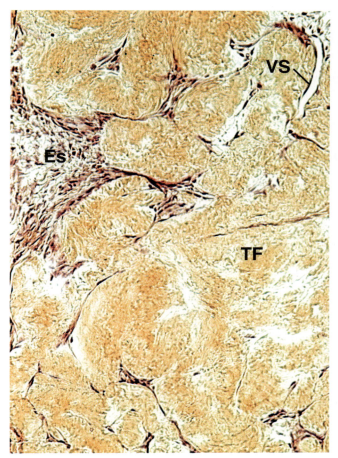

FIGURA 18.2.1 Corpo *albicans*. Humana. Corte em parafina. 132×.

À medida que o corpo-lúteo involui, suas células se degeneram e sofrem autólise. O corpo-lúteo é invadido por macrófagos, que fagocitam as células mortas e deixam para trás um **tecido fibroso** (TF) relativamente acelular. O preexistente rico **suprimento vascular** (VS) também regride, e todo o corpo *albicans* adquire um aspecto pálido, em comparação com a coloração relativamente escura do **estroma** (Es) ovariano circundante. Em geral, o corpo *albicans* regride lentamente até se tornar uma pequena cicatriz na superfície do ovário.

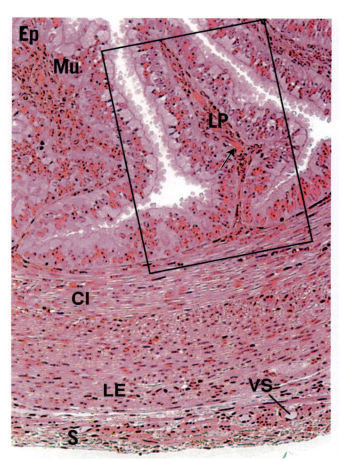

FIGURA 18.2.2 Tuba uterina. Corte transversal. Macaca. Corte em resina plástica. 132×.

Esta fotomicrografia é uma ampliação de uma região semelhante à Figura 18.13. A espessura inteira da parede da tuba uterina mostra a camada **serosa** (S) bastante **vascularizada** (VS) que envolve uma espessa faixa muscular, cujas camadas **longitudinal externa** (LE) e **circular interna** (CI) não estão muito definidas. A **mucosa** (Mu) é muito pregueada e é revestida por um **epitélio** (Ep) simples colunar. O tecido conjuntivo frouxo da **lâmina própria** (LP) é muito vascularizado (*setas*). A *área em destaque* aparece em uma ampliação na Figura 18.1.3.

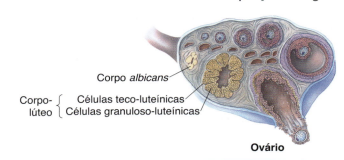

Ovário

LEGENDA					
CI	camada circular interna	LE	camada longitudinal externa	S	serosa
Ep	epitélio	LP	lâmina própria	TF	tecido fibroso
Es	estroma	Mu	mucosa	VS	vasos sanguíneos

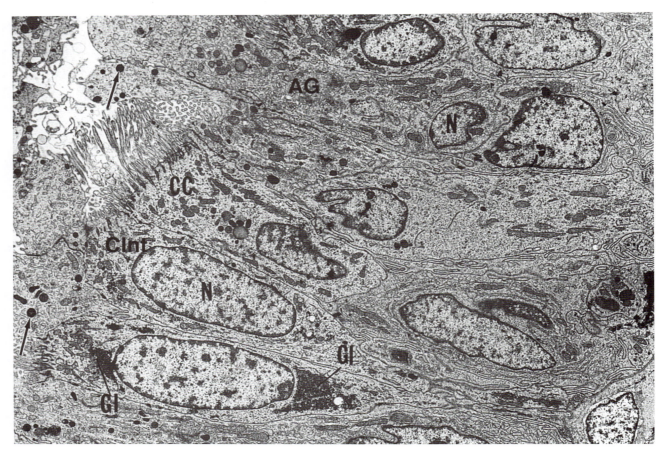

FIGURA 18.3.1 Epitélio da tuba uterina. Humana. Microscopia eletrônica. 4.553×.

O oviduto humano no meio do ciclo (dia 14) apresenta dois tipos de células epiteliais: a **célula intercalar** (CInt) (*peg cell*) e a **célula ciliada** (CC). Pelo fato de ser secretora, a primeira apresenta um volumoso **aparelho de Golgi** (AG), localizado na região apical ao **núcleo** (N). Observe os produtos de secreção densos em elétrons (*setas*) nas extremidades livres dilatadas do ápice dessas células. Observe também que algumas células ciliadas apresentam grandes acúmulos de **glicogênio** (Gl) em cada polo do núcleo. (De Verhage H et al. Cyclic changes in ciliation, secretion and cell height of the oviductal epithelium in women. *Am J Anat* 1979;156(4):505-521. Copyright © 1979 Wiley-Liss, Inc. Reimpressa com autorização de John Wiley & Sons, Inc.)

LEGENDA

AG	aparelho de Golgi	CInt	célula intercalar	N	núcleo
CC	célula ciliada	Gl	glicogênio		

Capítulo 18 Sistema Reprodutor Feminino 503

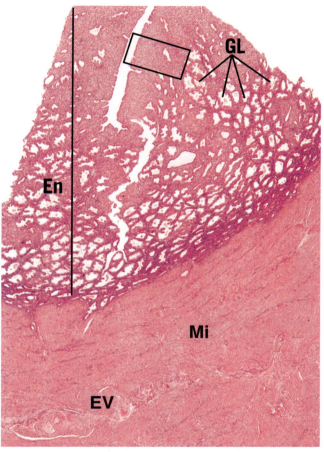

FIGURA 18.4.1 Útero. Fase lútea. Humana. Corte em parafina. 14×.

O **miométrio** (Mi) do útero permanece constante durante as várias fases endometriais. Observe suas três camadas, em especial a camada circular média de músculo liso, muito vascularizada e, por isso, chamada de **estrato vascular** (EV). O **endométrio** (En) é rico em **glândulas** (GL), que se tornam muito tortuosas em antecipação ao blastocisto que será nutrido pelas secreções dessas glândulas antes e após a implantação embrionária. Uma região semelhante à *área em destaque* é apresentada em uma ampliação na Figura 18.4.2.

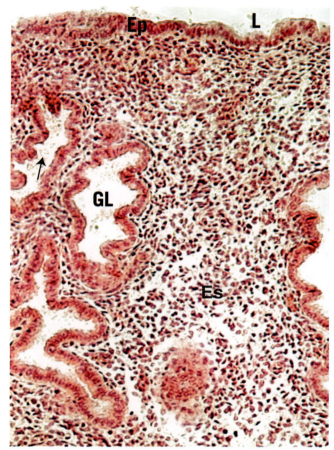

FIGURA 18.4.2 Útero. Fase lútea inicial. Humana. Corte em parafina. 132×.

Esta fotomicrografia é uma ampliação de uma região semelhante à *área em destaque* da Figura 18.4.1. A camada funcional do endométrio é revestida por um **epitélio** (Ep) simples colunar que separa o **estroma** (Es) endometrial do **lúmen** (L) uterino. Observe que as **glândulas** (GL), também compostas de epitélio simples colunar, são mais abundantes que as glândulas na fase folicular. Note também que essas glândulas são mais tortuosas e mais dilatadas e que em seu lúmen há uma pequena quantidade de secreção (seta).

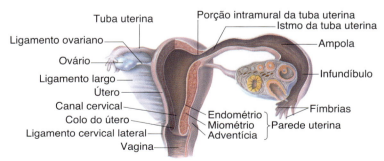

Sistema reprodutor feminino

LEGENDA					
En	endométrio	EV	estrato vascular	L	lúmen
Ep	epitélio	GL	glândula	Mi	miométrio
Es	estroma				

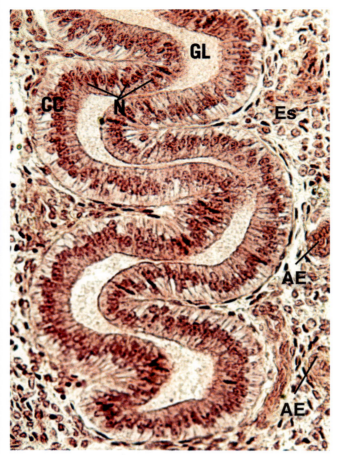

FIGURA 18.5.1 Útero. Fase lútea média. Humana. Corte em parafina. 270×.

Durante a fase lútea média, as **glândulas endometriais** (GL) se tornam muito tortuosas e com formato espiralado, e as **células colunares** (CC) acumulam glicogênio (*setas*). Durante essa fase do endométrio, o glicogênio está localizado na região basal, deslocando então o **núcleo** (N) para o centro da célula. Observe que o **estroma** (Es) está passando pela reação decidual, em que as células do tecido conjuntivo aumentam de volume à medida que acumulam lipídios e glicogênio. Uma **artéria espiralada** (AE) está evidente em vários cortes transversais.

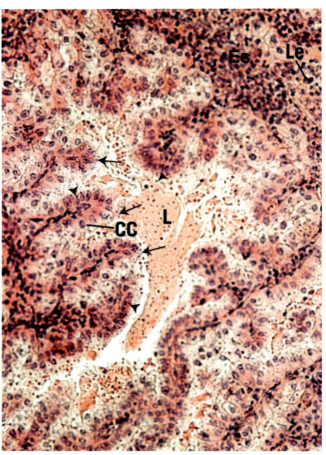

FIGURA 18.5.2 Útero. Fase lútea tardia. Humana. Corte em parafina. 132×.

Durante a fase lútea tardia do endométrio, as glândulas assumem um formato característico de escada (ou dentes de serra) (*setas*). As **células epiteliais colunares** (CC) simples aparecem pálidas e, curiosamente, a posição do glicogênio agora é apical (*pontas de seta*), em vez de basal. A localização apical do glicogênio confere à superfície livre dessas células uma aparência irregular e rasgada. Observe que o **lúmen** (L) das glândulas está cheio de um líquido viscoso rico em glicogênio. Note também que o **estroma** (Es) está infiltrado por numerosos **leucócitos** (Le).

LEGENDA

AE	artéria espiralada	GL	glândula	Le	leucócito
CC	célula colunar	L	lúmen	N	núcleo
Es	estroma				

Capítulo 18 Sistema Reprodutor Feminino 505

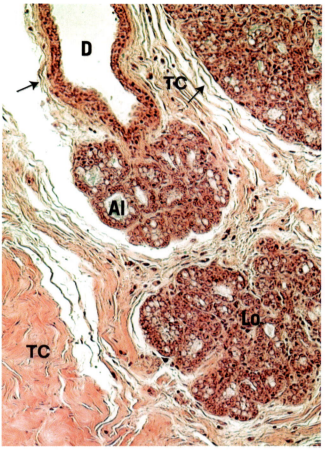

FIGURA 18.6.1 Glândula mamária. Lactação. Humana. Corte em parafina. 132×.

Durante a gravidez, os **ductos** (D) da glândula mamária passam por um grande desenvolvimento, pois os brotos alveolares proliferam bastante e formam **lóbulos** (Lo) compostos de numerosos **alvéolos** (Al). Em algumas regiões, o **tecido conjuntivo** (TC) interlobular se torna reduzido a camadas finas; em outras regiões, mantém sua cracterística anterior para sustentar o aumento de peso da mama. Observe que o tecido conjuntivo nas imediações dos ductos e dos lóbulos (setas) mantém sua consistência frouxa.

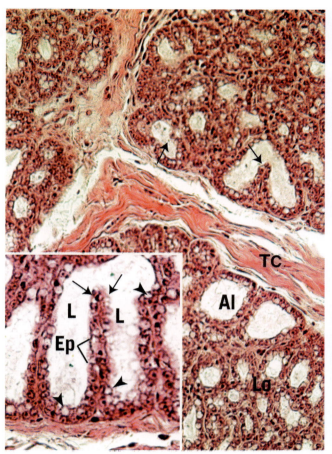

FIGURA 18.6.2 Glândula mamária. Lactação. Humana. Corte em parafina. 132×.

A glândula mamária em lactação apresenta numerosos **lóbulos** (Lo) contendo **alvéolos** (Al) que estão densamente agrupados de modo que os elementos de **tecido conjuntivo** (TC) ficam muito comprimidos. Esta fotomicrografia ilustra claramente a natureza aglomerada deste tecido. Embora esse tecido provoque uma lembrança superficial em relação ao aspecto histológico da glândula tireoide, a existência de ductos e alvéolos ramificados (setas), assim como a falta de material coloidal, deve auxiliar para diagnosticar este tecido como a glândula mamária ativa. *Inserto.* **Glândula mamária. Lactação. Humana. Corte em parafina.** 270×. Observe que, na ramificação (setas) desse alvéolo, algumas das **células epiteliais** (Ep) simples cúbicas aparecem vacuolizadas (*pontas de seta*). Observe também que o **lúmen** (L) contém um produto de secreção gorduroso (leite).

LEGENDA

Al	alvéolo	Ep	epitélio	Lo	lóbulo
D	ducto	L	lúmen	TC	tecido conjuntivo

Revisão de imagens histológicas selecionadas

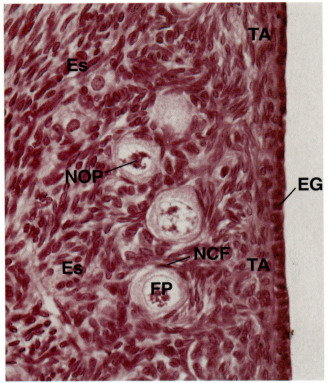

FIGURA DE REVISÃO 18.1.1 Córtex ovariano. Coelha. Corte em parafina. 540×.

Esta fotomicrografia de grande aumento do córtex ovariano demonstra o **epitélio germinativo** (EG) cobrindo a **túnica albugínea** (TA) do ovário. O **estroma** (Es) abundantemente celularizado do córtex contém os folículos ovarianos. Os pequenos **folículos primordiais** (FP), os **núcleos dos oócitos primários** (NOP) e os **núcleos das células foliculares achatadas** (NCF) estão bem evidentes.

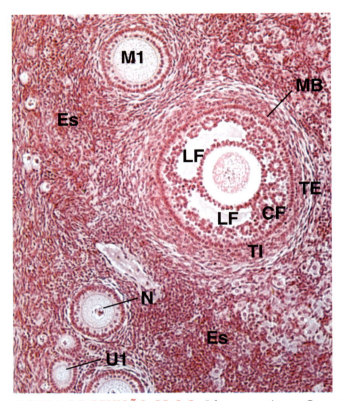

FIGURA DE REVISÃO 18.1.2 Córtex ovariano. Coelha. Corte em parafina. 132×.

O **estroma** (Es) do córtex ovariano envolve folículos ovarianos em diversos estágios de maturação. Os **folículos primários unilaminares** (U1) são muito menores que os **folículos primários multilaminares** (M1). Os **núcleos** (N) dos folículos primários estão bem evidentes. O comparativamente maior folículo secundário pode ser diferenciado pelo acúmulo de **líquido folicular** (LF) entre as **células foliculares** (CF). A **membrana basal** (MB) separa as células foliculares da **teca interna** (TI) profusamente celularizada, circundada pela **teca externa** (TE) mais fibrosa.

LEGENDA

CF	célula folicular	**MB**	membrana basal	**TA**	túnica albugínea
EG	epitélio germinativo	**N**	núcleo	**TE**	teca externa
Es	estroma	**NCF**	núcleo das células foliculares	**TI**	teca interna
FP	folículo primordial			**U1**	folículo primário unilaminar
LF	líquido folicular	**NOP**	núcleo do oócito primário		
M1	folículo primário multilaminar				

Capítulo 18   Sistema Reprodutor Feminino   **507**

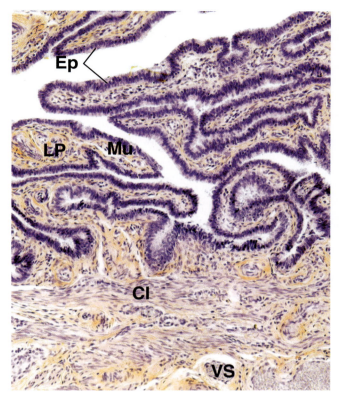

FIGURA DE REVISÃO 18.1.3 Tuba uterina. Humana. Corte em parafina. 132×.

A tuba uterina é um tubo muscular que se estende das proximidades do ovário e termina no lúmen do útero. Sua **mucosa** (Mu) muito pregueada é composta de um **epitélio simples colunar** (Ep) e de uma **lâmina própria** (LP), de tecido conjuntivo, com uma profusa **irrigação sanguínea** (VS). A muscular consiste em duas camadas de músculo liso: uma **circular interna** (CI) e outra longitudinal externa.

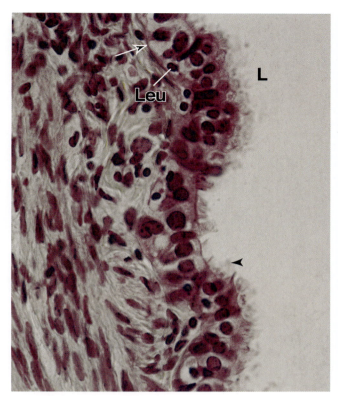

FIGURA DE REVISÃO 18.1.4 Tuba uterina. Humana. Corte em parafina. 540×.

A mucosa da tuba uterina tem uma lâmina própria de tecido conjuntivo e epitélio simples colunar. O epitélio é composto de dois tipos celulares: uma célula intercalar mais estreita e uma célula ciliada mais larga, cujos **cílios** (*ponta de seta*) se projetam para dentro do **lúmen** (L) da tuba uterina. O epitélio é separado da lâmina própria por uma **membrana basal** (MB) (*seta*). Frequentemente, **leucócitos** (Leu) penetram na membrana basal à medida que migram da lâmina própria para o lúmen da tuba uterina.

Prancha de revisão 18.1B

LEGENDA					
CI	camada circular interna	Leu	leucócito	Mu	mucosa
Ep	epitélio simples colunar	LP	lâmina própria	VS	vaso sanguíneo
L	lúmen	MB	membrana basal		(irrigação sanguínea)

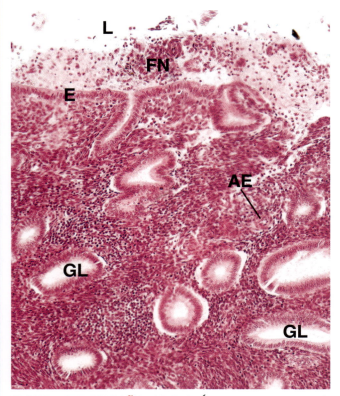

FIGURA DE REVISÃO 18.2.1 Útero. Fase menstrual. Humana. Corte em parafina. 132×.

Durante a fase menstrual do útero, a camada superficial do endométrio se desprende e é liberada no **lúmen** (L) uterino como **fragmentos necróticos** (FN). Durante a fase menstrual inicial, parte do **epitélio** (E) e algumas **glândulas uterinas** (GL) ainda estão intactas, assim como ocorre com as **artérias espiraladas** (AE).

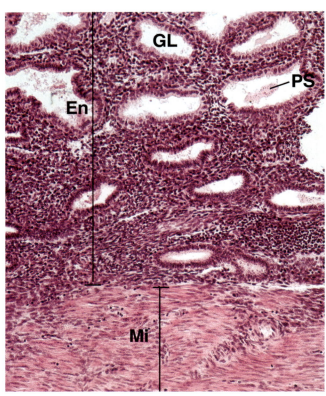

FIGURA DE REVISÃO 18.2.2 Útero. Fase lútea tardia (secretora). Humana. Corte em parafina. 132×.

Durante a fase lútea tardia, o **endométrio** (En) se caracteriza pelas curvas intrincadas das **glândulas** (GL) uterinas e pela presença do **produto de secreção** (PS) no seu lúmen. O **miométrio** (Mi) do útero é composto de três camadas indistintas de células musculares lisas.

LEGENDA

AE	artéria espiralada	FN	fragmento necrótico	Mi	miométrio
E	epitélio	GL	glândulas	PS	produto de secreção
En	endométrio	L	lúmen		

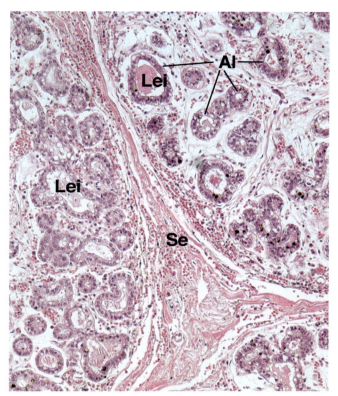

FIGURA DE REVISÃO 18.2.3 Glândula mamária. Lactação. Humana. Corte em parafina. 132×.

A glândula mamária em fase de lactação é composta de muitos lóbulos separados uns dos outros por **septos** (Se) de tecido conjuntivo. Os lobos são compostos de **alvéolos** (Al), cujos lumens contêm **leite** (Lei), que é levado para dentro dos ductos lactíferos para ser descarregado nos seios lactíferos, situados na base do mamilo.

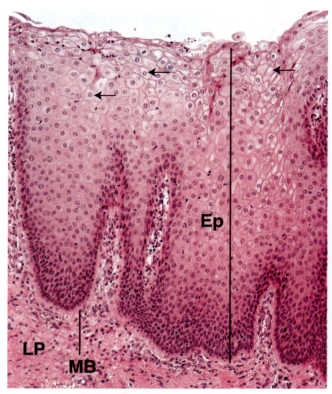

FIGURA DE REVISÃO 18.2.4 Vagina. Humana. Corte em parafina. 132×.

A vagina humana é revestida por um **epitélio estratificado pavimentoso não queratinizado** (Ep) muito espesso cujas células superficiais são ricas em lipídios e glicogênio. Esses nutrientes são extraídos durante o processamento histológico, o que resulta nos **espaços vazios** (*setas*) das células epiteliais. O epitélio é separado da **lâmina própria** (LP) por uma **membrana basal** (MB). Muitos dos núcleos esféricos e pequenos situados na região da lâmina própria mais próxima do epitélio que a recobre pertencem aos leucócitos em migração.

LEGENDA					
Al	alvéolo	**Lei**	leite	**MB**	membrana basal
Ep	epitélio	**LP**	lâmina própria	**Se**	septos

Resumo da organização histológica

I. Ovário

A. Córtex

O **córtex** do **ovário** é revestido por um mesotélio modificado, o **epitélio germinativo**. Abaixo desse epitélio simples cúbico a simples pavimentoso está a **túnica albugínea**, a cápsula de tecido conjuntivo denso do ovário. O restante do tecido conjuntivo ovariano é mais celularizado e é chamado de **estroma**. O córtex abriga os **folículos** ovarianos em vários estágios do desenvolvimento.

1. Folículos primordiais

Os **folículos primordiais** consistem em um **oócito primário** circundado por uma camada única de **células foliculares** achatadas.

2. Folículos primários

a. Folículos primários unilaminares

Consistem em um **oócito primário**, circundado por uma única camada de **células da granulosa** cúbicas.

b. Folículos primários multilaminares

Consistem em um **oócito primário**, circundado por várias camadas de **células da granulosa**. A **zona pelúcida** é visível. A **teca interna** começa a ser organizada ao redor das células da granulosa.

3. Folículo secundário (vesicular)

O **folículo secundário** é diferenciado do folículo primário multilaminar pelo seu tamanho maior, por apresentar **tecas interna** e **externa** bem estabelecidas e, especialmente, pela existência de **líquido folicular** acumulado em pequenas cavidades formadas pela união dos espaços intercelulares das **células da granulosa**. Essas cavidades cheias de líquido são conhecidas como **corpúsculos de Call-Exner**.

4. Folículos de Graaf (maduros)

O **folículo de Graaf** é muito grande; os corpúsculos de Call-Exner se fundiram em um único espaço, o **antro**, preenchido com **líquido folicular**. A parede do antro é conhecida como a **membrana granulosa,** e a região do oócito e das células da granulosa projetando-se para o antro é o **cúmulo oóforo** (*cumulus oophorus*). A camada de células da granulosa que circundam diretamente o oócito é a **coroa radiada**. Os longos prolongamentos apicais dessas células se estendem para dentro da **zona pelúcida**. A **teca interna** e a **teca externa** estão bastante desenvolvidas; a primeira apresenta numerosas células e capilares, enquanto a segunda é menos celularizada e mais fibrosa. O oócito primário completa a meiose I e entra na meiose II para se tornar o **oócito secundário** apenas para ser interrompido na metáfase, imediatamente antes ou durante a ovulação.

5. Folículos atrésicos

Os **folículos atrésicos** estão em estágio de degeneração. Em qualquer estágio de crescimento, os folículos sofrem atresia, mas aqueles em estágios mais avançados são caracterizados pela presença de **fibroblastos** no folículo e um oócito degenerado.

B. Medula

A **medula** do ovário é composta de um tecido conjuntivo fibroelástico relativamente frouxo que abriga um extenso **suprimento vascular**, incluindo as artérias em espiral e as veias contorcidas.

C. Corpo-lúteo

Após a extrusão do **oócito secundário** com suas células da granulosa que o acompanham, o restante do **folículo de Graaf** é parcialmente preenchido com sangue e é conhecido como **corpo hemorrágico**. As células da **membrana granulosa** se transformam em grandes **células granuloso-luteínicas**. Além disso, as células da **teca interna** também crescem em tamanho para se tornar as **células teco-luteínicas**, embora elas permaneçam menores que as **células granuloso-luteínicas**.

D. Corpo *albicans*

O **corpo** *albicans* é um **corpo-lúteo** que está no processo de involução e hialinização. Ele se torna fibrótico, com poucos **fibroblastos** entre o material intercelular. Eventualmente, o corpo *albicans* se transformará em um **tecido cicatricial**.

II. Ductos genitais

A. Tuba uterina

1. Mucosa

A **mucosa** da tuba uterina é muito pregueada no **infundíbulo** e na **ampola**. É composta de um tecido conjuntivo frouxo e celularizado, a **lâmina própria**, e um revestimento de **epitélio simples colunar ciliado**. O epitélio é constituído de **células intercalares** (*peg cells*) e **células ciliadas**.

2. Muscular

O **revestimento muscular** é constituído de uma **camada de músculo liso circular interna** e uma **longitudinal externa**.

3. Serosa

A tuba uterina é revestida por uma **serosa**.

B. Útero

1. Endométrio

O **endométrio** é subdividido em uma **camada basal** e uma **camada funcional**. É revestido por um **epitélio simples colunar não ciliado**. A **lâmina própria** varia com as fases do ciclo menstrual.

a. Fase proliferativa

As **glândulas** são retas e apresentam figuras mitóticas e as artérias espiraladas crescem no sentido da camada funcional.

b. Fase secretora

As **glândulas** se tornam tortuosas, e as **artérias espiraladas** são enroladas. O **lúmen** das glândulas acumula **produtos de secreção**. Os **fibroblastos** crescem e acumulam glicogênio.

c. Fase menstrual

A **camada funcional** é descamada, e a lâmina própria apresenta sangue extravasado.

2. Miométrio

O **miométrio** é espesso e consiste em três camadas de **músculo liso** pouco delineadas: **longitudinal interna**, **circular média** e **longitudinal externa**. Durante a gravidez, o miométrio aumenta como resultado da hipertrofia e da hiperplasia das células musculares lisas.

3. Serosa

A maior parte do útero é revestida por uma **serosa**; o restante é preso aos tecidos circundantes por uma **adventícia**.

C. Placenta

1. Decídua basal

A **decídua basal** é uma a **camada endometrial** de origem materna caracterizada pela presença de grandes **células deciduais** ricas em glicogênio. As **artérias espiraladas** e as **veias** retas se abrem em **espaços intervilosos** semelhantes a um labirinto.

2. Placa e vilos coriônicos

A **placa coriônica** é uma região do **saco coriônico** do feto a partir do qual os **vilos** ou **vilosidades coriônicas** se estendem para os espaços intervilosos da **decídua basal**. Cada vilo tem um cerne de **tecido conjuntivo fibromuscular** envolvendo **capilares** (derivados dos vasos umbilicais). O vilo é revestido por **células trofoblásticas**. Durante a primeira metade da gravidez, existem duas camadas de células trofoblásticas: uma camada cúbica interna de **citotrofoblastos** e uma camada externa de **sinciciotrofoblastos**. Durante a segunda metade da gravidez, apenas os **sinciciotrofoblastos** permanecem.

Contudo, nos pontos em que os vilos coriônicos estão ancorados na decídua basal, os **citotrofoblastos** estão presentes.

D. Vagina

1. Mucosa

A vagina é revestida por um **epitélio estratificado pavimentoso não queratinizado**. A **lâmina própria**, composta de **tecido conjuntivo fibroelástico**, não apresenta glândulas. A **mucosa** é pregueada em dobras longitudinais conhecidas como **rugas**.

2. Submucosa

A **submucosa** também é formada por um tipo fibroelástico de tecido conjuntivo que abriga numerosos vasos sanguíneos.

3. Muscular

A **muscular** é composta de feixes entrelaçados de fibras de **músculo liso**. Próximo ao orifício externo, a vagina tem um **esfíncter de músculo esquelético**.

4. Adventícia

A vagina está conectada às estruturas circundantes pela sua **adventícia**.

E. Glândulas mamárias

1. Glândula inativa (em repouso)

A **glândula em repouso** é constituída principalmente de **tecido conjuntivo denso não modelado**, entremeado com lóbulos de **tecido adiposo** e numerosos **ductos**. Frequentemente, nas extremidades cegas dos ductos, estão presentes **brotos alveolares** e **células mioepiteliais** anexas.

2. Glândula ativa

A **glândula mamária** se torna ativa durante a gravidez. Os **alvéolos** expandidos formam numerosos **lóbulos**, constituídos de **epitélio simples cúbico** que lembram a glândula parótida ou o pâncreas. No entanto, os tamanhos maiores das unidades secretoras e seus lumens, juntamente com a ausência de ductos estriados e ilhotas pancreáticas, fornecem as distinções histológicas.

3. Glândula em lactação

A **glândula mamária** começa a lactar logo após o parto. Os numerosos lóbulos podem ser constituídos por diferentes tamanhos de alvéolos. Os alvéolos dos lóbulos em lactação têm lúmen dilatado e podem se assemelhar aos grandes folículos da glândula tireoide. No entanto, a presença nas proximidades de **ductos**, **células mioepiteliais** e lóbulos no estado de repouso fornece características distintivas. Os **alvéolos** e o **lúmen** dos ductos podem conter um produto de secreção gorduroso.

4. Aréola e mamilo

A **aréola** é composta de uma **epiderme pigmentada**, fina, que apresenta grandes **glândulas apócrinas areolares**. Adicionalmente, também há grandes **glândulas sebáceas** e **sudoríparas**. A **derme** apresenta numerosas **fibras musculares lisas**. O **mamilo** apresenta vários poros pequenos que representam as terminações dos **ductos lactíferos**, originados dos **seios lactíferos**, que são reservatórios dilatados na base do mamilo. A **epiderme** que reveste o mamilo é fina e a derme tem um rico suprimento de **fibras musculares lisas** e **terminações nervosas**. Embora o mamilo não tenha pelos nem glândulas sudoríparas, é rico em **glândulas sebáceas**.

Questões de revisão do capítulo

As questões 18.1 a 18.3 se referem ao seguinte cenário clínico: uma paciente se apresenta a um obstetra para sua primeira consulta pré-natal, após testar positivo para gravidez. A paciente relata que está com 8 semanas em sua primeira gestação e queixa-se de fortes enjoos matinais. Ao exame físico, o índice de massa corporal da mulher está dentro da normalidade; no entanto, seu abdome está visivelmente redondo e maior do que o normal.

18.1 Qual condição clínica deve ser considerada?

A. Endometriose

B. Mola hidatiforme

C. Doença inflamatória pélvica

D. Doença ovariana policística

18.2 A ultrassonografia da paciente revelaria qual das seguintes opções?

A. Massa ecogênica no útero sem feto

B. Feto maior que o normal, com placenta mínima

C. Numerosos cistos nos ovários

D. Placenta invadindo o miométrio

18.3 Qual é a causa mais provável dessa condição?

A. Implantação cervical

B. Dispermia

C. Pico de LH

D. Espasmo arterial espiral

18.4 Qual folículo contém o oócito secundário?

A. Folículo primordial

B. Folículo primário unilaminar

C. Folículo primário multilaminar

D. Folículo secundário

E. Folículo dominante de Graaf

18.5 A biopsia endometrial revela glândulas retas e epitélio de revestimento intacto. Qual fase ovariana corresponde à observação endometrial?

A. Folicular

B. Lútea

C. Menopausa

D. Ovulatória

CAPÍTULO 19

SISTEMA REPRODUTOR MASCULINO

ESQUEMA DO CAPÍTULO

TABELAS

Tabela 19.1 Funções das células de Sertoli

Tabela 19.2 Tipos de células espermatogênicas e suas características

PRANCHAS

Prancha 19.1A Testículo

Figura 19.1.1 Testículo. Macaco. Corte em resina plástica. 14×

Figura 19.1.2 Testículo. Túbulos seminíferos. Macaco. Corte em resina plástica. 132×

Prancha 19.1B Testículo

Figura 19.1.3 Testículo. Túbulo seminífero. Macaco. Corte em resina plástica. 540×

Figura 19.1.4 Testículo. Túbulo seminífero. Macaco. Corte em resina plástica. 540×

Prancha 19.2A Testículo

Figura 19.2.1 Testículo. Células intersticiais. Macaco. Corte em resina plástica. 270×

Figura 19.2.2 Testículo. Rede testicular. Humano. Corte em parafina. 132×

Prancha 19.2B Epidídimo

Figura 19.2.3 Dúctulos eferentes. Humano. Corte em parafina. 132×

Figura 19.2.4 Ducto do epidídimo. Macaco. Corte em resina plástica. 132×

Prancha 19.3A Epidídimo e ducto deferente

Figura 19.3.1 Ducto do epidídimo. Macaco. Corte em resina plástica. 270×

Figura 19.3.2 Ducto deferente. Macaco. Corte em resina plástica. 132×

Prancha 19.3B Vesícula seminal

Figura 19.3.3 Vesícula seminal. Humano. Corte em parafina. 132×

Figura 19.3.4 Vesícula seminal. Macaco. Corte em resina plástica. 540×

Prancha 19.4A Próstata

Figura 19.4.1 Próstata. Macaco. Corte em resina plástica. 132×

Figura 19.4.2 Próstata. Macaco. Corte em resina plástica. 540×

Prancha 19.4B Pênis e uretra

Figura 19.4.3 Pênis. Humano. Corte transversal. Corte em parafina. 14×

Figura 19.4.4 Uretra. Humano. Corte em parafina. 132×

Prancha 19.5 Epidídimo, microscopia eletrônica

Figura 19.5.1 Epidídimo. Coelho. Microscopia eletrônica. 7.200×

PRANCHAS DE REVISÃO 19.1 E 19.2

Figura de revisão 19.1.1 Testículo. Humano. Corte em parafina. 56×

Figura de revisão 19.1.2 Testículo. Humano. Corte em parafina. 132×

Figura de revisão 19.1.3 Testículo. Humano. Corte em parafina. 270×

Figura de revisão 19.1.4 Testículo. Humano. Corte em parafina. 540×

Figura de revisão 19.2.1 Próstata jovem. Humano. Corte em parafina. 132×

Figura de revisão 19.2.2 Próstata senescente. Humano. Corte em parafina. 132×

Figura de revisão 19.2.3 Vesícula seminal. Humano. Corte em parafina. 132×

Figura de revisão 19.2.4 Ducto deferente. Humano. Corte em parafina. 270×

O sistema reprodutor masculino consiste em dois testículos (gônadas masculinas), um arranjo de ductos genitais, glândulas acessórias e pênis, que funcionam na formação de espermatozoides, na produção de hormônios sexuais masculinos e na liberação de gametas masculinos no sistema reprodutor feminino. O pênis também abriga a uretra e, portanto, também atua na micção.

Testículos

Cada **testículo** é uma estrutura oval, contida em compartimentos separados no escroto. Durante o desenvolvimento embrionário, os testículos descem da parede abdominal posterior para o escroto e levam consigo a cobertura da parede. A **túnica vaginal**, um derivado peritoneal, forma um saco seroso sobre uma parte dos testículos, proporcionando um grau de mobilidade para os testículos dentro da bolsa escrotal. A **túnica albugínea**, uma cápsula de tecido conjuntivo fibromuscular do testículo revestida por um tecido conjuntivo vascularizado (conhecido como **túnica vasculosa**), é espessada no **mediastino testicular**, que dá origem a septos que subdividem cada testículo em cerca de 250 compartimentos pequenos e incompletos em forma de pirâmide, conhecidos como **lóbulos testiculares** (Figura 19.1).

- Cada lóbulo abriga de um a quatro **túbulos seminíferos** acentuadamente tortuosos e revestidos por um **epitélio seminífero (germinativo)** produtor de espermatozoides. Esses túbulos são circundados por um tecido conjuntivo ricamente vascularizado, no qual estão inseridas as **células intersticiais de Leydig** produtoras de hormônios masculinos

- Os espermatozoides são formados somente após a puberdade. Eles são produzidos nos túbulos seminíferos e são conduzidos através dos curtos e retilíneos **túbulos retos** para os espaços labirínticos, a **rede testicular**, que ocupa grande parte do mediastino testicular. A rede testicular é drenada de seus espermatozoides por cerca de 20 pequenos **dúctulos eferentes** que conduzem ao **epidídimo**.

O suprimento vascular dos testículos é derivado da aorta abdominal, através da **artéria testicular**. Uma artéria testicular e um **ducto deferente** (*vas deferens*) acompanham cada testículo em sua descida para o escroto. A artéria testicular é tortuosa nas proximidades do testículo e é entrelaçada pelo **plexo venoso pampiniforme**. Essas três estruturas, juntamente com o plexo de nervos e vasos linfáticos que as acompanha, formam o **cordão espermático**, uma estrutura relativamente espessa semelhante a um cordão (1 a 2 cm de diâmetro) que pode ser palpada na pele do escroto, no indivíduo vivo. Como a temperatura do sangue venoso é mais baixa que a do sangue arterial, o plexo pampiniforme fornece uma troca de calor em contracorrente, resfriando o sangue na artéria testicular em 2 a 3°C, o que permite o desenvolvimento normal dos espermatozoides.

Túbulos seminíferos

As paredes dos **túbulos seminíferos** são compostas de um tecido conjuntivo denso, conhecido como **túnica própria** no exterior, de uma **membrana basal** e do espesso **epitélio seminífero (germinativo)**. Quatro tipos de células constituem a camada mais basal do epitélio seminífero, e cada tipo de célula está em contato com a membrana basal (Figuras 19.2 e 19.3): **células de Sertoli** e três tipos de **espermatogônias** – tipo A pálido, tipo A escuro e tipo B (discutidas na seção sobre espermatogênese).

Células de Sertoli

As colunares e altas **células de Sertoli** se estendem por toda a espessura do epitélio germinativo. Essas células têm núcleos pouco corados, de forma oval (ver Figura 19.2), bem como todas as organelas esperadas, incluindo numerosas mitocôndrias, um retículo endoplasmático (RE) rugoso e um liso, um abundante complexo de Golgi, compartimentos endossômicos bem desenvolvidos, muitos lisossomos e um rico suprimento de elementos do citoesqueleto. A membrana celular basal dessas células apresenta **receptores para o hormônio foliculoestimulante**. As células de Sertoli têm numerosas funções, que incluem (Tabela 19.1):

- A formação de **junções oclusivas** próximas ao seu aspecto basal que dividem o lúmen do túbulo seminífero em dois compartimentos concêntricos: o **compartimento adluminal** (que inclui o centro do lúmen) interno e mais amplo; e o **compartimento basal** externo e mais estreito. Ao fazer isso, tais junções isolam o compartimento adluminal dos elementos do tecido conjuntivo, estabelecem uma **barreira hematotesticular** e, assim, protegem os gametas em desenvolvimento (com conteúdo genético recombinado, que o sistema imunológico nunca encontrou) de uma resposta autoimune. Das células germinativas em desenvolvimento, apenas os três tipos de espermatogônia ocupam o compartimento basal porque, à medida que o espermatócito primário se forma e entra em meiose, ele migra para o compartimento adluminal, e um desenvolvimento espermatogênico adicional ocorre nesse compartimento. Portanto, apenas as células de Sertoli ocupam ambos os compartimentos, basal e adluminal

- A secreção de **proteína de ligação a androgênios** (ABP, do inglês *androgen-binding protein*), em resposta ao **hormônio foliculoestimulante** (FSH, do inglês *follicle-stimulating hormone*) secretado pela adeno-hipófise. A ABP se liga à testosterona e à di-hidrotestosterona, formando um complexo que entra no lúmen dos

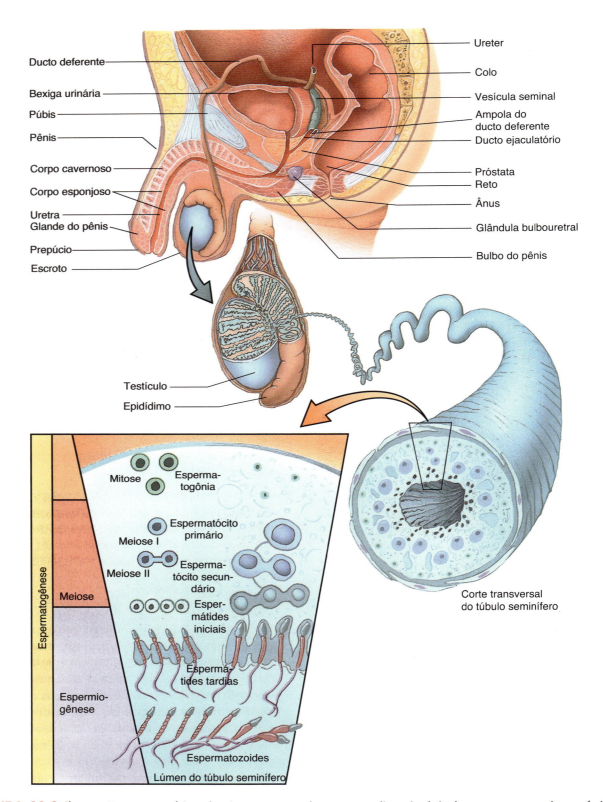

FIGURA 19.1 Ilustração esquemática do sistema reprodutor masculino, incluindo a estrutura microscópica do túbulo seminífero. Cada testículo é subdividido em cerca de 250 lóbulos, os lóbulos testiculares, que abrigam de um a quatro **túbulos seminíferos** altamente contorcidos. A parede do túbulo seminífero é composta de elementos delgados de tecido conjuntivo, cujos principais componentes celulares são os **fibroblastos**. O **epitélio seminífero (germinativo)** é composto de **células espermatogênicas** e de células de Sertoli. São as células espermatogênicas que sofrem **mitose**, **meiose** e **espermiogênese**. As **células de Sertoli** formam zônulas ocludentes entre si, separando, assim, o lúmen dos túbulos seminíferos em dois espaços concêntricos.

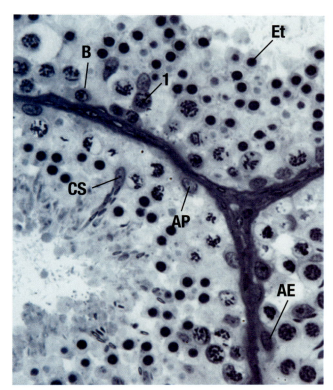

FIGURA 19.2 Esta fotomicrografia de grande aumento de três perfis de túbulos seminíferos exibe os três tipos de espermatogônias: **tipo A pálida** (AP), **tipo A escura** (AE) e **tipo B** (B). Observe os numerosos **espermatócitos primários** (1), as **espermátides** (Et) e os espermatozoides abrigados nos prolongamentos citoplasmáticos das **células de Sertoli** (CS). Como os espermatócitos secundários têm vida curta, eles raramente são vistos em fotomicrografias. As paredes dos túbulos seminíferos são compostas por elementos delgados de tecido conjuntivo, conhecidos como túnica própria, e povoados por fibroblastos e células mioides. 540×.

túbulos seminíferos, onde é mantido em um nível limiar suficientemente alto para permitir a ocorrência da espermatogênese
- A secreção do hormônio **inibina**, que tanto bloqueia a liberação de FSH e da **ativina** quanto aumenta a liberação de FSH, ambos por meio de um mecanismo de retroalimentação
- A produção de uma apoproteína, denominada **transferrina testicular**, que transfere o ferro da transferrina sérica para os gametas em desenvolvimento
- Os suportes físico e nutricional de espermatócitos, espermátides e espermatozoides
- A fagocitose do citoplasma descartado pelas espermátides durante a espermiogênese
- A síntese de um **fator de transmissão** que promove a manutenção das células-tronco responsáveis pela gametogênese

- A fabricação e a liberação do **Fas-ligante (Fas-L)**, uma molécula que conduz as células que apresentam **receptores Fas**, como os linfócitos T citotóxicos, à apoptose, desse modo impedindo uma resposta imune dentro do compartimento adluminal
- A secreção de um líquido rico em frutose que sustenta os espermatozoides e fornece um meio fluido para seu transporte através dos túbulos seminíferos e dos ductos genitais
- A produção, durante o desenvolvimento embrionário, do **hormônio antimülleriano (fator inibidor mülleriano)**, que desencadeia a apoptose dos ductos müllerianos, garantindo, assim, o desenvolvimento de um sistema genital masculino, e não feminino. Além disso, a presença de di-hidrotestosterona no feto estimula o desenvolvimento da genitália masculina. Na sua ausência, a genitália feminina se desenvolverá mesmo que o complemento cromossômico exija um fenótipo masculino.

Espermatogênese

A **espermatogênese**, o processo de produção de gametas masculinos haploides, tem três fases (Tabela 19.2).

- A **espermatocitogênese**, que é um processo que envolve *mitose* e maturação de espermatogônias diploides em oócitos primários diploides. As **espermatogônias tipo A pálidas** sofrem mitose para formar dois tipos de espermatogônias: mais espermatogônias tipo A pálidas e as **tipo B**, ambas diploides. As espermatogônias tipo B se dividem por mitose para formar **espermatócitos primários** diploides. As **espermatogônias tipo A escuras** representam uma população reserva de células que normalmente não sofrem divisão celular; mas, quando o fazem, formam espermatogônias tipo A pálidas. Todas as espermatogônias estão localizadas no **compartimento basal**, ao passo que os espermatócitos primários migram para o **compartimento adluminal**
- A **fase da meiose**, que começa quando os espermatócitos primários (**células diploides, 2N**) sofrem a primeira divisão meiótica, formando dois **espermatócitos secundários haploides (N)**. Os espermatócitos secundários iniciam imediatamente a segunda divisão meiótica, na qual as cromátides se separam, e cada uma forma duas **espermátides haploides (N)**
- A **espermiogênese** (ver Figura 19.3), o processo de citodiferenciação das espermátides em espermatozoides e que não envolve divisão celular. Em vez disso, a espermátide perde muito do seu citoplasma (o citoplasma descartado é fagocitado pelas células de Sertoli), forma um **grânulo acrossômico** e um longo **cílio**, conhecido como **flagelo** (em latim *flagellum*, plural *flagella*), que está associado às **fibras densas externas** e a uma **bainha fibrosa**. O **espermatozoide** formado e liberado

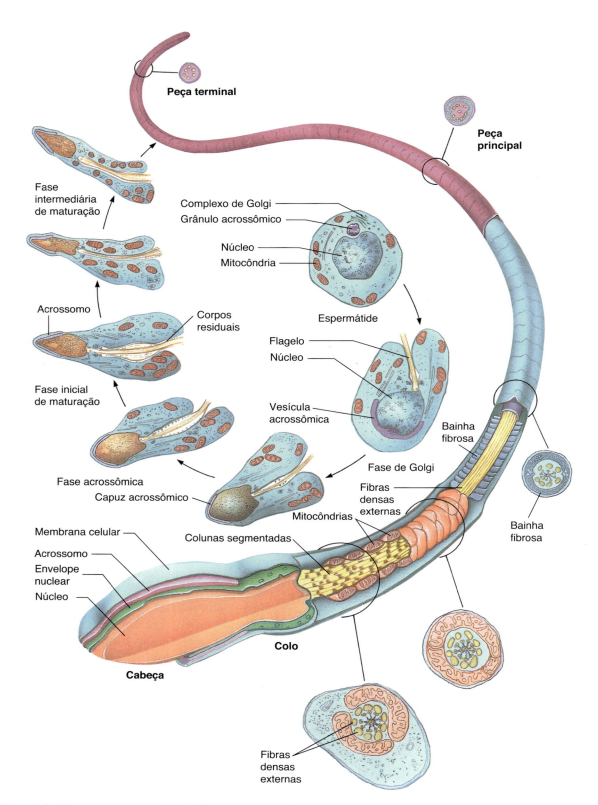

FIGURA 19.3 Diagrama esquemático de uma espermátide transformando-se em um espermatozoide, cuja morfologia é ilustrada em três dimensões, bem como em cortes transversais.

Tabela 19.1 Funções das células de Sertoli.

Durante a gestação	Depois da puberdade
Sintetizar e secretar o hormônio antimülleriano (fator de inibição mülleriano) para suprimir a formação do sistema genital feminino e estimular o desenvolvimento do sistema genital masculino	Sustentar física e nutricionalmente as células germinativas em desenvolvimento
	Sintetizar e secretar a ABP
	Estabelecer a barreira hematotesticular
	Fagocitar o citoplasma descartado durante a espermiogênese
	Sintetizar e secretar o hormônio inibina, que impede a secreção de FSH pela adeno-hipófise
	Sintetizar e secretar o hormônio ativina, que estimula a liberação de FSH pela adeno-hipófise
	Sintetizar e secretar a apoproteína transferrina testicular, que tem a função de transferir ferro da transferrina sérica para os gametas em desenvolvimento
	Secretar um meio rico em frutose, que fornece nutrientes aos espermatozoides liberados nos ductos genitais masculinos

ABP (do inglês *androgen-binding protein*), proteína de ligação a androgênios; FSH (do inglês *follicle-stimulating hormone*), hormônio foliculoestimulante.

CONSIDERAÇÕES CLÍNICAS 19.1

Criptorquidismo

O **criptorquidismo** é um defeito de desenvolvimento no qual um ou ambos os testículos não descem para o escroto. Quando nenhum deles desce, ocorre a esterilidade, visto que a temperatura normal do corpo inibe a espermatogênese. Em geral, a condição pode ser corrigida com cirurgia; contudo, os espermatozoides do paciente podem ser anormais.

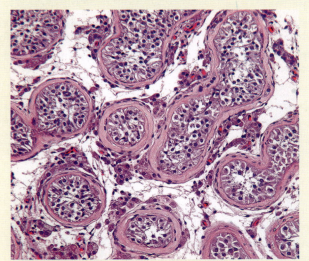

Imagem do testículo de um paciente pós-púbere demonstrando a ausência de espermatogênese no túbulo seminífero, assim como uma membrana basal espessa e hialinizada. (Reimpressa com autorização de Strayer DS et al., eds. *Rubin's Pathology: Mechanisms of Human Disease*, 8th ed. Philadelphia: Wolters Kluwer, 2020. Figure 23-27.)

no lúmen do túbulo seminífero é **imóvel** e incapaz de fertilizar um óvulo. Os espermatozoides permanecem imóveis até que saiam do epidídimo e tornem-se capazes de fertilizar um óvulo, uma vez que tenham sido **capacitados** no sistema reprodutor feminino.

O processo de espermatogênese depende de vários hormônios, incluindo o **hormônio luteinizante** (**LH**, do inglês *luteinizing homone*), a **prolactina** e o FSH da adeno-hipófise (ver Figura 19.3). A prolactina induz as células intersticiais de Leydig a expressar um número aumentado de **receptores de LH**. Uma vez que o LH se liga aos seus receptores nas células de Leydig, essas células secretam **testosterona** e, como observado anteriormente, o FSH faz com que as células de Sertoli liberem a **proteína de ligação a androgênios** (**ABP**, do inglês *androgenbinding protein*). A ABP mantém uma concentração

CONSIDERAÇÕES CLÍNICAS 19.2

Hipertermia escrotal

O desenvolvimento de espermatozoides normais e saudáveis requer uma temperatura intraescrotal mais baixa, cerca de 35 °C, do que a temperatura corporal normal de 36,5 a 37,5 °C. Para manter a temperatura testicular apropriada, os músculos dartos e cremaster movem os testículos para mais longe ou mais perto da parede do corpo. Além disso, o plexo venoso pampiniforme esfria o sangue que as artérias testiculares trazem para os testículos. Em um "ambiente natural", o escroto não está envolto em roupas e a temperatura ambiente também esfria os testículos. No entanto, os homens que usam cuecas apertadas trazem os testículos para perto da parede do corpo, elevando, assim, a temperatura intraescrotal. Nos últimos 30 anos, o advento dos *laptops* acrescentou uma fonte adicional que agrava esse problema. O calor gerado por *laptops* localizados no colo do indivíduo por 1 ou 2 horas pode aumentar a temperatura intraescrotal em quase 3 °C. Tem sido sugerido que esse aumento de temperatura nas proximidades dos testículos pode ter efeitos deletérios na espermatogênese.

Tabela 19.2	Tipos de células espermatogênicas e suas características.
Espermatogônias	
Espermatogônia tipo A pálida	Apresenta um núcleo de coloração pálida, mitocôndrias esféricas, um pequeno complexo de Golgi e abundantes ribossomos livres. Elas são **mitoticamente ativas** (a partir da puberdade) e dão origem a mais células do mesmo tipo (para manter o suprimento) ou a espermatogônias tipo B
Espermatogônia tipo A escura	Representa células mitoticamente **inativas** (reservas) (na fase G_0 do ciclo celular) com núcleos escuros (intensamente corados); elas têm o potencial de retomar à mitose e produzir células tipo A pálidas
Espermatogônia tipo B	Sofre mitose e dá origem aos espermatócitos primários
Espermatócitos	
Espermatócitos primários	São grandes células **diploides** com conteúdo 4C (2N) de DNA.[1] Eles sofrem a **primeira divisão meiótica** (divisão reducional) para formar espermatócitos secundários
Espermatócitos secundários	São células **haploides** com 2C (N) de DNA que passam rapidamente pela **segunda divisão meiótica** (divisão equatorial), sem uma fase S intermediária, para formar espermátides
Espermátides	
Espermátides	São pequenas células **haploides** (contendo apenas **1C [N] de DNA**) localizadas próximos ao lúmen do túbulo seminífero. Seus núcleos geralmente exibem regiões de cromatina condensada. Apresentam um par de centríolos, mitocôndrias, ribossomos livres, REL e um complexo de Golgi bem desenvolvido

Reimpressa com autorização de Gartner LP. *BRS Cell Biology and Histology*, 8th ed. Philadelphia: Wolters Kluwer, 2019. p. 367.
[1] N.R.T.: N se refere à ploidia, e C ao número de cópias do conteúdo de DNA nuclear.

suficientemente alta de testosterona no epitélio seminífero para que ocorra a espermatogênese.

A espermatogênese ocorre de forma cíclica, mas assíncrona, ao longo do comprimento do túbulo seminífero. Esses **ciclos do epitélio seminífero** consistem em agregados repetidos de células em espermatogênese em vários estágios de desenvolvimento. Cada agregado é composto de grupos de células espermatogênicas que se conectam entre si por **pontes intercelulares**, formando um sincício sincronizado que migra em direção ao lúmen do túbulo seminífero como uma unidade.

Células intersticiais de Leydig

O tecido conjuntivo frouxo vascularizado que envolve os túbulos seminíferos abriga, além de elementos nervosos e vasculares, pequenos aglomerados de células endócrinas produtoras de androgênios, as células intersticiais de Leydig (Figura 19.4). Essas células de forma poligonal em geral têm um único núcleo com dois ou três nucléolos escuros. Conforme demonstrado pela microscopia eletrônica de transmissão, seu **citoplasma** abriga um abundante RE liso, depósitos lipídicos e mitocôndrias com cristas tubulares, estruturas típicas de células endócrinas que fabricam hormônios esteroides. Pelo menos nos seres humanos, essas células, também abrigam inclusões cristalinas, conhecidas como cristais de Reinke, cuja função não está esclarecida. A partir da puberdade, as células intersticiais de Leydig produzem o hormônio sexual masculino testosterona (que possibilita a espermatogênese) e o fator semelhante à insulina 3 (INSL 3, do inglês *insulin-like fator 3*), que sustenta as células espermatogênicas, protegendo-as de entrar em apoptose.

Ductos genitais

Um sistema de **ductos genitais** conduz os espermatozoides e o componente líquido do sêmen para o exterior.

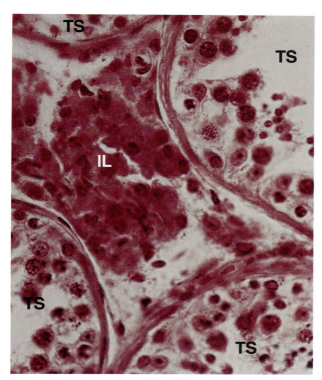

FIGURA 19.4 Esta fotomicrografia de grande aumento do tecido conjuntivo vascularizado ao redor dos **túbulos seminíferos** (TS) exibe uma coleção de **células intersticiais de Leydig** (IL) produtoras de testosterona. 540×.

CONSIDERAÇÕES CLÍNICAS 19.3

Controle da liberação do hormônio luteinizante e do hormônio foliculoestimulante

A **testosterona**, produzida pelas células intersticiais de Leydig, atua como **retroalimentação negativa** para a liberação de LH; a **inibina**, produzida pelas células de Sertoli, inibe a liberação de **FSH**, ao passo que a **ativina**, também produzida pelas células de Sertoli, aumenta a liberação de FSH.

- Os **túbulos seminíferos** estão conectados por túbulos retilíneos curtos, os **túbulos retos** (*tubuli recti*), com a **rede testicular** (*rete testis*), composta de espaços labirínticos localizados no **mediastino testicular**
- A partir daí, os espermatozoides entram na primeira parte do **epidídimo**, que corresponde aos 15 a 20 **dúctulos eferentes** que levam ao **ducto do epidídimo** (Figura 19.5). Durante seu percurso no epidídimo, os espermatozoides amadurecem
  - A cabeça do epidídimo é formada pelos dúctulos eferentes, ao passo que o corpo e a cauda consistem no ducto do epidídimo, uma estrutura que mede cerca de 5 metros de comprimento

- A parede do epidídimo é composta de uma **cobertura de músculo liso** ao redor de tecido conjuntivo frouxo e de um **epitélio pseudoestratificado estereociliado** que reveste o lúmen, onde o epitélio é separado do tecido conjuntivo por uma membrana basal
- O epitélio é composto de **células basais** regenerativas curtas e de **células principais** altas
- As **células principais** têm estereocílios (microvilosidades longas e imóveis) que fagocitam os restos citoplasmáticos remanescentes da espermatogênese; fagocitam quase 90% do líquido luminal e sintetizam e secretam uma glicoproteína, a **glicerofosfocolina**, que inibe a **capacitação** (capacidade do espermatozoide de fertilizar um óvulo depois de entrar no sistema genital feminino)
- Os espermatozoides se tornam **móveis** perto da extremidade do corpo do epidídimo
- A cabeça dos espermatozoides capta **glicerofosfocolina** do líquido presente no lúmen do ducto do epidídimo, que os impede de fecundar um óvulo até que este fator seja removido de sua membrana plasmática, no sistema genital feminino.

O **ducto deferente** (*vas deferens*) é a continuação da cauda do epidídimo (ver Figura 19.1). Essa estrutura muscular espessa atravessa o canal inguinal como parte do cordão espermático e entra na cavidade abdominal. É esta estrutura que permite a palpação do cordão espermático através da parede do escroto.

- Pouco antes de chegar à próstata, a **vesícula seminal** esvazia suas secreções no ducto deferente, que termina neste ponto
- A continuação do ducto deferente ao longo da **próstata** é conhecida como **ducto ejaculatório**. A próstata libera seu produto de secreção no ducto ejaculatório
  - Os **ductos ejaculatórios direito** e **esquerdo** terminam na **uretra prostática** (descrita a seguir), a qual transporta **urina** e **sêmen** para o exterior.

Glândulas genitais acessórias

As **glândulas acessórias** do sistema reprodutor masculino são as duas **vesículas seminais**, a **próstata** e o par de pequenas **glândulas bulbouretrais**.

Vesícula seminal

Cada **vesícula seminal** é uma glândula estreita de 15 cm de comprimento altamente contorcida. Elas estão localizadas na face posterior da bexiga urinária perto de seu colo.

- O **epitélio colunar pseudoestratificado** que reveste o lúmen da glândula (Figura 19.6) é composto de **células basais** regenerativas baixas e células colunares baixas, cuja altura depende diretamente dos níveis plasmáticos de testosterona. As células colunares têm microvilosidades

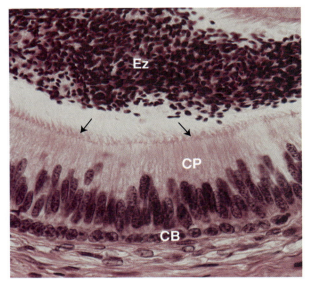

FIGURA 19.5 O revestimento epitelial do ducto do epidídimo humano é composto de **células basais** (CB) baixas e **células principais** (CP) colunares altas, cujos estereocílios (*setas*) projetam-se para o lúmen cheio de **espermatozoides** (Ez). 540×.

curtas e atarracadas, um conteúdo normal de organelas, gotículas lipídicas, grânulos de pigmento lipocromo amarelo, bem como numerosas vesículas de secreção. As vesículas seminais produzem uma secreção nutritiva, rica em frutose, e de uma característica cor amarela que constitui cerca de 70% do volume ejaculado
- O tecido conjuntivo subepitelial fibroelástico, conhecido como **lâmina própria**, é circundado por uma camada **muscular lisa** circular interna e por uma longitudinal externa, revestidas por uma fina **adventícia** de tecido conjuntivo
- O **ducto** de cada vesícula seminal se une à ampola de cada ducto deferente para formar os dois **ductos ejaculatórios** que penetram na próstata para entrar na uretra.

Próstata

A **próstata** (Figura 19.7) é composta de numerosas **glândulas tubuloacinosas ramificadas** individuais que a circundam e cujos ductos perfuram a parede da uretra prostática. A glândula apresenta uma cápsula fibroelástica, enriquecida com células musculares lisas. Septos da cápsula se infiltram no interior da glândula, subdividindo-a em lobos.

- Essas glândulas estão distribuídas em três regiões concêntricas ao redor da uretra e são denominadas glândulas **mucosas**, **submucosas** e **prostáticas externas (principais)**
- Um **epitélio simples colunar** a **pseudoestratificado colunar**, que reveste as glândulas individuais que compõem a próstata, é composto de dois tipos de células: basais curtas e colunares baixas. As primeiras são células regenerativas, ao passo que as últimas produzem e liberam a secreção prostática

---

CONSIDERAÇÕES CLÍNICAS 19.4

Câncer testicular e tumores de células de Leydig

O **câncer testicular** afeta sobretudo homens com menos de 40 anos. É descoberto, na palpação, como um nódulo no escroto. Se o nódulo não estiver associado ao testículo, em geral é benigno, ao passo que, se estiver associado ao testículo, geralmente é maligno; portanto, um "caroço" observado no testículo, seja doloroso ou não, deve ser examinado por um médico. Com frequência, os indivíduos com câncer testicular apresentam níveis sanguíneos elevados de α**-fetoproteína** e **gonadotrofina coriônica humana**.

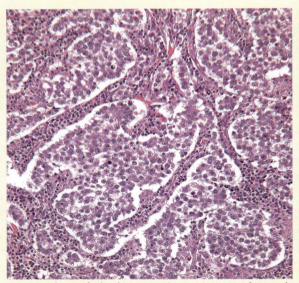

Imagem do testículo de um paciente com uma forma de câncer testicular conhecida como seminoma. Observe os aglomerados de células tumorais com núcleos grandes. Essas células são envoltas por septos de tecido conjuntivo que parecem bastante celularizados em decorrência da infiltração linfocitária. (Reimpressa com autorização de Strayer DS et al., eds. *Rubin's Pathology: Mechanisms of Human Disease*, 8th ed. Philadelphia: Wolters Kluwer, 2020. Figure 23-36B.)

Os tumores de células de Leydig são incomuns porque ocorrem na primeira infância (de 5 a 10 anos) ou em adultos de meia-idade (de 30 a 60 anos). Em geral, eles são encapsulados, podem ter até 10 cm de diâmetro e comumente apresentam morfologia lobulada. Histologicamente, as células tumorais se assemelham às células de Leydig, mas são compostas de muito mais células, e seus núcleos abrigam um único nucléolo grande e centralmente localizado. Cerca de 30% das células apresentam cristais de Reinke. Nos homens, os sinais clínicos incluem testículos aumentados e frequentemente sensíveis; nas crianças pequenas, a produção de uma quantidade significativa de testosterona pode iniciar uma puberdade precoce. Felizmente, apenas 10% dos tumores são malignos; portanto, 90% dos tumores podem ser eliminados pela orquiectomia.

CONSIDERAÇÕES CLÍNICAS 19.5

Vasectomia

A **vasectomia** é um método de esterilização realizado por meio de uma incisão na parede do escroto, através da qual cada ducto deferente é cortado. Um **ejaculado** normal tem aproximadamente 3,5 ml de sêmen com 60 a 100 milhões de espermatozoides por ml. É interessante notar que cerca de 20% dos espermatozoides ejaculados são anormais e 25% são imóveis. Um indivíduo que produza menos que 20 milhões de espermatozoides por ml de ejaculado é considerado **estéril**.

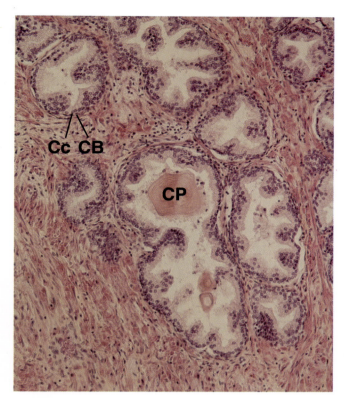

FIGURA 19.7 Esta fotomicrografia de pequeno aumento da próstata humana mostra as células musculares lisas, os dois tipos de células epiteliais, as **células basais** (CB) baixas e as **células colunares** (Cc), bem como as **concreções prostáticas** (CP) no lúmen. 132×.

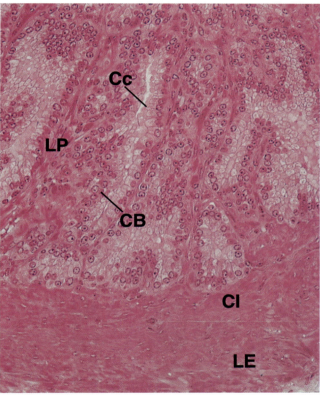

FIGURA 19.6 Esta fotomicrografia de aumento médio de uma vesícula seminal de macaco exibe as **células basais baixas** (CB) e **colunares** (Cc) baixas do epitélio pseudoestratificado colunar, a **lâmina própria** (LP), bem como suas camadas musculares lisas **circular interna** (CI) e **longitudinal externa** (LE). 270×.

- A secreção da próstata, que é regulada pela testosterona, é um líquido fino e esbranquiçado contendo **fibrinolisina**, ácido cítrico, **serina protease** (antígeno prostático específico, PSA [do inglês *prostate-specific antigen*]) e **fosfatase ácida**
- As secreções da próstata são de cor branca e constituem cerca de 30% do volume ejaculado

- As **concreções prostáticas** (corpos amiláceos), cuja função é desconhecida, estão frequentemente presentes no lúmen da próstata. Elas aumentam em número com a idade do indivíduo.

Glândulas bulbouretrais (glândulas de Cowper)

As pequenas e pareadas **glândulas bulbouretrais** (**glândulas de Cowper**) estão situadas na junção das porções prostática e membranosa da uretra. A cápsula de tecido conjuntivo fibroelástico dessa glândula contém algumas fibras musculares esqueléticas, além de fibroblastos e células musculares lisas. Derivados da cápsula, os septos subdividem essa **glândula tubuloacinosa composta** em pequenos lóbulos cujo revestimento epitelial **simples cúbico** a **simples colunar** secreta um líquido lúbrico, que é liberado na uretra membranosa e imediatamente a lubrifica antes da liberação do ejaculado.

Uretra

A **uretra** masculina tem cerca de 20 cm de comprimento e estende-se da bexiga até a ponta do pênis, conduzindo a urina da bexiga (e, durante a ejaculação, o sêmen dos ductos ejaculatórios direito e esquerdo). Possui três regiões, que são nomeadas de acordo com suas localizações:

- A **uretra prostática**, de 3 a 4 cm de comprimento, que atravessa a substância da próstata. Seu lúmen é revestido por um epitélio de transição
- A **uretra membranosa**, de 1 a 2 cm de comprimento, que passa pelo assoalho da pelve (períneo), cujo lúmen é revestido por um epitélio colunar pseudoestratificado ou estratificado
  - As fibras musculares esqueléticas do períneo circundam a uretra membranosa, formando o **músculo esfíncter externo** da uretra, o que permite o controle voluntário sobre o processo de micção
- A **uretra cavernosa**, de cerca de 15 cm de comprimento (**uretra esponjosa, uretra peniana**), que passa pelo comprimento do pênis (Figura 19.8) e seu lúmen:
  - É revestido por um epitélio colunar pseudoestratificado ou estratificado
  - A extremidade distal expandida da uretra cavernosa, localizada na **glande do pênis** e chamada de **fossa navicular**, é revestida por um epitélio estratificado pavimentoso não queratinizado.

O tecido conjuntivo fibroelástico ricamente vascularizado que compõe a **lâmina própria** das três regiões da uretra tem **glândulas de Littré** mucosas, cuja secreção lubrifica o lúmen da uretra. Toda a uretra apresenta uma **camada longitudinal interna** e uma **circular externa** de células **musculares lisas**. As camadas musculares lisas auxiliam no movimento da urina ao longo da uretra, mas não contribuem para o controle voluntário da micção.

Pênis

O **pênis** transporta a urina para o exterior e também é o órgão masculino da cópula, que entrega o sêmen ao sistema reprodutor feminino. Ele tem três corpos compostos de **tecido erétil**: os dois **corpos cavernosos**, posicionados dorsalmente, e um único **corpo esponjoso**, localizado ventralmente (ver Figura 19.8). A extremidade distal do corpo esponjoso é expandida, formando a **glande** (cabeça do pênis). Cada um dos três corpos possui sua própria cápsula de tecido conjuntivo fibroso, conhecida como **túnica albugínea**. Todo o pênis é revestido por uma pele fina que se estende sobre a glande como um invólucro retrátil e que é conhecida como **prepúcio**.

Ereção

Cada corpo erétil, que abriga grandes **espaços cavernosos** revestidos por endotélio, é suprido por **artérias espiraladas**, que em geral são contornadas por anastomoses (desvios ou *shunts*) arteriovenosas, o que mantém o pênis em estado flácido. **Impulsos parassimpáticos** a essas anastomoses causam vasoconstrição, direcionando o sangue

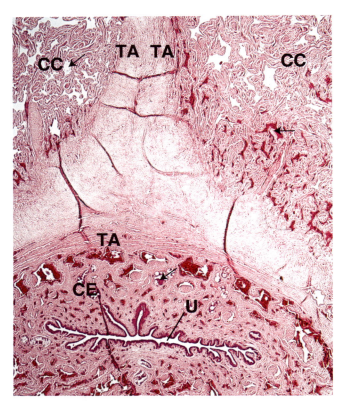

FIGURA 19.8 Este corte transversal, de pequeno aumento de um pênis, exibe partes dos dois **corpos cavernosos** (CC) e do único **corpo esponjoso** (CE). Observe a porção peniana da **uretra** (U) em forma de fenda, cujo lúmen é revestido por um epitélio colunar pseudoestratificado ou estratificado. Observe também os espaços vasculares (*setas*) dentro dos tecidos eréteis de todos os três corpos, bem como a **túnica albugínea** (TA) envolvendo estes mesmos três corpos. 14×.

para as artérias espiraladas, cuja musculatura lisa fica relaxada em decorrência da liberação local de óxido nítrico, e, assim, o sangue flui para os espaços vasculares dos corpos cavernosos e do corpo esponjoso. Os corpos eréteis (especialmente os dois corpos cavernosos) ficam cheios de sangue, e a pressão túrgida do líquido dentro dos espaços vasculares dos tecidos eréteis aumenta consideravelmente o pênis, o que o torna **ereto** e **duro**. Após a ejaculação ou na ausência de uma estimulação contínua, a estimulação parassimpática cessa, o fluxo sanguíneo para as artérias espiraladas é diminuído, e o sangue sai lentamente dos espaços cavernosos. Segue-se, então, a detumescência, e o pênis retorna ao seu estado flácido.

Ejaculação

A **ejaculação** é a expulsão forçada do **sêmen** para o sistema reprodutor masculino. A força necessária para a ejaculação é derivada da contração rítmica das camadas espessas de músculo liso do **ducto deferente** (*vas deferens*) e da rápida contração do **músculo bulboesponjoso**, situado na extremidade proximal do corpo esponjoso e ao seu redor.

Cada ejaculado contém 200 a 400 milhões de espermatozoides suspensos em cerca de 3 a 4 ml de **líquido seminal**. As glândulas acessórias do aparelho reprodutor masculino, a **próstata** e as **glândulas bulbouretrais**, assim como as **vesículas seminais** (e mesmo as glândulas de Littré), contribuem para a formação da porção líquida do sêmen. As secreções das glândulas bulbouretrais lubrificam a uretra, ao passo que as secreções da próstata auxiliam os espermatozoides a obter motilidade ao neutralizar as secreções ácidas do ducto deferente e do sistema reprodutivo feminino. A energia para os espermatozoides é fornecida por secreções ricas em frutose das vesículas seminais.

CONSIDERAÇÕES CLÍNICAS 19.6

Hipertrofia prostática benigna e adenocarcinoma da próstata

A próstata sofre uma hipertrofia com a idade, resultando na **hipertrofia prostática benigna (HPB)**, uma condição que pode promover constrição no lúmen uretral que leva à dificuldade para urinar. Aos 50 anos, cerca de 40% da população masculina é afetada e, aos 80 anos, aproximadamente 95% da população masculina é acometida por essa condição.

O **adenocarcinoma da próstata** afeta cerca de 30% da população masculina com mais de 75 anos. Embora esse carcinoma tenha crescimento lento, ele pode produzir metástase óssea. A averiguação de níveis elevados de **antígeno prostático específico (PSA)** na corrente sanguínea pode ser usada para um teste diagnóstico precoce do câncer de próstata. A biópsia é necessária para um diagnóstico preciso.

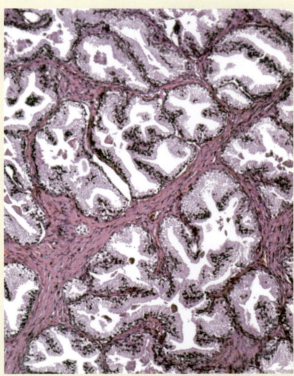

Fotomicrografia de um paciente com hiperplasia nodular da próstata. Observe que a glândula apresenta uma hipertrofia das células do epitélio. Pregas ocluem parcialmente o lúmen das glândulas. (Reimpressa com autorização de Strayer DS et al., eds. *Rubin's Pathology: Mechanisms of Human Disease*, 8th ed. Philadelphia: Wolters Kluwer, 2020. Figure 23-45C.)

CONSIDERAÇÕES CLÍNICAS 19.7

Balanopostite e fimose

O acúmulo de um exsudato espesso, branco-amarelado, abaixo do prepúcio de homens não circuncidados pode ser um terreno fértil para leveduras e bactérias. Se esse local não for adequadamente higienizado, pode ocorrer a inflamação do prepúcio conhecida como **postite**, assim como a inflamação da glande do pênis, conhecida como **balanite**. Quando associadas, o quadro é definido como **balanopostite**. Essa inflamação pode ser acompanhada por eritema, dor e prurido, assim como por inchaço da glande e consequente constrição da uretra.

A **fimose**, condição na qual o prepúcio não pode ser distendido sobre a glande do pênis, pode ser muito dolorosa e interferir na micção e na atividade sexual. À medida que o pênis fica ereto, o prepúcio não pode se expandir para acomodar a circunferência maior da glande, e isso pode resultar em balanopostite e infecções do trato urinário. Em geral, a circuncisão pode aliviar essa condição.

CONSIDERAÇÕES CLÍNICAS 19.8

Infertilidade

Aproximadamente 7% de todos os homens são **inférteis**, ou seja, são incapazes de gerar filhos com uma mulher fértil. Existem muitas razões possíveis para a infertilidade masculina, como anormalidades cromossômicas; uso de álcool, tabaco, drogas ilícitas e certos medicamentos prescritos; produção de espermatozoides anormais; aumento da temperatura intraescrotal. A **hipospermia**, que consiste em um volume muito reduzido de ejaculado, está frequentemente associada à infertilidade, pois contém menos de 20 a 40 milhões de espermatozoides por ejaculação. Curiosamente, um estudo com mais de 40 mil homens da Europa, da América do Norte, da Nova Zelândia e da Austrália indicou que houve uma diminuição de 50% na contagem de espermatozoides em 2015 em comparação à contagem de espermatozoides em 1980, e os espermatozoides reduziram sua motilidade.

Capítulo 19 Sistema Reprodutor Masculino 527

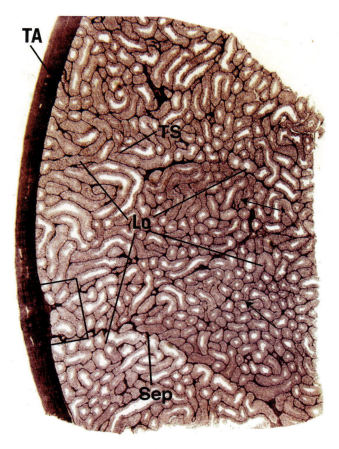

FIGURA 19.1.1 Testículo. Macaco. Corte em resina plástica. 14×.

Esta fotomicrografia de pequeno aumento do testículo apresenta sua espessa **túnica albugínea** (TA), assim como os delgados **septos** (Sep) que se conectam a ela. Observe que os cortes dos **túbulos seminíferos** (TS) apresentam vários perfis geométricos, o que atesta sua forma altamente contorcida. Note que cada **lóbulo** (Lo) está densamente ocupado por túbulos seminíferos e que o delgado estroma de tecido conjuntivo (*setas*) ocupa o espaço remanescente. Uma região semelhante à *área em destaque* é apresentada em uma ampliação na Figura 19.1.2.

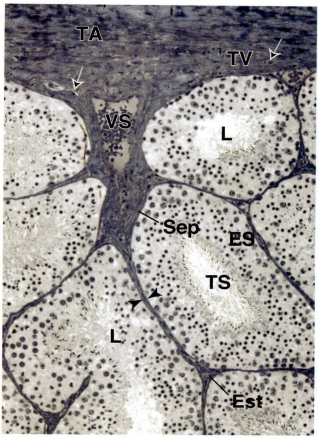

FIGURA 19.1.2 Testículo. Túbulos seminíferos. Macaco. Corte em resina plástica. 132×.

Esta fotomicrografia é uma ampliação de região semelhante à *área em destaque* da Figura 19.1.1. Observe que a **túnica vasculosa** (TV) da **túnica albugínea** (TA) é uma região muito vascularizada (*setas*) e que os **vasos sanguíneos** (VS), localizados no interior de **septos** (Sep) de tecido conjuntivo, penetram nos lóbulos testiculares. As paredes dos **túbulos seminíferos** (TS) estão muito próximas entre si (*pontas de seta*), embora em algumas regiões sejam observadas as células do **estroma** (Est). Observe que o **lúmen** (L) do túbulo seminífero é revestido por um **epitélio seminífero** (ES) estratificado.

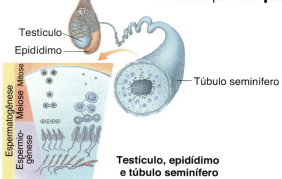

Testículo, epidídimo e túbulo seminífero

LEGENDA

ES	epitélio seminífero	Lo	lóbulo	TS	túbulo seminífero
Est	estroma	Sep	septo	TV	túnica vasculosa
L	lúmen	TA	túnica albugínea	VS	vaso sanguíneo

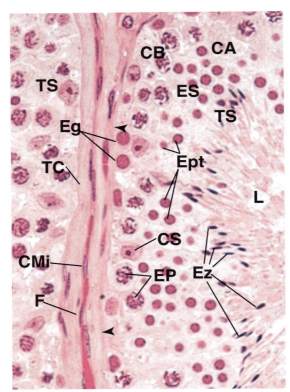

FIGURA 19.1.3 Testículo. Túbulo seminífero. Macaco. Corte em resina plástica. 540×.

As paredes adjacentes de dois **túbulos seminíferos** (TS) estão muito próximas entre si, são compostas de **células mioides** (CMi), **fibroblastos** (F) e **tecido conjuntivo** (TC) fibromuscular. O **epitélio seminífero** (ES) estratificado está separado do revestimento do túbulo por uma membrana basal (*pontas de seta*). As **espermatogônias** (Eg) estão apoiadas sobre a membrana basal e estão no **compartimento basal** (CB). As altas **células de Sertoli** (CS) abrangem a espessura do epitélio, com suas membranas celulares basais em contato com a membrana basal e suas membranas celulares apicais em contato com o lúmen. As membranas laterais formam junções oclusivas com as células de Sertoli vizinhas, dividindo o lúmen em compartimentos basal e adluminal. Os **espermatócitos primários** (EP), os espermatócitos secundários, as **espermátides** (Ept) e os **espermatozoides** (Ez) estão no **compartimento adluminal** (CA). Observe que o **lúmen** (L) do túbulo seminífero contém espermatozoides, bem como restos celulares descartados durante a transformação das espermátides em espermatozoides. Compare as células do epitélio seminífero com as da Figura 19.1.4.

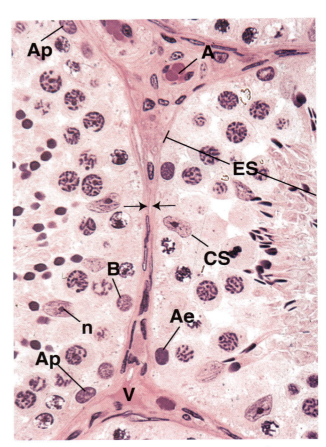

FIGURA 19.1.4 Testículo. Túbulo seminífero. Macaco. Corte em resina plástica. 540×.

Observe que as paredes fibromusculares dos cortes transversais de dois túbulos seminíferos estão muito próximas entre si (*setas*); no entanto, em determinadas regiões, estão evidentes **arteríolas** (A) e **vênulas** (V). As **células de Sertoli** (CS) podem ser identificadas pelos seus núcleos pálidos e **nucléolos** (n) densos. Ao se comparar o **epitélio seminífero** (ES) das metades dos túbulos, situados à direita e à esquerda desta fotomicrografia, assim como o epitélio seminífero da Figura 19.1.3, é possível observar que as composições celulares são distintas, o que indica diferentes estágios do ciclo do epitélio seminífero. Observe também os três tipos de espermatogônias, que são identificados pelas suas características nucleares: **espermatogônias A escuras** (Ae), com núcleos escuros e achatados; **espermatogônias A pálidas** (Ap), com núcleos pálidos e achatados; e **espermatogônias B** (B), com núcleos esféricos.

LEGENDA

A	arteríola	CMi	célula mioide	F	fibroblasto
Ae	espermatogônia A escura	CS	célula de Sertoli	L	lúmen
Ap	espermatogônia A pálida	Eg	espermatogônia	n	nucléolo
B	espermatogônia B	EP	espermatócito primário	TC	tecido conjuntivo
CA	compartimento adluminal	Ept	espermátide	TS	túbulo seminífero
CB	compartimento basal	ES	epitélio seminífero	V	vênula
		Ez	espermatozoide		

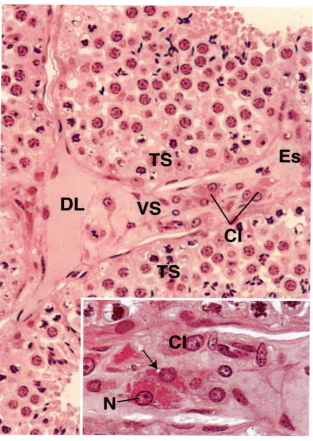

FIGURA 19.2.1 Testículo. Células intersticiais. Macaco. Corte em resina plástica. 270×.

O **estroma** (Es) que circunda os **túbulos seminíferos** (TS) tem um rico **suprimento vascular** (VS), bem como uma abrangente **drenagem linfática** (DL). Boa parte dos elementos vasculares está associada às células endócrinas do testículo, as **células intersticiais de Leydig** (CI), que produzem testosterona. *Inserto.* **Células intersticiais. Testículo. Macaco. Corte em resina plástica.** 540×. As **células intersticiais** (CI), localizadas em pequenos grupos, são identificadas pelos seus **núcleos** (N), com formato circular a oval, e pela presença de lipídio (*seta*) no seu citoplasma.

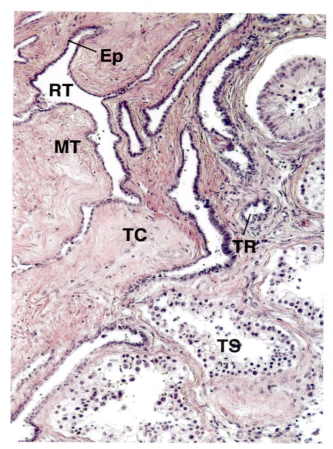

FIGURA 19.2.2 Testículo. Rede testicular. Humano. Corte em parafina. 132×.

A **rede testicular** (RT), localizada no **mediastino do testículo** (MT), é formada por espaços labirínticos anastomosados, revestidos por um **epitélio** (Ep) simples cúbico. O **tecido conjuntivo** (TC) denso do mediastino do testículo está evidente, assim como os cortes dos **túbulos seminíferos** (TS). Os espermatozoides ganham acesso à rede testicular por meio de curtos **túbulos retos** (TR).

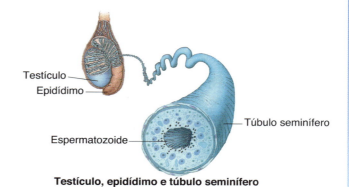

Testículo, epidídimo e túbulo seminífero

LEGENDA

CI	célula intersticial de Leydig	Es	estroma	TC	tecido conjuntivo
		MT	mediastino do testículo	TR	túbulo reto
DL	drenagem linfática	N	núcleo	TS	túbulo seminífero
Ep	epitélio	RT	rede testicular	VS	vaso sanguíneo

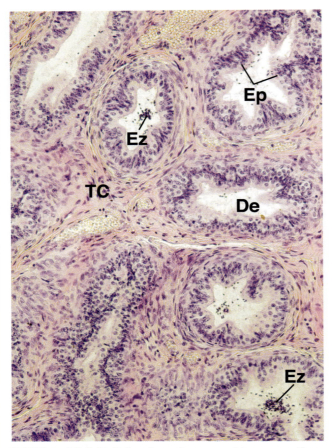

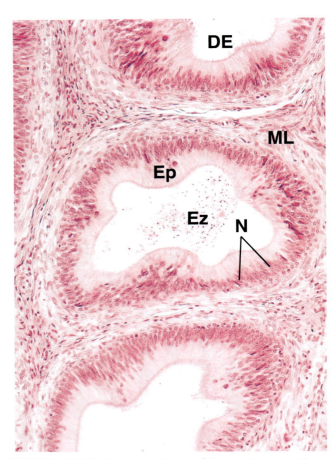

FIGURA 19.2.3 Dúctulos eferentes. Humano. Corte em parafina. 132×.

A primeira parte do epidídimo, os **dúctulos eferentes** (De), recebe os **espermatozoides** (Ez) da rede testicular. O lúmen desses ductos é revestido por um **epitélio** (Ep) simples colunar, composto de células altas e de células baixas, que são responsáveis pela característica aparência pregueada (desigual) desses túbulos. A espessa parede de **tecido conjuntivo** (TC) fibroelástico dos ductos abriga numerosas células musculares lisas (ML).

FIGURA 19.2.4 Ducto do epidídimo. Macaco. Corte em resina plástica. 132×.

O **ducto do epidídimo** (DE) pode ser diferenciado dos dúctulos eferentes com relativa facilidade. Observe que existem dois tipos de **núcleos** (N) do **revestimento epitelial** (Ep) pseudoestratificado, esféricos e ovalados, ao passo que os núcleos dos ductos eferentes são apenas esféricos. Note que o lúmen contém numerosos **espermatozoides** (Ez) e que o epitélio repousa sobre uma lâmina basal. A parede de tecido conjuntivo do ducto do epidídimo pode ser facilmente diferenciada de sua **camada de músculo liso** (ML), disposta circularmente.

LEGENDA

DE	ducto do epidídimo	Ez	espermatozoide	N	núcleo
De	dúctulo eferente	ML	músculo liso	TC	tecido conjuntivo
Ep	epitélio				

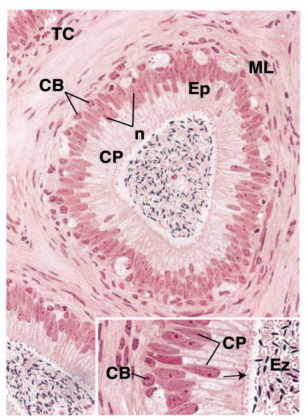

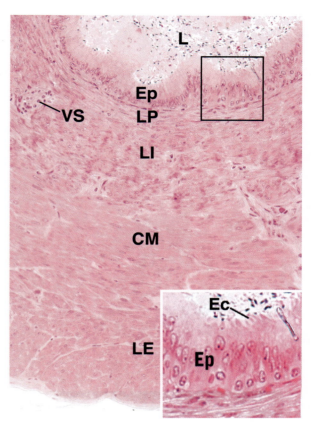

FIGURA 19.3.1 Ducto do epidídimo. Macaco. Corte em resina plástica. 270×.

O **epitélio** (Ep) pseudoestratificado colunar estereociliado que reveste o lúmen do ducto do epidídimo é constituído de dois tipos de células: **células basais** (CB) baixas, identificáveis pelos seus núcleos esféricos, e **células principais** (CP) colunares altas, cujos núcleos ovais apresentam um ou mais **nucléolos** (n). As células **musculares lisas** (ML) que compõem a parede do epidídimo organizam-se em uma disposição circular e são envolvidas por elementos do **tecido conjuntivo** (TC). *Inserto.* **Ducto do epidídimo. Macaco. Corte em resina plástica.** 540×. Observe os núcleos esféricos das **células basais** (CB) e os núcleos ovais das **células principais** (CP). Os estereocílios aglomerados (*setas*) se estendem para o lúmen preenchido de **espermatozoides** (Ez).

FIGURA 19.3.2 Ducto deferente. Macaco. Corte em resina plástica. 132×.

O ducto deferente é um tubo muscular de parede espessa que transporta os espermatozoides do ducto do epidídimo para o ducto ejaculatório. O espesso revestimento de músculo liso é composto de três camadas: **longitudinal externa** (LE), **circular média** (CM) e **longitudinal interna** (LI). A **lâmina própria** (LP) fibroelástica recebe seu **suprimento vascular** (VS) a partir dos vasos que penetram nas três camadas musculares. Um **epitélio** (Ep) pseudoestratificado colunar reveste o **lúmen** (L) preenchido de espermatozoides. A *área em destaque* é apresentada em uma ampliação no inserto. *Inserto.* **Ducto deferente. Macaco. Corte em resina plástica.** 270×. Uma ampliação do **epitélio** (Ep) pseudoestratificado colunar mostra a presença dos **estereocílios** (Ec).

Epidídimo

LEGENDA					
CB	célula basal	Ez	espermatozoide	LP	lâmina própria
CM	camada muscular circular média	L	lúmen	ML	músculo liso
		LE	camada muscular longitudinal externa	n	nucléolos
CP	célula principal			TC	tecido conjuntivo
Ec	estereocílios	LI	camada muscular longitudinal interna	VS	vaso sanguíneo
Ep	epitélio				

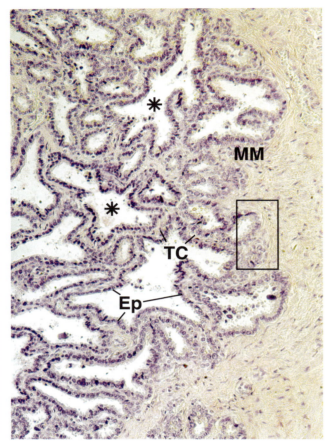

FIGURA 19.3.3 Vesícula seminal. Humano. Corte em parafina. 132×.

As duas vesículas seminais são longas glândulas tubulares, cujos ductos se unem ao ducto deferente, pouco antes do início dos ductos ejaculatórios. A **membrana mucosa** (MM) altamente pregueada da vesícula seminal é composta de um **epitélio** (Ep) pseudoestratificado que repousa sobre um delgado **centro de tecido conjuntivo** (TC). A membrana pregueada se anastomosa consigo mesma, separando pequenos espaços (*asteriscos*) que, embora contínuos com o lúmen central, parecem ser regiões distintas. Uma região semelhante à *área em destaque* é apresentada em uma ampliação na Figura 19.3.4.

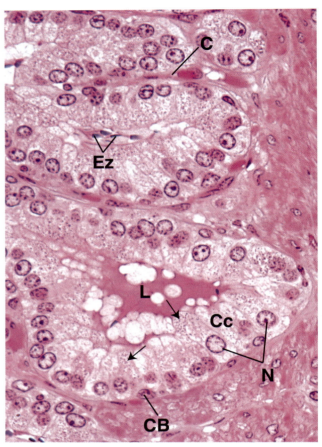

FIGURA 19.3.4 Vesícula seminal. Macaco. Corte em resina plástica. 540×.

Esta fotomicrografia é uma ampliação de região semelhante à *área em destaque* na Figura 19.3.3. As **células colunares** (Cc) altas apresentam **núcleos** (N) esféricos, situados na porção basal das células, e seu citoplasma tem grânulos de secreção (*setas*). Ocasionalmente, as **células basais** (CB) baixas estão presentes e podem atuar como células regenerativas do epitélio. O produto de secreção é liberado para o **lúmen** (L) como um líquido espesso que coagula nos cortes histológicos. Observe a presença dos numerosos **capilares** (C) no centro de tecido conjuntivo abaixo do epitélio. Embora seja possível observar com frequência **espermatozoides** (Ez) no lúmen das vesículas seminais, eles não são armazenados nessa estrutura.

LEGENDA					
C	capilares	Ep	epitélio	MM	membrana mucosa
CB	célula basal	Ez	espermatozoide	N	núcleo
Cc	célula colunar	L	lúmen	TC	tecido conjuntivo

Capítulo 19 Sistema Reprodutor Masculino **533**

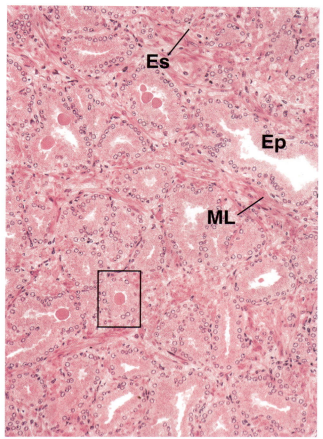

FIGURA 19.4.1 Próstata. Macaco. Corte em resina plástica. 132×.

A próstata, a maior das glândulas acessórias do sistema reprodutor masculino, tem uma espessa cápsula de tecido conjuntivo fibroelástico que é contínua ao **estroma** (Es). Observe que o estroma abriga **fibras musculares lisas** (ML) e vasos sanguíneos. A porção secretora da próstata é composta de glândulas individuais de formatos variados e consiste em um **epitélio** (Ep) simples cúbico a colunar baixo, embora possam ser vistas regiões de epitélio pseudoestratificado colunar. Uma região semelhante à *área em destaque* é apresentada em uma ampliação na Figura 19.4.2.

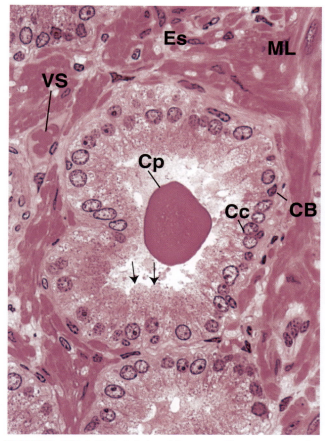

FIGURA 19.4.2 Próstata. Macaco. Corte em resina plástica. 540×.

Esta fotomicrografia é uma ampliação de região semelhante à *área em destaque* na Figura 19.4.1. Observe que o **estroma** (Es) de tecido conjuntivo fibroelástico apresenta numerosos **vasos sanguíneos** (VS) e **células musculares lisas** (ML). O parênquima da glândula é composto de **células colunares** (Cc), bem como de **células basais** (CB) baixas. Os ápices em formato de abóbada (*setas*) de algumas das células colunares projetam-se no lúmen, que possui uma **concreção prostática** (Cp). Esses cálculos, que podem se calcificar, aumentam de quantidade com a idade.

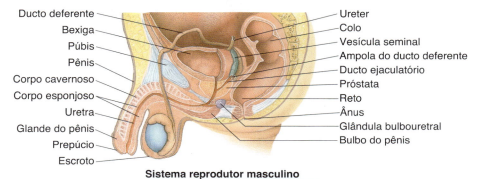

Sistema reprodutor masculino

LEGENDA					
CB	célula basal	**Ep**	epitélio	**ML**	músculo liso
Cc	célula colunar	**Es**	estroma	**VS**	vaso sanguíneo
Cp	concreção prostática				

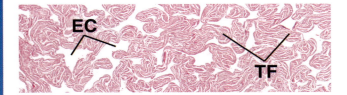

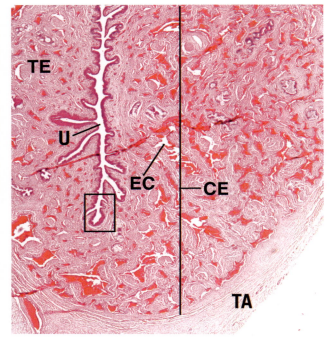

FIGURA 19.4.3 Pênis. Humano. Corte transversal. Corte em parafina. 14×.

O pênis é formado por três corpos eréteis: dois corpos cavernosos e o corpo esponjoso. O corte transversal do **corpo esponjoso** (CE) mostra a **uretra** (U), que está envolvida pelo **tecido erétil** (TE) cujos **espaços cavernosos** (EC) irregulares, revestidos por endotélio, contêm sangue. O tecido esponjoso é envolvido pela espessa e fibrosa **túnica albugínea** (TA). Os três corpos cavernosos são envolvidos por uma bainha de tecido conjuntivo mais frouxo, ao qual está aderida à pele do pênis (removida aqui). A *área em destaque* é apresentada em uma ampliação na Figura 19.4.4. *Inserto*. **Pênis. Humano. Corte transversal. Corte em parafina.** 14×. A figura superior mostra que os **espaços cavernosos** (EC) do corpo cavernoso são maiores que os espaços do corpo esponjoso. Além disso, as **trabéculas fibrosas** (TF) são mais finas, o que resulta nos corpos cavernosos ficarem mais túrgidos que o corpo esponjoso durante a ereção.

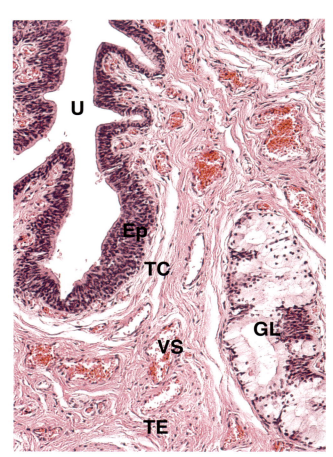

FIGURA 19.4.4 Uretra. Humano. Corte em parafina. 132×.

Esta fotomicrografia é uma ampliação da *área em destaque* da Figura 19.4.3. Observe que a **uretra** (U) cavernosa é revestida por um **epitélio** (Ep) pseudoestratificado colunar, envolvido por uma camada de **tecido conjuntivo** (TC) frouxo que abriga um rico **suprimento vascular** (VS). Toda a extensão da uretra peniana é envolvida pelo **tecido erétil** (TE) do corpo esponjoso. Além disso, as **glândulas de Littré** (GL), de secreções mucosas, liberam seu produto de secreção no lúmen da uretra, lubrificando então seu revestimento epitelial.

LEGENDA

CE	corpo esponjoso	TA	túnica albugínea	TF	trabécula fibrosa
EC	espaço cavernoso	TC	tecido conjuntivo	U	uretra
Ep	epitélio	TE	tecido erétil	VS	vaso sanguíneo
GL	glândula de Littré				

Capítulo 19 Sistema Reprodutor Masculino **535**

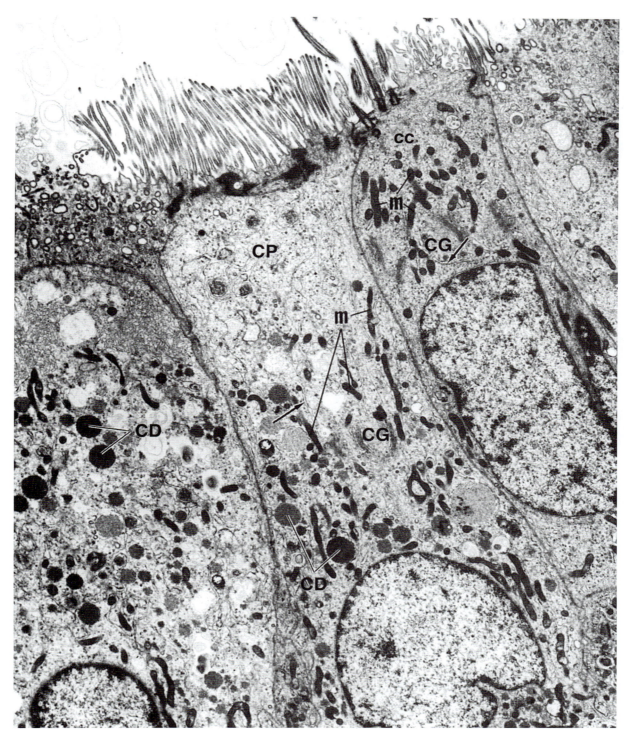

FIGURA 19.5.1 Epidídimo. Coelho. Microscopia eletrônica. 7.200×.

O revestimento epitelial dos dúctulos eferentes do coelho é composto de dois tipos de células colunares altas: **células principais** (CP) e **células ciliadas** (cc). Observe que ambos os tipos celulares têm numerosas organelas, tais como **complexo de Golgi** (CG), **mitocôndrias** (m) e retículo endoplasmático rugoso (*setas*). Além disso, as células principais contêm **corpos densos** (CD), provavelmente um material de secreção. (Cortesia de Dr. R. Jones.)

LEGENDA					
cc	célula ciliada	CG	complexo de Golgi	m	mitocôndrias
CD	corpos densos	CP	célula principal		

Revisão de imagens histológicas selecionadas

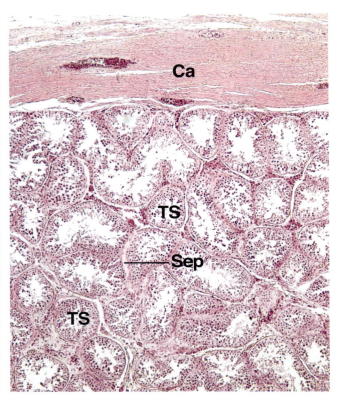

FIGURA DE REVISÃO 19.1.1 Testículo. Humano. Corte em parafina. 56×.

O testículo tem uma **cápsula** (Ca) de tecido conjuntivo, conhecida como túnica albugínea, que origina **septos** (Sep) delgados. Os perfis dos **túbulos seminíferos** (TS) extremamente contorcidos aparecem nesta imagem em uma disposição bastante compactada.

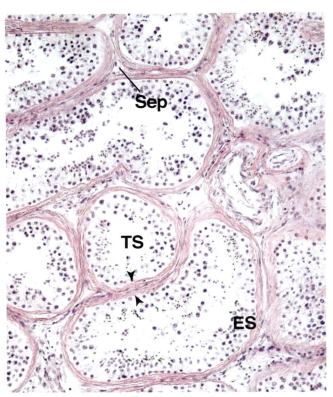

FIGURA DE REVISÃO 19.1.2 Testículo. Humano. Corte em parafina. 132×.

Esta imagem é uma ampliação de uma área semelhante à retratada na figura anterior. Observe que os perfis dos **túbulos seminíferos** (TS) estão pressionados uns contra os outros (*pontas de seta*) de forma que os **septos** (Sep), de tecido conjuntivo, pareçam ser muito delgados. Os túbulos seminíferos são revestidos pelo **epitélio seminífero** (ES), responsável pela espermatogênese.

LEGENDA					
Ca	cápsula	Sep	septos	TS	túbulo seminífero
ES	epitélio seminífero				

Capítulo 19 Sistema Reprodutor Masculino   **537**

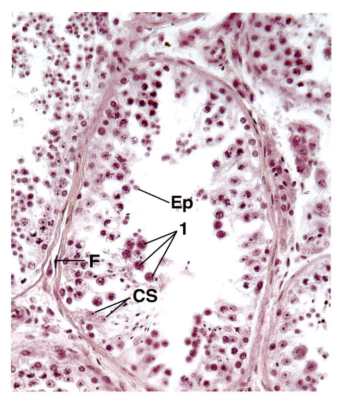

FIGURA DE REVISÃO 19.1.3 Testículo. Humano. Corte em parafina. 270×.

O perfil do túbulo seminífero retratado nesta fotomicrografia evidencia os **fibroblastos** (F) que compõem a parede de tecido conjuntivo do túbulo seminífero. Observe que alguns dos tipos celulares do epitélio seminífero estão assinalados: **células de Sertoli** (CS), **espermatócitos primários** (1) e **espermátides** (Ep).

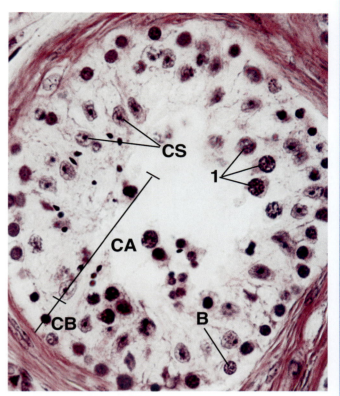

FIGURA DE REVISÃO 19.1.4 Testículo. Humano. Corte em parafina. 540×.

Esta fotomicrografia de grande aumento do túbulo seminífero evidencia o **compartimento basal** (CB) e o **compartimento adluminal** (CA), formados pelo complexo juncional desenvolvido pelas **células de Sertoli** (CS). As **espermatogônias B** (B) e os **espermatócitos primários** (1) estão indicados.

LEGENDA					
1	espermatócito primário	CA	compartimento adluminal	CS	célula de Sertoli
B	espermatogônia B			Ep	espermátide
		CB	compartimento basal	F	fibroblasto

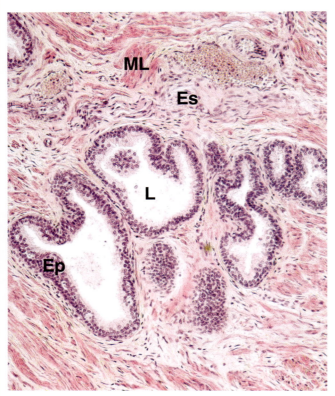

FIGURA DE REVISÃO 19.2.1 Próstata jovem. Humano. Corte em parafina. 132×.

A próstata de um homem jovem exibe seu **estroma** (Es) de tecido conjuntivo fibroelástico, que também tem fibras de **músculo liso** (ML) dispersas em todas as áreas. O **epitélio** (Ep) da glândula é simples colunar a estratificado colunar e circunda seu **lúmen** (L).

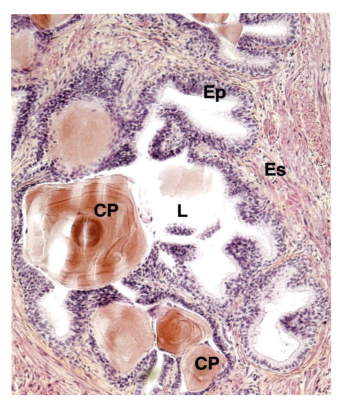

FIGURA DE REVISÃO 19.2.2 Próstata senescente. Humano. Corte em parafina. 132×.

A próstata de um homem idoso exibe acúmulos de **concreções prostáticas** (CP) em seu **lúmen** (L). Sob outros aspectos, o **epitélio** (Ep) e o **estroma** (Es) da glândula são semelhantes aos de um indivíduo mais jovem.

LEGENDA

CP	concreções prostáticas	Es	estroma	ML	músculo liso
Ep	epitélio	L	lúmen		

Capítulo 19 Sistema Reprodutor Masculino **539**

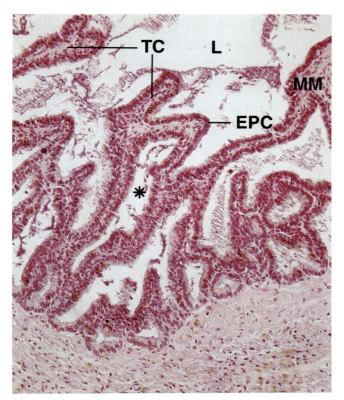

FIGURA DE REVISÃO 19.2.3 Vesícula seminal. Humano. Corte em parafina. 132×.

As vesículas seminais tubulares têm uma **membrana mucosa** (MM) extremamente contorcida que anastomosa consigo mesma e forma regiões fechadas (*asterisco*) do **lúmen** (L). O **epitélio pseudoestratificado colunar** (EPC) cobre o eixo de um **tecido conjuntivo** (TC) mais delgado.

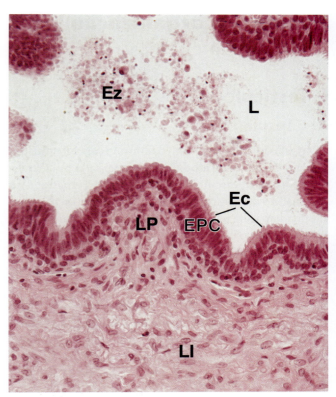

FIGURA DE REVISÃO 19.2.4 Ducto deferente. Humano. Corte em parafina. 270×.

O ducto deferente, também conhecido como *vas deferens*, é um tubo muscular que conduz os espermatozoides do epidídimo ao ducto ejaculatório. O **lúmen** (L) contém, além dos **espermatozoides** (Ez), restos celulares desprendidos das espermátides e que não foram fagocitados pelas células de Sertoli ao longo do seu trajeto. O **epitélio pseudoestratificado colunar** (EPC) que reveste o lúmen está separado da **lâmina própria** (LP) fibroelástica por uma membrana basal. A cobertura muscular espessa é composta de três camadas de células musculares lisas: **longitudinal interna** (LI), circular média e longitudinal externa.

LEGENDA

Ec	estereocílios	L	lúmen	LP	lâmina própria
EPC	epitélio pseudoestratificado colunar	LI	camada muscular longitudinal interna	TC	tecido conjuntivo
Ez	espermatozoides				

Resumo da organização histológica

I. Testículo

A. Cápsula

A **cápsula** de tecido conjuntivo fibromuscular do testículo é chamada de **túnica albugínea**, cuja camada vascular interna é a **túnica vasculosa**. A cápsula é mais espessada no **mediastino do testículo**, onde se originam os **septos** que subdividem cada testículo em cerca de 250 **lóbulos testiculares** incompletos, cada um contendo de um a quatro **túbulos seminíferos** envolvidos pelo **estroma** de tecido conjuntivo.

B. Túbulos seminíferos

Cada **túbulo seminífero** altamente contorcido é formado por uma **túnica própria** fibromuscular, separada do **epitélio seminífero** por uma **membrana basal**.

1. Epitélio seminífero

O **epitélio seminífero (germinativo)** é formado por células de sustentação, as **células de Sertoli**, e por uma camada estratificada de **gametas masculinos** em desenvolvimento. As células de Sertoli estabelecem uma barreira hematotesticular ao formar junções oclusivas entre si, subdividindo o túbulo seminífero em **compartimentos adluminal e basal**. O compartimento basal abriga **espermatogônias A (claras e escuras)**, **espermatogônias B** e as porções basais das células de Sertoli. O compartimento adluminal tem as porções apicais das células de Sertoli, os **espermatócitos primários**, os **espermatócitos secundários**, as **espermátides** e os **espermatozoides**.

2. Túnica própria

A **túnica própria** consiste em um tecido conjuntivo frouxo, com fibras colágenas, **fibroblastos** e **células mioides**.

C. Estroma

O **estroma** do testículo é um tecido conjuntivo frouxo, muito vascularizado, que envolve os túbulos seminíferos e que abriga pequenos grupos de grandes células endócrinas vacuolizadas, as **células intersticiais** (de Leydig).

II. Ductos genitais

A. Túbulos retos

Tubos curtos e lineares, os **túbulos retos**, inicialmente revestidos por células semelhantes às **células de Sertoli** e posteriormente por um **epitélio simples cúbico**, conectam os túbulos seminíferos à **rede testicular**.

B. Rede testicular

A **rede testicular** (*rete testis*) é composta de espaços labirínticos, revestidos por células cúbicas situadas no **mediastino testicular**.

C. Epidídimo

1. Dúctulos eferentes

Os **dúctulos eferentes** compõem a **cabeça do epidídimo**. Seu lúmen é revestido por um **epitélio simples colunar** (células altas ciliadas e baixas não ciliadas). As paredes dos ductos são constituídas de tecido conjuntivo fibroelástico e de **células musculares lisas**.

2. Ducto do epidídimo

O **ducto do epidídimo** constitui o **corpo** e a **cauda** do epidídimo. Seu lúmen é revestido por um **epitélio pseudoestratificado** formado por **células basais** baixas e **células principais** altas que têm **estereocílios** (microvilosidades longas). O epitélio é separado por uma **membrana basal** da parede de tecido conjuntivo que abriga **células musculares lisas**.

D. Ducto deferente

A continuação alargada do ducto do epidídimo, o **ducto deferente** (*vas deferens*), é uma estrutura altamente muscular. O **revestimento da mucosa** de seu estreito **lúmen** é composto de um **epitélio pseudoestratificado colunar estereociliado**, envolvido por uma fina **lâmina própria** fibroelástica. O espesso revestimento muscular do ducto deferente é constituído de três camadas de **músculo liso**: **camada longitudinal interna, camada longitudinal externa** e **camada circular média**. Uma frouxa adventícia fibroelástica envolve a camada muscular longitudinal externa.

III. Glândulas acessórias

A. Vesículas seminais

As **vesículas seminais**, que são duas estruturas tubulosas muito contorcidas, secretam seus produtos nas ampolas dilatadas do ducto deferente e continuam como **ductos ejaculatórios** pareados que atravessam a próstata. A **membrana mucosa** altamente pregueada da vesícula seminal é composta de um **epitélio pseudoestratificado**, cujas células colunares são entremeadas por **células basais** baixas, assentadas sobre uma **lâmina própria** fibroelástica. A túnica muscular é composta de uma camada **circular interna** e de uma **longitudinal externa** de **músculo liso**, e é revestida por uma **adventícia** fibrosa.

B. Próstata

Os dois ductos ejaculatórios se unem à uretra quando essas três estruturas atravessam o tecido da **próstata**, cuja **cápsula** é composta de tecido conjuntivo fibroelástico e células musculares lisas. O **estroma** denso da próstata é contínuo à cápsula. O **parênquima** da próstata é composto de numerosas glândulas individuais dispostas em três camadas: **mucosa, submucosa e externa (principal)**. Os **lumens** desses três grupos drenam sua secreção em três sistemas de **ductos** que levam até o **seio uretral** expandido. A mucosa pregueada das glândulas é formada por um **epitélio simples cúbico** a **colunar** (com regiões de pseudoestratificado colunar), apoiado pelo **estroma** vascular fibroelástico, que contém **células musculares lisas**. Frequentemente, o lúmen das glândulas dos homens idosos apresenta **concreções prostáticas** de esféricas a ovoides, que, muitas vezes, são lamelares e podem se tornar calcificadas.

C. Glândulas bulbouretrais

Cada pequena **glândula bulbouretral (de Cowper)** apresenta uma delgada **cápsula** de tecido conjuntivo, cujos septos subdividem a glândula em **lóbulos**. As **células cúbicas** a **colunares** que revestem o lúmen da glândula apresentam **núcleos** achatados e em localização basal. O **ducto** principal de cada glândula libera seu produto de secreção mucoso na **uretra cavernosa (esponjosa)**.

IV. Pênis

O **pênis** é revestido por **pele** e apresenta uma cápsula espessa de fibras colágenas, a **túnica albugínea**, que encerra três corpos cilíndricos de **tecido erétil**. Os dois **corpos cavernosos** posicionados dorsalmente estão separados de maneira incompleta um do outro por **septos** derivados da túnica albugínea. O **corpo cavernoso da uretra (corpo esponjoso)** contém a porção esponjosa da **uretra**. Os espaços vasculares dos tecidos eréteis são revestidos por **endotélio**.

V. Uretra

A **uretra** masculina é subdividida em três regiões: uretra **prostática, membranosa e esponjosa (peniana)**.

A. Epitélio

A **porção prostática** é revestida por um **epitélio de transição**, ao passo que as **porções membranosa e esponjosa** são revestidas por um **epitélio pseudoestratificado a estratificado colunar**. Frequentemente, a **uretra esponjosa** apresenta regiões de **epitélio estratificado pavimentoso**. Também estão presentes **células caliciformes** e **glândulas intraepiteliais**.

B. Lâmina própria

A **lâmina própria** é composta de um tipo de **tecido conjuntivo frouxo** que abriga **fibras elásticas** e **glândulas de Littré**. O **músculo liso** longitudinal e circular também é evidente.

Questões de revisão do capítulo

19.1 Qual das seguintes alternativas descreve o caminho que os espermatozoides seguem?

A. Túbulos seminíferos, túbulos retos, ducto do epidídimo, dúctulos eferentes, ducto deferente

B. Túbulos seminíferos, ducto do epidídimo, dúctulos eferentes, túbulos retos, ducto deferente

C. Túbulos seminíferos, túbulos retos, rede testicular, dúctulos eferentes, ducto do epidídimo, ducto deferente

D. Túbulos seminíferos, túbulos retos, dúctulos eferentes, ducto do epidídimo, ducto deferente

E. Túbulos seminíferos, rede testicular, túbulos retos, ducto do epidídimo, dúctulos eferentes, ducto deferente

19.2 Quais células do sistema reprodutor masculino secretam hormônios esteroides em resposta ao LH?

A. Espermatogônias A escuras

B. Espermatócitos primários

C. Células intersticiais de Leydig

D. Células de Sertoli

E. Espermátides

19.3 Quais células secretam o hormônio antimülleriano?

A. Células de Sertoli

B. Células intersticiais de Leydig

C. Espermatogônias B

D. Espermatogônias A pálidas

E. Espermatogônias A escuras

19.4 Que diagnóstico clínico deve ser considerado para um paciente com níveis elevados de α-fetoproteína no sangue?

A. Câncer testicular

B. Adenocarcinoma de próstata

C. Hipertrofia prostática benigna

D. Criptorquidismo

E. Fimose

19.5 Qual das seguintes células participa da espermiogênese?

A. Espermatogônia pálida tipo A

B. Espermatogônia tipo B

C. Espermatócito primário

D. Espermatócito secundário

E. Espermátide

ÓRGÃOS DOS SENTIDOS ESPECIAIS

CAPÍTULO
20

ESQUEMA DO CAPÍTULO

TABELAS

Tabela 20.1	Receptores especializados, suas funções e localização
Tabela 20.2	Camadas da retina

PRANCHAS DE REVISÃO 20.1 E 20.2

Figura de revisão 20.1.1	Esclera. Macaco. Corte em parafina. 132×
Figura de revisão 20.1.2	Túnicas do olho. Macaco. Corte em parafina. 14×
Figura de revisão 20.1.3	Cristalino. Macaco. Corte em parafina. 132×
Figura de revisão 20.1.4	Cristalino. Macaco. Corte em parafina. 132×
Figura de revisão 20.2.1	Retina. Macaco. Corte em parafina. 540×
Figura de revisão 20.2.2	Retina. Macaco. Corte em parafina. 540×
Figura de revisão 20.2.3	Pálpebra. Humano. Corte em parafina. 132×
Figura de revisão 20.2.4	Pálpebra. Humano. Corte em parafina. 132×

Os órgãos dos sentidos especiais incluem os sistemas gustativo, olfatório, somatossensorial, visual, auditivo e vestibular. O aparelho gustativo, que consiste nas papilas gustativas, é discutido no Capítulo 14, e o epitélio olfatório é apresentado no Capítulo 13. Os terminais sensoriais estão localizados nas terminações periféricas dos dendritos. Esses receptores especializados (Tabela 20.1) são membros das vias aferentes viscerais gerais, ou somáticas gerais. Alguns são especializados em responder a estímulos, tais como pressão, toque, temperatura, bem como dor e coceira, na superfície externa do corpo (**exteroceptores**, discutidos no Capítulo 12); outros são especializados em coletar informações sensoriais de órgãos internos do corpo, monitorando a atividade desses órgãos como componentes das vias aferentes viscerais gerais (**interoceptores**). Além disso, receptores especializados são incorporados aos músculos e tendões para perceber o posicionamento do corpo no espaço tridimensional (**proprioceptores**, discutidos no Capítulo 7).

Este capítulo detalha a morfologia microscópica do olho, envolvido com as sensações visuais, e da orelha, envolvida com as sensações auditivas e vestibulares.

Olho

O olho é um órgão dos sentidos especial que conduz os raios de luz originários do ambiente externo e os focaliza nas células fotossensíveis da retina. A intensidade, a localização e os comprimentos da onda da luz transmitida são parcialmente processados pela retina, e a informação é conduzida como imagens coloridas tridimensionais do meio externo para posterior processamento e interpretação pelo córtex visual do cérebro.

- Os dois olhos estão separados por uma certa distância, o que resulta em campos visuais sobrepostos e possibilita a obtenção de imagens tridimensionais
- Cada globo ocular fica dentro da órbita óssea e é protegido por um tecido adiposo periorbital. Um grupo de **músculos esqueléticos extrínsecos** se insere na túnica fibrosa externa do olho para movê-lo, para direcionar a pupila para o objeto de interesse
- A superfície anterior do olho é protegida pela pálpebra e banhada por **lágrimas**, um meio líquido com uma mistura complexa de proteínas, enzima antibacteriana **lisozima**, sais e peptídios, secretados pela **glândula lacrimal**
- O interior do globo ocular é subdividido em três câmaras (Figura 20.1):
  - A **câmara anterior** é um espaço estreito entre a **córnea** e a face anterior da **íris**. Este espaço é preenchido por um fluido aquoso chamado **humor aquoso**
  - A **câmara posterior** é um espaço estreito entre o aspecto posterior da **íris** e a superfície anterior do **cristalino**, preenchido com **humor aquoso**. As câmaras anterior e posterior são contínuas entre si através da

Tabela 20.1 Receptores especializados, suas funções e localização.

Receptor	Tipo	Funções e localização
Terminações nervosas peritriquiais	Não encapsuladas	Não são mielinizadas e não têm células de Schwann associadas. A maioria está associada aos folículos pilosos e reage à movimentação dos pelos. A sensação é interpretada como toque ou cócegas
Discos de Merkel	Não encapsulados	Mecanorreceptores localizados no estrato basal da epiderme
Corpúsculos de Meissner	Encapsulados	Localizados nas papilas dérmicas e reagem às sensações táteis
Corpúsculos de Pacini	Encapsulados	Semelhantes a uma cebola porque as células epitelioides formam camadas concêntricas ao redor de uma terminação nervosa exposta. Esses corpúsculos, localizados na hipoderme, no mesocolo e no mesentério, reagem à vibração, à pressão e ao toque profundo.
Terminações de Ruffini	Encapsuladas	Compostas de terminações nervosas profusamente ramificadas e circundadas por células semelhantes aos fibroblastos. Reagem à pressão e ao estiramento e estão localizadas nos leitos ungueais, no ligamento periodontal, na derme e nas cápsulas articulares
Bulbos terminais de Krause	Encapsulados	Essas cápsulas esféricas contendo uma terminação nervosa exposta estão localizadas nos tecidos conjuntivos situados logo abaixo do epitélio, nas cápsulas articulares, no peritônio e na derme. Sua função ainda é desconhecida
Fusos musculares	Encapsulados	Descritos no capítulo sobre músculos. Reagem às alterações do comprimento e à velocidade de alteração do músculo e, deste modo, desempenham função proprioceptiva
Órgãos tendinosos de Golgi	Encapsulados	Descritos no capítulo sobre músculos. Reagem às alterações da tensão e à taxa de alteração da tensão ao redor de uma articulação e, deste modo, desempenham função proprioceptiva
Termorreceptores	Não encapsulados	Supostamente, são terminações nervosas expostas, localizadas na epiderme, que reagem à temperatura. Sua morfologia ainda é desconhecida
Nociceptores	Não encapsulados	Terminações nervosas expostas ramificadas localizadas na epiderme. São estimulados por extremos de temperatura, por lesão da epiderme e das estruturas subjacentes, bem como por alguns compostos químicos, gerando então sensação dolorosa

pupila da íris. O humor aquoso fornece nutrientes para a córnea e para o cristalino, ambos avasculares

- A **câmara vítrea** é o maior espaço, está posicionado posteriormente ao cristalino e é preenchido por uma substância gelatinosa translúcida, chamada **corpo vítreo (humor vítreo)**. A câmara vítrea e a câmara posterior são contínuas através da periferia do cristalino; assim, o humor aquoso produzido pelos **processos ciliares** entra na câmara vítrea e hidrata o corpo vítreo. O humor aquoso e o corpo vítreo fornecem uma adequada pressão intraocular para manter a forma do olho.

Três camadas constituem a parede do bulbo ocular: a túnica fibrosa externa (camada corneoescleral), a túnica vascular média (úvea) e a túnica neural interna (túnica retiniana, ou retina).

Túnica fibrosa

A **túnica fibrosa** (**camada corneoescleral**) é formada pela **esclera** branca e opaca que cobre a face posterior do bulbo ocular e pela **córnea** transparente que cobre um sexto anterior do olho, e a junção entre as duas é conhecida como **junção corneoescleral** ou **limbo** (Figura 20.2).

A córnea transparente é altamente convexa e responsável pela maior parte da refração da luz incidente. É suprida por uma rica rede de terminações nervosas livres que fornecem percepções somatossensoriais; no entanto, é avascular, logo, depende da difusão de nutrientes do humor aquoso na câmara anterior. A córnea é composta de seis camadas (Figuras 20.2 e 20.3):

- O **epitélio da córnea**, mais externo, é composto de várias camadas de células que formam um revestimento estratificado pavimentoso não queratinizado
- A **membrana de Bowman**, uma lâmina fibrilar fina composta basicamente de fibras colágenas tipo I, sustenta o epitélio da córnea
- O **estroma** transparente é o constituinte mais espesso da córnea e composto de cerca de 250 lamelas de fibras colágenas tipo I que são paralelas entre

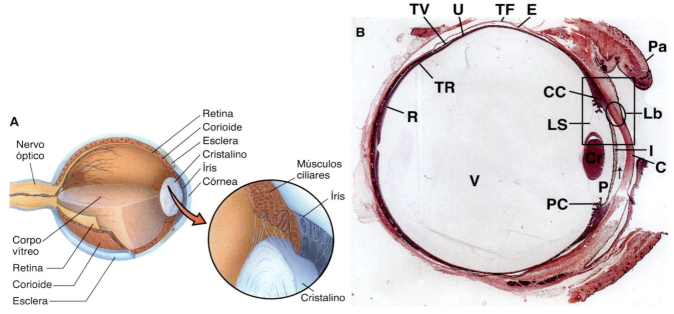

FIGURA 20.1 Anatomia do olho. **A.** Ilustração da anatomia do olho. O olho é um globo esférico oco, composto de três camadas de tecidos: as túnicas fibrosa, vascular e retiniana. O espaço dentro do olho é subdividido em câmaras anterior e posterior, preenchidas com humor aquoso, e câmara posterior, preenchida com humor vítreo. A íris é uma extensão das túnicas vascular e retiniana, que funcionam como um diafragma que regula o diâmetro da pupila para ajustar a quantidade de luz que entra no olho. O cristalino, que está posicionado posteriormente à íris, é mantido no lugar, e sua convexidade é regulada pelas ações do corpo ciliar e dos ligamentos suspensores. **B.** Humano. Corte em parafina. 4×.

Este globo ocular humano não está seccionado no plano equatorial; portanto, a pupila não está no plano de corte; em vez disso, faz com que a íris pareça uma camada contínua de tecido. A câmaras **vítreas** (V) **posterior** (P) e **anterior** (seta) são aparentes, embora o corpo vítreo e o humor aquoso que as ocupam tenham sido removidos durante o processamento do tecido. Observe as três camadas do olho: a **túnica fibrosa** (TF) tem três subdivisões – a **córnea** (C), o **limbo** (Lb) e a **esclera** (E); a **túnica vascular** (TV) é composta de **íris** (I), **corpo ciliar** (CC) e **úvea** (U); a **túnica retiniana** (TR) consiste na **retina** (R) e sua extensão não sensorial que reveste o interior da íris e o corpo ciliar. O **cristalino** (Cr) não pertence a nenhuma das túnicas e é mantido no lugar pelos **ligamentos suspensores** (LS) que se estendem do corpo ciliar. As ações do **músculo ciliar** do corpo ciliar podem exercer uma tensão na borda periférica do cristalino via ligamento suspensor; portanto, regulam sua convexidade. Os **processos ciliares** (PC) que produzem o humor aquoso são as dobras da túnica vascular cobertas por uma extensão da túnica retiniana. Observe a **pálpebra** (Pa) protegendo a parte exposta do olho. Uma ampliação da área em destaque é apresentada na Figura 20.2.

si dentro de cada lamela, mas não com as lamelas adjacentes. Associadas a essas lamelas, estão as fibras elásticas delgadas, os glicosaminoglicanos e os fibroblastos

- A **camada pré-Descemet (camada de Dua)**, abaixo do estroma, foi reconhecida apenas recentemente. Ela é composta de resistentes fibras colágenas tipo I que contribuem para o suporte estrutural da córnea
- A **membrana de Descemet** é uma membrana basal espessa para a camada mais interna da córnea
- O **endotélio da córnea** é um epitélio simples pavimentoso, mais interno; está em contato com o humor aquoso da câmara anterior e mantém a córnea em estado levemente desidratado, o que contribui para sua transparência.

A **junção corneoescleral (limbo)** é onde a córnea faz a transição para a esclera opaca (Figura 20.4). Nela, o epitélio da córnea se torna contínuo ao epitélio estratificado colunar da **conjuntiva**, à mucosa para as faces anteriores expostas da esclera e às superfícies internas da pálpebra. Uma **rede trabecular**, compreendendo redes de colágeno aparentemente desorganizadas, forma-se entre a membrana de Descemet e o estroma (Figura 20.5). Eventualmente, os espaços entre a rede trabecular tornam-se contínuos a um **canal de Schlemm** revestido por endotélio que drena o humor aquoso da câmara anterior do olho para entrar na rede venosa. O estroma da córnea continua como a substância da **esclera**. As fibras colágenas tipo I na esclera não estão alinhadas com tanta precisão, o que contribui para a opacidade da estrutura.

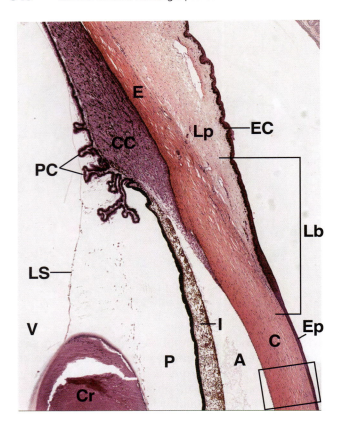

FIGURA 20.2 Humano. Corte em parafina. 25×.

Esta é uma fotomicrografia da *área em destaque* na Figura 20.1B. Observe o **limbo** (Lb), onde a **córnea** (C) faz a transição para a **esclera** (E). Observe também a transição do **epitélio** (Ep) da córnea para o **epitélio conjuntival** (EC) no limbo, que é sustentado pela **lâmina própria** (Lp). Uma ampliação da área semelhante à *região em destaque* da córnea é apresentada na Figura 20.3. Perceba nesta imagem as câmaras **anterior** (A) e **posterior** (P), separadas pela **íris** (I), e a câmara **vítrea** (V), posterior ao **cristalino** (Cr). O **corpo ciliar** (CC), os **processos ciliares** (PC) e os **ligamentos suspensores** (LS) também estão aparentes.

Túnica vascular

A **túnica vascular** (**úvea** ou **túnica vasculosa**) consiste em várias regiões: a **íris** e o **corpo ciliar**, posicionados anteriormente, e a face posterior e maior, a **corioide**, que é altamente vascularizada e pigmentada (ver Figura 20.1). Os **melanócitos** estão disseminados por toda essa camada e sintetizam a melanina; mas, diferente dos melanócitos da pele, o pigmento é retido em seu citoplasma.

- A **íris** é a face mais anterior da túnica vascular com uma abertura central conhecida como **pupila**. A íris funciona para regular o tamanho da pupila e, por sua vez, a quantidade de luz que entra no olho. A melanina nos melanócitos impede que a luz passe através da íris, exceto na pupila (Figura 20.6; ver também Figura 20.5). Além disso, a abundância de melanina

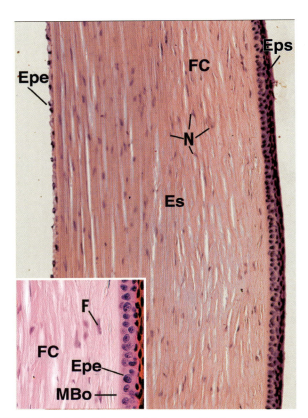

FIGURA 20.3 Córnea. Macaco. Corte em parafina. 132×.

A córnea é uma estrutura transparente com múltiplas camadas. Sua superfície anterior é revestida por um **epitélio** estratificado (Epe) pavimentoso não queratinizado, no lado superior esquerdo da imagem, abaixo do qual está uma membrana de Bowman fina e acelular. O interior da córnea, o **estroma** (Es), é composto de **fibras colágenas** (FC), em um arranjo regular e fibroblastos entremeados, cujos **núcleos** (N) estão bem evidentes. A superfície posterior da córnea é revestida por um **epitélio** simples (Eps) pavimentoso a cúbico, no lado superior direito da imagem. Uma membrana de Descemet fina e acelular situa-se entre o epitélio simples e a camada de Dua. *Inserto*. **Córnea. Macaco. Corte em parafina.** 270×. Uma ampliação da superfície anterior apresenta o **epitélio** estratificado (Epe) pavimentoso, assim como a **membrana de Bowman** (MBo). Observe os feixes regulares de **fibras colágenas** (FC) e os **fibroblastos** (F) intervenientes, cujo núcleo está indicado.

produzida pelos melanócitos na íris confere diferentes cores aos olhos: uma grande quantidade de melanina confere cor escura aos olhos, ao passo que menos melanina torna os olhos de cor clara. A íris é coberta em seu lado posterior por uma extensão da túnica retiniana modificada (chamada **parte irídica da retina** [*pars iridica retinae*]), mas sua superfície anterior não possui revestimento epitelial; assim, seu estroma se banha no humor aquoso (ver Figura 20.5).

Capítulo 20 Órgãos dos Sentidos Especiais **547**

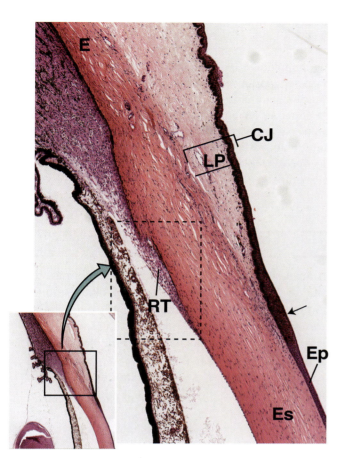

FIGURA 20.4 Junção corneoescleral. Humano. Corte em parafina. 42×.

O **epitélio** (Ep) corneano se torna ligeiramente espessado (*seta*) e, depois, transiciona para o epitélio estratificado colunar da **conjuntiva** (CJ) com a **lâmina própria** (LP) subjacente. O **estroma** (Es) da córnea perde sua organização precisa e continua como a substância da **esclera** (E). Abaixo da membrana de Descemet, a **rede trabecular** (RT) aparece no limbo, canalizando o humor aquoso em direção ao **canal de Schlemm** (CS). Uma ampliação da *área em destaque* é apresentada na Figura 20.5.

- Dois músculos intrínsecos dentro da íris regulam o tamanho da pupila:
  - O **esfíncter da pupila**, composto de músculos circulares que envolvem a pupila, contrai-se em resposta a um sinal parassimpático que reduz o tamanho da pupila e a quantidade de luz que entra no olho (ver Figura 20.6)
  - Os **músculos dilatadores da pupila** são orientados radialmente e, mediante um sinal simpático, contraem-se para aumentar o tamanho da pupila (ver Figura 20.5)
- O **corpo ciliar** é uma região circular espessada da túnica vascular entre a íris e a corioide que aparece em forma de cunha em uma imagem transversal (ver

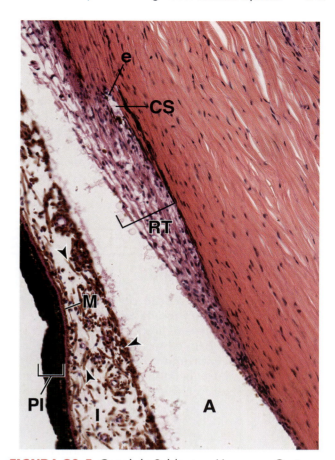

FIGURA 20.5 Canal de Schlemm. Humano. Corte em parafina. 132×.

Esta é uma fotomicrografia da *área em destaque* na Figura 20.4, destacando a **rede trabecular** (RT) do limbo. O humor aquoso na **câmara anterior** (A) viaja através da rede trabecular e, finalmente, drena para o **canal de Schlemm** (CS), revestido por **endotélio** (e). Note o maior aumento da **íris** (I), com melanócitos (*pontas de seta*) identificáveis pela melanina marrom no citoplasma. A superfície anterior da íris não possui revestimento epitelial e está em contato com o humor aquoso na câmara anterior. A superfície posterior, entretanto, tem um revestimento epitelial de pigmentação escura, derivado da túnica retiniana e chamado de **parte irídica da retina** (PI). Imediatamente anterior à parte irídica da retina, observe uma faixa estreita de **músculos lisos** (M). Estes são os músculos dilatadores da pupila, orientados radialmente.

Figura 20.2; Figura 20.7). O espessamento do corpo ciliar é em grande parte devido ao **músculo ciliar** circular, o terceiro músculo intrínseco do olho. A face mais interna do corpo ciliar apresenta numerosas projeções de estroma de tecido conjuntivo, coletivamente conhecidas como **processos ciliares**, cobertas pela região modificada da túnica retiniana (**parte ciliar da retina** [*pars ciliares retinae*]). Os processos ciliares produzem o humor aquoso e ancoram os **ligamentos**

CONSIDERAÇÕES CLÍNICAS 20.1

Glaucoma

O **glaucoma** é uma condição de alta pressão intraocular, causada por uma obstrução que impede que o humor aquoso saia da câmara anterior do olho. Se não for tratada, a pressão pode reduzir o fluxo sanguíneo através dos vasos da úvea e causar danos ao nervo óptico e à retina a tal ponto que pode resultar em cegueira. Ocasionalmente, as células pigmentares que revestem a face posterior da íris desprendem-se e entram no humor aquoso da câmara anterior. À medida que essas células pigmentares se acumulam, uma condição conhecida como síndrome da dispersão do pigmento, elas ficam presas na rede trabecular e impedem o fluxo normal de saída do humor aquoso através do canal de Schlemm, causando, assim, um tipo especial de glaucoma conhecido como glaucoma pigmentar.

CONSIDERAÇÕES CLÍNICAS 20.2

Síndrome da íris flácida

Ocasionalmente, a remoção do cristalino durante a cirurgia de catarata resulta no deslocamento da borda pupilar da íris em direção ao espaço anteriormente ocupado pelo cristalino. Essa condição, conhecida como **síndrome da íris flácida** (síndrome da íris flácida intraoperatória), é causada por uma redução na turgescência normal da íris. Embora esta situação possa ter várias causas, a razão mais comum é o uso pelo paciente de certos α-bloqueadores, como a tansulosina, que são prescritos para alguns homens com hipertrofia prostática benigna (HPB). Esse fármaco atua relaxando os músculos lisos da próstata e da bexiga; entretanto, também relaxa o músculo dilatador da íris, deixando-a um tanto flácida.

---

suspensores (zônulas), que se ligam à borda periférica do cristalino e o mantêm no lugar. Além disso, os músculos ciliares e os ligamentos suspensores participam da **acomodação** do cristalino

- A contração do músculo ciliar circular reduz a tensão no ligamento suspensor, o que permite que o cristalino relaxe e fique arredondado. Um cristalino arredondado refrata mais a luz recebida para focar os objetos próximos
- O relaxamento do músculo ciliar aumenta a tensão no ligamento suspensor que puxa o cristalino. Um cristalino mais plano refrata menos a luz recebida para focar os objetos distantes
- O cristalino é uma estrutura transparente suspensa no lugar pelos ligamentos suspensores. Embora essa estrutura não pertença à túnica vascular, sua função de refratar a luz incidente na medida certa é regulada pelas ações dos músculos ciliares. Histologicamente, o cristalino é composto de células alongadas, em um arranjo densamente compacto. Elas são conhecidas como **fibras do cristalino** e estão dispostas paralelamente umas às outras (Figura 20.8). Uma fina camada de células cuboides forma o epitélio do cristalino que cobre a superfície anterior e a borda periférica, mas não a superfície posterior. As células epiteliais do cristalino dividem-se na porção mais periférica e dão origem às novas fibras do cristalino. Todo o cristalino é coberto por uma cápsula acelular

- A corioide é uma fina camada de tecido conjuntivo com um rico suprimento vascular que fornece suporte nutricional à túnica retiniana (ver Figura 20.2). Os melanócitos intensamente pigmentados nesta estrutura também reduzem a dispersão da luz que entra pela pupila.

Túnica retiniana

A **túnica retiniana (retina, túnica neural)**, mais interna, deriva diretamente da evaginação do cérebro em desenvolvimento como uma **vesícula óptica** esférica. A extremidade distal de cada vesícula óptica se dobra para dentro e a transforma em um **cálice óptico**, que contém os **epitélios externo e interno da retina**, separados por um espaço estreito conhecido como **espaço intrarretiniano**. O epitélio externo da retina dá origem a uma única camada de células pigmentadas que formam o **epitélio pigmentar da retina**, ao passo que o epitélio interno da retina dá origem a bastonetes, cones e uma variedade de células nervosas e gliais. À medida que o desenvolvimento continua, o espaço intrarretiniano eventualmente desaparece; como essas duas camadas não estão firmemente unidas por junções célula-célula, esse espaço pode potencialmente reabrir, resultando em uma condição descrita como retina descolada. A túnica retiniana tem três regiões: **parte irídica** (*pars iridica*), **parte ciliar** (*pars ciliaris*) e **parte óptica** (*pars optica*).

- A **parte irídica**, a face mais anterior da túnica retiniana, reveste a superfície posterior da íris e é composta de duas camadas de células cuboides intensamente pigmentadas

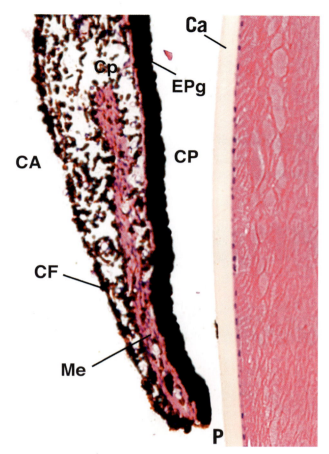

FIGURA 20.6 Íris. Macaco. Corte em parafina. 132×.

A íris é um diafragma pigmentado que contorna e delimita a **pupila** (P) do olho. Ela separa a **câmara anterior** (CA) da **câmara posterior** (CP) do olho. A íris consiste em três camadas: uma camada externa descontínua de melanócitos e fibroblastos; uma **camada fibrosa** (CF) intermediária que abriga **células pigmentares** (Cp) e fibroblastos; e a camada posterior dupla de **epitélio pigmentar** (EPg). Os **músculos do esfíncter** (Me) e os músculos dilatadores são compostos, respectivamente, de músculo liso e células mioepiteliais semelhantes ao músculo liso. Observe o cristalino posicionado posteriormente à íris e circundado por uma **cápsula** (Ca) espessa.

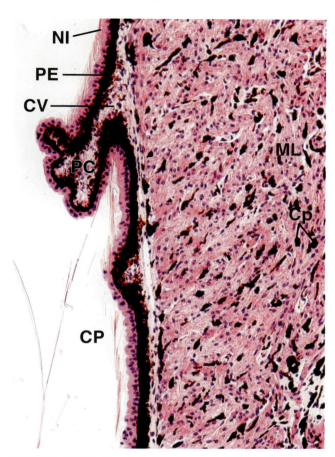

FIGURA 20.7 Corpo ciliar. Macaco. Corte em parafina. 132×.

O corpo ciliar é composto de **processos ciliares** (PC) que se projetam para a **câmara posterior** (CP) do olho, a partir da qual os ligamentos suspensores (fibras zonulares) estendem-se até o cristalino. O interior do corpo ciliar é composto de um **músculo liso** (ML), disposto mais ou menos em três camadas, o que não está evidente nesta fotomicrografia. Há numerosas **células pigmentares** (Cp) nessa região. Observe que o epitélio do corpo ciliar é a *pars ciliaris* da retina e é formado por duas camadas: um **epitélio pigmentar externo** (PE) e um **não pigmentar interno** (NI). A estreita **camada vascular** (CV) localiza-se entre o epitélio e os músculos ciliares. A base, ou raiz, da íris está ancorada no corpo ciliar.

(ver Figura 20.6). Esta região não desempenha uma função sensorial

- A **parte ciliar** também não desempenha uma função sensorial. Posicionada entre a parte irídica e a parte óptica, ela reveste a superfície interna do corpo ciliar e forma o componente epitelial dos processos ciliares. É composta de duas camadas de células cuboides: a camada externa pigmentada e a camada interna não pigmentada (ver Figura 20.7). O limite entre a retina mais espessa e a parte ciliar mais delgada da túnica retiniana é conhecido como *ora serrata*
- A **parte óptica (retina)** compõe os dois terços posteriores da túnica retiniana. É mais espessa e desempenha a função sensorial especial de registrar e retransmitir

informações visuais. As duas células fotorreceptoras da retina são os **bastonetes sintetizadores de rodopsina** e os **cones produtores de iodopsina**. Quando estimulados pela luz, os impulsos gerados pelos bastonetes e pelos cones são transmitidos através de uma cadeia de interneurônios e, eventualmente, para o cérebro através do nervo óptico. Os bastonetes, os cones, os interneurônios e suas sinapses na retina são sustentados por numerosas células gliais. A organização e o alinhamento precisos dessas células e suas regiões celulares conferem 10 camadas histologicamente

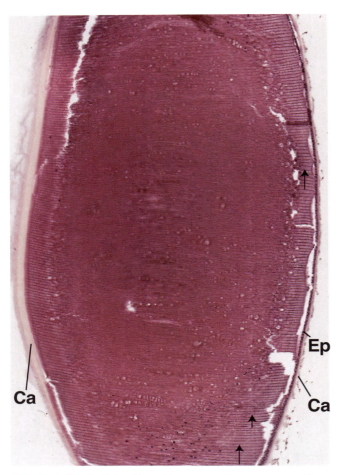

FIGURA 20.8 Cristalino. Humano. Corte em parafina. 52×.

O cristalino é um disco biconvexo, flexível e transparente, recoberto por uma **cápsula** (Ca) homogênea. O **epitélio** (Ep) do cristalino, composto de uma única camada de células cuboides, cobre as superfícies anterior e lateral, mas não a superfície posterior. As fibras do cristalino (*setas*), que constituem a maior parte do cristalino, são compostas de células em forma de hexágono, em um arranjo muito densamente compactado.

distintas à retina (Tabela 20.2 e Figura 20.9). A espessura das nove camadas internas varia (mais finas anteriormente e mais espessas posteriormente) e tais camadas são modificadas ainda mais em duas regiões distintas: o **disco óptico** e a **fóvea central**. O disco óptico é o local onde todos os axônios da retina convergem e saem do olho; portanto, a organização em 10 camadas está ausente. A fóvea central está posicionada em alinhamento direto com a pupila e contém cones densamente dispostos que perturbam o arranjo em 10 camadas na região, tornando-a a depressão mais delgada da retina, enquanto fornece a maior acuidade visual de toda a retina (Figura 20.10; ver também Figura 20.2).

As 10 camadas da retina, da externa para a interna, são as seguintes (ver Figura 20.9 e Tabela 20.2):

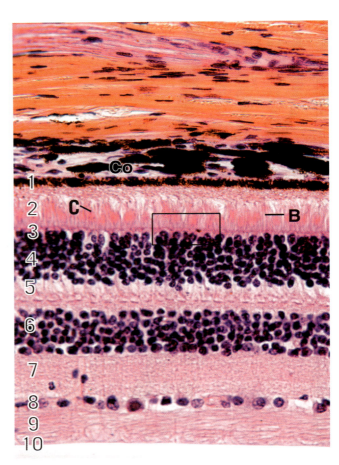

FIGURA 20.9 Retina. Parte óptica. Macaco. Corte em parafina. 270×.

A parte óptica da retina é formada por 10 camadas distintas. O **epitélio pigmentar** (1), a camada mais externa, está intimamente apoiado na **corioide** (Co), uma camada vascular e pigmentada. Várias regiões dos **bastonetes** (B) e **cones** (C) caracterizam as próximas quatro camadas: a camada de **receptores de cones e bastonetes** (2), a **membrana limitante externa** (3), a **camada nuclear externa** (4) e a **camada plexiforme externa** (5). A **camada nuclear interna** (6) abriga a região nuclear das células horizontais, amácrinas, bipolares e de suporte de Müller. A **camada plexiforme interna** (7) é uma região de formação de sinapses, ao passo que a **camada de células ganglionares** (8) abriga os corpos celulares dos neurônios multipolares e das células neurogliais associadas. As fibras direcionadas centralmente (em direção ao sistema nervoso central) dessas células ganglionares formam a **camada das fibras do nervo óptico** (9), enquanto a **membrana limitante interna** (10) é composta de prolongamentos expandidos das células de suporte de Müller dispostos ao longo da superfície interna do olho.

Camada 1: **Epitélio pigmentar da retina**, que consiste em uma única camada de células cuboides pigmentadas, com microvilosidades em sua face interna (adjacente à camada 2). Essa camada funciona **esterificando a vitamina A**

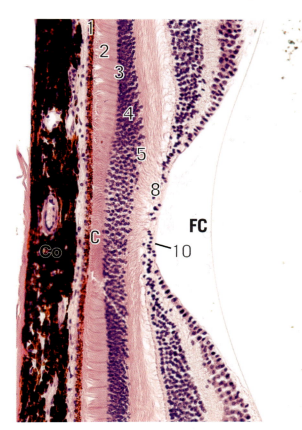

FIGURA 20.10 Fóvea central. Macaco. Corte em parafina. 132×.

A retina tem espessura muito reduzida na **fóvea central** (FC) da mácula lútea. Esta é a região de maior acuidade visual, e os **cones** (C) são as únicas células fotorreceptoras nesta área. Observe que as camadas da retina presentes são o **epitélio pigmentar** (1), os **receptores de cones** (2), a **membrana limitante externa** (3), a **camada nuclear externa** (4), a **camada plexiforme externa** (5), a **camada de células ganglionares** (8) e a **membrana limitante interna** (10). Em decorrência da presença de numerosos melanócitos, a **corioide** (Co) vascular aparece escura.

Tabela 20.2	Camadas da retina.
Camada	**Descrição**
Epitélio pigmentar	Sintetiza melanina, a qual absorve a luz que ativa os cones e os bastonetes, fagocita os segmentos desprendidos dos cones e bastonetes e esterifica a vitamina A
Receptores de cones e bastonetes	Fotossensibilidade; os bastonetes são sensíveis à luz de baixa intensidade, ao passo que os cones são sensíveis à luz intensa e percebem cores
Membrana limitante externa	Zônulas de adesão formadas entre as células fotorreceptoras e as células de suporte de Müller (por esta razão, não é uma membrana)
Camada nuclear externa	Abriga as regiões nucleares dos cones e dos bastonetes
Camada plexiforme externa	Região das sinapses entre axônios, células fotorreceptoras e dendritos das células horizontais e células bipolares
Camada nuclear interna	Abriga as regiões nucleares das células de suporte de Müller, bipolares, amácrinas e horizontais
Camada plexiforme interna	Região na qual se estabelecem sinapses entre axônios e dendritos das células amácrinas, bipolares e ganglionares
Camada de células ganglionares	Região dos corpos celulares dos neurônios multipolares e também das células neurogliais
Camada das fibras do nervo óptico	Região na qual os axônios não mielinizados das células ganglionares reúnem-se para formar o nervo óptico. Quando as fibras atravessam a esclera, elas se tornam mielinizadas
Membrana limitante interna	Composta dos prolongamentos terminais expandidos das células de suporte de Müller e suas lâminas basais

e transportando-a para os bastonetes e cones, **fagocitando** as pontas desprendidas dos bastonetes e cones e **sintetizando a melanina**, que absorve a luz após a estimulação dos bastonetes e cones. As junções oclusivas entre as células pigmentares vizinhas contribuem para a **barreira hematorretiniana**, regulando o movimento de íons, proteínas e água para dentro e para fora da retina.

Camada 2: Receptores de bastonetes e cones, que são as regiões fotossensíveis dessas células com formato de bastonetes e cones, respectivamente (Figura 20.11). Os receptores estão embutidos nas microvilosidades das células epiteliais pigmentares da retina, mas não há junções célula-célula mantendo firmemente as duas camadas juntas. Na retina descolada, ocorre a separação entre esta camada e o epitélio pigmentar da retina.

- Os **bastonetes** são sensíveis à baixa intensidade de luz e têm muitos discos achatados contendo **rodopsina** (uma proteína integral da membrana, a **opsina**, ligada ao **retinal**, a forma de aldeído da **vitamina A**) em seu segmento receptor externo. Quando a luz é absorvida pela rodopsina, ela se dissocia em **retinal** e **opsina** (branqueamento [ou clareamento, descoloração]), permitindo a difusão do Ca^{2+}, ligado para dentro do segmento externo. Níveis excessivos de Ca^{2+} hiperpolarizam a célula, fechando os canais de Na^+ e impedindo, assim, a entrada de Na^+ na célula. O potencial elétrico gerado é retransmitido para outros bastonetes através de junções comunicantes e, em seguida, ao longo do caminho para o nervo óptico. O retinal dissociado e a opsina remontam-se e os íons Ca^{2+} são recapturados, estabelecendo então um potencial de repouso normal
- Os **cones**, sensíveis à luz de alta intensidade, realizam **maior acuidade visual**, são muito mais numerosos que os bastonetes e produzem **iodopsina**, o fotopigmento responsável pela distinção de cores. Três porções diferentes de opsina são sensíveis à luz vermelha, verde ou azul. O mecanismo de transdução da energia do fóton em energia elétrica para transmissão ao cérebro através do nervo óptico é semelhante ao descrito nos bastonetes.

Camada 3: Membrana limitante externa. Não é uma membrana verdadeira; em vez disso, é uma fina camada histologicamente distinta, composta de junções célula-célula, presentes entre as próprias células de suporte de Müller (gliais) e entre elas e bastonetes e cones. As células de suporte de Müller são células altas que se estendem por todas as nove camadas internas da retina. Elas formam um meio celular que fornece suportes estrutural, metabólico e de nutrientes para bastonetes, cones e interneurônios.

Camada 4: Camada nuclear externa, a região na qual os núcleos de bastonetes e cones estão concentrados.

Camada 5: Camada plexiforme externa, onde os axônios dos bastonetes e cones fazem sinapse com os dendritos das células bipolares e células horizontais.

Camada 6: Camada nuclear interna, formada por agregados de núcleos pertencentes a células gliais e células bipolares.

Camada 7: Camada plexiforme interna, onde ocorrem as sinapses entre os axônios das células bipolares e os dendritos das células ganglionares.

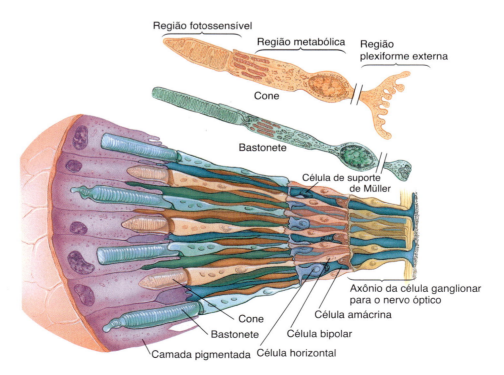

FIGURA 20.11 Ilustração de uma retina.

Camada 8: Camada de células ganglionares, a região que abriga os núcleos pertencentes às células ganglionares e gliais. Uma subpopulação menor de células ganglionares contém o pigmento melanopsina sensível à luz que responde à luz azul, mesmo em pessoas cegas. Os axônios dessas células ganglionares projetam-se para o núcleo supraquiasmático, a região do cérebro responsável pela regulação do ritmo circadiano.

Camada 9: Camada das fibras do nervo óptico, formada por axônios que emanam das células ganglionares que convergem no disco óptico e saem do olho como nervo óptico.

Camada 10: Membrana limitante interna. Não é uma membrana verdadeira; em vez disso, consiste nas faces mais internas das células de suporte de Müller.

Estruturas acessórias do olho

As **estruturas acessórias** do olho incluem a conjuntiva, as pálpebras e a glândula lacrimal.

- A **conjuntiva** é uma membrana mucosa transparente que reveste o interior das pálpebras e projeta-se para a superfície anterior da esclera. É composta de epitélio estratificado colunar, sustentado por tecido conjuntivo frouxo, a lâmina própria. O epitélio conjuntival se torna contínuo ao epitélio corneano na junção corneoescleral

- As **pálpebras**, anteriormente cobertas por pele e por conjuntiva, posteriormente têm um cerne de tecido conjuntivo denso mal definido, conhecido como **placa tarsal** e que fornece suporte estrutural (Figura 20.12). Elas também contêm glândulas sebáceas modificadas, conhecidas como **glândulas de Meibômio** (ou **tarsais**), cujas secreções ricas em lipídios são responsáveis por alterar a tensão superficial das lágrimas aquosas e retardar a evaporação. O orbicular do olho (*orbicularis oculi*), um músculo esquelético circular, também está dentro da substância da pálpebra

- As **glândulas lacrimais**, posicionadas nas porções anterolaterais do olho, secretam **lágrimas**, que mantêm a conjuntiva e a córnea úmidas e têm um efeito antimicrobiano atribuível à **lisozima**, uma enzima antibacteriana (Figura 20.13).

CONSIDERAÇÕES CLÍNICAS 20.3

Cor azul dos olhos

Cerca de 6 a 10 mil anos atrás, todos os seres humanos tinham olhos castanhos; durante esse período, uma pequena mutação em um indivíduo desligou o gene **OCA2**, o que resultou na sua incapacidade em produzir a proteína P na íris. A proteína P está envolvida na formação da melanina, e a pessoa com essa mutação era capaz de sintetizar a melanina normalmente, exceto na íris. Em consequência, em vez de castanhos, os olhos eram azuis. Acredita-se que todos os indivíduos com olhos azuis são descendentes de uma pessoa nascida entre o sexto e o oitavo milênio a.C.

CONSIDERAÇÕES CLÍNICAS 20.4

Distúrbios oculares relacionados à idade

A **presbiopia** é a hipermetropia relacionada à idade. Com o aumento da idade, a elasticidade do cristalino diminui, e o arredondamento reduzido do cristalino, mesmo quando o músculo ciliar está totalmente contraído, causa uma incapacidade de focalizar objetos próximos, o que exige o uso de óculos convexos (de leitura).

Na **miopia** e na **hipermetropia (hiperopia)**, à medida que o indivíduo envelhece, o eixo longitudinal do olho muda, assim como a curvatura da córnea, e o cristalino, em vez de focar a imagem na retina, focaliza-a antes da retina (**visão míope**) ou atrás da retina (**visão hipermetrópica**). Tais condições podem ser corrigidas com lentes (óculos ou lentes de contato), ou por cirurgia refrativa, que auxilia o cristalino a focalizar a retina.

A **catarata**, uma condição comum do envelhecimento, é causada pelo excesso de radiação ultravioleta e pelo acúmulo de pigmentos e outras substâncias no cristalino, o que o torna opaco e prejudica a visão. Esta condição pode ser corrigida extirpando o cristalino e substituindo-o por um cristalino de plástico.

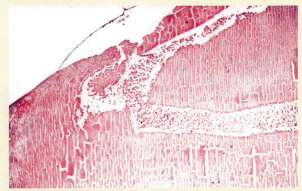

Fotomicrografia do cristalino de um paciente que apresentou catarata relacionada à idade. Observe a presença de fendas extracelulares corticais e de glóbulos. (Reimpressa com autorização de Mills SE et al., eds. *Sternberg's Diagnostic Surgical Pathology*, 6th ed. Philadelphia: Wolters Kluwer, 2015. p. 1081, Figure 24-25.)

CONSIDERAÇÕES CLÍNICAS 20.5

Distúrbios da retina

O **descolamento de retina** pode resultar de um traumatismo no qual as camadas neural e pigmentada da retina se separam, reabrindo o espaço intrarretiniano embrionário. Uma separação prolongada entre as duas camadas resulta em lesão isquêmica dos neurônios, o que causa cegueira parcial, que pode ser corrigida por intervenção cirúrgica. Os primeiros sintomas do descolamento de retina incluem aumento súbito de moscas volantes, *flashes* de luz e redução no campo visual, às vezes descrita como uma cortina bloqueando o campo de visão.

O **retinoblastoma** é uma malignidade que acomete crianças muito pequenas, e geralmente é detectada por volta dos 2 anos, embora no momento do diagnóstico a criança possa ter 5 ou 6 anos. Cerca de um terço dos casos tem componentes familiares, mas pelo menos 60% ocorrem sem incidência familiar. O tumor aparece branco, com regiões de calcificação e focos amarelos de necrose. Ele pode se espalhar por células individuais invadindo o nervo óptico, bem como a corioide. O paciente tem que perder o globo ocular para evitar a metástase.

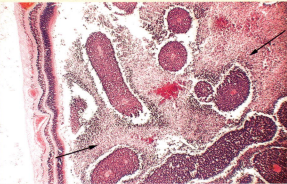

Fotomicrografia do globo ocular de uma criança com retinoblastoma. Observe a retina relativamente normal no lado esquerdo da imagem. As *setas* indicam as regiões de necrose em um campo de células tumorais perivasculares. (Reimpressa com autorização de Mills SE et al., eds. *Sternberg's Diagnostic Surgical Pathology*, 6th ed. Philadelphia: Wolters Kluwer, 2015. p. 1082, Figure 24-29.)

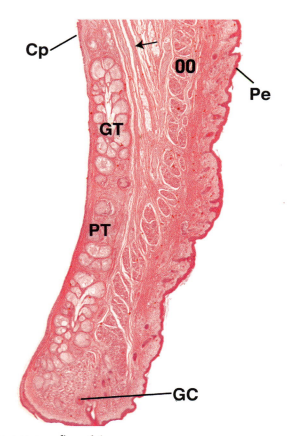

FIGURA 20.12 Pálpebra. Corte em parafina. 14×.

A face externa da pálpebra é coberta por uma **pele** (Pe) fina. A superfície interna da pálpebra é revestida por epitélio estratificado colunar, a **conjuntiva da pálpebra** (Cp). O interior da pálpebra é formado por uma espessa camada de tecido conjuntivo: a **placa tarsal** (PT) e as **glândulas tarsais** (GT). Dois músculos esqueléticos estão associados à pálpebra superior, o músculo **orbicular do olho** (OO), circular, e o levantador da pálpebra superior, orientado longitudinalmente. Embora o último músculo não esteja nesta fotomicrografia, a sua aponeurose de tecido conjuntivo está evidente (*seta*). Encontram-se na borda livre da pálpebra cílios e **glândulas ciliares** (GC) sebáceas.

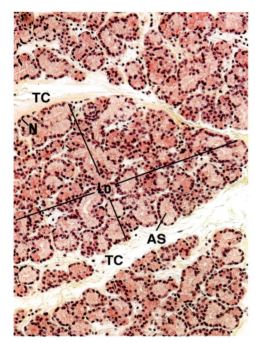

FIGURA 20.13 Glândula lacrimal. Macaco. Corte em parafina. 132×.

As glândulas lacrimais são glândulas tubuloacinosas compostas, separadas em lobos e **lóbulos** (Lo) por elementos de **tecido conjuntivo** (TC). Como essas glândulas produzem uma secreção aquosa rica em lisozima, elas são compostas de numerosos **ácinos serosos** (AS), como evidenciado pelos **núcleos** (N) esféricos e basais das células secretoras.

Orelha

A **orelha** funciona na recepção do som, bem como na percepção da orientação da cabeça e, portanto, do corpo em relação às forças direcionais da gravidade (Figura 20.14). Anatomicamente, a orelha é subdividida em orelhas externa, média e interna. Embora o sentido da audição exija todos os três componentes, o sentido do equilíbrio é percebido apenas por partes da orelha interna.

Orelhas externa e média

A **orelha externa** é composta de um **pavilhão auricular** (**aurícula**), uma protuberância semicircular coberta de pele e cuja forma é mantida por um núcleo elástico de cartilagem, que funciona para captar o som e direcioná-lo para o **meato acústico externo** (ver Figura 20.14). Este tubo é sustentado por cartilagem elástica, externamente, e osso, internamente, e é separado da orelha média pela fina **membrana timpânica**.

A **cavidade timpânica** da **orelha média** abriga os três **ossículos auditivos**: o **martelo** (*malleus*), mais externo; a **bigorna** (*incus*), média; e o **estribo** (*stapes*), mais interno. Essa cavidade está conectada à **nasofaringe** através da **tuba auditiva** cartilaginosa, que permite a equalização das

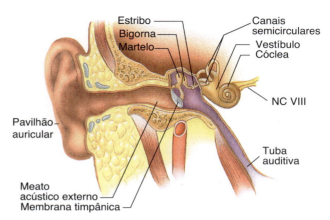

FIGURA 20.14 Ilustração da anatomia da orelha. A orelha externa, o pavilhão auricular e o meato acústico externo captam o som e o canalizam para a membrana timpânica, que vibra e transmite a energia mecânica aos três ossículos da cavidade da orelha média: martelo, bigorna e estribo. A orelha interna, composta de labirinto ósseo, abriga o labirinto membranoso dentro de seu espaço preenchido por perilinfa. O labirinto membranoso é preenchido com endolinfa e abriga as estruturas sensoriais responsáveis pela percepção do som e pela sensação de estabilidade, equilíbrio e movimento. Essa informação sensorial é conduzida ao cérebro através do nervo vestibulococlear (nervo craniano VIII).

pressões atmosféricas em ambos os lados da membrana timpânica. As ondas sonoras são canalizadas pelo pavilhão auricular até a membrana timpânica, cujas vibrações são amplificadas e transmitidas pelos movimentos dos ossículos para a **janela oval** da **cóclea** da orelha interna.

Orelha interna

A orelha interna, que funciona tanto na audição quanto no equilíbrio, está alojada na região petrosa do osso temporal e é composta de um **labirinto ósseo** no exterior e de um **labirinto membranoso** no interior. O espaço entre o labirinto ósseo e o membranoso é preenchido com **perilinfa**, cuja composição é semelhante à do líquido cefalorraquidiano. O labirinto membranoso, uma rede tubular contínua revestida por uma delicada camada de células, é preenchido por **endolinfa**, cujos componentes são semelhantes aos do líquido intracelular. O **labirinto ósseo** é subdividido em **canais semicirculares**, **vestíbulo** e **cóclea** (ver Figura 20.14). As porções do labirinto membranoso nessas três subdivisões do labirinto ósseo abrigam estruturas sensoriais especiais responsáveis pela percepção do som e do equilíbrio.

Cóclea e ducto coclear

A **cóclea**, a região em forma de caracol do labirinto ósseo, está situada mais próxima da orelha média e abriga o segmento do labirinto membranoso, conhecido como

ducto coclear (Figura 20.15). O ducto coclear preenchido por endolinfa, também conhecido como **rampa média (escala média)**, está enrolado dentro da espiral da cóclea e compartimentaliza o espaço preenchido por perilinfa entre ele e o labirinto ósseo na **rampa vestibular (escala vestibular)**, localizada superiormente, e na **rampa timpânica (escala timpânica)**, posicionada inferiormente. Os limites superior e inferior do ducto coclear são chamados de **membrana vestibular (membrana de Reissner)** e **membrana basilar**, respectivamente. No ápice da cóclea, onde termina o ducto coclear, a rampa vestibular e a rampa timpânica comunicam-se entre si através de uma pequena abertura conhecida como **helicotrema** (Figuras 20.15 e 20.16). A **membrana vestibular** funciona para manter o **alto gradiente iônico** entre a perilinfa e a endolinfa. A membrana basilar abriga o **órgão espiral de Corti**, responsável por converter o som (chegando até ele na forma de ondas de pressão) em sinais elétricos, transmitidos ao cérebro.

- O **órgão espiral de Corti** é composto de **células neuroepiteliais ciliadas internas** e **externas** cujos cinocílios e estereocílios estão embutidos na **membrana tectorial**, que é semelhante a um gel. Os componentes adicionais do órgão de Corti incluem várias células auxiliares e acessórias (Figura 20.17)
- A vibração da **membrana basilar**, induzida por distúrbios na perilinfa, resulta na curvatura dos cinocílios e

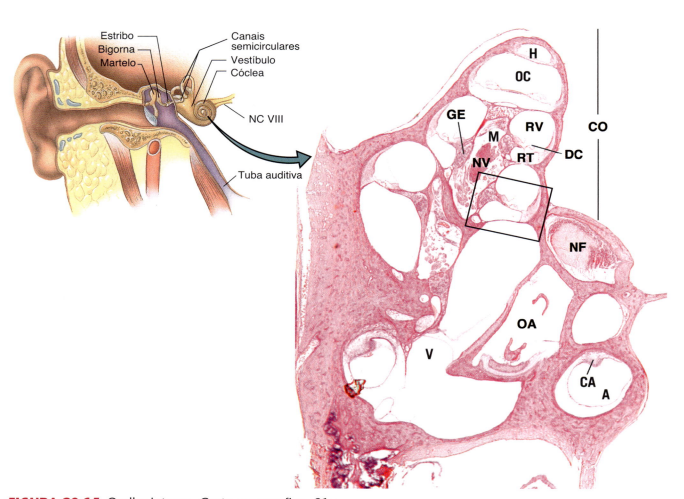

FIGURA 20.15 Orelha interna. Corte em parafina. 21×.

Esta fotomicrografia de pequeno aumento corresponde à porção petrosa do osso temporal (osso petroso), que apresenta os vários componentes da orelha interna. Observe que a **cóclea óssea** (CO), disposta em espiral, envolve o **ducto coclear** (DC), preenchido por endolinfa, como também a **rampa timpânica** (RT) e a **rampa vestibular** (RV), preenchidas por perilinfa. O ápice da cóclea apresenta o **helicotrema** (H), o ponto de comunicação entre a rampa timpânica e a rampa vestibular. A inervação para o **órgão espiral de Corti** (OC), localizada no interior do ducto coclear, é derivada do **gânglio espiral** (GE), que está alojado no **modíolo** (M). Dois nervos cranianos, o **vestibulococlear** (NV) e o **facial** (NF), estão evidentes nesta fotomicrografia. O **vestíbulo** (V), bem como seções das **ampolas** (A) dos canais semicirculares contendo as **cristas ampulares** (CA), também são claramente reconhecíveis. Por fim, observe um dos **ossículos auditivos** (OA) da orelha média. Uma área semelhante à *área em destaque* é apresentada em ampliação na Figura 20.16.

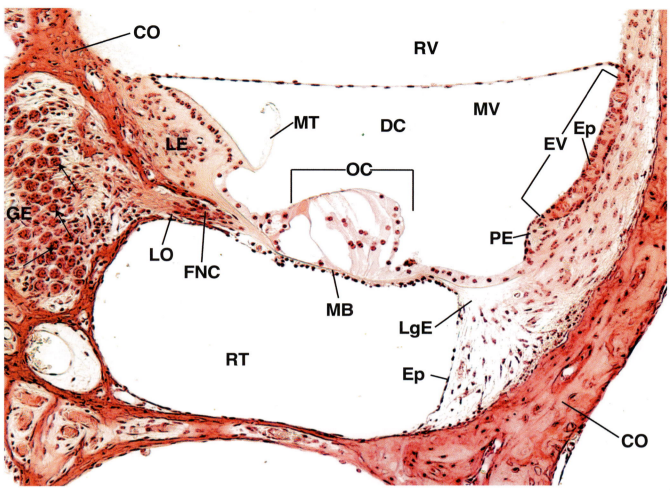

FIGURA 20.16 Cóclea. Corte em parafina. 211×.

Esta fotomicrografia é uma ampliação de uma região semelhante à *área em destaque* da Figura 20.15, que é um corte de um dos giros da cóclea. Observe que a **rampa vestibular** (RV) e a **rampa timpânica** (RT), situadas no interior da **cóclea óssea** (CO), são espaços revestidos por um **epitélio** (Ep), preenchidos por perilinfa. O **ducto coclear** (DC), preenchido por endolinfa, é separado da rampa vestibular pela delgada **membrana vestibular** (MV) e separado da rampa timpânica pela **membrana basilar** (MB). Dentro do invólucro ósseo, encontra-se o **gânglio espiral** (GE) contendo os grandes corpos celulares (*setas*) dos neurônios sensoriais primários. As **fibras nervosas cocleares** (FNC) do gânglio espiral atravessam os túneis ósseos da **lâmina espiral óssea** (LO) para alcançar as células ciliadas do **órgão espiral de Corti** (OC). Essa estrutura, responsável pelo sentido da audição, é extremamente complexa. Ela repousa sobre a membrana basilar, uma lâmina de colágeno esticada que se estende do **ligamento espiral** (LgE) para o **limbo espiral** (LE). A **membrana tectorial** (MT) está presa ao limbo espiral (cuja elevação nesta fotomicrografia é um artefato de fixação), que recobre o órgão espiral de Corti. Observe a existência da **estria vascular** (EV), que se estende a partir da membrana vestibular para a **proeminência espiral** (PE). A estria vascular tem um **epitélio** (Ep) pseudoestratificado, composto de células basais escuras e claras que estão intimamente associadas a uma rica rede capilar. Acredita-se que a endolinfa seja produzida por algumas ou por todas essas células. A morfologia do órgão espiral de Corti é apresentada em uma ampliação na Figura 20.17.

dos estereocílios, o que faz com que as células ciliadas liberem suas substâncias neurotransmissoras para excitar as células bipolares do gânglio espiral e, eventualmente, a transmissão do impulso para o cérebro via **ramo coclear** do **nervo vestibulococlear (nervo craniano VIII)**
- Embora a membrana basilar vibre em muitas frequências, certas regiões vibram de forma ideal, em frequências específicas. As ondas sonoras de baixa frequência são detectadas bem longe da janela oval
- Os corpos celulares dos neurônios bipolares são agregados dentro do modíolo, o centro ósseo da cóclea. São os dendritos desses neurônios que fazem sinapse com as células ciliadas do órgão espiral de Corti e, se excitados, transmitem os impulsos ao longo de seus

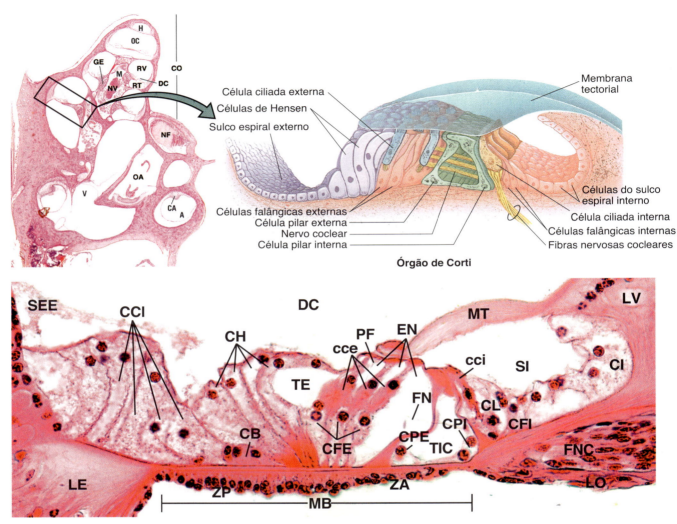

FIGURA 20.17 Ilustração e órgão espiral de Corti (montagem). Corte em parafina. 540×.

O órgão espiral de Corti está apoiado sobre a **membrana basilar** (MB), cujas duas regiões, a **zona pectinada** (ZP) e a **zona arqueada** (ZA), estão delimitadas pelas bases das **células pilares externas** (CPE). A membrana basilar estende-se do **ligamento espiral** (LE) até o **lábio timpânico** (LT) do limbo espiral. A **membrana tectorial** (MT) está ancorada ao **lábio vestibular** (LV) do limbo espiral. A membrana tectorial forma um teto sobre o **sulco espiral interno** (SI). Observe as **fibras nervosas cocleares** (FNC) que atravessam os túneis da **lâmina espiral óssea** (LO). A parede lateral do sulco espiral interno é formada por uma fileira única de **células ciliadas internas** (cci) ladeadas pelas **células falângicas internas** (CFI) e **células limitantes** (CL). O assoalho do sulco espiral interno é formado por **células do sulco interno** (CI). Prosseguindo lateralmente, as **células pilares internas** (CPI) e as **células pilares externas** (CPE) formam o **túnel interno de Corti** (TIC). Os **espaços de Nuel** (EN) separam as três fileiras de **células ciliadas externas** (cce) uma da outra e das células pilares externas. Delgadas **fibras nervosas** (FN) e **prolongamentos falângicos** (PF) atravessam esses espaços. As células ciliadas externas são sustentadas pelas **células falângicas externas** (CFE). O espaço entre as **células de Hensen** (CH) e a fileira mais externa de células falângicas externas é o **túnel externo** (TE). Lateralmente às células de Hensen, estão as **células de Boettcher** (CB), que têm coloração mais escura e se situam mais profundamente, e as **células de Claudius** (CCl), que são maiores e têm coloração mais clara, e circundam o **sulco espiral externo** (SEE). Observe que o espaço acima do órgão espiral de Corti é o **ducto coclear** (DC), enquanto o espaço abaixo da membrana basilar é a rampa timpânica.

axônios. O conjunto desses axônios forma o ramo coclear do nervo vestibulococlear
- As oscilações acionadas na **janela oval** são dissipadas na membrana timpânica secundária que cobre a **janela redonda** da cóclea.

Utrículo e sáculo no vestíbulo

O **vestíbulo** do labirinto ósseo contém as dilatações dos labirintos membranosos, as quais são preenchidas por endolinfa e referidas como **utrículo** e **sáculo**. Tanto o utrículo quanto o sáculo hospedam estruturas sensoriais especiais, conhecidas como **máculas**, dispostas perpendicularmente entre si. Cada mácula é composta de **células neuroepiteliais ciliadas**, cujos **estereocílios** e **cinocílios** (cílios imóveis) projetam-se para a **membrana otolítica**, uma substância proteica contendo cristais de carbonato de cálcio chamados de **otólitos** (ou otocônios) (Figura 20.18). Uma aceleração linear no plano horizontal ou vertical faz com que os cinocílios e os estereocílios das células ciliadas se dobrem, o que faz a mácula do utrículo ou do sáculo gerar um impulso e transmiti-lo ao cérebro através do **ramo vestibular** do **nervo vestibulococlear (NC VIII)**.

Canais e ductos semicirculares

Os canais semicirculares do labirinto ósseo abrigam os ductos semicirculares, cheios de endolinfa, que estão dispostos em ângulos retos entre si. Na base do canal semicircular, próximo ao vestíbulo, os ductos semicirculares convergem em três expansões, denominadas ampolas, cada uma hospedando um conjunto de células ciliadas conhecido como **crista ampular** (Figura 20.19). Os estereocílios e os cinocílios dessas células neuroepiteliais projetam-se em direção a um material proteico conhecido como **cúpula**. As cristas ampulares detectam a aceleração angular ao longo de qualquer um dos três eixos que são registrados e interpretados como um vetor em três dimensões.

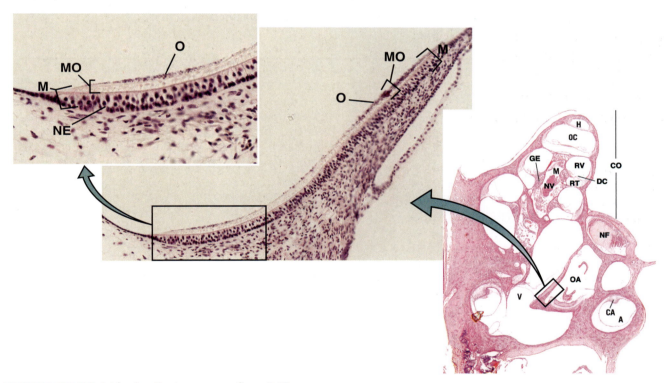

FIGURA 20.18 Mácula. Corte em parafina. 140×.

Esta é uma ampliação da região semelhante à *área em destaque* na fotomicrografia de pequeno aumento da orelha interna. O utrículo e o sáculo, preenchidos por endolinfa no interior do vestíbulo, abrigam as estruturas sensoriais especiais, as **máculas** (M), que são compostas de **células neuroepiteliais ciliadas** (NE) cujos cinocílios e estereocílios estão embutidos na **membrana otolítica** (MO). O *inserto* (**Mácula. Corte em parafina. 400×**) é uma ampliação da área em destaque, detalhando as **células neuroepiteliais** (NE) e suas projeções (cinocílios e estereocílios), embutidas na **membrana otolítica** (MO) com os pequenos **otólitos** (O) cristalinos.

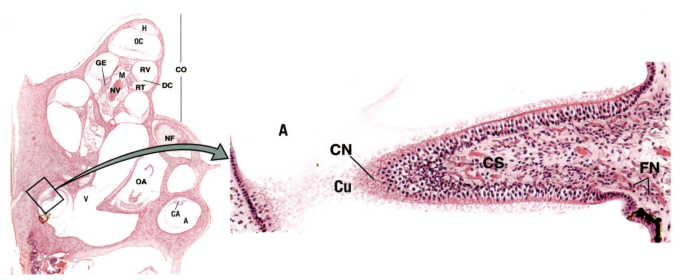

FIGURA 20.19 Crista ampular. Corte em parafina. 132×.

A **crista ampular** (CA) está alojada dentro da **ampola** (A), a porção expandida de cada ducto semicircular. **Fibras nervosas** (FN) entram no cerne de tecido conjuntivo da crista e alcançam as **células neuroepiteliais ciliadas** (CN), que são sustentadas por **células sustentaculares** (CS) (ou **de suporte**). Os cinocílios e os estereocílios das células ciliadas estendem-se até a **cúpula** (Cu) gelatinosa associada à crista.

CONSIDERAÇÕES CLÍNICAS 20.6

Distúrbios da audição

A **perda auditiva condutiva** pode surgir de uma infecção da orelha média (otite média), uma obstrução ou otosclerose da orelha média.

A **surdez nervosa** resulta de uma lesão na porção coclear do nervo vestibulococlear (nervo craniano VIII). Esta condição pode ser resultado de doença, exposição prolongada a sons altos e/ou drogas.

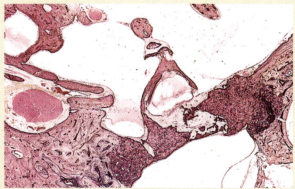

Observe que a base do estribo está fixada ao osso densamente esclerótico que forma o perímetro da janela oval. (Reimpressa com autorização de Mills SE et al., eds. *Sternberg's Diagnostic Surgical Pathology*, 6th ed. Philadelphia: Wolters Kluwer, 2015. p. 1037, Figure 23-22.)

A **doença de Ménière** é um distúrbio da orelha interna caracterizado por sintomas como perda auditiva em decorrência do acúmulo excessivo de líquido no ducto endolinfático, vertigem, zumbido (*tinnitus*), náuseas e vômito. Nos casos graves, pode ser necessário tratamento cirúrgico.

A condição conhecida como **neuroma acústico** é um tumor benigno cujas células de origem são as células de Schwann do nervo vestibulococlear (nervo craniano VIII). Manifesta-se por perda de audição, perda de equilíbrio, vertigem e zumbido. Se o tumor não for tratado precocemente, pode envolver outros nervos cranianos nas proximidades. Estudos recentes sugerem a possibilidade de que exposições prolongadas à radiação eletromagnética emitida por telefones celulares possam ser um fator causal no desenvolvimento de neuroma acústico em indivíduos suscetíveis.

Revisão de imagens histológicas selecionadas

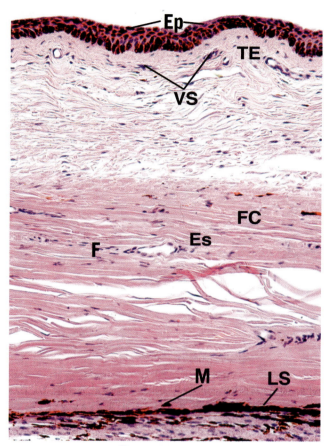

FIGURA DE REVISÃO 20.1.1 Esclera. Macaco. Corte em parafina. 132×.

A esclera é semelhante e contínua à córnea, mas não é transparente. Observe que o **epitélio** (Ep) da conjuntiva cobre a superfície anterior da esclera. Abaixo do epitélio, está o **tecido episcleral** (TE) frouxo, cujos pequenos **vasos sanguíneos** (VS) estão evidentes. O **estroma** (Es) é composto de feixes espessos de **fibras colágenas** (FC), entre os quais se observam numerosos **fibroblastos** (F). A camada mais profunda da esclera é a **lâmina supracorioide** (LS), cujos **melanócitos** (M) contendo o escuro pigmento melanina caracterizam esta camada.

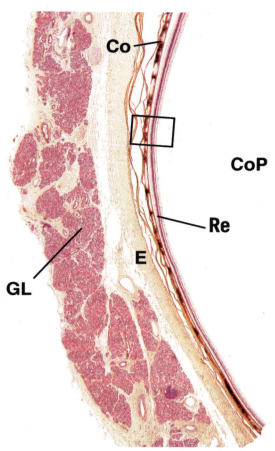

FIGURA DE REVISÃO 20.1.2 Túnicas do olho. Macaco. Corte em parafina. 14×.

Esta fotomicrografia de pequeno aumento é um corte anterolateral do globo ocular, evidenciado pela presença da **glândula lacrimal** (GL). Observe que as três camadas do globo ocular são muito delgadas em relação ao seu diâmetro. A **esclera** (E) é a camada mais externa. A **corioide** (Co) pigmentada e a **retina** (Re) com várias camadas são facilmente reconhecidas, mesmo nesta imagem de pequeno aumento. O **compartimento posterior** (CoP) está atrás do cristalino e abriga o corpo vítreo. Uma região semelhante à *área em destaque* está apresentada em uma ampliação na Prancha de revisão 20.2A.

LEGENDA

Co	corioide	**F**	fibroblastos	**M**	melanócitos
CoP	compartimento posterior	**FC**	fibras colágenas	**Re**	retina
E	esclera	**GL**	glândula lacrimal	**TE**	tecido episcleral
Ep	epitélio	**LS**	lâmina supracorioide	**VS**	vaso sanguíneo
Es	estroma				

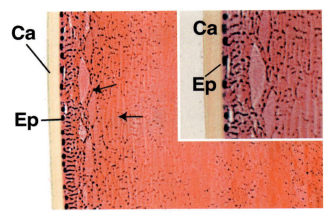

FIGURA DE REVISÃO 20.1.3 Cristalino. Macaco. Corte em parafina. 132×.

O cristalino é um disco biconvexo, flexível e transparente, revestido por uma **cápsula** (Ca) homogênea abaixo da qual está o seu **epitélio** (Ep) simples cúbico. As fibras (*setas*) que constituem o interior do cristalino são compostas de células de formato hexagonal, dispostas densamente e cujos eixos longitudinais são paralelos à superfície. O cristalino é avascular, por isso a ausência de vasos sanguíneos. *Inserto*. **Cristalino. Macaco. Corte em parafina**. 270×. Observe a presença da **cápsula** (Ca) homogênea revestindo o **epitélio** (Ep) simples cúbico do cristalino.

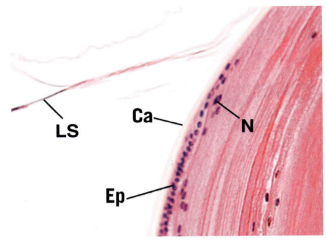

FIGURA DE REVISÃO 20.1.4 Cristalino. Macaco. Corte em parafina. 132×.

O equador do cristalino exibe a presença de células mais jovens que ainda apresentam **núcleos** (N) e organelas, mas as perdem à medida que amadurecem. Observe os **ligamentos suspensores** (LS), a **cápsula** (Ca) e o **epitélio** (Ep) do cristalino.

LEGENDA					
Ca	cápsula	LS	ligamentos suspensores	N	núcleo
Ep	epitélio				

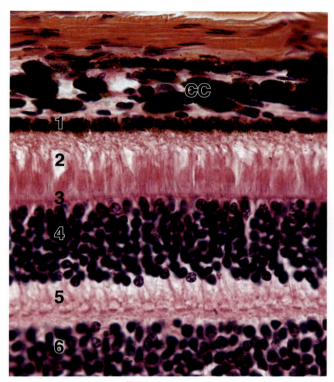

FIGURA DE REVISÃO 20.2.1 Retina. Macaco. Corte em parafina. 540×.

A **camada corioide** (CC) do bulbo ocular está situada entre a esclera e a camada mais externa da retina, o **epitélio pigmentar** (1). A **lâmina de bastonetes e cones** (2), a **membrana limitante externa** (3), a **camada nuclear externa** (4) e a **camada plexiforme externa** (5) compõem as diversas camadas de cones e bastonetes. A **camada nuclear interna** (6) contém as regiões nucleares das células horizontais, amácrinas, bipolares e de suporte de Müller.

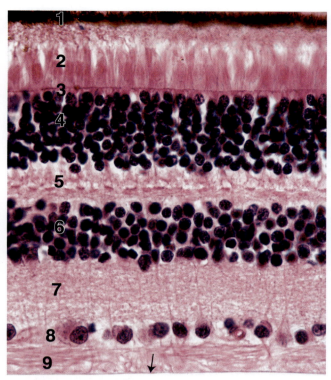

FIGURA DE REVISÃO 20.2.2 Retina. Macaco. Corte em parafina. 540×.

Esta fotomicrografia é semelhante à Figura de revisão 20.2.1, mas inclui toda a espessura da retina. O **epitélio pigmentar** (1) confina a **lâmina de bastonetes e cones** (2). A **membrana limitante externa** (3), a **camada nuclear externa** (4) e a **camada plexiforme externa** (5), assim como a **lâmina de bastonetes e cones** (2), compõem as diversas camadas de cones e bastonetes. A **camada nuclear interna** (6) abriga as regiões nucleares das células horizontais, amácrinas, bipolares e de suporte de Müller. As sinapses entre os axônios e os dendritos das células amácrinas, ganglionares e bipolares estão localizadas na **camada plexiforme interna** (7). Observe a **camada de células ganglionares** (8), a **camada de fibras do nervo óptico** (9) e a **membrana limitante interna** (seta), que constituem as três camadas mais internas da retina.

LEGENDA

1	epitélio pigmentar	5	camada plexiforme externa	8	camada de células ganglionares
2	lâmina de bastonetes e cones	6	camada nuclear interna	9	camada de fibras do nervo óptico
3	membrana limitante externa	7	camada plexiforme interna	CC	camada corioide
4	camada nuclear externa				

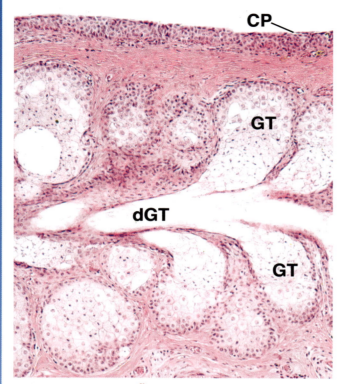

FIGURA DE REVISÃO 20.2.3 Pálpebra. Humano. Corte em parafina. 132×.

Esta fotomicrografia é uma ampliação da região da glândula tarsal, nas proximidades da borda (margem) livre da pálpebra. O **ducto da glândula tarsal** (dGT) recebe a secreção meibomiana (de Meibômio) rica em lipídios dos lobos da **glândula tarsal** (GT), também conhecida como glândula de Meibômio, e depois a libera na borda livre das pálpebras. A **conjuntiva palpebral** (CP) é um epitélio estratificado colunar a baixo colunar, entremeado de células caliciformes.

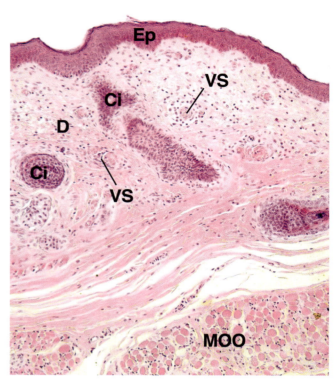

FIGURA DE REVISÃO 20.2.4 Pálpebra. Humano. Corte em parafina. 132×.

Esta fotomicrografia é uma ampliação da face cutânea, localizada perto da margem da pálpebra. Observe que a interface da **epiderme** (Ep) com a **derme** (D) é relativamente lisa, praticamente sem quaisquer cristas intraepidérmicas (*rete apparatus*). Veja também que a derme é bem irrigada por **vasos sanguíneos** (VS), e a presença dos **cílios** (Ci) é evidente. Na pálpebra, o **músculo orbicular do olho** (MOO) é constituído de músculo esquelético.

LEGENDA

Ci	cílio	dGT	ducto da glândula tarsal	MOO	músculo orbicular do olho
CP	conjuntiva palpebral	Ep	epiderme		
D	derme	GT	glândula tarsal	VS	vaso sanguíneo

Resumo da organização histológica

I. Olho

A. Túnica fibrosa

1. Córnea

A **córnea** é formada por seis camadas. Da região mais superficial até a mais profunda, elas são:

a. *Epitélio estratificado pavimentoso não queratinizado*

b. *Membrana de Bowman*
A camada homogênea mais externa do estroma.

c. *Estroma*
Um tecido conjuntivo denso, regular, colagenoso e transparente, que abriga **fibroblastos** e algumas **células linfoides**, constitui o interior da córnea.

d. *Camada de Dua*
Membrana fina e colagenosa que promove proteção à córnea.

e. *Membrana de Descemet*
Uma lâmina basal espessa.

f. *Endotélio da córnea*
Não é um endotélio verdadeiro, pois se trata de um **epitélio simples pavimentoso** a **cúbico**.

2. Junção corneoescleral (limbo)

A malha trabecular e o canal de Schlemm, revestido por endotélio, conduzem e drenam o humor aquoso a partir da câmara anterior.

3. Esclera

A **esclera**, a parte branca do olho, consiste em três camadas: o **tecido episcleral** externo, que abriga vasos sanguíneos; o **estroma** médio, composto de tecido conjuntivo denso modelado; e a **lâmina supracorioide**, um tecido conjuntivo frouxo que abriga **fibroblastos** e **melanócitos**.

B. Túnica vascular

A **túnica vascular** (**úvea**) é uma camada vascularizada e pigmentada que abriga feixes de músculo liso. Ela é composta de **membrana corioide**, **corpo ciliar** e **íris**.

1. Corioide

A **corioide** tem quatro camadas. A **camada supracorioide** é compartilhada com a esclera e contém **fibroblastos** e **melanócitos**. As **camadas vascular** e **coriocapilar** abrigam vasos de grande calibre e capilares, respectivamente.

A **membrana vítrea** (de Bruch), interposta à corioide e à retina, é formada por lâmina basal, fibras colágenas e fibras elásticas.

2. Corpo ciliar

O **corpo ciliar** é a região da túnica vascular localizada entre a *ora serrata* e a íris. O corpo ciliar é composto de numerosos **processos ciliares formadores do humor aquoso**, dispostos radialmente, que, juntos, compõem a **coroa ciliar**, a partir da qual os **ligamentos suspensores** se estendem para o cristalino. Três camadas de **músculo liso**, com orientação aproximadamente meridiana, radial e circular, atuam na acomodação visual. A **camada vascular** e a **membrana vítrea** da corioide continuam no corpo ciliar. A face interna do corpo ciliar é revestida pela camada interna não pigmentada e pela camada externa pigmentada da **retina** (*pars ciliaris*), formando o **epitélio ciliar**.

3. Íris

A **íris**, que separa a **câmara anterior** da **câmara posterior**, está presa ao corpo ciliar ao longo da sua circunferência externa. A borda livre da íris forma o limite da **pupila** do olho. A íris é composta de três camadas: a **camada de epitélio simples pavimentoso** (frequentemente incompleto), mais externa, que é uma continuação do epitélio da córnea; a **camada fibrosa** intermediária, composta de **camada anterior do estroma**, não vascularizada, e **camada geral do estroma**, vascularizada, que abrigam numerosos **melanócitos** e **fibroblastos**; e o **epitélio pigmentar** posterior (*pars iridica* da **retina**). O **esfíncter** e os **músculos dilatadores** da pupila são compostos de células mioepiteliais.

C. Túnica retiniana

A **túnica retiniana**, a mais profunda das três camadas, apresenta as **partes irídica**, **ciliar** e **óptica**; a última dessas é a única região da retina sensível à luz, estendendo-se anteriormente como a *ora serrata*, a partir da qual é contínua à parte ciliar.

1. Parte óptica

A **parte óptica** é composta de 10 camadas. Do exterior para o interior, são elas:

a. *Epitélio pigmentar*
O **epitélio pigmentar** está aderido à membrana corioide.

b. *Lâmina de bastonetes e cones*
Os **segmentos externo** e **interno** das células fotorreceptoras formam a primeira camada; o restante das partes celulares dos bastonetes e cones constitui as próximas três camadas.

c. *Membrana limitante externa*
A **membrana limitante externa** não é uma membrana verdadeira. Ela consiste em especializações juncionais

entre as células fotorreceptoras e os prolongamentos das **células de Müller** (de suporte).

d. *Camada nuclear externa*

A **camada nuclear externa** abriga os corpos celulares e os núcleos das células fotorreceptoras. Na **fóvea central,** somente os cones estão presentes.

e. *Camada plexiforme externa*

A **camada plexiforme externa** é a região da formação de sinapses entre os **axônios** das células fotorreceptoras e os prolongamentos das **células bipolares** e das **células horizontais.**

f. *Camada nuclear interna*

A **camada nuclear interna** abriga os **corpos celulares das células de suporte de Müller,** as **células amácrinas** (associativas), as **células bipolares** e as **células horizontais.**

g. *Camada plexiforme interna*

A **camada plexiforme interna** é a região das **sinapses** entre os **dendritos** das **células ganglionares** e os **axônios** das **células bipolares.** Além disso, os processos das **células de suporte de Müller** e das **células amácrinas** também estão presentes nesta camada.

h. *Camada de células ganglionares*

A **camada de células ganglionares** abriga os **corpos celulares** dos **neurônios multipolares,** que são o elo final na cadeia neuronal da retina, e seus **axônios** formam o nervo óptico. Além disso, nesta camada, estão localizadas as células **neurogliais.**

i. *Camada de fibras do nervo óptico*

A **camada de fibras do nervo óptico** é composta de **axônios não mielinizados** das **células ganglionares,** que convergem no disco óptico e deixam o olho como o nervo óptico.

j. *Membrana limitante interna*

A **membrana limitante interna** é composta de prolongamentos terminais expandidos das **células de suporte de Müller.**

2. Parte ciliar e parte irídica da retina

Na **parte ciliar** e na **parte irídica da retina,** a camada retiniana é reduzida a uma delgada camada epitelial, formada por um arranjo de células colunares e um de células pigmentadas que revestem o corpo ciliar e a íris.

D. Cristalino

O **cristalino** é um disco biconvexo, flexível e transparente que focaliza os raios de luz incidentes na retina. É constituído de três camadas: uma **cápsula** elástica (membrana basal); um **epitélio simples cúbico,** localizado anteriormente; e as **fibras do cristalino,** células epiteliais modificadas derivadas do **equador** do cristalino.

E. Glândula lacrimal

A **glândula lacrimal** é externa ao olho e está localizada na parte superolateral da órbita. Trata-se de uma **glândula tubuloacinosa composta** que produz um fluido seroso rico em lisozima com pH levemente alcalino.

F. Pálpebra

A **pálpebra** é coberta por uma **pele fina** na sua face externa e pela **conjuntiva,** uma membrana mucosa, na sua face interna. Uma **placa tarsal** de tecido conjuntivo fibroso, denso e espesso mantém e reforça a pálpebra. As **glândulas tarsais** estão associadas à placa tarsal e produzem uma secreção oleosa que é liberada na margem livre da pálpebra. Os músculos que controlam a pálpebra estão localizados no seu interior. As **glândulas sebáceas** estão associadas aos cílios. As glândulas ciliares estão localizadas entre os cílios.

II. Orelha

A. Orelha externa

1. Pavilhão auricular (aurícula)

O **pavilhão auricular** é revestido por uma pele fina e sustentado por uma **placa de cartilagem elástica** muito flexível.

2. Meato acústico externo

O **meato acústico externo** é um **tubo cartilaginoso** revestido por pele contendo **glândulas ceruminosas** e alguns **pelos** delgados. A pele do meato externo é contínua ao revestimento externo da membrana timpânica. Na face medial do meato, a cartilagem é substituída por **osso.**

3. Membrana timpânica

A **membrana timpânica** é uma membrana fina e esticada que separa a orelha externa da orelha média. No lado externo, é revestida por um **epitélio estratificado pavimentoso queratinizado** e, no lado interno, por um **epitélio cúbico** baixo interiormente, e apresenta um cerne de **fibras colágenas** organizadas em duas camadas.

B. Orelha média

A **orelha média** é composta de uma **cavidade timpânica** revestida por um **epitélio simples cúbico** contendo três **ossículos (martelo, bigorna e estribo).** A cavidade timpânica se comunica com a parte nasal da faringe (nasofaringe) por meio de uma **tuba auditiva** cartilaginosa e óssea. A parede medial da orelha média se comunica com a orelha interna através das **janelas oval (vestibular)** e **redonda (coclear).**

C. Orelha interna

A orelha interna é uma estrutura tridimensional complexa composta de um labirinto ósseo que forma uma casca externa para o delicado labirinto membranoso interno. O labirinto membranoso é um sistema complexo de um tubo contínuo com dilatações, preenchido por endolinfa e que abriga estruturas sensoriais especiais. Os espaços entre o labirinto ósseo e o membranoso são preenchidos com perilinfa.

1. Cóclea e ducto coclear

A **cóclea** óssea abriga o **ducto coclear (rampa média)**, preenchido com endolinfa, que subdivide a porção da cóclea, preenchida com perilinfa em dois espaços: **rampa vestibular**, posicionada superiormente; e **rampa timpânica**, localizada inferiormente. O **ducto coclear** abriga o **órgão espiral de Corti**, que repousa sobre a **membrana basilar**. O órgão espiral de Corti é composto de **células ciliadas internas** e **células ciliadas externas** cujos cinocílios e estereocílios estão inseridos na **membrana tectorial** sobrejacente. Os componentes adicionais do órgão de Corti incluem várias células acessórias e de suporte. Neurônios bipolares, cujos corpos celulares (e seus núcleos) estão posicionados dentro do modíolo e formam o **gânglio espiral**, recebem impulsos das células ciliadas e os transmitem através de seus axônios, que emergem como o **ramo coclear** do **nervo craniano VIII (NC VIII, nervo vestibulococlear)**. A **estria vascular**, que sintetiza e mantém a endolinfa, constitui a parede externa do ducto coclear.

2. Vestíbulo, utrículo e sáculo

O vestíbulo ósseo abriga as duas dilatações do labirinto membranoso, o **utrículo** e o **sáculo**, ambos preenchidos com **endolinfa** e abrigam as **máculas**. Cada **mácula** é composta de um **epitélio simples colunar**, composto de dois tipos de células: **células neuroepiteliais ciliadas** e **células de sustentação**. A superfície livre da mácula exibe a **membrana otolítica**, que abriga pequenas partículas chamadas **otólitos**.

3. Canais semicirculares, ductos semicirculares e ampolas

Os três **canais semicirculares** ósseos estão orientados perpendicularmente entre si. No interior de cada canal, estão os ductos semicirculares cheios de endolinfa, que são extensões do labirinto membranoso. A base de cada ducto semicircular se dilata, como a **ampola** que abriga uma **crista**, a estrutura sensorial composta de **células neuroepiteliais ciliadas** e **células de sustentação**. Uma **cúpula** gelatinosa está localizada na superfície livre da crista, mas ela não contém otólitos.

Questões de revisão do capítulo

As questões 20.1 a 20.3 se referem ao seguinte cenário clínico: uma lutadora de artes marciais mistas vai ao médico imediatamente após perder uma luta, por causa de um chute na têmpora esquerda que a levou a nocaute. A paciente se queixa de zumbido na orelha esquerda e de *flashes* de luz no olho esquerdo. Durante a sessão de ressonância magnética, a paciente reclama que não consegue ouvir bem com a orelha esquerda e relata visão alterada no olho esquerdo, como se uma cortina escura estivesse bloqueando parte de seu campo visual.

20.1 Qual alteração histológica pode explicar as alterações da visão da paciente?

A. Hematoma pressionando as fibras nervosas simpáticas

B. Ligamento suspensor solto

C. Diâmetro estreito do canal Schlemm

D. Reabertura do espaço intrarretiniano

20.2 A ressonância magnética revela líquido na orelha média. Com base neste resultado de imagem, qual é a causa provável do déficit auditivo?

A. Acúmulo de endolinfa no ducto coclear

B. Movimentos amortecidos dos ossículos

C. Hematoma no modíolo

D. Estimulação inadequada das máculas

20.3 Quatro semanas após a luta, o teste auditivo revela o retorno da maior parte da audição, exceto o déficit no registro de sons de baixa frequência. Qual região da orelha pode ter adquirido danos permanentes?

A. Ducto coclear próximo ao helicotrema

B. Ducto coclear perto da janela oval

C. Interface de estribo e janela oval

D. A janela redonda

20.4 Quando um fóton entra no olho, qual camada da retina ele encontra primeiro?

A. Membrana limitante interna

B. Camada plexiforme externa

C. Camada fotorreceptora

D. Epitélio pigmentar da retina

20.5 Qual estrutura sensorial registra o movimento angular da cabeça?

A. Crista ampular

B. Helicotrema

C. Mácula

D. Órgão de Corti

E. Otólito

Apêndice A
TECIDOS SEMELHANTES

Os tecidos são compostos de células e matriz extracelular (MEC) e, dependendo das proporções dos diferentes tipos celulares e componentes da MEC, características distintas emergem nas imagens histológicas. Assim como podemos distinguir facilmente indivíduos, como amigos e familiares, à primeira vista, um estudante de histologia competente tem habilidades de reconhecimento de padrões para fazer o mesmo ao olhar imagens histológicas pelo microscópio, em dispositivos digitais, em papéis ou em qualquer outra mídia. No entanto, tal como acontece com as pessoas, alguns tecidos ou órgãos se assemelham a tal ponto que, à primeira vista, e às vezes até mesmo em observação mais próxima, não é tão fácil diferenciá-los. Além disso, as diferenças de cor entre os tecidos, a menos que se destinem especificamente a caracterizar determinados componentes teciduais, devem ser desconsideradas porque a intensidade dos corantes usados pode variar, dependendo dos procedimentos de preparação do tecido. Em vez disso, propriedades como morfologias celulares, distribuições da MEC e características de arquitetura dos tecidos devem ser examinadas para reconhecer a origem de determinada amostra. Este Apêndice foi elaborado para ilustrar tecidos muito semelhantes entre si e especificar como eles podem ser distinguidos uns dos outros.

Cada página do Apêndice tem de duas a três imagens histológicas semelhantes entre si, apresentadas uma acima da outra. A legenda ao lado de cada imagem identifica o tecido e destaca as diferenças em itens listados.

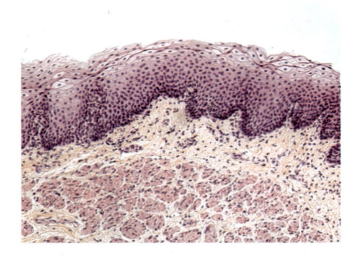

FIGURA A.1 Epitélio estratificado pavimentoso não queratinizado.
- Várias camadas de células epiteliais
- As células na camada mais profunda são cuboidais
- As células apicais são planas, com núcleos pequenos e condensados.

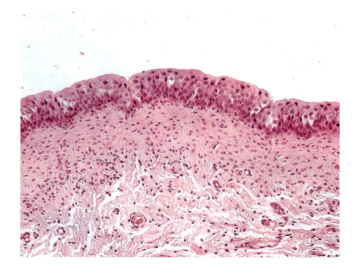

FIGURA A.2 Epitélio de transição.
- Menos camadas de células epiteliais do que a Figura A.1
- As camadas apicais têm células de arredondadas à forma de cúpula
- Algumas células apicais são binucleadas.

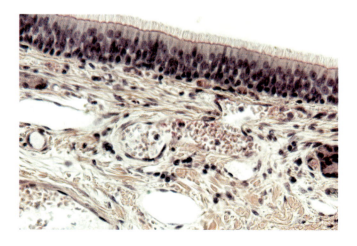

FIGURA A.3 Epitélio pseudoestratificado colunar.
- Camada única de diversos tipos de células epiteliais em contato com a membrana basal
- Os núcleos são numerosos, dispostos próximos uns dos outros e escalonados, dando a impressão de estratificação, mas não formam fileiras uniformes
- Os compartimentos apicais das células e o epitélio são muitas vezes desprovidos de núcleos
- Se presentes, os cílios são uma característica distintiva.

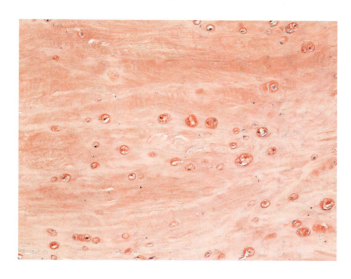

FIGURA A.4 Fibrocartilagem.
- Condrócitos redondos dispostos em lacunas em arranjo mais ou menos linear
- Feixes paralelos de fibras colágenas tipo I separando fileiras de condrócitos
- Podem estar presentes alguns poucos grupos de condrócitos em uma lacuna.

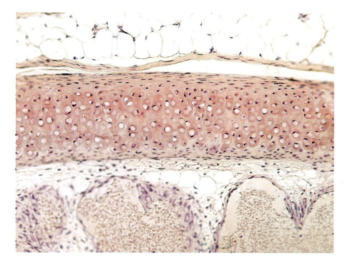

FIGURA A.5 Cartilagem hialina.
- Os condrócitos em lacunas são redondos no meio e mais planos na periferia da cartilagem
- A matriz é homogênea, porém as áreas ao redor das lacunas podem ter coloração mais escura
- Grupos isógenos de condrócitos em uma lacuna podem ser observados com mais frequência do que na Figura A.4.

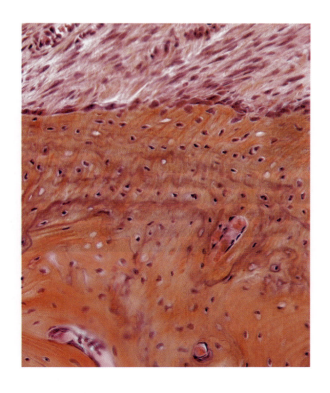

FIGURA A.6 Tecido ósseo primário/imaturo.
- Os osteócitos em lacunas não são tão arredondados nem apresentam coloração tão pálida
- Talvez possam ser observados canalículos conectando lacunas vizinhas
- A matriz é mais eosinófila com abundantes fibras colágenas tipo I, algumas organizadas em camadas, algumas em arranjos aleatórios
- Talvez possam ser observados osteoblastos planos a cuboidais na superfície do tecido ósseo.

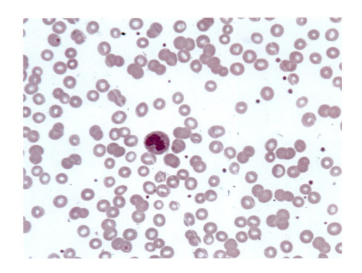

FIGURA A.7 Monócito.
- Célula grande
- Núcleo em forma de rim
- Núcleo geralmente mais eucromático em comparação com a Figura A.8
- Quantidade relativamente grande de citoplasma.

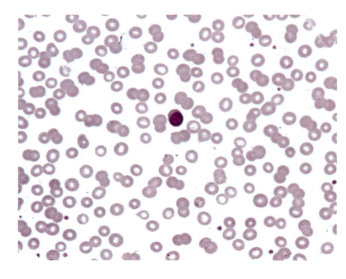

FIGURA A.8 Linfócito.
- Célula menor do que na Figura A.7
- Núcleo redondo, pequeno e heterocromático
- Citoplasma escasso
- Pode ser observado um halo perinuclear (complexo de Golgi).

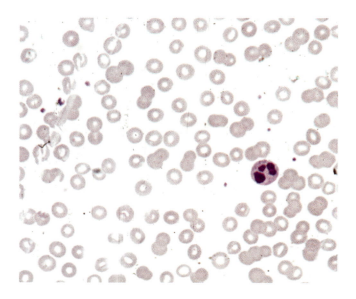

FIGURA A.9 Neutrófilo.
- O tamanho intermediário entre o monócito e o linfócito
- Núcleos heterocromáticos apresentando de três a quatro lobos
- Boa quantidade de citoplasma
- Podem ser observados pequenos grânulos no citoplasma.

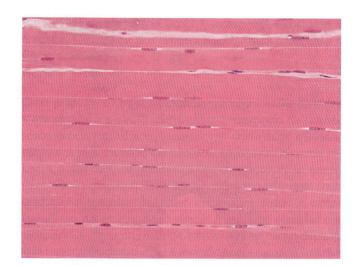

FIGURA A.10 Músculo esquelético (corte longitudinal).
- Células longas, cilíndricas e multinucleadas, dispostas paralelamente entre si
- Os núcleos estão alinhados na periferia da célula.

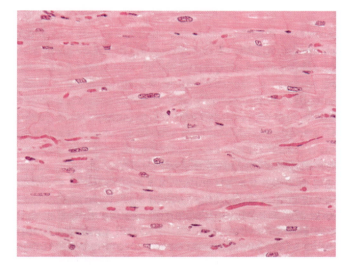

FIGURA A.11 Músculo cardíaco (corte longitudinal).
- Células alongadas, estriadas e ramificadas que não são tão longas como as da Figura A.10
- Um ou, às vezes, dois núcleos posicionados no centro
- Discos intercalares entre as células
- O tecido como um todo é mais vascular
- Regiões de coloração pálida em decorrência do armazenamento de glicogênio observado no citoplasma
- Pode ser observada lipofuscina no citoplasma.

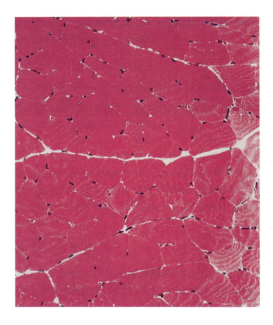

FIGURA A.12 Músculo esquelético (corte transversal).
- Grande contorno poligonal de células musculares esqueléticas
- Núcleos achatados na periferia
- O citoplasma é densamente preenchido com miofibrilas.

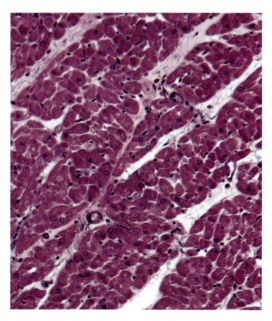

FIGURA A.13 Músculo cardíaco (corte transversal).
- Contorno heterogêneo e de formato irregular das células musculares cardíacas
- Mais vascularizado
- Núcleos ovoides, mais eucromáticos em posição próxima ao centro da célula
- Podem ser observadas regiões de coloração pálida em decorrência do armazenamento de glicogênio
- Podem ser observadas inclusões de lipofuscina.

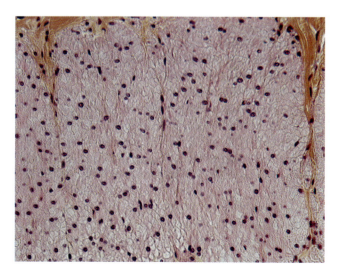

FIGURA A.14 Músculo liso (corte transversal).
- Apresentam-se células musculares lisas justapostas com contornos circulares em diferentes tamanhos
- Núcleos pequenos, circulares e condensados estão no centro de alguns, mas não em todos, cortes transversais.

FIGURA A.15 Músculo liso (corte longitudinal).
- Células em forma de fuso, com núcleos fusiformes dentro do limite celular
- Geralmente não apresentam aspecto totalmente ondulado.

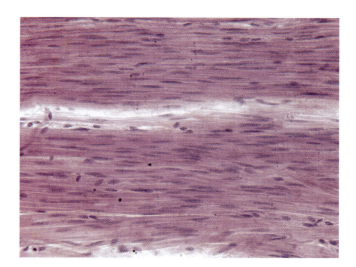

FIGURA A.16 Nervo periférico (corte longitudinal).
- Padrões alternados de coloração mais escura e pálida em decorrência da presença de axônios cercados por bainhas de mielina
- Núcleos achatados de tamanhos variados, na periferia da bainha de mielina de coloração pálida
- Pode apresentar ondulação
- Nós de Ranvier podem ser observados.

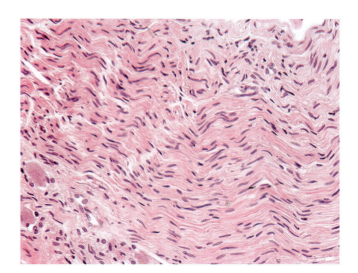

FIGURA A.17 Tecido conjuntivo denso modelado (corte longitudinal).
- Fibras colágenas densas, não celulares e eosinófilas, dispostas paralelamente umas às outras
- Núcleos achatados e densos de fibrócitos posicionados entre as fibras
- Não tão celular ou vascular quanto os das Figuras A.15 e A.16.

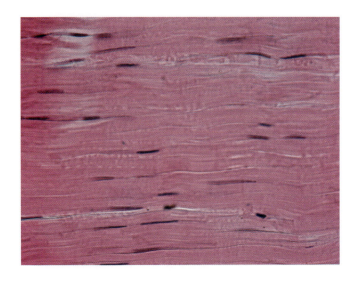

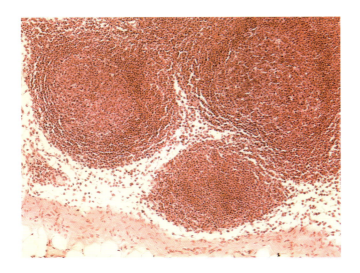

FIGURA A.18 Linfonodo.
- Organizado em córtex e medula
- O seio subcapsular é observado logo abaixo da cápsula de tecido conjuntivo denso
- O córtex é organizado em córtex externo com nódulos linfoides e córtex interno sem nódulos linfoides
- A medula é organizada em cordões e seios medulares.

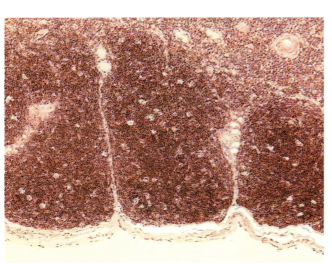

FIGURA A.19 Timo.
- Organizado em lobos incompletos, cada um com córtex e medula
- O córtex fica escuro em decorrência da presença de pequenos timócitos densamente compactados, com manchas esporádicas de coloração pálida causadas pela presença de células reticulares epiteliais e macrófagos
- Não há nódulos linfoides
- A medula fica mais clara e abriga corpúsculos tímicos (de Hassall).

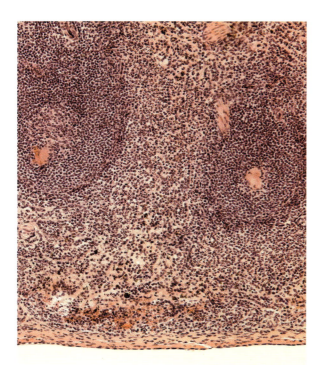

FIGURA A.20 Baço.
- Organizado em polpas vermelhas e brancas, em vez de córtex e medula
- A polpa branca é composta de nódulos linfoides, com ou sem centros germinativos
- Cada nódulo linfoide (polpa branca) tem uma artéria central circundada por uma bainha linfática periarterial
- A polpa vermelha é organizada em cordões esplênicos e sinusoides.

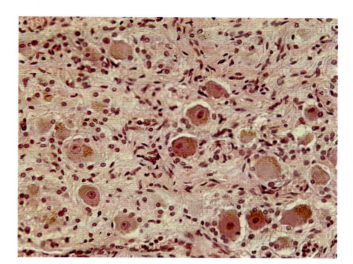

FIGURA A.21 Gânglio da raiz dorsal (espinal).
- Exibe corpos celulares de neurônios unipolares redondos, com núcleos posicionados centralmente
- Células satélites de cúbicas a redondas circundam os corpos celulares dos neurônios.

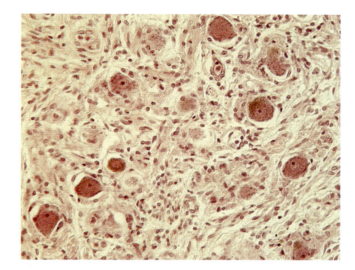

FIGURA A.22 Gânglio simpático.
- Exibe corpos celulares de neurônios multipolares ligeiramente mais angulares e com núcleos posicionados excentricamente
- As células de sustentação ao redor dos corpos celulares dos neurônios são achatadas.

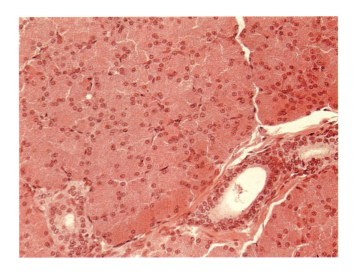

FIGURA A.23 Glândula parótida.
- Glândula exócrina acinosa composta, constituída por ácinos serosos
- Os ácinos serosos superam em número os ductos seccionados em perfil transversal.

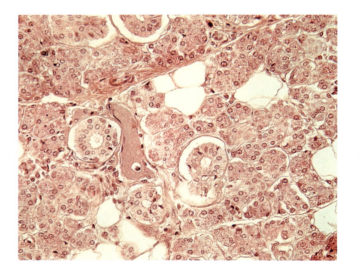

FIGURA A.24 Glândula submandibular.
- Glândula exócrina tubuloacinosa composta
- As unidades secretoras são principalmente os ácinos serosos com túbulos mucosos menores e as semiluas serosas
- Existem mais perfis transversais de ductos do que na Figura A.23.

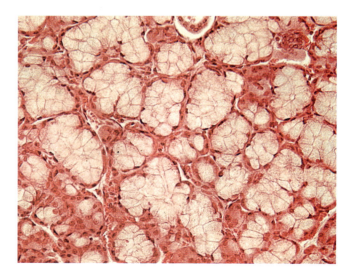

FIGURA A.25 Glândula sublingual.
- Glândula exócrina tubuloacinosa composta
- As unidades secretoras são principalmente os túbulos mucosos com pequenos ácinos serosos e as semiluas serosas
- Existem mais perfis transversais de ductos do que na Figura A.23.

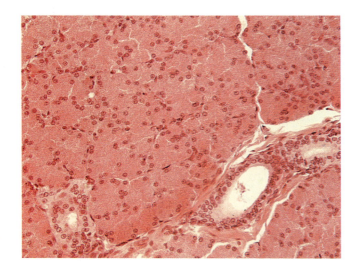

FIGURA A.26 Glândula parótida.
- Glândula exócrina acinosa composta, constituída por ácino seroso
- Os ácinos serosos superam em número os ductos seccionados em perfil transversal.

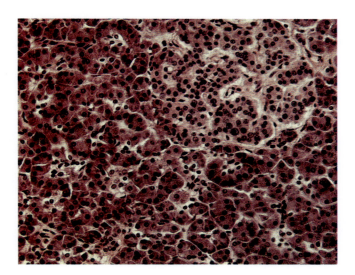

FIGURA A.27 Pâncreas.
- Glândula tanto exócrina como endócrina
- O componente exócrino é a glândula exócrina acinosa composta
- Existem células centroacinosas com núcleos densos e citoplasma claro
- Não há ductos estriados
- As ilhotas pancreáticas (de Langerhans) são vasculares, não têm ductos e são circundadas por uma cápsula fina.

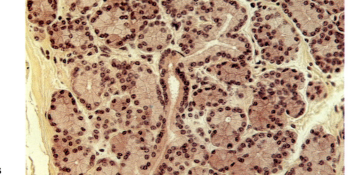

FIGURA A.28 Glândula lacrimal.
- Glândula exócrina tubuloacinosa composta
- As unidades secretoras são principalmente ácinos serosos com lumens maiores do que os da glândula parótida.

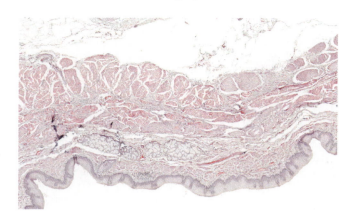

FIGURA A.29 Esôfago.
- Revestido por um epitélio estratificado pavimentoso não queratinizado, mais fino que o das Figuras A.30 e A.31
- Exibe uma organização típica de quatro camadas
- Abriga glândulas esofágicas na submucosa.

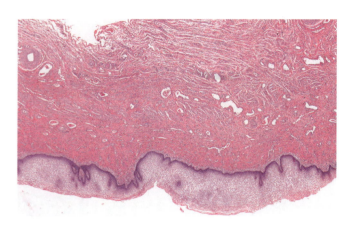

FIGURA A.30 Vagina.
- Revestida por um epitélio estratificado pavimentoso não queratinizado, mais espesso que o da Figura A.29
- As células epiteliais parecem mais volumosas e vacuolizadas em decorrência do armazenamento de lipídios e glicogênio, que foram extraídos durante a preparação dos tecidos
- As camadas de tecido não são tão distintas, mas sim compostas de uma mistura de fibras colágenas, elásticas e musculares lisas
- Não há glândulas
- A lâmina própria é ricamente dotada de células linfoides.

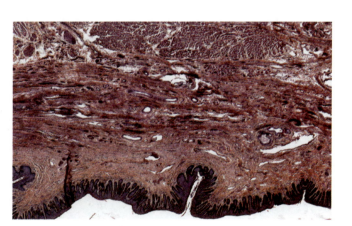

FIGURA A.31 Canal anal.
- Revestido por um epitélio estratificado pavimentoso não queratinizado, mais espesso do que o da Figura A.29
- Organizado em quatro camadas, mas não tão distintas quanto na Figura A.29
- Não há glândulas submucosas
- Nas proximidades do ânus, podem ser observados a mucosa retal e um epitélio estratificado pavimentoso queratinizado.

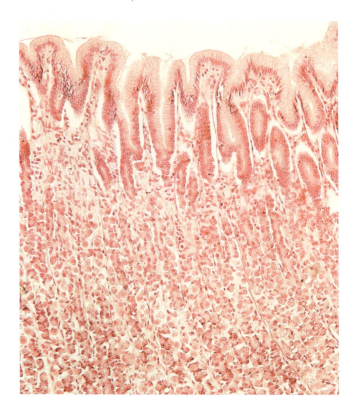

FIGURA A.32 Fundo do estômago.
- Apresenta glândulas gástricas longas e paralelas, e fossetas gástricas relativamente rasas
- As glândulas gástricas têm células principais (concentradas na base) e células parietais (concentradas na porção média), células do sistema neuroendócrino difuso, células mucosas do colo e células-tronco.

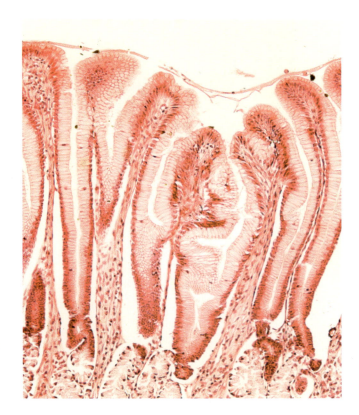

FIGURA A.33 Piloro do estômago.
- Apresenta fossetas gástricas muito mais profundas e um tanto enroladas, e glândulas gástricas enroladas
- As glândulas fabricam uma substância mucosa e não têm células principais, apenas algumas células parietais.

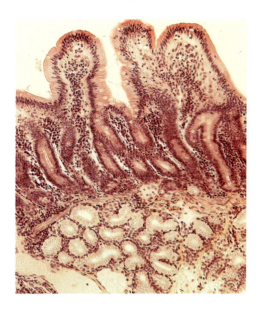

FIGURA A.34 Duodeno.
- Exibe vilosidades rombas
- Abriga glândulas exócrinas tubulares compostas, conhecidas como glândulas duodenais (de Brunner), na submucosa.

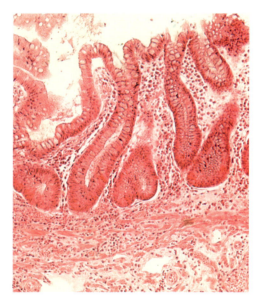

FIGURA A.35 Jejuno.
- Exibe vilosidades altas e bem desenvolvidas
- As células epiteliais são principalmente os enterócitos proximalmente, mas as células caliciformes aumentam distalmente
- Tem as pregas intestinais mais bem desenvolvidas
- Não tem glândulas submucosas nem nódulos linfoides proeminentes.

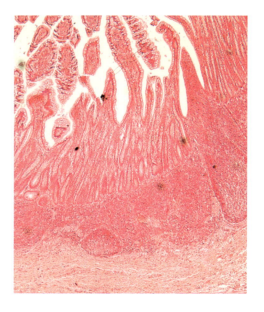

FIGURA A.36 Íleo.
- Exibe vilosidades longas e mais estreitas
- As células caliciformes aumentam no revestimento epitelial
- Tem nódulos linfoides grandes e abundantes, como também placas de Peyer, em uma lâmina própria que pode se estender até a submucosa.

FIGURA A.37 Colo.
- Tem um diâmetro grande e um lúmen muito maior, comparado ao intestino delgado ou ao apêndice (mesma ampliação que a usada na Figura A.38)
- Sua mucosa e submucosa podem ser dobradas, mas estas não são estruturas permanentes
- Não há vilosidades
- Existem abundantes glândulas exócrinas tubulares simples na lâmina própria
- A camada longitudinal externa da muscular externa forma as *taeniae coli* (tênias do colo).

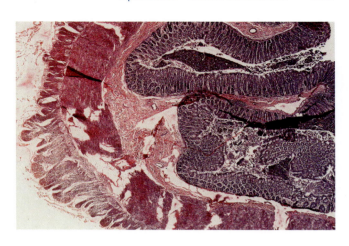

FIGURA A.38 Apêndice.
- Tubo muito menor com um lúmen estreito (mesma ampliação usada na Figura A.37)
- A mucosa se assemelha à mucosa do colo, mas existem muito menos glândulas
- Exibe numerosos nódulos linfoides em uma lâmina própria que pode se estender até a submucosa
- A camada longitudinal externa da muscular externa não forma as *taeniae coli*; em vez disso, é uniforme em espessura.

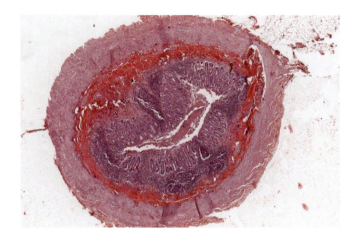

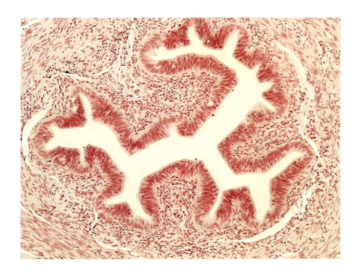

FIGURA A.39 Tuba uterina.
- Revestida por um epitélio simples colunar ciliado, composto de células intercalares (secretoras) e células ciliadas.

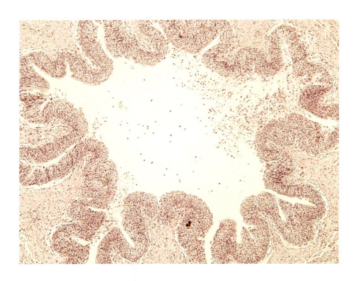

FIGURA A.40 Ureter.
- Revestido por um epitélio de transição.

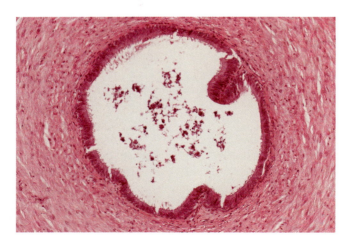

FIGURA A.41 Ducto deferente (*vas deferens*).
- Revestido por um epitélio pseudoestratificado colunar, com células que têm estereocílios.

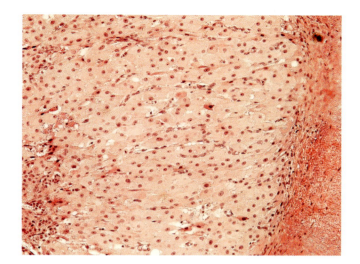

FIGURA A.42 Corpo-lúteo.
- Apresenta dois tipos de células parenquimatosas, cercadas pelo estroma ovariano
- As células luteínicas da granulosa maiores e mais abundantes estão dispostas em cordões
- As células luteínicas da teca menores e fusiformes estão presas entre os cordões e na periferia.

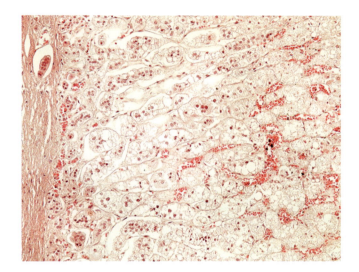

FIGURA A.43 Córtex suprarrenal.
- Organizado em três regiões, da superficial à profunda: zona glomerulosa, zona fasciculada e zona reticular (não mostrada nesta figura)
- As células da zona fasciculada, os espongiócitos, estão dispostas em colunas paralelas.

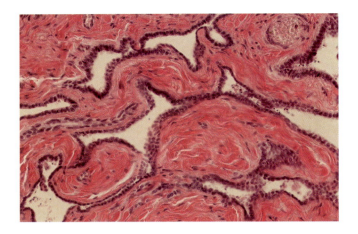

FIGURA A.44 Rede testicular (*rete testis*).
- Canais irregulares envolvidos por uma mistura de revestimento epitelial simples cúbico, pseudoestratificado colunar e estratificado colunar
- Rodeado por tecido conjuntivo denso não modelado do mediastino testicular.

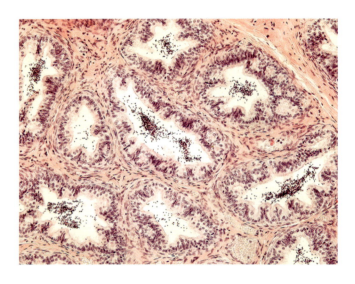

FIGURA A.45 Dúctulos eferentes.
- Exibem um lúmen irregular (desigual) em decorrência da presença de um revestimento epitelial composto de placas de células altas alternadas com placas de células curtas.

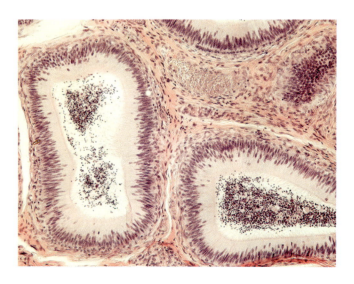

FIGURA A.46 Ducto do epidídimo.
- Exibe lúmen regular, revestido por epitélio pseudoestratificado colunar cujas células principais são uniformes no tamanho
- Os estereocílios são proeminentes e característicos.

Apêndice A   Tecidos Semelhantes   **587**

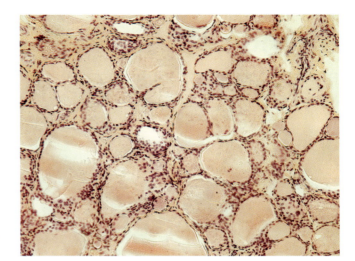

FIGURA A.47 Glândula tireoide.
- Composta de folículos preenchidos por coloide
- A tireoide não tem ductos nem organização lobular
- Dependendo do nível de atividade da tireoide, o epitélio de revestimento pode variar entre simples cúbico e simples colunar
- Pálidas células parafoliculares podem estar misturadas no revestimento folicular e entre os folículos.

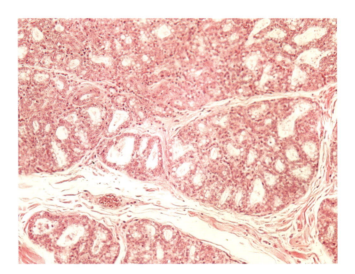

FIGURA A.48 Glândula mamária lactante.
- Glândula exócrina tubuloalveolar composta, organizada em lóbulos e lobos
- Os alvéolos apresentam ramificações e podem conter leite, mas não coloide
- O sistema de ductos está presente
- O epitélio simples cúbico compõe a unidade secretora
- As células mioepiteliais estão associadas a unidades secretoras e ductos.

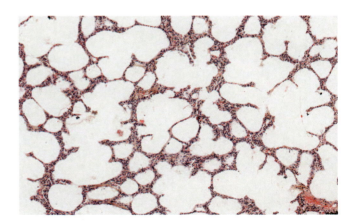

FIGURA A.49 Pulmão.
- Os alvéolos esféricos são revestidos por epitélio simples pavimentoso e preenchidos com ar, mas não por coloide ou produtos de secreção
- Podem ser observados vários alvéolos abrindo-se no ducto alveolar ou no saco alveolar comum
- O tecido conjuntivo do estroma e a vasculatura são limitados aos septos alveolares delgados.

Apêndice B

RESPOSTAS ÀS QUESTÕES DE REVISÃO DOS CAPÍTULOS

Capítulo 2

2.1   D
2.2   A
2.3   B
2.4   C
2.5   D

Capítulo 3

3.1   D
3.2   B
3.3   A
3.4   A
3.5   A

Capítulo 4

4.1   C
4.2   A
4.3   C
4.4   B
4.5   C

Capítulo 5

5.1   D
5.2   C
5.3   A
5.4   C
5.5   A

Capítulo 6

6.1   B
6.2   C
6.3   E
6.4   D
6.5   D

Capítulo 7

7.1   B
7.2   C
7.3   E
7.4   C
7.5   B

Capítulo 8

8.1   E
8.2   B
8.3   A
8.4   B
8.5   E

Capítulo 9

9.1   C
9.2   A
9.3   E
9.4   C
9.5   C

Capítulo 10

10.1   B
10.2   D
10.3   E
10.4   A
10.5   D

Capítulo 11

11.1   B
11.2   E
11.3   A
11.4   B
11.5   C

Capítulo 12

12.1   B
12.2   C
12.3   C
12.4   D
12.5   C

Capítulo 13

13.1   B
13.2   C
13.3   C
13.4   D
13.5   C

Apêndice B   Resposta às Questões de Revisão dos Capítulos   **589**

Capítulo 14

14.1   C
14.2   D
14.3   A
14.4   D
14.5   A

Capítulo 15

15.1   A
15.2   C
15.3   B
15.4   B
15.5   D

Capítulo 16

16.1   B
16.2   B
16.3   C
16.4   E
16.5   D

Capítulo 17

17.1   D
17.2   A
17.3   B
17.4   A
17.5   C

Capítulo 18

18.1   B
18.2   A
18.3   B
18.4   E
18.5   A

Capítulo 19

19.1   C
19.2   D
19.3   A
19.4   A
19.5   E

Capítulo 20

20.1   D
20.2   B
20.3   A
20.4   A
20.5   A

ÍNDICE ALFABÉTICO

A

Absorção, 392
Acetilcolina, 180, 191, 422
Acetilcolinesterase, 189
Acidente vascular encefálico, 210
Ácido(s)
- aniônicos, 1
- carbônico, 332
- cítrico, 523
- clorídrico, 384
- graxos, 393
- hexurônico, 67
- hialurônico, 90
- tricarboxílico, 9
- γ-aminobutírico (GABA), 191
Acidofílicos (ou acidófilos), 1
Ácinos, 30
- hepático (de Rappaport), 425
- serosos, 58, 60, 219
Acomodação do cristalino, 548
Acromegalia, 273
Actina, 117, 144
- F, 147
- G, 147, 149
α-actina, 45
α-actinina, 149
Acuidade visual, 552
Adenilil ciclase, 282
Adeno-hipófise, 266, 267, 478
Adenocarcinoma da próstata, 525
Adenoma hipofisário secretor de hormônio do crescimento, 273
Adenomiose, 496
Adenosina
- difosfato (ADP), 150
- monofosfato cíclica (AMPC), 77, 282
- trifosfato (ATP), 150, 191
ADH, 272, 458
Adipocinas, 77, 78
Adipócitos, 71, 83
Adiponectina, 77
Adrenalina, 279
Adventícia, 382, 384, 492
Agrecana, 68
Agregado de agrecanas, 68, 90
Agrupamento tubulovesicular, 14
Água e íons, 393
Albuminas, 123
Alça(s)
- capilares, 299
- cervical, 353, 355
- de Henle, 455
Aldosterona, 267, 277, 458
Alvéolos, 335, 341, 352, 363, 364, 493
- secretores, 498
Amargo, 358
Ameloblastos, 349, 355, 366

Amidalite, 243
Amilase, 392, 423
- salivar, 420
Aminopeptidase, 423
Ampola, 482
- da tuba uterina, 487
Anáfase, 24, 33
Anafilaxia, 72
Anastomoses arteriovenosas (shunts), 210
Anatomia do olho, 545
Andrlogênios, 267, 278, 479
Anel(éis)
- de Waldeyer, 241
- em C, 327, 330
- tonsilar, 241r, 349
Anemia falciforme, 119
Aneurisma, 209
Angiogênese, 213
Angiotensina
- I, 458
- II, 458
Anidrase carbônica, 117, 332
Anquirina, 117
Anticorpos, 233
- de secreção (IgA), 349
- humorais, 231
- monoclonais, 235
- naturais, 233
- polirreativos, 233
- reagínico
- - IgD, 235
- - IgE, 235
Antígeno(s)
- CD, 120
- dependentes do timo, 237
- específico, 231
- leucocitário humano, 120
- prostático específico (PSA), 523, 525
Antiporte, 14
Aparelho
- de Golgi, 10, 13, 35
- - na modificação e no empacotamento de proteínas, 14
- de sustentação do dente, 352
- justaglomerular, 457, 465
Apelina, 77
Apêndice(s), 382, 392, 405
- epiploicos, 390
Ápice dentário, 350
Apoptose, 25, 487
Aposição, 354, 355
Aquaporinas, 13, 95, 190
Aracnoide, 178, 179
Área crivosa, 450, 451
Areia cerebral, 281, 283
Aréola, 493, 497

Arilalquilamina-N-acetiltransferase, 280
Arilsulfatase, 72
Artéria(s), 205, 208, 218
- arqueadas, 450
- central, 256, 257
- elásticas, 208, 215, 216
- - condutoras, 208
- espiraladas, 484, 485, 486, 491, 504, 524
- hepáticas, 425, 435
- hipofisárias
- - inferiores, 269
- - superiores, 267
- interlobares, 450
- interlobulares, 450, 463
- musculares, 209, 217, 225
- - distribuidoras, 208
- renais, 450
- reta, 451, 484
Arteríola(s), 52, 205, 208, 209, 219, 226, 240, 257
- central, 261
- glomerulares
- - aferentes, 450, 454, 463
- - eferentes, 450, 451, 454, 463
- pequenas, 340
- retas, 450, 468
Árvore dendrítica, 200
Asma brônquica, 333
Assoalho da boca, 347
Astrócitos, 181, 182, 193
- fibrosos, 193
Aterosclerose, 210
Atividade de ATPase, 147
Ativina, 480
ATP (adenosina trifosfato), 9
Átrio, 328
Aurícula, 555
Autofagolisossomos, 18
Axolema, 196
Axonemas, 20, 43
Axônio, 161, 178
- não mielinizado, 160
Azedo, 358
Azul
- alciano, 4
- de toluidina, 5

B

Baço, 241, 256, 257, 261
Bainha(s)
- central, 43
- de mielina, 195, 196, 199
- de tecido conjuntivo, 309
- linfática periarterial, 242, 256, 261
- radicular
- - externa, 309
- - interna, 308, 309

Índice Alfabético **591**

Balanite, 526
Balanopostite, 526
Banda(s)
- A, 147, 148, 149, 159, 160
- clara, 157
- H, 148
- I, 147, 148, 149, 159, 160
- transversais, 146
Barras terminais, 43
Barreira
- de filtração glomerular, 452
- hematoaérea, 329, 336, 337
- hematoencefálica, 190
- hematorretiniana, 552
- hematotesticular, 515
- hematotímica, 246
- placentária, 490, 494
Básicos (catiônicos), 1
Basofílicos, 1
Basófilos, 73, 118, 123, 122, 129
Bastonete(s), 552
- eosinófilo, 135
- neutrófilo, 135
- sintetizadores de rodopsina, 549
Bigorna, 555
Bile, 427, 428
Bilirrubina não solúvel, 427
Biologia celular, 7
Blastocisto, 488
Bochechas, 346, 347
Bolo alimentar, 346, 380, 384
Bomba(s)
- de prótons, 18, 95
- de sódio-potássio, 187
- - - ATPase, 455, 456
Borda
- em escova, 31, 61, 43, 453
- estriada, 43
- pregueada, 95
Botões
- dentários, 353
- gustativos, 346, 356, 358, 368, 369
- sináptico, 151
BP230, 45
Braços de dineína, 43
Bradicininas, 72, 212
Broncoconstrição, 333
Brônquio(s)
- extrapulmonares, 324
- intrapulmonares, 327, 331, 332, 340
Bronquíolo(s), 327, 331, 332, 340
- respiratório, 328, 331, 333, 335, 341
- terminal, 327, 331, 333
Broto
- alveolares, 497
- periósteo, 99, 101
Bulbos
- olfatórios, 325
- terminais de krause, 306, 544

C

Cadeia(s)
- leves da miosina, 147
- - II, 155

- pesada da miosina, 147
- transportadora de elétrons, 9
Caderinas-E, 45
Calcificações da polpa, 351
Calcitonina, 100, 267, 274
Calcitriol, 277
Cálculos
- biliares, 430
- renais, 460
Caldesmon, 155
Cálice menor, 459
Calmodulina, 147, 282
Calponina, 155
Calsequestrina, 150
Camada(s)
- circular interna, 410, 411
- condrogênica, 90, 91
- corneoescleral, 544
- da parede do tubo digestório, 380
- da retina, 551
- das fibras do nervo óptico, 551, 553
- de células
- - de Purkinje, 185, 200
- - ganglionares, 551, 553
- de músculo liso longitudinal externa, 382
- de tecido conjuntivo, 184
- fibrosa
- - do periósteo, 312
- - externa, 95
- granulosa, 185, 200
- hialina de Hopewell-Smith, 371
- histológicas dos vasos sanguíneos, 205
- longitudinal externa, 410, 411
- molecular, 185
- muscular lisa circular interna, 389
- nuclear
- - externa, 551, 552
- - interna, 551, 552
- odontoblástica, 362
- osteogênica interna, 95
- papilar, 298, 299, 300, 305
- parietal, 467
- plexiforme
- - externa, 551, 552
- - interna, 551, 552
- pré-Descemet, 545
- reticular, 298, 299, 300, 305
Câmara
- anterior, 543
- posterior, 543
- pulpar, 351
- vítrea, 544
Canal(is)
- alimentar, 380
- - muscular, 346
- anal, 382, 392, 405
- central, 95, 179, 209, 210
- cervical, 487, 492
- de aquaporina, 459
- - 2 sensíveis ao ADH, 459
- de cálcio, 150, 282
- de cloreto, 95
- de Havers, 95, 97, 99, 107, 111, 112, 132, 96

- de Hering, 427
- de passagem, 210
- de potássio, 186, 187
- de Schlemm, 545, 547
- de sódio, 187, 189
- de Volkmann, 95, 96, 97, 107, 111, 132
- iônicos, 13, 282
- - para hidrogênio, 358
- - para sódio, 358
- não regulados ou regulados, 13
- preferencial, 210
- quilíferos, 393
- radicular, 351
- semicirculares, 555, 559
Canalículo(s), 94, 95
- biliares, 424, 427
- intracelulares, 384
Câncer, 23
- pancreático, 425
- testicular, 522
Canino, 355
Capacitação, 521
Capilares, 210, 220, 226
- contínuos, 211, 212, 223
- fenestrados, 211, 212, 269
- glomerulares, 452
- linfáticos, 214
- sinusoidais, 211, 212
Cápsula(s), 56
- de Bowman, 450, 452, 454
- de Glisson, 423, 435
- pericelular, 90
- renal, 450, 462
Carboidratos, 392
- antigênicos hereditários, 117
Carboxipeptidase, 423
Carcinoma(s)
- basocelular, 302
- - nodulocístico, 302
- de células escamosas, 302
- endometrial, 496
- espinocelular, 302, 353
Cardiolipina, 9
Cáries, 351
Cartilagem(ns), 89
- calcificada, 109
- elástica, 92, 105, 329
- hialina, 90, 91, 106, 312, 327, 331, 332, 340
- - embrionária, 105
Carúnculas sublinguais, 419
Cascata do sistema complemento, 237
Caspases, 25
Catalase, 18
Catarata, 553
Catecolaminas, 267, 282
Cateninas, 45
Cavéolas, 155
Cavidade(s)
- infraglótica, 329
- nasal, 322, 324, 327
- oral, 346
- - propriamente dita, 346
- pulpar, 351

592 Gartner & Hiatt Histologia | Texto e Atlas

- timpânica, 555
- torácica, 321
Célula(s), 27, 70
- α, 423
- β, 423
- δ1, 423
- δ2, 423
- ε, 423
- absortiva superficial, 388, 390, 400
- acidófilas, 271, 276
- adiposas, 56, 71, 422
- apresentadoras de antígenos, 231, 239, 389
- armazenadoras de lipídios, 426
- B, 231, 234
- basais, 32, 51, 521, 56, 60, 311, 317, 322, 328, 356, 358, 521, 532
- basófilas, 271
- bastonetes, 125
- C, 274
- caliciformes, 30, 31, 51, 55, 61, 322, 326, 389, 390, 392, 400, 402, 404, 411
- CD8+ ou CD4+, 237
- centroacinosas, 420, 422, 434
- ciliadas, 31, 61, 322
- - externas, 558
- - internas, 558
- claras, 274, 308, 316, 356, 459
- colunares, 326, 406, 504
- - ciliadas, 483
- com micropregas, 389
- condrogênicas, 90, 91, 95
- contráteis, 70
- cromafins, 278, 279
- cromófilas, 270
- cromófobas, 270
- da granulosa, 478, 479, 481
- da mácula densa, 457
- da neuróglia, 177
- da zona fasciculada, 279
- de Boettcher, 558
- de Clara, 327
- de Claudius, 558
- de Hensen, 558
- de Ito, 424, 426
- de Kupffer, 72, 83, 424, 425, 428
- de Langerhans, 72, 303, 305
- de Merkel, 303, 305
- de Paneth, 389, 401, 402, 403
- de poeira, 72, 330, 337
- de Purkinje, 28, 192, 200
- de revestimento
- - sinusoidal, 424, 437
- - superficial, 384, 387, 396, 399
- de Schwann, 161, 196, 183, 195, 199
- de Sertoli, 515, 516, 519, 528, 537
- de sustentação, 322, 328, 358
- deciduais, 495
- dendríticas, 305, 389
- difusas do sistema neuroendócrino, 384
- diploides, 517
- do epitélio simples colunar, 55
- do segmento reto, 453

- do SNED, 322, 384, 385, 389, 390, 401, 422
- do sulco interno, 558
- do tecido
- - adiposo
- - - multilocular, 77
- - - unilocular, 77
- - conjuntivo, 157
- - ósseo, 98
- dos sistemas imunológicos adaptativo e inato, 234
- em cesto, 200
- em clava, 327, 333
- em escova, 322, 389
- em forma de cúpula, 470
- endotelial, 211, 212, 257
- - atenuada, 336
- enteroendócrinas, 384
- ependimárias, 182, 183
- epiteliais, 39
- - colunares, 504
- - do estômago, 387
- - superficiais, 404
- escuras, 308, 316, 356
- - do tipo A, 459
- - do tipo B, 459
- espermatogênicas, 516
- espinhosas, 299
- estreladas perissinusoidais, 425, 426
- falângicas
- - externas, 558
- - internas, 558
- foliculares, 274, 275, 478, 478, 479
- foliculoestreladas, 270, 284
- G, 423, 426
- ganglionares, 280
- - simpáticas pós-ganglionares, 279
- granuloso-luteínicas, 485
- granulosoluteínicas, 483, 500
- hilares, 478
- intercaladas, 459
- intercalares, 483
- intermediárias, 356
- intersticiais, 478, 529
- - de Leydig, 515, 520
- justaglomerulares, 457
- limitantes, 558
- linfoides, 76, 400, 405, 498
- M, 389
- matadoras naturais, 238
- mesangiais, 467
- - extraglomerulares, 453, 457
- - intraglomerulares, 453
- mesenquimais, 73, 97, 111, 365
- mioepiteliais, 56, 306, 308, 316, 417, 439, 498
- mitrais, 325
- mucosas, 439
- - do colo, 384, 385
- musculares, 153
- - cardíacas, 221
- - lisas, 156, 162, 170, 215, 219, 257, 337, 400
- natural killer, 118, 121, 231, 233, 238

- neuroepiteliais, 356, 358, 559
- - ciliadas, 556, 559
- neurogliais, 180, 193, 280
- - de suporte, 283
- NK, 118, 121, 231, 233, 238
- nulas, 238
- olfatórias, 322, 328
- ósseas, 95
- osteogênica, 107
- osteoprogenitoras, 95, 111, 112
- oxífilas, 276
- parafoliculares, 274, 275
- parietais, 384
- parietais (oxínticas), 384
- pilares
- - externas, 558
- - internas, 558
- pluripotentes, 70
- pp, 423
- precursoras, 124
- principais, 32, 275, 276, 386, 459, 521
- - zimogênicas, 384
- progenitoras, 124, 278
- regenerativas, 384, 385, 390
- reticulares, 76
- - adventícias, 124, 132
- - epiteliais, 255, 260
- - epiteliais tímicas, 246
- sanguíneas, 257
- satélites, 158, 183, 199
- secretoras, 31, 282
- - de muco, 399
- serosas, 322, 439
- T, 231
- teco-luteínicas, 483, 500
- tufo, 389
Célula-alvo, 282
Célula(s)-tronco(s), 231, 402
- hemocitopoética pluripotente, 118, 124
- hemocitopoéticas multipotentes, 124
Cemento, 350, 351, 352, 363, 371
Centríolos, 33
Centro
- de ossificação
- - epifisária, 103
- - secundária, 101, 103
- de tecido conjuntivo, 532
- germinativo, 240, 249
- organizador de microtúbulos (COMT), 20
Cerebelo, 185, 192, 200
Cérebro, 193
Cernes das vilosidades, 389
Choque anafilático, 70
Ciclinas, 24
Ciclo(s)
- celular, 23
- de Krebs, 9
- do epitélio seminífero, 520
- menstrual, 488
- ovarianos e menstruais, 484
Cílio(s), 38, 43, 325
- primário, 456

Cinocílios, 559
Circuito
- pulmonar, 205
- sistêmico, 205
Circunvenção terapêutica da barreira
  hematoencefálica, 191
Cisteinildopa, 304
Cisterna(s)
- perinuclear, 21
- terminais, 148
Citocinas, 231
Citoesqueleto, 18
Citoplasma, 7, 8, 27, 83, 163
Citoplasma da célula de Schwann, 196
Citosol, 8
Citotoxicidade
- celular dependente de anticorpo, 121
- inespecífica, 121
- mediada por células dependente de
  anticorpo, 238
Citotrofoblasto, 488, 495
Clarificação, 1
Claudinas, 43
Clivagem, 488
Clones, 233
Clostridioides difficile, 393
Coagulação sanguínea, 123, 213
Coceira (prurido), 306
Cóclea, 555, 557
- óssea, 556, 557
Códon
- iniciador, 15
- iniciador, 17
Colágeno(s)
- associados às fibrilas, 65, 67
- do tipo
- - I, 94
- - II, 90
- - III, 45
- - IV, 45
- - VII, 46
- - VIII, 67
- - XV e XVIII, 45
- formadores de fibrilas, 65, 67
- formadores de rede, 65, 67
- transmembranares, 65, 67
Colar ósseo, 103
- subperiósteo, 99, 101 109
Colecistite crônica, 430
Colecistocinina, 385, 388, 422, 428
Colelitíase, 430
Cólera, 47
Colesterol, 9, 430
Colina, 189
- o-acetiltransferase, 189
Colite associada a antibióticos, 393
Colo, 381, 404, 407, 411
- do túbulo proxima, 453
- do útero, 487, 492
Coloração
- dos cortes, 1
- por prata de Bielchowsky, 3
- tricrômica de Masson, 4
Colostro, 498

Colunas
- anais, 392
- renais, 450
Comensais, 392
Compartimento
- adluminal, 515
- basal, 515
Complexo
- Ca2+-calmodulina, 155
- de ataque à membrana, 233
- de Golgi, 65, 79, 80, 326, 535
- de poros nucleares, 21
- de proteínas g, 282
- juncionais, 43, 44
- MHC II-epítopo, 235
- MHC-próprios-epítopo-próprios, 245
- neurito-células de Merkel, 305
- principal de histocompatibilidade I, 305
Componente(s)
- celulares da cartilagem, 90
- do sistema imunológico inato, 233
- fetal, 488
- materno, 490
- morfológicos das células musculares
  cardíacas, 154
- venosos, 205
Composição das fezes, 393
Comprimento de repouso, 321
Concentração de urina no néfron, 458
Concreções prostáticas, 523
Condroblastos, 90
Condrócitos, 90, 91, 92, 99, 105
- hipertróficos, 99
Condroitina-4-sulfato, 67, 90
Condronectina, 90
Condrossarcoma, 94
- central, 94
- justacortical, 94
- periférico, 94
Condutos intrapulmonares, 324
Cone(s), 552
- de implantação do axônio, 178
- produtores de iodopsina, 549
Conexina, 45
Conéxons, 45
Conjuntiva, 545, 553
- palpebral, 564
Contatos sinápticos, 356
Contração do músculo liso, 155
Contracorante, 1
Controle da secreção dos hormônios da
  adeno-hipófise, 271
Cor
- azul dos olhos, 553
- da urina, 460
Coração, 205
Corante(s)
- de Giemsa, 2
- de van Gieson, 3
- de von Kossa, 4
- de Wright, 2
- mucicarmina, 5
- principal, 1
- usados em histologia, 2

Cordão(ões)
- espermático, 515
- esplênicos (de Billroth), 242
- pulpares, 256
Corioide, 546, 548
Córion, 488
Córnea, 543, 544
Corno
- dorsal, 179
- ventral, 179
Coroa
- radiada, 480
- raiz e colo, 349
Corpo(s)
- albicans, 479, 482, 482, 501
- amiláceos, 523
- arenáceos, 281
- cavernosos, 524
- celular, 178, 185
- - de neurônios pós-ganglionares, 401
- ciliar, 546, 547, 549
- de Herring, 267, 272
- de Odland, 300
- densos, 535
- esponjoso, 524, 534
- fibrosos, 482
- filamentosos, 439
- hemorrágico, 483
- lamelares, 300
- neuroepiteliais pulmonares, 322
- pineal, 279
- residuais, 18
- vítreo, 544
Corpo-lúteo, 479, 482, 500
- de gravidez, 482, 485
- de menstruação, 482
Corpúsculo(s)
- basal, 43
- de Hassall, 244, 254, 255, 260
- de Meissner, 298, 307, 306, 544
- de Nissl, 178, 180, 182
- de Pacini, 298, 306, 307, 544, 306
- renal, 450, 452, 463, 467
- tímicos, 244
Córtex, 277
- do timo, 120
- ovariano, 506
- renal, 450, 463, 467
Corticosterona, 277
Cortisol, 277
Costelas, 321
Crescimento
- aposicional, 91
- da cartilagem, 91
- intersticial, 91
Cripta(s)
- de Lieberkühn, 389, 390, 392, 400,
    402, 403, 404, 405, 407, 410, 411
- óssea, 365
- intestinais, 389
Criptorquidismo, 519
Crista(s), 9
- alveolar, 352
- ampular, 556, 559, 560

594 Gartner & Hiatt Histologia | Texto e Atlas

- dérmicas, 59, 297
- epidérmicas, 297, 299
- epiteliais, 59, 314, 370
- neural, 277
Cristais de hidroxiapatita de
  cálcio, 349, 351
Cristalino, 543, 550, 562
Cromatina, 21, 22
- associada ao nucléolo, 35
Cromatólise, 183
Cromófilas, 270
Cromófobas, 270, 284
Cromossomos, 21, 23, 33, 34
Cúpula, 559
Cutícula, 309

D
D-aminoácido oxidase, 18
Decídua, 490
- basal, 490, 493
- capsular, 491
- parietal, 491
Decorina, 68
Defeitos
- de valvas cardíacas, 207
- valvares, 207
Defensina, 389
Deficiência(s)
- da maltase ácida, 150
- de NADPH oxidase, 122
- de vitamina A, 102
- de vitamina C, 102
- de vitamina D, 102
- vitamínicas, 102
Degeneração da cartilagem, 94
Deleção clonal, 246
Dendritos, 28, 178
Dente, 349, 361
- incisivo, 355
Dentina, 349, 350, 353, 355, 361,
  363, 366, 371
- coronal, 349
- radicular, 349
Derivados da pele, 306
Dermatan sulfato, 67
Derme, 297, 298, 300, 305
- papilar, 297
- reticular, 297
Descarga hemorrágica, 486
Descolamento de retina, 554
Desenvolvimento do dente, 365, 366
Desidratação, 1
Desidroepiandrosterona
  (DHEA), 278
Desmina, 20
Desmocolinas, 45
Desmogleínas, 45
Desmoplaquinas, 45
Desmossomo, 43, 45
Desoxicorticosterona, 267
Despolarização, 189
Destoxificação, 9, 18, 428
Desvio de cloreto, 332
Di-iododotirosina, 273

Diabetes
- gestacional, 426
- insípido, 273, 460
- melito, 426, 457
- - tipo 1, 426
- - tipo 2, 426
Diafanização, 1
Diáfise, 103
- de um osso longo, 100
Diafragma, 321
- da fenda, 452
Diapedese, 212
Diferenciação histológica, 145
Dificuldade respiratória, 336
Difusão
- facilitada, 13
- passiva, 331
- simples, 13
Digestão, 392
- intracelular, 18
Dinorfina, 191
Dipeptidases, 388, 393
Dipeptídio, 15, 393
Disco(s)
- de merkel, 544
- epifisário, 100, 101, 103
- intercalares, 151, 165
- M, 147, 149, 159
- óptico, 550
- Z, 147, 148, 149, 154, 157, 159
Dissacaridases, 388, 392
Distrofia muscular de Duchenne, 147
Distroglicanos, 45
Distúrbio(s)
- da audição, 560
- da glândula
- - paratireoide, 277
- - suprarrenal, 281
- - tireoide, 277
- da hipófise, 273
- da língua, 356
- da retina, 554
- do estômago, 383
- endometriais, 496
- labiais, 348
- oculares relacionados à idade, 553
- pulpares, 351
- renais, 460
Diversidade imunológica, 233
DNA
- de ligação, 21
- mitocondrial, 9
DNAse (desoxirribonuclease), 423
Dobras juncionais, 151
Doce, 358
Doença(s)
- da membrana hialina, 336
- de Addison, 281
- de Alzheimer, 186
- de Crohn, 393
- de depósito de glicogênio tipo II, 150
- de Graves, 277
- de Hodgkin, 239
- de Huntington, 182

- de Ménière, 560
- de Osler-vasquez, 119
- de Paget do mamilo, 499
- de Parkinson, 183
- de Pompe, 150
- de Raynaud, 210
- de Tay-Sachs, 20
- de von Willebrand, 213
- do armazenamento lisossômico, 20
- glomerulares, 457
- inflamatória intestinal, 393
- inflamatória pélvica, 496
- óssea de Paget, 102
Domínio(s)
- basal, 45
- lateral, 43, 427
- sinusoidais, 427
Dontoblastos, 350
Dopamina, 183, 191
Ducto(s)
- alveolar, 335, 341
- biliares, 424
- - do espaço porta, 427
- - interlobulares, 427
- cístico, 427
- coclear, 555, 556, 557, 558
- coletores, 451
- da glândula tarsal, 564
- de Bartholin, 419
- de Bellini, 450
- de Stensen, 418
- de Wharton, 419
- deferente, 515, 521, 524, 531, 539
- do epidídimo, 521, 530, 531
- ejaculatório, 521
- - direito e esquerdo, 521
- estriado, 417, 418
- genitais, 482, 520
- hepático(s), 423
- - comum, 427
- - direito e esquerdo, 427
- interalveolares terminais, 493
- intercalares, 417, 420, 422
- interlobulares, 418, 420
- lactífero (galactóforo), 493
- pancreático principal, 420
- papilares, 450
- - de Bellini, 459
- parotídeo, 418
- semicirculares, 559
- submandibular termina, 419
- terminais, 417
- tireoglosso, 356
Dúctulos eferentes, 515, 521, 530
Duodeno, 381, 400, 410, 411, 420, 422
Dura-máter, 178, 179

E
Ectocérvix, 492
Edema, 70
- intracelular, 12
Efeito hamburger, 332
Ejaculação, 524
Elastase, 423

Elastina, 67
Elementos
- contráteis, 144
- do tecido conjuntivo, 27
- figurados do sangue, 117, 118
- vasculares, 83
Enamelina, 349
Encefalinas, 191
Endocárdio, 206, 221
Endocitose, 8
- mediada por receptor, 8, 18, 19
Endolinfa, 555
Endolisossomos, 18
Endométrio, 484, 490, 491, 503
Endometriose, 496
Endomísio, 144, 158
Endoneuro, 184, 185
β-endorfina, 191, 271
Endossomo(s), 16
- de reciclagem, 18
- inicial, 18
- tardios, 18
Endósteo, 95, 132
Endotelinas, 123, 212
Endotélio, 40, 205
- da córnea, 545
Enfisema, 336
- pan-acinar, 336
Entactina, 45
Enterócito, 388, 390
Envelope nuclear, 7
Envoltório nuclear, 7, 21, 34, 35
Enzimas, 422
- hidrolíticas, 18
- lisossômicas, 14
- oxidativas, 18
- produzidas, 423
Eoblastos, 95
Eosinofilia, 123
Eosinófilo, 73, 118, 123, 122, 128
Epicárdio, 206
Epiderme, 297, 298, 298, 300, 304
Epidídimo, 515, 521, 535
Epífise(s), 101, 103
- cerebral, 279
- ósseas, 100
Epiglote, 325, 329
Epimísio, 144
Epinefrina, 191, 279
Epineuro, 185
Epitélio, 28
- colunar, 40
- - pseudoestratificado, 521
- cúbico, 40
- da córnea, 544
- da tuba uterina, 502
- de transição, 40, 52, 459, 471
- estratificado, 40
- - cúbico, 52
- - pavimentoso, 346, 395, 405
- - - não queratinizado, 40, 41, 487
- - - paraqueratinizado, 40
- - - queratinizado, 40, 41, 297, 346
- externo do esmalte, 353, 355, 365, 366

- germinativo, 478
- interno do esmalte, 353, 355, 365, 366
- juncional, 352, 353, 364
- olfatório, 328
- oral, 355, 365
- pavimentoso, 40
- pigmentar, 550, 551
- - da retina, 548, 550
- pseudoestratificado, 40
- - do colunar, 522
- - - ciliado, 42, 51, 59, 106, 322
- - estereociliado, 521
- respiratório, 40, 322
- - da traqueia, 326
- seminífero, 515, 528
- simples, 40
- - colunar, 51, 61, 83, 395, 409, 487, 522
- - cúbico, 50, 453
- - pavimentoso, 50, 478
- sulcular, 352, 364
Epítopos, 120, 234, 235
Eponíquio, 309, 312
Erbina, 45
Ereção, 524
Eritema multiforme, 306
Eritroblasto
- basófilo, 125
- ortocromatófilo, 125, 137
- policromatófilo, 125, 137
Eritroblastose fetal, 121
Eritrócitos, 117, 118, 124, 138, 139, 467
Eritropoetina, 125, 127
Erupção, 355
- na cavidade oral, 354
Escala
- média, 556
- timpânica, 556
- vestibular, 556
Escamas córneas, 302
Esclera, 544, 545, 561
Escorbuto, 68
Esfíncter(es)
- anal
- - externo, 392
- - interno, 392
- da pupila, 547
- fisiológicos, 384
- pré-capilar, 209, 210
Esfregaço(s)
- de medula óssea, 133, 134, 137
- de sangue, 133, 136, 137
Esmalte, 349, 350 366
- dentário, 354
- dentina e cemento, 349
Esôfago, 381, 383, 394, 395
- de Barrett, 48
Espaço(s)
- cavernosos, 524, 534
- de Bowman, 452, 454, 463, 467
- de Disse, 424, 426, 440
- de Nuel, 558
- do esmalte, 364
- do ligamento periodontal, 352
- intermembranar, 8

- interviloso, 493, 494
- intrarretiniano, 548
- medulares, 93
- perissinusoidal, 426
- porta, 425
- subaracnoide, 179
- urinário, 452
Especializações de membrana das
   células epiteliais, 40
Especificidade imunológica, 233
Espectrina, 117
Espermátides, 520
- haploides, 517
Espermatocitogênese, 517
Espermatócitos, 520
- primários, 517, 520
- secundários, 520
- - haploides, 517
Espermatogênese, 517
Espermatogônia, 515
- tipo A
- - escura, 517, 520, 528
- - pálida, 517, 520, 528
- tipo B, 520, 528
Espermatozoide, 517, 530, 532
Espermiogênese, 517
Espículas, 93
Espongiócitos, 277, 279
Estágios da mitose, 24
Estereocílios, 32, 38, 43, 559
Estômago, 384
- cárdia, 381, 408
- fundo, 381, 409
- piloro, 381
Estomatite herpética, 348
Estrato
- basal, 298, 299, 300, 484
- córneo, 298, 299, 300, 302, 313
- espinhoso, 298, 299, 300, 304, 317
- funcional, 484, 490
- germinativo, 317
- granuloso, 300, 301
- intermediário, 355, 366
- lúcido, 300, 301
Estriações, 145
Estribo, 555
Estrogênio, 479, 480, 482, 485, 498
Estroma, 46, 544
- ovariano, 478
Estrutura(s)
- acessórias do olho, 553
- do dente, 349
- sensoriais na derme, 306
Eucromatina, 21
Eumelanina, 304
Exame de papanicolaou, 497
Exocitose, 8
Expansão clonal, 233
Explosão respiratória, 121
Exportinas, 21
Exteroceptores, 543

F

Face externa dos lábios, 347

596 Gartner & Hiatt Histologia | Texto e Atlas

Fagocitose, 8, 121
Fagolisossomos, 18
Família(s)
- de fatores de transmissão Ikaros, 127
- de proteínas modeladoras do RE, 9
Faringe, 324
Fáscia superficial, 305
Fascículos, 144
Fase(s)
- aposicional, 355
- da meiose, 517
- de botão, 354
- de campânula, 354
- de capuz, 353, 354
- de crescimento
- - radial, 305
- - vertical, 305
- folicular ovariana, 485
- G2, 24
- lútea ovariana, 485
- M, 24
- menstrual, 486
- proliferativa uterina, 485
- S, 24
- secretora uterina, 485
Fator(es)
- de ativação de plaquetas, 72
- de célula-tronco, 125, 126
- de coagulação, 124
- de crescimento
- - epidérmico humano, 388, 389
- - hemocitopoéticos, 125, 126
- - transformador-b, 95, 213
- de necrose tumoral-a, 77, 389
- de transcrição
- - associado à microftalmia, 304
- - GATA3, 127
- - PAX5, 127
- - PU.1, 127
- de transmissão, 517
- de von Willebrand, 123, 213
- estimulador
- - de colônias
- - - de granulócitos, 125
- - - de granulócitos-macrófagos, 125
- - - de macrófagos, 95, 125
- - de osteoclastos, 95, 100
- inibidor
- - da prolactina, 271
- - mülleriano, 517
- intrínseco, 385
- natriurético atrial, 208
- quimiotático
- - de eosinófilos, 72
- - de neutrófilos, 72
- tecidual, 123, 213
Febre reumática, 207
Fecundação, 487
Feixe(s)
- de fibras colágenas, 216, 370
- de His, 154, 207
Fenda(s)
- de filtração, 452, 467
- intraglandular, 269

- sináptica, 151
Feomelanina, 304
α-fetoproteína, 522
Fezes, 380, 390
Fibra(s), 65
- autônomas, 351
- colágenas, 65, 74, 75, 76, 81, 82, 83, 93, 216, 299, 363
- da crista alveolar, 352
- de ancoragem, 45
- de colágeno tipo I, 349
- de Purkinje, 154, 207, 221
- de Sharpey, 95, 96, 112, 363
- densas externas, 517
- do cristalino, 548
- do músculo esquelético, 146
- elásticas, 67, 74, 81, 84, 105, 216, 321
- extrafusais, 151
- intrafusais, 151
- musculares, 144, 158, 163
- - cardíacas, 166
- - esqueléticas, 145, 146, 160, 360, 370, 383
- - lisas, 384, 497
- nervosa(s), 75, 187, 307, 558
- - cocleares, 557, 558
- - mielinizada, 160
- reticulares, 65, 76, 257
- sensoriais, 351
Fibrilas colágenas, 75, 79
Fibrilina, 46
- -1, 67
- -5, 67
Fibrinolisina, 523
Fibroblastos, 70, 74, 75, 81, 516
Fibrocartilagem, 92
Fibronectina, 45, 68
Fibrose cística, 336
Fígado, 423, 435, 436, 437, 440
Filagrina, 300
Filamento(s)
- de actina, 18
- delgados, 18, 20, 45, 147, 154
- espessos, 18, 147
- intermediários, 18, 20
- radial, 43
Filopódios, 274
Fimose, 526
Fixação, 1
Fluido
- alcalino, 422
- rico em bicarbonato, 422
Folheto
- externo, 8
- interno, 8
Folículo(s)
- de Graaf, 480, 483, 500
- dominante (de Graaf), 481
- linfoides, 231, 240, 248, 256
- maduro, 480
- ovarianos, 478, 482
- piloso, 80, 298, 306, 309, 310, 311, 360
- primário, 481

- - multilaminares, 479
- - unilaminar, 479
- primordial, 478, 479
- secundário, 479, 481
Foliculostatina, 480
Folistatina, 480
Forame
- apical, 350
- cego, 356
Força líquida média de filtração, 452
Formação
- da raiz, 355
- de glândulas, 39
- de queloide, 68
- de tumores, 48
- óssea endocondral, 101
Fosfatase ácida, 523
Fosfato inorgânico, 150
Fosfolambano, 155
Fosfolipídios, 8
Fosforilação, 17
Fossetas gástricas, 384, 387, 396, 409
Fóvea central, 550, 551
Fovéolas, 384
Fragmentinas, 238
Fragmento
- necrótico, 491
- S1, 150
- S2, 147
Freio lingual, 356
Frenotomia, 356
Frênulo lingual, 356
Frenuloplastia, 356
FSH, 519
Fumaça de cigarro, 336
Função(ões)
- do vaso reto, 458
- endócrinas, 427
- exócrinas, 427
Fuso muscular, 151, 544

G

G-CSF, 126
GABA (ácido gama-aminobutírico), 182
Gags sulfatados, 94
Galactorreia, 273
Gânglio(s), 183
- da raiz dorsal, 194
- espiral, 556, 557
- sensorial, 184, 199
- simpático, 194
Gastrina, 385, 388, 423
Gastrinoma, 426
Gelatinase, 121
Gengiva, 347, 352, 364
- inserida, 352, 353, 364
- livre, 352, 353, 364
Gengivite ulcerativa necrosante, 352
Genitália externa, 492
Geração do potencial de ação, 187
Germe dentário, 353
Gigantismo, 273
Glande, 524
Glândula(s), 46

- acessórias, 521
- acinosa(s), 47
- - composta, 420
- bulbouretrais, 521, 523, 525
- cárdicas, 384, 409
- cervicais, 487, 492
- de Blandin-Nuhn, 356
- de Bowman, 325, 328
- de Brunner, 389, 400, 401, 410
- de Cowper, 523
- de Littré, 524, 534
- de meibômio, 553
- de von Ebner, 356, 358, 368, 369
- duodenais, 389
- endócrinas, 46, 266
- - dependentes da hipófise, 266
- endometriais, 484
- esofágicas, 395
- exócrinas, 46, 48, 49
- fúndicas, 384, 387, 397, 409
- - do estômago, 398
- gástricas, 384, 396
- - do estômago, 387
- genitais acessórias, 521
- intestinais, 389
- intraepiteliais, 461
- lacrimal, 543, 553, 555
- mamária, 492, 497, 498, 505, 509
- mista(s), 356
- - tubuloacinosa, 58
- mucosas, 370
- - de Littré, 461
- - posteriores, 356
- - tubulares compostas, 57
- paratireoides, 275, 289
- parótida, 418
- pilóricas, 384, 399
- pineal, 267, 279, 283, 289
- pituitária, 266
- puramente serosas, 356
- salivares, 349
- - maiores, 417
- - menores, 349
- - - mucosas, 349
- - tubárias, 417
- sebácea, 56, 60, 298, 306, 308, 310, 311, 317, 360, 497
- seromucosas, 322, 329
- serosa acinosa, 57
- sublingual, 419, 432, 439
- submandibular, 418, 432
- sudorípara, 83, 310, 313, 316, 492
- - apócrina, 298, 307
- - écrina, 56, 298, 306, 308, 311, 315
- suprarrenal, 277, 278, 279, 280, 290, 291, 292, 293
- tarsal, 564
- tireoide, 267, 272, 274, 275, 288
- tubária, 419
- tubulares, 47
- tubuloacinosa(s), 47
- - composta, 523
- - ramificadas, 522
- uterinas, 484, 490

Glaucoma, 548
Glia perivascular limitante, 191
Glicentina, 388
Glicerofosfocolina, 521
Glicerol, 393
Glicina, 65, 191
Glicocálice, 122
Glicocálix, 388
Glicocorticoides, 267, 277
Glicogênio, 502
Gliconeogênese, 427
Glicoproteínas, 67, 68, 90, 94
Glicosaminoglicanos, 67, 69, 90, 92
Glicosilação, 17
- terminal, 14
Glicuronídeo de bilirrubina, 427, 428
Globulina anti-D (Rhogam®), 121
Globulinas, 124
Glóbulos
- brancos, 117, 118
- vermelhos, 117
Glomérulo, 450, 452, 467
- renal, 463
Glomerulonefrite aguda, 457
Glomerulosclerose diabética, 457
Glucagon, 388, 423
Glutamato, 191
GM-CSF, 126
Gonadotrofina coriônica humana, 522
Gonadotropina coriônica humana, 482
Gonadotropos, 284
- do tipo II, 284
Gonorreia, 496
Gotícula de gordura, 77, 80, 83
Grande adipócito, 80
Grânulo acrossômico, 517
Granulômero, 122
Grânulo(s)
- azurófilos, 121
- de Fordyce, 348
- de queratohialina, 301
- de revestimento de membrana, 300
- de secreção, 316
- de zimogênio, 30, 434
- específicos, 121
- terciários, 121
Granzimas, 238
Gravidez molar, 498
Grelina, 388, 423
Grupos
- isógenos, 91, 106
- manose, 17
- sanguíneos Abo, 117, 120
Guanosina monofosfato cíclica (GMPC), 282
Gustantes, 358

H

Haste
- do pelo, 298, 310
- infundibular, 269
Haustração, 390
HDL, 428
Helicotrema, 556

Hemácias, 117, 128, 221
Hematoxilina, 2
- férrica, 3, 221
Hemidesmossomos, 39, 44
- dos tipos I E II, 45
Hemocitopoese, 116, 117, 124
Hemocromatose hereditária, 13
Hemoglobina, 117, 427
Hemorragia da polpa, 351
Heparan sulfato, 67, 90, 452
Heparina, 67, 72
Hepatite, 430
- A, 430
- B, 430
- C, 430
- D, 430
- E, 430
Hepatócitos, 423, 424, 427, 436
Hérnia de hiato, 383
Herpes, 23
- genital, 23
Herpes-vírus simples tipo 2, 23
Heterocromatina, 21
Hexosamina, 67
Hialômero, 122
Hiato esofágico, 383
Hidrocortisona, 277
Hidroxiapatita de cálcio, 94
Hidroxilisina, 65
Hidroxindol, 304
Hidroxiprolina, 65
5-hidroxitriptamina, 191
Hipermetropia, 553
Hiperparatireoidismo, 277, 460
Hiperplasia, 487
Hipertermia escrotal, 520
Hipertireoidismo, 277
Hipertrofia, 487
- prostática benigna, 525
Hipoderme, 298, 305, 310
Hipófise, 266, 268, 269, 272, 284, 285, 286
- anterior, 266
- posterior, 266
Hiponíquio, 309, 312
Hipospermia, 526
Hipotálamo, 269
Hipótese do sinal, 16
Histamina, 72, 212, 213
Histologia do intestino delgado, 389
Hormônio(s), 266, 388, 423
- adrenocorticotrópico, 266, 268, 270, 271
- antidiurético, 212, 266, 268, 272, 458, 459
- antimülleriano, 517
- autócrinos, 266
- calcitonina, 95, 274
- da hipófise, 266
- de base
- - esteroide, 282
- - não esteroide e derivados de aminoácidos, 282
- do crescimento, 266, 270
- endócrinos, 266

- estimulador de melanócitos, 270, 271, 304
- estimulante da tireoide, 268, 270, 273
- foliculoestimulante, 266, 268, 270, 478, 515, 521
- gastrina, 426
- lactogênico, 498
- liberadores, 269
- - da corticotropina, 271
- - da gonadotropina, 271
- - da prolactina, 271
- - da somatotropina, 271
- - da tireotropina, 271
- lipotrópico, 271
- luteinizante, 266, 268, 270, 478, 482, 519, 521
- parácrinos, 266, 385
- paratireóideo, 95, 100, 267, 276
- tireóideos, 272, 274
Humor
- aquoso, 543
- vítreo, 544

I

Icterícia, 430
- hemolítica, 430
- obstrutiva, 430
IDL, 428
IgM, 235
IL, interleucina, 127
Il-1, 126
Il-2, 126
Il-3, 126
Il-4, 126
Il-5, 126
Il-6, 126
Il-7, 126
Il-8, 126
Il-9, 126
Il-10, 127
Il-12, 127
Il-15, 127
Íleo, 381, 403
Ilhas
- cerebelares, 200
- de células hemocitopoéticas, 124
Ilhotas
- de Langerhans, 60, 420, 422, 423, 434, 441
- pancreáticas, 420, 422
Implantação, 487
Importinas, 21
Impregnação por prata, 3
Impulsos parassimpáticos, 524
Imunoglobulina(s), 233, 235, 498
- A (IgA), 235, 388, 419
- E (IgE), 70
- G (IgG), 235
- de superfície, 120, 234
Inchaço hidrópico, 12
Incisuras de Schmidt-Lanterman, 184
Inclusão, 1, 7, 21
Incompatibilidade do fator Rh, 121

Inervação motora do músculo esquelético, 151
Infarto hipofisário pós-parto, 273
Infecção
- pelo herpes genital, 23
- pelo vírus Epstein-Barr, 122
Infertilidade, 526
Infiltrado linfoplasmocitário, 248
Inflamação
- aguda, 72
- crônica, 72
Influência hormonal nos ossos, 100
Infundíbulo, 267, 482
Inibidor(es)
- da apoptose, 25
- da maturação do oócito, 478
- de tripsina, 422
Inibina, 271, 480, 481, 517
Início da erupção, 354
Inositol, 282
Insuficiência renal aguda, 457
Insulina, 423
Integrina, 45, 68
Interdigitação, 297
Interfase, 24
Interferona-γ, 127, 239
Interleucina-1, 125
Interleucina-6, 77
Interleucina-7, 125
Interneurônios, 179
Interoceptores, 543
Interpretação dos cortes microscópicos, 6
Interstício renal, 467
Intestino
- delgado, 388
- grosso, 390
Iodeto, 273
- peroxidase, 273
Iodo na dieta, 273
Iodopsina, 552
Iodotirosina desalogenase, 274
Íris, 543, 546, 549
Isquemia, 186
Istmo, 482

J

Janela
- oval da cóclea, 555, 559
- redonda da cóclea, 559
Jejuno, 381
Junção
- aderente, 43
- ameloдentinária, 361
- anorretal, 405
- comunicante, 39, 43, 44, 45, 95, 145, 487
- corneoescleral, 544, 545, 547
- escamocolunar, 492
- esofagogástrica, 395, 396
- gap, 43
- neuromuscular, 151, 152, 160, 161, 189, 189
- oclusivas, 515

L

Lábio(s), 346, 347, 359, 360
- timpânico, 558
- vestibular, 558
Labirinto
- cortical, 452
- - do rim, 464, 465
- membranoso, 555
- ósseo, 555
Lactação, 505
Lactoferrina, 349, 419
Lactotropos, 284
Lacunas, 90, 91
- de Howship, 95, 99, 110
Lágrimas, 543, 553
Lamelas
- circunferenciais
- - externas, 94, 96, 112
- - internas, 94, 96, 97
- concêntricas, 94
- intersticiais, 94, 97
Lamina A, B e C, 20
Lâmina(s)
- basal, 38, 45, 353
- - glomerular, 452
- densa, 39, 45
- dentária, 353, 355, 365, 366
- elástica, 349
- - externa, 205, 211
- - interna, 205, 211
- espiral óssea, 557, 558
- externa, 154
- lúcida, 39, 45
- nucleares, 21
- própria, 349
- reticular, 38, 39, 45
- sucedânea, 353, 366
Laminina, 45, 68
Lamínula, 1
Langerina, 305
Laringe, 324, 325, 329
LDL, 428
Leiomiomas, 155
Leiomiossarcomas, 155
Leite, 498
Leito ungueal, 309, 312
Leptina, 77, 386
Lesão
- axônica, 183
- isquêmica, 186
Leucemia prolinfocítica de célula b, 126
Leucócitos, 71, 117, 118, 504
Leucotrienos, 72
Ligação(ões)
- cruzadas de desmosina, 67
- peptídica, 15, 17
Ligamento(s)
- espiral, 558
- largo, 485
- periodontal, 350, 352, 363, 364, 371
Ligantes E, 13
Limbo, 544
Linfoblastos, 249

Linfócito(s), 118, 129, 255, 389
- B, 118, 120, 231, 234
- - de memória, 121, 235, 237
- - inatos, 233
- - maduros, 234
- - transicionais, 234
- nulos, 118, 231, 238
- pré-B, 234
- T, 118 231, 237
- - auxiliares, 238
- - citotóxicos, 238
- - de memória, 238
- - - centrais, 238
- - - efetores, 238
- - efetores, 238
- - natural killer, 238
- - reguladores, 238
- - virgens, 238, 246
Linfoma
- de Burkitt, 243
- periférico de linfócitos t no baço, 245
Linfonodo, 240, 250, 251, 252, 258
- durante a infecção, 242
Língua, 347, 355, 367, 368
- presa, 356
Linha M, 148
Linhagens de células sanguíneas, 124
Lipase, 386, 423
- lipoproteica, 77
- pancreática, 393, 428
- sensível a hormônio, 77
Lipídios, 9, 56, 393
Lipofuscina, 18, 21, 194
Lipoproteínas, 428
Líquido
- cefalorraquidiano, 178
- extracelular, 70
Lisina, 65
Lisossomos, 18
Lisozima, 349, 389, 419, 543, 553
Lobo renal, 450
Lóbulo(s)
- clássicos, 425
- portal, 425
- testiculares, 515
Lúmen do esôfago, 330
Lúnula, 309
Lúpus eritematoso sistêmico, 78
Luteólise, 482
Luz UV (ultravioleta), 304

M
M-CSF, 126
Macrófagos, 72, 74, 81, 117, 121, 231, 233, 239, 239, 255
Mácula
- de adesão, 43, 44, 45
- densa, 454, 456
Mamotropina coriônica humana, 498
Mamotropos, 284
Marcadores de grupamentos de diferenciação, 237
Martelo, 555
Massa celular interna, 488

Mastócitos, 70, 72, 74, 81, 83, 389
- da mucosa, 70
- do tecido conjuntivo, 70
Matriz
- cartilaginosa, 91
- dentinária, 362, 366
- extracelular, 64, 65
- - de cartilagem, 90
- - de tecido ósseo, 94
- interterritorial, 90
- mitocondrial, 9
- territorial, 90
- ungueal, 307
Meato acústico externo, 555
Mecanismo(s)
- da ação hormonal, 281
- da troca gasosa, 331
- do olfato, 325
Mecanorreceptores, 305
Mediadores
- pré-formados, 70
- primários, 70
- recém-sintetizados, 70
- secundários, 70
Mediastino testicular, 515, 521
Medula, 267, 277, 278
- do linfonodo, 259
- espinal, 179, 185
- óssea, 97, 103, 132
- - branca, 124
- - vermelha, 124
- renal, 450, 469, 473
Megacariócitos, 122, 124, 132
Meiose, 23, 25
- II, 478
Melanina, 303, 304, 552
Melanócitos, 303, 304, 317, 546
Melanoma, 305
- maligno, 305
- metastático, 305
Melanossomos, 304
Melatonina, 267, 280
Membrana(s)
- apical, 40
- basal, 27, 38, 45, 52, 55, 83, 257, 509, 515
- basilar, 556, 557, 558
- celular, 7, 8
- - do osteoclasto, 97
- de Bowman, 544
- de Descemet, 545
- de Reissner, 556
- fenestradas, 215, 216
- granulosa, 480, 481
- - do folículo de Graaf, 482
- limitante
- - externa, 551, 552
- - interna, 551, 553
- mucosa, 532
- nuclear
- - externa, 10, 21
- - interna, 21
- otolítica, 559
- plasmática, 7, 8

- pós-sináptica, 151, 189
- pré-sináptica, 151, 189
- tectorial, 556, 558
- timpânica, 555
- vestibular, 556, 557
Memória imunológica, 233
Meninges, 178
Menstruação, 485
Meromiosina, 155
- leve, 147
- pesada, 147
Mesoderme, 144, 277
Mesotélio, 40, 382
Metáfase, 24, 33
- II, 478
Metamielócito, 125
- eosinófilo, 135
- neutrófilo, 135
Metaplasia, 48
Metarteríolas, 208, 209, 210
Método de Weigert, 3
Miastenia gravis, 151
Micelas, 393
Microbiota do intestino grosso, 392
Microfibrilas, 46
Micróglias, 72, 181, 182
Microscopia
- eletrônica
- - de transmissão, 2
- - de varredura, 6
- óptica, 1
Microtomia, 1
Microtúbulo, 18, 20
- A, 43
- B, 43
Microvilosidades, 38, 43, 388
Mielina, 184
Mieloblasto, 125, 135
Mielócito(s), 125
- eosinófilo, 135
- neutrófilo, 135, 137
Mieloma múltiplo, 122
Mineralocorticoides, 267
Miocárdio, 206, 221
Miocardite viral, 154
Miofibrilas, 146, 157, 158, 165
Miofilamentos, 144, 147, 148
- delgados, 155, 159
- espessos, 155, 159
Miomesina, 150
Miométrio, 484, 503
Miopia, 553
Miosina, 18, 144
- II, 150, 155
Mitocôndrias, 8, 22, 35, 79, 159, 196, 418, 535
Mitose, 23, 24, 33
Modelo dos filamentos deslizantes da contração do músculo esquelético, 147
Modificação(ões)
- da superfície
- - apical, 40
- - basolateral, 43

- das proteínas, 10
Mola hidatiforme, 498
Molar, 354
Molécula(s)
- CD, 120
- CD40, 235
- de adesão
- - celular, 45
- - juncional, 43
- de integrina A6B4, 45
- de miosina II, 147
- de tropocolágeno, 65
- do complexo principal de histocompatibilidade, 120, 236
- - da classe I, 236
- do grupamento de diferenciação 36, 358
- sinalizadoras, 13
- - hidrofílicas, 14
- - hidrofóbicas, 13
Monócito(s), 118, 121, 124, 129, 139
- precursores, 99
Monoglicerídeos, 393
Monoiodotirosina, 273
Mononucleose infecciosa, 122
Morfologia da odontogênese, 353
Mórula, 488
Motilina, 388
Mucina, 55, 322, 389
Mucinogênio, 55, 322, 389
Muco, 322, 389
- solúvel, 385
- visível, 384
Mucosa, 380
- alveolar, 347, 352, 364
- de revestimento, 346, 356
- do duodeno, 29
- do intestino delgado, 388
- especializada, 346
- gástrica, 384
- mastigatória, 346
- olfatória, 322, 328
- oral, 346, 347
Muscular
- da mucosa, 382, 386, 387
- externa, 382, 383
- - do intestino delgado, 389
- - gástrica, 388
- lisa longitudinal externa, 389
Músculo(s), 143
- bulboesponjoso, 524
- cardíaco, 145, 151, 153, 165, 166
- ciliar, 547
- dilatadores da pupila, 547
- eretor do pelo, 298, 306, 307, 309, 310, 311
- esfíncter externo, 524
- esquelético(s), 144, 145, 157, 158, 159, 168, 169
- - extrínsecos, 543
- estriados, 144
- liso, 50, 59, 145, 155, 162, 163, 164, 170, 171
- - circular interna, 382
- lisos, 56
- orbicular do olho, 564

N

Não queratinócitos da epiderme, 303
Nasofaringe, 555
Nebulina, 149
Necrose, 25
- tubular, 457
Néfron(s), 450
- corticais, 451
- justamedulares, 450
- mesocorticais, 451
Nefropatia por ácido úrico, 460
Neoplasia(s)
- da bexiga, 461
- renais, 460
Nervo
- craniano VIII, 557
- periférico, 183, 195, 196
- vestibulococlear, 557, 559
Neuro-hipófise, 266, 267
Neuroanatomia, 183
Neurofilamentos, 20, 196
Neuróglia, 181
Neuroma acústico, 560
Neuromoduladores, 189
Neurônios, 177, 178, 197
- bipolares, 178
- motores, 179
- multipolares, 179
- sensoriais, 179
- unipolares, 178, 199
Neuropatia
- axonal gigante, 21
- óptica hereditária de Leber, 11
Neurópilo, 177, 180, 182
Neurotensina, 388
Neurotransmissores, 189, 191
Neurotúbulos, 196
Neutrófilos, 72, 118, 121, 128, 135
Nó(s)
- de Ranvier, 183, 184, 195, 199
- primário do esmalte, 354
- sinciciais, 494
Nociceptores, 544
Nodo
- atrioventricular, 154, 207
- sinoatrial, 154, 206
Nódulo(s)
- linfático, 76, 82
- linfoides, 240, 331, 389, 392
Noradrenalina, 191, 279
Norepinefrina, 191, 279
Núcleo(s), 21, 22, 27, 35, 50
- da polpa, 351, 362
- das células do endomísio, 146
- e corpúsculos de nissl, 29
- redondo, 51, 55
- supraóptico e paraventricular, 267, 272
Nucléolo, 21, 27, 35
Nucleoplasma, 8
Nucleoporinas, 21
Nucleossomo, 21

O

Obesidade, 77
Ocitocina, 266, 272, 487, 498
Ocludinas, 43
Odontoblastos, 351, 355, 366
Odontogênese, 353
Odontomas, 354
Odor e cor da urina, 460
Odorante, 325
Olecistocinina, 422
Olho, 543
Oligodendrócitos, 181, 182
Oligossacaridases, 392
Ondroitina-6-sulfato, 67, 90
Oócito
- primário, 478, 479
- secundário, 478, 479
Oogônias, 478
Operadores, 273
Opsina, 552
Opsonização, 237
Ora serrata, 549
Orelha, 555
- externa, 555
- interna, 555, 556
- média, 555
Organelas, 8
Órgão(s)
- do esmalte, 353
- espiral de Corti, 556, 557, 558
- linfoides, 240
- - encapsulados, 231
- - primários, 240
- - secundários, 240
- tendinoso de Golgi, 151, 544
Osmolaridade, 455
Ossículos auditivos, 555, 556
Ossificação
- endocondral, 99, 108, 109
- intramembranosa, 97, 99, 100, 111
Osso(s), 93
- alveolar(es), 352
- - propriamente dito, 352, 371
- compacto (cortical), 93, 99, 352
- - descalcificado, 97, 107, 111, 112
- - desgastado não descalcificado, 99, 107, 108, 111
- esponjoso (trabecular, medular), 93, 99, 352
- lamelar (secundário, maduro), 94
- primário (imaturo, recém-formado), 93
Osteíte deformante, 102
Osteoblastos, 94, 95, 98, 99, 107, 109, 112
Osteócitos, 94, 95, 98, 99, 107, 112, 132
Osteoclastos, 72, 95, 98, 110
Osteogênesse, 97
Osteoide, 98, 109
Osteomalacia, 104
Ósteons, 94, 96, 97, 99, 371
Osteopetrose, 104
Osteoporose, 104
Óstio
- externo, 487

Índice Alfabético **601**

- interno, 487
Otólitos, 559
Ovários, 478, 480, 483
Oviduto, 482
Oxidases microssomais de função mista, 428
Óxido nítrico, 191, 212

P
Padrões
- moleculares associados a patógenos, 231
- vesiculares, 461
PAFG e vimentina, 20
Paladar, 420
Palato, 349
- duro, 347, 349, 370, 372
- mole, 347, 349, 370
Pálpebra, 553, 554, 564
Pâncreas, 60, 420, 433, 434, 443
- endócrino, 422
- exócrino, 422
Pancreatite crônica, 426
Papila(s)
- circunvalada, 356, 357, 358, 368, 369
- de Vater, 420
- dentária, 353, 355, 365, 366
- dérmicas, 297, 299 314
- - secundárias, 299
- duodenal maior, 420
- filiformes, 356, 357, 367
- foliáceas, 356, 357
- fungiformes, 356, 357
- gustativas, 346, 356
- renal, 469, 473
Paracórtex, 238
Parafina, 1
Paralisia de Bell, 422
Paratireoides, 274, 276
Parede
- do colo do útero, 487
- ungueal, 312
Parênquima, 46
Parótida, 417
Pars
- anterior, 267 269
- distalis, 269
- intermedia, 267, 269, 271
- nervosa, 267, 269, 271
- tuberalis, 267, 269, 271
Parte
- ciliar da retina, 547, 549
- irídica da retina, 546 548
Partículas de reconhecimento de sinal (PRSS), 16, 17
Partículas elementares, 9
Pavilhão auricular, 555
Pedicelos, 452, 467
Pedículo infundibular, 271
Pedras na vesícula, 430
Pele, 297, 298
- fina, 298, 299, 300, 310
- glabra, 306
- grossa, 298, 299, 300, 306, 317
Pelos, 306

Pendrina, 273
Pênfigo vulgar, 46
Penfigoide bolhoso, 46
Pênis, 524, 534
Pepsina, 386
Pepsina, 393
Peptidase-sinal, 16
Peptídeo(s)
- de registro, 65
- inibitório gástrico, 388
- intestinal vasoativo, 388, 423
- natriurético
- - atrial, 208
- - do tipo B, 208
Peptidiltransferase, 15
Pequeno adipócito, 80
Percepção do paladar, 356
Perda auditiva condutiva, 560
Perforinas, 238
Pericitos, 70, 210, 211, 213
Pericôndrio, 59, 90, 91, 92, 105, 106, 327, 330
- fibroso, 90
Perilinfa, 555
Perimétrio, 484
Perimísio, 146, 158
Perineuro, 184, 185, 195
Período refratário, 187
Periósteo, 95, 109
- fibroso, 97
- osteogênico, 97
Peristaltismo reverso, 383
Peritendíneo, 84
Perlecam, 45
Permeabilidade
- capilar, 212
- seletiva, 210
Permuta de cloreto, 332
Peroxidase, 419, 428
- tireóidea, 273
Peroxissomos, 18
Pés juncionais, 150
Pia-máter, 178, 179, 193, 200
Pinealócitos, 280, 283
Pinocitose, 8
Pirâmides renais, 450
Pituícitos, 267, 271
Placa(s)
- coriônica, 488, 493
- cortical, 352
- de ancoragem, 45
- de células hepáticas, 425, 435
- de crescimento, 100
- de hepatócitos, 436
- de Peyer, 389, 403
- densas, 45
- epifisárias, 100
- intracelular, 45
- motora, 151, 160
- tarsal, 553
- ungueal, 312
Placenta, 482, 488, 494
Placofilinas, 45
Placoglobinas, 45

Plaquetas, 117, 118, 122, 137, 138
Plasma, 117, 123
Plasmalema, 7
Plasmoblastos, 249
Plasmócitos, 72, 83, 121, 231, 235, 236, 389, 402
Plectina, 45
Pleura
- parietal, 321
- visceral, 321
Plexo(s)
- autônomos, 156, 171
- capilar
- - primário, 269
- - secundário, 269
- coroide, 183
- da raiz do pelo, 298
- mioentérico de Auerbach, 382, 387, 388, 389, 401, 411
- submucoso de Meissner, 382, 387, 388
- venoso pampiniforme, 515
Pneumócitos
- tipo I, 328, 337
- tipo II, 328, 337
Pneumonia, 338
Podócitos, 467
Policitemia
- primária, 119
- vera, 119
Polidipsia, 426
Poliendocrinopatias autoimunes, 281
Polifagia, 426
Polipeptídio(s), 393
- pancreático, 423
Polissomo, 14, 17
Poliúria, 426
Polo
- urinário da cápsula de Bowman, 453
- vascular da cápsula de Bowman, 452
Polpa, 349, 350, 351, 353, 362
- branca, 242, 256, 257, 261
- vermelha, 242, 256, 257, 261
Pontes
- de nexina, 43
- de tetrassacarídeos, 68
- intercelulares, 32, 520
Porção(ões)
- condutora do sistema respiratório, 321, 322
- endócrinas do pâncreas, 420
- exócrina do pâncreas, 420
- glandular, 346
- respiratória do sistema respiratório, 321, 328, 334
Poros
- alveolares, 330
- de Kohn, 330
- gustativo, 356
- nucleares, 21, 22
Porta hepática, 423
Portal
- de ativação, 187
- de inativação, 189

602 Gartner & Hiatt Histologia | Texto e Atlas

Postite, 526
Potencial
- de ação, 187
- de repouso, 187
- - da membrana celular, 186
- - invertido, 187
Pré-molar, 354
Pré-procolágenos, 65
Pregas
- circulares, 388, 403
- juncionais, 161, 189
- ventriculares, 329
- vocais, 325, 329
Prepúcio, 524
Presbiopia, 553
Pressão
- coloidosmótica, 123, 452
- oncótica, 452
Pró-mielócitos, 125, 135
Pró-opiomelanocortina, 271
Processo(s)
- alveolar, 352
- ciliares, 544, 547
Procolágeno, 65
- peptidase, 65
Produtos de secreção, 10
- mucosa, 30
Proenzimas, 422
Prófase, 24, 33
Progesterona, 480, 482, 485, 486, 488, 498
Progressão do alimento no canal alimentar, 392
Prolactina, 266, 270, 498, 519
Prolina, 65
Prolongamentos falângicos, 558
Prometáfase, 24
Promotores, 273
Propagação
- antidrômica, 189
- ortodrômica, 189
Propeptídios, 65
Proprioceptores, 543
Prostaciclinas, 212
Prostaglandinas, 487
- D2, 72
Próstata, 521, 522, 525, 533
- jovem, 538
- senescente, 538
Proteases neutras, 72
Proteína(s), 9, 393
- ácida fibrilar glial, 20
- associadas
- - a microtúbulos, 20
- - ao miofilamento
- - - delgado, 149
- - - espesso, 150
- C, 150
- coatômero II, 14
- de ancoragem, 10
- de ligação, 68
- - à actina, 20
- - a androgênios, 515, 519
- - a odorantes, 325

- - ao retinol 4, 77
- de membrana, 14
- de secreção regulada, 14
- do sistema complemento, 124
- G, 8
- - heterotriméricas, 9
- integrais sensíveis à voltagem, 150
- morfogenética óssea 6, 95
- não citosólicas, 14
- nuclear receptora do hormônio tireóideo, 274
- plaquinas, 45
- plasmáticas, 427
- secretoras, 388
- translocadora, 16
- transmembranar langerina, 305
- transportadoras de membrana, 13, 14, 190
- ZO-1, ZO-2 e ZO-3, 43
Proteoglicanos, 67, 68, 90, 94
Proteossomos, 18
Protoplasma, 7
Prurido, 306
Psoríase vulgar, 47, 302
Pulmão, 331
- de algodão-doce, 336
Pupila, 544, 546

Q

Queilite angular, 348
Queratan sulfato I e II, 67
Queratina, 20, 59, 298, 314
Queratinócitos, 299
Querato-hialina, 300
Quilíferos, 389, 400, 403
Quilo, 393
Quiloglossia, 356
Quilomícrons, 393
Quimo, 384
- ácido, 380
Quimosina, 386
Quimotripsinogênio, 423
Quinase(s)
- de cadeia leve de miosina, 155
- dependentes de ciclina, 24

R

Raio medular, 452, 462
Raiz(ízes)
- da unha, 312
- do pelo, 298
- dos incisivos centrais, 371
- ventrais, 179
Rampa
- média, 556
- timpânica, 556, 557
- vestibular, 556, 557
Reações anafiláticas, 70
Receptores, 38
- C3B, 305
- catalíticos, 282
- de acetilcolina, 151
- de ACH, 189
- de ativação de célula natural killer, 238

- de bastonetes e cones, 552
- de calcitonina, 97
- de cones e bastonetes, 551
- de hormônio paratireóideo, 95
- de IgE, 70
- de inibição de célula natural killer, 238
- de laminina, 45
- de LH, 519
- de linfócito T, 120, 237, 239
- de morte, 238
- de odorantes, 325
- de rianodina, 150
- de superfície celular, 282
- de TSH, 273
- Fas, 517
- Fc para IgG, 305
- gustativos, 358
- intracitoplasmáticos, 282
- intranucleares, 282
- ligados à proteína G, 358
- para a partícula de reconhecimento de sinal, 16
- para o hormônio foliculoestimulante, 515
- sensíveis à dihidropiridina, 150
- T2R, 358
- toll-like (RTLS), 233, 234
- transmembranares de cálcio, 276
Recesso infundibular, 269
Rede
- capilar peritubular, 450, 451, 455
- testicular, 515, 521, 529
- trabecular, 545
- trans-golgi, 14, 17, 65
Reflexo de ejeção do leite, 498
Região(ões)
- das placas, 461
- do canal alimentar, 383
- extrapulmonar, 322
- fúndica do estômago, 396, 397, 398
- interplacas, 461
- intrapulmonar, 327
- mucosa, 348
- oral, 346
- organizadoras nucleolares (RONS), 21
Regulador da condutância transmembranar da fibrose cística, 336
Relaxamento dos músculos, 321
Relaxina, 482
Renina, 458
Renovação das células epiteliais, 46
Resistente à insulina, 426
Resistina, 77
Respiração, 321
- externa, 321
- interna, 321
Resposta(s)
- anamnésica, 237
- de hipersensibilidade tardia, 305
- de tudo ou nada, 187
- humoral, 236
- imune

- - humoral, 231
- - mediada por
- - - células, 118, 231
- - - fatores humorais, 118
- imunológica, 234
- - humoral, 233, 234
- - mediada por células, 237
- inflamatória, 70
Retículo
- endoplasmático, 9
- - de transição, 14
- - liso, 9, 13, 393, 427
- - rugoso, 10, 21, 35, 79, 80, 196, 326
- estrelado, 353, 355, 366
- sarcoplasmático, 144, 145, 150, 154
Reticulócitos, 125
Retina, 280, 548, 549, 550, 552, 563
Retinoblastoma, 554
Reto, 381, 392
Revestimento
- endotelial, 426
- epitelial úmido, 382
Riboforinas, 10
Ribossomos, 9, 11, 14, 21, 22
Rim, 450, 462
RNAm, 17
RNAse (ribonuclease), 423
RNAt iniciador, 15, 17
Rodopsina, 552
Rugas, 384

S
Saco(s)
- alveolares, 328, 335
- dentário, 353, 355, 365, 366
Sáculo, 559
Safranina, 5
Sais biliares, 428
Salgado, 358
Saliva, 349, 419
- primária, 418
- secundária, 418
Sangue, 116, 117
- na urina, 460
Sarcolema, 144
Sarcoma de Kaposi do fígado, 429
Sarcômero, 145, 146, 147, 157
Sarcoplasma, 144, 153, 163
Sarcossomos, 144
Sebo, 60, 306
Secreção(ões)
- do hormônio tireóideo, 273
- mistas, 417
- regulada, 12
- serosas, 417
Secretina, 385, 388, 422
Segmento da alça de
- ascendente
- - delgado, 455, 458
- - espesso, 456
- delgados, 451, 455, 468
- descendente delgado, 455
- inicial do axônio, 178
Selectinas, 213

Sêmen, 524
Semiluas serosas, 47, 58, 219, 417
Sentido(s)
- anterógrado, 14
- especiais, 543
- retrógrado, 14
Septo(s), 256
- interalveolar, 329, 337, 352
- interdentário, 371
- interradiculares, 352
Série
- eritrocítica, 125
- granulocítica, 125
- linfoide, 125
Serina protease, 523
Serosa, 382, 384, 392
- e adventícia do intestino
    delgado, 389
- gástrica, 388
Serotonina, 191, 213, 388
Sialadenite, 422
Simporte, 14
Sinapse, 179, 181
- excitatória, 181
- inibitória, 181
Sinciciotrofoblastos, 488, 494, 495
Síndrome
- da ardência bucal primária, 348
- da íris flácida, 548
- de DiGeorge, 247
- de Guillain-Barré, 184
- de Mallory-Weiss, 383
- de Marfan, 69
- de Wiskott-Aldrich, 239
- de Zellweger, 20
- de Zollinger-Ellison, 385
- poliglandular do tipo 2, 281
Síntese
- dos colágenos formadores
    de fibrilas, 65
- dos hormônios tireóideos, 273
- proteica, 14
Sinusoides, 257, 424, 435
- hepáticos, 425
Sistema(s)
- cardiovascular, 205
- circulatório, 204
- complemento, 233
- de canais de Havers, 94, 97
- de defesa
- - secundário, 231
- - terciário, 231
- de segundos mensageiros, 189
- de troca contracorrente, 458
- digestório, 345, 379, 381, 416
- endócrino, 265
- hipotalâmico-hipofisário, 272
- imune adaptativo, 233
- imunológico, 231
- - adaptativo, 231
- - inato, 231
- linfoide (imunológico), 230
- multiplicador contracorrente, 458
- nervoso, 177

- - central, 178
- - entérico, 178
- - parassimpático, 178
- - periférico, 178
- - simpático, 178
- - somático, 178
- olfatório, 325
- porta hipotalâmico-hipofisário, 269
- reprodutor
- - feminino, 477
- - masculino, 514
- respiratório, 321, 323, 324
- tubulovesicular, 384
- urinário, 449
- vascular linfático, 205, 214
Sítio
- A, 15, 17
- de ligação da miosina, 154
- E, 15
- P, 15, 17
Somatostatina, 191, 271, 385, 388 423
Somatotropina, 266, 270
Somatotropos, 284
Soro, 123
Sublingual, 417
Submandibular, 417
Submucosa, 382
- do duodeno, 389
- do esôfago, 383
- do intestino delgado, 389
- gástrica, 388
Substância(s)
- branca, 179, 183, 185, 193
- cinzenta, 179, 183, 185
- fundamental, 65, 74, 81
- - amorfa, 67
- indutora da meiose, 478
- neurotransmissoras, 13, 180
- P, 191, 388
- semelhante ao surfactante
    pulmonar, 327
Sulco
- espiral externo, 558
- espiral interno, 558
- gengival, 353
- terminal, 356
- ungueal lateral, 312
Sulfato
- de amônio férrico, 3
- de condroitina, 70, 72
Superfície
- apical, 40
- basolateral, 43
Superóxido, 121
Suprimento vascular
- da hipófise, 267
- do pâncreas, 422
Surdez nervosa, 560
Surfactante pulmonar, 328

T
Teca, 30, 55
- externa, 479, 481
- interna, 479, 481, 482

604 Gartner & Hiatt Histologia | Texto e Atlas

Tecido(s)
- adiposo, 76, 83, 349
- - da hipoderme, 298
- - multilocular, 9, 77
- - unilocular, 77
- conjuntivo, 51, 61, 64, 73, 90, 162, 163
- - denso, 497
- - - modelado, 73, 75, 82, 85
- - - não modelado, 73, 75, 297
- - do endoneuro, 196
- - elástico, 76, 84
- - embrionário, 99, 105
- - frouxo, 73, 74, 81, 297, 330
- - mesenquimal, 73
- - mucoso, 73, 74, 81
- - reticular, 76, 82
- - subendotelial, 205
- epitelial, 38, 39, 41
- fibroso, 484
- linfoide
- - associado
- - - à mucosa (MALT), 239
- - - ao brônquio (BALT), 239
- - - ao tubo digestório (GALT), 239
- - difuso, 231, 239
- nervoso, 177
- pulmonar, 332
Técnica(s)
- do ácido periódico-reativo de Schiff (PAS), 4
- histológicas, 1
Tectina, 43
Tegumento, 297
Telófase, 24
Telopeptídios, 65
Tênias do colo, 390
Terceiro ventrículo, 269
Terminações
- de Ruffini, 544
- nervosas peritriquiais, 544
Terminal axônico, 151, 178, 181
Terminologia da coloração para microscopia óptica, 1
Termorreceptores, 544
Termorregulação, 210
Testículos, 515, 527, 528, 529, 537
Testosterona, 519, 521
Timo, 244, 254, 260
Timócitos
- duplo-negativos, 245
- duplo-positivos, 245
- simples-positivos, 246
Timoma, 247
Tipos sanguíneos, 117
Tireoglobulina, 273, 274
Tireoide, 276
- lingual, 356
Tireotropina, 270, 273
Tireotropos, 284
Tirosina, 304
Tirosinase, 304
Tiroxina, 267, 273
Titina, 150
Tonofilamentos, 45, 298

Tonsila(s), 241
- faríngea, 241, 253, 349
- lingual, 349, 356
- palatina, 241, 253, 349
Tonsilite, 243
Trabéculas, 93, 99, 103
- fibrosas, 534
Traço falciforme, 119
Trama terminal, 51, 61
Transcrição, 282
Transferência de melanossomos, 304
Transferrina testicular, 517
Transmigração epitelial, 213
Transportadores, 38
- de glicose, 455
Transporte
- acoplado, 14
- ativo, 13, 190, 451
- de gases, 321
- de membrana, 12
- mediado por receptor, 190
- passivo, 13
- vesicular, 10, 14
Traqueia, 324, 325, 330, 331
Tri-iodotironina, 273
Trico-hialina, 300
Triglicerídios, 393
Triiodotironina, 267
Tripeptidases, 393
Tripeptídios, 393
Tripsina, 147
Tripsinogênio, 423
Troca de isótipo, 235
Trofoblastos, 488
Trombócitos, 117, 122
Tromboplastina, 213
Trombopoetina, 127
Tromboxano A2, 72
Trompas de falópio, 482
Tropocolágeno, 65
Tropomiosina, 147, 149, 150
Tropomodulina, 149
Troponina, 149
- C, 147, 150
- I, 147
- T, 147
TSH (tireotropina), 266
Tuba
- auditiva, 555
- uterina, 61, 482, 485, 486, 501, 507
Túbulo(s)
- coletor, 450, 458, 459, 468
- - arqueados, 459
- - cortical, 459
- - medular, 459
- conectores, 459
- contorcidos
- - distais, 463
- - proximais, 462, 463
- dentinários, 351, 361
- distal, 451, 455
- proximal, 451, 453
- retos, 515, 521
- seminífero, 515, 516, 521, 527, 528

- T, 145, 148 154
- urinífero, 450, 452
Tufos de esmalte, 361
Tumor(es)
- da glândula parótida, 422
- de células de Leydig, 522
- neurogliais, 182
Túnel
- externo, 558
- interno de Corti, 558
Túnica(s)
- adventícia, 205, 206, 209, 213, 215, 216, 219, 225
- albugínea, 478, 480, 483, 515, 524, 527
- do olho, 561
- fibrosa, 544
- íntima, 205, 206, 213, 225
- média, 205, 206, 213, 215, 225
- neural, 548
- própria, 515
- retiniana, 548
- vaginal, 515
- vascular, 546
- vasculosa, 515, 527, 546

U

Ubiquitina, 18
Ubperiósteo, 103
Úlceras pépticas, 385
Umami, 358
Unhas, 307, 312
Unidade(s)
- epidérmico-melânica, 304
- formadora(s)
- - de colônias
- - - de granulócitos, 124
- - - de linfócitos, 124
- - - eritroides, 125
- - de explosão eritroide, 125
- neurovascular, 191
Uniporte, 14
Urato oxidase, 18
Ureia, 458
Ureteres, 459, 470
Uretra, 523, 534
- cavernosa, 524
- esponjosa, 524
- masculina, 461
- membranosa, 524
- peniana, 524
- prostática, 521, 524
Urogastrona, 388, 389
Urotélio, 40
Útero, 484
- fase lútea, 503
- - inicial, 503
- - média, 504
- - tardia, 504, 508
- fase menstrual, 508
- fase proliferativa, 490
Utrículo, 559
Úvea, 546
Úvula, 349

V

Vagina, 491, 495, 509
Valva(s)
- atrioventriculares, 206
- cardíaca, 222
- mitrais, 207
- semilunares, 206
Válvulas anais, 392
Vasa vasorum, 205, 209, 215, 216
Vasectomia, 523
Vaso(s)
- linfático, 51, 52, 220
- - aferentes, 240
- reto (vasa recta), 451, 458
- sanguíneos, 51, 75
Vasoconstrição, 212, 486
Vasodilatação, 212
Vasopressina, 212, 266, 272
Vaspina, 77
Veia(s), 213
- arqueadas, 450
- cava, 218
- cava inferior, 425
- central, 425
- de médio calibre, 225
- grandes, 205, 214, 218
- hepáticas direita e esquerda, 425
- interlobares, 450
- interlobulares, 450
- médias, 205, 213
- porta, 423, 435
- porta-hipofisárias, 269
- renal, 450
- sublobulares, 425
Velocidades de condução, 187
Ventilação, 321
Vênulas, 52, 205, 213, 219, 226
- de endotélio alto, 240
- pós-capilares, 240
- retas, 468, 468
Vermelho Sudão, 5
Verrugas, 302
Vesícula(s)
- biliar, 428, 438
- de matriz, 95
- de pinocitose, 196
- endocítica revestida por clatrina, 18
- óptica, 548
- revestidas por
- - clatrina, 18
- - coatômero I, 14
- - coatômero II, 14
- seminal, 521, 525, 532, 539
- sinápticas, 151, 181
- transportadoras, 14
Vestíbulo, 346, 555, 559
Vias excretoras extrarrenais, 459
Vilos
- coriônicos, 493
- de ancoragem coriônicos, 493
- primários, 493
- terciários, 493
- terminais, 493, 494
Vilosidades, 388
- coriônicas, 488
- primárias, 488
- secundárias, 488
Vimentina, 20
Vinculina, 45
Visão

- hipermetrópica, 553
- míope, 553
Vitamina A, 426, 552
Vitiligo, 305
VLDL, 428

Z

Zigoto, 487
Zona(s)
- arqueada, 558
- basal, 95
- clara, 97
- de calcificação, 100
- de cartilagem calcificada, 103
- de hipertrofia, 100
- de maturação e hipertrofia celular, 103
- de ossificação, 100
- de proliferação celular, 100, 103
- de repouso, 100
- do complexo de Golgi, 55
- do manto, 240
- do vermelhão, 347, 348
- fasciculada, 267, 277, 279
- glomerulosa, 267, 277, 279
- H, 147, 149, 157, 159
- livre de células, 351, 362
- marginal, 242, 256
- pectinada, 558
- pelúcida, 479
- reticulada, 267, 278
- rica em células, 351, 362
- vesicular, 97
Zônula
- de adesão, 38, 43, 44
- de oclusão, 38, 43, 44, 190